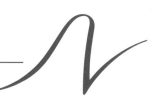

系統看護学講座

専門分野

母性看護学各論

母性看護学 2

森　　恵美　　千葉大学大学院教授

工藤　美子　　兵庫県立大学教授

香取　洋子　　北里大学教授

堤　　　治　　医療法人財団順和会山王病院名誉病院長

坂上　明子　　武蔵野大学教授

久須美真紀　　医療法人財団順和会山王病院リプロダクション・婦人科内視鏡治療部門部長

大月恵理子　　順天堂大学教授

髙橋　尚人　　東京大学医学部附属病院教授

亀井　良政　　埼玉医科大学病院教授

前原　邦江　　千葉大学大学院准教授

髙井　　泰　　埼玉医科大学総合医療センター産婦人科教授

能町しのぶ　　兵庫県立大学准教授

新井　陽子　　群馬大学大学院教授

医学書院

発行履歴

1968 年 3 月 25 日　第 1 版第 1 刷	1994 年 2 月 1 日　　第 7 版第 3 刷
1971 年 9 月 1 日　　第 1 版第 7 刷	1995 年 2 月 1 日　　第 8 版第 1 刷
1972 年 2 月 1 日　　第 2 版第 1 刷	1998 年 5 月 1 日　　第 8 版第 8 刷
1974 年 9 月 1 日　　第 2 版第 5 刷	1999 年 1 月 15 日　　第 9 版第 1 刷
1976 年 2 月 1 日　　第 3 版第 1 刷	2003 年 2 月 1 日　　第 9 版第 6 刷
1978 年 2 月 1 日　　第 3 版第 3 刷	2004 年 3 月 15 日　　第 10 版第 1 刷
1979 年 2 月 1 日　　第 4 版第 1 刷	2007 年 2 月 1 日　　第 10 版第 5 刷
1982 年 2 月 1 日　　第 4 版第 5 刷	2008 年 2 月 15 日　　第 11 版第 1 刷
1983 年 1 月 6 日　　第 5 版第 1 刷	2011 年 2 月 1 日　　第 11 版第 8 刷
1986 年 2 月 1 日　　第 5 版第 4 刷	2012 年 1 月 6 日　　第 12 版第 1 刷
1987 年 1 月 6 日　　第 6 版第 1 刷	2015 年 2 月 1 日　　第 12 版第 4 刷
1991 年 9 月 1 日　　第 6 版第 7 刷	2016 年 1 月 6 日　　第 13 版第 1 刷
1992 年 1 月 6 日　　第 7 版第 1 刷	2020 年 2 月 1 日　　第 13 版第 5 刷

系統看護学講座　専門分野

母性看護学[2]　母性看護学各論

発　　　行　2021 年 2 月 15 日　第 14 版第 1 刷 ©
　　　　　　2024 年 2 月 1 日　第 14 版第 4 刷

著者代表　森　恵美（もり　えみ）

発 行 者　株式会社　医学書院
　　　　　代表取締役　金原　俊
　　　　　〒113-8719　東京都文京区本郷 1-28-23
　　　　　電話　03-3817-5600（社内案内）
　　　　　　　　03-3817-5657（販売部）

印刷・製本　アイワード

はしがき

　母性看護学は，看護基礎教育のカリキュラムとして誕生して以来，妊産褥婦および新生児への看護活動に加え，次世代の健全育成を目ざし，母性の一生を通じた健康の維持・増進，疾病予防を目的とした看護活動を支える実践科学として発展してきました。現在，母性看護の対象は，妊産褥婦とその子ども，将来子どもを産み育てるべき女性，および過去においてその役目を果たした女性のみならず，生涯を通じての性と生殖に関する健康をまもるという観点から，女性と生殖や育児のパートナーとしての男性，子どもが生まれるあるいは乳幼児を育てる家族，その家族が生活する地域社会をも含むようになりました。このことは，次世代が健康に生まれ育つことが普遍的な人類の願いであり，時代の変遷とともに，子どもをより健康な状態で産み育てるための母性への支援が，質的・量的に変化していることを示しています。これは同時に，女性の生涯や役割の多様化，医学の進歩・発展，晩産化と少子高齢化，母子をめぐる生活環境の著しい変化，国際結婚・外国人家族の増加などによって，母性看護の役割はますます拡大されていることを意味します。

　本書では，このような母性看護の役割拡大をふまえ，母性看護の基盤となる概念を，母性看護を実践するうえでの考え方や方向性と関連づけて示し，実践活動に活用できるように解説しました。これに加え，女性の一生を通じた母性の健康の保持・増進を目ざした看護を基盤として，次世代の健全育成を目ざす看護を述べています。また，社会的弱者である子どもや母親，女性，家族，患者の立場にたった個別性の高い看護実践が可能となるように，統合体としての母性や親となる家族を理解するための身体的および心理・社会的知識，看護過程の展開方法，看護実践時の安全管理と倫理について充実をはかりました。そして，これらを系統的に述べることで，かぎられた時間でも重要な内容が効率的かつ漸進的に自己学習できるような構成としています。

　『母性看護学[1]母性看護学概論』では，第1章で母性看護の基礎となる概念について，母性看護を必要とする対象の特徴および母性看護独自の特徴から解説したほか，近年，注目される事項についても概説しました。第2章では，母性看護の対象を取り巻く社会の変遷と現状について理解を深めるだけでなく，母性看護の課題や役割を考えるために，各種統計資料から幅広く把握して考える方法を整理し，提示しました。第3章では，母性看護の対象を ① 受精から女性の成熟期・更年期までの形態・機能の特性とその変化，② 女性・家族のライフサイクルの変化，③ 母性としての発達・成熟・継承における特性とその変化の視点からまとめました。②③ については昨今の情勢に応じて記述を

刷新しました。第4章では，第2章や第3章で述べた母性看護の特性をふまえたうえで，母性看護実践に必要な技術として対象者のアセスメントと看護実践の提供の方向性を示しました。第5章では女性のライフステージ各期における，その時期の女性の特徴や健康問題について改めて項目・内容を整理し，リプロダクティブヘルスとの関係から看護を論じました。第6章では，女性の生涯を通じた健康の保持・増進の観点から，リプロダクティブヘルスケアとして，家族計画および，リプロダクティブヘルスに関する主要な健康問題と看護を解説しました。巻末には，わが国の母子保健対策，男女共同参画社会に向けての政策を理解し，母性看護を実践するにあたり重要な各種の法令を紹介しています。

『母性看護学[2]母性看護学各論』では，第1章で，上記をふまえて母性看護学の役割拡大について述べ，不妊治療を経て妊娠・出産にいたる女性について，具体的な事例を示しています。第2章では，妊娠前からの女性・家族への支援を，必要となる医療とともに解説しました。第3章～第6章では，正常経過にある妊産褥婦と新生児の看護について，第7章では異常経過にある対象者への看護について，それぞれ身体的特性と心理・社会的特性，アセスメントおよび看護という構成で示しています。これにより，対象者の経過にそって系統的に母性看護の学習ができるようになっています。第7章の周産期の異常経過にある対象者への看護については，第3章～第6章で述べた正常経過の基礎知識や看護を確認しながら学習することで，より理解が深まるでしょう。さらに今版では，本文の図表に関連する動画へのリンクを掲載したので，視覚的理解がスムーズに行えるようになりました。付章には，看護を展開する例として，「事例による看護過程の展開」をまとめています。これらは対象者を統合体として理解するための学習のほか，実習や国家試験の状況設定問題への対策として活用していただけると幸いです。巻末には，妊産婦・新生児における各種検査値を付録として掲載し，また，各種援助技術の動画を「動画一覧」としてまとめて掲載しています。昨今急速に普及の進んだICT機器を用いた学習や，遠隔授業などで積極的に活用していただけたらと思います。

　母性看護学を学ぶ方に，本書が講義の理解を深め実習にも活用できる教材として広く使用いただけること，また，すでに母性看護を実践されている看護職者の方にも，基本的な知識の確認や自己の看護実践のふり返りなどに活用いただけることを願います。女性に寄り添う看護，家族中心の看護 family centered care がさらに活発になり，第二次計画が進行している「健やか親子21」の目標が達成されることを心から願います。

　2020年10月

著者ら

目次

第1章 子どもを産み育てることと その看護を学ぶにあたって

森　恵美

第2章 出生前からの リプロダクティブヘルスケア

森　恵美・堤　治・坂上明子

第3章 **妊娠期における看護**

久須美真紀・堤 治・坂上明子・
森 恵美・大月恵理子

第4章 分娩期における看護

久須美真紀・堤　治・森　恵美

第5章　新生児期における看護

髙橋尚人・香取洋子

第6章 産褥期における看護

亀井良政・工藤美子・
前原邦江・坂上明子

第7章 妊娠・分娩・新生児・産褥の異常

亀井良政・森　恵美・大月恵理子・
髙井　泰・髙橋尚人・香取洋子・
工藤美子・能町しのぶ・新井陽子

I 妊娠の異常と看護

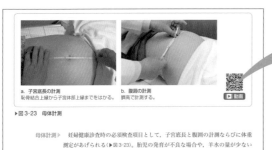

a. 子宮底長の計測
恥骨結合上縁から子宮体部上縁までをはかる。

b. 腹囲の計測
臍高で計測する。

▶図3-23　母体計測

母体計測▶　妊婦健康診査時の必須検査項目として，子宮底長と腹囲の計測ならびに体重測定があげられる（▶図3-23）。胎児の発育が不良な場合や，羊水の量が少ない

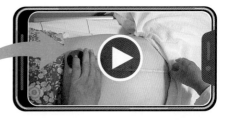

本文中または，巻末の動画一覧の
QRコードから動画を視聴するこ
とができます

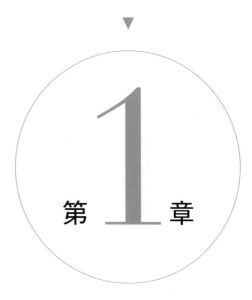

第 **1** 章

子どもを産み育てることと
その看護を
学ぶにあたって

A｜子どもを産み育てるということ

　子どもを産み育てること，親になることのはじまりは妊娠(受胎)である。卵子と精子が女性の体内で出会い受精卵となり，細胞分裂を繰り返しながら卵管を進み子宮の内膜に着床する。これが受胎，妊娠の成立である。生殖医療が進歩した今日，受精は女性の体内だけでなく，医療として体外でも行われるようになった。

　近年，女性の生き方も多様化し，わが国では少子化が継続し，未婚率の上昇や晩婚化の状態が続いている。また，出産においては35歳以上の高年初産婦が約1割であり，晩産化の傾向にある。ほかにも，結婚，妊娠，出産という人間の発達課題の順序どおりに親になる者ばかりではなく，妊娠が結婚より先行する者も約1割となった。家族形態も，拡大家族が減り核家族が定着したが，片親家族，ステップファミリーなど多様化している。

　そして，少子化対策の一環として，ライフプラン上で妊娠・出産を考えることが推奨されている。男性も女性も妊孕性を調節し，子どもを産み育てることを計画的・積極的に考える時代になっている。

　一方，体外受精などの生殖医療を受けて親になる夫婦も増加している。配偶子(卵子・精子)や受精卵(胚)を操作することが可能となったことは，親になることを切望し，不妊症で悩む夫婦にとっては福音であった。しかしながら，①凍結胚の廃棄，胚の出生前診断などについての倫理的問題，②出自を知る権利，胎児の遺産相続などの法的問題，③遺伝上の親，産みの親，育ての親の分断などの問題がおきており，当事者だけでなく，国際的問題に発展した事例も生じてきている。

　親になる選択は個人の権利・自由であるが，親になることは人間の発達課題であり，大人としての義務や責任を負うことになる。多くの女性は結婚により定位家族(生まれ育った家族)から独立し，妊娠・出産により，娘，妻，社会人などの役割のほかに，新たな役割である母親役割を出産直後から担いはじめ，多重役割を果たすことになる。女性にとって親になることは，妊娠・出産が先

行するため，男性に比べて身体的リスクの側面も加わり，心理的発達危機となりやすい。

　女性は妊娠の成立の以前にある性交渉，生殖医療を受ける場合には採卵のときからこれらの課題やリスクに直面せざるをえず，さらに，妊娠，出産へと進行することによって心身両面で漸次的に大きな負担を担うことになる。そのような意味で，全人的ケアが妊娠する前から必要となってきている。

B 母親になるということ

　母親になるということは，社会文化環境の影響を大きく受ける。わが国における妊娠・出産や子育ての知恵や慣習は，家庭生活を営む過程と家族員の関係性のなかで，とくに母親から娘に伝承されてきた。母親が幼いきょうだいの世話をしているところを見たり，年長になったら母親のかわりに子もりをしたりして，子どもの世話の仕方を日常的に学んできた。

　しかし，子どもの数が少なくなり，核家族化が進み，血縁地縁の子育て支援ネットワークが希薄化したため，子育てを学ぶ機会はほとんどなくなった。したがって現在では，出産後に，専門家のお手本や母親役割モデルを得てそれを模倣し，わが子の合図を学び，それに対して合致した応答を試行錯誤しながら学んでいくことで母親になる過程をふんでいくことになる。このことから，ルービンやマーサーの理論は，わが国の女性にも適合すると考えられている（『系統看護学講座 母性看護学概論』の第1章も参照のこと）。

　さらに，親となる人の年齢が10代と若ければ，コミュニケーション能力，生活力が低く，自我発達の途中で自己愛が高いため，わが子を大事にして献身的に世話をすることが困難となりうる。また，妊娠先行型結婚あるいは未婚のままの出産となることが多い。経済的な生活基盤が確立していなく，生まれてくる子どもが健全に育つことがむずかしい場合もある。さらに，望まない妊娠であることが多く，乳児虐待・産後うつ病リスクが高い。したがって，妊娠中から家族や関係者を調整して，母親と生まれてくる子どもの健全な成長をまもりはぐくむような看護が必要となる。

　一方，35歳以上の女性であれば望む妊娠であることが多く，仕事などに伴う多様な人との関係性の経験がゆたかで柔軟性や適応力があり，妊娠を受容して母親役割の準備が進みやすいという強みがある。しかし，高齢であることは不妊症や，胎児異常，妊娠合併症，異常分娩のリスクが高いことでもある。さらに，産後の回復も若年者よりは遅れることが多い。また，子育てという新たな役割を担うことや，卵子の老化を心配して出生児の健康状態に敏感で不安になりやすい面もある。

　実家の両親も高齢となるため，里帰り出産の子育て支援は期待できないことが多い。そのため，出産直後から夫婦2人による子育ての分担と協働，すなわち，子育てを通して，夫婦と子どもの3人がともに育つような「共育て」が必須となる。加えて，キャリア女性の妊娠，夫婦2人だけの生活を長期間してきたあとの妊娠や，不妊治療後の待ち望んだ妊娠の場合など，妊娠にいたるまでの人生や生活が，親になるということに影響する。

　これらのことをふまえて，高齢出産においては，妊娠中から継続的に看護をする必要性が高いといえる。

C 不妊治療を受けて妊娠した妊産褥婦の姿

　前述したように，妊産婦に必要とされる看護は母親の年齢や社会的状況によってさまざまである。また，同じ年齢であっても，妊娠までの経緯には，自然妊娠か不妊治療後の妊娠か，体外受精などの生殖医療による妊娠か，さらに，計画的で望んだ妊娠か計画外の妊娠かといった違いもある。これ以外にも妊娠する女性の健康状態に影響する背景は多様である。

　ますます多様となる妊産婦の看護ニーズを学ぶため，ここでは，生殖医療である不妊治療(▶36ページ)を受けて妊娠・出産をした女性を例にして考えてみよう。

不妊治療	高齢妊娠をする春子さん

◆不妊治療

　春子さんは現在37歳，小学校教諭，初産婦である。春子さんは3年前に大地さん(銀行員，当時38歳)と結婚し，1年が経過しても妊娠をしなかったため，夫婦で不妊治療専門施設を受診した。しかし，不妊検査を行ったところ原因がはっきりせず，人工授精を5回行っても妊娠しなかった。

　そこで，夫婦で不妊学級に参加して話し合いを行い，体外受精・胚移植による妊娠をこころみることにした。最初の採卵と，それによって得た卵子を用いた体外受精により3つの受精卵(胚)を得ることができたため，受精卵の1つを子宮内に移植し，残り2つは凍結胚とした。しかし，この初回の胚移植では妊娠ができなかった。

　春子さんはかなり落ち込んだが，まだ凍結胚が残っているのでチャンスはあると考え，夫と話し合いをした。そして，3か月後に，保存しておいた凍結胚の1つを利用した胚移植を受けた。

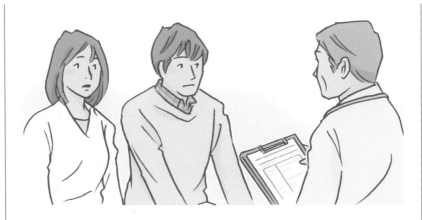

◆妊娠

　移植から2週間後の受診時に，妊娠反応陽性の結果が得られた。超音波検査を行ったところ，子宮腔内に胎嚢（▶94ページ）が確認され，妊娠4週と診断された。分娩予定日は10月20日であった。

　春子さんは「不妊治療を続けるなかで，ずっと待ち望んでいた妊娠なのでとてもうれしい」と喜んだが，心拍が確認できていないため安心はできないと考え，1週間後と2週間後に再び受診をした。

　妊娠5週では胎嚢が大きくなっていることが確認され，妊娠6週となる2月25日には胎嚢内に心拍動が確認されたため，妊娠確定となった。妊娠が確定したことで，看護師から今後の生活指導が行われ，妊娠の届出を保健センターに出すように指導を受けた。

　春子さんは自身の年齢から児のダウン症の可能性が気になったが，夫婦で「ようやくできた子だから」と話し合い，出生前検査は受けないことを決めた。

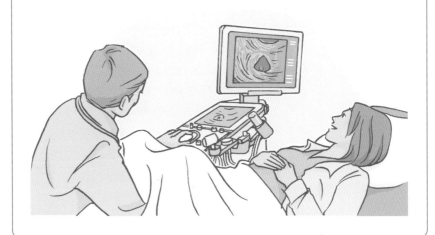

妊娠期 ┃ 妊娠期を過ごす春子さん

◆妊娠初期

　4 週間後の 3 月 24 日(妊娠 10 週)，定期妊婦健康診査に来院した。検査の前に，春子さんは「この 4 週間はとても長かった。赤ちゃんが元気かどうか不安で不安で，健診が待ち遠しかった。つわりが出てきたが，妊娠している実感がありうれしい。ただ，吐きけや気持ちわるさがあまりない日もあり，だめになってしまったのかと不安になることもある」と気持ちを伝えた。その後，超音波検査により胎児の全身の姿と心拍動を確認できたことで「かわいい」と安心した様子であった。

　医師が妊娠経過の診断を行い，それに基づいて，今後の妊娠経過や妊婦健康診査などの説明を看護師から受けた。また，つわりへの対処法や，妊娠初期の留意事項などの生活指導も行われた。

◆妊娠中期～妊娠末期

　5 月 19 日(妊娠 18 週)の健康診査では，夫も一緒に来院して超音波検査に立ち会い，2 人でうれしそうに胎児画像を見ていた。春子さんは「まだ胎動を感じない。家では心音をきくことができないから，早く胎動を感じられないかなと思って気をつけている。どのくらい大きくなっているかな？」と胎児の成長を楽しみにしていた。

　8 月 11 日(妊娠 30 週)の検査では，頭位に異常はなく，NST(▶107 ページ)の結果にも異常はなかった。入院準備について確認し，春子さんは夫の立ち会い分娩を希望することを伝えた。春子さんは出産までの準備について看護師から説明を受け，産前休業を妊娠 32 週から取得する予定を立て，申請準備を行うことにした。また，産休に入ったあとには，本格的に保育所をさがすことや，産後ケアについての情報収集をすることを計画した。保育所については，関心がある施設を訪問し，保育所の方針や保育体制，料金などの話を聞いて検討することにした。

　8 月 17 日(妊娠 31 週)に，出産施設で開催された両親学級に参加し，お産の経過と過ごし方について学んだ。夫婦ともに実父母は高齢で，遠くに住んでいるため産後の育児は頼めず，親戚なども近くにいないことを助産師に伝えたところ，居住地の妊娠出産包括支援センターから情報を得て，産後ケア施設に申し込むことをすすめられた。

　9 月 21 日(妊娠 36 週)，妊娠経過や血圧，尿検査などに異常はなかった。しかし腰痛があり，また夕方になると下肢のむくみが出てくるといったマイナートラブルがあったため，来院した。あわせて，記入してきたバースプラン(▶170 ページ)に基づいて自分たちの出産時の希望を伝え，看護師や助産師と意見交換を行った。次回からは 1 週間ごとに来院するように伝えられた。

　9 月 28 日(妊娠 37 週)，順調に経過し，早産の心配がなくなった。そのため出産にむけて，看護師からすすめられていた体力づくりをようやく開始し，朝の散歩などをするようになった。検査では，胎児は第 1 頭位(▶104 ページ)で，児頭は骨盤入口部上にあり，子宮口は閉鎖していて，分娩徴候はなかった。

非妊時の春子さんは身長 158 cm，体重 53 kg であり，妊娠中の体重増加は 10 kg であった。体重増加量は正常の範囲内であり，そのほかにもとくに異常はみとめられなかった。

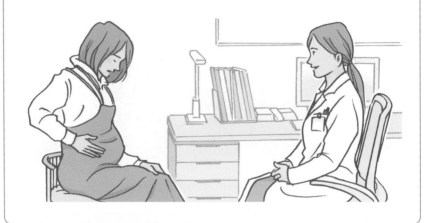

分娩期 | バースプランにそって分娩に取り組む春子さん

◆**陣痛の開始**

　10 月 17 日（妊娠 39 週 3 日）に，10 分おきに規則的に腹部のはりがあり，1 時間以上続いたため，春子さんは陣痛だと思い，夫に相談して出産施設に連絡をした。腹部はかたくなり，前方にはり出して盛りあがる感じがあり，下腹部に多少の痛みがあった。その後，入院のしたくを行い，夫とともに来院した。入院時の診察では，第 1 頭位，ビショップスコア 9 点（▶196 ページ）であり，CTG（▶106 ページ）所見などではとくに異常はなかったため，陣痛個室で夫とともに過ごすこととなった。

　入院後しばらくしても，陣痛間隔は狭まらなかった。「できるだけ自然に出産したい」というバースプランにそって，看護師からはシャワーを浴びたり，夫とともに廊下を歩いたりして過ごすことをすすめられた。それらを実行した結果，陣痛間隔が狭まり，分娩の活動期（▶197 ページ）に入った。

　看護師や助産師からの支援を受けて，春子さんはアクティブチェア（▶235 ページ）に座り，夫は陣痛発作時に腰部の圧迫やマッサージをして産痛緩和を行った。

◆**分娩**

　10 月 18 日（妊娠 39 週 4 日），春子さんは正常分娩で，体重 3,070 g の男児を娩出した。アプガースコア（▶284 ページ）は 1 分後，5 分後とも 9 点で正常であり，外表所見の異常などもなかった。分娩所要時間は 17 時間 30 分，出血量は 350 ml（中等量）であった。胎盤も正常に娩出し，子宮収縮良好，バイタルサインも正常で異常所見なしであり，母子ともに健康であった。

　バースプランどおり，出産直後に出生児と対面すると，とてもうれしそうに夫とともに喜んだ。夫も「よくがんばった！ ありがとう！」と春子さんの手

を握りねぎらっていた。

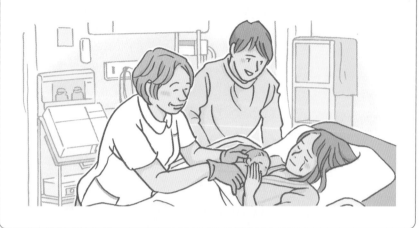

産褥期 | 産後の指導を受ける春子さんと大地さん

◆産後の指導

　産後 1 日，初回授乳指導が行われ，母子同室が開始された。会陰切開部が痛むため，座る際には円座が必要であった。また，春子さんの乳首が短く児が乳首をうまくとらえることができなかったため，しばらくは授乳室で指導を受けながら授乳をすることとなった。

　産後 4 日，退院の準備のため，授乳の合間に退院後の生活について集団・個別指導を受けた。また，退院後は自宅に帰り，夫が沐浴を担当することを計画していたため，実際に児を沐浴する参加型の個別沐浴指導は，夫が受けた。

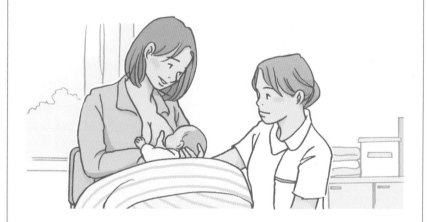

◆退院

　産後 5 日，退院診察により全身の回復状態が確認された。また内診の結果，子宮収縮の状態などの退行性変化や，分娩時損傷・会陰切開縫合部の癒合状態にも問題がないことが確認された。退院の許可が母子ともに得られたため，産後 6 日となる翌日に退院することになった。

退院後 | 産後の健診を受ける春子さん

◆産後2週間健診

　退院から1週間後，春子さんは産後2週間健診のために来院した。健診では育児の悩みとして，「授乳間隔が安定せず，夕方になるとさびしくなるのか泣かれてしまい困っています。ほぼ24時間育児をしていて，休む暇がないです。母乳だけでは栄養が足りていないように思うので，夕方や夜間はミルクを足すようにしています。最近は深夜の授乳を夫が起きてやってくれています。体重の増え具合はどうか，母乳は足りているのか，ミルクを足しすぎていないかが心配です」と話した。

　看護師が児の体重を計測し，退院日の体重と比較して計算したところ，退院後は30 g/日増加していることが分かった。また児の健康状態を観察したところ，母乳とミルクの混合栄養により順調に成長していると判断できたため，成長に問題はないということを春子さんに説明した。そのため，昼間は今後も児が飲みたいときに授乳する自律授乳を行い，夜間は母乳とミルクの混合栄養を続けていくこととなった。

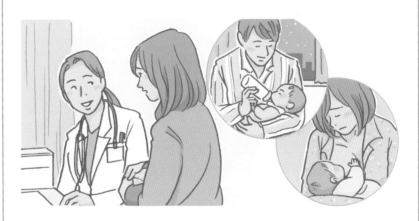

◆産後1か月健診

　その後，産後1か月健診の受診の際には夫の付き添いのもと，春子さんは児とともに来院した。少し疲れた様子で「夫のおかげで夜間は少し休めるようになり，混合栄養でうまくいっている。ただ，疲れがたまっており，手が痛くなってきたので，授乳で抱くのがつらいときがある」と訴えていた。

●春子さんと夫に対して，看護師はなにをすることができるのだろうか。

不妊治療〜妊娠期

▶凍結胚で妊娠したことを夫婦が前向きに受けとめ，妊娠経過について適切に理解して，強い不安をもつことなく，妊娠に伴う合併症を予防し，マイナートラブルに対してセルフケアができるように援助する。

▶不妊期間が長かったことから生じる，流・早産への強い不安をありのままに受けとめられるように援助する。また，タイミングをはかりながら，出産準備，産後の育児準備，産休，保育所の申請といった，親となる準備を，夫婦が協力して行えるように援助する。

▶夫の立ち会い出産についての思いや，どのような出産にしたいかといった，夫婦の価値観や要望をバースプランで確認・調整する。出産までに夫婦の準備が必要なものと，施設が提供できる医療やケアとを明確にする。

分娩期

▶分娩経過を経時的に観察し，バースプランを夫婦に確認しながら，安全かつ快適で満足感のある出産となるように援助する。

▶胎児の娩出後も母子の異常の早期発見に努めながら，母子対面・親子対面が効果的に行えるように援助する。

産褥期〜産後1か月

▶産後の身体的変化や精神的変化を観察し，褥婦が出産体験を想起・統合するための援助を行う。また，母親となる過程に寄り添う援助を行う。

▶褥婦の休息と活動のバランスをとり，産後の回復や母乳分泌を促す援助を行う。また，授乳などの育児について学びながら，児の特徴や反応を知り，適切な解釈と応答ができるように支援する。

▶母子の退院後の生活について，夫婦がどのように計画しているのかを確認し，アドバイスを行う。夫に対しても具体的な育児指導を行う。

▶産後2週間健診と産後1か月健診の際に，産後の母子の健康状態を把握し，母親の悩みや心配事を積極的に受けとめ，対応する。

▶挙児をさらに希望する夫婦で，凍結胚が残っている場合は，家族計画についても確認する必要がある。

ほかにも，看護師ができることはなにかを考えてみよう。また，生まれた新生児に対して看護師ができることはなにかを考えてみよう。

D 子どもを産み育てることと看護を学ぶにあたって

子どもを産み，いつくしみ育てる看護の最終目的は，次世代の健全育成であ

る。子どもを産み育てることを支援する看護は，妊娠する前から始まっている。母性看護の対象は母親と子どもだけでなく父親も含み，家族全体，さらにはその家族を取り巻く地域・社会も包含する。これは，現在の社会で夫婦が親となり子どもを健全に育成するためには，夫婦だけでなく，家族，地域，社会に対して看護の機能を発揮しなければならないからである。

　看護職者は，親になることを促進する看護と同時に，家族システムにはたらきかけたり，子育て支援のために地域・社会システムを構築したりする看護を行う必要がある。このような看護を行うためには，対象者を心身両面からより深く理解する顕微鏡的な眼と，家族の関係性や対象者と地域，社会とのかかわりを幅広く見る広角レンズの眼をもたなければならない。そして，人生の時間の流れのなかで両方の眼でとらえた対象像を重ね合わせ，身体的心理社会的な統一体として対象を理解することが重要である。

　以上のことから，本書では，母性看護の対象について，妊娠準備期から出産後の育児期までを深く幅広く理解して，看護するための知識を記載している（▶図1-1，2）。このことを念頭において，妊娠準備期から子産み子育て期の看護を系統的に学ぶことを期待する。

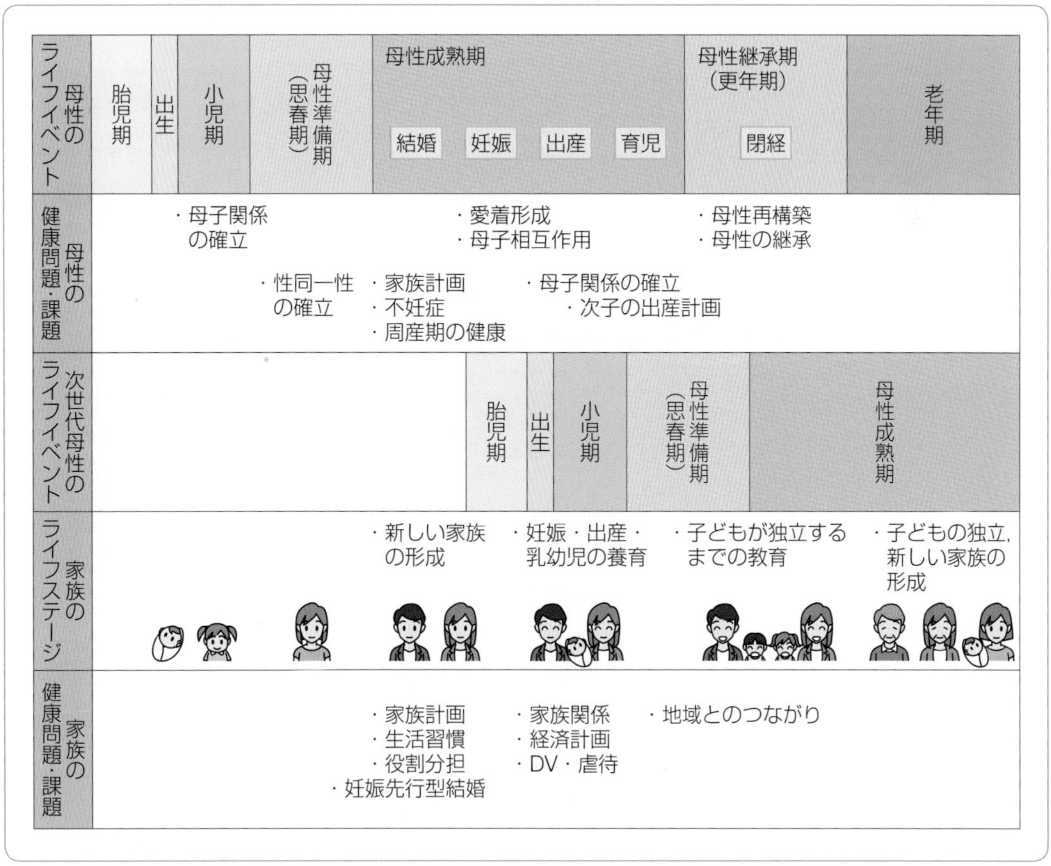

ライフイベント 母性の	胎児期	出生	小児期	母性準備期（思春期）	母性成熟期				母性継承期（更年期）	老年期
					結婚	妊娠	出産	育児	閉経	
健康問題・課題 母性の	・母子関係の確立			・性同一性の確立	・愛着形成・母子相互作用・家族計画・不妊症・周産期の健康		・母子関係の確立・次子の出産計画		・母性再構築・母性の継承	
ライフイベント 次世代母性の					胎児期	出生	小児期	母性準備期（思春期）	母性成熟期	
ライフステージ 家族の			・新しい家族の形成		・妊娠・出産・乳幼児の養育		・子どもが独立するまでの教育		・子どもの独立，新しい家族の形成	
健康問題・課題 家族の			・家族計画・生活習慣・役割分担・妊娠先行型結婚		・家族関係・経済計画・DV・虐待		・地域とのつながり			

▶図1-1　母性のライフサイクル

	妊娠前	妊娠期		分娩期	産褥期		新生児
		胎芽	胎児		新生児	乳児	
定義など	・不妊治療	・妊娠反応陽性 ・胎嚢，胎児心拍確認		分娩第1期（分娩開始〔陣痛10分間隔〕〜子宮口全開大） 分娩第2期（娩出期） 分娩第3期（後産期）	分娩終了〜妊娠前の状態に回復するまで（分娩後6〜8週）		出生〜生後28日
本書の構成	第2章 出生前からのリプロダクティブヘルスケア A リプロダクティブヘルスケアの必要性 B 遺伝相談 C 不妊治療と看護	〈正常な経過〉 第3章 妊娠期における看護 A 妊娠期の身体的特性 ・妊娠の生理 ・胎児の発育とその生理 ・母体の生理的変化 B 妊娠期の心理・社会的特性 C 妊婦と胎児のアセスメント ・妊娠とその診断 ・妊娠期の検査とその目的 ・胎児の発育と健康状態の診断（胎児の触知，胎位・胎向など） ・妊婦と胎児の経過の診断とアセスメント D 妊婦と家族の看護	胎児と子宮および骨盤との関係（胎勢など）	第4章 分娩期における看護 A 分娩の要素 B 分娩の経過 C 産婦・胎児，家族のアセスメント D 産婦と家族の看護 E 分娩期の看護の実際 分娩に直結するアセスメント項目	第6章 産褥期における看護 A 産褥経過 B 褥婦のアセスメント C 褥婦と家族の看護 D 施設退院後の看護		第5章 新生児期における看護 A 新生児の生理 B 新生児のアセスメント C 新生児の看護
		第7章 妊娠・分娩・新生児・産褥の異常					
	〈異常と看護〉	Ⅰ 妊娠の異常と看護 A ハイリスク妊娠 B 妊娠期の感染症 C 妊娠疾患（妊娠悪阻，妊娠高血圧症候群など） D 多胎妊娠 E 妊娠持続期間の異常（流産，早産・切迫早産，過期妊娠・過期産） F 異所性妊娠 G ハイリスク妊婦の看護	Ⅱ 分娩の異常と看護 A 産道の異常 B 娩出力の異常 C 胎児の異常による分娩障害 D 胎児の付属物の異常 E 胎児機能不全 F 分娩時の損傷 G 分娩第3期および分娩直後の異常 H 分娩時異常出血 I 産科処置と産科手術 J 異常のある産婦の看護 K 異常分娩時の産婦の看護（帝王切開，骨盤位分娩，急速遂娩） L 分娩時異常出血のある産婦の看護 分娩〜産褥期にかけて継続的に手厚いケアが必要な項目	Ⅳ 産褥の異常と看護 A 子宮復古不全 B 産褥期の発熱 C 産褥血栓症 D 精神障害 E 異常のある褥婦の看護		Ⅲ 新生児期の異常と看護 A 新生児仮死 B 分娩外傷 C 低出生体重児 D 高ビリルビン血症 E 新生児・乳児ビタミンK欠乏性出血症
		Ⅴ メンタルヘルスの問題をかかえる母親への支援					

▶図 1-2　本書の構成マップ

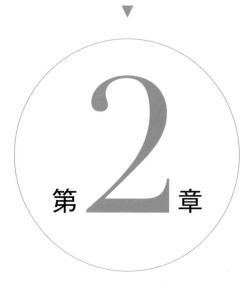

第2章

出生前からの
リプロダクティブ
ヘルスケア

□子どもを産み育てるにあたり生じる遺伝および不妊の問題について，クライアントの自己決定をたすけるために提供する情報やクライアントに接する態度について理解する。

□出生前診断・着床前診断の方法および母体・胎児のリスク，倫理的な問題点について学ぶ。

□不妊となる因子と，それぞれに対する検査法および治療法について理解する。

□不妊治療を受ける女性の心理・社会的特徴を理解し，不妊治療の看護への理解を深める。

A リプロダクティブヘルスケアの必要性

　すべての人々が子どもを産み育てるためには，まずリプロダクティブヘルス／ライツが保障されることが必要である。リプロダクティブヘルス／ライツの基本的要素は，人々が希望する数の健全な子どもを，希望するときに，安全な妊娠・出産を通してもつことができ，さらには性感染症のおそれなしに性的関係をもつことができるということである。それゆえ，母性看護の対象は女性・母親・胎児・子どもだけでなく，生殖や育児のパートナーとしての男性も含んでいる。また，子どもが健全に生まれ育つには，子どもをもとうとする男女の妊娠前からの健康状態だけでなく，生育環境全体が重要な要因となる。

　図2-1に，胎児・新生児に影響する要因と時期を示した。このような問題に関しては遺伝相談などが必要となる。本章では，子どもを産むにあたり生じる遺伝や不妊の問題について，その課題と対応を学ぶ。

B 遺伝相談

① 遺伝相談とは

　遺伝相談（遺伝カウンセリング）は，遺伝にかかわるさまざまな問題をもって訪れる患者やその家族に対して行われる。相談に訪れる人という意味では，これらの人々はクライアントであるといえる。遺伝相談では，クライアントが十分に内容を理解したうえで自己決定ができるように，その相談に応じて情報が提供され，理解を深めるための説明が行われる。また，遺伝相談では自己決定

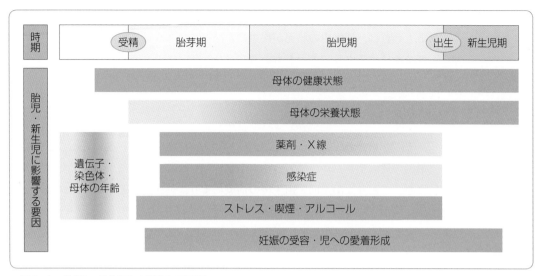

▶図2-1　胎児・新生児に影響する要因

の尊重が重要となる。したがって，担当者がクライアントに指示をしたり，誘導をしたりするものではなく，あくまで自己決定をたすけるものとなる。

　担当者は，プライバシーの保護に留意することはもちろん，遺伝や遺伝子に関する十分な知識をもち，遺伝子診断や遺伝子治療についても理解している必要がある。欧米では，遺伝にかかわる内容は医療に欠かせない重要な問題と認識されており，わが国においても遺伝相談の専門家が養成され，遺伝外来を開設する施設が増加している。

　生まれてくる子どもの健康や幸福を願うのは，親として当然で，共通の願いであろう。しかし，なんらかの遺伝的な障害やハンディキャップをもって生まれてくる可能性は1%程度あると考えられており，けっして低いものではない。この可能性は誰もが平等にもつものである。そのため，胎児および新生児の権利の擁護の観点から，遺伝的な障害やハンディキャップについては，個人に偶然生じた問題としてとらえるのではなく，社会共通の課題として取り組んでいくべきものであるといえる。

　重い遺伝的障害をもった人には社会の援助もあるが，現状では完全なものであるとはいいきれない。自分たちを引き継いで，その子どものケアをしてくれる肉親がいたらという希望を親がもつのは自然な考えであろう。ところが，遺伝的に同一の障害が続く可能性もありうることを危惧し，次子の妊娠・出産をあきらめてしまう場合も少なくない。

　母性に関する遺伝相談には，このようなジレンマに悩むクライアントが訪れる。クライアントによっては，子どもの障害が遺伝的なものではなく，次の妊娠には影響を与えない障害の場合がある。一方で，遺伝的障害を繰り返す確率が1/4である，1/100であるなどというように，一定のリスクがある場合もあ

る。これらのことを説明され確認し，その結果，安心して妊娠するクライアントもいれば，妊娠中の胎児が疾患にかかっているかの判断，すなわち出生前診断を希望するクライアントもいる。

② 出生前診断

　出 生 前診断[1]は，妊娠中に胎児の疾患の有無を検査・診断することである。最近の遺伝子レベルの診断方法の進歩に伴い，正確な診断が迅速にできるようになっており，出生前・出生後の治療により，健康な子どもを得たいという希望に，より安全にこたえられるようになっている。

出生前診断の対象▶　妊娠中期以降の出生前診断は，胎児の奇形，感染症の有無，代謝異常がおもな対象である。超音波診断などにより，胎児の詳細な情報が得られ，形態的な奇形のみならず，心臓や腎臓の機能の評価も可能である。これにより小児科・小児外科との連携もより容易になり，出産後の処置・治療に備えることはもちろん，胎児期の治療も一部可能になっている。

　女性は加齢に伴って，卵巣内の卵子の数が減少し，卵子そのものにも加齢に伴う変化が生じる。その例として，母親の年齢と児のダウン症候群の発症頻度の関連があげられる。児がダウン症候群を発症するのは，母親が40歳の場合1％程度である（▶図2-2）。しかし，それ以下の年齢層では異常の割合はそれほど高いわけではない。

　ただし，40代にかぎらず，ダウン症候群などの染色体異常についての相談や，

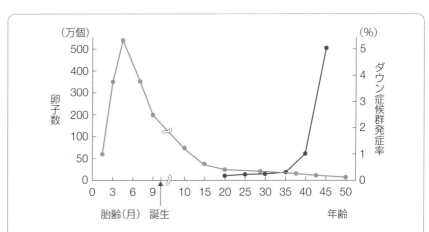

卵子の数（●）は出生前にピークとなり，その後減少していき，閉経とともにゼロとなる。ダウン症候群の率（●）は35歳0.3％，40歳1％，45歳5％と，母親の年齢とともに増加する。

▶図2-2　年齢による卵子数とダウン症候群発症率の変化

　1）出生前は「しゅっせいぜん」または「しゅっしょうまえ」とも読む。

▶表2-1 遺伝相談の診断時期による分類

診断の時期	おもな診断材料と診断方法
妊娠前	夫婦の血液(白血球)による分子遺伝学的解析 罹患リスクの推定(遺伝相談)
着床前	体外受精時卵割球の一部による分子遺伝学的解析 性別およびリスクのある遺伝子診断
妊娠初期	羊水細胞・絨毛細胞による細胞分子遺伝学的解析 染色体異常およびリスクのある遺伝子診断
妊娠中期~末期	胎児そのものの画像診断(奇形・その他の異常) 胎児細胞(血液・組織)による細胞分子遺伝学的診断

実際に妊娠中のクライアントが遺伝相談を受診することもある。その場合，どのような異常がどのような確率で胎児に生じうるかについて，正確な情報を提供する。

クライアントが希望した場合には，診断の副作用としておこりうる流・早産などのリスクを説明し，理解を得たうえで，染色体検査などの出生前診断を行う。羊水検査・絨毛検査に伴う流・早産の割合は，約0.3％と見積もられている。また当然ではあるが，出生前診断を受けるかどうかは本人の自由意思であり，希望しない者にとっては不要のものである。自己決定の尊重が生殖倫理において重要であることを忘れてはならない。なお，出生前診断には，4種類の血中ホルモンによる検査であるクアトロテストという補助診断技術や，いわゆる新型出生前診断として母体血中の胎児DNAを解析するNIPTもある。それらの一部も含め，出生前診断の実際として次項で述べる。

出生前診断の時期 ▶ 　遺伝相談の時期は，必ずしも妊娠中とは限らない(▶表2-1)。妊娠前の遺伝相談では，夫婦の染色体あるいは遺伝子を解析することにより，該当する疾患の罹患リスクを推定・予知することができる。これにより，妊娠した場合の胎児の罹患の可能性を具体的に知ることができる。

出生前診断の時期も，妊娠中だけではなく，受精卵の段階，すなわち着床前診断も技術的には可能である。これはクライアントにとって，大きな利点となりうるとも考えられるが，生命の選別という点で，ほかの出生前診断以上に倫理的問題を含む。

③ 出生前診断の実際

1 出生前診断の適応

妊娠初期の出生前診断は，羊水細胞や 絨毛細胞という胎児の細胞を分析して染色体異常や重症な遺伝病を診断し，胎児の罹患の有無を知るものが主であ

る。この診断には，穿刺針を用いて細胞を採取するなど，多少なりとも母児へのリスクを伴う。羊水検査では，結果として300回に1回程度の流・早産が報告されている。したがって，不要な出生前診断は避ける必要がある。

　出生前診断の適応は，胎児の罹患確率が出生前診断の危険率（羊水検査の場合は1/300）より高いことが1つの目安であり，基準となる。また，繰り返しになるが，出生前診断を希望しないクライアントは，どんなに罹患のリスクが高くても診断を受けない自由があることを念頭におく必要がある。

　以下に出生前診断の適応となるおもな事項をあげる。
(1) 母体が高年齢（35ないし40歳以上）である。
(2) 染色体異常児の出産既往がある。
(3) 両親のいずれかが染色体異常の保因者である。
(4) 遺伝病の家族歴があり，遺伝相談で危険率が高いと判定されている。
(5) X連鎖（X染色体連鎖）性遺伝であり，性別診断以外に有効な診断法がない。
(6) 妊娠中に母体が風疹などに感染している。

2　出生前診断の検査方法

　胎児の染色体や遺伝子異常に対する出生前診断を行うには，胎児の細胞か，胎児由来の細胞を得る必要がある。具体的には，羊水中の胎児浮遊細胞（**羊水細胞**）や胎盤の中の絨毛細胞を採取する（▶図2-3）。

　当然のことながら，検査は安全に実施され，結果は正確でなくてはならない。出生前診断では検査によるリスクとして流・早産を考慮する必要がある。また母体細胞の混入は，誤った診断を導きだすので注意がいる。

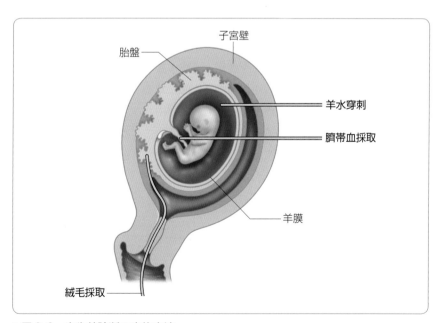

▶図2-3　出生前診断の実施方法

　実際の臨床で最もよく行われるのは羊水穿刺である。絨毛採取は比較的早期に実施できるがリスクもあり，実施頻度は少ない。また，最近では，母体血を用いた無侵襲的出生前遺伝学的検査(NIPT)が開発され，実施されている（▶20ページ）。ただし，NIPT を不特定多数の妊婦を対象としたマススクリーニングとして行うのは厳につつしむべきであり，正しい理解を得る必要がある。

　以下に，出生前診断のために行われる代表的な検査方法について述べる。

● 羊水穿刺

　羊水穿刺は，穿刺針を用いて，経腹的・経子宮的に，羊膜腔中の羊水を10〜20 mL ほど吸引する方法である。羊水中には胎児由来の細胞である羊水細胞が浮遊しており，これを診断に用いる。妊娠初期では羊水量が少なく，流産の危険もあるため，通常は妊娠15週以降に行う。染色体分析を行う場合には羊水細胞を培養するため，結果が出るまで1〜2週間を要する。遺伝子診断を行う場合は，通常は細胞から DNA を取り出し分析する。また羊水中のα-フェトプロテイン α-fetoprotein(AFP)やビリルビンといった生化学成分を分析し，先天異常や血液型不適合妊娠の診断に用いることもある。

● 絨毛採取

　絨毛は，胎盤の一部であり，胎児とは遺伝的に同一である。したがって絨毛も胎児診断に用いることができる。絨毛採取には，子宮頸管から行う方法と，経腹的な穿刺法があるが，わが国では前者が一般的である。羊水穿刺より早い時期に実施可能であり，妊娠9週ころから比較的大量の細胞を採取できる利点がある。ただし，母体細胞の混入の可能性に注意を要する。

● 胎児血・胎児組織の採取

　胎児の血液または組織を直接採取することでも，出生前診断は可能である。胎児血は臍帯を穿刺して採血するため，臍帯血管が穿刺可能になる妊娠18週ころから実施される。この方法では，直接的に胎児血の血液像や生化学所見を検査できるため，胎児の血液疾患や酵素異常を知るのに有用である。

　また，胎児の皮膚などを穿刺し，遺伝性の皮膚病を診断する方法も行われている。

● 母体血清マーカー検査

　胎児の細胞を直接採取する方法は，流・早産などのリスクを伴うという問題がある。そこで，母体血の検査により胎児の異常を判定する方法が検討がされている。

　母体血中の特殊なタンパク質であるα-フェトプロテイン(AFP)は，胎児の神経管欠損で上昇し，ダウン症候群では低下することが判明している。また，

ダウン症候群の胎児では，母体のヒト絨毛性ゴナドトロピン(hCG)は高くなり，エストロゲンの一種であるエストリオール estriol(E_3)の値は低くなることも明らかになっている。この性質を利用して，母体血によるマーカー検査が実施されるようになった(トリプルマーカーテスト)。現在では，AFP，hCG，E_3 にインヒビン inhibin を加えた 4 つを測定する**クアトロテスト**が行われている。これらの検査は妊娠 15〜20 週に実施され，ダウン症候群や神経管異常であるリスク値を算定する。

母体血による検査は，母体の採血のみで実施可能であるため，胎児に対して安全という点は長所だが，逆に安易に実施される可能性もある。結果は確率で示され，確定診断法ではないことについても，クライアントの十分な理解を得る必要がある。陽性の場合，羊水検査が実施されることが多いが，偽陽性も多く，検査前・検査後の説明が不十分な場合，誤解が生じうる。少数ながら偽陰性もあることも問題である。

● 非侵襲的出生前遺伝学的検査(NIPT)

出生前の診断技術には，従来より超音波検査，絨毛検査，羊水検査，母体血清マーカー検査などが行われてきた。さらに 2013 年より，母体血中に微量に存在する胎児由来の DNA を網羅的に解析する**非侵襲的出生前遺伝学的検査** noninvasive prenatal genetic testing(**NIPT**)が導入され，実施されている。この新しい出生前診断の応用範囲は広いが，わが国では，特定の染色体(13 番，18 番，21 番)に対してのみ実施され，性染色体は除外されている。

NIPT の検査対象▶ 現段階では，不特定多数の妊婦を対象としたマススクリーニングとして検査を行うのは厳につつしむべきであるとの観点から，新型出生前診断を希望する妊婦のうち，検査の対象となる疾患の発生頻度が高くなる者，すなわち次の 1〜5 のいずれかに該当する者を対象としている。

(1) 高齢妊娠の者。

(2) 母体血清マーカー検査で，胎児が染色体の数的異常を有する可能性が示唆された者。

(3) 染色体の数的異常を有する児を妊娠した既往のある者。

(4) 胎児超音波検査で，胎児が染色体数的異常を有する可能性が示唆された者。

(5) 両親のいずれかが均衡型ロバートソン転座[1]を有していて，胎児が 13 トリソミーまたは 21 トリソミーとなる可能性が示唆される者。

NIPT の実践にあたっては，妊婦およびその夫に対して適切な情報を提供して十分な説明を行ったうえで，夫婦がその診療行為を受けるか否かを決定する

---

1) 転座は，染色体の構造異常の 1 つである。染色体の一部分が離断して位置をかえ，相同の染色体またはほかの染色体上に再結合することをさす。ロバートソン転座では，13 番または 21 番の染色体にトリソミーを生じる可能性が高い。

ことが重要である。そのため，検査の前後に検査の意義の説明を行い，さらに染色体異常の特徴および症状を含めた専門的な遺伝カウンセリングを十分に行うことが必須とされている。とくにこの検査は，13番，18番，21番の染色体の数的異常の診断を目的としているが，あくまで非確定的検査である。したがって，NIPTが陽性であっても確定診断のためには，羊水検査などが必要になることの理解を得なければならない。加えて，可能性は低いが偽陰性が存在するため，陰性であっても対象とする染色体異常がないことが確定するわけではないことの理解を得なければならない。

3 出生前診断の診断方法

出生前診断の方法としては染色体分析がよく知られている。そのほかにも，遺伝子診断技術の応用を含め，各種の方法がある（▶表2-2）。

● 染色体分析（細胞遺伝学的診断法）

出生前診断は，1966年に，羊水細胞を培養し，その染色体分析がなされたことから始まった。その後，遺伝病における染色体の数の異常や，構造異常の頻度が高いこともあり，羊水細胞による胎児の染色体の検査は一般化した。欧米諸国では全妊娠の5％程度で実施されている。

わが国においては，妊婦の0.5％程度が染色体の検査を受けているが，ダウン症候群は比較的軽い異常であり，その出生前診断には論議がある。しかし，母体の高年齢化に伴いダウン症候群の発症率が高くなることは事実であり，35歳以上の妊婦にこの検査の説明をしている施設も多い。染色体分析では，両親の一方が染色体の構造異常（おもに転座）をもっている場合も，胎児にその異常があるかどうかを知ることができる。

▶表2-2 おもな出生前診断の方法とその応用

診断法	対象疾患と応用
細胞遺伝学的診断法	染色体数の異常，染色体構造異常，モザイク型ダウン症候群，18トリソミー
分子遺伝学的診断法	直接診断，多型解析，リンケージ解析 多種の筋ジストロフィー，脆弱X症候群，血友病など 着床前診断も主としてこの方法による
生化学酵素的診断法	先天性代謝異常（ファブリ病，ポンペ病）
画像診断 （超音波診断，X線検査）	胎児心奇形，食道閉鎖，尿路異常，水頭症
胎内感染の診断	胎児風疹，サイトメガロウイルス感染 診断法に分子生物学が導入されつつある

● 分子遺伝学的診断法

　遺伝子診断あるいはDNA診断ともよばれる。遺伝子の異常が原因でおこる疾患について，その原因となる遺伝子の染色体上の位置やDNAの塩基配列がわかっている場合，胎児組織中の細胞からDNAを抽出し，各種の方法により比較的短時間で異常が検出できる。デュシェンヌ型筋ジストロフィー[1]や脆弱X症候群などがその例である。遺伝子診断により診断可能な疾患数は，遺伝子の解析が進むにつれ急増している。

● 生化学酵素的診断法

　酵素が先天的に欠損しているか，酵素があっても構造異常により機能しないため，代謝機能に異常がおこる疾患を**酵素病**とよぶ。酵素病の場合，その原因となる特定の酵素活性が，絨毛をはじめとした多くの組織で共通に低下する。そのため，出生前に組織を採取して検査することで，診断が可能となる。たとえばファブリ病は，絨毛のα-ガラクトシダーゼ活性の低下で診断される。

　100種以上の酵素病がこの測定により報告されているが，遺伝子診断の進歩・普及により，その位置づけは多少変化しつつある。

● 画像診断

　画像診断においては，磁気共鳴画像(MRI)も用いられるが，その中心となるのは**超音波診断**である。胎児の形態上の異常を，視覚的かつリアルタイムで診断する方法として，産科領域では超音波診断が非常に普及している。超音波診断では，無脳児や胎児水腫，多くの心疾患などの形態異常をはじめ，多指症や合指症などの微細な異常，さらには胎児の行動パターンまで観察・診断ができる。

NT肥厚▶　染色体の異常についても，特徴的な所見がみとめられれば超音波診断で推定することができる。たとえば，項部透明帯 nuchal translucency(NT)は，胎児項部から背部にかけての浮腫状透明帯であるが，10〜13週にこのNTに肥厚がみとめられると，ダウン症候群や染色体異常のリスクが高い。

　また，カラードップラー法という超音波診断法では，形態だけでなく血流状態の描出も可能であり，心疾患診断において重要な位置を占める。

● 胎内感染の診断

　出生前診断の特殊な応用例として，胎内感染の診断がある。これは，分子生

---

1) 筋ジストロフィーは，X染色体上にあるジストロフィンという遺伝子の異常でおこり，筋細胞が進行性に変性・壊死していく疾患である。デュシェンヌ型は重症であり，幼児期に発症し10歳前後で歩行困難になる。さらに，関節拘縮や脊柱の変形，心不全もおこる。

物学的手法によりウイルスなどの DNA を検出することにより，胎児へのさまざまなウイルス感染症などの診断を可能とするものである。また，胎児の脳や脳室の異常を検出する画像診断も，胎内感染の診断に有用である。

4 出生前診断の実施にあたって

出生前診断は，胎児の異常が不安で妊娠を差し控えている夫婦が，診断により安心して妊娠できるようになることが一番の目的といえよう。しかし，不幸にして罹患児である場合も一定の割合でおこる。その場合は，胎児の出生後の予後などについて正確な情報を提供する必要がある。

治療が困難で予後が不良な疾患の場合においても，胎児の異常のために妊娠中絶を行うことは認められていない。現状では正確な情報のもとに当該夫婦の決断にゆだね，診断に関与する医療従事者はその判断に介入すべきではないと考えられる。

出生前診断は，究極的には健児を得たいと希望する夫婦にさまざまな手段で情報を提供し，その目的を果たす助力をすることといえよう。そのためには，プライバシーの保護に配慮したうえで，幅広い領域の医療従事者の協力が必要である。専門的知識をもって検査に立ち会う産科医師や看護師・助産師，超音波・生化学・細胞遺伝学・分子遺伝学的検査の専門家，その結果を評価して遺伝相談のできる遺伝学者などのチームワークが望ましい。とくに，妊娠初期の夫婦に遺伝学的情報を提供しつつ精神面でのケアを行う遺伝カウンセリングが，そのための人材養成を含めて重要である。

④ 着床前診断

着床前診断は，体外受精の技術の応用により，受精卵を対象として行う診断である。出生前診断の 1 つと考えることもできるが，妊娠成立の前に診断する点が異なっている。

出生前診断においては，疾患が診断され，経済的事情など母体保護法に規定される理由がみとめられるときには，人工妊娠中絶が選択されることがありうる。これに対して着床前診断は，異常をみとめない胚を移植するため，妊娠中絶という母体に対する身体的・心理的な大きな負担を回避することができる。ただし体外受精を受けなければならない点では，けっして母体の負担が軽いわけではない。

また近年では，着床前胚染色体異数性検査(PGT-A)が臨床研究として実施され，体外受精による流産予防，妊娠・出産率の向上に有益な技術であるかが検証されている。

倫理的な側面 ▶ 着床前診断については，人工妊娠中絶を回避できる点で倫理的に望ましいという意見がある一方，受精の段階の選別は差別や優生学的な発想につながり問

題が大きいという意見も存在する。また，次世代の子孫のためにこの技術を用いるべきかの議論そのものが不足しているという意見もある。

着床前診断は，クライアントが強制されることなく，クライアント自身の意思のうえに行われるものでなければならない。わが国では，重篤な疾患に対して日本産科婦人科学会の倫理委員会で承認された者のみ実施することができる。

診断方法▶　着床前診断の方法は，2つに大別できる。1つは，初期胚を用いて行う方法である（▶図2-4-①）。この方法では，体外受精後に卵子が卵割を繰り返し，初期胚（4細胞または8細胞）に達した時点で，一部の卵割球を抜き取る。抜き取った1個か2個の細胞からDNAを抽出し，ポリメラーゼ連鎖反応法（PCR法）により遺伝子を増幅し，遺伝子診断を行う。

もう1つは，胚盤胞を用いて行う方法である（▶図2-4-②）。受精卵を，胎児になる部分（内細胞塊）と胎盤になる部分（栄養芽細胞）に分かれる胚盤胞まで発育させ，胎盤になる細胞の一部を採取して遺伝子検査を行う。この方法では，次世代シーケンシング（NGS）法がよく用いられる。

診断中は，いったん胚は凍結保存される。その後，異常がないと診断された胚を融解し，子宮に移植することで妊娠を成立させる。着床前診断を行うことで，技術的には性別も判別できるが，わが国では産み分けに用いることは認められていない。

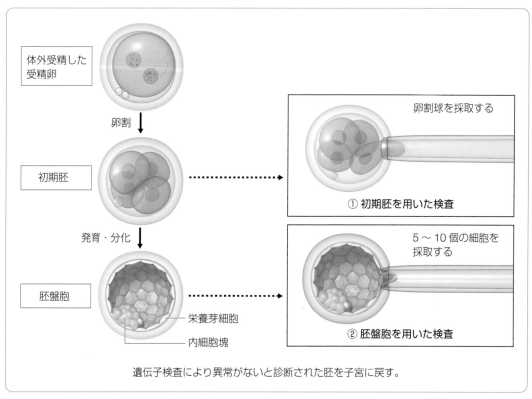

遺伝子検査により異常がないと診断された胚を子宮に戻す。

▶図2-4　着床前診断の方法

⑤ 胎児治療と遺伝子治療

　遺伝疾患に対しては，遺伝子そのものを治療の対象とする遺伝子治療が考案されており，一部で実施されはじめている。これを胎児や胚に応用することが，将来的には期待されている。しかし，そのためには遺伝子治療が一般に定着することが先決である。出生前遺伝子治療は，倫理面の配慮がなされ，社会的合意があってはじめて開始されることになる。遺伝子治療の現状については後述することにして，ここでは現在行われている出生前治療について解説する。

1　胎児治療

　出生前診断に基づき，児が胎内にいるうちに各種の異常を治療することを**胎児治療**という。その方法の1つとして，強心薬などを母体に投与し，それが母体から胎児へと移行することにより，胎児を治療しようというものがある。この方法に用いられる薬剤は，胎盤の通過性が確認されているものに限られる。

　超音波のガイド下に，臍帯の血管に直接薬剤を投与することも可能である。胎児に貧血があれば輸血を行うこともできる。胎児の腹水や胸水が異常にたまり，圧迫が生じた場合には，吸引して圧を下げる治療も行われる。さらに胎児の尿路系の異常に対して，バイパスのようなカテーテルを閉塞尿路と羊水腔間を短絡させるために挿入することもある。

　さらに胎児鏡の応用により，外科的治療を行うことも不可能ではなく，双胎間の胎盤の血管の処置や胎児の腫瘍，ヘルニアに対する手術成功例が報告されている。

2　遺伝子治療

　遺伝子に関する研究は日進月歩であり，遺伝病の原因解明や遺伝子診断が可能となっている。さらに現在では，遺伝子工学を使って疾患の治療を行う遺伝子治療も臨床応用が開始された。すでに一部の疾患では，治療効果が確認されている。

　遺伝子治療のもともとの概念は，遺伝病の原因となる遺伝子の異常を修復・正常化し，疾患を治療しようというものである。**修復遺伝子治療**とよばれる遺伝子治療は，理論的には遺伝子の異常部分を直接修復する方法と，異常遺伝子を正常遺伝子で組換える方法がありうる。しかし現状では，臨床応用には遠く，正常遺伝子を外部から導入して遺伝子補充をはかる治療が試みられている。この遺伝子治療が発展し，臨床で定着するまでには，まだ多くの基礎研究が必要である。そのため，胎児や着床前初期胚を対象とした出生前遺伝子治療を論じるのは時期尚早であろう。

　一方，遺伝子を導入して細胞レベルで発現させ，新たな機能を付加する方法も遺伝子治療の1つと考えられるようになり，これは**付加遺伝子治療**ともよば

れる。この場合，対象は単一の遺伝子異常ではない。患者数が多く社会的にも期待されるがんや，血管新生刺激による虚血性心疾患の治療など，多くの疾患の治療に応用が期待されている。

遺伝子の導入法▶　遺伝子治療においては，遺伝子をどのように細胞に導入するかと，実際に患者にどのように投与するかが重要な点である。遺伝子の細胞導入法は，古くはマイクロインジェクションや化学的方法が行われたが，細胞傷害性が高く，かつ大量の細胞への導入が困難であった。最近では，任意の遺伝子を細胞に運び，それ自身は増殖できない**ウイルスベクター**とよばれる組換えウイルスが主として用いられる。レトロウイルスベクター・アデノウイルスベクター・アデノ随伴ウイルスベクターなどがあるが，それぞれ長所・短所を有している。

　患者への投与方法は2通りある。1つは患者から標的になる細胞を取り出し，先に述べた方法で遺伝子を導入し，その細胞を再び患者に戻す**体外遺伝子治療法**である。もう1つは体内遺伝子治療法で，遺伝子を注射・経口・吸入などの方法により投与し，体内で標的細胞に導入するものである。後者では，標的細胞以外の細胞に遺伝子が導入されないように，工夫する必要がある。

⑥ 出生前診断を受ける人への看護・遺伝カウンセリング

　出生前診断には，着床前診断と着床後診断があるが，ここでは着床後診断に焦点をあてて述べていく。

十分な情報提供▶　着床後診断には，羊水検査や絨毛採取，超音波断層検査などさまざまな方法がある。すべての出生前診断について事前に情報提供を行い，妊婦や家族が正しく理解をしたうえで，検査を受けるかどうかを選択することが必要である。しかし，超音波断層検査は妊婦健康診査のなかで日常的に行われており，それが出生前診断の1つであるという認識を妊婦や家族はもっていないことも多い。

　そのため，『産婦人科診療ガイドライン──産科編2023[1]』では，妊婦健康診査時に妊娠経過の正常・異常の鑑別を目的に行う超音波検査を**通常超音波検査**，胎児形態異常の評価もしくは診断を目的とした超音波検査を**胎児超音波検査**と定義し，両者を区別して説明することを推奨している。

　また，母体血清マーカー検査は母体血の採血のみで行われる。そのため，検査の意義や結果の解釈や，確定診断のためには，さらに羊水検査などによる染色体分析を行うことが必要となることを十分理解しないまま，比較的安易に行われる可能性がある。それによって，異常が発見された場合は，突然の告知に妊婦や家族のとまどいは大きくなる。

---

1) 日本産科婦人科学会・日本産婦人科医会：産婦人科診療ガイドライン──産科編2023.
　日本産科婦人科学会，2023.

　これらのことから，妊娠中に行われるすべての出生前診断について事前に情報提供を行い，妊婦や家族が正しく理解しているかを確認することが必要である。

利点と課題▶　出生前診断によって，胎児に健康上の問題がある可能性が高いことが明らかになることや，診断がつくことによって，妊娠中から治療やケアを開始することができる。また，診断を行ったことであらかじめ出生後の治療やケアのプランがたてられ，子どもの両親も出産後に向けて準備をすることが可能となる。しかし，異常所見が見つかっても，妊娠中からの早期治療が可能なものはごく一部にすぎない。加えて，わが国にはいまなお障害児・者への偏見があり，社会的な支援も不足している。そのような社会状況のなかで，生まれてくる子どもの障害を受け入れ，育児に向けて準備を始めるのは容易なことではなく，相談システムは非常に少ないのが現状である。そのため，診断によって異常が明らかになった場合，母体保護法の経済条項を拡大解釈することによって，事実上選択的人工妊娠中絶が行われることも多く，倫理的にも家族は大きな負担を背負う。その一方で，超音波断層検査で胎児の姿や胎児心拍，胎児の動きを確認することによって，宿った命の障害の有無にかかわらず，わが子として受け入れ出産を決意する夫婦も少なくない。

　検査結果を正しく理解できるよう情報提供するとともに，異常を告知された両親の気持ちに寄り添い，子どもを産むことを選択した場合には，妊娠中・出産後にどのような治療や看護，地域でのフォローアップができるのか，自助グループの紹介なども十分に行うことが必要である。情報不足のままに妊娠を中断する決断にいたることのないよう支援していく。

1　出生前診断を受けることを検討している夫婦への看護

情報収集と▶
情報提供
　出生前診断を検討している妊婦は，高齢妊娠や染色体異常児の妊娠・分娩既往があるなど，さまざまな背景をもっている。秘密を厳守することを伝えたうえで，出生前診断を考慮するにいたった経緯や，それに伴う思い・考え・悩み・疑問などを情報収集する。さらに，検査の意義と方法，検査に伴う母児へのリスク，診断可能な異常・疾患の不確実性と限界，異常がみとめられた場合の治療方法とその限界，検査は夫婦の自由意思に基づいて行われることなどについて，わかりやすい言葉で正確に情報提供することが必要である。

　母体血を用いる NIPT（▶20ページ）は，感度は 99.1％，特異度は 99.9％と高い。母親が 40 代の場合は，21 トリソミーの罹患率が 1/50 と高いため，陽性的中率は 95.3％，陰性的中率は 99.9％となる。一方で 20 歳代の場合は，21 トリソミーの罹患率は 1/1,000 であるため，陽性的中率は 49.8％，陰性的中率は 99.9％[1]となる。以上のことから，罹患の頻度によって，結果の解釈が異なる

---

1) 夏目岳典ほか：出生前診断 出生前遺伝学的検査 NIPT をわれわれはどう考えるか．日本未熟児新生児学会雑誌 27(1)：134-138，2015．

ということや，NIPT は非確定診断であることなどの，正確な情報を提供する必要がある。

意思決定過程に▶
対する支援
看護師は，医師からの説明を夫婦が理解できるように援助を行い，診断を受けるか否かの意思決定過程を支援する。検査方法の詳細とその後の対応についてはパンフレットなどを用いて説明し，家庭で家族と相談できるようにする。遺伝学的検査で異常が発見された場合には，夫婦のきょうだい[1]へも影響を及ぼすことがあるため，必要があれば家族をまじえて何度でも情報提供を行ったり相談にのることができることも伝えておく。加えて，診断結果で異常が発見された場合の対処についても家族でよく相談しておくことを促し，どのような選択をしても，その決定を尊重し，支援していくことも伝えておく。

確定診断のために，羊水穿刺や絨毛採取などで染色体分析を行う場合や，夫婦のいずれかが染色体異常の保因者であるなどで，遺伝学的検査を希望する場合は，実施の前に遺伝カウンセリングを行うことが必要である。遺伝カウンセリングが受けられるように，施設内あるいは，地域の遺伝医療機関の情報を提供し，支援する。

2 出生前診断後の告知とフォローアップ

検査結果は迅速に伝えることが必要である。検査結果に異常がみとめられなかった場合は，事実を正確に伝えるとともに，出生前診断ですべての先天異常の有無がわかるわけではないことを再確認する必要がある。また，それ以後も疑問や不安が出てくる可能性があるため，継続的にサポートしていく。

診断結果の告知▶
検査結果に異常がみとめられた場合は，必ず夫婦に告知する。告知は夫婦にとって大きな衝撃となる。とくに，高度生殖医療後の妊娠の場合は，妊娠のための医療的介入と子どもの異常を結びつけ，自責の念にかられることもある。

フォローアップ▶
看護師は告知による夫婦それぞれの感情の表出を促し，共感的に傾聴して受けとめ，正しい情報を提供することが重要である。医師は疾患の症状や経過，妊娠中あるいは出生後の治療の選択肢，それによって期待できる成果などについて情報提供をする。

看護師はそれらの理解の程度を判断し，さらに補足したり，地域における支援方法，自助グループ／ピアカウンセリングに関する情報，疾患に関連した書籍などについて情報提供する。さらに夫婦それぞれ，あるいはそのほかの家族の意見の調整をはかったり，医師をはじめとした関連する専門職者へ家族の気持ちを伝える代弁者となることも必要である。

そのうえで，妊娠継続の可否に関する夫婦の意思決定を支援し，それがどのような決定であってもそれを擁護・支援する。

夫婦は，妊娠継続を決断しても，子どもの養育やこれからの家族の生活に不

1）出生順位や性別にかかわりなく，同胞（はらから）を示している。

安を感じ，決断に迷いが生じることもある。そのため，つねに夫婦の思いを受けとめ，不安を軽減するために必要な情報提供を行っていく。さらに，少しずつ胎児との交流を促し，妊娠中から親子関係を形成できるよう支援する。また，母子や家族にとって適切な妊娠中の過ごし方や出産方法を一緒に考え，出産後の養育環境を整えることを促す。

また，人工妊娠中絶を検討している場合には，妊娠中期の中絶による身体・心理的影響についても十分説明し，疑問に答え，不安の解消に努める。つらい決断をする夫婦の心情に共感的な理解を示し，継続して支援していくことを伝える。

3 遺伝カウンセリング

遺伝カウンセリングは，疾患の遺伝学的関与について，その医学的影響，心理学的影響および家族への影響を人々が理解し，それに適応していくことをたすけるプロセスである[1]。日本産科婦人科学会の「出生前に行われる遺伝学的検査および診断に関する見解」（2013年6月改定）[2]および日本医学会の「医療における遺伝学的検査・診断に関するガイドライン」（2022年3月改定）[1]では，出生前に遺伝学的検査を行う場合は，適正な遺伝カウンセリングを行うべきであると示されている。

▶ **カウンセリング**　遺伝カウンセリングは，認定遺伝カウンセラーなどによって行われている。認定遺伝カウンセラーは，臨床遺伝学の専門知識と実践経験，研究能力をもつ臨床遺伝専門医や，医療技術を提供したり研究を行う立場とは一線を画しており，独立した立場から患者を援助している。また，遺伝カウンセリングにあたっては，医師，遺伝看護専門看護師，臨床心理専門職者，ソーシャルワーカーなどのチームが，協働してサポートする体制が必須である。看護職者はチーム内の調整をはかるとともに，カウンセリングに同席してクライアントの理解をたすけたり，質問を促したりする[3]。

▶ **カウンセリングの実施**　遺伝カウンセリングはさまざまなコミュニケーションを通して行われ，クライアントと遺伝カウンセリング担当者の良好な信頼関係が重要である。カウンセリングでは，クライアントがなにを知りたいと思っているのか，現在，どのような問題をかかえているのかを明らかにする。さらに，クライアントと家族の健康状態や遺伝に関連した既往歴，妊娠・出産歴，妊娠・出産・育児・遺伝・先天異常に関連したこれまでの経験，個人・夫婦・家族の価値観なども明

1) 日本医学会：医療における遺伝学的検査・診断に関するガイドライン（2022年3月改定）. 2011（http://jams.med.or.jp/guideline/genetics-diagnosis_2022.pdf）（参照 2022-09-30）.
2) 日本産科婦人科学会：出生前に行われる遺伝学的検査および診断に関する見解.（http://www.jsog.or.jp/ethic/H25_6_shusseimae-idengakutekikensa.html）（参照 2020-10-24）
3) 横尾京子：遺伝カウンセリングの実際と助産師の役割. ペリネイタルケア 22(12)：22-25，2003.

らかにし，これらの状況に合わせてクライアントにとって必要かつ最新の遺伝医学的な情報を提供していく。

また，クライアントの心理状態をつねに把握し，わかりやすい言葉を用い，説明や状況などを十分に理解していることを確認しながら行う必要がある。さらに，心理・社会的なサポートも必要である。

情報提供に基づいて，クライアントが自由意思に基づいて決定できるように継続して支援を行い，検査実施後もその結果に応じたフォローアップを行っていくためにカウンセリングを実施していく。

看護職者はクライアントや家族の揺らぐ気持ちや不安などに寄り添い，疑問や心配事に対してもていねいに対応し，意思決定の過程を支援するとともに，その後に必要なケア（検査や治療，妊娠・出産に向けた準備，人工妊娠中絶・死別のケア）を行っていく。

C 不妊治療と看護

① 不妊とその原因

卵子と精子が性周期の一周期中にタイミングよく出会い受精し，妊娠が成立する確率は30％程度とされる。したがって，不妊因子のないカップル100組が妊娠を希望した場合，最初の周期で30組が妊娠する。残りの70組のうち30％にあたる21組が次の周期に妊娠，2周期合わせると51組になる。それらを累積したのが図2-5である。

図からわかるように，妊娠する確率は1年間で99組となり，ほぼ100％となる。ところがなんらかの不妊因子をもったカップルの場合，1年間努力しても妊娠しない。逆にいえば，1年間妊娠しない場合には，なんらかの妊娠しない原因（**不妊因子**）があることが考えられる。その頻度は，10組に1組というのが一般的であるが，最近では6組に1組に増加しているともいわれている。将来は3.5組に1組になるという推計もあり，増加していくことが予想される。

不妊症の定義▶ 世界保健機関（WHO）では，不妊症は，従来，2年間の不妊期間をもつものとしていたが，現在では1年間と定義されている。わが国でも，2015年からは不妊期間が1年以上のものを不妊症と定義するようになった。また，無月経・子宮内膜症・子宮筋腫などの不妊症と関係しうる疾患を有する場合や，高年齢で妊娠成立が容易でないことが予測される場合は，1年という制約なく診療を開始してよいと考えられる。

なお，妊娠を1回も経験していない場合を**原発（性）不妊症**，以前に妊娠歴があるがその後，妊娠しない場合は**続発（性）不妊症**という。また，妊娠しても流産・死産を繰り返し，生児を得られない場合を不育症という。3回以上連続す

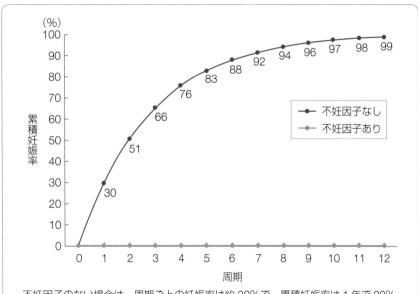

不妊因子のない場合は，周期ごとの妊娠率は約30%で，累積妊娠率は1年で99%に達する。しかし，不妊症では妊娠は成立しない。1年以上妊娠にいたらない場合，なんらかの不妊因子が存在することが考えられる。

▶図2-5 累積妊娠率

る流産は**習慣流産**と定義されている。

受精がおこり妊娠が成立するためには，卵子（**排卵因子**），精子（**男性因子**），受精の場（**卵管因子**）の3つがそろう必要がある。これらのうちのどれか1つに障害があるだけで不妊症の原因となる。いくつか重なることもある。それぞれの因子の割合を**図2-6**に示す。

排卵因子▶　排卵因子は，排卵がおこらない，あるいは排卵はしても卵子が未熟であったり，卵巣からのホルモン分泌がわるかったりすることが問題になる。30代後半からは加齢の影響も加わる。また，排卵があっても，精子との出会いのタイミングが大事であり，排卵の予知も問題になる。卵巣機能と合わせて，排卵・卵巣因子とよぶこともある。

男性因子▶　男性因子は，おもに精子の量や質によるもので，後述する精液検査やヒューナーテスト（性交後検査）が重要である。通常，精子は1日に約1億個産生され，4億個ほどが貯蔵されている。

卵管因子▶　卵管のおもな役割は，① 排卵された卵子を受けとめ，② 受精の場を提供し，③ 受精卵を子宮に移送することである。卵管因子のうち，それぞれが約1/3ずつを占める。子宮が原因となっている場合と合わせて，卵管・子宮因子とよぶこともある。

これらの3つの因子による分け方とは別に，不妊因子を大きく男性因子と女性因子に分類し，その比率は1：1とする考え方もある。したがって不妊診療を開始するにあたっては，男性と女性を同時に対象とする必要がある。

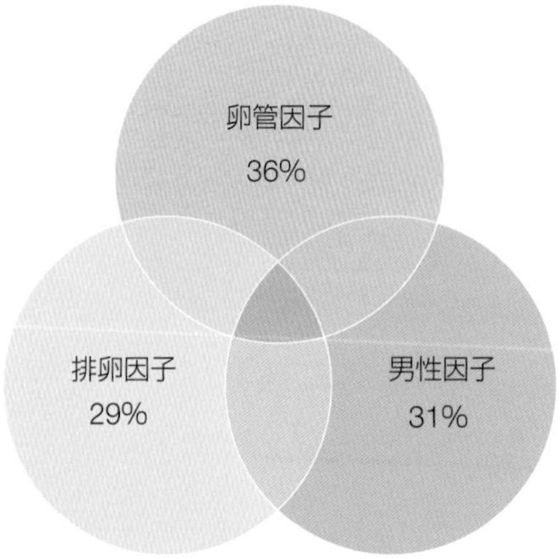

不妊の原因は排卵因子，男性因子，卵管因子の3つに分類される。それぞれの割合はおよそ1/3程度とされるが，重複もある。不妊原因を男性因子，女性因子に2つに大別することもでき，おのおのが1/2とする考え方もある。

▶図2-6　不妊因子とその割合

▶表2-3　不妊症のおもな検査と治療

不妊因子	検査	治療
排卵・卵巣因子	基礎体温 ホルモン検査 卵胞発育測定	性交日指導 卵巣刺激（クロミフェン） 卵巣刺激（ゴナドトロピン）
男性因子（精子）	精液検査 ヒューナーテスト	人工授精 体外受精（顕微授精）
卵管・子宮因子	子宮卵管造影 通気通水試験 子宮鏡	卵管鏡・腹腔鏡下手術 子宮鏡手術 体外受精

② 不妊検査

　　卵子と精子がタイミングよく出会って受精し，子宮内に着床することで，妊娠が成立するが，なんらかの不妊因子をもったカップルでは妊娠が成立しない。その原因をさぐるものが不妊検査である（▶表2-3）。

　　具体的な不妊症の診療開始前に，患者や相談希望者が不妊相談センターを訪れることもある。診療開始に先だって，不妊因子やその検査方法について看護職を含めた専門家から情報を得ることは，相談者にとって重要なステップである。

1 排卵因子

　　排卵がおこると血中のプロゲステロン濃度が上昇し，その結果として体温も上昇し，高温期になる。逆に，高温期は排卵がその直前にあったということを意味する。したがって，基礎体温により，排卵の有無・時期を知ることができ

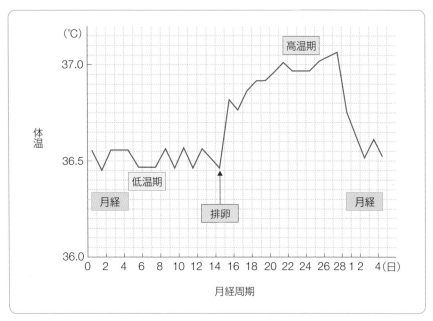

▶図2-7 基礎体温表の正常例

る。また，高温が続いていれば，妊娠の診断にも使える。しかし，基礎体温の上昇は排卵してからおこるため，排卵日の予測には別の方法も用いられる。

● 基礎体温表

基礎体温 basal body temperature（BBT）表は，排卵の有無やタイミングを確認するだけではなく，黄体機能不全の診断にも重要である。一般に，正常に排卵のある人では，排卵前の卵胞期は**低温期**を示し，排卵後の黄体期には**高温期**を示し，その持続期間は，ともに約14日である（▶図2-7）。高温期に移行する直前に体温が低くなる日（体温陥落日）が排卵日であるという説があるが，必ずしも正しくない。

● 頸管粘液検査

頸管粘液は子宮頸管腺からエストロゲンの分泌に比例して分泌される。したがって，エストロゲンの増加する排卵期には，頸管粘液の量は増え，透明性と牽糸性も増す。頸管粘液検査は，頸管粘液を採取して量・性状をみるもので，排卵期の推定に用いられる。

● 超音波検査

排卵が近づくと卵胞径は1日2mm程度成長し，約20mmの大きさに達して排卵するため，排卵日の予知が可能である。排卵後は縮小する。また，子宮内膜の厚さもエストロゲンの分泌を反映し，排卵期には10mm程度に厚くなる。経腟超音波検査により，これらを観察することができる。

● ホルモン測定

ホルモン測定は，排卵の有無や質の評価に重要であり，おもなものとして卵胞刺激ホルモン(FSH)，黄体化ホルモン(LH)，プロラクチン，エストロゲンとプロゲステロンがある。

2 男性因子

1992 年，人類の精子数が半減しているというショッキングな報告がされた[1]。人類存亡の危機ということで，大きな衝撃を与え，その後さまざまな追試や検討がなされ，1 年あたり 1%程度の減少が指摘されているが，結論はでていない。いずれにせよ精子の数や質に問題があると妊娠はむずかしくなり，この場合を男性因子による不妊症という。男性因子の検査には次のようなものがある。

● 精液検査

精液検査ではまず精液を観察する。白色不透明で，量は 2～4 mL を正常とする。顕微鏡検査による精子数は，5000 万/mL 以上，運動率は 80%以上，奇形精子率は 15%以下が正常と考える。精子の運動性も大切な指標であり，活発な直進運動を示すものを良好なものとする。また，精液中の白血球の混入は，炎症の存在が疑われる。なお WHO では，1500 万/mL 以下を**乏精子症**，運動率 40%以下を**精子無力症**と定義している(2010 年)。精子所見は変動することがあるので，複数回の検査結果を総合的に判断する。

● ヒューナーテスト(性交後試験)

排卵日の朝，性交してから来院し，腟の中，子宮の入り口より体液を採取し，おのおのの液中の精子の有無と運動精子の割合などを顕微鏡で調べるものを**ヒューナーテスト** Huhner test という。子宮の入り口に運動精子をみとめれば，精子は子宮の中を通り抜け卵管まで到達していることが推定される。頸管粘液中に運動性のある精子をみとめれば陽性，精子がみあたらなければ陰性とする。

● ミラー-クルツロクテスト

ミラー-クルツロクテスト Miller-Kurzrok test は，ヒューナーテストと同様に，排卵期に子宮の入り口から頸管粘液を採取し，精液検査と同様に準備した精子をガラス板上で接触させ，顕微鏡下で観察し，頸管粘液内への精子の進入の有無をみる検査である。

---

1) Carlsen, E., et al.: Evidence for decreasing quality of semen during past 50 years. *British Medical Journal*, 305 : 609-613, 1992.

● 精巣組織診

精液検査で精子がまったくない**無精子症**や，精子数が1000万/mL以下と極端に少ない**精子減少症**では，精巣(睾丸)の一部を採取して精子産生能力を検査する。これによって精子がまったくないのか，精子形成のいずれかの段階で形成能が低下しているのか，精子はできているのに精管がつまっているのかが鑑別される。

● ハムスターテスト

精子に受精能力があるかを，処理をしたハムスターの卵子を用いて実施する。卵子に進入できない精子は，受精能力が低いと判定される。

● その他の検査

無精子症患者のなかには，XXYの性染色体をもつクラインフェルター症候群や，Y染色体の異常がしばしばみられるため，染色体検査も行われる。男性因子が疑われる場合には，体型・体格，精巣の大きさや停留精巣，性器奇形，精索静脈瘤などの有無をみることも必要である。また，受精を妨げる抗精子抗体の測定も行われる。

3 卵管因子

卵管・子宮は，卵子や受精卵の通過地点や到着地点であるばかりではなく，卵子を育てる役割ももつ。近年，卵管鏡や子宮鏡で卵管や子宮の内膜の状態を直接観察できるようになった。クラミジア属菌などによる骨盤内感染症が増加しており，卵管因子のリスクは増えていると考えられる。

なお，卵管通過性の検査を実施する前には，医原性の上行性感染を予防するために，感染症の有無を確認し，必要なら検査前に治療する。検査後，予防的に抗菌薬を投与することもある。

● 子宮卵管造影法

腟側から，子宮口を通じて子宮内に造影剤を注入する。検査は排卵前に行われ，妊娠している可能性のない基礎体温の低温期に行うのが原則である。子宮の内腔の形や卵管の通過性，卵管や卵巣の癒着の有無を知ることができる。

● 描写式卵管通気法

子宮内にCO_2ガスを注入し，卵管から腹腔内に排出されるガスの音と注入したガスの圧力を測定し，卵管の通過性をみる検査である。簡便な検査であるが，通過・不通過を判別するだけで，子宮卵管造影のように癒着の有無などは知ることができない。

● 卵管通水法

子宮卵管造影法と同じ方法で生理的食塩水を子宮から卵管に注入し，そのときに注射器に感じる抵抗の程度から卵管の通過性をみる方法である。卵管の通過性を改善するために，薬剤をまぜて注入することもある。

● 内視鏡検査

内視鏡検査としては，腹腔鏡・子宮鏡・卵管鏡が用いられる。腹腔鏡は骨盤内を観察し，卵管周囲癒着の有無を診断する。同時に，子宮側から通色素検査を行うことにより，卵管通過性を診断できる。子宮鏡では，子宮内膜や卵管口の状況を観察できる。卵管鏡は，卵管の内部を観察し，癒着や閉塞を診断する。

● 子宮内膜組織検査・月経血培養

子宮内膜組織検査は，子宮内膜に初期胚が着床する分泌期に，内膜の一部を採取し，内膜が女性ホルモンに十分反応し，着床が可能な状態になっているかを調べる。月経血の培養は，不妊の原因となる性器結核の検査のために行う。

③ 不妊治療

1 排卵因子の治療

● 排卵の予知法

卵子と精子が受精能をもつ期間は，卵子は排卵後約1日，精子は射精後約48〜72時間(最大5日間)である。妊娠が成立するには，この期間に精子と卵子が出会う必要がある。したがって，排卵のタイミングを知ることは不妊治療の基本である(タイミング法)。以下に排卵の予知の方法を述べる。

[1] 基礎体温上での低温期から高温期への転換日　排卵すると卵胞は黄体に変化しプロゲステロンの分泌が始まり，プロゲステロンの体温上昇作用で基礎体温も上がる。排卵してから高温になるので，体温だけからの予知はむずかしい。また，月経周期が不安定な人では有用性は低い。

[2] 頸管粘液の増加　エストロゲンのはたらきにより頸管粘液が増加し，排卵前には無色透明の帯下が多くなる。

[3] 経腟超音波検査による卵胞計測　発育中の卵胞の直径を計測することにより，排卵日を推測することができる。10 mmをこえた卵胞は1日約2 mm成長し，18〜20 mmになれば排卵が近いと判断する。

[4] 尿中LHサージを検出する方法　検査キットにより，1日1回早朝の尿を用いて，排卵前のLH(黄体化ホルモン)サージの出現を調べる。市販の排卵検

査薬としても用いられる。

[5] **hCG 投与による方法**　ヒト絨毛性ゴナドトロピン(hCG)には，LH と同じように排卵をおこさせる作用がある。卵胞が十分に発育したことが超音波検査で確認されたら，hCG を筋肉内注射することで，人工的に排卵をおこすことができる。排卵は，注射後約 36 時間後におこる。

● 無排卵の治療

　排卵がないとき，または排卵があっても卵胞の発育，排卵，それに続く黄体の形成という過程に異常がみとめられ，これらが不妊原因となっていると考えられるときには，排卵誘発薬による治療を行う。また，体外受精を行う際には，多数の卵子を得る必要があるので，排卵のある患者にも強力な排卵誘発を行う。排卵誘発薬の使用には，薬剤自体の安全性の問題に加え，妊娠後の初期流産が多いこと，また，重大な副作用として卵巣過剰刺激と多胎妊娠があることに留意しなければならない。

排卵誘発薬▶　排卵誘発薬には，以下のものがある。

[1] **クロミフェンクエン酸塩(クロミッド®)**　通常，月経開始より 3〜5 日目から 5 日間内服する。下垂体からの LH および FSH の分泌を促し，間接的に卵胞発育を刺激する。卵巣を直接刺激する FSH 製剤より作用は弱く，副作用も軽度である。クロミフェンクエン酸塩は，連続して使用すると頸管粘液の量が減少するなどの抗エストロゲン作用が生じることがある。そのため，数周期治療しても妊娠にいたらない場合には，治療方針を再検討する。

[2] **シクロフェニル(セキソビット®)**　クロミフェンクエン酸塩と同様に用いられる内服薬である。

[3] **FSH 製剤(ゴナドトロピン製剤)**　FSH 作用をもつ薬剤を注射する方法である。閉経女性尿より抽出した FSH である**ヒト閉経期尿性ゴナドトロピン** human menopausal gonadotropin(HMG) **製剤**がよく用いられる。HMG には FSH とともに LH 成分も含まれる。遺伝子工学の進歩により，ゴナールエフ® などの組換えヒト FSH も使用されるようになった。連日投与するが，自己注射も可能で利便性が向上した。

[4] **hCG 製剤(ヒト絨毛性ゴナドトロピン製剤)**　LH 作用があり，成熟した卵胞を排卵させたり，黄体機能の活性化のために用いられる。クロミフェンクエン酸塩や FSH 製剤と併用されることが多い。

[5] **カベルゴリン(カバサール®)・ブロモクリプチンメシル酸塩(パーロデル®)・テルグリド(テルロン®)**　高プロラクチン血症は無排卵の原因となる。大きなプロラクチン産生下垂体腫瘍には手術療法，小さな腫瘍や機能性の場合はこれらの薬剤投与による治療が選択される。

2 男性因子の治療

　精子の数や質的な異常による男性因子の治療は，**図2-8**に示した流れで行われる。ホルモンの異常には薬物療法，精管の異常や精索静脈瘤には手術療法も実施される。

● 人工授精

　人工授精は，性交によらず精液を子宮内に注入する方法である（▶図2-9）。人工授精の際に夫の精液を使う場合は，**配偶者間人工授精** artificial insemination with husband's semen（**AIH**）とよぶ。これに対して，夫が無精子症であるなどの特殊な場合に，夫の精子にかわり第三者から提供された精子を使用するときは，**非配偶者間人工授精** artificial insemination with donor's semen（**AID**）とよばれる。

　AIHは以下を対象とする。

（1）精子数の少ない乏精子症（1500万/mL以下，4000万/mL以下でも実施することがある）

（2）精子運動率の低い精子無力症

（3）頸管粘液の分泌の不十分な場合

（4）ヒューナーテスト陰性例（免疫性不妊のため，精子が頸管粘液を通過できない場合を含む）

（5）精子にはっきりした異常がみとめられず，不妊期間が長期に及ぶ場合

　人工授精は，排卵日に合わせて行うことが必須の条件である。場合によって

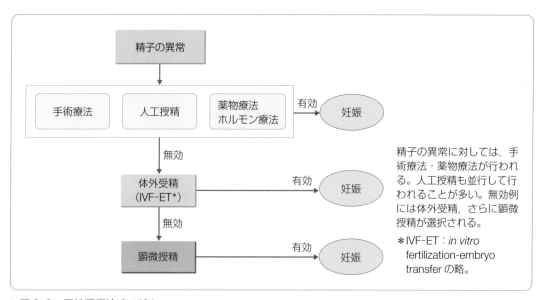

▶図2-8　男性因子治療の流れ

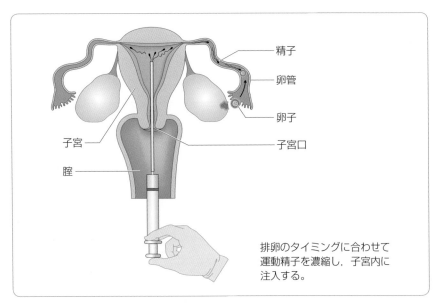

精子

卵管

卵子

子宮口

子宮

腟

排卵のタイミングに合わせて
運動精子を濃縮し，子宮内に
注入する。

▶図2-9　人工授精

は，排卵誘発の治療と並行して行い，排卵のタイミングに合わせて実施する。な
お，2022（令和4）年4月から，人工授精は一般不妊治療として保険適用となった。

● 手術療法

　男性因子の治療のために手術が行われる場合は2つある。

　1つは精子がつくられる過程に障害がある場合である。これは停留精巣に対
して行われ，精巣を陰嚢内に固定する手術を行うものと，精索静脈瘤を結紮す
る手術がある。

　もう1つは，つくられた精子が射精されるまでの通路である精管が閉塞して
いる場合で，手術により修復を行う。避妊のために手術で精管を結紮した例で
は，再開通手術は有効率が高いが，細菌感染などで精管自体が障害されている
ときには，よい結果は望めない。

● 薬物療法

　薬物療法には，ホルモン療法とその他の薬剤を使うものがある。ホルモン療
法には，主として男性ホルモンのテストステロンが用いられる。抗精子抗体の
ある場合は，ステロイド薬を使うこともある。また，末梢循環障害の改善のた
めに，膵臓性循環系ホルモンであるカリジノゲナーゼ（カリクレイン®）による
治療を行うこともある。

3　卵管因子の治療

　卵管因子の治療は，腹腔鏡検査により卵管因子の評価を行ったうえで実施す

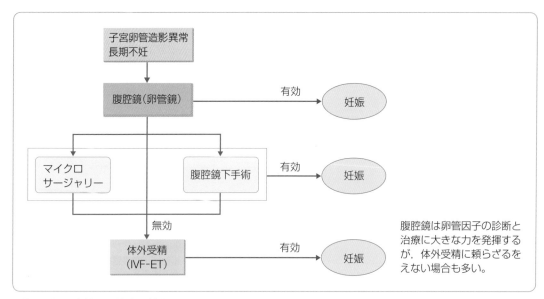

▶図2-10　卵管因子治療の流れ

ることが望ましい（▶図2-10）。腹腔鏡は検査のみでなく，必要に応じて癒着の剝離，子宮内膜症の処置などを腹腔鏡下手術として行うことができる。腹腔鏡で観察した卵管などの状況によっては，卵管機能の回復は不可能と判断されることもある。その場合には体外受精が適応となる。

　[1] **卵管鏡**　卵管鏡は，卵管を内側から観察できることが特徴である。卵管閉塞の一部は，卵管鏡を使って治療することも可能である。

　[2] **マイクロサージャリー**[1]　卵管が閉塞している場合には，マイクロサージャリーによる卵管の疎通手術も選択肢にある。マイクロサージャリーの術式としては，卵管采形成術，癒着剝離術，卵管角吻合術，卵管端々吻合術，卵管開口術などが行われる。

　[3] **体外受精**　腹腔鏡下手術やマイクロサージャリーが有効でないときには，体外受精が選択される。したがって，卵管因子の究極の治療法は体外受精ともいえる。

　また，子宮の内腔の異常によっても，妊娠は成立しにくくなる。子宮粘膜下筋腫に対して，従来は開腹により子宮を切開して筋腫を取り出す手術が行われてきたが，現在では子宮鏡下手術が行われる。子宮の内側が癒着してしまうアッシャーマン Asherman 症候群では，癒着を剝離して子宮の内腔を広げる手術が行われる。子宮の内腔が2つに分かれている子宮中隔の手術にも，子宮鏡下手術が適応される。

1）手術用の顕微鏡やルーペなどを用いて行う手術のこと。

4 体外受精の実際

　　体外受精は，1978年に世界初の「試験管ベビー」として知られるルイーズ=ブラウンの誕生以来，世界中で有力な不妊治療の手段として定着した。全世界で500万人以上が生まれ，創始者ともいえるエドワードR. G. Edwardsは2010年にノーベル賞に輝いた。国内でも2020年は，約45万件実施され約6万人が出生した。国内で生まれる子どもの14人に1人は体外受精によっているのが現状である（日本産科婦人科学会調べ）。おもな体外受精の要点を，過程にそって述べる（▶図2-11）。

排卵誘発▶　　自然の月経周期では，主席卵胞だけが成熟し，排卵する。体外受精では，1個の卵胞に頼ったのでは，成功の確率が低い。そこで，成熟した卵子を多数採取するために，通常は排卵誘発が行われる。排卵誘発剤（FSH製剤ないしHMG製剤）を連日投与し，多数の卵胞を発育させる。LHサージにより排卵が

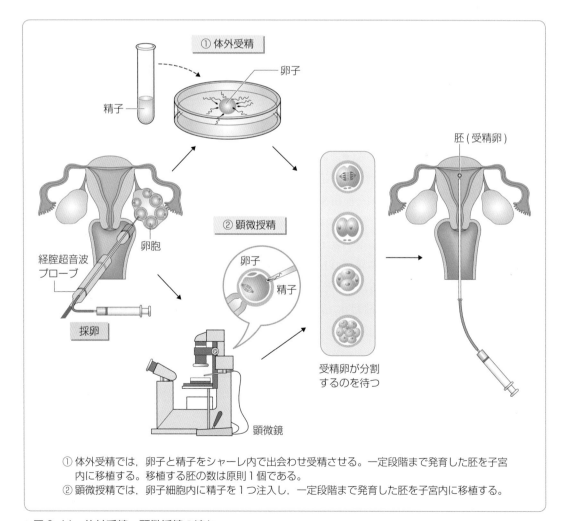

① 体外受精では，卵子と精子をシャーレ内で出会わせ受精させる。一定段階まで発育した胚を子宮内に移植する。移植する胚の数は原則1個である。
② 顕微授精では，卵子細胞内に精子を1つ注入し，一定段階まで発育した胚を子宮内に移植する。

▶図2-11　体外受精・顕微授精の流れ

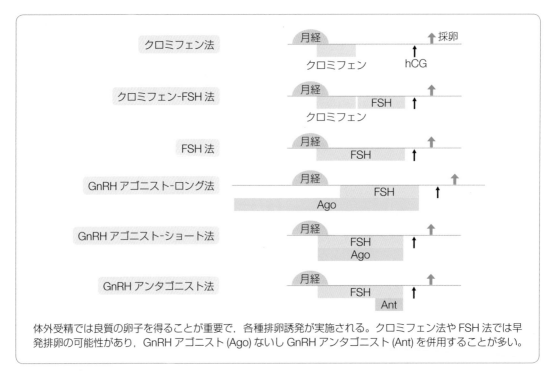

体外受精では良質の卵子を得ることが重要で，各種排卵誘発が実施される。クロミフェン法やFSH法では早発排卵の可能性があり，GnRHアゴニスト(Ago)ないしGnRHアンタゴニスト(Ant)を併用することが多い。

▶図2-12　卵巣刺激法の比較

おこるのを防ぐためにGnRHアゴニストまたはGnRHアンタゴニスト[1]を，通常は使用する(▶図2-12)。外来で排卵誘発剤の注射と並行して，少なくとも2～3日に1回，経腟超音波で卵胞発育を観察する。

採卵▶　排卵誘発剤を使用すると，5～10個，ときには20個の卵胞が発育する。ただし40代以降では複数個の卵胞発育が困難なこともある。卵胞の直径を計測し，最大径が18～20mm程度になったところでFSHの使用をやめ，LH作用の強い排卵誘発剤のhCG製剤を注射する。hCGを投与してから36時間後に排卵がおこるため，その直前に採卵する(▶図2-11)。

　採卵は，経腟的に超音波で卵胞を観察しながら，穿刺針で卵胞液を吸引して実施する。通常は静脈麻酔を行うが，局所麻酔ないし無麻酔で実施する施設もある。

採精・精子の▶
調整・媒精　新鮮な精液は，最低3日間の禁欲後に，用手的に採取する(採精)。精液と培養液を混合し，精子を洗浄し，遠心分離操作を行い，運動性のよい精子を選別する。

---

1)　GnRHは性腺刺激ホルモン放出ホルモンgonadotropin-releasing hormoneの略である。GnRHアゴニストとは，GnRHの受容体に結合し，効果を模倣するが，ダウンレギュレーションとよばれる作用により，GnRHのはたらきを妨げる物質である。GnRHアンタゴニストとは，同様に受容体に結合するが，活性化を引きおこさないため，GnRHが受容体に結合するのを妨げるはたらきをもつ物質である。

　精子濃度が，1 mL あたり 5 万〜20 万になるように調整し，試験管の卵子に加える（媒精）。精子濃度が低いと受精しにくい。しかし，逆に濃度が高すぎると，1 つの卵子が複数の精子により受精してしまう，多精子受精現象が生じやすくなる。

顕微授精 ▶ 　顕微授精は，精子が極端に少ない場合や，なんらかの原因により受精障害があり，体外受精でも受精にいたらない場合に実施される。ホールディングピペットで卵子を固定し，1 個の精子を細胞質内に注入する授精により，受精がおこる（▶図 2-11）。精液中に精子が存在しない場合でも，精巣上体や精巣から精子を回収して授精することも可能である。

受精の確認・ ▶
胚移植 　採卵と媒精の翌日に，卵子に雌雄 2 個の前核が形成されていることが観察できれば，受精が確定する。採卵から 2 日目には，受精卵は 2 または 4 細胞期，3 日目には 8 細胞期に達する。多数個の胚が得られた場合，胚の発育度，形態を基準に，移植する胚を選別する。培養を続けて胚盤胞に成長した胚を移植することもある。従来は移植する胚は 3 個以内と定められていたが，治療成績の向上に伴い，胚移植数は原則として 1 個に限るとされている。余剰胚は凍結保存される。

体外受精後の管理 ▶ 　体外受精では，プロゲステロンが不十分になりがちとなるため，採卵翌日から，注射ないし腟坐薬でプロゲステロンを連日補充する。この補充は 2 週間は行い，妊娠反応が陽性で妊娠が成立した場合には，さらに胎児心拍が確認されるまで続ける。エストロゲンを同時補充することもある。

　図 2-13 に，患者年代別の胚移植後の妊娠率を示した。30 代前半では 30〜40％であるが，40 代では 10〜20％以下に低下する。加齢による妊娠率の低下

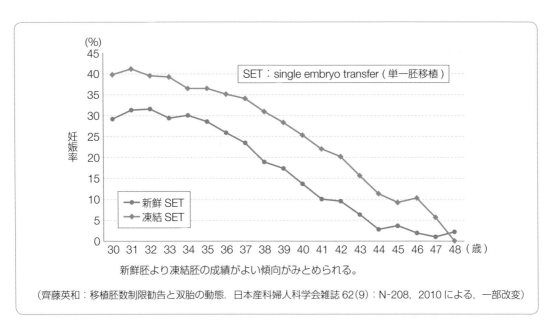

新鮮胚より凍結胚の成績がよい傾向がみとめられる。

（齊藤英和：移植胚数制限勧告と双胎の動態．日本産科婦人科学会雑誌 62（9）：N-208，2010 による，一部改変）

▶図 2-13　年齢別の妊娠率（新鮮・凍結胚移植）

は卵子の質の低下によるところが大きいと考えられる。

　　胚移植後は，妊娠の有無にかかわらず，卵巣過剰刺激症候群 ovarian hyper-stimulation syndrome（OHSS）に対する注意も必要である。卵巣過剰刺激症候群は，排卵誘発剤の使用による副作用の1つで，重症の場合は腹水の貯留や，血栓症をおこすなど，生命にかかわることもありうる。超音波で卵巣を観察するのみならず，全身状態にも注意をはらう必要がある。

凍結胚▶　　体外受精は不妊症の治療法の1つとして定着したが，その成績は胚移植あたり15〜20％であり，十分とはいえない。しかし，妊娠率を向上させようと多数個の胚を移植すると，多胎妊娠となるリスクが高まる。そこで現在では，移植する胚の数を制限しており，そのために移植に用いられない「余剰胚」が多数得られることになる。これらの胚を凍結保存し，のちに融解後胚移植を行うことは，すでに1983年ころより実行に移されていた。その後，凍結技術の進歩と多胎予防のため，移植胚数が制限されたこともあり，凍結胚の利用が急激に普及した（▶図2-14）。

　　凍結胚を利用することで，1回の排卵誘発で得た胚を何周期かに分けて移植することができる。この方法には，排卵誘発という患者の負担を少なくし，妊娠の可能性を高められるというメリットがある。また，凍結胚は，排卵誘発をしていない自然の月経周期またはホルモン補充周期に戻すことができるので，よりよい子宮環境に胚を移植できると考えられる。

　　ただし，卵巣過剰刺激症候群の可能性が高いときは，胚移植後の処置や妊娠が，リスクを上昇させる。その予防のために，近年では胚を全部凍結保存して

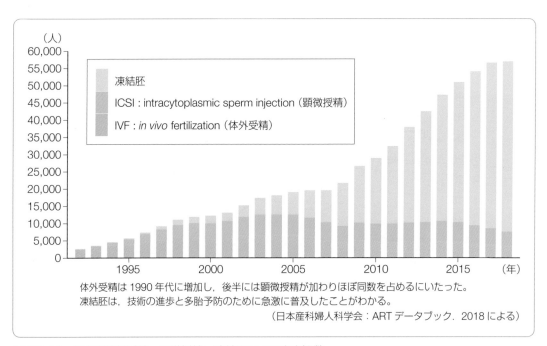

体外受精は1990年代に増加し，後半には顕微授精が加わりほぼ同数を占めるにいたった。
凍結胚は，技術の進歩と多胎予防のために急激に普及したことがわかる。

（日本産科婦人科学会：ART データブック．2018 による）

▶図2-14　年次別体外受精，顕微授精，凍結胚による出生児数

おき，時間がたったのちに胚移植を行うことが多くなっている。なお2022（令和4）年4月より，胚凍結を含めた体外受精などの生殖補助医療に対し，保険適用が開始された。

5 不妊治療の問題点

上述したように，不妊治療には，その原因によりさまざまな治療法がある。治療法によっては，通院回数，入院の有無，社会保険適応か否かといったことや，薬剤の副作用などの問題が生じることもある。重要なことは，不妊症の夫婦に対する十分なインフォームドコンセントのもとで，選択・決定，その支援をしていくことである。

たとえば，体外受精はすでに広く実施されている不妊治療の方法である。しかし，いくつかの選択肢のなかで，体外受精が有力な治療法だとしても，そこまで望まないという夫婦も当然存在する。また，AIDも社会的に認められている治療法であり，精子がまったくない夫婦間で1つの選択肢として認知されている。

かりに手段が1つしかないとしても，それを選択するか否かは，当然ではあるが，夫婦の考えしだいであることを忘れてはならない。

親子関係▶　生殖医療技術の適用で，現在最も大きな問題を投げかけているのは，卵子・精子・胚を，他人に提供することの是非である。

図2-15に，生殖医療技術を適用した際に生じる親子の関係を示した。(a)の夫婦間の子どもは，父と母からそれぞれ半分ずつ遺伝子を受け継いでいる。(b)は夫婦間の体外受精であり，子どもは(a)の場合と同様に遺伝子は半分ずつ受け継いでいる。

(c)の非配偶者間の人工授精は，第三者から提供された精子で妊娠が成立するため，遺伝的には半分は母親のものであるが，半分は第三者のものである。これは先に述べたようにわが国でも認められている治療法であり，すでに1万人以上がこの方法により誕生している。(d)の非配偶者間の体外受精は，遺伝的には，半分は母親のもので半分は第三者のものであるという点では(c)と同じであるが，妊娠の成立が夫婦間以外の体外受精であることが大きく異なる。(e)も非配偶者間の体外受精だが，提供されるのは卵子である。遺伝的には父親と第三者のものを半分ずつもっており，出産する母親とは遺伝的な関係はない。

(f)は別の夫婦からの胚を移植することによる妊娠であり，子どもは遺伝子上の両親から遺伝子を引き継ぎ，出産する母親を含め，枠内の両親とは遺伝子の面では無縁ということになる。

(g)は(f)とは逆に，体外受精でできた胚をほかの人の子宮に移植するものであり，**代理懐胎**といわれる。他国の報告には，子宮を欠いた患者の卵子を体外受精したうえで，その患者の母親に移植し，妊娠出産したという例がある。この場合，出産した母親が遺伝子上は祖母ということになる。

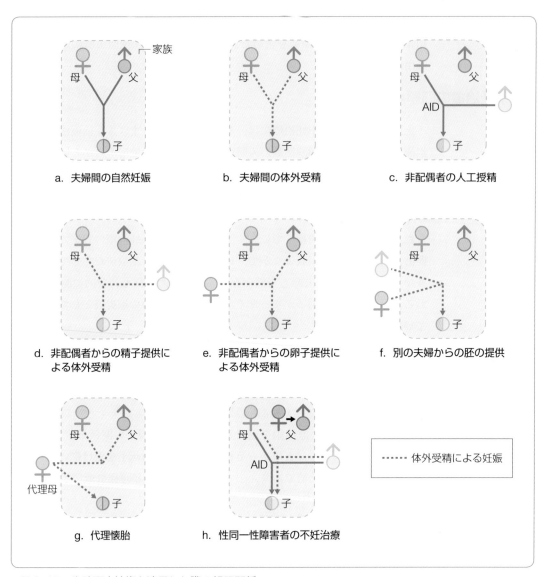

a. 夫婦間の自然妊娠

b. 夫婦間の体外受精

c. 非配偶者の人工授精

d. 非配偶者からの精子提供による体外受精

e. 非配偶者からの卵子提供による体外受精

f. 別の夫婦からの胚の提供

g. 代理懐胎

h. 性同一性障害者の不妊治療

.... 体外受精による妊娠

▶図2-15　生殖医療技術を適用した際の親子関係

　　　　(h)は性同一性障害者の不妊治療である。性同一性障害により男性と認定され結婚した夫は非配偶者間の人工授精ないし体外受精で子をもうけ父となることができる。

生殖医療技術の▶
適用範囲

　　　　新しい医療技術や科学発明は社会に進歩をもたらすと同時に，大きなインパクトを与えることがある。体外受精は不妊症の有力な治療手段としては，世界中で認められ受け入れられている。しかし，その適用範囲をどこまで認めるかは論議のあるところである。

　　　　たとえば，非配偶者間の体外受精によって，従来は絶対的不妊で子どもをもつことは不可能であった人々の夢をかなえることができる。また，ターナー症候群などで生来卵子を欠く女性，疾患により卵巣を失った女性でも，卵子の提

供を受ければ妊娠・出産することは可能である。逆に先天的に子宮を欠損する女性や病気のために子宮を摘出した女性でも，第三者の子宮を借りる代理懐胎によれば，自分の卵子と夫精子により遺伝上の実子を得ることができる。また凍結精子により，夫の死後，妊娠出産する死後生殖（▶Column）も現実に存在する。

　これらの問題に対して，法により規定を行ったうえで実施を認めている国もあれば，法律で禁止している国もある。わが国では，生殖医療の適用に関するルールづくりが厚生科学審議会や法制審議会において検討されてきた。それをふまえて，日本学術会議が生殖補助医療の在り方検討委員会を設置し，2008年3月には最終報告案が提出された。それによれば，代理懐胎には問題点があり，原則としてわが国においては認められないとされた。この報告案に対してもさまざまな意見があり，現時点では法制化は見送られている。国内でも卵子提供や代理懐胎実施の報告はあるが，日本産科婦人科学会のガイドラインで体外受精は配偶者間のみに限るとされ，卵子提供や代理懐胎は認められていない。ただし日本生殖医学会は，2009年に45歳以下の患者に対する卵子提供を認める方針を示した。

　この問題を，代理懐胎を中心に掘り下げてみていく（▶図2-16，表2-4）。問題点の第一は，代理懐胎は明治時代に制定された民法ではまったく想定外の妊娠で，現行法では対応できないということである。分娩した者が母とみなされるが，それを規定した法律はないのが実情である。また，依頼者・代理懐胎夫婦の精神的葛藤（かっとう）への対応も困難である。法の面からだけでなく，母性よりみた子どもの親権をどうとらえるのか，胎児および出生児の異常を誰が責任をもつのか，さらに依頼者夫婦の離婚，死亡など，さまざまな問題が提起される。

　最も重要といえるのが，懐胎者の妊娠・分娩のリスクである。健康をそこな

Column　死後生殖

　死後生殖という言葉を聞いたことがあるだろうか。生殖医療の応用は，いままで思いもよらなかった事案をおこすこともある。

　理論上は，夫婦が死亡しても，凍結された精子・卵子，あるいは胚を使って子どもをつくることは可能である。現在，問題になっているのは精子である。婚姻関係にある場合，生まれた子どもは夫の子どもと認知される。ところが夫が亡くなっている場合には，子どもと認知されない。それをめぐって裁判が行われ，高等裁判所は認知を認める判断をくだした。判決では，「認知とは自然血縁的な親子関係そのものの客観的な設定により法的親子関係を設定することを認めた制度であるから，懐胎時に事実上の父が生存していること

を，認知請求を認める要件とすることはできない」とした。ところが，この判決は最高裁判所でくつがえり，結局認知を受けられなかった。

　死後生殖の実施を認めるか，実施した場合には精子提供者を父として認めるかには，大きく3つの問題がある。まず，夫の意思の確認が困難なことがある。また，妻が本当に希望するか，周囲からの意見・要望に影響されないかということも問題となる。そして生殖医療全般にもいえることだが，生まれてくる子どもの福祉を十分に考えなければならないことも重要である。

　なお，最高裁判所の判断を受け，日本産科婦人科学会は死後生殖を認めないとしている。

東京高裁　2006(平成18)年 9 月 29 日決定

・社会における受容の可能性
・依頼人と子どもとの間の血縁関係
・当該代理懐胎契約の性質
・子どもの福祉
・これまでの議論と抵触しない

最高裁　2007(平成19)年 3 月 23 日決定

・親子関係の存否は，一律の基準で決せられるべき
　→国内法が認める場合のみ親子関係成立
（母子関係については，最判昭和 37 年 4 月 27 日が基準）
・立法によるすみやかな対応が必要

▶図2-16　代理懐胎に対する考え方

▶表2-4　代理懐胎の問題点

● 想定外で，現行法では対応できない
● 懐胎者の妊娠・分娩のリスク
● 依頼者・代理懐胎夫婦の精神的葛藤
● 母性よりみた子どもの親権の所在
● 胎児および出生児の異常（先天性，後天性）
● 依頼者夫婦の離婚，死亡など

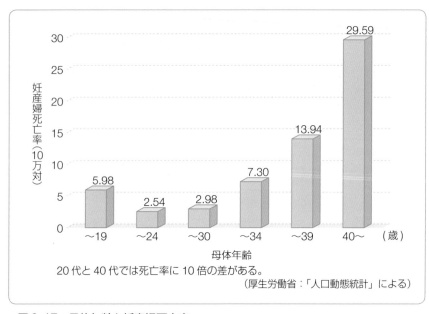

20 代と 40 代では死亡率に 10 倍の差がある。

（厚生労働省：「人口動態統計」による）

▶図2-17　母体年齢と妊産婦死亡率

う可能性はもちろん，周産期母体死亡のリスクを負わなくてはならない。これは医療倫理における大原則である「無危害」，すなわち，他者に対して意図的に危害を加えることを禁ずるという原則に反しうるといわざるをえない。

　さらに，**図2-17** に示したように，母体の高齢化に伴い死亡率が急増することもあわせると，たとえば母親が自分の娘のために代理出産を行うことは，無危害性をそこなうことになる。裏を返せば，卵子提供を受けた高齢者の妊娠もきわめてハイリスクで，実施には危険が伴うことになる。

　また，生まれてくる子どもの人権という面からの配慮も必要である。子どもが親を知る権利，すなわち「出自を知る権利」をまもることが重要視され，法制化に向けた検討が進んでいる。生殖医療の適用を含めて，医療現場の声も集約し，広く国民の理解が得られる法整備が望まれる。

生殖医療を行うにあたって ▶ 　実際の治療にあたっては，その方法の選択は比較的簡便で，患者の負担が少ないものから開始する。ただし，原因によっては最初から高度生殖医療技術の適応になることもある。また，留意しなくてはならないのは，不妊症の原因のなかには，現在の生殖医療で比較的容易かつ有効に治療できるものから，先端的な技術を用いることではじめて治療が可能になるもの，そして，先端的な技術をもってしても治療が困難なものまで，さまざまであるということである。

　また，治療を行っても，妊娠という目標を達成できないこともある。とくに女性の年齢が高い場合には，卵巣機能の低下により，治療効果が低下することも事実である。男性側についても，精子の質や量がきわめて不良な場合は，より高度な治療が必要になり，それをもってしても妊娠が困難な場合が少なくない。その場合は正確な治療の見通しや，健康をそこなうリスク評価を理解したうえで，治療の選択や継続について，夫婦と医療者側で話し合う必要があろう。

④ 不妊治療を受けている女性の心理・社会的特徴

　近年，女性の高学歴化，社会の価値観の変化によって，結婚を望まない，あるいは子どもを望まない選択など，一般論として女性の生き方は多様化してきたといわれている。一方で，身近な関係性のなかでは，「女性は子どもを産んで一人前」あるいは「子や孫がいないのは不幸」と考える伝統的女性観や家族観が現在でも根強く残っており，不妊に悩む女性への社会的な圧力となっている。

1 不妊女性の悲嘆反応

　多くの女性は，両親が自分を産み育ててきたように，妊娠できることはあたり前のこととして無意識に考えているものである。また，学校の性教育では避妊については教育されるものの，不妊について説明されることはほとんどない。そのため，望めばいつでも，あるいはいつか妊娠できることを疑うことはほとんどない。つまり，多くの女性は自分自身の身体や生殖機能に対して，漠然とした信頼感をもっているといえる。

　このようななかで，自然な性生活を送っているにもかかわらず妊娠しないことを自覚したとき，女性は不妊であることに驚き，大きな衝撃を受ける。そして事実を否認し，夫や周囲に対する怒りや「なぜ私だけが不妊なのか」という不当感をいだく。さらに，夫や家族の期待にこたえられないという罪悪感や自責の念にかられ，抑うつや孤独感，落ち込みという悲嘆反応もあらわれる。そ

のため，不妊という事実を受容し，新たなアイデンティティを誕生させること
は容易なことではない。

2 不妊女性の心理的ストレス

不妊女性の心理的ストレスは，大きく分けると ① 自己の意識から生じるス
トレス，② 家族・社会とのかかわり合いにおけるストレス，③ 検査・治療に
関するストレスの3つの側面がからみあっていると考えられる[1]。

● 自己の意識から生じるストレス

自分たち夫婦の遺伝子を次の世代につなげ，自然に備わった命の連鎖に加わ
りたいという思いは，深く本能に根ざしていると考えられる。また，理想の家
族像は，誰しもがもっているものである。

しかし，子どもがいなければ幸せになることができないといった追いつめら
れた思いをもっている場合には，その意識がみずからに出産をしいる圧力とな
る。さらに，わが子をもてないことへの焦燥感・不安・怒りにもつながる。こ
れらは，先に述べた伝統的女性観や家族観といった文化的価値観にとらわれて
しまった結果でもあると考えられる。

また，不妊治療に対して過剰に気持ちが集中することにより，不妊というア
イデンティティが膨張し，女性・妻・社会人といったほかのアイデンティティ
をおびやかすことにもなる[2]。それによって，妊娠できないという一側面だけ
で，人間として，また，女性として否定されたような感覚をもつことになる。
さらに，自尊心の低下や身体面での劣等感，自責の念，夫や両親に対する罪悪
感にまでつながることがある。

● 家族・社会とのかかわり合いにおけるストレス

夫婦関係▶　不妊治療を行うまでの夫婦関係，子どもを産み育てることや不妊治療に対す
る考え方，不妊の原因が男女のどちらにあるのか，不妊治療を夫婦の問題とし
てとらえ，協力して立ち向かっていく姿勢があるかどうかなどが，ストレスの
強さに影響する。

性交の日程は治療のプログラムに組み込まれ，医師により指示されることか
ら，性生活は義務化し，満足感が低下する。それがストレスとなって夫婦間の
コミュニケーションの不足や困難性が増し，夫婦関係が悪化しやすい。一方，
治療を夫婦でともに行うことで夫婦関係がより親密になったり，つらい治療を
行うことで人間的に成長できたと感じたり，互いに感謝する気持ちが強くなる

---

1) 星和彦ほか編：不妊の臨床(図説産婦人科 VIEW32)．メジカルビュー社，1998．
2) 森恵美：女性における不妊体験の影響に関する海外文献レビュー．母性衛生 38(2)：
　　3-5，1997．

といった場合もある。

家族・親戚・友人▶
関係

不妊治療を選択するのは，「子どもが好き」「妊娠・出産・育児を経験したい」「家族をつくりたい」といった理由だけではない。長男・長女の結婚の場合などでは，あと継ぎのために治療を余儀なくされている場合もある。このような状況では，周囲から単に子を産むことの催促をされるだけでなく，不妊の原因の追及や性生活への干渉，治療の強要など，プライバシーを侵害するような言動を受けることも少なくない。

また，友人や親戚のなかで，子どもの話題に加われないなどの疎外感や孤独感を感じ，妊娠へのあせりから，妊婦や幼い子ども，子どもをもつ女性との接触が大きなストレスとなる。

これらのことから，周囲の人と自分は違うという異質性を感じ，ストレスを軽減させるために友人や家族，親戚との接触を避けて孤立することがある。また，不妊であることや，その治療を行っていることを打ち明けられないこともある。この結果，周囲からさらにサポートが受けにくい状況がつくられてしまう。実父母に対しても，心配をかけまいと，不妊治療を受けていることを秘密にしている場合もあり，ストレス緩和のためのソーシャルサポートをあまり期待できない。

社会生活▶

治療によっては毎日のように通院が必要な場合もあり，仕事と治療を両立するうえで困難を感じることもある。不妊であることや治療に通っていることを周囲の人には知られたくないと考える人が多いことから，職場での協力が得られない場合もある。また，社会には不妊あるいは不妊治療に対する偏見がある。これまでの生活態度が不妊の原因になったと邪推されることや，治療によって生まれた子どもに対する偏見なども大きなストレスとなる。

● 検査・治療に関するストレス

不妊の原因が男女いずれにある場合でも，検査・治療を受けるのはおもに女性である。女性の検査には，卵管通水法や子宮卵管造影法などのように苦痛を伴うものや，頻繁な内診や経腟超音波検査などの羞恥心（しゅうちしん）や屈辱感をいだきやすい検査もある。また，検査・治療結果に対する恐怖感・不安も強い。

男性にとっても採精は羞恥心や屈辱感をいだきやすく，精液検査にとまどい，拒否する男性もいる。そのため，男性は治療に対して消極的となり，治療の経過とともに夫婦間で治療に対する積極性に違いが生じ，それがさらに女性のストレスとなる場合もある。

このように，治療の場で弱者となりやすい女性の患者には，検査・治療について十分なインフォームドコンセントが必要である。ただし，むずかしい専門用語を使用した結果の説明などは，より緊張や不安を増すことになる。緊張や不安はさらに説明内容の理解を困難にし，ひいては，それが治療や医療者への不満につながることもある。

さらに，検査・治療のほとんどは自費診療であるため，長期にわたることで，高額な治療費も経済的に大きな負担となる。それだけでなく，妊娠するはずだった子どもや妊娠経験，妊娠できるという自信など，多くの喪失を経験する。毎月，今度こそはという大きな期待と月経がくることによる失望を繰り返し，「治療をしても妊娠できるかどうかわからない」という不確実性に対する不安と焦燥感から，「出口の見えない長いトンネルの中にいるようだ」という感覚をもち，抑うつ傾向に陥りやすくなる。

⑤ 不妊夫婦の看護

妊娠できずに悩んでいても，治療施設を受診し，排卵の予知法(性交タイミング法)などによって，短期間で妊娠できる夫婦(カップル)も多い。その一方で，長期にわたる治療を要することも少なくない。夫婦それぞれのニーズを明らかにし，それに合わせて検査や治療を夫婦で話し合い，合意して選択できるように，根拠に基づく正確な情報を提供し，その選択を支援していく必要がある。

また，検査・治療に伴う悲嘆反応やストレスを受けとめ，不妊に関連する問題を夫婦でともに考え，のりこえていけるように，夫婦間の調整をはかっていくことも大切である。

1 不妊治療施設を受診した夫婦の看護の方向性

不妊を疑って受診をした場合は，まず来院の目的を確認することが必要である。受診したからといって，必ずしも検査や治療を望んでいるとは限らず，単に妊娠するための相談に訪れている場合も多いのである。

検査や治療を望んでいる場合には，夫婦で考えや希望に相違がないかを確認する。そして，これから行われる基本的な検査が夫婦の生活に及ぼす影響や，検査結果によっては，さらに詳細な検査が必要になる可能性があることを伝える。また，検査・治療においては夫婦のプライバシーに配慮し，夫婦の意思決定を尊重することも伝えておく。

近年，不妊症を専門とした心理カウンセラーを配置している治療施設は多い。また，不妊症看護認定看護師が勤務している施設もあり，治療に伴う生活上の問題や心理・社会的なサポートが行われている。これらの専門職者を活用できることも伝えておく必要がある。また，施設の中で直接面談によって相談するだけでなく，施設のホームページで医師やエンブリオロジスト(胚培養士)，看護職者，心理職者が，検査・治療に関する質問などに応じたり，施設内で治療に関する集団教育のクラスを定期的に開催している施設もある。これらの情報も提供しておく必要がある。

2 不妊検査・治療中の夫婦の看護の方向性

不妊検査・治療中の看護には，以下の5つの大きな柱があると考えられる。

● 自己決定への支援

検査・治療に対して主体的に取り組み，自己決定できるように，夫婦（カップル）が選択できるリプロダクティブヘルスに関する検査・治療の意義およびその方法，患者側の準備，副作用，治療成績，費用などについて，最新，かつその夫婦に適した十分な情報を提供することが必要である。さらに，これらの情報が正確に理解できているかどうかを確認することも必要である。

これに加え，夫婦が意思決定できるように，収集した情報の整理を支援する。たとえば，不妊に関連する書籍やインターネットなどから，夫婦がみずから自分たちに合った正しい情報を収集できるように支援していく。また，意思決定をするために必要な知識を夫婦間で共有することをすすめる。そのうえで，検査や治療に関する夫婦の理解の程度や意思を確認し，両者が納得して検査・治療にのぞめるように支援しなければならない。

現在の夫婦の身体の状態，行われている検査・治療結果などを記録する治療ノートを，夫婦で作成して活用することで，夫婦間，ならびに医療者との情報共有が行いやすくなる。また，夫婦の年齢や健康状態，仕事の状況，経済状況，治療に対する思いや考えなどを考慮し，ある程度，検査や治療継続の目安をたてることを促す必要もある。

● 自尊感情の低下の予防

不妊の当事者が，子どもを産むか否かと，人間として，また女性としての価値とは関係がないと思えるように支援していく。そのためには，検査や治療の結果などに伴う否定的な反応の有無を把握し，思いを傾聴し，共感することが必要である。また，心理的・身体的な負担や苦痛が軽減できるように，プライバシーの確保や羞恥心への配慮，感情が表出できる場の確保など，医療環境を整えることも必要である。

● 日常生活や夫婦関係の調整

治療へ没頭することにより，日常生活や夫婦関係に問題が生じていても，夫婦がそれに気づいていない場合がある。そのようなときには，生活上の問題を明らかにし，問題解決のための具体的な方法を一緒に考えて，セルフケアできるように支援していく。また，治療の長期化に伴い，夫婦の治療に対する考え方にずれが生じることもある。夫婦それぞれの思いや考えを聞き，夫婦関係の調整をすることも大切である。

● サポートネットワークの構築

信頼できる家族や友人，職場の協力を得ることをすすめる。また，ほかの不妊女性と経験を分かち合えるように，セルフヘルプグループなどを紹介したり，あるいは治療施設内で，自由に不妊女性あるいは夫婦どうしで話ができる場や機会を提供することも必要である。

● 子どもをもつこと以外の生きがい

治療だけに気持ちが集中し，追いつめられることのないように，仕事や趣味，ペットなど，治療や子どもをもつこと以外の生きがいをもつことをすすめる。楽しめることをさがし，治療中だからと生活を抑制するのではなく，生活を楽しんでよいことをアドバイスすることも必要である。これは，治療を終結したあとに新しい生活へ移行する際にも役だつ。

3 一般不妊治療を受けている夫婦の看護

排卵の予知法(性交タイミング法)や人工授精では，性周期に合わせた夫婦生活への介入や，精液採取に伴う羞恥心や屈辱感，精神的プレッシャーに対して配慮する必要がある。人工授精では，性生活と生殖が切り離されることから，人工的な生殖と感じやすい。医療者にとっては，医療的な操作の少ない日常的な治療方法であっても，この治療を選択することに心理的な抵抗をもっている人がいることにも配慮し，夫婦の治療に対する思いを十分に引き出すように援助する。

また，非配偶者間人工授精(AID)では，夫と子どもの間に遺伝的なつながりがない。夫婦それぞれが，子どもの養育や福祉，幸福を考えられるように支援を行う。さらに，子どもへの告知も含め，将来の親子・夫婦関係などを十分に考慮したうえで，夫婦が納得して AID を選択できるように，支援していく必要がある。

4 生殖補助医療を受けている夫婦の看護

体外受精や顕微授精などの，卵子または胚の操作を必要とする生殖技術を総称して**生殖補助医療** assisted reproductive technology(**ART**)とよぶ。

ART を選択する▶
夫婦の心理

ART を選択する場合，すでに一般不妊治療を数年間行い，治療の不成功を反復して経験していることが多い。この場合，ART さえ行えば必ず妊娠できるという知識不足による過剰な期待がある一方で，ART に進んだことで，これ以外に妊娠する方法がないという追いつめられた状態になっていることがある。

また，治療が長期化すると夫婦の年齢が上昇し，妊娠までに残された時間が少ないことに対するあせりも強くなる。このようなあせりがあると，治療が不

成功に終わったあとに悲嘆を表出することが抑制され，次の治療へと駆りたてられることになる。それによって，反復する喪失と向き合うことが困難となり，表面的には苦痛を感じていないように見えてしまうことや，未解決の悲嘆が先送りされ，のちにより大きな困難として患者に心理的危機をもたらす可能性が指摘されている[1]。

ART を受ける ▶ ARTをこれから受けようとしている，あるいは受けている夫婦に対しては，
夫婦への看護 これまでの治療努力を認め，自尊心の低下を防ぐとともに，つらい気持ちを表出できるように援助し，共感的に受けとめていくことが必要である。治療が長期化することで，夫婦で治療に関してコミュニケーションすることができなくなっていたり，治療を続けること自体に固執し，なんのために治療をしているのかわからなくなってしまっている場合もある。

ときには治療を中断して，なぜ子どもが欲しいのかということや，夫婦にとって子どもを産み育てる意味，子どものいない人生について夫婦で考えることを促していく。また，夫婦にとって心身・社会的に負担の少ない治療スケジュールをともに考え，治療だけでなく個人や夫婦としての日常生活も大切にしていく必要性を伝えたり，夫婦間の考えの調整をはかることも必要である。

5 不妊夫婦への社会的支援

● 社会的支援

不妊治療のなかでもとくにARTは高額であるため，これまで厚生労働省は少子化対策として特定不妊治療費助成事業を行ってきた。これにより特定不妊治療である体外受精および顕微授精の治療費に対して助成が行われてきた。

2022(令和4)年4月からは，不妊治療における経済的負担のさらなる軽減をはかるため，人工授精などの一般不妊治療，そして体外受精や顕微授精などの生殖補助医療について，保険適用されることとなった。ただし，特定不妊治療費助成事業による助成金と同様，治療開始時における女性の年齢を43歳未満とするという年齢制限があり，40歳未満では1子ごとに通算6回まで，40歳以上43歳未満では通算3回までという回数制限がある。事実婚の場合も助成対象となる。一方で，第三者の精子・卵子を用いた生殖補助医療は保険適用の対象外となっている。

また，各都道府県・政令指定都市・中核市に，不妊専門相談センターが，2022(令和4)年11月までに86か所に設置された。不妊専門相談センターでは医師や助産師などの専門家が不妊症や不育症に悩む夫婦などを対象に，健康状態などに応じた医学的・専門的な相談や不妊による心の悩み，治療と仕事との両立などへの相談対応や情報提供を行っている。

---

1) 久保春海編：不妊カウンセリングマニュアル．メジカルビュー社，2001．

　不妊症看護認定看護師は，日本看護協会がその資格を認定しており，生殖医療や遺伝学，リプロダクティブヘルスに関連した高度な知識をもち，不妊に関連した教育活動やカウンセリング，自己決定への支援などを行っている。また，生殖医療専門医やエンブリオロジスト(胚培養士)，薬剤師，栄養士，心理カウンセラーなどの生殖医療チームにおける調整の役割も担っている。

● セルフヘルプグループ

　不妊に対する援助は，医療者によってのみ行われるものではない。ピア peer(仲間)どうしのかかわりから得られる支援も重要である。不妊に悩む人たちによって構成されるセルフヘルプグループは全国にあり，治療施設やインターネットを通してつくられたグループなどがある。これらのグループでは，ニュースレターや定期的な会合によって，同じ立場の人との交流を通して不妊体験やつらさを分かち合うことができ，納得できる医療が選択できるよう情報交換なども行われている。また，不妊と生殖技術の問題を考え，社会的な活動も行っているグループもある。

　看護職者には，グループの活動場所や情報の提供，グループを結成したいと思っている人たちの出会いの支援，グループの存在の広報活動など，不妊の人々を後方から支援することが求められている。

⑥ 不妊治療によって妊娠した女性・家族の看護

● 妊娠・出産・育児期の看護

不妊治療後の▶
妊娠に伴うリスク
　不妊治療による妊娠では，排卵誘発剤の使用や複数胚の移植などから，一時期，多胎妊娠，とくに双胎妊娠が急増した。これをうけて日本産科婦人科学会は，生殖補助技術の胚移植では原則として単一胚移植とする見解を出し，これにより多胎児の出生は減少した[1,2]。しかし，それでもなお自然な状態での妊娠に比べると，多胎妊娠が多いという現状がある。また，高齢妊娠であることによる妊娠合併症(妊娠高血圧症候群，子宮筋腫，糖尿病)や，切迫流・早産など，母子ともに身体的ハイリスクとなることが多い。加えて，妊娠期に安静の生活が長期にわたったことで体力が著しく低下している場合もある。

1) 青野敏博：平成9年度倫理委員会　登録・調査小委員会報告(平成8年分の体外受精・胚移植等の臨床実施成績および平成10年3月における登録施設名)．日本産科婦人科学会雑誌 50(5)：267-277，1998．
2) 石原理ほか：令和2年度倫理委員会　登録・調査小委員会報告(2019年分の体外受精・胚移植等の臨床実施成績および2021年7月における登録施設名)．日本産科婦人科学会雑誌 73(9)：1089-1110，2021．

**不妊治療により▶
妊娠した女性の
心理**

　不妊治療によって妊娠した女性は，それまでの治療経験や流産経験から，妊娠後も，また流産をして治療を再開しなければならなくなるのではないかという予期不安が強く，妊娠がわかってもすぐには喜べなかったり，不妊治療中に受けたストレスから心が癒されていない場合もある。また，妊娠初期には人工生殖による妊娠であるという理由で胎児の生存や障害に対する不確かさや妊娠の不確実性を恐れ，母親としての自己の形成を抑制する[1]ことが報告されている。

　まわりの自然妊娠した女性よりも苦労し，ようやく妊娠できたという思いから，自分を特別な妊婦だと思う一方で，治療をしたことで差別されたくない，治療を受けたと知られたくない，特別視されたくないという思いをもつこともある。また，体外受精児をもつ母親は自然妊娠をした母親に比べて，わが子に対して愛着のイメージを強くもっている。その一方で，実際よりもわが子に対して傷つきやすく弱いイメージをもっているとの報告もある[2]。

看護▶

　とくに，治療期間が長期にわたると，妊娠・出産がゴールになっていたり，あるいは流産・死産などの不安から産後の生活や育児について想像したり，準備したりすることができていないことがある。そのような場合には，出産後，児の出生に安堵し，出産の疲労が軽減する間もなく育児が始まることにとまどいを感じることがある。また，親になったという実感が乏しい状況のなかで，すぐには親役割行動をとることができないこともある。不妊治療までしてやっとできた子どもはかわいいはず，という医療者や周囲の思い込みで両親を追い込むことがないよう，ゆっくり親になっていく過程を見まもり，不妊期間から妊娠・分娩・育児期への継続した支援が必要である。

　ART後の妊産婦は，自然妊娠後の妊産婦に比べて自己の育児能力を低くとらえる傾向があると報告されている[3]。そのため，同年齢の母親で比較すると，不妊治療の有無や治療の種類で母乳育児率は差がないこと[4]を伝え，自己効力感を高めることも必要である。

　またARTを受けたあとは，妊娠・出産を通じて，不妊であった自己から子どもをはぐくむ親としてアイデンティティを再構成し，母親役割を獲得していく必要がある。そのために，これまでの不妊やその治療経験を想起し，妊娠・出産に向けてがんばってきた自己や夫，家族を認めることを支援する。また，その経験に対して自分なり，あるいは夫婦なりの意味づけをすることを支援し

1) 森恵美ほか：不妊治療後の妊婦における母親役割獲得過程．日本生殖看護学会誌 4 (1)：26-33，2007．
2) 森恵美ほか：体外受精により出生した児をもつ母親の対児イメージと不安について．母性衛生 37(2)：323-329，1996．
3) Gibson, F.L., et al: Parental adjustment and attitudes to parenting after in vitro fertilization. *Fertility and Sterility*, 73(3), 565-574, 2000.
4) 坂上明子ほか：初産婦における産後入院中及び産後1か月の母乳育児確立状況——不妊治療の有無による相違．日本生殖看護学会誌 11(1)：13-20，2014．

ていく必要もある[1]。

● 次の妊娠に向けた看護

第2子のための▶
不妊治療

不妊治療によって第1子を出産後，第2子を妊娠するためにも不妊治療を希望する場合や，第1子を自然妊娠・出産後に不妊に直面する続発性不妊の場合など，第2子のための治療を選択する夫婦も増えてきている。この場合，第1子を妊娠・出産した経験があるがゆえに，自身も周囲も第2子妊娠への期待が大きく，妊娠できないことへのあせりが大きくなる。しかし，第1子妊娠時よりも夫婦ともに年齢が上昇しており，さらに不妊原因が変化・増加していることもあり，第2子を必ず妊娠できるとは限らない。「妊娠するために残された時間」へのあせりから，第1子出産後，早期に治療を開始したいと考える夫婦もいる。

育児中の不妊治療▶
における問題点

第1子の育児を行いながら不妊治療を行う際には，子どものいない不妊夫婦とは異なった，特有の困難やストレスも生じる。たとえば，周囲から「1人っ子はかわいそう」「1人っ子は社会性が育たない」といった偏見の目でみられることや，第1子からきょうだいを催促されることが大きなプレッシャーになる場合がある。

また，子どものいない不妊女性への配慮から，子どもを連れて通院することを，できるかぎり避けたいと思っていても，治療をしていることを周囲に知らせていない場合には，子どもを預ける場所を確保することは容易ではない。待合室で第1子を1人で待たせることができず，やむをえず内診室に子どもを連れて入ることへの抵抗感や，子どもへの心理的な影響を懸念する場合もある。このような，治療を行っていることや治療のストレスが，第1子の育児に影響する場合もある。

そのほか，育児によって治療のスケジュールが思うようにたてられないことや，育児のストレスが治療結果に影響するのではないかと懸念する場合もあり，それがさらなるストレスとなることもある。また，子どもがいない不妊女性では，妊婦や幼い子どもとの接触など，自分を苦しめるものから距離をおくという対処をとることができるが，第1子がいるために，子どもをもつ母親や幼い子どもとの接触，周囲の子どもがきょうだいとふれ合っている場面を避けることは困難である。

看護▶

第2子を妊娠するために治療を行っている女性の心理や困難を十分に受けとめ，治療を行っていることが第1子の育児にできるだけ影響を与えないように，子どもや家族の生活を尊重した治療スケジュールをたてたり，第1子の育児支援も含めた援助が必要である。

1) 森恵美ほか：高度生殖医療後の妊婦の母親役割獲得過程を促す看護介入プログラムの開発．日本母性看護学会誌 11(1)：19-26, 2011.

⑦ 不妊治療の終結にかかわる看護

　治療を受けても必ずしも妊娠・出産ができるとは限らない。治療終結の目安をある程度考えていても，まだがんばれるのではないかと，その目安をこえて治療を続けている場合も多い。治療の終結は自分たち夫婦と遺伝的なつながりのある子どもをもつことをあきらめることにつながる可能性が高く，思い描いてきた子どもや，子どものいる家族の生活の喪失を意味する。

　治療の終結に伴い，子どもをもつこと以外の新たな生きがいや目標を見いだすことや，新たなライフスタイルを構築しなければならないことにとまどいを感じることもある。夫婦なりにそろそろ治療から離れる時期がきているのではないかと思っていても，終結の意思決定が揺らぎ，時間を要することも少なくない。子どものいない人生設計を視野に入れ，子育て以外の生きがいに価値が見いだされていないと，終結にはいたらないことが多い。

　何度治療をしても妊娠にいたらなかったり，あるいは治療による妊娠後に流産・死産を経験し，その後も治療を重ねてきた場合，その悲嘆は大きい。その過程に寄り添いながら，夫婦の年齢・経済状況・不妊原因・治療期間・治療回数などを考慮したうえで，夫婦が納得して選択できるように支援することが必要である。

　夫婦で治療終結に対する思いが異なっている場合もある。決断を急ぐ必要はないことを伝え，なぜ子どもが欲しいのか，自分たち夫婦にとって子どもを産み育てることの意味を夫婦で話し合い，夫婦なりの答えを見つけられる機会をもてるように支援する。さらに，これまでに不妊であることや治療を通して，どのような経験をし，夫婦でどのように支え合いがんばってきたのか，治療によって失ったものだけでなく得たものはなにか，この経験はこれからの生活に役だてられるのかなどを夫婦でふり返ることが必要である。

　看護にあたっては，夫婦がこれらの経験を意味あるものとしてとらえ，不妊である自分自身を受容できるように経験を想起し，さらに再統合する機会をつくることが重要である。そして，これまであるいはこれからの夫婦の選択に対して深く敬意をはらうことも必要である。

　治療の終結によって，夫婦は新たな人生設計を始め，夫婦2人だけの家族として，関係性や生活を再調整していくことが必要となる。治療終結後も，治療後の健康管理を含めてこれらの再調整を支援していく。

　一方，いったん治療から離れたあとに，再開をする人も少なくない。治療を終結することに対して迷いが生じた場合には，遠慮せず相談のために来院して

もかまわないことを説明しておく[1]。

　治療によって妊娠・出産にいたらなかった場合には，子どものいない人生の選択と，養子縁組をする選択がある。養子縁組は，行政機関である児童相談所での登録を経て縁組を行う場合と，民間の養子縁組斡旋事業者での登録を経て行う場合がある。

　民法では，養子縁組を行う夫婦の年齢に上限を定めていないが，公益財団法人全国里親会は，養親の年齢を「子どもが20歳に達したときに，里親の年齢が概ね65歳以下であることが望ましい」[2]としている。そのため，特別養子縁組では，子どもと養親との年齢差は45歳以下であることが推奨されている。

　また，子どもの福祉をまもるため，養子縁組の準備には一定期間が必要であり，通常は数年が必要となる。そのため，現実的に養子縁組を行いたいと思ったときには，すでに養子縁組ができない場合もある。治療中に医療者から養子縁組に関する情報提供をすることが治療終結の宣告のように受け取られてしまう場合もあるため，外来にさりげなくパンフレットを置いたり，施設のホームページに情報を掲載したりするなどして，不妊女性や家族がみずから情報にアクセスできるような工夫が必要であろう。

▊ ゼミナール
✏️ 復習と課題

❶ 出生前診断について，適応となるおもな場合と診断法について述べなさい。
❷ 出生前診断を受ける前後の，両親への支援について述べなさい。
❸ 不妊の原因となる3つの因子について，それぞれの検査法と治療法を述べなさい。
❹ 不妊治療を受けている女性の心理的特徴について述べなさい。
❺ 不妊カップルが検査・治療に対する自己決定をできるようにするために，どのような支援が必要か述べなさい。
❻ とくに生殖補助技術に関する倫理的課題と問題点について述べなさい。
❼ 不妊治療後に妊娠した女性の身体的・心理社会的特徴と，親になっていくための支援について述べなさい。

---

1) 森明子ほか：厚生科学研究費補助金子ども家庭総合研究報告書（平成10，11，12年度）不妊治療を受けている患者・家族に対する看護支援ガイドラインの作成とネットワークの構築に関する研究．2001．
2) 公益財団法人全国里親会（https://www.zensato.or.jp/know/s_kind）（参照2020-10-24）

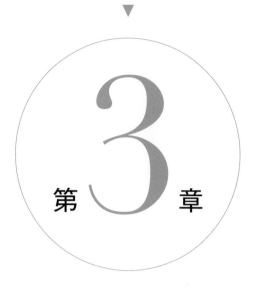

第 **3** 章

妊娠期における看護

本章で学ぶこと	□本章では，妊娠期の妊婦および家族の看護について，妊娠期の身体的変化，心理・社会的変化をまず理解する。そのうえで，妊婦および胎児のアセスメント，妊婦の保健相談，家族を含めた看護について学ぶ。
	□「A 妊娠期の身体的特性」では，妊娠の生理，胎児の発育とその生理，妊婦の身体的な特徴・変化について学ぶ。
	□「B 妊娠期の心理・社会的変化」では，妊婦の心理的特徴，妊婦・家族の新しい役割獲得に関する課題について理解する。
	□「C 妊婦と胎児のアセスメント」では，まず，妊娠経過の診断，妊婦の身体的・生理的特徴をふまえ，妊婦と胎児の健康状態のアセスメントについて学ぶ。身体的な問題だけでなく，妊婦の親役割や家族の新しい役割獲得の準備に関するアセスメントについても理解する。
	□「D 妊婦と家族の看護」では，妊婦と胎児の健康の保持・増進のための，妊婦のセルフケア能力を高める援助について，保健相談，および出産・育児への準備などといった具体的な内容を学ぶ。

A｜妊娠期の身体的特性

① 妊娠の生理

1 妊娠とは

妊娠▶　妊娠とは，女性が卵子と精子の受精によって生じた受精卵・胚・胎児を体内に保有している状態をさす。

　超音波検査やホルモンの微量測定が可能になり，体外受精が普及した今日では，妊娠の成立をどう定義づけるかについて議論がある。たとえば，体外受精・胚移植で，単に受精卵を体内に保有するだけでは，妊娠の成立と見なしえない。そこで，妊娠の始まりを着床と規定し，妊娠とは受精卵の着床に始まり，胎芽または胎児および付属物の排出をもって終了するまでの状態と考えるのが一般的である。

　妊娠の始まりについては，胎嚢をみとめてはじめて妊娠の成立とすべきであるという意見もある。それは，着床してヒト絨毛性ゴナドトロピン human chorionic gonadotropin(hCG)が検査薬により陽性となった状態は，**生化学的妊娠** biochemical pregnancy であり，そののちに月経様の出血がおこり臨床的な妊娠が成立しないことがあるためである。これを，**生化学的流産** biochemical abortion/miscarriage という。化学的流産 chemical abortion とよばれることもある。

妊婦と産婦▶　妊娠している女性を妊婦とよぶ。初回妊娠中の女性を**初妊婦**といい，2回目

以降を**経妊婦**という。はじめて分娩する女性を**初産婦**といい，すでに妊娠22週以降の分娩経験をもつ女性を**経産婦**という。**未産婦**とは妊娠22週以降の分娩を経験したことのない女性をさし，非妊娠の女性も含む。

　妊娠期間は最終月経の初日を0として起算し，妊娠の継続している期間を満週数で表現する(▶表3-1)。妊娠持続期間は平均して40週0日(280日)であり，この日を**分娩予定日**と定めるが，妊娠37週0日(259日)から41週6日(42週未満，293日)までの間の分娩を**正期産**と定義している。妊娠月数は数え月数で表現する。注意点として，月経が不順な女性の場合，妊娠週数と胎児の発育にずれがみられることがある(▶96ページ，「⑪妊娠時期の診断」)。

　妊娠・分娩回数の数え方は，2018年から海外の標準的な表現法に合わせて統一された[1]。妊娠回数は現在の妊娠を妊娠回数に入れ，「○妊○産」または「G○P○」と表現する。「経」の文字は使用しない。これにより，初妊婦であれば1妊0産とあらわされる。分娩回数は妊娠満22週以降に娩出したものを算入する。すなわち，経産婦で妊娠1回，分娩1回なら1妊1産となる。多胎は何人の児が産まれた場合でも，妊娠回数は「1」，分娩回数は「1」である。

　妊娠の区分は，欧米の3期分類に合わせて，妊娠14週未満が妊娠初期1st trimester，妊娠14〜28週未満が妊娠中期2nd trimester，妊娠28週以降が妊娠末期3rd trimesterとなる[2]。なお妊娠20週を境に，前半期と後半期に分けることもある。

2 妊娠の成立

受精▶　一般には，性交により腟内に排出された精子が，子宮頸管から子宮腔を通過し，卵管膨大部で卵巣から排出された卵子と出会い，精子が卵子の中に侵入することにより**受精**が成立する(▶図3-1)。射出精子の受精能は約48〜72時間(最大で5日)，排卵された卵子の受精能は約24時間であり，受精には両者の出会うタイミングが重要である。

　生殖年齢の女性の卵巣では，下垂体前葉から分泌される卵胞刺激ホルモン(FSH)のはたらきにより，周期的な卵胞の発育がみられる。成熟した卵胞は，大量のエストロゲンを分泌し，下垂体前葉にフィードバック作用する。これにより，排卵前の黄体化ホルモン(LH)による刺激である，LHサージがおこる。このLHのはたらきにより，卵胞が破裂し，卵子が排出されることを**排卵**という。これが，発育・成熟した卵子がタイミングよく排卵されるしくみである。

---

1) 日本産婦人科学会：「妊娠・分娩回数のかぞえかた」について(http://www.jsog.or.jp/news/pdf/20171108_kazoekata_annai.pdf)(参照 2020-11-05).
2)『日本産科婦人科用語集・用語解説集』では，版によって妊娠時期の分類の定義が異なっている。妊娠28週以降については，第2版(2008年発行)では妊娠末期，第3版(2013年発行)では妊娠後期，第4版(2018年発行)では妊娠末期と記載されており，変遷により用語に多少混乱がみられる。本書では最新の用語集第4版に従い，「妊娠末期」に表現を統一している。

▶表3-1　妊娠期間の定義

日数	妊娠週数		妊娠月数	妊娠時期	
0〜　6日	0週	←0日：最終月経第1日		初期	前半期
7〜　13	1				
14〜　20	2	←14日：実際の妊娠成立（受精）月経周期28日を基準にしている。			
21〜　27	3				
28〜　34	4	免疫学的妊娠反応陽性	第2月		
35〜　41	5	超音波断層法で胎嚢確認			
42〜　48	6	超音波断層法で胎児心拍確認			
49〜　55	7				
56〜　62	8		第3月		
63〜　69	9	←10週未満は胎芽とよぶ			
70〜　76	10	←10週から胎児とよぶ			
77〜　83	11				
84〜　90	12	（流産）	第4月		
91〜　97	13				
98〜104	14			中期	
105〜111	15				
112〜118	16		第5月		
119〜125	17				
126〜132	18				
133〜139	19				
140〜146	20		第6月		後半期
147〜153	21	←体重500gに相当（WHO）			
154〜160	22				
161〜167	23				
168〜174	24		第7月		
175〜181	25				
182〜188	26				
189〜195	27	←体重1,000gに相当（WHO）			
196〜202	28		第8月	末期	
203〜209	29				
210〜216	30				
217〜223	31	（早産）			
224〜230	32		第9月		
231〜237	33				
238〜244	34				
245〜251	35				
252〜258	36		第10月		
259〜265	37				
266〜272	38				
273〜279	39	（正期産）			
280〜286	40	←280日：分娩予定日（40週0日）			
287〜293	41				
294〜300	42				
301〜307	43				
308〜314	44	（過期産）			
…	…				

子宮外生育が可能とされる時期 → （154〜167日、妊娠22〜23週の行）

＊胎齢は受精からの期間をあらわし，妊娠週数−2である。

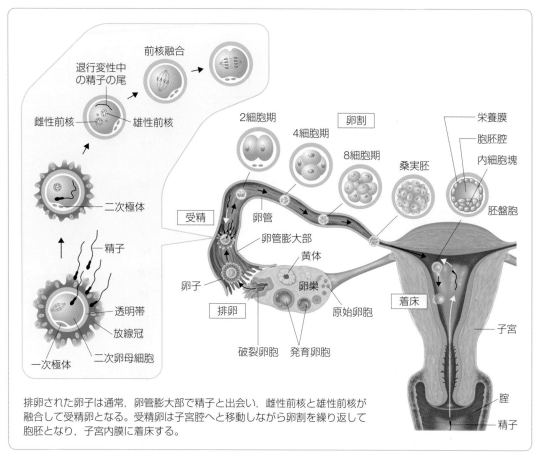

排卵された卵子は通常，卵管膨大部で精子と出会い，雌性前核と雄性前核が
融合して受精卵となる。受精卵は子宮腔へと移動しながら卵割を繰り返して
胞胚となり，子宮内膜に着床する。

▶図 3-1　受精と着床

　　胎児期の卵巣に発生した卵子（一次卵母細胞）がもつ染色体の数は，発生した
ときはふつうの細胞と同様に 46 個（44＋XX）である（▶図 3-2）。しかし，胎児
期に第一減数分裂が開始され，出生時には第一減数分裂の休止期に入る。排卵
前の LH サージにより一次卵母細胞では第一減数分裂が再開し，大きな二次卵
母細胞（22＋X）と小さな一次極体（22＋X）を放出して，第一減数分裂は完了す
る。この時期に排卵がおこり，二次卵母細胞は第二減数分裂を開始する。

　　排卵された卵子は，透明帯と放線冠という放射状に並んだ顆粒膜細胞に囲ま
れている（▶図 3-1）。一方，精子は精巣の精細管でつくられ，精原（精祖）細胞，
精母細胞，精子と分化する。精原細胞の核には 46 本の染色体があるが（44＋
XY），2 回の減数分裂を経て染色体は 23 本（22＋X または 22＋Y）になる。

　　精子は，射精された直後には受精能をもたないが，腟から卵管に到達する間
に受精能を獲得する。排卵された卵子は卵管に取り込まれる。精子が卵子の中
に侵入し，両者の核が融合すると，受精が成立する。精子の頭部が卵子内に入
ると，卵子は透明帯反応により，ほかの精子の侵入を防ぎ，多精子受精を防止
する。精子の頭部が卵子に侵入した直後に，二次卵母細胞は第二減数分裂を完

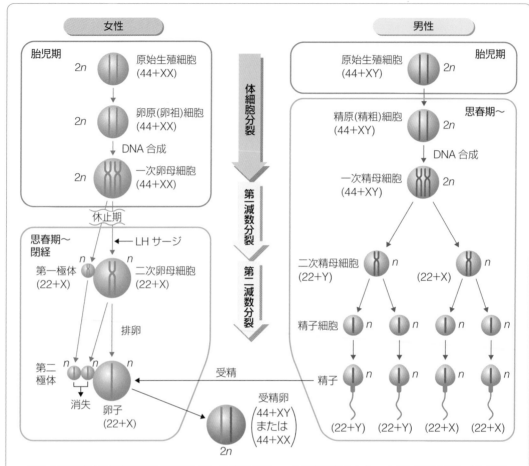

原始生殖細胞は体細胞分裂を繰り返して一次卵母細胞・一次精母細胞となり，さらに減数分裂により卵子と精子となる。減数分裂により染色体数は半減（2n→n）するが，受精により再び 2n となる。思春期になるまでは，卵子の発生は第一減数分裂で停止した状態であり，精子の発生は原始生殖細胞の分化が停止した状態である。排卵される卵子は第一減数分裂が完了しており，受精により第二減数分裂が完了する。

▶図 3-2　配偶子の形成と受精過程における染色体の動き

了し，二次極体が放出され，核膜が形成されて雌性前核となる。精子の頭部は雄性前核となり雌性前核と融合し，また核膜は消失して受精卵となる。

着床▶　受精卵は，細胞分裂を繰り返しながら，卵管から子宮腔に移動する（▶図3-1）。最初は2個の割球に分かれ，ついで4個，8個と分裂を繰り返すことにより細胞数が増加する。しかし，各細胞が小さくなるため，受精卵の大きさは変化しない。この細胞分裂は，卵割とよばれる。

　受精後3日には，細胞数が12〜15個の割球になり，細胞が密につまった桑実胚とよばれる球状の胚を形成する。

　桑実胚は受精後4〜5日に子宮腔に達し，液で満たされた胚盤胞腔という間隙を内部に有する胚盤胞（胞胚）となる（▶図3-3-a）。この時点で胚盤胞を構成する細胞は，のちに胎盤になる栄養膜という外側の細胞層と，将来，胎芽にな

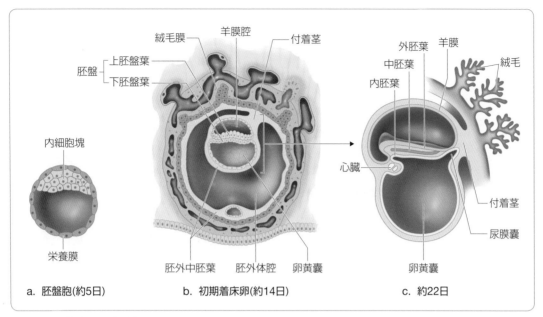

上胚盤葉 / 下胚盤葉 — 胚盤
絨毛膜　羊膜腔　付着茎
内細胞塊
栄養膜
胚外中胚葉　胚外体腔　卵黄嚢
外胚葉　羊膜
中胚葉
内胚葉
絨毛
心臓
付着茎
尿膜嚢
卵黄嚢

a. 胚盤胞(約5日)　　　　b. 初期着床卵(約14日)　　　　c. 約22日

▶図3-3　着床から胎芽期

る**内細胞塊**とよばれる中心の細胞塊に分化する。

　受精後6〜7日目に胞胚は透明帯脱出(ハッチング)をおこし，急速に大きくなり，子宮内膜に**着床**を開始する(▶図3-1)。

　受精卵が着床する子宮内膜は分泌期中期にあたり，黄体ホルモンの作用で内膜腺が発達し，腺細胞から糖質に富む物質の分泌が増加する。同時に間質の浮腫が増強し，血管新生がみられ，受精卵を受け入れやすい状態となる。着床後数時間内に栄養膜は子宮内膜へ侵入し，ヒト絨毛性ゴナドトロピン(hCG)を産生しはじめる。

　hCGは，卵巣で黄体を刺激し，**妊娠黄体**へと変化させる。このような受精卵と母体との間の生物学的な結合の成立をもって，妊娠成立と考えている。なお，一般に用いられる妊娠反応検査薬は，尿中hCGを検出するものであり，予定月経日(4週)には，陽性となることが多い。

3 胎盤の形成

　着床し，子宮内膜に侵入した受精卵(胚盤胞)の栄養膜細胞は，分裂・増殖を繰り返し，細胞表面に絨毛突起を形成する(一次絨毛)。やがて絨毛突起の中に中胚葉組織が侵入し(二次絨毛)，結合組織や血管が形成される(三次絨毛)。

　最初は受精卵の全表面から突起が生じるが，妊娠の進行とともに基底脱落膜の方向に侵入してきた絨毛のみが脱落膜とともに**胎盤** placenta を形成する(▶図3-4)。その他の脱落膜は被包脱落膜として絨毛は伸展され，萎縮・退行して平滑になる。受精卵が増大するにしたがって子宮内腔へ膨隆し，この内腔に面した被包脱落膜は薄く引きのばされ，妊娠16週までには対側の壁側脱落膜と

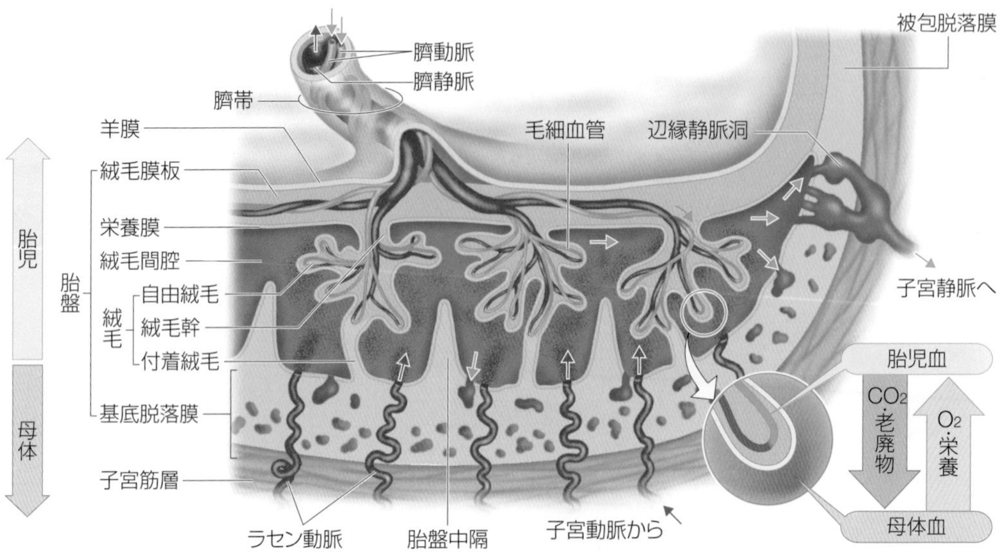

胎盤は，母体からの酸素(O_2)と栄養などと，胎児からの二酸化炭素（CO_2）と老廃物を交換している。胎児血が流れる絨毛は，母体血の流れる絨毛間腔に突き出た構造であり，基本的には母体血と胎児血はまざらない。

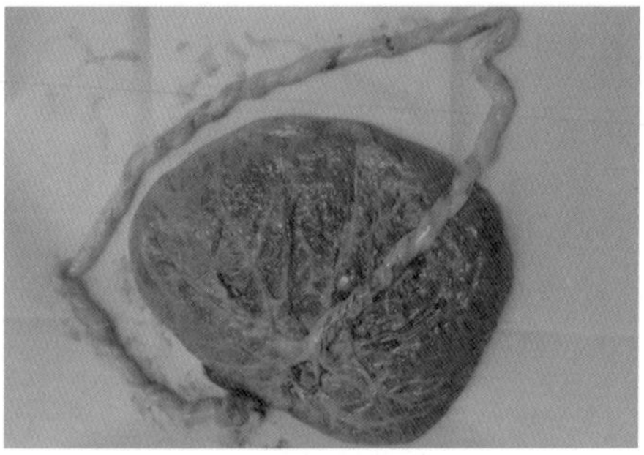

胎盤（胎児面）と臍帯

▶図3-4　胎盤の構造

癒合する。
　一方，母体側の絨毛と基底脱落膜との間に生じた空隙（絨毛間腔）には，侵食された子宮内膜のラセン動脈から母体の血液が流入する。絨毛は絨毛間腔の中で母体血中に浮遊しており，絨毛上皮を介して母体血とガスや栄養，老廃物などの物質交換が行われる（▶図3-4）。
　胎盤は妊娠16週までには完成し，母児間の物質交換のみならず，エストロゲン，プロゲステロン，hCG などのさまざまなホルモンなどを産生することにより，胎児の発育ならびに妊娠維持に重要な役割を果たす。

② 胎児の発育とその生理

1 胎児の発育

　ヒトの発生は受精により始まるが，妊娠10週未満（受精後8週未満）を胎芽，

妊娠10週以降（受精後8週以降）を胎児とよんでいる[1]。

胎芽期 ▶　着床が進むにつれ，羊膜腔とよばれる間隙とそれを取り囲む羊膜が形成される（▶図3-3-b）。受精後第2週目には，内細胞塊から2種類の細胞が分化し，円盤状の胚盤（二層性胚盤）を形成する。羊膜腔に面した細胞を上胚盤葉，胚外体腔に接する細胞を下胚盤葉（原始内胚葉）とよぶ。胚外体腔はやがて卵黄嚢を形成する。卵黄嚢内胚葉の細胞から胚外中胚葉が出現し，羊膜と卵黄嚢を取り囲む。受精後第3週には二層性胚盤が三層性胚盤に変化し，上胚盤葉の細胞から胚子の外胚葉，中胚葉，内胚葉の3つの胚葉が分化し，それぞれの胚葉から器官原基の形成が行われる（▶図3-3-c）。

外胚葉は皮膚ならびに皮膚付属物，中枢神経系ならびに末梢神経系，眼球の網膜，歯のエナメル質などの原基となる。内胚葉からは気管や消化管の内面をおおう上皮，肝臓や膵臓などの腺細胞，甲状腺，胸腺，膀胱などが形成される。中胚葉からは骨，筋肉，軟骨や結合組織などが生じ，心臓血管系，腎臓，生殖器系などの起源でもある。

胎児期 ▶　妊娠10週からは胎児期とよび，各器官の成長と機能の成熟がみられる。

胎児の発育における特徴的な変化は，身体のほかの部分に比較して，頭部の成長が緩徐になることである。9週では2頭身，16週までに3頭身，分娩時には4頭身となる（▶図3-5, 6）。

2 胎盤と羊水の生理

胎盤の構造 ▶　胎児由来の絨毛膜有毛部と，母体由来の基底脱落膜から形成された胎盤は，妊娠末期には直径15〜20 cm，厚さ2〜3 cmの円形または楕円形の円盤状を呈し，重さは約500 gとなる（▶図3-4）。胎児体重と胎盤重量は比例関係にあり，胎盤重量は胎児体重のおよそ1/6に相当する。胎盤が母体の子宮壁に付着する面を母体面，胎児に接する面を胎児面という。母体面は暗赤色で，大小不同の分葉がみられる。胎児面は表面を卵膜におおわれており，表面は平滑で一部に臍帯が付着している。臍帯が付着している部分では羊膜下に放射状に分布する血管をみとめる。

胎盤の機能 ▶　母体側では，子宮筋層から脱落膜を貫くラセン動脈が絨毛間腔に開口し，動脈圧により絨毛膜板に向かって血液の流出がみられる。絨毛間腔で胎児との物質交換を行った血液は，静脈洞または子宮静脈を介して母体循環に戻る。一方，胎児側では2本の臍動脈が羊膜下で分枝して絨毛幹に入り，毛細血管となり絨毛末端まで分布する。絨毛末端では，胎児血は絨毛上皮を介して母体血に二酸化炭素などの老廃物を排泄し，母体血から酸素や栄養物などを吸収する。この

1）胎芽期における胎齢は発生学的な観点より，受精からの期間で表現することがある。妊娠10週未満の児を胎児といっても誤りではないが，発生学的な特徴から，とくに胎芽とよんでいる。

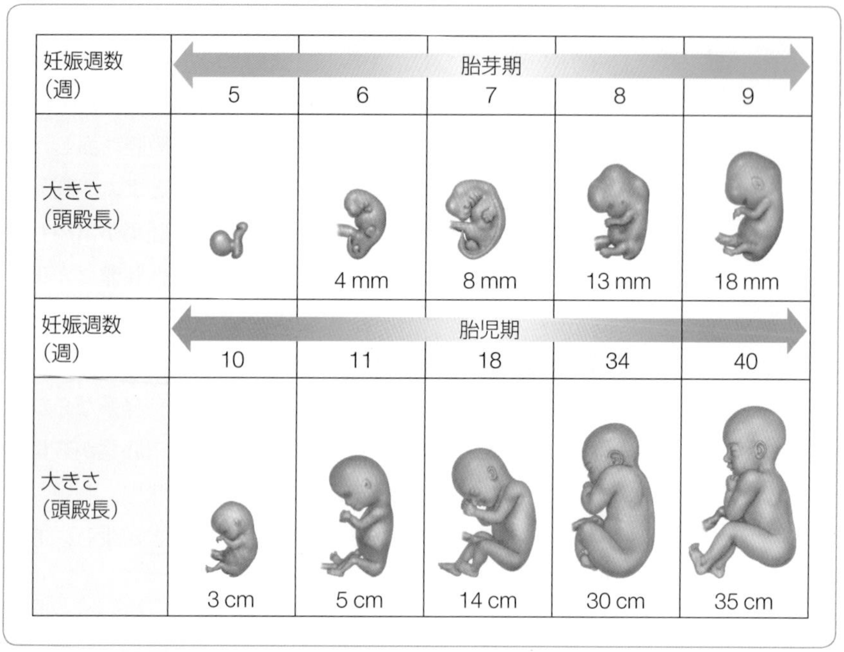

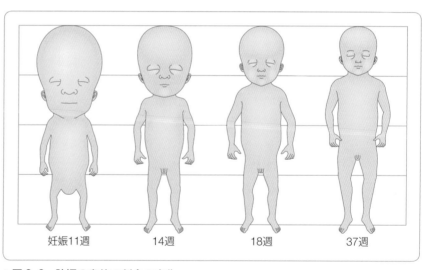

妊娠週数 （週）	胎芽期				
	5	6	7	8	9
大きさ （頭殿長）		4 mm	8 mm	13 mm	18 mm
妊娠週数 （週）	胎児期				
	10	11	18	34	40
大きさ （頭殿長）	3 cm	5 cm	14 cm	30 cm	35 cm

▶図3-5　妊娠の進行に伴う胎児の発育

妊娠11週　　　　14週　　　　18週　　　　37週

▶図3-6　胎児の身体の割合の変化

ような物質交換を終えた血液は，臍静脈を通じて胎児に送られる。

　胎盤は，このような酸素・二酸化炭素のガス交換，代謝産物の排泄，栄養の摂取などを行うことにより，胎児の生命を維持するための役割を果たしている。さらに，母児にとって妊娠維持に必要なヒト絨毛性ゴナドトロピン（hCG）や，ヒト胎盤性ラクトーゲン human placental lactogen（hPL）などのペプチドホルモンや，エストロゲン・プロゲステロンなどのステロイドホルモンも産生し，内分泌器官としても重要な役割を担っている。また胎盤は，母児の血液間での物

質輸送において，胎児に不要ないしは有害な一部の物質の通過を抑制しており，一種の障壁（バリアー）としてもはたらいている。

羊水の機能 ▶ 　羊水は羊膜腔を満たす液体で，ほとんどは水分からなり，少量の無機塩と有機物質とを含み，弱アルカリ性を呈する。妊娠初期は無色透明だが，妊娠末期には胎児の皮脂や脱落上皮などがまじり，白濁がみられる。羊水は妊娠の進行とともに増量し，妊娠7〜8か月で最大量（約700 mL）に達するが，以後分娩まで漸減し，妊娠末期には500 mL前後になる。

　羊水の起源は，妊娠初期には羊膜からの分泌ならびに母体血液からの滲 出^{しんしゅつ}が主と考えられるが，妊娠中期以降には胎児尿も加わる（▶図3-7）。妊娠7か月ころに羊水が増量するのは，胎児の腎機能の活発化を反映しているといえる。一方，羊水の吸収も羊膜で行われるが，胎児の消化管で吸収され，胎盤を通じて母体血液にいたる経路もある。

　羊水は，妊娠期間中，温度や圧力などの胎児の環境を一定に保ち，外力による衝撃をやわらげることにより胎児の損傷を防ぎ，胎児の自由な運動を確保している。また，分娩中は，子宮の収縮により胎児や臍帯が直接圧迫されるのを防いでいる。羊水中にある胎児の代謝産物を調べることにより胎児の成熟度や病的状態を知ることができるため，羊水は胎児情報としても重要な意味をもつ。

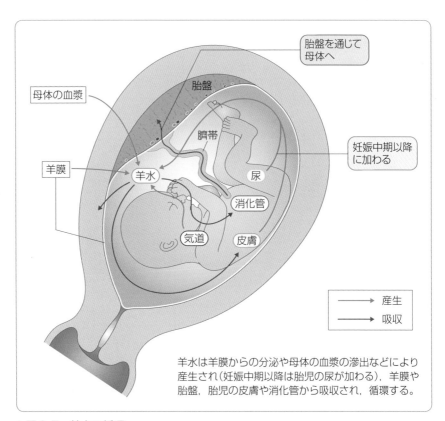

羊水は羊膜からの分泌や母体の血漿の滲出などにより産生され（妊娠中期以降は胎児の尿が加わる），羊膜や胎盤，胎児の皮膚や消化管から吸収され，循環する。

▶図3-7　羊水の循環

3 胎児の生理

　　胎芽の心臓と脈管の原基は妊娠5週中期に出現する。心臓は妊娠6週初期には機能しはじめる。このように胎児の循環器系は自立している。しかし，呼吸，栄養，代謝，排泄などの機能は，胎盤を介して母体に依存している状態にあるため，成人とは異なる循環動態や内臓機能を有している。

血液系▶　　心臓が機能しはじめた時点では，赤血球のもとになる細胞は卵黄嚢などの血管の内皮細胞でつくられる。妊娠10週ごろには造血の主要な場は肝臓に移るが，妊娠14週の終わりには肝臓での赤血球形成能は低くなり，徐々に脾臓や骨髄が造血の役割を受けもつようになる。分娩時には90％の赤血球が骨髄でつくられるようになる。

　　胎児の血液は，成人の約1.5倍のヘモグロビン濃度を有し，さらに胎児ヘモグロビン(ヘモグロビンF，HbF)は，酸素との親和性がより高いために，母体血から効率よく酸素を受け取ることができる。

循環器系▶　　胎児では，血液中のガス交換が胎盤で行われ，肺循環を必要としないために，これに適応した血行動態になっている(▶図3-8)。すなわち，胎盤で酸素化さ

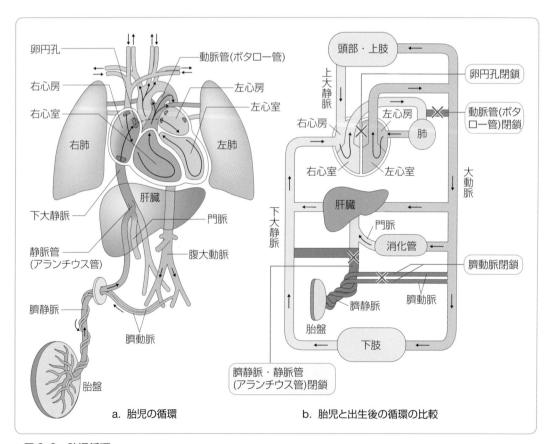

a. 胎児の循環　　　　　　　　　　b. 胎児と出生後の循環の比較

▶図3-8　胎児循環

れた血液は臍静脈を通って胎児に戻り，静脈管(アランチウス管)を経て下大静脈に流入するが，途中で肝臓を栄養する小血管を分枝する。

　下大静脈では四肢，腎臓，肝臓などを還流した酸素化されていない血液と混合するが，大静脈に集まった血液は必ずしも完全に混合しないことが知られている。母体からの酸素化された血液の多くは，下大静脈から右心房に入り，右心房と左心房をつなぐ卵円孔を通り，左心房，左心室を経て全身に送られる。

　一方，下大静脈と上大静脈から右心房に入った血液は，肺動脈に入るが，肺に送られる血液はわずかである。多くは，肺動脈と大動脈弓をつなぐ動脈管(ボタロー管)を経て，大動脈から下肢と内臓に送られる。その血流の一部は左右の内腸骨動脈から分枝した臍動脈を経て胎盤へ送られる。

　出生直後には臍帯血管が収縮し，臍帯の血流は途絶える(▶図3-8-b)。肺呼吸が始まると，胸腔内が陰圧になることもたすけとなり肺血流が増え，動脈管は徐々に閉鎖する。卵円孔は左右の心房の間で弁のようなはたらきをするが，左心房の圧が上がると閉鎖する。

呼吸器系 ▶　胎児の肺は，妊娠19週目までに，ガス交換する部分を除いて，主要な部分が形成される。この時期には呼吸は不可能である。妊娠26週までに，肺組織では肺胞の原基が発生して血管が豊富になるため，この時期に生まれた場合は集中治療を行えば呼吸は可能である。妊娠32週目には肺胞構造がみられ，肺胞での界面活性物質(サーファクタント)が産生されはじめるが，典型的な肺成熟は分娩後に完成する。

　超音波断層法により観察される胎児の胸郭の動きを**呼吸様運動**とよび，妊娠16週ごろから観察され，週数が進むにつれて活発になる。この運動により，羊水が肺の内外を循環し，肺の発育が促され，また出生後の生活に向けて呼吸筋の準備を整えていると考えられる。

消化器系 ▶　胎児期は，胎盤を介して栄養の吸収および，代謝物の排泄を行っているため，消化管が実際に消化・吸収機能を果たしているわけではない。しかし，妊娠12〜15週ごろから，消化管において羊水の吸収がみとめられる。妊娠末期になると，胎便がつくられるようになるが，量は少ない。一般には，子宮内で胎便が排泄されることはない。しかし，胎児が低酸素症により呼吸・循環機能が障害された場合は，腸管の蠕動運動が亢進し，肛門括約筋が弛緩するため，子宮内に胎便が排泄される。

腎臓系 ▶　胎児の体液ならびに電解質バランスは，胎盤により調節されているため，胎児の腎機能はほとんど必要とされない。尿の産生は妊娠9〜12週に始まると考えられ，妊娠32週には12 mL/時，分娩時には28 mL/時まで増加し，妊娠末期の羊水の産生源としての役割を果たす。

4 胎児と薬剤・放射線・環境汚染物質

薬剤の影響 ▶　妊娠中の母体への薬剤投与または環境汚染物質を含む化学物質の曝露は，胎

盤を介して胎児に影響を及ぼす可能性がある。胎児(胎芽)の発生段階により,障害を受けやすい組織や器官が異なる。特定の組織や器官がさまざまな催奇形因子の作用を受けやすい期間または時期を**臨界期**という(▶図3-9)。

　受精後2週目(妊娠4週目)までに薬剤の影響を受けた場合は,胎芽の初期死亡ならびに自然流産となるか,あるいは完全に修復され,先天異常をおこすことはないと考えられている(all or none)。妊娠4週をこえ8週までの器官形成期は催奇形性の点から最も薬剤に敏感な時期である。

　サリドマイド[1]による四肢の奇形などのように,明らかな催奇形性が確立している薬剤は妊産婦には禁忌であるが,現在使用されている多くの薬剤において完全に安全性を証明することはむずかしい。したがって,妊娠中,とくに器官形成期においては可能な限り薬剤の投与は避けたほうがよい。しかしながら,妊産婦に薬剤を投与する必要に迫られることはあり,また各種疾患による薬剤投与中に妊娠する場合も少なくない。

　必要がある場合には最も安全と考えられる薬剤を,投与時期・期間・量を考

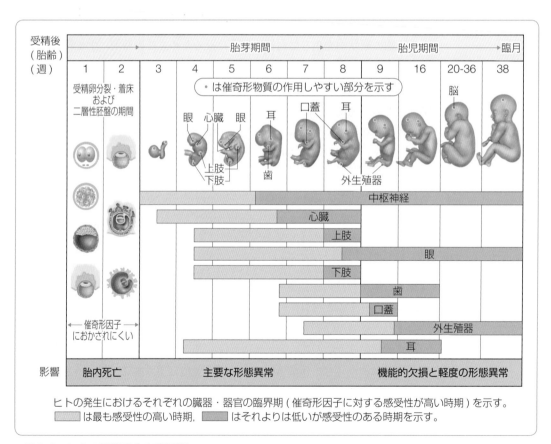

▶図3-9　ヒトの形態発生と臨界期

▶表3-2　妊娠中の被曝時期と影響

被曝時期	影響
受精後10日まで	催奇形性なし[1]
妊娠10週まで	大量では催奇形性[2]
妊娠27週まで	催奇形はないが10-17週では精神発達遅滞のリスク[3]
妊娠末期	小児がん発生のリスク[4]

1) 大量では "all or none" の法則（影響が出る場合は流産，それ以外は影響がない）に従った流産がありうる。
2) 100 mGy 以下では奇形リスクなし。
3) 100 mGy 以下では中枢神経への影響なし。
4) 一般に 100 mGy 以下ではリスクなしとされるが，10 mGy でリスクが 1.4 倍という報告がある。

慮して慎重に投与する。妊娠前から投与されている薬剤については，必要性を評価し，用量の軽減やより安全な薬剤があれば，変更することなどを検討する。

放射線の影響▶　放射線は高いエネルギーをもった電磁波（X線，γ線）や粒子線（α線，β線，中性子線など）をいい，細胞にあたった場合，DNA に損傷を与える。その結果染色体に異常が生じ，細胞死による各種臓器機能への影響，発がん，個体死がおこりうる。母体が被曝すれば外部被曝・内部被曝（▶76ページ，NOTE）にかかわらず胎児も被曝し，被曝量が大量になれば，流産・胎児死亡・奇形・発育遅延・中枢神経発達遅延などさまざまな異常が発生しうる。また胎児期の被曝により，出生後，小児期以降に発がん性が高まることも知られている。

ただし，これらの異常は，表3-2 に示したように，一定の時期に大量の放射線を被曝したときのみに発生し，通常の X 線検査や水・空気などの環境や食物の規制値以内の被曝量ではまったく問題にならないことを理解する必要がある。

国際放射線防護委員会 International Commission on Radiological Protection (ICRP) の報告では，100 mGy[1]が基準で，これをこえると異常発生のリスクが高まるとしている。胸部単純 X 線撮影では 0.05 mGy，胃 X 線検診でも 1 mGy 程度の被曝であり，検査での被曝はリスクが低いことがわかる。しかしながら一般人はもちろん，妊婦の場合はとくに X 線による放射線被曝はできるだけ避けることが望ましい。必要な場合も回数を減らし，鉛（なまり）などによる遮蔽（しゃへい）により胎児の被曝を最小限にすることは，医療者として当然の努力である。

妊娠に気づかず，薬剤や放射線を受けた女性がリスクを過大に評価し，妊娠中絶を考えるケースなどは，判断の誤りといえる。薬剤・放射線は胎児・新生

---

1) Gy（グレイ）は放射線のエネルギーがどれだけ吸収されたか（吸収線量）をあらわす単位である。参考までに，Bq（ベクレル）は放射性物質が放射線を出す量をあらわす単位，Sv（シーベルト）は受けた放射線量の身体に与える影響を示す単位である。1 Gy はおよそ 1 Sv と考えてよい。

NOTE
外部被曝と内部被曝

　放射性物質は放射線を出すが，その能力を放射能とよび，大きさは Bq（ベクレル）を単位とする。放射線による被曝は外部被曝と内部被曝に大別される（▶図）。

　外部被曝の一例としては，X 線撮影などで線源から発生する放射線が体内を通過することがあげられる（▶図 a）。内部被曝は放射性物質に汚染された食物，水，空気を体内に摂取することなどにより発生する（▶図 b）。体表面汚染は，空気中や雨などに含まれる放射性物質が身体に付着した状態である（▶図 c）。放射性物質により外部被曝するが，洗い落とすこと（除染）ができる。胎児被曝にも 2 種類が存在し，1 つは母体が外部被曝を受けた場合一定量の放射線が胎児を通過する外部被曝である（▶図 d）。もう 1 つは母体の内部被曝のみならず，放射性物質が胎盤を通過して胎児に移行することによる内部被曝である。

　X 線や天然に存在する放射線による被曝は微量で大きな問題にならないが，2011 年 3 月の東日本大震災による福島第一原子力発電所の事故では大量の放射性物質が放出され，汚染が問題になっている。風や雨によって運ばれた近隣地域の汚染は除染が可能であるが，大気・土壌・水中の放射性物質が動植物を汚染し，プランクトンによる魚類，飼料による家畜など食物連鎖による汚染も進行していることはより深刻である。

　原発から放出される放射性物質のおもなものは，通常，自然界に存在しないヨウ素（^{131}I）やセシウム（^{137}Cs）である。前者は半減期が 8 日と比較的短い。しかしヨウ素は体内では甲状腺に集中するため，チェルノブイリでは小児の甲状腺がんが増加した。後者は半減期が 30.1 年と長いため，汚染の影響も長期化する。基準値以下の汚染は問題にならないが，食物連鎖の頂点にあるヒトへの影響が避けられないことから，注意深く見まもる必要がある。

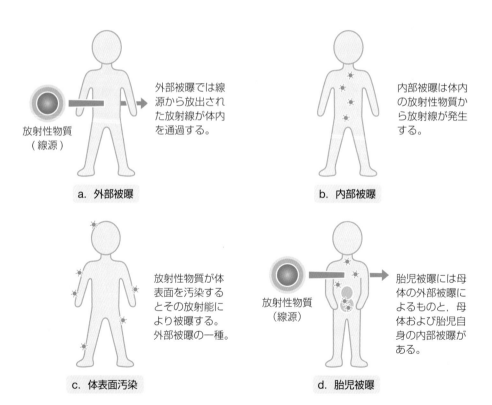

外部被曝では線源から放出された放射線が体内を通過する。

放射性物質
（線源）

a. 外部被曝

内部被曝は体内の放射性物質から放射線が発生する。

b. 内部被曝

放射性物質が体表面を汚染するとその放射能により被曝する。外部被曝の一種。

c. 体表面汚染

胎児被曝には母体の外部被曝によるものと，母体および胎児自身の内部被曝がある。

放射性物質
（線源）

d. 胎児被曝

外部被曝は線源からの距離の 2 乗に反比例するため，線源から遠隔地では問題にならない。
環境（空気・水・食物など）汚染による内部被曝にも注意する必要がある。

児にリスクはあるが，通常に処方される薬剤やX線検査による放射線被曝のリスクの程度を正確に把握し，妊婦自身にハイリスクではないことを理解させる必要がある。

③ 母体の生理的変化

1 生殖器における変化

子宮体(部)▶　胎児の発育にしたがい，最大の変化をする。非妊時の子宮の大きさは小鶏卵大で西洋梨形，長さ7 cm×幅5 cm×厚さ3 cm程度，重さは60〜70 gであるが，妊娠末期には長さが30 cmをこえ，重量は1 kgに達する。子宮の増大は，エストロゲンの影響による子宮筋線維の過形成ならびに肥大によるものである。

　妊娠7週の子宮の大きさは鶏卵よりやや大きく，10週でオレンジ大，12週でグレープフルーツ大と増大し，12週ごろから恥骨結合の上に子宮を触れることができるようになる。妊娠22〜24週に子宮底は臍高に達し，妊娠35〜36週には剣状突起下2〜3横指に達する。

子宮峡(部)▶　子宮体(部)と子宮頸(部)の移行部に存在し，非妊時は1 cm未満で，子宮頸と一体をなしている(▶図3-10)。妊娠12週ごろからしだいに延長し，妊娠16週ごろから，上方では解剖学的内子宮口が開大するため子宮体(部)と一体になり，子宮下部を形成する。筋層は子宮体と比較して薄く，分娩時には子宮頸とともに胎児の通過管となる。

子宮頸(部)▶　子宮頸(部)は，ステロイドホルモンの作用による血管の増加と，結合組織の変化のためにやわらかくなり，暗紫色を呈するようになる。これをリビド着色とよぶ。子宮頸管腺からの粘液産生が増加し，粘稠度が増すことにより，子宮頸管に粘液栓が形成され，細菌の侵入などから胎児をまもる役割を果たす。

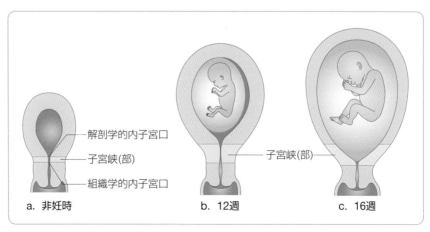

a. 非妊時　　　　　　b. 12週　　　　　　c. 16週

解剖学的内子宮口
子宮峡(部)
組織学的内子宮口
子宮峡(部)

▶図3-10　子宮峡(部)の変化

妊娠 9 か月後半から 10 か月になると，内子宮口が開くことにより，頸管長は短縮する。

膣・外陰 ▶　血管の増加，筋組織の肥大ならびに結合組織の軟化による膣粘膜の変化がみられる。これらの変化により，分娩時に膣粘膜が十分に伸展し，産道を形成することが可能になる。外陰は皮脂腺や汗腺のはたらきが活発になるので，湿潤しやすくなる。

卵巣・卵管 ▶　卵巣・卵管も，ステロイドホルモンの影響を受けて充血し，やわらかくなる。黄体は hCG の影響で妊娠黄体となり，妊娠 8 週には月経黄体の 2 倍以上に腫大するが，妊娠 12 週を過ぎると退縮する。

乳房 ▶　妊娠 6 週には血管の増加がみられ，乳房の緊満感が強まり感覚が鋭敏になるために，ときには痛みを伴うこともある。妊娠 8 週ごろには，乳頭ならびに乳輪の着色が強くなり，乳輪内の皮脂腺は肥大し，モントゴメリー腺とよばれる小結節を形成する。乳房腫大は妊娠 8 週ごろから始まり，妊娠末期には非妊時の 3〜4 倍の重さになる。これはプロゲステロンとエストロゲンの影響による乳腺の発育と，分葉と皮膚との間の脂肪蓄積による。妊娠 12 週ごろからは，水様透明な初乳の分泌がみられることもある。

2　初産婦と経産婦の区別

初産婦か経産婦かは，一般には問診で判断されるが，コミュニケーションをとることがむずかしいような場合は，以下のような所見をもとに判断する。

性器 ▶　経腟分娩を経験した経産婦では，処女膜の基底に達する裂傷がみられ，輪状の連続性が消失している。陰門が開大している場合もある。初産婦では，腟の皺襞が多く腟腔が狭いが，経産婦では，皺襞が少なくなり壁が平滑になる。初産婦では，子宮腟部が円錐状で，外子宮口は円形または点状であり，閉鎖しているのが一般的であるが，経産婦では，子宮腟部の変形や外子宮口の横裂がみとめられることも多い。また，子宮頸管は外子宮口のみであるが，1 指程度の開大をみることもまれではない。

乳房 ▶　初産婦では，乳頭が小さく，乳輪は狭く，妊娠初期では着色も薄い。古い妊娠線はみられない。

腹部 ▶　経産婦では，腹直筋の離開や，古い妊娠線をみとめることがある。

胎児下降感 ▶　初産婦では，妊娠 9 か月後半から児頭が骨盤内に入り込み，子宮腟部の短縮が進むが，経産婦では，分娩直前まで児頭が固定しないことも少なくない。

3　妊娠による全身的変化

妊娠中は，胎児が健康に発育できるような環境を維持するため，生殖器以外にも，母体にはさまざまな生理学的・生化学的・解剖学的変化が生じる。これらの妊娠中の母体の変化のほとんどは，出産後 6 週の間に，妊娠前の状態に回復する。

体重増加 ▶ 　胎児や胎盤が発育するにつれてみられる最も顕著な変化は，体重の増加と体型の変化である。体重増加には，胎児や付属物の発育，およびこれによる子宮の増大以外に，乳房の増大，母体の循環血液量や体液量の増加，皮下脂肪の貯蔵が増えることが関与している（▶表3-3）。

　体重増加の推奨には妊娠前体格区分が重要で，BMI＜18.5の「低体重」では12～15 kg，18.5≦BMI＜25の「ふつう」では10～13 kg，25.0≦BMI＜30.0の「肥満（1度）」で7～10 kg，BMI≧30.0の「肥満（2度）」で上限5 kgまでを目安とした個別対応となる。急激な体重増加は，心臓および腎臓に負担をかけ，妊娠高血圧症候群（▶402ページ）発症の要因ともなるが，逆に「肥満」以外で体重増加が7 kg未満の場合は，低体重児を出産するリスクが高くなり，注意が必要である。

皮膚の変化 ▶ 　皮下組織における脂肪の増加や，増大する子宮による腹壁伸展により，皮膚の弾性線維が切断され，皮膚にひび割れ状の線ができることがある。これを**妊娠線**とよぶ（▶図3-11）。新しいものは光沢のあるやや暗赤色を呈し，周囲の皮膚面よりやや低い。妊娠が終了すると退色し，光沢のある白色調になるが，生涯消失しない。妊娠線は腹壁のほか，乳房・殿部・大腿部などにもできる。

　また，妊娠期は乳頭・乳輪・外陰・腹壁正中線などに，しばしば著明な色素沈着をみとめることがある。ときに，顔面にも色素斑（多くは左右対称）をみとめることもあるが，分娩後はしだいに退色し，消失することが多い。

代謝の変化 ▶ 　**[1] 基礎代謝**　胎児の存在により酸素の消費量は約20％増加し，その結果，基礎代謝率（kcal/m²/時）は8～15％亢進する。

　[2] 糖代謝　胎児のエネルギー源として，また妊娠の進行に伴う母体臓器の需要増加や，分娩後の授乳などに備える貯蔵のために，糖質の摂取需要は高まる。糖質のほとんどは，食事中の炭水化物から得られる。非妊婦と比較して，妊婦

▶表3-3　妊娠に伴う体重の増加

部位	増加量（kg）
乳房の増大	0.5～1.0
子宮の増大	0.5～1.0
皮下脂肪の貯蔵	3.0～3.5
タンパク質の貯蔵	
水・電解質の増加	1.0
胎児および胎盤	4.0～4.5

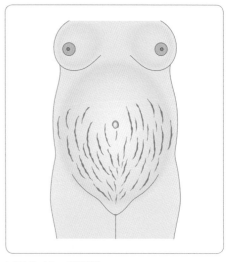

▶図3-11　妊娠線

は空腹時血糖値が低く，食後の血糖値は高い傾向がある。インスリン分泌は非妊時よりも増加しているが，胎盤から分泌されるインスリンに拮抗するホルモンの分泌によるインスリン抵抗性の上昇と，胎盤でのインスリンの分解のため，相対的にはインスリン不足の状態にあるといえる。そのため，妊娠中は糖尿病の悪化や，妊娠時にのみみられる妊娠糖尿病に注意が必要である。

[3] タンパク質代謝　食事中のタンパク質から得られた窒素は，妊娠の進行に伴い母体内への蓄積量が増加する。約半分は胎児や胎盤の発育に利用され，残りは母体の乳房・子宮・血液に蓄積され，分娩時の出血からの回復や分娩後の子宮復古，乳汁産生に利用される。一方，血漿中の総タンパク質濃度は，妊娠中の血液希釈により，見かけ上は低下する。また，いくつかの血漿タンパク質の比率にも変化がおこり，アルブミンが低下し，グロブリンとフィブリノゲンは上昇する。グロブリンが運ぶホルモンや鉄などのさまざまな物質は妊娠中に著増するため，血漿中のグロブリンの比率が増えると考えられる。

[4] 脂質代謝　脂肪は，妊娠中の母体の貯蔵エネルギー源として蓄積される。妊娠30週までに約4 kgの脂肪が，腹壁・背部・大腿部などに貯蔵される。脂肪摂取の増加と，グルコースから脂質への転換が増加することにより，血液中の総コレステロールならびに中性脂肪は著増する。

呼吸器系の変化▶　妊娠末期では，横隔膜が挙上するために吸気時の横隔膜の動きが増し，肺活量はわずかに増加する。また，呼吸数がやや増加する。吸気量の増加により，血液中に取り込まれる酸素が増加し，胎児への酸素供給量も増加する。一方，呼気量の増加により血中の二酸化炭素濃度が低下するため，胎盤における胎児から母体への二酸化炭素の拡散が容易になる。

循環器系の変化▶　胎児の発育ならびに代謝の亢進により，母体の循環血液量が増加する。全血液量としても20〜30％の増加をみとめるが，とくに血漿量は妊娠初期から増加がみられ32週ごろに最高値を示し，非妊時より約40〜50％の増加となる。その結果，赤血球量や血漿中のタンパク質濃度は相対的に低くなり，血液の粘性が低下する。

　循環血液量や酸素需要の増加のため，心拍出量は妊娠12週ごろから増加し，28〜32週で約30％と増加のピークに達する。これらの影響により，心臓そのものも拡大し，とくに妊娠末期では増大した子宮のために，心臓全体が左上方に押し上げられる。

　正常の妊娠経過をたどる場合には，収縮期の血圧にはほとんど変化がない。拡張期の血圧は，末梢血管抵抗が低下するために若干の低下をみとめ，その結果，脈圧は高まる。

消化器系の変化▶　プロゲステロンの影響により，妊娠初期から消化管の蠕動運動は低下し，妊婦は便秘になりやすい。妊娠末期には子宮の増大による胃腸の圧排や変位がおこり，胃噴門部の括約筋がゆるむことにより，胃酸の逆流による胸やけをおこしやすい。妊婦の約50〜80％にみられるつわりも，消化器系に変化をきたす

（▶93, 124ページ）。吐きけや嘔吐が続く場合は, 点滴などの治療を必要とすることもある。

腎・泌尿器系の変化 ▶ 妊娠初期は骨盤内で増大する子宮の圧排により, また妊娠末期には胎児頭部の骨盤内への進入による圧排により, 妊婦は頻尿を訴えることが多い。プロゲステロンによる平滑筋の緊張低下と子宮による圧排から, 尿管は拡張する。尿管での尿滞留に加え, 膀胱から尿管への逆流もおこりやすいことから, 上行性感染による腎盂腎炎の原因となる。

妊娠中は, 母体や胎盤から分泌されるホルモンにより, あるいは腎血流量の増加により腎機能が変化する。腎血漿流量 renal plasma flow（RPF）は, 妊娠初期から中期にかけて 25〜50％増加するが, 妊娠末期から分娩時にかけて非妊時のレベル近くまで低下する。一方, 糸球体濾過量 glomerular filtration rate（GFR）は, 妊娠初期から約 50％増加し, 分娩まで比較的高値のまま保たれる。妊娠中は, しばしば尿糖が陽性になることがあるが, これは糸球体濾過量上昇のために, 再吸収が追いつかなくなり, 尿中に排出されやすくなるためである。

内分泌系の変化 ▶ 妊娠による母体の内分泌機能の変化に加え, 胎盤からのホルモン産生が加わる。

先に述べたように, 胎盤からは, hCG と hPL などが分泌される。hCG は妊娠の成立に重要なはたらきをし, hPL は乳腺の増殖や胎児の発育をたすける。プロゲステロンは, 受胎直後には妊娠黄体からの産生が主であるが, 徐々に胎盤由来におきかわり, 妊娠 9〜10 週ごろには胎盤由来が主体となる（黄体-胎盤シフト）。エストロゲンも妊娠初期には卵巣から産生されるが, のちにエストロン（E_1）, エストラジオール（E_2）は胎盤から産生されるようになる。

高レベルのステロイドホルモンは子宮などの性器に変化をもたらし, 分娩準備を整える役割のほか, 下垂体から FSH と LH の分泌を抑制して排卵を妨げ, 性周期を停止する。

一方, プロラクチンは妊娠経過中を通じて高値を保つが, 一般に分娩後にプロゲステロンおよびエストロゲンレベルが低下するまでは乳汁分泌は開始しない。

下垂体からの副腎皮質刺激ホルモン（ACTH）分泌が増加することにより, コルチゾル・アルドステロンの分泌も促進する。とくに, アルドステロンの増加はナトリウムや水分の貯留を促すため, 腎機能の変化などと密接に関係する。

また, 甲状腺ホルモンの分泌を促進する甲状腺刺激ホルモン（TSH）も増加する。妊娠末期では甲状腺が肥大化して触知できるようになることも多い。血中の甲状腺ホルモンも増加し, 母体の基礎代謝を調節し, また胎児の発育にも作用する。

B 妊娠期の心理・社会的特性

　　妊娠期は，胎児との愛着を形成し，出産・育児に向けて準備をしていく時期である。身体的な変化だけでなく，夫またはパートナーやその他の家族のライフスタイルや家族関係にも変化が生じ，新たな家族を迎えるために生活を調整していくことが必要となる。そのため，喜びとともに葛藤や不安を生じやすい時期でもある。

① 妊婦の心理

1 身体的・社会的変化に伴う心理

　　妊娠は多くの女性にとって，新たな命を授かりはぐくんでいく喜びのプロセスである。その一方で，妊娠・出産は女性にとって最も大きな発達的危機の1つであり[1]，多くの女性に不安や情緒的な不安定を引きおこすとされている[2]。

　　妊娠期におこる変化は胎児の成長に伴う腹部の増大だけではない。ホルモンバランスの変化によって心理的な影響を受け，さらに，マイナートラブルの出現によって日常生活や就労にも影響が及ぶ。加えて，母親役割を獲得するための準備も，妊娠週数とともに進んでいく。これらのことから，妊娠が経過していくなかで，妊婦の心理にはさまざまな変化がおきる（▶597ページ，参考表10）。

● 妊娠初期

　　受精卵が着床して実際に妊娠が成立するのは妊娠3週目のはじめごろである。しかし，次回の月経予定日が過ぎるまでは妊娠は無自覚であることがほとんどである。不妊治療後など妊娠を強く希望している場合は，この時期は妊娠への強い期待があるが，それとともに妊娠に確信がもてず，流産してしまうのではないかという不安がつのるため，過度に安静をまもる生活をしていることもある。

期待と不安▶　　月経予定日が過ぎても月経がこない場合，多くの女性は妊娠の可能性を考え，市販薬で妊娠の有無を調べてみたり，産科外来を受診する。

　　妊娠を知った妊婦は喜びを感じると同時に，親になっていくことへの当惑や自信のなさを感じたり，これまでどおりに仕事を続けていけるだろうかといっ

1) Bibring, G. L.: Some consideration on the psychological processes in pregnancy. *Psychoanalytic Study of the Child*, 14：113-121, 1959.
2) Tobin, S. M.: Emotional depression during pregnancy. *Obstetrics and Gynecology*, 10(6), 677-681, 1957.

た不安も感じるアンビバレント(両価的)な感情がおこりやすい。妊娠したことが明らかになっても、この時期に多くの妊婦が感じるのは倦怠感や眠け、つわりなどの症状であり、身体的変化は顕著でないため、妊娠の実感はわきにくい。

また、妊娠初期は気分の変動が激しく、幸せな気分になったり、急に泣きたくなったりする。これに加えて、つわりなどの妊娠初期の不快症状が強いと、肯定的感情よりも否定的な感情のほうが強くなることもある。さらに、不快症状があるにもかかわらず無理をして家事や仕事に従事しても、思うようにならない状態に無力感を感じたり、注意散漫となったり、悲観的になったり、いらいらしたりすることもある。外的な刺激に対しても敏感に反応し、自己中心的、あるいは他者に対して依存的になる傾向が強い。妊婦である自分自身への関心が高く、胎児への関心はまだ低いこともある。

妊娠の実感▶ 　夫や家族などの周囲が妊娠を祝福し、体調を気づかうことによって妊娠の実感や喜びの感情が高まり、徐々に否定的な感情は軽減していく。それによって少しずつ母親になるための情報を集めたり、身近な母親役割モデルを探索し、妊婦としての適切な行動をとるようになっていく。

● 妊娠中期

　妊娠15週ごろになると胎盤が完成し、胎児の発育環境としての母体が安定して、つわりなどの妊娠初期の不快感が徐々に消失する。また、胎動初覚によって母親となる実感がめばえ、胎児への愛着を感じはじめる。さらに、腹部の増大や妊婦服の着用によって、周囲から妊婦として注目されることが多くなり、それにここちよさを感じて幸福感に満たされることが多くなる。

胎児へのかかわり▶ 　胎動がはっきりわかるようになると胎児の存在を確信でき、胎児に話しかけたり、胎動に対してお腹をさするなど、胎児とのやりとりを楽しむようになる。また、胎動の様子などから胎児の個性について考えはじめたり、出産後の子どもとの生活や母親としての自己像を少しずつ空想しはじめる。

夫へのかかわり▶ 　また、夫に対しても胎児への話しかけを促したり、胎動自覚のときに腹部を触るように促したりするなど、父親としての自覚がもてるようにかかわり、夫が胎児や妊婦に関心をもち、出産や育児に関する情報を集めるなどの父親役割の準備行動をとることに喜びと安心感を得る。

行動の変化▶ 　この時期は胎児と自分自身に関心が向き、周囲への依存心が高まって受容的で自己中心的となる。一方、育児用品を選んだり、母親学級や両親学級などに行ったり、友人たちと会うなど外出の機会も増え、妊娠・出産・育児に関する情報を積極的に集めたり、身近な母親役割モデルを探索するようになる。

● 妊娠末期

身体的変化に伴う▶
心理状態の変化 　腹部の増大などの体形の変化や、妊娠線の出現によってボディイメージが大きく変容する。多くの妊婦はそれらの変化を肯定的に受けとめるが、妊娠に否

定的な場合は身体的な変化を受け入れられない場合もある。また，腹部の増大に伴い，息切れや動悸，胃部圧迫感，頻尿，腰痛，下肢の浮腫などのマイナートラブルが増え，動作の不自由さを有するようになる。それによって外出の機会が減り，気持ちは内向的になりやすくなる。

出産に対する準備▶　両親学級への参加や出産準備，周囲の母親役割モデルとの交流によって，胎児や育児，自身が目ざす母親像，夫に期待する父親像への空想を具体化し，出産後の生活について現実的に考え準備するようになる。里帰り出産の場合は，妊娠末期になったころに里帰り先へと移動するが，夫と接触する機会が減ることで，出産に向けた不安や出産後の生活における役割分担，育児方針などを相談・共有しづらくなることもある。

出産に向けた▶
心理的変化　出産予定日が近づいてくると出産への関心が高くなり，早く児に会いたいという出産への期待感も高まる。また，腹部の増大により動作が不自由になったり，不規則な腹部の収縮が気になったり，夜間熟睡できず何度も目覚めてしまうなどで疲労を感じ，早く産みたいと考えるようになる。

出産に対する不安▶　一方，妊娠中，胎児とともに生活してきた一体感から，出産によって胎児と分離することに対して，「分離への恐怖」を感じることもあるといわれている[1]。また，出産に対する不安や恐怖，健全な児が出生するかといった不安感情も強くなることが多い。出産がいつどのように始まるのか，陣痛の開始や破水に気づくことができるか，痛みに耐え陣痛をのりこえることができるかといった不安を感じることも多い。

　予定帝王切開の場合は，手術の方法や麻酔，創痛，それに伴う育児への影響といった具体的な心配もあるが，出産イメージがあいまいなために漠然とした不安を感じることも多く，妊婦健康診査などで不安を訴えたり，具体的な助言を求めることも多くなる。

　また，経産婦では出産入院中に上の子どもと離れて生活することに対して不安を感じることも多い。予定日を過ぎると出産が始まらないことへの不安や，出産への期待が高まる周囲の様子にあせりを感じることもある。

2 妊娠経過に伴う不安や葛藤

　夫婦が妊娠を計画的に考えた結果として妊娠する場合もあれば，予期しない妊娠をする場合もある。予期しない妊娠の場合は，妊娠を継続するか否かの決断をすることになる。妊娠の発覚によってパートナーとの人間関係が変化したり，これからの人生設計の変更を余儀なくされる場合もあり，その意思決定にはさまざまな葛藤を伴うことが多い。

　妊婦の感じる不安は，妊娠・出産・育児に関する知識の不足や誤解から生じ

---

1) Deutsch, F. M. et al.: Information seeking and maternal self-definition during the transition to motherhood. *Journal of personality and social psychology*, 55(3)：420-431, 1988.

ている場合がある。このため，生理的な子宮の収縮やマイナートラブルにも，過剰な不安をいだくことがある。高年齢での妊娠や，上の子どもに異常があった場合では，出生前診断を積極的に受けたいと思う親がいる一方で，子どもの異常を具体的に心配することに対して罪悪感をいだき，出生前診断を受けるか否かについて葛藤を感じる場合もある。

一方，正常な経過をたどっていても，妊娠経過や出産に異常がおこらないか，生まれてくる子どもに異常はないかといった不安は誰しも感じることである。とくに，流産・早産・死産の経験がある場合や，長期間の不妊治療歴がある場合，家族や身近な友人のなかに妊娠・出産経過や児に異常があったことを見聞きしている場合などでは，私も流産するかもしれない，あるいは，また流産を繰り返してしまうかもしれないなど，強い不安を感じることがある。それによって，前回流産・死産をした妊娠週数をこえるまで妊娠を喜ぶことができないこともある。

また，妊娠に伴う不快症状や腹部の増大によるボディイメージの変化を受容できていなかったり，妊娠によって仕事や家事への支障を感じていたりすると，葛藤や混乱が生じることがある。さらに，妊娠によって夫またはパートナーや家族，職場などの人間関係に変化がおきた場合は，それが葛藤やストレスとなることもある。不妊治療後の妊娠など，妊娠を強く望んでいた場合は，妊娠に伴う葛藤や否定的感情の表出をためらう場合もあるため，妊娠中はこのような感情を経験することはあたり前のことであり，罪悪感をもつ必要がないことを伝え，それらの感情の表出を促し，ありのまま受けとめることが必要である。

妊娠・出産・育児に関連した不安があると，妊娠中から具体的な準備をしたり，対処行動をとることにもつながるため，不安があること自体はよくないことではない。不安を表出し，家族や医療者などと共有して，それを軽減・解決する方法をみずから考えることができるようにしていく必要がある。

3 生まれてくる子の親になることへの準備

妊娠したからといって，すぐに胎児への愛着が形成され，親役割を獲得できるわけではない。妊娠を受容し，胎児の存在を感じ，身近な育児経験者を親役割モデルとして模倣（もほう）することからはじめて，少しずつ親になることを学んでいく。すなわち，妊娠期は親役割を獲得するための準備期である。

● 妊娠の受容

妊娠の受容は，胎児の成長・発達を促し，妊婦自身も健康な妊娠生活を送りながら出産・育児の準備をし，親役割を獲得していくための重要な要因である。妊娠の受容は，妊婦が妊娠を望んでいたか否か，夫またはパートナーや家族の妊娠の受けとめかた，妊娠・出産・育児に関する経済的な不安の有無，妊娠初期の不快症状の有無と程度，妊婦の健康状態，既往の妊娠・出産歴，上の子ど

もの育児に関連した問題やサポート状況などによって影響を受ける。

　予期しない妊娠であっても，夫や周囲の祝福や気づかい，妊娠継続のためのサポートによって少しずつ妊娠の受容が進む。また，胎動を自覚することで胎児の存在やいのちの神秘を意識し，肯定的に受けとめられるようになっていく。

● 胎児の存在の実感と愛着形成

　現在は，妊娠初期の妊婦健康診査から超音波断層検査が行われ，胎児の姿や，胎児心拍，胎児の動きを確認することができる。それによって身体的な変化がほとんどない時期から，少しずつ妊娠を実感する機会ともなる。

愛着形成▶　親役割獲得過程のなかで胎児との愛着形成は **絆形成 bonding-in** と表現され[1]，胎児に話しかけたり，胎動に反応して腹部を触ることで胎児との相互作用を深め，絆を強めていく。胎児の動きの特徴から胎児の個性を想像したり，出産後のわが子を想像し，それによってさらに愛着が形成され，わが子のために親としてなにができるかを空想していく。

　一方で，子どもを望んでいる期間が長かった場合などでは，胎児を理想の子どもとして，自己を理想の母親として空想をふくらませすぎることで，出産後に現実との相違から失望感やあせり，ストレスを感じることもある。

● 役割モデルの探索

　はじめて母親となる女性は，実母や姉妹，友人，職場の同僚などといった身近な女性を役割モデルとして自分自身に投影し，自分なりの理想的な母親役割をイメージするようになる。一方で，両親との関係性をふり返ったり，周囲の人たちの育児をみて，反面教師としてとらえ，なりたい母親像や育児方針を考えることもある。

　経産婦は育児の経験者であり，自分なりの育児に自信をもっている場合もあるが，複数の子どもを育てるのははじめてということが多く，新たな親子・家族関係を構築していくことに不安を感じている場合もある。そのため，複数の子どもをもつ周囲の役割モデルとの交流をとおして，出産・育児に向けた準備を整えていく。

● 母親としての自己像の形成

　妊婦は胎児との愛着形成を通して，わが子のイメージを形成していくと同時に，母親としての自己像を形成したり，出産後の生活を想像したりする。さらに，夫に対しても，これから父親になっていく姿を想像し，妊婦なりの父親像を形成するようになる。これらは自分自身の幼少期の親とのかかわりを想起し

1) Rubin, R. 著，新道幸恵・後藤桂子訳：ルヴァ・ルービン母性論——母性の主観的体験．p.74-78, 医学書院，1997．

たり，親役割モデルの子育てを見ることによって少しずつ形成されていく。しかし，妊娠中に思い描いていた母親としての自己像や夫の父親像が理想に基づくものであり，出産後の自己や夫との相違が大きいと，母親としての自己効力感が低下したり，育児ストレス，夫婦関係の悪化につながることもある。

4 受容的な傾向

妊娠期は「人に与えるよりも与えられたい」という受容的な傾向が強くなる時期だといわれている。これは女性が母親となっていくための準備期として非常に大切な心理的段階であるとされている。子どもに対して十分な愛情を与え，育児を献身的に行うことができるようになるためには，妊娠期に，まず妊婦が家族や周囲の人から関心を向けられ，祝福やいたわりの言葉をかけられることが必要である。さらに，喜びや不安などの感情を受けとめてもらったり，安心して妊娠期を過ごせるように生活の調整をはかってもらったり，あたたかい見まもりの態度を示してもらったりするなど，十分に与えられ心を満たす経験をすることが重要である。それによって，出産後に，今度は児に対して与える側になることができる。

5 出産・育児に向けた準備

胎動や腹部の増大が目だつようになると，雑誌やインターネット，周囲の出産経験者から情報を得て，少しずつ出産や育児の準備を始める妊婦が多い。この時期からは，出産施設や市町村の出産準備教室に参加して友人づくりをしたり，母乳育児のための乳房のセルフケアや沐浴などの育児技術を学ぶことへのニーズが高まる。また，希望する出産場所や方法を検討し，立ち会い出産や会陰切開，出産後の早期母子接触(▶257ページ)を行うかどうかといった，バースプランを主体的に考える妊婦もいる。しかしその一方で，出産に対して医療者に依存的になる妊婦もいる。

身近に役割モデルがいなかったり，小さな子どもと接する機会に乏しかったりすると，出産や出産後の生活に関して漠然としたイメージしかもてないことがある。この場合，生まれてみないとわからない，生まれてしまえばなんとかなるに違いないと安易に考え，妊娠中からの夫婦や家族内での役割調整が不十分になることもある。反対に，妊娠・出産・育児に関する情報に過敏になり，さまざまな情報を収集しすぎることで，本などのマニュアルどおりにならないことに不安を感じる妊婦もいる。

② 妊婦と家族および社会

妊娠期は妊婦や家族にとって，新しい家族を迎えるための準備期となる。新しい家族の出現は家族がより強固になる機会でもあるが，生活調整がうまくい

かない場合は家族関係が悪化することや，仕事継続への不安を感じる場合もある。また，妊娠や出産を機に子育て中のほかの母親とのネットワークができ，地域社会とのかかわりが増えるなどの変化がある。

1 夫婦（カップル）

夫が妊娠を受容して父親になることを受け入れていく過程には，大きく 3 つの時期があるといわれている[1]。

[1] **アナウンスメント期**　妊娠の可能性を考え，それが確認されるまでの数時間から数週間の間で，望んだ妊娠であれば喜びと興奮を感じ，予期しない妊娠であれば苦痛とショックを伴う。

[2] **モラトリアム期**　妊娠を受けとめ，意識的に妊娠について考えるようになる時期で，数日から数か月であり，この期間は夫婦の情緒的な相違が生じやすい。

[3] **フォーカシング期**　妊娠や出産に焦点がしぼられ，父親としての自分を意識しはじめる時期で，妊娠中期以降である。

これらの期間は個人差が非常に大きいが，一般的には夫は妊婦のように身体的な変化を経験しないため，父親役割は母親役割よりも獲得がやや遅れる。また，夫も妊婦と同様に，自分の父親や兄弟・友人など身近な父親を役割モデルとして父親役割をイメージしていく[2]が，女性に比べて男性は日常会話のなかで妊娠や出産について話す機会が少なく，父親役割のイメージ形成が遅れやすい。

妻が胎児の存在を実感して胎児への関心が強くなり，妊婦として行動を変容させていくと，夫はとまどい，無力感や孤立を感じることもある[3]。妻の腹部に触れて胎動を感じたり，胎児へ話しかけたり，妊婦健康診査に同行し，超音波断層検査で胎児の様子を確認することで，少しずつ父親としての自覚をもつようになる。

また，両親学級に参加したり，妻とともに子どもの誕生に向けた準備を進めたりしながら，現実的に育児や産後の生活を空想していく。妻や周囲が期待する父親役割とみずから描いている父親役割に隔たりがある場合にはストレスとなることがある。

妊娠をともに喜び，出産・育児に向けて一緒に準備していくことは夫婦の情緒的なつながりを深める。一方，妊娠に対する受けとめ方や，育児に対する考

1) May, K. A.: Three phases of father involvement in pregnancy. *Nursing Research*, 31(6)：337-342, 1982.
2) 森田亜希子ほか：親となる男性が産後の父親役割行動を考える契機となった妻の妊娠期における体験．母性衛生 51(2)：425-432, 2010.
3) Robinson, B. E. and Barret, R. L.: *The Developing Father: Emerging Roles in Contemporary*. Guilford Press, 1986.

え方が夫婦間で違っていたり，妊娠に伴い性生活の頻度が減ったりするなどの変化によって，夫婦間に不協和が生じることもある。さらに，妊娠前より夫から妻へのドメスティックバイオレンス(DV)が存在し，妊娠に伴って腹部が増大するなどの変化をきっかけにDVが悪化する場合もある。そのため，妊娠期にDVをスクリーニングすることが必要である。

　妻の妊娠・出産は，夫婦のライフスタイルや仕事を含めた生活への変化をもたらす。妊娠中の妻の身体をいたわり，夫婦で協力して育児をしていくためには，夫も生活の調整をはかることが不可欠である。しかし，身体的に変化のない夫にとっては，妊娠・育児はイメージしづらく，仕事や趣味などの生活の調整をすることにストレスを感じたり，生活の調整ができない夫に対して妻がストレスを感じたりすることもある。

　出産後の生活を具体的にイメージして，夫もワークライフバランス(仕事と生活の調和)を考え，仕事時間や働き方の調整をはかったり，育児休暇の取得を検討したり，家庭内での役割分担をすることが必要である。

2 きょうだい

　上の子どもの多くは，友人たちのきょうだいの存在を知ることで，自分にもきょうだいがほしいと望むようになる。子どもにとってきょうだいができることは成長のきっかけになり，自立心を育てることにつながる。

　母親の妊娠は子どもにとっても，兄や姉になることができるという喜びである反面，母親がつわりで体調不良になり公園などで一緒に遊べなくなったり，胎児や母親自身に関心が向くためさびしさを感じ，母親の関心をひこうとしたりするようになる。それまでできていた食行動や排泄行動，衣服の着脱ができなくなったり，ふだんよりも母親に甘えて抱っこをせがむようになったり，そばを離れなくなったりするなどの退行現象(赤ちゃん返り)がおこることが多い。また，両親や祖父母が弟や妹の誕生について話したり，子どもを兄や姉として扱おうとすることに対して，胎児への嫉妬や反発を感じ，母親の腹部にわざとぶつかるなど，反抗的な行動をおこす場合もある。

　これらが母親のストレスになったり，子どもにさびしい思いをさせていることに対して自責の念を感じ，出産後の生活に不安を感じることもある。とくに，上の子どもに母乳哺育を続けている場合は，妊娠によって母乳哺育終了の決断をする場合も多く，それが母親にとって心理的に負担になることもある。

　妊娠中から上の子の発達段階や個性に応じて胎児への関心を促し，兄・姉になっていくための意識を育成したり役割準備をしたりするなど，新生児を迎えるための準備が必要となる[1]。

---

1) 遠山房絵ほか：第2子誕生を迎える第1子のレディネスを高めるための親役割行動. 日本母性看護学会誌 18(1)：9-16, 2018.

3 祖父母

　つわりや腹部の増大に伴う生活の支障を感じたり，生まれてくる子どもとの生活を想像するようになると，これまでの両親との関係を想起し，親から受けた愛情をあらためて感じて感謝の念が強くなったりする。そのため，妊娠後に自分の親との関係がこれまで以上に強くなることもある。

　わが国では里帰り出産が多く，妊娠末期から出産後1〜2か月は親から直接的なサポートを受けることが多い。親は育児経験者であり，その経験と自信は夫婦にとっても大きな安心につながる。出産や育児の準備を一緒に行うだけでなく，親は妊娠・出産・育児に関する伝統や風習の伝達者ともなる。親にとっても孫の誕生は喜びであり，祖父母として育児に参加したり，子どもたちが親になっていくのをサポートし，孫の成長を見まもっていくことは新しい生きがいの1つともなる。

　しかし，育児に関する夫婦と親の考え方や価値観が異なっていたり，親の育児に関する知識が古いものだったりすると，夫婦が求めるサポートと親が提供したいサポートが一致しないこともある。とくに義父母との間では，その調整がむずかしい場合も多く，サポートを受けることによって反対に育児ストレスを強くしたり，親との人間関係が悪化してしまうこともある。また，出産前後に長期間，里帰りすることよって，夫婦が親に依存し，いつまでも育児を自立して行うことができない場合もある。

　出産施設や市町村によっては，祖父母教室が開催されている。祖父母教室では，親が祖父母としてどのように育児をサポートすればよいかが伝えられ，親が夫婦の考えや価値観を尊重し，夫婦が主体的な育児を行うことができるような支援が行われている。一方，実母や義母も仕事をもっていたり，妊婦の高齢化に伴って親も高齢となり，実質的なサポーターとなりえない場合もあり，産後ケアセンターなどの地域での育児支援に関する社会資源について情報提供をすることも必要となる。

4 地域社会

　妊娠を契機に，妊婦自身が周囲の妊婦や小さな子どもに関心が向き，地域のなかでみずから話しかけたり，妊婦健康診査や両親学級などに参加することで，同じ地域で暮らす妊婦や子育て中の母親とかかわりをもつようになる。それによって，妊娠や出産，育児に関する情報を得たり，互いに相談するようになりピアサポートを獲得していく。また，母子健康手帳の交付などの機会に育児に関する社会資源を知り，保育所や育児の自助グループなどの情報を得る。ソーシャルメディアを通じてさまざまな情報を得たり，社会とのつながりをもつ妊婦や夫も多い。

　一方，インターネット上には情報が氾濫しているため，利用によって余計に

不安にかられてしまうこともある。さらに，妊娠によって大きくなった自身の腹部や子どもの写真といった個人情報を安易にソーシャルメディアに掲載してしまったり，授乳中にスマートフォンの利用に夢中になり子どもとの相互作用が減少したり，児の行動を把握していないといった安全性への危惧なども指摘されている[1,2]。看護職者自身がソーシャルメディア利用に伴う危険性を理解し，両親がインターネットを適切に活用し，有効な情報を得るためのメディアリテラシーを身につけることができるよう支援する必要がある。

　また，妊娠先行で結婚した場合などは，その地域での生活経験が短いことも多く，妊娠するまで地域社会とのかかわりをほとんどもたない生活をしていることも多い。そのため，すぐに地域の妊婦や子育て中の母親達のコミュニティに参加することができずに孤立したり，参加することがストレスとなる場合もある。

5 職場

　妊娠後も働きつづける女性は，雇用の分野における男女の均等な機会及び待遇の確保等に関する法律（男女雇用機会均等法）や，労働基準法における母性保護措置によって，労働時間や仕事内容の調整がはかられる。妊婦健康診査の結果，通勤緩和や勤務時間短縮等の措置が必要であると認められる場合は，母性健康管理指導事項連絡カード（▶164ページ，図3-44）を用いて，妊婦の就労状況が改善されるように求めることができる。

　しかし，法律で保護されていても，職場によっては妊娠中の就労環境や就業内容・時間，出産後の職場復帰の調整がしづらい雰囲気があり，がまんや無理をしいられたり，仕事を続けることが困難な場合もある。また，職業をもち，社会で活躍することに価値をおいている妊婦は，妊娠や育児によってこれまでどおりの仕事ができないことで，焦燥感や無力感が生じ，職業人としてのアイデンティティが揺らぐ場合もある。出産後に仕事を継続したくても保育所を確保することが困難な場合もあるため，仕事を継続する場合は，妊娠中に家族で産後の職場復帰の時期や育児の協力体制について調整し，できるだけ早く活用できる社会資源に関する情報を得ておく必要がある。

1) 藤岡奈美ほか：1歳児の母親のインターネット使用状況が育児感情におよぼす影響．母性衛生 56(1)：128-136，2015．
2) ベネッセ教育総合研究所：第1回　乳幼児の親子のメディア活用調査報告書（https://berd.benesse.jp/jisedai/research/detail1.php?id=4105）（参照 2020-10-30）

C 妊婦と胎児のアセスメント

① 妊娠とその診断

　　妊娠の診断は，最近では鋭敏な妊娠診断薬と超音波検査により，妊娠初期でも容易に実施されるようになった（▶表3-4）。妊娠反応は妊娠4週で陽性であり，正常妊娠では妊娠5週で経腟超音波により胎囊が観察される。月経の停止や，基礎体温の高温相持続，子宮の増大などの妊娠の徴候は，診断的意義としては従来ほど重要ではなくなったが，妊娠による変化を含めた以下の項目は，正しく妊娠の診断を理解するために知っておきたい。

1 月経の停止（無月経）

　　月経周期が順調で，性生活を有する健康女性の月経が停止した場合は，妊娠の可能性が考えられる。しかし月経は，環境の変化や心理的原因，急激な体重減少ならびに甲状腺機能異常などの疾患などでもしばしば停止するので，月経停止だけでは確定診断にはいたらない。

　　また，着床出血を月経と間違えることもしばしばあるので，自己申告で月経があるというだけでは妊娠を否定することはできない。

2 基礎体温

　　プロゲステロンの影響で，排卵後は基礎体温が上昇して高温相となる。

　　月経黄体の寿命は約2週間であるが，妊娠が成立すると妊娠黄体から大量のプロゲステロンが産生されるため，高温相が2週間以上持続する。17日以上高温相が持続して月経が発来しない場合は妊娠の徴候と考えるが，確定診断と

▶表3-4　妊娠の診断

歴史的な方法	
不確徴：母体の性器以外にあらわれる変化	消化器症状など（吐きけ・嘔吐）
疑徴（半確徴）：母体の性器にあらわれる変化	無月経，子宮・腟・乳房変化
確徴：胎児の存在によってあらわれる変化	胎児部分の触知，胎児心音聴取，X線撮影による胎児骨格確認
現代の方法	
妊娠反応*	微量のヒト絨毛性ゴナドトロピン（hCG）を検出（妊娠4週）
超音波法	経腟超音波断層検査法により子宮内に胎囊を確認（妊娠5週）

＊以前は，妊娠反応は絨毛上皮腫でも陽性になることから疑徴とされていた。また，基礎体温の高温が16日以上も疑徴に分類されていた。

はならない。

3 つわり

妊婦の約50〜80％にみとめられる，妊娠初期の吐きけや嘔吐などの消化器症状を主とした変化である。妊娠6週前後に始まり，6週間ほど続き，妊娠8週ころがピークとなるが，個人差が大きい。原因は明らかではないが，hCGの上昇に対応するので，ホルモンが関与するともいわれる。実際，流産などでhCGが低下すると，症状も軽快する。胎児を異物と認識した生体反応であるとか，心理的・社会的要因が大きいという考えもある。

つわりは，朝や空腹時に症状が強くなる傾向があり，摂取できるものを摂取できるときに摂取するようにする。すなわち好きなものを好きなときに，回数を増やして摂取することで対応する。

症状が強い場合を**妊娠悪阻**（▶402ページ）という。体重減少・脱水・ケトン尿がみられる場合は，入院管理し，点滴で水分と栄養を補うこともある。ビタミンB_1の不足はウェルニッケ Wernicke 脳症の原因となる。

4 妊娠反応

妊娠が成立するとただちに絨毛細胞からhCGが分泌されはじめる。母体血中に入ったhCGは尿中に排泄されるが，このhCGを検出するのが妊娠反応である。hCGは着床直後から急速に増加し，妊娠8〜14週の間で最高値に達するが，その後やや低下し，分娩までそのレベルが保たれる（▶図3-12）。

妊娠反応は，hCGに対する抗体を用いる免疫学的反応に基づく検査である。妊娠反応が陽性になる時期は試薬の感度によって異なる。現在広く用いられている妊娠診断薬は，尿中hCGが25〜50 IU/L以上であれば検出できる。正常

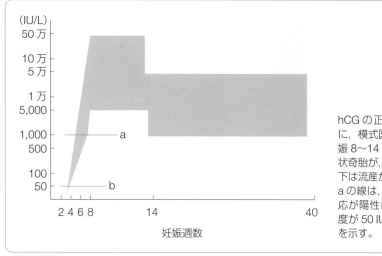

hCGの正常範囲をわかりやすいように，模式図として示した。この上限（妊娠8〜14週では50万 IU/L）以上は胞状奇胎が，下限（同じく，5,000 IU/L）以下は流産が疑われる。
aの線は，感度が1,000 IU/Lの妊娠反応が陽性になる時期を，bの線は，感度が50 IU/Lのものが陽性になる時期を示す。

▶図3-12　妊娠週数による尿中hCG値の正常範囲の変化

妊娠であれば，予定月経のころ(妊娠4週)には妊娠反応はすでに陽性になる。

　検査の感度が鋭敏になったため，着床しても胎嚢形成にいたらないきわめて初期の流産でも妊娠反応が陽性に出ることもある(生化学的妊娠・流産)。また，タンパク尿，免疫性の疾患，黄体化ホルモン高値などの病態では，妊娠反応が偽陽性に出る場合もある。絨毛性疾患でも陽性となるため，尿の妊娠反応が陽性になっただけでは妊娠の確定診断にはならない。

5　内診

　性器の局所診察法を内診法という。腟腔内に手指を挿入して骨盤内臓器を触診する狭義の内診と，外陰部視診ならびにクスコ腟鏡(▶図3-13)を挿入し，腟壁ならびに子宮腟部の状態を観察する腟鏡診が一般に行われる。内診に際しては，妊婦は内診台(▶図3-14)上に仰臥し，截石位(砕石位)をとる。妊娠によっ

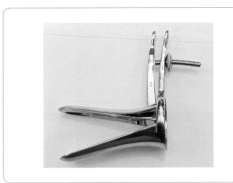

▶図3-13　クスコ腟鏡

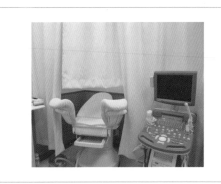

▶図3-14　内診台

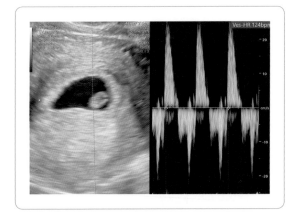

▶図3-15　胎嚢と心拍動

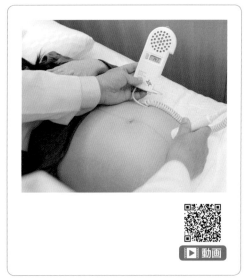

▶動画

▶図3-16　超音波ドップラー法

て，腟鏡診では子宮腟部のリビド着色や乳白色の腟分泌増加をみとめる。内診（狭義）では，子宮体部の軟化と増大をみとめる。

6 超音波診断

妊娠の確実な診断方法は胎児部分を確認することであるが，経腟プローブを用いた**超音波断層法**により，現在では早期から診断が可能になった。妊娠 5 週には，子宮内にリング状のエコー像として胎嚢 gestational sac（GS）をみとめるようになり，妊娠 6 週には，胎嚢内に胎芽およびその心拍動がみとめられるようになる（▶図 3-15）。妊娠 6 週までに胎嚢を，妊娠 7 週までに心拍動を確認できない場合は流産を疑う。

7 胎児心音の聴取

超音波ドップラー法では，早ければ妊娠 9 週から，妊娠 12 週ではほぼ全例に胎児心音が聴取される（▶図 3-16）。胎児心拍数は毎分 110〜160 で，母体の脈拍数より多い。母体が頻脈のため区別がつきにくいときは，母体の脈拍を触れながら胎児心拍を聴取する。

8 胎動感

妊娠 18〜20 週になると，妊婦は胎児が動く感じを自覚する。胎動の初覚は，感受性や経験により多少異なる。初妊婦では 20 週前後にみられるが，経妊婦では 18 週前後に感知することが多い。

9 胎児の触知

妊娠が進行すると，母体の腹壁から胎児部分を触知できるようになる。児頭は，かたく丸い部分として触れ，四肢は小部分として識別される。妊娠末期にはレオポルド Leopold 触診法で児背や殿部の輪郭も触知できるが（▶103 ページ），腹壁の厚い妊婦では触知が困難なこともある。

Column 「女性を診たら妊娠を疑え」

「女性を診たら妊娠を疑え」は産婦人科医の俗語である。語弊があるかもしれないが，妊娠の診断そのものが一昔前にはむずかしかったことをあらわしている言葉であり，いまでもうっかりできないことを知っておいてもらいたいので，ここでふれておこう。

妊娠の診断は，いまでこそ妊娠診断薬と超音波検査があり，初期でも容易にできるようになった。しかし，昔は X 線で胎児の骨を確認してようやく診断できた

とか，週数が進んだのに心音が確認できず，帝王切開して胞状奇胎であったなどということもあったと聞く。また，異所性妊娠の診断もむずかしく，かつては手おくれで，生命にかかわることも少なくなかった。

現代では診断が容易になったとはいえ，妊娠を念頭におかず正しい診断に遠まわりした経験は，多くの産婦人科医がもつ。「女性を診たら妊娠を疑え」は死語ではない。

10 妊娠の鑑別診断

　従来は，子宮の増大または腹部膨隆をきたす疾患（子宮腫瘍または卵巣腫瘍）との鑑別が必要であったが，近年では鋭敏な妊娠反応ならびに超音波断層法の普及により，妊娠の確定診断は容易になった（▶表3-5）。むしろ，妊娠反応が陽性であるが正常妊娠でない疾患など（流産，異所性妊娠，絨毛性疾患）との鑑別が重要である。

11 妊娠時期の診断

　一般に，最終月経の初日を 0 として起算し，280 日目を**分娩予定日**としている。妊娠持続期間は動物によって異なるが，ヒトでは排卵から 266 日と考えられている。これは月経周期が 28 日型であり月経周期の 14 日目に排卵がおこり受精したという仮定のもとに定められるものである。

　この仮定に基づくと，分娩予定日はネーゲレ Nägele の概算法に従って，最終月経の初日に 7 日を加え，月から 3 を引くか 9 を加えることにより計算される（▶表3-6）。

▶表 3-5　妊娠の鑑別診断

歴史的な鑑別診断	
子宮筋腫	子宮筋腫は硬度がかたく，月経困難症などの症状を伴う。妊娠子宮の硬度はやわらかい。
卵巣嚢腫[1]	子宮の増大と鑑別しにくい場合がある。
腹水	子宮を触知しない。
想像妊娠	無月経，胎動自覚などを訴えることがあるが，子宮は正常大である。
現代の鑑別診断	
流産	超音波断層検査法により，子宮内に生存胎児をみとめる場合は鑑別は容易だが，週数によっては経過をみる必要がある。
異所性妊娠	胎嚢の有無，hCG 値などが参考になるが，妊娠初期では困難で，経過をみる必要があることも多い。
絨毛性疾患	子宮内に胎嚢・胎児をみとめることが鑑別点である。流産や異所性妊娠と鑑別を要することもある。

1) 歴史的には子宮の増大と鑑別された。現代では妊娠反応と超音波検査で容易に鑑別される。

▶表 3-6　分娩予定日の計算法

計算法			例	
最終月経の初日	月	日	最終月経	分娩予定日
3 月以前	+9	+7	2021 年 1 月 1 日	2021 年 10 月 8 日
4 月以降	−3	+7	2022 年 7 月 1 日	2023 年 4 月 8 日

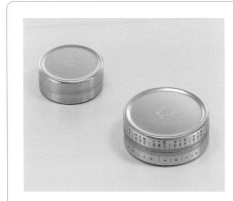
a. 妊娠暦

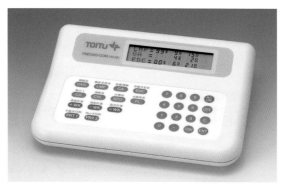
b. 妊娠暦計算機

（資料提供　a：アズワン株式会社，b：トーイツ株式会社）

▶図3-17　妊娠暦

　この計算法は簡易的な計算法のため，最終月経第1日目から正確に280日後を示さず，1〜3日前後の誤差が生じる。正確に分娩予定日を算出するには，妊娠暦や専用の計算機を用いる（▶図3-17）。体外受精後の胚移植の場合は，3日目胚の移植日を2週3日とし，胚盤胞（5/6日目胚）は2週5日とする。

　しかし，月経周期の不順な女性では，最終月経から起算した妊娠週数は必ずしも受精からの期間（胎齢）を正確に反映していない。たとえば，月経周期が35日型の女性は，月経周期の21日目に排卵していると考えられ，最終月経から起算した妊娠週数と胎齢との間に1週間の差が生じる。

　このように，最終月経から起算した妊娠週数と，基礎体温または超音波断層法などによる胎芽または胎児の大きさから診断した胎齢との間に大きなずれがみられる場合には，排卵日や胎齢から分娩予定日を修正する必要がある。また，基礎体温を記録している場合には，低温期の最終日に266日を加えて算出する。

　最近は超音波検査により妊娠週数を診断することが多い。超音波検査では，最終月経が不明な場合や，産褥期に月経をみないまま続けて妊娠したような場合でも分娩予定日の推定が可能である。

　妊娠5〜7週ごろまでは子宮内の胎嚢の大きさ（最大長径）が，妊娠週数判定の指標となるが，胎嚢の形は一定せず誤差が大きい。妊娠7週ごろからは頭殿長（CRL，▶101ページ）が測定可能となり，妊娠8〜11週（CRLで約60 mm未満）までの間は誤差が少なく，最も信頼性の高い指標となる。妊娠12週以降は児頭大横径（BPD，▶101ページ）が計測可能となり，分娩まで胎児の大きさの判定に用いられる。

　分娩予定日の推定は，超音波検査のほか，つわりや胎動初覚の時期なども考慮に入れて注意深く行う必要がある。分娩予定日が正確に診断されていれば，妊婦の約90%は分娩予定日の前後2週間以内（すなわち妊娠38週0日〜41週

6日)に妊娠を終了する。

　妊娠42週を過ぎた妊娠を**過期妊娠**，この時期の分娩を**過期産**とよぶ。過期妊娠では胎盤機能不全やこれに伴う子宮内環境の悪化がみられることが多く，胎児機能不全(▶497ページ)の頻度が高くなる。

② 妊娠期に行う検査とその目的

　妊婦健診を開始するにあたり，採血や超音波検査などを含む検査計画をたて，妊婦にも概要を説明する(▶図3-18)。妊娠に伴う生理的変化により妊婦の臨床検査値は影響を受けるため，非妊時と同じ基準で検査値を評価できない場合が多い(▶表3-7)。また，妊婦の検査値は週数によっても変動し，いちがいに妊婦というだけで基準値は決まらず，ある程度の幅をもって考えなければならない。

妊娠時期	初期	中期		末期
週数の目安	8〜16週	17〜20週	24〜28週	35〜36週
検査項目	〈初期採血〉 感染症(HBs抗原，HCV抗体，HIV抗体*，梅毒)，血液型，トキソプラズマ抗体(IgG，IgM)，不規則抗体，風疹抗体，麻疹抗体(IgG)，グルコース，HbA1c，血算，PT，APTT	・内診・超音波検査で頸管無力症の有無の確認 ・胎盤の位置(20週ごろ) ・胎児超音波スクリーニング(18〜20週) ・子宮頸管長測定(18〜24週)	〈中期採血〉 血算，AST/ALT，血清尿酸値，HTLV-1抗体 50gGCT(ブドウ糖負荷試験)	〈後期採血〉 血算 ・GBS培養検査(腟入口部および肛門周囲) ・NST(ノンストレステスト) ・内診
	・クラミジア抗原(中期までに) ・子宮腟部細胞診		胎児超音波(心臓)スクリーニング(28〜31週)	・初産婦で児頭が高い，身長150cm以下の場合：X線骨盤計測 ・予定帝王切開の場合：術前検査+不規則抗体
	サイトメガロウイルス抗体			

＊要HIV検査同意書

■：採血による検査項目　　■：内診・超音波検査などによる検査項目　　□：状況に応じて行う検査項目
山王病院リプロダクション・婦人科内視鏡治療センターで行われているものを示す。

▶図3-18　妊娠期に行う検査

▶表3-7　臨床検査値の変化

	上昇	ほぼ不変	低下
血球	白血球	血小板	赤血球数，ヘモグロビン値(Hb)，ヘマトクリット値(Ht)
酵素，タンパク質など	ALP，LAP	AST，ALT，γ-GTP，LDH，TTT，ZTT，アミラーゼ	血清総タンパク質(TP)，アルブミン値
そのほか	トリグリセリド(TG)，総コレステロール	ビリルビン，ナトリウム(Na)，カリウム(K)，カルシウム(Ca)	血清クレアチニン(Cr)，血液尿素窒素(BUN)，尿酸

初期の検査▶ 　妊娠初期には母体の健康状態を把握するために，詳細な問診により既往歴や合併症の有無などを把握するとともに血液検査を行う。妊娠中は出血によるリスクが高いため，血液型（ABO式，Rh式）と，血算は必須の検査である。また，新生児溶血性疾患をおこす原因となる抗体の有無を診断するために，不規則抗体（▶405ページ）のスクリーニングを行う。垂直感染予防のために，後述する感染症の検査が推奨されている。

末梢血検査▶ 　妊婦では，妊娠経過に伴い，循環血漿量が増加する。赤血球量も増加するが，血漿量の増加が著しいため，血液は希釈され，赤血球系の各成分は妊娠30週前後を最低値として推移する。日本産科婦人科学会では**妊娠性貧血**の定義をヘモグロビン値（Hb）11.0 g/dL未満，および／またはヘマトクリット値（Ht）33%未満としている。

　白血球は，感染徴候がなくても妊娠時に増加する。一般に白血球の値は5,000〜12,000/μLを推移するが，分娩時から産褥早期にかけては著明に増加し，平均14,000〜16,000/μLに達する。白血球増多は，主として好中球増多によるものである。

　血小板数は妊娠前期よりやや減少するが，通常は非妊時と同様に評価できる。しかし，一部妊婦では150/μL以下に減少することがあり，妊娠高血圧症候群（▶402ページ）やHELLP症候群（▶404ページ）との鑑別が必要になることがある。

血液生化学検査▶ 　血清総タンパク質（TP）およびアルブミン値は，血漿量増加による血液希釈により低下し，とくに妊娠28〜32週では非妊時に比べ有意に低値となる。肝機能はほとんど影響を受けず，肝細胞逸脱酵素や血清膠質反応には変化はないが，胆道系酵素は増加する。妊娠時には，増量するステロイドホルモンの影響により生理的に，総コレステロール，トリグリセリド（TG）が妊娠中期から増加する。人間ドックなどで異常を指摘された場合，妊娠による生理的変化であることを説明する。

　妊娠時には，循環血漿量の増加や末梢血管抵抗の低下などにより，糸球体濾過量（GFR）および腎血流量が増加する。この結果，血清クレアチニン値（Cr），血中尿素窒素（BUN）は低下する。

　妊娠時には胎盤由来のホルモンなどにより糖代謝に異常をきたすことが多い。いわゆる妊娠糖尿病（▶418ページ）のスクリーニングには尿糖や血糖のみならず，糖負荷試験が必須とされている。

感染症▶ 　梅毒血清反応，HBs抗原（B型肝炎ウイルスの抗原タンパク質の一種），風疹抗体（HI），ヒト免疫不全ウイルス（HIV）抗体，ヒトTリンパ球向性ウイルス（HTLV-1）抗体，C型肝炎ウイルス（HCV）抗体の検査は広く実施されている。風疹抗体は陽性でも抗体値が低い場合はまれに先天性胎児風疹症候群の発生がありうるので注意を要する。麻疹やトキソプラズマの検査は実施しない施設もあるが，イヌやネコなどの動物に接触する機会の多い妊婦には後者の検査はすすめるべきであると考える。

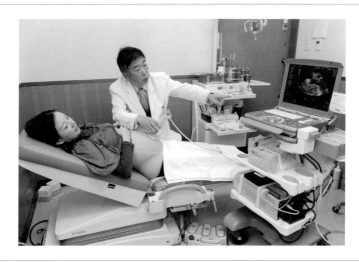

▶図3-19　超音波検査

超音波検査など▶　妊娠各時期において経腟超音波ないし経腹超音波検査は有用である(▶図3-19)。NT(nuchal translucency)検査[1]を行う場合は，11〜13週に実施する。妊娠中期においては頸管長測定による切迫流早産のスクリーニング，胎盤や臍帯の位置異常などの検査が重要である。妊娠末期の胎児超音波検査では，心奇形のスクリーニングも行われる。

　細胞診未実施例においては，子宮腟部細胞診を妊娠初期に実施する。

③ 胎児の発育と健康状態の診断

1 胎児の発育状態

　胎児の発育状態は，胎児の遺伝的素因，母体の栄養状態ならびに胎盤機能に左右される。

　妊娠初期の発育状態に影響するのは，おもに遺伝的素因である。しかし，妊娠中期からの胎児体重の急激な増加には，母体の栄養状態や胎盤機能が密接に関係し，胎児発育を調節している。これらの因子に異常があれば，胎児発育は遅延する。

---

1) NT検査：超音波断層法で胎児の項部の低エコー域を測定する検査。NT肥厚をみとめた場合，染色体異常，心形態異常の確率が相対的に高くなるが，非確定検査であり，異常と即断してはならない。

2 胎児発育の評価法

超音波検査▶ 　妊娠 8〜12 週では頭殿長 crown-rump length（CRL，胎児の頭部から殿部まで
を直線ではかった長さ）が発育の指標となる。妊娠 12 週以降では，児頭大横径
biparietal diameter（BPD，児頭の正中超音波断層法で描出される断面での最大
横径）を発育の指標としている（▶図 3-20-a，b）。

　しかし BPD だけでは，小頭症や水頭症の場合などでは，胎児発育を正確に

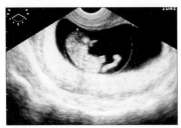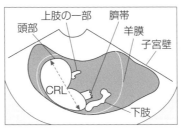

a. 頭殿長（CRL）

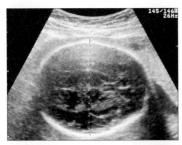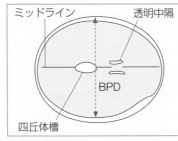

透明中隔と四丘体槽
を描出できる断面で
計測する。

b. 児頭大横径（BPD）

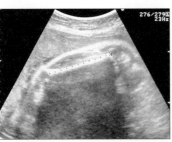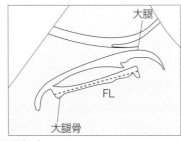

c. 大腿骨長（FL）

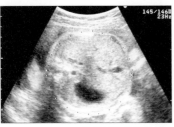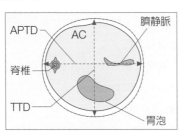

d. 前後径（APTD）・横径（TTD）と腹部周囲長（AC）

▶図 3-20　超音波断層法による胎児の計測

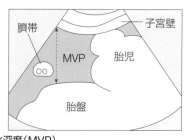

羊水腔が最も広く描出される断面で，子宮内壁から胎児構造物までの最大深度を測定する。

a. 最大羊水深度（MVP）

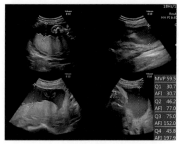
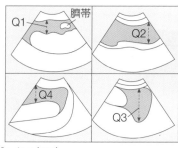

子宮を上下左右に4分割し，それぞれの位置における羊水深度を合計する。

b. 羊水インデックス（AFI）

▶図3-21 超音波断層法による胎児健康状態の診断

反映しない。妊娠20週ごろからは，胎児の大腿骨長 femur length（FL），体幹横断面の前後径 anteroposterior trunk diameter（APTD）・横径 transverse trunk diameter（TTD），またはエリプス（近似楕円）法による腹部周囲長 abdominal circumference（AC）を組み合わせて推定体重を算出し，発育の指標としている（▶図3-20-c, d）。

　健康状態の指標としては羊水量が測定される。最大羊水深度 maximum vertical pocket（MVP）または，羊水インデックス amniotic fluid index（AFI）により判断される（▶図3-21）。また，3D超音波画像では，胎児の様子を立体的に確認することが可能である（▶図3-22）。

母体計測▶　妊婦健康診査時の必須検査項目として，子宮底長と腹囲の計測ならびに体重測定があげられる（▶図3-23）。胎児の発育が不良な場合や，羊水の量が少ない場合は，妊娠週数に比べて子宮底長の増加がわるくなる。また，巨大児や羊水過多などでは，妊娠週数に比して子宮底長や腹囲の増大が著明であり，急激な体重増加をきたすこともある。

　超音波検査が普及した近年では，母体の計測が軽視される傾向があるが，スクリーニング検査としては有用であり，異常が疑われる場合は超音波による精査を積極的に行う。

3 胎児の触知，胎位・胎向の診断

　妊娠が進行すると，児頭はかたく丸い部分として触れ，四肢は小部分として

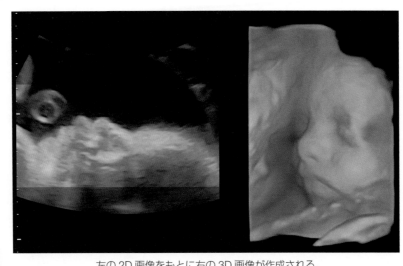

左の 2D 画像をもとに右の 3D 画像が作成される。

▶図 3-22　胎児の 3D 超音波画像

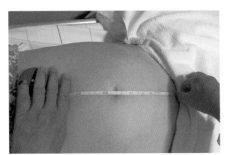

a. 子宮底長の計測
恥骨結合上縁から子宮体部上縁までをはかる。

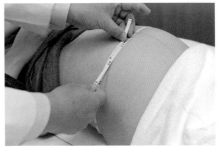

b. 腹囲の計測
臍高で計測する。

▶図 3-23　母体計測

母体の腹壁から触知できるようになる。

● レオポルド触診法

　レオポルド触診法は胎児の位置や大きさをみることを目的とした方法である（▶図3-24）。各操作により，次のことを観察する。

　[1] **第1段法**　検者は妊婦と対面し，両手の小指側を子宮底部にあて，両手指を屈曲させることにより，子宮底の高さや胎児部分を触診する。

　[2] **第2段法**　子宮底にあてた両手を下方に移し，子宮の両側壁にあて，子宮の形状を観察し，また胎向や羊水量を診断する。

　[3] **第3段法**　一手の母指と他指により，恥骨上に存在する胎児部分を触診

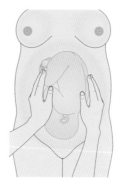
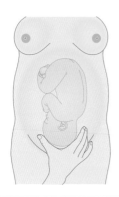
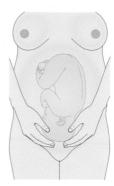

a. 第1段法
妊婦と対面し，両手指で子宮底の高さ・形，胎児部分を確認する。

b. 第2段法
引きつづき，両手をそれぞれ子宮の側壁にすべらせ，胎向や羊水量などを診断する。

c. 第3段法
片方の手の母指と他指で，恥骨上にある胎児部分を触診し，胎児下降部や可動性を触診する。

d. 第4段法
妊婦の足方を向き，胎児下降部と恥骨との間に両手指を静かに圧入することで，胎児下降部の状態や骨盤腔との関係を触診する。

▶動画

▶図3-24　レオポルド触診法

する。これによって，胎児下降部や可動性をみる。

[4] **第4段法**　検者は，妊婦の足方に向いて両手を鼠径靱帯に平行して進め，胎児下降部と恥骨との間に静かに指尖を圧入する。胎児下降部の状態ならびに骨盤腔との関係をより詳細にみることができる。

● 胎位・胎向の診断

妊娠中ならびに分娩中は，胎児と母体との位置関係を，胎位・胎向・胎勢に分類して表現する。

胎位▶　胎児の縦軸と子宮の縦軸との関係を**胎位**といい，両軸が平行にある場合を**縦位**という。縦位のうち，児頭が子宮の下方にあるものを**頭位**，胎児の骨盤が下方にあるものを**骨盤位**という。両軸が交差するものを**横位**または**斜位**という（▶図3-25）。分娩時には，約99.8％が縦位であり，そのうち約96.8％が頭位である。

胎向▶　児背または児頭と母体との関係を**胎向**という。縦位では児背が，横位では児頭が母体の左側に向かうものを**第1胎向**，右側に向かうものを**第2胎向**とよぶ（▶図3-25）。さらに，児背が母体の前方に向かうものを第1分類または背前位，後方に向かうものを第2分類または背後位とよぶ。

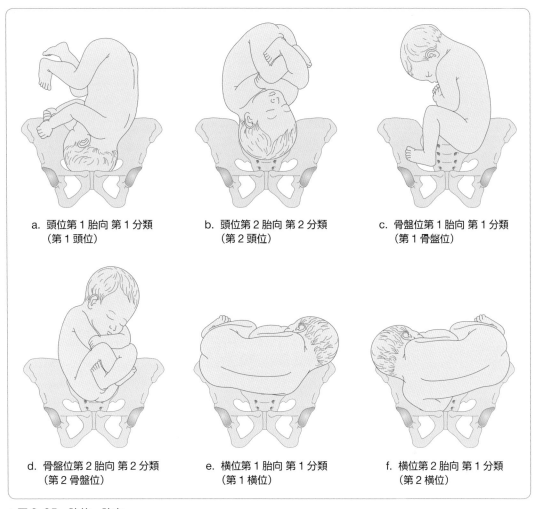

a. 頭位第1胎向 第1分類
（第1頭位）

b. 頭位第2胎向 第2分類
（第2頭位）

c. 骨盤位第1胎向 第1分類
（第1骨盤位）

d. 骨盤位第2胎向 第2分類
（第2骨盤位）

e. 横位第1胎向 第1分類
（第1横位）

f. 横位第2胎向 第1分類
（第2横位）

▶図3-25　胎位・胎向

胎勢▶　　　**胎勢**とは胎児の姿勢を意味する。妊娠末期では，頭位で児頭を前屈して児背を丸め，四肢は膝関節・股関節で屈曲し身体の前で組んでいる姿勢が多く，これを**屈位**とよぶ（▶192ページ，図4-6）。

4 胎児の健康状態

　　胎児の健康状態は，胎児の発育が順調か，胎児・胎盤系の機能に異常がないかを調べることにより診断される。その方法として，超音波検査を用いた胎児・胎盤ならびに羊水の観察や，胎児心拍陣痛計を用いた胎児機能性の診断，胎児採血などによる胎児のアシドーシスの判定があげられる。

超音波断層法▶　　胎児の身体発育を知るうえで，最も直接的な方法は，超音波検査を用いた胎児計測である。胎児の推定体重を知るだけでなく，各計測値から胎児のプロポーションを知ることもできる。

　　胎児発育不全（FGR，▶497ページ）のなかでも，胎盤機能不全によるものは

児頭に比して体幹部の発育がわるいが，染色体異常などの場合は身体全体が均等に発育不全となる。両者の鑑別や，さらに胎児奇形の有無を診断することは，母児の管理や分娩体制を整えるうえで重要な情報となる。また，羊水量や胎児の呼吸様運動の有無，胎動の観察なども，胎児の健康状態の指標となる。

胎児心拍数陣痛図▶　胎児心拍数陣痛図 cardiotocogram（CTG）は，胎児の健康状態を即時に知ることができる方法として広く用いられている（▶図3-26）。胎児心拍数ならびに子宮収縮を，母体の腹壁に装着されたトランスデューサを介して20〜30分以上にわたり持続的に記録する（▶図3-27）。紙送りは1分3cmで，横軸が時間，縦軸は上段では胎児心拍数（bpm[1]）で，下段は子宮収縮圧（mmHg）である。妊婦が胎動に合わせてマーカーを押すことにより，胎動による胎児心拍数の変化を観察することができる。

正常な心拍パターンは，基線が110〜160 bpm の間にあり，**胎児心拍数基線細変動**をもつ。胎児心拍数基線細変動は1分間に2サイクル以上の胎児心拍数の変動であり，振幅・周波数ともに規則性がないものをいう。この基線細変動とともに，胎動や子宮収縮に一致して，胎児心拍数の上昇をみとめる。胎児の中枢神経系の発達に伴い，胎児心拍パターンに変化がみられる。妊娠が進むにつれ，基線細変動は明らかとなり，妊娠32週ごろには胎動に伴う一過性頻脈の振幅や出現回数が増加する。これらは後述のとおり，正常所見である。

胎児の著しい徐脈の持続は胎児の心疾患が疑われ，治療を要することもある。

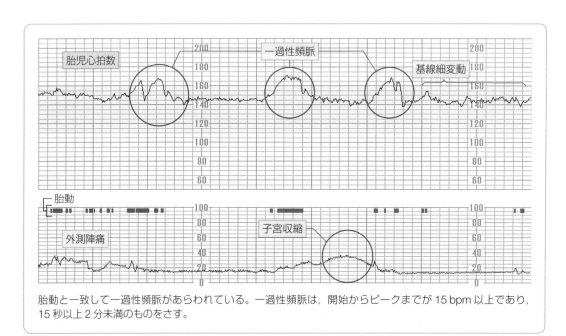

胎動と一致して一過性頻脈があらわれている。一過性頻脈は，開始からピークまでが15 bpm 以上であり，15秒以上2分未満のものをさす。

▶図3-26　胎児心拍数陣痛図（CTG）

1) bpm：beats per minute の略で，1分あたりの拍数をあらわす。

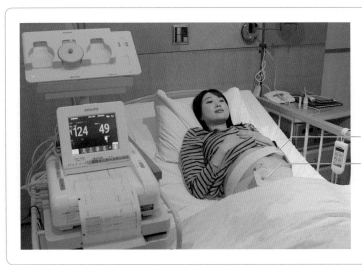

子宮収縮測定用トランスデューサ

胎児心拍測定用トランスデューサ

▶図 3-27　ノンストレステスト

また，胎児頻脈の持続は，母体の発熱や頻脈の影響もあるが，胎児自身の状態のわるさを反映していることもあるので注意が必要である。

　分娩時の CTG では，陣痛というストレスが加わることにより，陣痛と同期して胎児に一過性の徐脈がみられることが多い。徐脈の出現時期や持続時間，心拍数パターンの違いから，① 早発一過性徐脈，② 遅発一過性徐脈，③ 変動一過性徐脈，④ 遷延一過性徐脈のパターンに分類される（▶203 ページ「②胎児心拍数への影響」）。

ノンストレステスト▶　妊娠 32 週以降にはノンストレステスト non-stress test（NST）が行われる（▶図 3-27）。NST では，子宮収縮などのストレスのない状態で 20 分間に 2 回以上，15 bpm 以上 15 秒以上 2 分以内の一過性頻脈がみとめられれば「reactive pattern」と判定し，胎児の状態が良好であることが推測される（▶図 3-26）。胎児が眠っている状態であると，これらの変化がみとめられないこともあるため，胎児の睡眠周期より長く記録する。一方，長時間の観察においても基線の細変動や一過性頻脈がみとめられない場合や，一過性徐脈が出現する場合には，胎児の低酸素状態が疑われ，精査が必要となる。

胎児評価▶　胎児評価の基本は胎児機能不全がない（reassuring fetal status）と判断することである。NST や CTG で正常な心拍パターンをもち，一過性頻脈を 20 分間に 2 回以上みとめ，一過性徐脈をみとめないものが reassuring fetal status となる。

　NST で non reactive として胎児状態の悪化が疑われる症例で人工的に子宮収縮をおこさせて，胎児心拍数パターンの変化をみるものをコントラクションストレステスト contraction stress test（CST）という。子宮収縮は，オキシトシンの点滴静脈内注射や，乳頭刺激により誘発される。胎児にストレスをかけることにより，胎盤機能不全や胎児予備能の低下を早期に察知することを目的

▶表 3-8　BPS による胎児の状態の判定

観察項目	2 点（正常所見）	0 点（異常所見）
NST[1]	15 bpm 以上 15 秒以上一過性頻脈が 20〜40 分間に 2 回以上	15 bpm 以上 15 秒以上一過性頻脈が 20〜40 分間に 2 回未満
胎児呼吸様運動	30 秒以上持続する胎児呼吸様運動が 30 分間に 1 回以上	30 分間に 30 秒未満の呼吸様運動
胎動	30 分間に体幹と四肢の分離した 3 回以上の胎動	30 分間に 2 回以下の胎動
胎児筋緊張	30 分間に 1 回以上の四肢の屈曲・伸展運動、または手を握ったり開いたりする動き	30 分間に屈曲・伸展運動がみとめられない
羊水量[2]	2 cm をこえる垂直断面の羊水ポケットがある	垂直断面の羊水ポケットが 2 cm 以下

1) 4 項目のエコー所見がすべて正常の場合．NST は省略可能．
2) 垂直断面の最大羊水ポケット径が 2 cm 以下の場合は BPS にかかわらず精査が必要．

（American College of Obstetricians and Gynecologists. 1999 より作成）

としているが，検査により胎児の状態を悪化させる可能性もあるので，すぐに帝王切開を行えるような準備のもとに検査をすることが望ましい。

　なお，妊婦健診時に行う NST と，分娩時の CTG とでは，解釈が多少異なり，CTG では子宮収縮との関係がより重視される。

BPS▶　バイオフィジカルプロファイルスコア biophysical profile score（BPS）は，NST と超音波断層法により得られる 4 項目の情報とを合わせた 5 項目の観察に基づき胎児の状態を判定する方法である（▶表 3-8）。5 項目のそれぞれについて正常所見なら 2 点，異常所見なら 0 点とし，合計点で判定する。合計点が 8〜10 点の場合を正常とし，4 点以下は胎児のアシドーシスが疑われる。超音波の観察には 30〜60 分を要する。BPS には長時間の観察を要するため，振動音響刺激を用いた NST と超音波検査による AFI（▶102 ページ，図 3-21）を用いる修正バイオプロファイルスコア modified biophysical profile score（mBPS）が，分娩前の胎児機能評価のスクリーニング検査として受け入れられつつある。NST の所見が正常でなく，AFI が 5 cm 未満の場合には BPS を行い評価する。

胎児末梢血検査▶　胎児機能不全において，胎児は低酸素症を呈し，胎児血がアシドーシスに傾くことがある。あまり行うことはないが，分娩時に胎児酸血症を判定するために，胎児先進部から胎児血を採取し，pH，酸素分圧および二酸化炭素分圧を測定することが可能である。正常な胎児血の pH は 7.30〜7.40 の間であるが，7.25 をこえていれば安全といえる。7.20 未満は危険域と考えられ，急速遂娩が必要である。

④ 妊婦と胎児の経過の診断とアセスメント

　妊娠は自然で生理的な現象であるが，正常から逸脱しやすい時期であり，胎児の成長・発育は母体の健康状態に大きく影響を受ける。そのため，妊娠が正

常に経過して，妊婦の健康が維持・増進できているか，正常から逸脱するリスク因子はないか，胎児の成長・発育は順調であるか，妊娠に伴うさまざまな不快症状はないか，母子の健康増進のためのセルフケア行動をとることができているかを定期的にアセスメントすることが必要である。

さらに，妊娠の受容や胎児との愛着形成ができているか，妊婦や夫，その他の家族が妊娠による生活の変化に適応できているか，新しい家族を迎えるための準備ができているかなど，妊婦の身体面だけでなく，妊婦および家族の心理・社会経済面についても総合的にアセスメントする必要がある。

異常に移行することが予測される場合や，正常経過を逸脱した場合には，すみやかに医学的な管理やケアが受けられるようはたらきかける。

1 妊娠経過の診断（妊婦健康診査を含む）

● 妊婦健康診査

妊娠経過の診断は医師または助産師による**妊婦健康診査**（妊婦健診）で行われる。妊婦健康診査の目的は，妊婦および胎児の健康状態を把握・診査し，異常の早期発見に努め，健康状態に応じた適切な医療を提供することである。妊婦健康診査は妊娠23週までは4週間に1回，妊娠24〜35週までは2週間に1回，妊娠36週以降分娩までは1週間に1回受診するよう推奨されている（▶表3-9）。市町村では，妊婦の健康管理に必要な回数（14回程度）以上の標準的な妊婦健康診査について，公費負担を実施している。なんらかの異常がみとめられた場合は医師または助産師の指示に従ってそのつど受診する。

定期健康診査では，問診・視診・触診・聴診・計測診・内診・臨床検査などが行われる。健康診査の結果のアセスメントに基づき，看護職者は妊婦や家族の状況に合わせて，より快適な日常生活の過ごし方やその工夫，母性・父性をはぐくみ出産・育児の準備をしていくための情報提供を行い，妊婦や家族からの相談にのる。

[1] 問診　毎回の健診で前回の健診以降の心身の健康状態や，子宮収縮の自覚や性器出血，浮腫，胎動（胎動初覚以降），妊娠に伴う不快症状，日常生活における不安や悩み，夫婦の胎児への愛着行動などを把握する。また，妊娠中期以降では，適宜，出産・育児に向けた心身の準備状況を確認する。

[2] 視診　毎回の健診で，妊婦の顔色・表情・姿勢などの全身状態，腹部・皮膚などの妊娠に伴う特徴的な変化を観察する。外陰部の状態は内診時や腟分泌物の培養検査時などに合わせて観察する。乳房は母乳哺育の困難性を把握するために妊娠中期および必要時に観察する。

[3] 触診　妊娠中期以降は，毎回の健診で，腹部の緊満，胎位，胎向，胎児の大きさ，浮腫を観察する。さらに，妊娠末期は腹部の触診で胎児先進部の下降度，羊水量を判断する。妊娠中期および必要時に乳腺の発達，乳頭・乳輪部の

▶表3-9　妊婦健康診査のスケジュール（例）

妊娠週数（月数）	4〜7週（2月）	8〜11週（3月）	12〜15週（4月）	16〜19週（5月）	20〜23週（6月）	24〜27週（7月）	28〜31週（8月）	32〜35週（9月）	36〜39週（10月）	40週〜（11月）
健診頻度	11週末までに3回程度	4週間に1回				2週間に1回			1週間に1回	
診察内容	問診視診内診：妊娠性変化など	問診視診聴診：胎児心音	問診視診：腹部触診：腹部，浮腫聴診：胎児心音	妊娠20週以降に視診・触診：乳房（必要時）					問診視診：腹部，浮腫聴診：胎児心音内診：分娩徴候，頸管成熟度など	
諸計測	体重血圧		体重血圧腹囲・子宮底長							
尿検査	妊娠反応尿タンパク尿糖	尿タンパク尿糖							尿タンパク尿糖尿中エストリオール（必要時）	
超音波検査*	経腟的妊娠の確認：GSなど	経腟的胎児心拍動確認胎児の成長（CRL，BPDなど）	経腹的（必要時）胎児の位置・成長（BPD，FL，APTD，TTD）胎盤の位置，羊水量子宮頸管長計測（経腟）							
血液検査	妊娠初期（多くは初診時）血液型：ABO型，Rh型血液形態学的検査：白血球数，赤血球数，Hb，Ht，血小板数，血糖値など不規則抗体感染症検査：梅毒血清反応，HBs抗原検査，HCV抗体，風疹抗体，HTLV-1抗体（妊娠30週までに実施）（必要時生化学検査，凝固系検査，HIV抗体，トキソプラズマ抗体，クラミジア抗体〔妊娠30週までに1回〕，クアトロテストなど）	血液形態学的検査（妊娠中期に1回）							血液形態学的検査（妊娠36週以降に1回，貧血などがあるときは必要時）	
		妊娠高血圧症候群が疑われたとき：血液凝固能検査，腎機能検査，肝機能検査など妊娠糖尿病が疑われたとき：糖負荷試験								
その他の検査	子宮腟部細胞診（子宮頸がん検査）	腟分泌物（帯下）の培養検査：カンジダ（外陰部に瘙痒感があるとき）羊水検査（必要時）								
						腟入口部・肛門内の培養検査：B群溶血性レンサ球菌（GBS：妊娠33〜37週までの間に1回）ノンストレステスト（必要時）				
									X線骨盤計測（必要時）	

＊厚生労働省雇用均等・児童家庭局は，超音波検査を妊娠23週までに2回，妊娠24〜35週までの間に1回，妊娠36週以降に1回を推奨している。

状態を観察する。

[4] **聴診** 妊娠8週以降の毎回の健診で胎児心拍数を聴取する。

[5] **計測診** 毎回の健診で，体重・血圧を測定し，妊娠16週以降では，子宮底長・腹囲も毎回測定する。

[6] **内診** 妊娠初期と末期に子宮，子宮頸管，腟などの妊娠性の変化を観察する。また，妊婦から異常の有無の訴えがあった場合に行う。

[7] **臨床検査** 尿検査，血液型検査，血液抗体検査，血液形態学的検査，生化学検査，HBs抗原，梅毒血性反応，風疹抗体価などがある（▶98ページ）。

2 基礎的情報のアセスメント

妊婦の基礎的情報は妊娠中だけでなく，分娩の経過の予測や産後のケアにも活用されるが，これらの基礎的情報は妊娠中に変化することもあるため，必要に応じて確認していく。基礎的情報には個人の生活状況やセクシュアリティにかかわる内容，妊婦や家族の思い，価値観や信条も含まれる。したがって，情報収集をするときには妊婦の訴えを傾聴し，共感的に理解することが必要である。また，プライバシーを保護することや，なぜこれらの情報が必要なのかを妊婦および家族に説明しておくことも必要である。

妊婦と胎児の健康状態のアセスメントに必要なおもな情報とアセスメントの視点は以下のとおりである（▶表3-10）。

年齢▶ 母体の年齢は，妊娠合併症や胎児異常，分娩の難易度だけでなく，社会・経済的な問題や妊娠の受容，母親役割への適応などと関連する。

高年妊婦では，帝王切開分娩の発生率，妊娠高血圧症候群の発症，流・早産，周産期死亡，胎児の染色体異常などが増加する。不妊治療経験や流・早産，死産の経験が背景に含まれる場合もある。

一方，若年妊婦では，妊娠高血圧症候群の発症，低出生体重児の出生が多くなり，予期しない妊娠や未婚，就学中で経済的に自立していないなど，社会経済状態が整っていないことも多い。そのため，受診行動が遅れ，妊娠の確認や異常の発見，妊娠期を健康に過ごすための支援が遅れることにつながる。若年妊婦では妊娠が夫あるいはパートナーや，家族に支持されない場合もあり，それによって周囲のサポートが不足する状態は，妊娠の受容や児との愛着形成，出産・育児準備にも影響を及ぼす。パートナーの年齢やパートナーや家族との関係性，妊娠の受けとめ方や就学・就労状況，家族からのサポート状況も合わせてアセスメントすることが必要である。

婚姻状況▶ 婚姻の有無や夫あるいはパートナーとの関係は，新しい家族関係を構築し，育児の準備をしていくために重要な情報である。

妊娠時点で婚姻していなかったり同居していない場合には，今後の予定も把握する。また，夫あるいはパートナーの妊娠の受けとめ方や妊娠継続に対する考えが，妊婦と相違がないかも確認する。なかには夫から妻へのドメスティッ

▶表3-10　妊娠期の基礎的情報のアセスメント

基礎的情報	アセスメント項目	アセスメントの視点
年齢	• 妊婦の年齢 • パートナーの年齢	• 若年妊婦(20歳未満)あるいは高年妊婦(35歳以上)か • 身体的リスクはないか • 妊娠の受容はできているか • 年齢に関連した妊娠・出産・育児への不安はないか
婚姻状況	• 婚姻の有無 • 夫またはパートナーとの関係 • 婚姻期間	• 妊娠の受容はできているか • 夫／パートナーとともに子どもを育てていく意思があるか • 夫／パートナーとの関係はどうか • ドメスティックバイオレンス(DV)はないか
家族構成	• 家族構成(家族形態,家族構成員) • 家族構成員の役割分担	• 妊娠期の家族からのサポート状況は適切か • 出産・育児に向けての役割調整はできているか
就労状況 経済状況	• 夫婦の職業の有無・内容 • 経済状況 • 就労時間・環境 • 通勤方法・時間 • ワークライフバランスへの支援の状況 • 職場に働きながら育児をしている女性や相談できる人の有無 • 労働基準法や男女雇用機会均等法に基づく母性保護制度の知識や活用状況 • 就業によるストレスの有無・程度 • 妊娠による不快症状の就業への影響 • 産前産後休業・育児休業の取得予定 • 妊婦健康診査・出産・育児用品等の準備・育児環境の調整などに関する経済的負担の程度	• 就労や経済状態による妊婦の生活や健康への影響はないか • 就労に伴うストレスの程度はどうか • 安全・安楽に就労するためのサポートを得られているか • 妊娠・出産・育児をするために十分な経済状況か
生活・住居環境	• 住居周辺の環境(騒音,排気ガス,振動,安全,防犯等) • 高層階,エレベーターの有無,階段の昇降 • 室内の安全	• 妊婦の健康や生活に影響していないか • 胎児の発育・健康状態に影響していないか • 妊婦にとって安全・安楽か
身長・体重	• 身長・体重・体格指数(BMI)	• 身長150cm(とくに145cm)以下か • BMI 18.5未満,あるいは25.0以上か • 妊娠中の体重増加は適切か(▶120ページ,表3-12)
月経歴	• 月経周期,月経随伴症状 • 最終月経	• 分娩予定日はいつか
不妊治療歴 既往妊娠・分娩・ 産褥経過	• 不妊治療の有無・内容・期間 • 自然流産・人工妊娠中絶の既往 • 早産の既往 • 切迫流・早産の既往 • 前回妊娠時の合併症 • 前回の分娩経過・産褥経過 • 上の子どもの新生児経過(NICUなどへの収容,疾患の有無など)と現在の健康状態	• 今回の妊娠・出産・産褥・育児への影響はないか • これまでの不妊治療・妊娠・出産・育児をどのように受けとめているか • これまでの不妊治療・妊娠・出産・育児に関するセルフケア能力はどうか

▶表 3-10 （続き）

基礎的情報	アセスメント項目	アセスメントの視点
既往歴・現病歴	<ul><li>既往・現疾患の有無・程度，治療・服薬状況</li><li>治療方針と妊娠継続の可否</li><li>セルフケアの状況</li><li>アレルギーの有無</li><li>輸血歴の有無</li></ul>	<ul><li>胎児や妊婦継続への影響はないか</li><li>妊娠継続のための治療を継続しているか</li><li>疾患をコントロールするためのセルフケア能力はどの程度か</li><li>経腟分娩は可能か</li></ul>
家族歴	<ul><li>両親・きょうだい・上の子どもの遺伝性疾患の有無・内容</li><li>近親婚の有無</li><li>遺伝カウンセリングの受療の有無とその結果に対する思い・考え</li></ul>	<ul><li>妊娠への影響はないか</li><li>遺伝カウンセリングの受療やその結果をどのように受けとめているか</li></ul>
生活習慣	<ul><li>食習慣：食事摂取時間・回数，間食の有無・回数，偏食の有無と程度</li><li>睡眠：就寝・起床時間，睡眠時間，睡眠の満足度</li><li>排泄：排尿・排便回数，不快症状の有無</li><li>運動：運動の有無と程度</li><li>飲酒：有無と程度</li><li>喫煙：有無と程度</li><li>性生活：不快症状の有無と程度</li><li>家族の生活習慣</li></ul>	<ul><li>胎児の発育・健康への影響はないか</li><li>妊婦の健康やマイナートラブル，妊娠合併症への影響はないか</li><li>妊婦と家族はどのように調整しようとしているか</li><li>妊婦と家族は生活習慣を調整することをどのように受けとめているか</li></ul>
パーソナリティ（性格特性）	<ul><li>妊婦の性格特性（神経質・予期的不安・感情の浮き沈み・物事へのこだわり・自己中心的態度・依存的態度・非社交性・自信のなさ・自尊感情・他者への信頼感）</li></ul>	<ul><li>妊婦が自身の性格特性をどのようにとらえているか</li><li>家族が妊婦の性格特性をどのようにとらえているか</li><li>性格特性に影響する要因はないか</li><li>妊娠・出産・育児への影響はないか</li></ul>
心理状態	<ul><li>妊婦および家族の妊娠の受容</li><li>妊娠・出産・育児に対する思い</li><li>家族や周囲との人間関係，生活のなかでのストレスの有無と程度</li><li>胎児への思い</li><li>理想とする母親像</li><li>夫に期待する父親像</li><li>自己のボディイメージ</li></ul>	<ul><li>心理・健康状態に影響する要因はないか</li><li>胎児との愛着や出産・育児への準備状況はどうか</li><li>ストレスへの対処法をもっているか</li></ul>
文化・宗教的背景	<ul><li>国籍</li><li>宗教とそれに伴う禁忌事項</li><li>地域や文化的価値観・習慣（食生活や日常生活行動）の有無</li></ul>	<ul><li>妊娠・出産・育児への影響はないか</li><li>妊娠・分娩管理する施設で価値観や習慣に配慮した医療・ケアが提供できるか</li></ul>

クバイオレンスがあり，妊婦の行動を監視・制限するために夫が健診に同行している場合もある。そのため，外来初診での基礎情報の聴取はまず妊婦のみから行い，必要に応じてパートナーや家族も同席するようにしたほうがよい。衣服に隠れている部分の観察によって身体的暴力による障害を発見することもあるが，妊婦と看護職者との信頼関係が十分にできていないと，妊婦は真実を話さない場合も多い。

近親婚では胎児に異常がおこる可能性があるため，プライバシーに配慮して

情報を収集する。

家族構成 ▶ 　家族構成，同居の有無，家族との関係，生活状況は，妊娠期の健康状態や親役割の獲得，出産・育児に対する身体的・心理社会的準備や家族の役割調整に影響する。家族の年齢，健康状態，就労の状況，妊婦へのサポート状況を確認する。

　同居家族だけでなく，妊婦のサポート源となる親族などに関しても，居住地域や年齢，健康状態，きょうだいであれば子どもの有無も確認する。

就労状況 ▶ 　職業をもつ場合は，通勤や労働状況によって過労になると，流・早産や妊娠高血圧症候群の発症につながることがある。そのため，職種や具体的な仕事内容，職場環境，働きながら育児をしている女性がほかにもいるかなどの職場の風土，職場のワークライフバランスへの支援の状況，就業時間，通勤方法や時間帯，就業によるストレスの有無や程度，妊娠による不快症状などが就業に影響を及ぼしていないか，労働基準法や雇用の分野における男女の均等な機会及び待遇の確保等に関する法律(男女雇用機会均等法)に基づく母性保護の制度に関する知識や活用状況，などについても把握する。自営業では母性保護に関する法的な制度の活用があいまいになり，産前産後の休業や育児休業を十分に確保できない場合もある。

　これらと合わせて，家族が妊婦に対してどのような配慮をしようと考えているのかも把握しておく必要がある。

経済状態 ▶ 　妊婦健康診査に関する費用は公的な補助が行われるようになったものの，経済状態が不安定な場合は，妊婦の栄養が不十分になったり，安全で快適な生活や母子の健康を維持できなかったり，出産・育児の準備，養育環境の調整が不十分になる可能性がある。必要に応じて，ソーシャルワーカーと連携し，生活保護や入院助産制度[1]などに関する情報を提供する。

生活・住居環境 ▶ 　住居環境は母子の健康や日常生活に大きく影響する。騒音や排気ガス，振動などの住居周辺の環境や，階段の昇降，室内に転倒の危険がないかなど，妊娠中の健康や育児環境に適しているかを把握する。また，住居周辺に妊婦をサポートできる人的・社会的資源があるか，妊婦や同年代の子どもをもつ親がいるか，医療機関にアクセスしやすい状況かを合わせて確認する。また，災害などの非常時に備えて広域避難場所や家族との連絡方法などを確認しているかについても把握しておく。

身長，体重 ▶ 　身長150 cm以下，とくに145 cm以下の低身長の場合は低出生体重児の出生頻度が高く，狭骨盤の可能性が高いことから児頭骨盤不均衡(▶423ページ)などの分娩異常が多い。

---

1) 入院助産制度：保健上必要があるにもかかわらず，生活保護世帯などで，経済的に困窮しており，病院等施設における出産費用を負担できず，本人から申請があった場合に出産にかかる費用を公費で負担する制度(児童福祉法第22条)。

母体の肥満は妊娠高血圧症候群や妊娠糖尿病などの発生率が高く，やせは低出生体重児（▶430ページ）の出生頻度が高くなり，切迫早産（▶410ページ）や早産，貧血などの異常が多くなる。肥満の判定には体格指数 body mass index（BMI）を用いる。体重は妊婦健康診査のたびに計測し，着衣による誤差ができるだけでないようにする。肥満あるいはやせの場合は，食生活や運動習慣なども合わせてアセスメントする。

月経歴▶　これまでの月経周期や最終月経の初日は，分娩予定日を決定するうえで重要な情報となる。また，月経異常がある場合は黄体機能不全や子宮筋腫合併など，妊娠経過に異常をおこす可能性があるため詳細に聴取する。

既往妊娠・分娩・　既往妊娠・分娩回数，不妊治療歴，流・早産や妊娠高血圧症候群，妊娠糖尿
産褥経過　病などの既往，両親学級などへの参加状況，分娩経過，分娩様式，分娩時の異常の有無，産褥経過，児の健康状態，児の栄養方法などを把握する。児の栄養方法が母乳あるいは混合栄養の場合は，母乳哺育期間，乳房のトラブルの有無，希望にそった方法であったかも把握する。人工妊娠中絶の経験が今回の妊娠経過に及ぼす影響を心配していても，婚姻前に行っている場合は情報が得られない場合があるため，プライバシーに配慮することを伝えて確認する。

流・早産や切迫流・早産，妊娠高血圧症候群などの既往・分娩状況は反復する可能性があり，今回の妊娠・分娩経過やリスク因子を予測するうえで重要な情報となる。症状が出現した妊娠週数や症状の程度を把握し，異常の予防・軽減のために行っていたセルフケアについても合わせて把握する。

流・早産，死産などの喪失体験がわだかまりや恐怖体験となっていたり，不妊治療経験や前回の出産体験を妊婦なりに意味づけできていないと，今回の妊娠の受容が進まなかったり，否定的感情が強くなることがある。過去の妊娠・分娩経験に対するとらえ方や，それに関連した今回の妊娠・分娩への不安の有無などを確認する。また，上の子どもの育児に対する不安や困難，子どもが増えることに対する不安などがないかも把握する。

既往歴・現病歴▶　母体の既往歴・現病歴は，妊娠・分娩経過だけでなく，胎児の健康状態にも影響する。妊娠や出産によって疾患が再発したり，症状が増悪する可能性もある。心疾患，腎疾患，呼吸器疾患（肺結核，喘息，慢性気管支炎など），高血圧，糖尿病，甲状腺機能低下・亢進症，婦人科疾患（子宮筋腫，卵巣嚢腫，子宮奇形など），精神疾患，手術・輸血歴，食物・薬物などのアレルギー，感染症（B型肝炎，梅毒，風疹など）の有無と予防接種状況，最近の服薬状況，X線検査の有無などを把握する。疾患のこれまでの経過や受診状況，妊娠継続の可否，妊娠中の治療方針，疾患に対する受けとめ方やセルフケアの状況，健康管理に関する考え方を把握する。

家族歴▶　妊婦の両親，きょうだいが遺伝性疾患・高血圧・糖尿病などを有している場合は，妊婦もそれらの素因をもっている可能性があり，胎児にも異常をきたす場合がある。遺伝性疾患の場合は，必要に応じて遺伝カウンセリングなどの専

門的な援助が受けられるように調整する。

生活習慣 ▶　食事，睡眠，排泄，運動，飲酒，喫煙，カフェインの摂取などの生活習慣は，妊娠経過や胎児の成長に影響する。食習慣に関しては，食事摂取時間や回数，間食の回数や量，偏食や味つけの嗜好（しこう）も確認する。食習慣や運動習慣は，胎児の成長や，妊娠中の便秘や体重増加，貧血にもつながりやすいため関連づけてアセスメントする。妊娠前だけでなく，妊娠後の生活習慣の変化や，その変化に対してストレスを感じていないかも把握する。飲酒や喫煙，過食などはその背景にも注目し，妊娠判明後に生活習慣を変更している場合はそれを承認したうえで，どの程度，さらなる生活習慣の調整が必要かをアセスメントする。また，周囲の喫煙は受動喫煙となり，胎児の成長に影響するため，夫や家族の生活習慣，職場の分煙・禁煙対策も確認する。

パーソナリティ ▶
（性格特性）
　できごとへの神経質な反応や強い予期的不安，感情の浮き沈み，物事への強いこだわり，自己中心的態度，依存的態度，非社交性，自己への自信のなさ，自尊感情，他者への信頼感の低さなどは，妊娠に伴う心身の変化への対応，親役割の獲得，母親としての自己像の形成，周囲との人間関係の変化への適応，分娩・育児の準備などに影響する可能性がある。

　パーソナリティは，過去の不妊治療経験や，育児経験，人間関係などの強いストレスなどによって，一時的に変化していたり，今後の妊娠・出産体験によって変化していく可能性もある。妊婦が自分自身のパーソナリティをどのように認知しているのか，可能であれば家族からの評価も含めて把握し，それらに関連する日常生活上の問題がないかも確認しておくとよい。これらの情報は妊婦の感情的反応や対処行動を予測したり，それに合わせて生活調整の工夫や育児準備を一緒に検討することに役だつ。

心理状態 ▶　妊婦および家族の妊娠の受容，妊娠・分娩・育児に対する思い，家族や周囲との人間関係や生活のなかでのストレスの有無などを把握する。不妊治療経験や，流産，死産，早産などの異常を経験している場合は，それらに対する受けとめ方も把握する。また，理想とする母親像や周囲から期待される母親像への思い，夫（パートナー）に期待する父親像についても把握する。

　妊娠中は内分泌系の変化や身体的変化により情緒が変動しやすく，妊娠経過や胎児の健康状態，親役割の獲得に関する不安が生じやすい。医療者にとってはささいに思えるようなことにも不安や疑問をいだきやすいので，思いや考えを表出しやすい環境をつくり，傾聴して共感的に理解することが必要である。

文化・宗教的背景 ▶　非妊時は地域の風習や伝統を意識せずに生活していても，妊娠・分娩・育児には昔ながらの地域に根ざした風習が多数存在する。また，近年は外国人妊婦が増加し，異なる文化・宗教的背景をもつ妊婦も多い。風習や伝統に基づくしきたりは，科学的根拠に基づかないものも多いが，祖父母や両親など身近な役割モデルからの助言による安産祈願や子どもの健やかな成長を祈るものが多く，それらの風習や儀式によって家族の絆を強めることもある。妊婦や胎児に否定

的な影響を及ぼすものかどうかをアセスメントする必要があるが，それぞれの文化的背景はできるだけ尊重する。また，宗教的に摂取することができない食品や，輸血の可否，出産時や産後に必要となる文化・風習も確認しておく。

3 妊婦・胎児の身体的健康状態のアセスメント

妊婦・胎児の身体的健康状態のアセスメントは，基礎的情報，妊娠週数，妊娠経過の診断，妊婦健康診査の情報を用いて行う。母体の身体的健康や，胎児の発育・健康状態が正常範囲にあるか，正常から逸脱するリスクはないか，妊婦の身体的変化や健康状態が日常生活や心理・社会面に影響を及ぼしていないか，心理・社会的問題が妊婦の身体的健康状態に影響を及ぼしていないかを総合的にアセスメントする。

● 産科的診察法

産科的診察法では，腹部，乳房，外性器，内性器を診察し，妊娠週数相当の変化をしているかをアセスメントする。腹部と乳房は外診法で観察し，性器は外診法と内診法で観察する。外診法には，視診・触診・計測診・聴診がある。

腹部の視診▶　腹部の大きさ・形，皮膚の状態(妊娠線の有無，正中線の着色の程度など)を観察する。妊娠末期では視診で胎動を確認できることもある。腹部の形を観察をすることで，形から胎位，胎向，胎児の大きさなどを推測する。

腹部の触診▶　腹部の触診法としてレオポルド触診法がある(▶104ページ，図3-24)。レオポルド触診法では，胎児の状態を正確に確認するため腹壁を弛緩させていることが必要であり，妊婦は仰臥位になって両膝を曲げた姿勢で行う。腹部の緊張がないか，子宮底の確認，胎児の位置，胎児先進部の下降度などを観察する。胎児の位置は胎位，胎向，胎勢に分類して表現する(▶105ページ，図3-25，192ページ，図4-6)。

胎児心拍数の聴診▶　胎児心音は超音波ドップラー法やトラウベ杆状聴診器を用いて聴取する(▶図3-28)。胎児心拍数の正常範囲は，毎分110〜160回である。5秒ずつ3回聴取し，「12・11・12」などと表示する簡便な方法もあるが，原則として1分間聴取する。

レオポルド触診法第1段法および第2段法を用いて胎位と胎向を確認したあと(▶104ページ，図3-24)，妊婦に脚をのばしてもらい，胎児心音の最良聴取部位にドップラー装置などをあてて聴取する(▶図3-29)。胎児の成長に合わせて胎児心音の最良聴取部位は変化し，臍棘線上で聴取できるようになるのは妊娠末期の後半である。腹部の聴診では，胎児心音のほかに臍帯雑音，母体大動脈音，母体腸雑音，胎動音などが聴取される。母体大動脈音は母体の脈拍数と同じであるため，胎児心拍数との鑑別が必要である。

胎児心音は超音波ドップラー法では早ければ妊娠9週から，12週では全例で聴取可能である。このころの最良聴取部位は恥骨結合直上周辺である。トラ

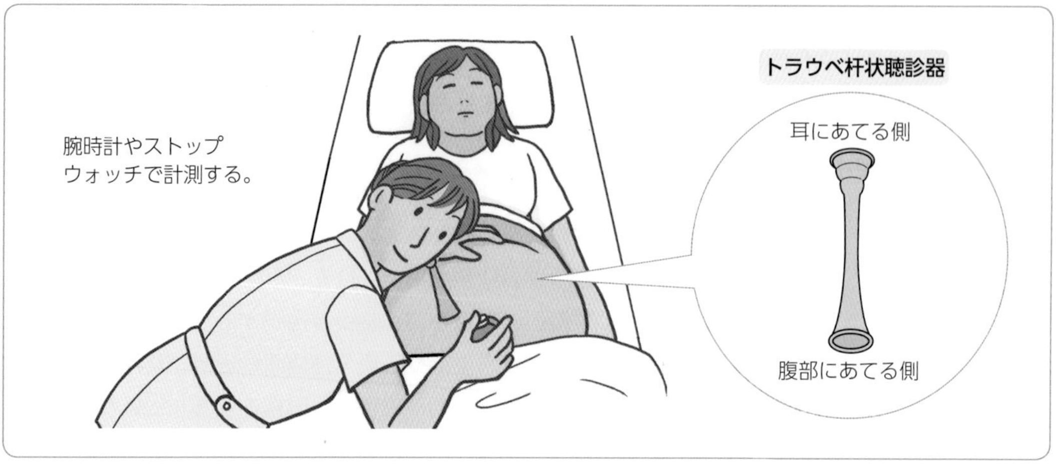

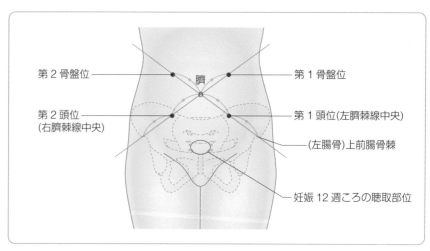

▶図3-28　トラウベ杆状聴診器による胎児心音の聴取

第2骨盤位 ── 臍

第1骨盤位

第2頭位
(右臍棘線中央)

第1頭位(左臍棘線中央)

(左腸骨)上前腸骨棘

妊娠12週ころの聴取部位

▶図3-29　妊娠37週以降で胎児心音が最も明瞭に聴取できる部位

ウベ杆状聴診器では妊娠17〜20週以降で聴取可能である。

　なお現在，妊婦健康診査では，超音波断層法で直接胎児の心臓の動きを観察したり，超音波ドップラー法で胎児心音を聴取するので，トラウベ杆状聴診器はほとんど用いられない。ただし，災害時などには役だつ方法である。

子宮底長，腹囲の▶
計測診

　仰臥位で両足をのばした姿勢で計測する。腹囲は通常，臍の高さで腹部周囲の長さを計測する。子宮底長は恥骨結合上縁から子宮底最後部までの距離を腹壁のカーブに沿って計測する(▶103ページ，図3-23)。

乳房の外診▶
(視診と触診)

　乳房の診察時には，母乳哺育に関する希望や考え，経産婦では上の子どものときの授乳状況や乳房のトラブルの有無を聞き，初乳の分泌状態と，セルフケアの状態を合わせて確認する。乳房の視診により，乳房のタイプ，乳腺の発育状態，乳輪部の大きさ，乳頭の形状(長さ・大きさ・陥没・扁平など)を観察する。乳房の形はⅠ型，Ⅱa型，Ⅱb型，Ⅲ型に分けられる(▶342ページ，図6-4)。

正常乳頭は，乳頭頂の大きさ 1.0×1.0±0.2 cm，側壁の長さ 0.7±0.3 cm である。扁平乳頭は，乳頭側壁が 0.4 cm 以下で乳輪部，乳頸，乳頭頂がほぼ同一平面上に位置するものをさす。陥没乳頭は，乳頭が突出せず反対に陥没しているもので，真性陥没乳頭(乳輪周辺を親指と示指で圧迫すると乳頭が乳輪に埋まるように引き込まれてしまうもの)と，仮性陥没乳頭(同様に圧迫すると乳頭が前方に突出するもの)に分けられる(▶342 ページ，図 6-5)。

乳頭・乳輪部の柔軟性は触診で観察する。触診する場合には，既往の流産・早産歴，および現在の妊娠経過で切迫流・早産徴候がないかを確認し，オキシトシンの分泌による子宮収縮に注意して行う。陥没乳頭など，乳頭の状況によっては母乳哺育に困難が予測されるため，状況に応じたセルフケアを促す必要があるが，切迫流・早産の徴候がみられる場合は，医師または助産師に報告し，乳頭マッサージを制限する。

内診▶　内診とは妊婦の腟内に示指または示指と中指を挿入して，内性器や小骨盤腔内を触診する方法であり，正常な妊娠からの逸脱徴候の早期発見を目的として医師・助産師によって行われる。子宮の大きさや硬度，軟産道の長さ・柔軟性，腟狭窄や腟中隔などの異常の有無，子宮付属器の状態，子宮腟部のびらんの有無，分泌物の量と性状などを診察する。妊娠初期ではリビド着色(▶77 ページ)，ピスカチェック徴候[1]の有無，妊娠末期では子宮腟部の短縮や消失，胎児の下降度，子宮口の開大度，破水の有無を判断する。

内診は羞恥心を伴うため，苦痛や不快感を与えないよう配慮し，外陰部の露出時間が最小限になるようにし，保温に努める。内診に対する緊張感が強い場合もあるので，診察時にはゆっくり息を吐いたり身体の力を抜くように声をかける。子宮の増大に伴い重心がかわり，足もとが見えにくく転倒しやすくなるので，内診台の昇降は危険のないように声をかけ，必要であれば介助する。

● 妊婦の健康状態のアセスメント

全身状態▶　顔色，表情，活気，バイタルサイン，体重増加，浮腫，生化学的検査データ，不快症状などの自覚症状の内容や程度をもとに，全身状態を総合的にアセスメントする(▶表 3-11)。体重増加は胎児の発育の指標であるとともに，妊婦の栄養状態や浮腫を判断するときの重要なデータとなる。妊娠中の適正な体重増加は，非妊時の BMI と妊娠週数に基づいて推奨増加量が示されている(▶表 3-12)。

妊娠中の体重増加が著しい場合は，妊娠高血圧症候群や巨大児の出生などのリスクが高まる。体重増加が 500 g/週以上の場合は，過剰な食事摂取量や浮腫を疑う。一方，栄養摂取不足による体重増加の不足は胎児発育遅延や低出生体重児と関連があり，胎内の発育不全による低体重は将来の生活習慣病の発症

---

1) 妊娠初期(6〜8 週ごろ)に子宮の着床部位が膨隆し，子宮が左右不同の大きさになる。この変化をピスカチェック徴候という。

▶表3-11 身体的健康状態のアセスメント

身体的状態	アセスメント項目	アセスメントの視点
全身状態	・顔色 ・表情 ・活気 ・バイタルサイン ・体重増加，BMI ・浮腫などの不快症状 ・血液検査 ・尿検査 ・乳房・乳頭の状態	・快適な日常生活を送ることができているか ・胎児の成長に影響していないか ・健康管理のためのセルフケアをどの程度行うことができているか ・育児に向けた準備ができているか
生理的変化に伴う不快症状	・不快症状の有無と程度，出現時期と変化 ・妊娠初期：吐きけ・嘔吐，頻尿，便秘，倦怠感，めまい，帯下 ・妊娠中期：皮膚の瘙痒感，帯下 ・妊娠末期：腰背部痛，静脈瘤，痔，浮腫，下肢の痙攣，頻尿，便秘，胸焼け，皮膚の瘙痒感，帯下	・不快症状は異常徴候ではないか ・不快症状をどのように受けとめているか ・不快症状が日常生活や出産・育児準備に影響していないか ・不快症状を軽減するためのセルフケアをどの程度行うことができているか
妊娠合併症	・血圧 ・尿検査：尿糖，尿タンパク，ケトン体 ・血液検査：Hb，Ht，血糖 ・腹部の緊満感・疼痛の有無と程度 ・性器出血の有無と程度 ・内診所見：子宮頸管の開大度・展退度・児頭の下降度，子宮腟部のびらんの有無，腟分泌物の性状と程度 ・超音波断層法による子宮頸管長の計測 ・破水の有無 ・そのほかの自覚症状の有無と程度	・正常範囲から逸脱していないか ・妊娠合併症に伴う不快症状はないか ・妊娠中におこりやすい異常と症状，予防方法を知っているか ・妊娠合併症を予防するためのセルフケアをどの程度行うことができているか
胎児の発育・健康状態	・妊婦の腹囲・子宮底長 ・超音波断層法による胎児各部，羊水量の計測 ・胎動の有無と程度 ・胎児心拍数(ノンストレステスト) ・母体の妊娠経過と合併症，服薬の有無	・胎児の発育・健康は順調か

▶表3-12 妊娠中の体重増加指導の目安

妊娠前の体格*	体重増加指導の目安**
低体重(やせ)：BMI18.5 未満	12〜15 kg
ふつう：BMI18.5〜25.0 未満	10〜13 kg
肥満(1度)：BMI25.0〜30.0 未満	7〜10 kg
肥満(2度以上)：BMI30.0 以上	個別対応(上限5 kg)

注)BMI＝体重(kg)/身長(m)^2
*体格分類は日本肥満学会の肥満度分類に準じた
**「妊娠中の栄養指導に関して，現時点では厳しい体重管理を行う根拠となるエビデンスは乏しく，個人差を配慮してゆるやかな指導を心がける」産婦人科診療ガイドライン―産科編 2023 より
（厚生労働省：妊産婦のための食生活指針による，一部改変）

との関連が指摘されている。体重増加に問題がある場合は、食事・水分摂取量や運動状況、合併症の有無、体重増加に関する妊婦の知識や認識、ストレスの有無と程度なども合わせて評価する。

妊娠合併症▶ 以下の妊娠合併症についてのアセスメントを行う。

[1] 妊娠高血圧症候群 血圧は妊娠高血圧症候群(▶402ページ)を診断するために必須の情報である。収縮期血圧140 mmHg、拡張期血圧90 mmHgをこえた場合は妊娠高血圧症候群を疑い、尿タンパクや浮腫の有無とともに注意深い観察が必要である。下肢の浮腫は生理的にも軽度出現し、とくに立位を長時間続けていると出現するが、下肢脛骨稜や足背を圧して圧痕が鮮明に残ったり、起床時にも軽減していないような場合は異常と考える(▶表3-13、図3-30)。手の握りづらさもあわせて確認する。

[2] 妊娠糖尿病、貧血 尿検査では尿糖も観察する。尿糖は妊娠糖尿病の指標

▶表3-13 浮腫の判断基準例(圧痕部の深さを圧した指頭部の厚さで測定して評価する方法)

浮腫の程度	評価基準
浮腫(−)	圧痕がまったくない
浮腫(±)	圧痕は不鮮明だが、触診にてくぼみを触知できる
浮腫(+)	圧痕鮮明で、指頭の1/2程度のくぼみ
浮腫(++)	圧痕鮮明で、指頭全部が埋まる程度のくぼみ
浮腫(+++)	圧痕鮮明で、指頭部が見えなくなるくらいのくぼみ 下肢のみならず全身性に浮腫を観察できる

(櫛引美代子:カラー写真で学ぶ妊産褥婦のケア、第2版. 医歯薬出版, p.12, 2014による、一部改変)

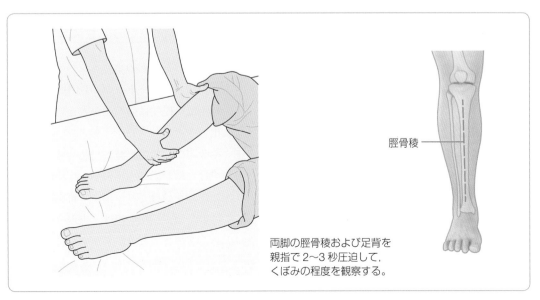

胫骨稜

両脚の脛骨稜および足背を親指で2〜3秒圧迫して、くぼみの程度を観察する。

▶図3-30 浮腫の観察

となる。妊娠貧血は徐々に進行するため自覚症状を感じにくいが，血液検査の結果は妊娠性貧血などの指標となり，貧血がみとめられる場合は自覚症状や他覚症状を観察し，食習慣や妊娠中の貧血に関する知識を確認する。

[3] **切迫流産・早産，前期破水**　切迫流産・早産の症状である腹部の緊満感，下腹部痛，性器出血の有無は必ず確認が必要である。妊婦からの自覚症状の訴えと，視診および触診で把握する。これらの症状があった場合は日常生活の動静や運動，仕事をしている場合は通勤の状況や仕事内容に関する情報も収集し，合わせて評価をする。

　妊娠末期になると軽度の尿もれがおこることがあり，妊婦は破水と区別がつかないことがある。破水を疑う自覚症状があった場合は，流出量が少量であっても，破水の診断と感染予防のため，必ず受診するよう伝えておく。

● 胎児の発育・健康状態

　胎児の発育は，妊婦の腹囲と子宮底長の計測，超音波断層法による胎児各部分の計測によって評価する（▶図3-31）。腹囲と子宮底長が基準となる値からはずれている場合は，胎児の発育異常や，羊水過多あるいは過少を疑う。胎児の発育異常は先天的な異常による場合もあるが，母体の栄養状態や妊娠高血圧症候群，妊娠糖尿病などの妊娠合併症による場合もあるため，食生活や体重増加，妊娠合併症に伴う症状の有無などもあわせて確認する。

　胎児の健康状態は胎児心拍数の聴取と胎動の有無と程度によって評価する。また，ノンストレステスト（NST）や胎児胎盤機能検査などの検査結果もあわせてアセスメントする。胎動に関する情報は妊婦の自覚によるため，比較的胎動が多い夜間の一定時間を選び，リラックスした状態で胎動が何回あるかを数えるなど，妊婦が客観的に評価できるように情報提供する必要がある。

● 生理的変化に伴うマイナートラブル（不快症状）のアセスメント

　妊娠経過に伴うエストロゲンやプロゲステロンなどのホルモンの変化や子宮の増大，体重増加などに伴って，さまざまなマイナートラブル（不快症状）があらわれる（▶166ページ，表3-29）。症状の種類や程度は個人差が大きいが，とくに妊娠初期および末期は症状が多彩に出現する。

　マイナートラブルは日常生活の工夫や改善で症状の軽減が見込めるものであり，妊娠経過や児に直接影響するものではないが，強い不快感や症状の継続は日常生活に影響するだけでなく，妊娠の受容を妨げたり，出産・育児に対する前向きな準備を遅らせることもある。そのため，症状や程度，出現の状況だけでなく，不快症状をどのように受けとめ，どのようなセルフケアを行っているかもアセスメントする必要がある。

　また，症状があっても妊娠中だからしかたがないとがまんし，医療者への相談をためらっていることもある。しかし，ほかの妊娠合併症の前駆症状の場合

もあるので，はじめからマイナートラブルと決めつけず，妊婦の訴えを傾聴し，症状の観察とアセスメントを十分に行い，異常との鑑別を行う必要がある。

◉ 妊娠初期

つわりによる▶
吐きけ・嘔吐

つわり症状（食欲不振や吐きけの程度，嘔吐の回数や程度など），食事・水分の摂取量や内容，摂取時間帯，排尿回数や量，便秘の有無と程度，つわり症状の受けとめ方や症状への対処，日常生活への支障の程度，つわり症状に対する家族の理解やサポート状況を把握する。妊娠を受容できていない場合には症状が強くあらわれる場合もあるため，妊娠の受けとめ方や，夫あるいはパートナーや家族などのサポート状況もあわせて確認する。栄養や水分摂取が極端に困難で体重が 3 kg 以上減少する場合や，脱水症状，尿ケトン体が陽性，電解質異常がみとめられる場合は，妊娠悪阻や消化器疾患などとの鑑別が必要である。

頻尿▶

骨盤内で子宮が増大して近接する膀胱を圧迫したり，循環血漿量や糸球体濾過量（GFR）が増加することによって頻尿となる。妊娠中期になると子宮が骨盤外に出るため頻尿はいったん落ち着くが，妊娠末期になると児頭の下降により再び頻尿になる。夜間の頻尿により睡眠不足になったり，就労妊婦では仕事の中断や集中力の低下につながることもある。

頻尿の程度や尿量，頻尿に伴う不快症状，水分摂取状況を把握する。また，尿意を感じたらがまんしないことや夜間頻尿の場合は睡眠前の水分摂取を控えるなどのセルフケアを行っているかを確認する。

排尿時痛や残尿感がある場合には膀胱炎を疑い，高熱・腰背部痛を伴う場合は腎盂腎炎を疑う。外陰部の清潔保持の状況についても確認する。

便秘▶

妊娠初期には，プロゲステロンの増加による腸管の蠕動運動の低下や，つわりによる食事摂取量の低下，運動不足によって便秘になりやすい。また，妊娠末期には増大した子宮が腸管を圧迫することなどで排便が抑制される。非妊時からの排便習慣，現在の排便の頻度と量，排ガスや腹部膨満などの不快症状の有無と程度，食事の摂取量と内容，水分摂取状況，運動習慣，ストレスの有無をアセスメントする。慢性的な便秘は妊娠中に痔を併発・悪化させるため，これらの症状の有無も確認する。

倦怠感▶

プロゲステロンの増加およびつわりによる脱水や低栄養，電解質異常，疲労，貧血，感染症などによりおこる。疲れやすさやだるさの程度，食事・水分の摂取状況，体重減少の程度，発熱の有無，ほかの自覚症状の有無と程度，睡眠状況，就労している場合は通勤状況などをアセスメントする。感染症やほかの器質性疾患，精神疾患との鑑別が必要となる。

◉ 妊娠中期

皮膚の瘙痒感▶

妊娠期の生理的な変化として皮膚の瘙痒感が生じる。妊娠線の出現に伴ってかゆみが出たり，皮膚の乾燥や肌着の刺激によっておこることもある。妊娠前からアトピー性皮膚炎に罹患している場合は症状が強くなることもある。部位や程度，湿疹や発赤の有無，乾燥の程度，セルフケアの方法を確認する。ほか

妊娠週数	4	8	12	16	20
胎児の発育	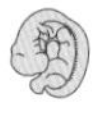	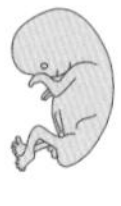	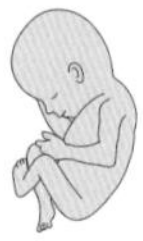	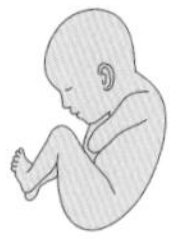	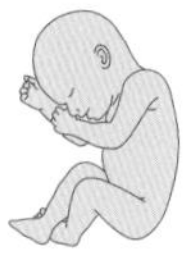
身長(cm)	0.4〜1.0	2〜3	7〜9	16	25
体重(g)		4	20	120	250〜400
GS(cm)	1.0	3.4	6.6		
CRL(cm)		1.5	5.3	9.5	17
BPD(cm)			2.1	3.5	4.8
FL(cm)				1.9	3.0
子宮の変化	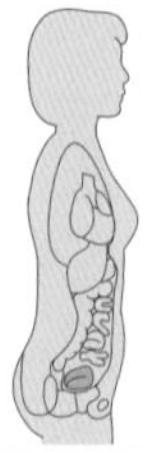	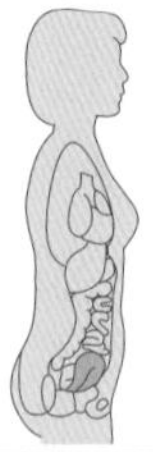	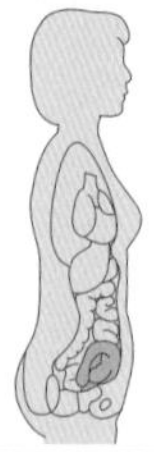	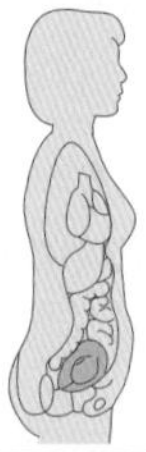	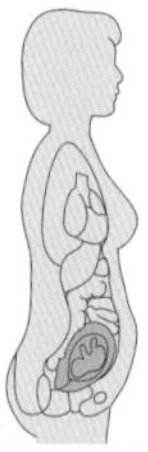
子宮の大きさ	鶏卵大球形	鵞卵大	手拳大	新生児頭大	小児頭大
子宮底長(cm)				12(7〜16)	18(16〜20)
子宮底の高さ			恥骨結合上縁	恥骨結合上縁と臍の中間	臍下2〜3横指

（前原澄子編：母性Ⅰ〔新看護観察のキーポイントシリーズ〕．p.66，中央法規出版，2011による，一部改変）

▶図3-31　胎児の発育と観察

の皮膚疾患との鑑別が必要である。外陰部の瘙痒感はカンジダ腟炎の可能性もあるため，帯下の量や性状もあわせて確認する。

●妊娠末期

腰背部痛▶　子宮の増大や体重増加によって重心が前方へ移動することで，からだのバランスをとるために，腰仙骨部前彎が強くなった姿勢をとることや，リラキシンやプロゲステロンなどのホルモンの分泌が変化することで，骨盤を支える筋肉・靱帯結合組織が弛緩して支持力が低下する（▶図3-32）。これらにより，妊娠末期には腰背部痛がおこりやすくなる。疼痛の程度や日常生活への影響，家

妊娠週数	24	28	32	36	40
胎児の発育	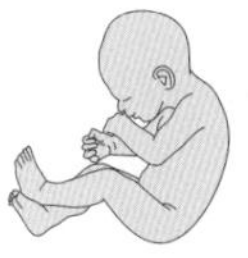	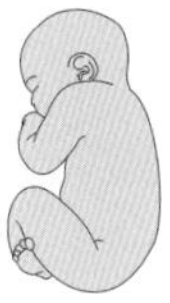	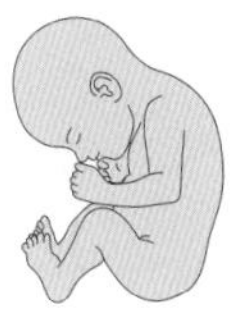	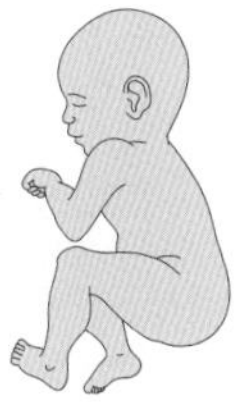	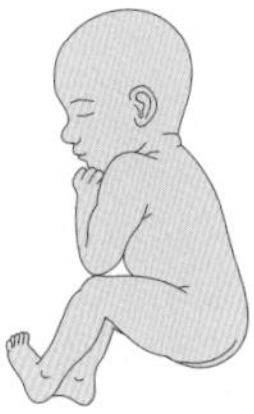
身長(cm)	30	35	40	45	50
体重(g)	600～800	1,100～1,400	1,700～2,100	2,300～2,800	2,900～3,500
GS(cm)					
CRL(cm)	23	27	31	35	40
BPD(cm)	6.0	7.1	8.0	8.8	9.2
FL(cm)	4.0	4.8	5.6	6.3	6.9
子宮の変化	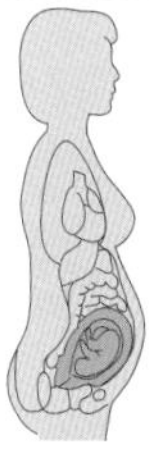	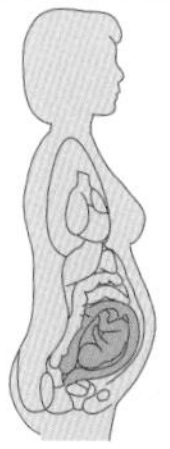	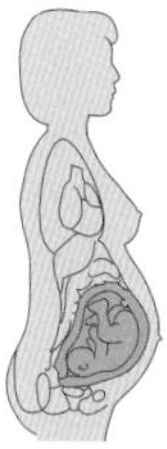	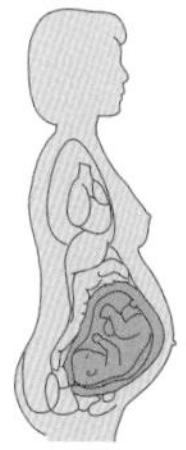	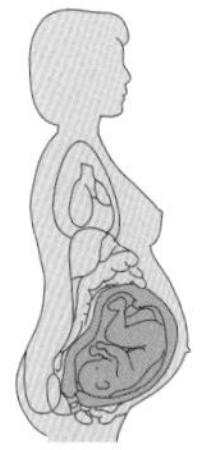
子宮の大きさ	成人頭大				
子宮底長(cm)	20(18～23)	23(20～25)	26(24～29)	30(28～32)	33(31～35)
子宮底の高さ	臍高	臍上2～3横指	臍と剣状突起の中間	剣状突起下2～3横指	臍と剣状突起の中間

(前原澄子編：前掲書. p.66 による，一部改変)

▶図3-31 （続き）

事や仕事で立ち仕事や同じ姿勢を続けていないか，予防・軽減のための対処法をとっているかをアセスメントする。腰痛に子宮収縮を伴う場合は切迫早産を疑い，発熱や頻尿を伴う場合は腎盂腎炎を疑う。

静脈瘤，痔▶　増大した子宮による圧迫などにより静脈血のうっ血がおこるため，下肢や外陰部に静脈瘤が出現したり，痔を誘発・悪化させる。長時間の立位や座位など同じ姿勢を続けていると悪化しやすいため，症状や程度だけでなく，仕事や家事の状況についても確認する。

浮腫▶　妊娠に伴う循環血液量や心拍出量，腎血流量の増加や，エストロゲン・アル

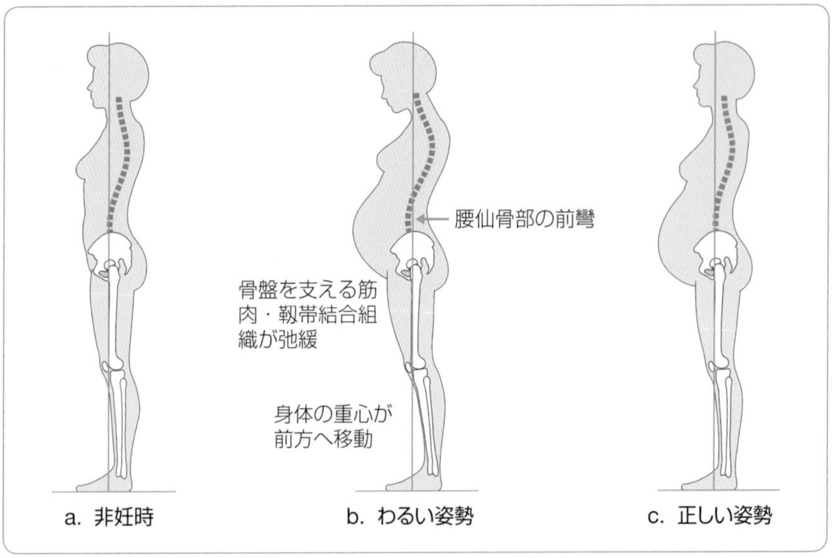

腰仙骨部の前彎

骨盤を支える筋肉・靱帯結合組織が弛緩

身体の重心が前方へ移動

a. 非妊時　　　　　b. わるい姿勢　　　　　c. 正しい姿勢

▶図 3-32　妊婦の姿勢

ドステロンの増加によるナトリウムや水分の再吸収率の増加，増大した子宮による下大静脈の圧迫により下肢に浮腫が生じやすくなる。浮腫の程度と部位，体重増加，食事摂取や塩分・水分摂取状況，運動習慣，休息・睡眠状態，長時間の立位・座位の有無，排尿の状況を確認する。下肢の浮腫に疼痛や圧痛を伴う場合は，下肢静脈血栓症を疑う。

下肢の痙攣▶　　こむら返りとも呼ばれる下肢の痙攣は，増大した子宮により下半身の血液循環が悪化したり，カルシウムの摂取不足，長時間の立位などにより下肢に過度に負担がかかった場合などにおこる。痙攣をおこす頻度，家事や仕事の状況，カルシウムや筋肉疲労を予防するためのビタミン B_1 の摂取状況，痙攣を予防するためのふくらはぎのマッサージや痙攣時に拇趾を足背に曲げるセルフケアの知識の有無をアセスメントする。

仰臥位低血圧▶
症候群　　仰臥位をとると，増大してきた子宮が腹部大動脈を圧迫するとともに下大静脈を圧迫し，心臓への静脈還流量を減少させ，心拍出量の減少と血圧の急激な低下をおこすことがある。これを仰臥位低血圧症候群とよぶ。吐きけ，おくび，発汗，息切れ，顔面蒼白，呼吸困難などの症状をおこす。仰臥位低血圧症候群に関する知識と，症状がおきたときの対処法（左側臥位になり深呼吸をする）に関する知識の有無を把握し，就寝時や性生活などで仰臥位の姿勢を長時間とっていないかも確認する。

4 日常生活に関するアセスメント

妊婦の日常生活は，胎児の成長に伴う腹部の増大やホルモンバランスの変化によって，大きな影響を受ける。妊娠期の看護にあたっては，妊婦が妊娠各期に応じた日常生活を送れているかといったことや，妊婦や家族がそれぞれに

あった対処方法がとれているかといったことなどをアセスメントし，必要な情報を提供することが重要である。妊婦の日常生活に関するアセスメント項目について，表3-14（▶128～129ページ）にまとめた。

● 食生活

妊娠期は，妊娠に伴う子宮の増大や乳腺の発育などの母体の変化，胎児の成長，分娩時の出血や産後の母体回復に備えた蓄積，母乳栄養に必要な栄養・エネルギーが必要となる。食生活は，「日本人の食事摂取基準（2020年版）」（▶138ページ，表3-15）と照らし合わせ，年齢，妊娠週数，身体活動レベルに合わせて，必要なエネルギーや各種栄養素が摂取できているかを評価する。また，「妊産婦のための食事バランスガイド」（▶145ページ，図3-33）にそったバランスのよい食事ができているか，「妊産婦のための食生活指針」による推奨体重増加量の範囲で体重が経過しているか（▶120ページ，表3-12），血液検査データなどに基づく栄養状態，胎児の推定体重の変化とも関連づけて判断する。さらに，非妊時の食生活や，妊娠中の栄養摂取に関する知識と食生活改善のための動機の有無，それらを実践できる能力をもっているか，経産婦の場合は前回の妊娠中の食生活やどのような食事指導を受けてきたのかも含めてアセスメントする。

●妊娠初期の食生活

つわりによる吐きけ・嘔吐の有無や頻度，食欲，食事・水分摂取状況を把握する。つわり症状がある場合には，栄養摂取量が不十分になることが多いが，反対に，つわりでは空腹時に吐きけ・嘔吐が強くなることから，空腹を避けるために少量ずつ頻回に食べ，結果として摂取量が多くなる場合もある。また，つわり症状があっても胎児の成長のために無理をして食べていることもある。また，においに敏感になり，調理が苦痛になっていることもある。食事・水分の摂取状況だけでなく，体重の増減，調理の負担感，食事摂取に関するとらえ方もあわせて把握し，アセスメントする。

●妊娠中期以降の食生活

つわりが軽減・消失すると，食欲が増して過剰摂取になる傾向がある。また，就労妊婦では外食や加工食品の使用が多いことで過剰なエネルギー・塩分摂取になっていたり，栄養がかたよることもある。妊娠末期になると子宮の増大によって胃部が圧迫され，1回の食事摂取量が減って食事回数が増えたり，食後の胸焼けや胃部の不快感が出現することがある。分娩が近づき胎児の下降によって胃部の圧迫が減り，食欲が増すこともある。

急激な体重増加は，浮腫や妊娠高血圧症候群の発症に伴っておこることがある。そのため，日常生活での活動や運動，体重増加，血圧と関連づけて食生活をアセスメントする。過剰な体重増加が続いている場合は，摂取した食事や間食，飲料水の記録をしてもらうことで，妊婦自身がみずからの食生活の問題点に気づけることもある。

▶表 3-14　妊娠中の日常生活に関するアセスメント

	アセスメント項目	アセスメントの視点
食生活	• 食欲 • 食事回数，時間帯 • 食事量・内容 • 塩分摂取量，水分摂取量 • (経産婦の場合)前回の妊娠時の食生活 • 間食の有無と程度 • 体重の増減 • 運動の有無と程度 • 妊娠初期はつわり症状の有無と程度 • 妊娠末期は胸焼けの有無と程度 • 調理者 • 調理に対する負担感	• 母体の身体的変化や胎児の成長に必要な栄養がバランスよく摂取できているか • 食欲減退時やつわり症状があるときにセルフケアがどの程度できているか • 夫や家族の協力は得られているか
服薬	• 服薬(サプリメント含む)の有無と種類，回数，服薬期間 • 危険薬物の摂取の有無と程度	• 合併症の管理のための服薬が自己管理できているか • 服薬に関して不安はないか • 服薬による胎児への影響はないか
嗜好品	• カフェイン(コーヒー，紅茶，緑茶など)の摂取量	• カフェインの過剰摂取による母体・胎児への影響について知識をもっているか
喫煙	• 妊婦の喫煙の有無と量 • 家族の喫煙の有無と量 • 職場での分煙環境	• 喫煙による母体・胎児への影響について知識をもっているか • 喫煙につながるストレスはないか • 禁煙する意思はあるか • 禁煙のためのセルフケアができるか，家族の協力を得られるか • 夫や家族，職場の同僚の分煙意識はどの程度か
飲酒	• 飲酒の有無と種類，量	• 飲酒による母体・胎児への影響について知識をもっているか • 飲酒につながるストレスはないか • 禁酒をする意思はあるか • 禁酒のためのセルフケアを行うことができるか，家族の協力を得られるか
排泄	• 尿の回数，不快症状の有無と程度 • 便の回数，不快症状の有無と程度 • 痔の有無，不快症状の有無と程度	• 正常範囲を逸脱していないか • 快適な排泄をするためのセルフケアを行うことができているか
清潔	• 歯みがきの回数 • 齲歯・歯周病の有無 • 入浴・洗髪の頻度 • 帯下の量や性状，外陰部の瘙痒感 • 皮膚の瘙痒感 • 乳頭・乳輪部の清潔 • 衣服・下着の清潔の程度，交換の頻度	• 妊娠による発汗・帯下の増加，齲歯・歯周病の増加などの知識をもっているか • 母乳哺育を希望しているか • 妊娠中から乳頭・乳輪部の清潔を保つ必要性を理解しているか • 清潔にするためのセルフケアをどの程度行うことができているか
運動・姿勢	• 運動の有無と程度 • 姿勢 • 腰背部痛の有無と程度	• 妊娠期の健康管理のための運動方法を理解しているか • 運動をしてもよいかを判断するための知識をもっているか • 適切な運動を行う意思があるか • 不快症状をおこさない適切な姿勢や動作を知っているか

▶表3-14 （続き）

	アセスメント項目	アセスメントの視点
休息・睡眠	●就寝・起床時間 ●睡眠時間 ●睡眠の満足度 ●昼間の休息の有無 ●（有職者の場合）昼間に休息をとるための環境は整っているか ●（経産婦の場合）育児で睡眠・休息が妨げられていないか	●適切な休息・睡眠をとることができているか ●適切な休息・睡眠をとるためのセルフケアを行うことができているか ●適切な休息・睡眠をとるために家族の協力はあるか
衣生活	●下着 ●衣服 ●靴	●身体の変化に合わせた下着・衣服・靴を着用しているか ●妊婦用の衣服を着用することに違和感をもっていないか
性生活	●性生活の有無と頻度	●性生活を行ううえでの注意点を夫婦ともに知っているか ●性生活によって不快症状・異常症状は生じていないか ●性生活に関する不満や不安はないか
ストレス対処法	●妊娠に伴う不快症状や日常生活・仕事によるストレスの有無と程度 ●出産・育児準備・親役割獲得に向けたストレスの有無と程度 ●家族や上の子ども，周囲との関係によるストレスの有無と程度	●ストレス対処法をもっているか ●ストレスを軽減するために家族の協力は得られるか

経産婦で妊娠高血圧症候群や妊娠糖尿病の既往がある場合は，前回の妊娠中の食生活を確認し，適切な摂取ができていたかもアセスメントすることが必要である。

● 服薬

基礎疾患や妊娠合併症の治療のために内服している薬剤の種類や量，服薬期間を確認する。薬剤によっては胎児に影響を及ぼすものもあるため，妊娠中に薬剤を変更したり，減量・中止する必要がある場合もある。また，妊娠判明と同時に妊婦の自己判断で内服を中止してしまっている場合もあり，主治医の指示を確認し，正しく服薬できているか，薬剤の変更によって症状に変化がないかも確認する。

妊娠初期の過剰なビタミンAの摂取は催奇形性がみとめられているため，健康管理のために非妊時から内服しているビタミン剤などについても必ず確認する。また，妊娠の初期に内服をしていたことで胎児への影響を心配している場合もあるため，服薬に関する不安がないかも把握する。

アンフェタミンやコカインなどの違法薬物やシンナーなどの妊娠中の使用は，流・早産，胎児奇形や発育遅延，出生後の精神発達遅滞などといった深刻な影響を与える。これらの薬物の使用がないかについても確認する。

● 嗜好品

　カフェインは，母体の中枢神経興奮作用や利尿作用だけでなく，胎盤を通過して胎児にも影響を及ぼし，過剰摂取により流産や低出生体重児のリスクが高くなる。カフェインは，コーヒーや紅茶，緑茶，ウーロン茶，一部の飲料水，チョコレートなどに含まれており，世界保健機関（WHO）は妊婦のコーヒーの摂取を1日に3～4杯までにするよう推奨している。日常におけるこれらの飲料の摂取状況と，カフェインを多く含む飲料・食品などに関する知識をもっているかを把握する。また，カフェインには覚醒作用があるため，カフェインを含む飲料や食品の摂取時間や，睡眠状況も合わせて確認する。

● 喫煙

　妊婦自身の喫煙は，低出生体重児の出生や，流・早産，胎盤早期剝離，周産期死亡率の増加などへの影響がある。さらに，家族や周囲の人の喫煙による受動喫煙でも胎児への影響がある。妊婦や家族の非妊時の喫煙習慣や，妊娠後の喫煙状況，喫煙に関する妊婦や家族の知識や禁煙に対する動機の程度，妊娠後にすでに減煙あるいは禁煙をしている場合は，それに伴うストレスの有無や食生活の変化についてアセスメントする。

● 飲酒

　妊娠期の飲酒は，胎児アルコール症候群（▶150ページ）を引きおこす可能性がある。アルコールの分解能は個人差が大きく，アルコール摂取量の安全限界は明確になっていない。妊娠初期だけでなく中期以降も胎児の成長に影響を及ぼすため，妊娠全期間にわたって飲酒量や頻度を把握し，飲酒に伴う食生活のかたよりや生活リズムの乱れがないかも合わせて把握する。

● 排泄

　妊娠初期と妊娠末期は，頻尿や便秘がおこりやすくなる。非妊時の排泄習慣を確認し，妊娠後の変化があるか，それに対処できているかを確認する。また，頻尿がある場合は膀胱炎や腎盂腎炎との鑑別のために，排尿時痛や発熱などの症状の有無や程度も把握する。また，便秘や子宮の増大による圧迫などによって痔を誘発・悪化させることがある。入浴などで血液循環を促しているか，外陰部の清潔が保たれているかなどのセルフケアの実施状況も把握する。

● 清潔

　妊娠中は新陳代謝が活発になるため，発汗や老廃物の排泄が増加し，皮膚が敏感になり瘙痒感やかぶれをおこしやすくなる。また，帯下が増加し，外陰部が不潔になりやすい。さらに，つわりによって食事回数が増えたり，歯みがき

が不十分になり，齲歯や歯周病を発症しやすくなる。

皮膚や外陰部，口腔の清潔を保つ必要性を理解しているか，適切なセルフケアを行っているかを把握する。カンジダ腟炎などによって帯下が増量することもあるため，帯下の量や性状，外陰部の瘙痒感などの症状がないかもあわせて把握し，鑑別する必要がある。

また，妊娠中期から少量の初乳が分泌されるようになる。初乳が乾燥し痂皮化して乳頭亀裂をおこしたり，乳栓となって乳管を閉塞させる可能性があるため，乳頭・乳輪部の清潔が保てているか，母乳哺育の希望とあわせて把握する。

● 運動・姿勢

妊娠中の適度な運動は，マイナートラブルの予防・軽減や気分転換，体重のコントロールなどに役だつ。妊娠経過が正常で胎児の発育に異常がみとめられない場合や，既往妊娠に早産や反復する流産がない場合は，妊婦スポーツとして運動を行うことができる。

非妊時から習慣的に行っている運動は原則として継続してよいが，運動強度は制限する必要があり，競技性の高いものや，腹部に圧迫が加わるもの，転倒しやすい運動，接触や外傷の危険が高い運動，妊娠16週以降では仰臥位になるような運動は避ける必要がある（▶159ページ）。また，週に150分程度，1回あたり1時間以内を目安とし，運動強度は，心拍数150回/分以内，自覚的運動強度は「ややきつい」以下が望ましい[1]。

これらの妊娠中の運動の注意に関する知識をもち，適切な運動を行っているか，また食事摂取状況，体重コントロール状況などもあわせてアセスメントする。流・早産の既往があったり，今回の妊娠経過に異常があったり，合併症をもっている場合には運動を行うことができなかったり制限されるため，妊娠経過を把握し，運動の可否をアセスメントする。

腹部の増大に伴う重心の変化に対して正しい姿勢が保たれているか，姿勢の変化に伴う腰痛や背部痛の有無と程度，これらを予防・軽減するための体操などの知識をもっているか，実行しているかについても把握する。

● 休息・睡眠

妊娠初期はホルモンの影響で眠けや疲れを感じやすく，妊娠中期以降は入眠障害や中途覚醒がおこりやすい。経産婦では上の子どもの育児で夜間の睡眠が中断されたり，短くなっていることもある。就労妊婦では勤務途中での休息がむずかしいことも多い。そのため，夜間の睡眠の質，睡眠の満足感，体型変化に応じた抱き枕などの寝具の工夫，就労中の定期的な休息の有無，昼間に眠け

---

1) 三宅秀彦ほか：妊婦スポーツの安全管理基準．日本臨床スポーツ医学会誌 18(2)：216-218, 2010．

や疲れを感じたときに休息や睡眠をとることができているかなどを把握する。運動不足や不安，ストレスにより睡眠障害が生じる場合もあるため，これらの情報も合わせてアセスメントする。

● 衣生活

妊娠中期以降は，保湿性・通気性が高く，体型の変化に応じた，循環を妨げない衣服や下着を着用する必要がある。しかし，妊娠の受容ができていなかったり，腹部の増大などのボディイメージの変化に違和感をもっている場合は，妊婦用の衣服や下着を着用しないこともある。妊娠や体型の変化をどのように受けとめているか，身体的変化に応じた衣服・下着を選択することができているか，適切な衣生活のための工夫をしているかをアセスメントする。

● 性生活

妊娠初期はつわりなどの不快症状があったり，流産の不安などから性欲が減退することが多いといわれている。また，夫も妊娠した妻の身体的負担を考慮し，性生活に対して消極的になることがある。しかし，妊娠中期になり安定期になると性生活に積極的になる妊婦もいる。

流・早産や前期破水の原因として細菌感染があり，また精液中のプロスタグランジンは子宮収縮を誘発する可能性がある。そのため，性交時の清潔保持や，妊娠中であってもコンドームの使用が必要であるなどの性生活への注意点に関する知識があり，実施できているかをアセスメントする。また，妊娠中の性生活の変化について，夫婦がどのように受けとめ調整をしているか，夫婦双方，あるいは一方が苦痛や不安，不満を感じていないか，疑問がないかも把握する。

● ストレス対処行動

予期しない妊娠であった場合には，妊娠継続か否かの決断がストレスになることがある。また，望んだ妊娠であっても，妊娠期に特徴的なアンビバレントな感情の揺れ動き，妊娠経過に伴う不快症状，妊娠・出産・育児のための生活や仕事の調整，妊娠による夫婦関係の変化や上の子どもの退行現象など，さまざまなものがストレスの原因となる。

妊娠によって，これまで行ってきたストレス予防・対処行動ができなくなり，ストレスが増大する場合もある。とくに，非妊時に喫煙習慣があり，禁煙せざるをえなくなったり，肥満などで体重コントロールが必要になったりした場合には，ストレスがより高まることもある。

具体的なストレッサーはなにか，それを改善するための正しい知識をもっているか，妊娠中にもできるストレス対処方法をもっているか，家族や仲間など周囲のサポート状況はどうかについて把握する。

D｜妊婦と家族の看護

　妊婦と胎児の健康の保持・増進と，新しい子どもを迎える準備を整えることは，それに続く出産・産褥期(新生児期)の母子の健康にとって非常に重要である。妊婦は基本的に健康であり，健康診査を受ける以外は医療を必要とせず，社会生活や家庭生活を送っている。しかし，妊娠前と比べ，身体は生理的に変化し，さまざまな負荷がかかっている。さらに，妊婦は胎児の健康にも責任をもつことになる。

　したがって，今後の出産・産褥期(新生児期)において，母子ともに健康であるためには，食事をはじめとする日常生活において，妊娠以前とまったく同じ行動様式を維持するわけにはいかず，約9か月間にわたる妊娠期を，多少の行動制限を受け入れて実践しながら，より健康的で快適な生活を送ることができるようにならなければならない。

　妊婦と胎児の健康の保持・増進のために，健康診査をふまえて妊婦のセルフケア能力を高めていくことが，妊娠期の第一の看護目標となる(▶597ページ，参考表10)。

① 妊婦が受ける母子保健サービス

　健やかな次世代の育成と，母性保護のために，妊産婦に対するさまざまな制度・事業が規定・施行されている。これらを活用できるよう，看護職者が十分に理解し，妊産婦に紹介する必要がある。

1 妊娠の届出と母子健康手帳の交付

● 妊娠の届出

　母子保健法第15条に，「妊娠した者は，厚生労働省令で定める事項につき，速やかに，市町村長に妊娠の届出をするようにしなければならない」と規定されている。厚生労働省令で定める事項とは，① 届出年月日，② 氏名，年齢および職業，③ 居住地，④ 妊娠月数，⑤ 医師または助産師の診断または保健指導を受けたときは，その氏名，⑥ 性病および結核に関する健康診断の有無となっている。

　妊娠の届出をすると，母子健康手帳や妊婦健康診査受診券などが交付される。すなわち妊娠の届出は，母子保健サービス活用の第一歩である。看護職者は，妊婦が妊娠初期から母子保健サービスを利用できるよう，妊娠の診断がなされたら，なるべく早く届出をするようにすすめる。

● 母子健康手帳

　母子保健法第 16 条に，「市町村は，妊娠の届出をした者に対して，母子健康手帳を交付しなければならない」と規定されている。母子健康手帳は，1942（昭和 17）年の妊産婦手帳に始まり，1948（昭和 23）年の児童福祉法の実施とともに母子手帳となり，1965（昭和 40）年の母子保健法の制定により現在の名称になっている。その目的は，妊娠期から出産・育児期までの継続した管理を実現するためのものであり，わが国ではその利用が広く定着しており，諸外国からも高く評価されている。

　現在では，母と子の健康と成長の記録であると同時に，妊娠と育児に関する育児書ともなっている。妊娠中の状況，出産時や産後の母体の経過，乳幼児から 6 歳までの成長の過程や保健指導，健康診査の結果などについて，医師や保健師などが記録し，さらに本人や保護者が確認して記録するようになっている（7 歳以降は保護者の記録欄のみ）。また，児の予防接種記録も兼ねている。

　妊婦やその家族が母子健康手帳を積極的に活用できるよう，受診時はもちろん，外出時には必ず携帯することや，記入方法や記載内容を説明するといった基本的な指導だけでなく，妊産婦と一緒に記入したり，確認するなどの指導上の工夫も必要である。

2　妊婦健康診査（妊婦健診）

　妊娠期間中，妊婦は，妊娠 23 週までは 4 週に 1 回，妊娠 24 週から妊娠 35 週までは 2 週に 1 回，妊娠 36 週以降は 1 週に 1 回，健康診査を受けることとされている。

　2007（平成 19）年度に，地方交付税措置による公費負担回数が，それまでの妊娠期間中 2 回から 5 回以上へと勧奨され，国庫補助も交付されるようになり，2010（平成 22）年度にはすべての市区町村で，14 回以上となっている。また，出産予定日において 35 歳以上の妊婦には，超音波検査が 1 回公費負担で受けられる。これらの健康診査受診票は，母子健康手帳とともに交付される。

3　保健指導

　母子保健法第 10 条に基づき，市町村は，妊娠，出産，育児や乳幼児の保健についての一貫した指導を行っている。妊産婦・乳幼児の保健・栄養・育児など，個々の問題に対する個別的な指導や相談に応じるとともに，新婚学級や母親（両親）学級，育児教室などの講習会方式による集団指導を実施するなど，母子保健に関する正しい知識の普及と相談指導を行っている。

　健康診査の結果に基づき，保健指導が必要と思われる妊婦に対しては，医師や助産師，保健師またはその他の職員が訪問して必要な指導を行う。

　このほか，次世代育成支援対策により，企業などの職場で仕事と家庭の両立

を支援するための雇用環境の整備などがなされ，育児等健康支援事業として母子栄養管理事業や，出生前小児保健指導（プレネイタルビジット）事業，産後ケア事業などが行われている。これらの制度やサービスは，各市町村でその地域の実情に応じて実施されており，各地域の制度について十分に把握したうえで，情報提供や紹介をしていかなければなない。

4 健康相談・教育の目的

母子保健法第10条にある法律用語としての「保健指導」は，その実施者として医師，歯科医師，助産師，もしくは保健師と規定しており，看護師免許のみでは行うことができない。また，対象者の意思を尊重しながら対象者自身が実践するためにも，本項では，保健指導ではなく，健康相談・教育という用語を用いて記述する。

健康相談・教育の目的は，妊婦が自分自身と胎児の健康を保ち，より快適な生活を過ごし，出産への不安が軽減され，生まれてくる子を楽しみに待てるように，心身ともに準備を整えることである。健康相談・教育により，妊婦は自身と胎児の健康状態を確認して維持することの重要性を認識する。そして，妊娠期における健康の保持・増進のために，具体的な日常生活の過ごし方を理解する。さらに，出産と育児へ向けて，物理的にも精神的にも準備するためになにが必要かを理解する。また，利用できる各種母子保健の制度・サービスについてもみずから理解していくことになる。

妊婦に対して健康相談・教育が必要となる一般的な理由としては，①妊娠・出産・育児に関する基礎的知識が不足している，②知識はあるが，健康行動の実行に対する自信がなかったり負担感が強い，③生活を整えていくための社会的・経済的条件が十分ではない，④知識や技術を習得する機会や場がない，⑤家族を含めた周囲の協力が得られない，などということがある。

現在では，雑誌やインターネットなどに多くの情報があり，知識を得ることはむずかしくない。しかし，妊娠期の過ごし方や，出産・育児に関する希望や取り組み，考え方が多様化したために情報があふれており，それに妊婦がふりまわされていることもある。これらが原因となり生じた健康管理上の問題に対し，専門職である看護職は，知識や技術を提供し，さらに精神的な支援を行うことで，妊婦のセルフケア能力を高めていかなければならない。

効果的な相談・教育を行うためには，妊婦と胎児の健康状態の把握が基本と

NOTE
プレネイタルビジット

プレネイタルビジットとは，おもに妊娠末期の妊婦とその家族を対象に，産婦人科医が小児科医に紹介し，妊婦はその小児科医から育児に関する保健指導を受け，育児不安の解消をはかるとともに，生まれてくる子のかかりつけ医の確保をはかるものである。

なる。定期的な健康診査によって、妊娠経過と健康状態を十分に把握・アセスメントし、対象者および家族のライフスタイルや価値観および意思を尊重したうえで、妊婦としての健康を保持・増進するための方策をともに考えることが必要である。そして、妊婦が自分の生活のなかで、主体的に実践できるよう援助していかなければならない。

5 健康相談・教育の方法

個別相談・教育▶　個別相談・教育は、個々の対象者に、1人ひとりの状況を考慮し、看護職者との相互作用のなかで直接援助することである。妊婦の場合、定期健康診査の受診時に、外来に付属する保健相談室で面接というかたちで行われることが多い。そのほか、電話相談や、家庭訪問による方法もある。個別相談・教育の利点は、妊娠経過をはじめとする個々の健康および生活状況に応じた援助ができることであり、健康診査とともに行われれば効果的である。一方、個別で行われるため、対象人数が限られるという欠点がある。

集団教育▶　教育が複数の対象者に対して同時に行われる場合は、講義や演習・グループ討議などの集団教育として行われる。妊婦に対する集団教育の代表的なものに、病院や市町村保健センターで行われる母親学級がある。利点としては、ある程度の集団にまとめて援助できるため効率的であることがあげられる。さらに、同じ妊婦という集団であり、参加型・体験型の学習を取り入れることなどにより、意図的にピアサポート[1]グループをつくることができる。孤立化しやすい育児期に向けて、妊娠中に仲間づくりができることは重要である。しかし、集団ではやはり個々の状況に合った援助はむずかしい。したがって、妊婦に対する保健相談は、総合的な知識を提供したり仲間づくりを目的として集団教育を行いながら、個々の相談に応じるというかたちで行われることが多い。

② 妊婦の健康相談・教育の実際

1 妊娠中の食生活

● 妊娠中の栄養管理の重要性

　健康の保持・増進において、妊娠中に適切な栄養を摂取し、快適な食生活を送ることが重要である。妊婦に必要とされる栄養は、① 妊娠に伴う母体の変化、すなわち乳腺の発育、子宮の増大、血液の増加および組成の変化に必要な栄養、② 胎児の発育および胎児付属物の生成・増殖に必要な栄養、③ 分娩時

---

1) ピアサポート peer support：ピア peer（仲間）、すなわち同じ立場の者どうしが、情報を交換し、悩みを分かち合い、支え合うことで、それぞれが力を得ていくこと。

の体力消耗や出血，産褥期の母体回復に必要な栄養の蓄積，④ 産後の母乳分泌のために必要な栄養である。

イギリスのバーカー Barker, D. の疫学研究を契機としてさまざまな研究がすすめられ，現在，胎芽期・胎生期から出生後の発達期におけるさまざまな環境因子が，成長後の健康やさまざまな疾患の発生リスクに影響を及ぼすと理解されている。この概念を Developmental Origins of Health and Disease（DOHaD）説といい，現在も研究が重ねられている。

DOHaD 説によると，妊娠期と授乳期の栄養状態は児の将来の健康にも影響を及ぼすとされており，妊娠中の栄養管理の重要性が強調されている。オランダや中国の疫学調査では，国民が栄養不足に陥った時期に低出生体重で産まれた子供たちの生活習慣病や精神疾患の発症率が高かったという報告があり，わが国でも，非妊時体重および妊娠中の体重増加と出生体重の関係および出生体重と生活習慣病に関する報告が複数されている[1]。

妊婦は，母体と胎児，妊娠中と分娩・産褥期の準備として，通常より多くの栄養摂取を必要とする。しかし，「第 6 次改定日本人の栄養所要量（1999 年）」から食事摂取基準として，必要量と同時に許容上限摂取量が設けられたように，過剰摂取は害をもたらす。とくに，妊娠中の過剰な体重増加は，非妊娠時からの肥満も含めて妊娠高血圧症候群などのリスクとなる。さらに，分娩に際しては，分娩遷延や弛緩出血をはじめとするさまざまな異常のリスクとなる。

一方，若い女性のやせ志向は継続しており，食習慣の乱れも指摘されている。たとえば，「平成 30 年国民健康・栄養調査」では，主食・主菜・副菜を組み合わせた食事を 1 日に 2 回以上食べることについて，「ほとんど毎日」と回答した 20 代女性は 38.9%，30 代女性では 40.9% であった。この年代は，男女ともにバランスのよい食事をとる割合が低い。妊婦への栄養相談に際しては，生活全体をとらえての援助が必要である。

● 妊娠中の食事摂取基準

「日本人の食事摂取基準（2020 年版）」[2] で示されている，成人女性と妊婦の付加量を表 3-15 に示す。

エネルギー（熱量）▶　妊娠による基礎代謝の亢進，エネルギーの蓄積のために，妊娠初期は 50 kcal，中期は 250 kcal，後期は 450 kcal の付加が必要とされている。現在，

1) 日本産科婦人科学会・日本産婦人科医会：産科婦人科診療ガイドライン——産科編 2023. 日本産科婦人科学会，2023.
2) 「日本人の食事摂取基準（2020 年版）」では，妊娠期の分類について『産科婦人科用語集・用語解説集（改訂第 4 版）』の区分を用いるとしたうえで，「妊娠末期は妊娠後期とよぶことにした」と記載している。そのため本書では「日本人の食事摂取基準（2020 年版）」に関係する記述に関しては，妊娠 28 週 0 日以降を妊娠後期と表記する。

▶表3-15　妊娠中の食事摂取基準(1日あたり)

	エネルギー (kcal)		タンパク質* (g)	脂肪エネルギー比率(%)	カルシウム* (mg)	鉄* (mg)	マグネシウム* (mg)
	身体活動レベル						
	I	II					
18〜29歳	1,700	2,000	50	20〜30	650	6.5***	270
30〜49歳	1,750	2,050	50	20〜30	650	6.5***	290
妊婦	+50(初期), +250(中期), +450(後期)		+0(初期) +5(中期) +25(後期)	——	——	+2.5(初期) +9.5 (中期・後期)	+40

	葉酸* (μg)	ビタミンA* (μgRE)	ビタミンB₁* (mg)	ビタミンB₂* (mg)	ビタミンB₆* (mg)	ビタミンB₁₂* (μg)	ビタミンC* (mg)	ビタミンD** (μg)
18〜29歳	240	650	1.1	1.2	1.1	2.4	100	8.5
30〜49歳	240	700	1.1	1.2	1.1	2.4	100	8.5
妊婦	+240[1]	+0(初期・中期) +80(後期)	+0.2	+0.3	+0.2	+0.4	+10	8.5

*推奨量　**目安量　***月経なし
1) 中期・後期のみ。初期は通常の食品以外の食品に含まれる葉酸を400μg/日摂取することが望まれる。

（厚生労働省：日本人の食事摂取基準(2020年版)による）

国民の大部分が該当する身体活動レベル[1]はⅡであるが，妊婦の場合，身体活動レベルがⅠへと低下することも考えられる。対象者の活動との関連で注意が必要である。糖質とタンパク質のエネルギー量は1gあたり4kcal，脂質のエネルギー量は1gあたり9kcalである。

タンパク質▶　母児へのタンパク質蓄積量などから算出されており，妊娠中の付加は，中期5g，後期25g，授乳期は20gとされている。含まれるアミノ酸は食品により異なることから，さまざまな食材のタンパク質を摂取することがすすめられる。

脂質▶　妊婦・授乳婦においても，非妊娠時と同様の脂肪エネルギー比率で摂取する。しかし，若い層で，食事摂取中の脂肪エネルギー比率が30％以上の高い割合の人が増えており，注意が必要である。また，n-6系脂肪酸(リノール酸など)，n-3系脂肪酸(α-リノレン酸，エイコサペンタエン酸〔EPA〕，ドコサヘキサエン酸〔DHA〕など)は，体内で合成できないために経口摂取が必要である。n-6系は妊娠期には9g，授乳期には10gが目安量として提示されている。n-3系については，非妊娠時と大きくかわりないが，授乳期には1.8gの摂取が目安量として提示されている。

一方，魚介類にはEPAやDHAが多く含まれ，妊婦においても摂取が望ま

1) 身体活動レベルの区分(日本人の食事摂取基準〔2020年版〕)Ⅰ・Ⅱの日常生活の内容：
　Ⅰ；生活の大部分が座位で，静的な活動が中心の場合。
　Ⅱ；座位中心の仕事だが，職場内での移動や立位での作業・接客等，あるいは通勤・買物での歩行，家事，軽いスポーツのいずれかを含む場合。

れるが，2005年に厚生労働省医薬食品局食品安全部基準審査課より，「妊婦への魚介類の摂取と水銀に関する注意事項の見直しについて」が発表され，キンメダイやクロマグロ，メバチマグロなど大型の魚介類においては，1週間で80g程度の摂取量にとどめるよう提示されている。なお，小型のキハダマグロやビンナガマグロ，ツナ缶は通常の摂食では差しつかえないとされている。

糖質 ▶ 　糖質は，エネルギー所要量から，脂質とタンパク質を除いて算定する。妊娠後期の付加量は450 kcalであるが，脂肪エネルギー比25%(112.5 kcal)を差し引き，タンパク質25 g(100 kcal)を除くと，237.5 kcalである。糖質は，さまざまな食品に含まれているため，穀類でのみ付加するわけではない。「妊産婦のための食事バランスガイド」(▶145ページ，図3-33)によると，糖質が多い食品が含まれる項目である主食と果物においては，妊娠後期での付加量は1つずつであり，通常のほぼ補える量である。逆に，妊娠中期の場合，身体活動量が低下する際は，過剰摂取に注意が必要であろう。

鉄 ▶ 　妊娠中は，胎児・胎盤の発育および分娩時の出血に備え，さらに消化管吸収率などを考慮して，付加量は妊娠初期2.5 mg，妊娠中期・後期9.5 mgとなっている。ただし，この付加は月経がない成人女性の値を基準としている。ちなみに18〜49歳の月経ありの女性の推奨量は10.5 mgである。「令和元年国民健康・栄養調査」によると，20代および30代女性の平均鉄摂取量はともに6.8 mgである。日本人の若い女性の約40%は鉄欠乏の状態にあり，そのうち10%は鉄欠乏性貧血の治療を必要とするとも考えられている。

　食物中に含まれる鉄分には，吸収率の高いヘム鉄と，吸収率の低い非ヘム鉄とがあり，食物によってそれぞれの含有率が異なるため，吸収率がかなり異なる。しかし，一般に吸収率の低い植物性食品に含まれるものも，動物性タンパク質やビタミンCと一緒に摂取することによって，吸収率が高まる。

　成人女性において充足率の低い鉄を，実際に食事だけでこの付加量を摂取することは困難であり，献立例も含め指導が必要となる。

カルシウム ▶ 　鉄とともに，日本人に不足しやすい無機質である。「令和元年国民健康・栄養調査」では，20代女性の摂取量は435 mgで，30代女性は401 mgであった。妊娠中および授乳期の特異な代謝状況では，カルシウムの付加は骨量への効果はなく，逆に尿管結石の危険性が高まる。一方，離乳後の骨量回復は非常にすみやかである。このような知見から，「日本人の食事摂取基準(2005年版)」から付加量は設定されなくなり，2020年の基準においても同様であるが，推奨量を目ざして摂取することがすすめられている。とくに，妊娠高血圧症候群などによる胎盤機能低下がある場合は，積極的なカルシウム摂取が必要である。表3-16にカルシウムを多く含む食品の例を示す。

リン ▶ 　妊婦においては胎児の必要量を考慮するが，妊娠中はリンの吸収率が10%高くなる。授乳婦は母乳への分泌量を考慮するが，代謝調節が行われる。したがって，付加は必要としない。一方，リンの過剰摂取はカルシウムの摂取・吸

▶表3-16　カルシウムを多く含む食品

食品名	100g中の カルシウム 含量(mg)	1回分の常用量		
		分量(g)	目安量	カルシウム 含量(mg)
プロセスチーズ	630	30	扇形1個	189
ヨーグルト	120	90	カップ1個	108
牛乳	110	200	1本	220
アイスクリーム	140	100	1個	140
干しえび(さるえび)	7,100	10	大さじ2杯	710
しらす干し	520	10	大さじ2杯	52
さば水煮缶	260	45	1/2缶	117
ししゃも(生干し,焼き)	360	60	3尾	216
もめん豆腐	86	150	1/2丁	129
高野豆腐	630	20	1枚	126
がんもどき	270	80	中1枚	216
納豆	90	50	1パック	45
干しひじき	1,000	10		100
乾燥わかめ	780	10		78
昆布(素干)	710	5	約10cm	71
みずな(生)	210	80		168
小松菜(ゆで)	150	80		120
菜の花(ゆで)	140	50		70
ごま(いり)	1,200	5	大さじ1/2	60
アーモンド(いり,無塩)	260	20	小皿1皿	52

（「日本食品標準成分表2020年版〈八訂〉」による）

収を妨げる。添加されている防腐剤などによって，加工食品はリンの含有量が多いため，加工食品の摂取は控えることが望ましい。

カリウム▶　18歳以上の女性の目安量は2,000mgである。胎児への必要量はあるが，通常の食事で十分に補えるため，妊娠中は付加を必要としない。ただし，高血圧の予防を目的としたカリウムの食事摂取基準では，生活習慣病予防の観点からみた望ましい摂取量として3,510mgとされており，目標量は2,600mgとある。そのため，妊娠高血圧症候群予防の観点からは，積極的な摂取が望まれる。

マグネシウム▶　胎児への蓄積量を考慮し，さらにマグネシウムの欠乏と妊娠高血圧症候群との関連も指摘されており，妊娠中は40mgの付加が推奨量とされている。授乳期には付加は必要としない。

亜鉛▶　胎児への必要量と母乳への分泌量を考慮して，妊娠期は2mgの付加が推奨されている。

ナトリウムと塩素▶　ナトリウムと塩素は食塩として摂取されるが，日本人の食塩の摂取量は，「令和元年国民健康・栄養調査」によると20代女性，30代女性ともに9.4gとなっている。「日本人の食事摂取基準(2020年版)」では，食塩摂取量の目標量を女性は6.5g未満と設定している。極端な塩分制限はすすめられないが，食塩摂取は個人差も大きいと考えられ，将来的な健康のためにも，嗜好を把握しながら目標量を目ざして減塩に留意することが望まれる。

ビタミン▶　妊娠中のビタミン摂取は，胎児の臓器形成や母体に影響を及ぼすものがある。ビタミンA, B₁, B₂, B₆, B₁₂, C, D, E, 葉酸は，妊婦には付加量が算定されている。

　ビタミンKは，母乳中に不足しがちなビタミンである。不足すると，新生児メレナ(▶513ページ)の原因になるといわれているが，とくに付加量は算定されていない。母乳哺育中の母親に，ビタミンKを多く摂取するよう指導している施設もある。

　ビタミンAは，胎児の成長およびその貯蔵量のために，妊娠後期には80 μgRE[1]の付加が推奨される。しかし，妊娠初期の過剰摂取は，催奇形性がみとめられている。通常，食事で摂取している際には問題は生じないが，サプリメントなどにより過剰摂取することには注意が必要である。上限量は2,700 μgREとされている。

　ビタミンB群(葉酸含む)は，やや充足率の低いビタミンとされている。ビタミンB₁, B₂は，エネルギー代謝と関連が深く，エネルギー需要の高まる妊娠中にはそれぞれ付加が算定されている。とくに重症妊娠悪阻時にはビタミンB₁が欠乏し，重篤な神経学的後遺症を発症することがあるといわれている。

　ビタミンB₆, B₁₂, 葉酸は，ホモシスチン-メチオニン代謝に重要な関与がある。ホモシスチンは，血管性疾患と強い関連があるといわれ，さらに妊娠高血圧症候群や常位胎盤早期剝離(▶439ページ)との関連も示唆されている。また，葉酸は，妊娠初期の摂取不足が，神経管形成障害に関連することが指摘されている。葉酸の妊婦付加量は240 μgで，成人女性の推奨量は240 μgである。すなわち，妊娠中は非妊娠時の倍の葉酸摂取が求められることとなる。

　その他のビタミン類も，胎児への必要量および母体のエネルギー増加などから付加量が算出されている。

食物繊維▶　「日本人の食事摂取基準(2020年版)」によれば，1日あたりの食物繊維摂取量は，成人女性(18〜49歳)では，目標量が18gとされている。「令和元年国民健康・栄養調査」では，食物繊維平均摂取量は，20代女性で16.0g，30代女性で17.0gであり，まだ不足しているといえる。食物繊維は，乳汁に移行しやすいダイオキシンの排泄にも効果があるといわれており，母乳栄養を希望する場合には準備の1つとしてすすめたい。妊婦に多い便秘の予防・改善のた

---

1) REは，ビタミンAの国際単位であるレチノール当量の意味である。

めにも，より多くの食物繊維の摂取が望まれる。**表3-17**に食物繊維を多く含む食品の一覧を示す。

▶表3-17　食物繊維を多く含む食品

食品名	食品100gあたりの量			小鉢あたりの摂取量（1人分）			
	可溶性	不溶性	総量(g)	目安量	分量(g)	摂取量(g)	おもな料理法
干しわらび	10.0	48.0	58.0		10～15	5.8～8.7	炒め煮
あずき（全粒乾）	1.2	16.6	17.8	約1/5～1/4カップ	30～40	5.3～7.1	汁粉
ひじき（干しひじき）	－	－	51.8		10	5.2	煮物
エリンギ	0.2	3.2	3.4	約1/2包	100	4.3	炒め物
アボガド（生）	1.7	3.6	5.3	約1/2個	80～100	4.2～5.3	サラダ
干ししいたけ	3.0	38.0	41.0	約3～4枚	10	4.1	煮物
いんげんまめ（全粒乾）	3.3	16.0	19.3	約1/8～1/5カップ	20～30	3.9～5.8	甘煮，サラダ，スープ
おから（生）	0.4	11.1	11.5		30～40	3.5～4.6	炒め煮，ハンバーグ
だいず（国産，全粒乾）	1.5	16.4	17.9	約1/7～1/5カップ	20～30	3.5～5.4	煮物，ポークビーンズ
糸引き納豆	2.3	4.4	6.7	1包	50	3.3	
乾燥わかめ（素干し）	－	－	32.7		10	3.2	酢の物
西洋かぼちゃ	0.9	2.6	3.5	約1/10個	90	3.2	含め煮，天ぷら
ブロッコリー	0.7	3.7	4.4	約1/4～1/3個	70～80	3.1～3.5	塩ゆで，炒め物
えだまめ（ゆで）	0.5	4.1	4.6	さや付き，約1/2袋	100（正味60）	2.8	塩ゆで
ごぼう	2.3	3.4	5.7	約1/4～1/3本	50	2.8	煮物，きんぴら
ライ麦パン（ライ麦粉50%）	2.0	3.6	5.6		50	2.8	
まこんぶ（素干し）	－	－	27.1	長さ10cmのもの約3～4枚	10～15	2.7～4.1	煮物
えのきだけ	0.4	3.5	3.9	約1/3～1/2袋	70～100	2.7～3.9	炒め物，煮物
ラズベリー	0.7	4.0	4.7	約1/2包	50	2.4	ジュース
生芋こんにゃく	微量	3.0	3.0	大サイズ約1/3丁	80	2.4	田楽，土佐煮
切り干し大根	5.2	16.1	21.3		10～15	2.1～3.2	煮物，サラダ
アーモンド（いり，無塩）	1.1	10.0	11.0	小皿1皿分	15～20	1.7～2.2	
ピュアココア	5.6	18.3	23.9	大さじ1～2弱	5～10	1.2～2.4	ホットココア（カップ1杯分）
ごま（いり）	2.5	10.1	12.6	大さじ1/2～1	4.5～9	1.1	ごま和え
あおのり（素干し）	－	－	35.2	大さじ1	2	0.7	納豆に加えて
てんぐさ（角寒天）	－	－	74.1	小サイズ1/5本	1	0.7	寒天（100～120mL）
あまのり（焼きのり）	－	－	36.0	1/2～1枚	1.5～3	0.5～1.1	
きな粉（全粒黄大豆）	2.7	15.4	18.1	大さじ1	6	1.0	

（日本食品標準成分表2020年版〈八訂〉による）

● 体重増加

肥満妊婦および ▶
過剰体重増加の
問題点

　2021 年に厚生労働省から提示された「妊産婦のための食生活指針」において，「妊娠期の推奨体重増加量」が示されている。日本肥満学会の判定基準[1]に従い，体格を 3 つに区分し，BMI が 18.5 未満を「低体重（やせ）」，18.5 以上 25.0 未満を「ふつう」，25.0 以上 30.0 未満を「肥満（1 度）」，30.0 以上を「肥満（2 度以上）」としている。

　非妊時に「肥満」に属する者は，糖尿病や巨大児分娩，帝王切開分娩，妊娠高血圧症候群のリスクが高まる。また，体重増加量が著しく多い場合には，妊娠高血圧症候群，巨大児分娩，帝王切開分娩のリスクが高まる。

　これらの知見より，妊娠全期間を通しての推奨体重増加量は，「低体重（やせ）」は 12〜15 kg，「ふつう」は 10〜13 kg としている。「肥満」においては，妊娠高血圧症候群などの発症予防の観点から「肥満（1 度）」は 7〜10 kg，「肥満（2 度以上）」は上限 5 kg までを目安とした個別対応と提示されている（▶120 ページ，表3-12）。これらの値はあくまでも目安とし，ほかのリスクも考慮しながら，臨床的な状況をふまえて対応していくことが望ましい。

　肥満女性の場合，エネルギー付加量を抑え，内容的には糖質を減らし，タンパク質やビタミン，無機質を多くとるように工夫する必要がある。それにより，BMI をより正常に近づけることは，今後の生活習慣病予防においても重要である。また，栄養および運動のバランスを考慮した生活習慣の改善を実施し，それを維持していくためには，家族も対象に含めた継続的な援助が必要となる。

やせ型妊婦および ▶
過少体重増加の
問題点

　近年の女性のやせ志向もあり，「令和元年国民健康・栄養調査」によると，BMI が 18.5 未満の者の割合は，20 代女性で 20.7％，30 代女性で 16.4％であり，約 2 割がやせ群であるといえる。

　非妊時に「低体重（やせ）」に属する者は，低出生体重児分娩や胎児発育不全（FGR），切迫早産や早産，貧血のリスクが高まる。また，妊娠期における体重増加量が著しく少ない場合には，低出生体重児分娩や切迫流産（▶408 ページ），切迫早産（▶410 ページ）のリスクが高まる。さらに，非妊時に「低体重（やせ）」で，中期および末期における 1 週間あたりの体重増加量が 0.3 kg 未満では，胎児発育不全のリスクが 2 倍以上に高まるともいわれている。やせ型の女性は無機質などの栄養素も十分摂取できていない可能性も高く，貧血や骨密度に関しても懸念される。

　したがって，前述の DOHaD 説（▶137 ページ）もふまえ，かつ妊婦自身のためにも，必要な栄養素をバランスよく十分摂取し，12〜15 kg の体重増加により，出産・育児への体力をつちかうような援助が必要である。

1）日本肥満学会：肥満症ガイドライン 2016（jasso.or.jp/data/magazine/pdf/chart_A.pdf）（参照 2020-12-01）

● 食生活援助の基本および留意点

　妊婦がみずから毎日管理していかなければならない食生活についての相談は，食事摂取基準を提示するだけでは実施にはいたらない。食生活を改善する必要がある場合，改善の必要性と利点，改善の容易さ(負担の少なさ，実行への自信)，周囲の理解などを対象者自身が実感できなければならない。

　そのためには，妊婦の健康状態(合併症の有無，摂食に関連するマイナートラブルの有無，肥満度など)による必要性を十分に把握し，どのような食事が望ましいかをともに検討する。また，現在の食生活および活動状況を把握することも必要となる。次に，妊婦および家族の健康状態・食事の好みなどを考慮し，さらに，妊婦の調理能力や，地域・気候などの条件も考慮し，妊婦の生活に適応し，実践できるような，やってみたくなるような食生活を，妊婦とともに考える。理想的な食生活ではなくとも，改善に向け，妊婦が取り組める程度に目標を定め，献立のヒントなど，より具体的に提示することが望まれる。

　2021年に厚生労働省より「妊産婦のための食事バランスガイド」が提示された(▶図3-33)。このイラストの料理例を組み合わせ，さらに，「糖尿病食事療法のための食品交換表」などを活用すれば，より多様で具体的な提示が可能となる。

　指導後，その実践状況を把握し，できていることを肯定的に評価し，改善した食生活の継続に向け，さらにより目標を高められるように支援していく。

● 妊娠中のトラブルの予防と食生活

つわり▶　程度の差はあるが，約50〜80%の妊婦につわりがみとめられ，多くは妊娠5〜6週に発現し，12〜16週で症状が落ち着く。症状としては，食欲不振，吐きけ・嘔吐，唾液分泌亢進などがある。空腹時，とくに起床時にみとめられることが多いといわれていたが，必ずしもそうとは限らず，個人差が大きい。つわり症状が異常に強く，食物・水分摂取が困難となり，脱水や体重減少，栄養障害を伴う場合は妊娠悪阻(▶402ページ)であり，補液などの治療を必要とする。

　つわりは，正常な妊娠経過のなかで生じるものであり，治療を必要とするものではない。食欲不振による胎児への影響を心配する妊婦もいるが，この時期には，胎児はまだ小さいので，母体の栄養摂取がかたよっていたり不足していたりしたとしても，胎児の健康に影響を与えることはない。したがって，食べたいときに(食べられるときに)食べたいものを少しずつ摂取しておけばよい。

　食欲がないときは水分の摂取だけでも心がけるが，多量の飲水は嘔吐を誘発するので，氷を口に含んで少しずつとるなどの工夫を伝える。

　つわりは空腹時に出現しやすいので，少しずつ，簡単に摂食できるものを準備しておくのもよい。嗜好は個人差があるので一概にはいえないが，水分の多い，冷たいもの(果物やトマト，卵豆腐など)が食べやすいことが多いので，これらを試してみるのもよい。

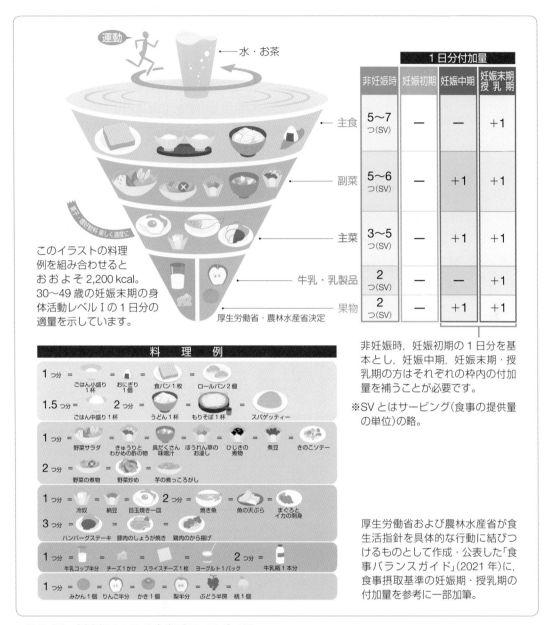

このイラストの料理例を組み合わせるとおおよそ 2,200 kcal。30〜49 歳の妊娠末期の身体活動レベル I の 1 日分の適量を示しています。

	非妊娠時	1 日分付加量		
		妊娠初期	妊娠中期	妊娠末期 授乳期
主食	5〜7 つ(SV)	—	—	+1
副菜	5〜6 つ(SV)	—	+1	+1
主菜	3〜5 つ(SV)	—	+1	+1
牛乳・乳製品	2 つ(SV)	—	—	+1
果物	2 つ(SV)	—	+1	+1

厚生労働省・農林水産省決定

非妊娠時，妊娠初期の 1 日分を基本とし，妊娠中期，妊娠末期・授乳期の方はそれぞれの枠内の付加量を補うことが必要です。

※SV とはサービング(食事の提供量の単位)の略。

料 理 例

1 つ分 = ごはん小盛り 1 杯 = おにぎり 1 個 = 食パン 1 枚 = ロールパン 2 個
1.5 つ分 = ごはん中盛り 1 杯　2 つ分 = うどん 1 杯 = もりそば 1 杯 = スパゲッティー

1 つ分 = 野菜サラダ = きゅうりとわかめの酢の物 = 具だくさん味噌汁 = ほうれん草のお浸し = ひじきの煮物 = 煮豆 = きのこソテー
2 つ分 = 野菜の煮物 = 野菜炒め = 芋の煮っころがし

1 つ分 = 冷奴 = 納豆 = 目玉焼き一皿　2 つ分 = 焼き魚 = 魚の天ぷら = まぐろとイカの刺身
3 つ分 = ハンバーグステーキ = 豚肉のしょうが焼き = 鶏肉のから揚げ

1 つ分 = 牛乳コップ半分 = チーズ 1 かけ = スライスチーズ 1 枚 = ヨーグルト 1 パック　2 つ分 = 牛乳瓶 1 本分

1 つ分 = みかん 1 個 = りんご半分 = かき 1 個 = 梨半分 = ぶどう半房 = 桃 1 個

厚生労働省および農林水産省が食生活指針を具体的な行動に結びつけるものとして作成・公表した「食事バランスガイド」(2021 年)に，食事摂取基準の妊娠期・授乳期の付加量を参考に一部加筆。

▶図 3-33　妊産婦のための食事バランスガイド

においが吐きけ・嘔吐を誘発するため，食事準備中につわり症状を発現することもある。家族に食事のしたくを依頼したり，惣菜の購入や，ときには外食もすすめる。これらは気分転換もかねた対策として有効である。

貧血 ▶　妊娠中は循環血液量，とくに血漿量が増加するため，血液が希釈される。妊娠性貧血の診断基準は，ヘモグロビン値(Hb)11 g/dL 未満および／またはヘマトクリット値(Ht)33％未満とされている。近年，成人女性の貧血が増加しており，さらに妊娠中は，胎児・胎盤の発育のため鉄需要量が増加することか

ら，妊娠性貧血の診断を受ける妊婦は少なくない。

　貧血およびその予防のためには，鉄分を多く含む食品を食事に取り入れることが重要である（▶表3-18）。ただし，食品によりヘム鉄の含有量に差があり，それにより吸収率が大きく異なる。海藻や貝類などの吸収率の低い食品をとるときには，ビタミンCおよび肉や魚などの鉄吸収促進因子を含む食品を組み合わせて摂取することにより，吸収率が向上する。また，ヘモグロビン生成の

▶表3-18　鉄を多く含む食品

食品名	100 g 中の鉄含量(mg)	1 回分の常用量		
		分量(g)	目安量	鉄含量(mg)
豚レバー	13	50		6.5
鶏レバー	9	50		4.5
輸入牛肉(モモ)	2.4	80	薄切り4枚	1.92
牛レバー	4	50		2
あさり	3.8	30	約10個	1.14
あさり水煮缶	29.7	30		11.52
かつお	1.9	80	刺身8切	1.52
なまり節	5	50	1/2切	2.5
煮干	18	10	4〜5本	1.8
さんま(焼き)	1.7	70	1尾	1.2
さわら(焼き)	2.5	80	1切	2
あかがい	5	40	2個	2
ほっきがい	4.4	40	2個	1.76
しじみ	8.3	30	殻ごと1/2カップ	1.59
干しえび	15.1	10	大さじ2杯	1.51
だいず(干)	9.4	20	大さじ山1杯	1.36
高野豆腐	7.5	20	1枚	1.5
納豆	3.3	50	1パック	1.65
がんもどき	3.6	80	中1枚	2.88
枝豆(ゆで)	2.5	100	さやつき小鉢1杯	2.5
みずな(ゆで)	2	80		1.6
小松菜(ゆで)	2.1	80		1.68
菜の花(ゆで)	1.7	50		0.85
切干大根	3.1	10		0.3
ごま(いり)	9.9	5	大さじ1/2	0.5
きな粉(全粒黄大豆)	8.0	6	大さじ1	0.48

（日本食品標準成分表2020年版〈八訂〉による）

ためにはタンパク質も必要であり，十分な量のタンパク質，造血作用のあるビタミン B_6，B_{12}，葉酸，銅などの摂取も重要である。

妊娠高血圧症候群 ▶　従来，妊娠高血圧症候群の栄養管理の基本は，摂取エネルギー制限，塩分制限，高タンパク質食であった。肥満および妊娠中の過剰体重増加が妊娠高血圧症候群のリスクであるという理由と，高血圧予防としての塩分制限という理由からである。

　しかし現在，極端な塩分制限は有用性が疑問視されており，循環血症量の低下を助長するのですすめられていない。しかしながら，日本人の塩分摂取量は基本的に多いため，「日本人の食事摂取基準（2020 年版）」で示されている 6.5 g を目標に減塩に留意する。水分も特別な場合を除いて制限を必要としない。一方で，ビタミン摂取やカルシウム，カリウム，マグネシウムの積極的な摂取をすすめる。WHO のガイドラインでは，生活習慣病予防のため，3,510 mg/日のカリウム摂取を推奨しているが，日本人の通常の摂取量との中間をとり，「日本人の食事摂取基準（2020 年版）」では生活習慣病予防としての目標量は 2,600 mg としている。妊娠中にカリウムの負荷量は定められていないが，生活習慣病予防を考慮した目標量に近づくよう積極的な摂取が望まれる。

　肥満女性の妊娠中の体重増加に関しては，明確な根拠が示されていないうえ，諸外国では妊娠高血圧症候群のガイドラインにエネルギー制限などの食事管理は含まれていない。加えて，DOHaD 説から，妊娠中の低栄養に関する懸念も示されている。これらをふまえて，1998 年に提示された日本産科婦人科学会周産期委員会の「妊娠中毒症の生活指導および栄養指導」は，2019 年 9 月に推奨が停止された。現段階では，個人差を配慮してゆるやかな指導を心がけるとされている。ただし，食事量は個人差が大きいので，各自の食事摂取状況を把握し，アセスメントしたうえで，適正な食事に近づけるよう，妊婦とともに考えて工夫し，実施を支えていくことが必要である。

● 妊娠中の嗜好品

　カフェインは胎盤を容易に通過する。マウスなどの動物実験では，極多量のカフェインで催奇形性が指摘されているが，疫学的にはみとめられていない。しかし，カフェイン摂取により絨毛間腔血流量の減少がみとめられ，アドレナリン量の増加もみとめられるため，周産期におけるリスクを高めると思われる。カフェイン摂取量が出生体重に関連しているという報告もある[1,2]。とくに，同

1) 鈴木雅洲ほか：カフェインと妊娠．妊婦管理の改善による胎児障害防止に関する研究（昭和 57 年度）研究報告書，厚生省心身障害研究・妊婦管理研究班，p.34-38.

2) Kobayashi, S. et. al.: Dose-dependent associations between prenatal caffeine consumption and small for gestational age, preterm birth, and reduced birthweight in the Japan Environment and Children's Study. *Paediatric & Perinatal Epidemiology*, 33(3):185-194, 2019

時に喫煙習慣のある場合，胎児発育不全(FGR)のリスクが増加するといわれている。市販されている飲料にはカフェインを含むものも多く，禁煙指導ともあわせて，適量摂取を心がけるよう指導する。喘息合併妊婦では，治療薬としてテオフィリンが投与されていることがあり，摂取量には注意を要する。

● 妊娠中の喫煙

　喫煙の健康障害は広く認識されている。とくに妊娠期の喫煙は妊娠および胎児への悪影響が明らかである。ニコチンは血管を攣縮させ，子宮の血流量，さらに胎盤血流量を減少させ，胎児への酸素および栄養の供給を減少させる。一酸化炭素は，ヘモグロビンと結合し，酸素運搬能力を低下させる。これらにより，異所性妊娠(▶411ページ)，流産，頸管無力症(▶409ページ)，絨毛膜羊膜炎，早産，常位胎盤早期剝離，前置胎盤(▶437ページ)などの異常の頻度を増加させる。胎児については，口唇・口蓋裂(▶287ページ)，先天性心疾患，手足の欠損，腹壁破裂などの先天奇形の頻度，低出生体重児の出生が増加する(▶図3-34)。

　受動喫煙についても同様の悪影響が指摘されている。研究では，家庭および職場での受動喫煙により，非喫煙者における受動喫煙の曝露指標である尿中ニコチン量が優位に増加しているという結果がみとめられている[1,2]。そして，受動喫煙でも胎児の体重は低下する。さらに出生後，小児の受動喫煙は，乳児突然死症候群(SIDS)，呼吸器感染症，中耳炎，小児喘息，認知・行動障害，肥満，血圧高値，糖尿病を増加させる。喫煙，受動喫煙が継続する場合には，いうまでもなく悪性腫瘍や心血管疾患を増加させる。

　妊婦および家族は，胎児のためだけでなく，自身の将来の健康のためにも禁煙することが望ましい。

　2001(平成13)年よりはじめられた「健やか親子21」では，2014(平成26)年までに「妊娠中の喫煙率，育児期間中の両親の自宅での喫煙率」を「なくす」ことが目標とされていた。2013(平成25)年に発表された「健やか親子21」の最終評価で，2000・2001(平成12・13)年の策定時に10.0%であった妊婦の喫煙率が徐々に低下し，2013(平成25年)には5.0%，2018年では2.7%となり改善したと評価されている[3]。「健やか親子21」(第2次)における基盤課題Aとして「切れ目のない妊産婦・乳幼児への保健対策」の健康行動の指標に引き続きあげられているが，父親の喫煙率は2017(平成29)年度でも約40%あり，改善したとはいいがたい。

---

1) 厚生労働省安全衛生部環境改善室監修：職場の喫煙対策のすすめ—— 受動喫煙防止のために，第2版．p.17，中央労働災害防止協会，2009．
2) Matsukura, S. et. al.: Effects of environmental tobacco smoke on urinary cotinine excretion in nonsmokers. Evidence for passive smoking. *The New England Journal of Medicine*, 311(13)：828-832, 1984.
3) 厚生労働省：健やか親子21(第2次)，基盤課題A(http://sukoyaka21.jp//wp/?page_id=793)(参照2020-11-05)．

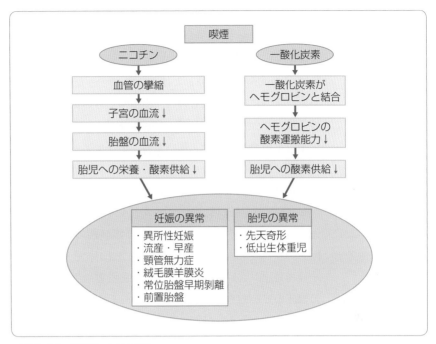

▶図3-34　喫煙による影響

　喫煙は依存症の1つと考えられ，禁煙は困難であるといえる。さらに，禁煙補助剤として認められているニコチンパッチなどは妊婦・授乳婦には使用禁忌である。しかし，妊娠の診断やつわりなどの体験は，禁煙の動機づけになりやすく，最大の機会である。「健やか親子21」を受けて，自治体においても妊産婦に対する禁煙支援対策に積極的に取り組んでいるところもある。そのなかで，妊産婦の禁煙支援マニュアルもいくつか策定されている。大阪がん循環器病予防センターで開発した「妊産婦と小さな子どもを持つお母さんに対する禁煙サポート指導者マニュアル」では，まず，① すべての妊婦の喫煙状況を把握し，② タバコ検査による喫煙量の客観的評価と禁煙のすすめを行い，③ 禁煙の意思確認を行い，④ 禁煙実行の支援およびフォローアップという具体的なサポートを提示することをすすめている。具体的な禁煙実行の支援として，喫煙行動の観察(セルフモニタリング)と，吸いたい気持ちをコントロールする方法が紹介されている[1]。さらに，パートナーをはじめとする家族に対しても，禁煙に向け，医療機関を紹介することが必要である。

● 妊娠中の飲酒

　飲料として摂取されるアルコールのほとんどはエタノールであり，これは，

---

1) 大阪がん循環器病予防センター：(http://www.osaka-ganjun.jp/health/lifestyle/tobacco.html)(参照 2020-11-05)

胎盤を容易に通過し，胎児に移行する。同時に，その代謝産物であるアセトアルデヒドなどにも，胎児は曝露されることとなる。

習慣性のある大量飲酒者から生まれた子供には，胎児アルコール症候群 fetal alcohol syndrome（FAS）とよばれるさまざまな障害がみられることが知られている。とくに特徴的なものは，出生時からの低身長と特異顔貌である。特異顔貌とは，小頭症，小眼球症，眼瞼裂短小，内眼角贅皮，顔面中央部の矮小・扁平，平坦で長い人中，薄い上唇，小顎である。

近年では，アルコールが胎児に与える幅広い影響を考慮し，胎児性アルコールスペクトラム fetal alcohol spectrum disorders（FASD）として診断の範囲が広がっている。FASD には，アルコールによっておこる多動や学習障害といった先天異常や，胎児発育不全などの妊娠経過の異常も含まれる。具体的には，FAS のすべての診断基準を満たさず知的障害・発達障害がみられるアルコール神経発達障害や，心奇形や聴覚障害などの異常を伴うアルコール関連先天性欠損症などがある。

胎児アルコール症候群の頻度は民族や集団によって大きく異なるが，非遺伝性の精神発達遅滞の最多の原因となっているといわれる。わが国では，この診断基準を満たす症例の報告は少ない。FAS に関するアルコール摂取の安全限界については，いくつかの調査結果があるが，かなり幅がある。したがって，安全限界はないと考えるべきである。また，「エコチル調査」の成果において飲酒と癒着胎盤の関連性が指摘されている。

20 代と 30 代の女性の飲酒経験・機会は増加している。「エコチル調査」の暫定結果でも妊娠初期に飲酒をしている女性は 49％である。年齢による差はとくにみとめられない。妊娠の中〜末期には，飲酒者は 2〜4％と減少している。たった 1 回の飲酒を後悔しているような妊婦を，さらに追いつめるような厳格な指導は避けるべきであるが，安全限界がないことを考えると，飲酒は控えることが望ましい。また，飲酒により，生活リズムや食生活のバランスが乱れることも間接的に問題になりやすいので，あわせて指導する。

2 排泄

排便▶　妊娠期，とくに妊娠初期はプロゲステロンの分泌が亢進しており，その作用により消化管の蠕動運動が低下する。さらに，つわりにより食物・水分摂取量の低下も生じやすく，便秘になりやすい。妊娠末期になると，増大した子宮が腸管を圧迫し，その蠕動運動を抑制し，横隔膜の運動性も低下させる。腹筋の低下もあることから，排便が抑制されて便秘をきたしやすい。

妊娠中は，増大した子宮の圧迫による骨盤内の血管のうっ滞のため，痔や脱肛が生じやすく，さらに便秘はその誘因となる。一方で，痔などの疼痛は便意を抑制しやすく，便秘を悪化させる。

便秘に対しては，必ず朝，十分な時間をとってトイレに行くなど，規則的な

生活による排便習慣を心がけることが重要である。さらには，散歩や妊婦体操などの適度な運動も必要である。そして，十分な水分と食物繊維の摂取が大切である。「日本人の食事摂取基準（2020年版）」において，食物繊維の摂取基準は，成人女性（18〜49歳）で18gが目標量とされているが，現実にはかなり不足している。食物繊維の多い食品を献立に加えられるよう紹介することも必要であろう。

下剤は，胎児への安全性が確保されていないものや，大量投与により子宮収縮を誘発するものもある。市販の薬剤を常用している女性もいるが，妊婦自身が過度に薬剤に頼ることのないよう，食事を含めた生活の改善によって症状の改善をはかり，補助的に医師の処方により服用するよう指導する。

排尿 ▶　子宮が骨盤内にある妊娠初期と，児頭の下降が加わる妊娠末期は，増大した子宮が膀胱を圧迫するために尿意は頻回になる。頻回の尿意は，妊婦の不眠の原因ともなる。また，プロゲステロンの影響および増大した子宮により尿管が拡張・伸展し，さらに圧迫も受けるため，尿が貯留しやすい状態になり，膀胱炎を生じやすく，さらに，逆流しやすいことから，腎盂腎炎を生じやすい。

尿意をがまんすることなく，また外陰部の清潔保持に努めるように指導する。外出時には，トイレの場所の確認をしておくことを伝える。

3 清潔

● 全身の清潔

皮膚 ▶　妊娠中は基礎代謝が亢進し，発汗が多くなる。とくに，夏季には増大した乳房の下部に汗疹を生じる妊婦もいる。毎日の入浴またはシャワー浴が望まれる。入浴はリラクセーション効果もあり，好まれるであろう。ただし，入浴に際しては，湯温が42℃以上の高温や30℃以下の低温では，交感神経を刺激して血圧が上昇することがある。あまりの長湯も身体に負担がかかるため，40〜41℃の適温でも10分間が限度であろう。さらに，妊娠末期には増大した腹部によって足もとが見えにくくなり，浴室で転倒しやすいので，注意が必要である。

妊娠中は血流量が増すため，末梢の毛細血管が拡張する。このため，皮膚の表面から水分が失われやすくなり，肌が乾燥してかゆくなることが多い。妊娠末期は，とくに腹部の皮膚が伸展して薄くなるため，さらに乾燥しやすくなる。瘙痒感のある妊婦では，入浴後に保湿剤を塗布するなどの対応で軽減をはかる。

頭髪 ▶　頭髪も皮膚同様によごれやすい状況にあるため，こまめに洗髪することが望まれる。しかし，妊娠末期になると，腹部が増大し，前屈しにくいため，シャワーの高さを調節するなどの工夫が必要である。他者に洗髪してもらうのもよいが，美容院にあるような洗髪椅子での長時間の同一体位は負担になるので，短時間ですませるよう注意する。

● 外陰部の清潔

　妊娠に伴い，腟分泌物は増加し，それによる不快感も増加する。妊娠中，腟の酸性度は高まっており，一般に細菌は繁殖しにくいが，カンジダ属などの酸に強い細菌は増殖しやすい。腟分泌物は正常なときでも多いため，感染による腟分泌物の増加かの鑑別および注意が必要である。

　腟分泌物による不快感を解消し，また清潔保持のためにも，肌に刺激の少ない通気性のよい下着を着用し，こまめにかえることが望ましい。必要時，温水洗浄トイレを利用したり，微温湯で洗浄するなどしてもよい。ただし，腟の自浄作用を妨げるので，妊婦が自己判断で腟内洗浄を行ってはならない。

　また，おりものシートを利用する妊婦もいるが，頻回に交換することが必要であり，長時間の装用はかえって感染などの機会となりやすい。おりものシートによってかぶれをおこす妊婦もいるため，一概にすすめることはできない。

● 口腔内の清潔

　妊娠中は，内分泌環境の変化，唾液の分泌低下に加え，つわりのある時期や妊娠末期に食事の回数が増えたり，さらにセルフケア行動が不足し，口腔清掃を怠りがちになることなどから，齲歯・歯肉炎が発生・悪化しやすい状態にあるといわれる。さらに歯周病合併妊婦においては，早産あるいは胎児発育不全（FGR，▶497ページ）による低出生体重児の危険が高いという報告がある。

　妊婦を対象とした歯科健康診査のサービスが市町村で行われているので，早期に受診し，この機会に正しい歯みがき法を習得し，実践することが重要である。歯科治療に際しては，歯科医師に妊娠していることを伝え，相談することが必要である。

● 感染予防対策

　妊娠中の感染症は，胎児・新生児にも影響を与えることがある（▶390ページ）。検査や対策について正しい知識を提供することが必要となる。具体的な対策について，「赤ちゃんとお母さんの感染予防対策5ヶ条」（▶表3-19）にまとめられているので参照されたい。

4　妊娠中の衣生活

● マタニティウェア

　妊娠の経過に伴い，妊婦の体型は変化し，妊娠中期ごろより非妊娠時の服をそのまま着用することは困難となる。そのことを妊婦が否定的にとらえると，妊娠生活や妊娠そのものを否定的にとらえることにもなりかねない。一方で，マタニティウェア（妊婦服）を着用することにより，妊婦としての自覚が高まる，

▶表 3-19 赤ちゃんとお母さんの感染予防対策 5 ヶ条

風疹ウイルス，サイトメガロウイルス，B 型肝炎ウイルス，トキソプラズマなどの微生物は，妊娠中，分娩中，産後に，お母さんから赤ちゃんに感染して，赤ちゃんに病気をおこすことがあります。感染予防対策について，正しい知識を身につけておくことが大切です。

1 妊娠中は家族，産後は自分にワクチンで予防しましょう！
風疹，麻疹，水痘，おたふくかぜは，ワクチンで予防できます[注1]。ただし，妊娠中はワクチンを接種できません。とくに風疹は，妊娠中に感染すると，胎児に先天性風疹症候群をおこすことがあります。そこで，妊婦健診で，風疹抗体をもっていない，あるいは抗体の値が低い[注2,3]場合は，同居の家族に麻しん風しん混合ワクチン（MR ワクチン）を接種してもらいましょう[注4]。
注 1：妊娠中でもインフルエンザ不活化ワクチンは安全かつ有効とされています。
注 2：HI 法で 16 倍以下，EIA 法で 8 IU/mL 未満。
注 3：妊娠中の麻疹，水痘，おたふくかぜの感染の赤ちゃんへの影響はまだわかっていません。妊娠前や産後に抗体を検査し，抗体を持っていない，または抗体の値が低いときは，ワクチンを接種することで感染を予防できます。
注 4：MR ワクチンが推奨されるのは，麻疹に感染すると流早産の可能性があり，しかも若年成人の麻疹抗体保有率が低いためです。

2 手をよく洗いましょう！
手洗いは感染予防に重要です。とくに，食事の前にしっかり洗いましょう。調理時に生肉を扱うとき，ガーデニングをするとき，動物（猫など）の糞を処理するときなどは，使い捨て手袋をつけるか，そのあと，ていねいに手を洗いましょう。

3 体液に注意！
尿，だ液，体液などには感染の原因となる微生物が含まれることがあります。ご自分のお子さんのおむつでも使い捨ての手袋をつけて処理するか，そのあとで，ていねいに手を洗いましょう。また，家族でも歯ブラシ等は共有せず，食べ物の口移しはやめましょう。妊娠中の性生活ではコンドームを着用し，オーラルセックスは避けましょう。

4 しっかり加熱したものを食べましょう！
生肉（火を十分に通していない肉），生ハム，サラミ，加熱していないチーズなどは感染の原因となる微生物が含まれることがあります。妊娠中は食べないようにしましょう。生野菜はしっかり洗いましょう。

5 人ごみは避けましょう！
風疹，インフルエンザなどの飛沫で感染する病気が流行しているときは，人ごみは避け，外出時にはマスクを着用しましょう。子どもはいろいろな感染症にかかりやすく，子どもを介して感染する病気もあります。とくに熱や発疹のある子どもには注意しましょう。

（日本周産期・新生児医学会，日本小児科学会，日本産科婦人科学会，日本産婦人科医会：赤ちゃんとお母さんの感染予防対策 5 ヶ条，2013〈http://www.jspnm.com/topics/data/topics20130515A.pdf〉〈参照 2020-10-29〉）

すなわち母親役割が意識化され，母親役割獲得過程の進行につながる。衣類の選択への助言は，妊娠期の援助として重要である。

マタニティウェアは，身体的変化にふさわしく，かつ妊婦の好みにも合い，経済性も考慮する必要がある（▶表 3-20）。近年では，マタニティウェアのデザインも多様化し，さまざまな妊婦の要望にもこたえられるようになってきた（▶図 3-35）。マタニティウェアの着用期間は約 5 か月間であり，四季のあるわが国においては，少なくとも 2 つ以上の季節を経ることとなる。したがって，気温の変化に対応できるような素材で，上着などで調節できるスタイル，さらには産後にも着用できるものなどを考慮することが必要である。母乳哺育のために，乳房を児に含ませやすいようデザインが工夫されているものもある。

● **下着**

マタニティウェアと同様，身体的変化に合わせてサイズが調節できたり，吸湿性・通気性のよい素材のものが望まれる。

腟分泌物が増加することから，ショーツは吸湿性がよく通気性のよい木綿製

▶表3-20 マタニティウェア選択の留意点

1) 妊婦自身が満足できるデザインである。
2) 体型の変化に合わせられ，サイズ調節が可能である。
3) 身体(とくに腹部)を締めつけない。
4) 皮膚を刺激しない。
5) 吸湿性に富む。
6) 保温性または通気性に富む。
7) 軽い材質である。
8) 洗濯が容易である。
9) 着脱が容易である。
10) 経済性がすぐれている。

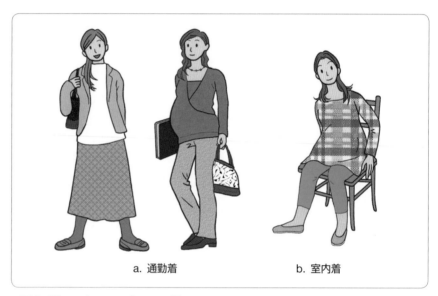

a. 通勤着   b. 室内着

▶図3-35 マタニティウェアの例

のものを選択し，さらに腹部の保温も考慮し，増大した腹部がすっぽりおさまるようなたっぷりとしていてなおかつサイズを調節可能なものがよい。

　ブラジャーやスリップは，乳房が大きくなりはじめる妊娠初期から使用しはじめることが多い。最終的には1～2カップ増大するので，乳房を押さえつけないよう調節できるものが望ましい。ワイヤーつきのブラジャーは，乳房基底部を圧迫し，乳房保護や母乳哺育には不適とする考え方もあり，使用には検討を要する。また，授乳期まで使用することを考えると，着用したまま乳房が出せるような，前開きのもの(ストラップオープン，カシュクールオープン)が便利であろう(▶図3-36)。家庭にいるときは，ブラジャーを着用しない，または授乳用のハーフトップとよばれるソフトなものでもよいことを提示し，妊婦自身が活動状況に応じて選択できるようにする。

　ストッキングやタイツも，腹部を圧迫しない股上を十分にとったマタニティ用や，静脈瘤予防のためのサポートタイプなどがあることを伝える(▶図3-37)。

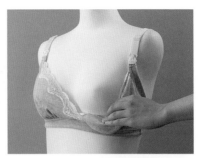

a. ストラップオープン　　　　　b. カシュクールオープン

（資料提供：株式会社犬印本舗）

▶図 3-36　ブラジャーの例

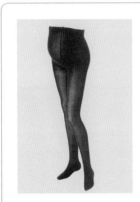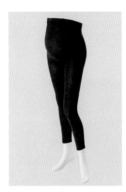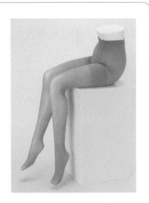

a. タイツ　　　　　b. スパッツ　　　　　c. ストッキング

（資料提供：株式会社犬印本舗）

▶図 3-37　サポートタイプのタイツ・スパッツ・ストッキング

● 腹帯

　岩田帯（いわたおび）といわれるさらしの腹帯（はらおび）を巻くことは，安産を願うわが国独特の風習の 1 つである。効用としては，保温や，軽い緊縛により増大した腹部を支持して安定感が得られる，姿勢を支えて腰痛が予防できる，妊娠を周囲の人々に知らせ，安産祈願や，母親となる祝福が受けられるという精神的効用などがあげられる。

　さらしは吸湿性・保温性に富み，巻き方で調節可能である点ですぐれている。このほか，精神的効用も高いといわれ，儀式的にのみ行う妊婦もいる。腹帯の巻き方を図 3-38 に示す。現在は，腹巻タイプ，パンツタイプなどがあり，やはり保温や安定感などから着用することもある（▶図 3-39）。

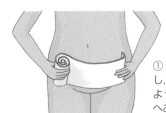

① さらしを2つ折りにし，折り目が下になるように持ち，左から右へあてがって巻く。

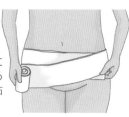

② 腹部で押さえるような気持ちで，腹帯の下部をしめ，巻きはじめの部分は少し出しておく。

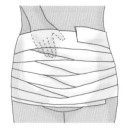

③ 5〜6回巻き上げ，巻きおわりの部分を内側に折り込む。

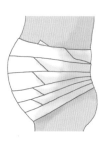

④ 折転帯により巻きおわったところ（わきで折転した場合）。

▶図3-38　腹帯の巻き方

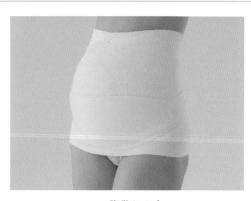

a. 腹巻タイプ

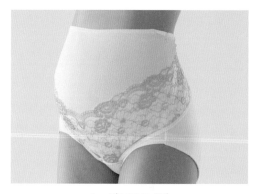

b. パンツタイプ

（資料提供：株式会社犬印本舗）

▶図3-39　腹帯

● 靴

　妊娠末期には，増大した腹部により重心が移動し，姿勢が変化したり，足もとが見えにくいことなどから，転倒しやすく，腰痛も生じやすい。ホルモンの影響から，下肢に浮腫が生じやすくなり，日常使用していた靴がきつくなることがある。特別に妊婦用の靴があるわけではないが，より安定した，歩きやすい靴を選ぶよう説明する（▶表3-21）。

▶表3-21　妊娠中の靴の選択の留意点

1) かかとは十分広く，高さは2〜3cmくらい。
2) 靴底に滑りどめがある。
3) 足の甲までおおわれる。
4) 素材がやわらかく，弾力がある。
5) 吸湿性，通気性がよい。
6) 非妊期よりやや大きめのもの（1日のうちで足が最もむくみやすい時間帯に選ぶ）。

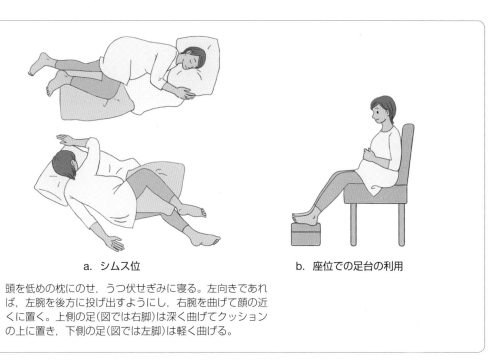

a. シムス位

b. 座位での足台の利用

頭を低めの枕にのせ，うつ伏せぎみに寝る。左向きであれ
ば，左腕を後方に投げ出すようにし，右腕を曲げて顔の近
くに置く。上側の足（図では右脚）は深く曲げてクッション
の上に置き，下側の足（図では左脚）は軽く曲げる。

▶図3-40　休息でのらくな姿勢

5　活動と休息

● 休養と睡眠

　妊娠中は疲労しやすい状態にあり，疲労の蓄積は妊娠中の異常の誘因となる。
そのため妊娠中は，非妊期より睡眠時間を多くとるなど，十分な休息が必要で
ある。

　しかし，妊娠末期には，増大した腹部により寝苦しくなり，臥床時の体位が
制限されることや，妊娠初期および末期に生じやすい頻尿も睡眠を阻害する。
したがって，昼寝などで睡眠時間を補うように心がけたり，ときどきらくな姿
勢で休息を取り入れるよう促す。らくな姿勢は個人および体型によって好みが
あるが，シムス位や座位での足台の利用もすすめる（▶図3-40）。

　なお，妊娠末期に妊婦が仰臥位をとると，仰臥位低血圧症候群となる（▶126

ページ）。したがって，診察などのために仰臥位をとってもらうときは，注意が必要である。また，このような症状にいたった場合は，左側臥位への体位変換を促し，子宮による圧迫を解消すれば，すみやかに回復する。

● 日常生活の活動

原則として，妊娠したことで日常生活が大きく制限されることはない。しかし，妊娠による身体変化から，家事などの日常生活の活動においては，安全や腰痛予防のためによい姿勢を心がけ，転倒予防や腹圧をかけないことが望まれる（▶図3-41）。さらには疲労を蓄積しないことなどを，妊婦自身が日常生活の活動で配慮できるように指導する。

● 運動

近年は，女性の生活活動強度が低下しているとされており，さらに妊娠中は体型の変化，重心の移動，生理学的変化などから運動には不向きな状態となり，一層運動不足になりやすい。

しかし，妊娠中の運動については，疼痛の軽減やSFD児の出生リスクの低

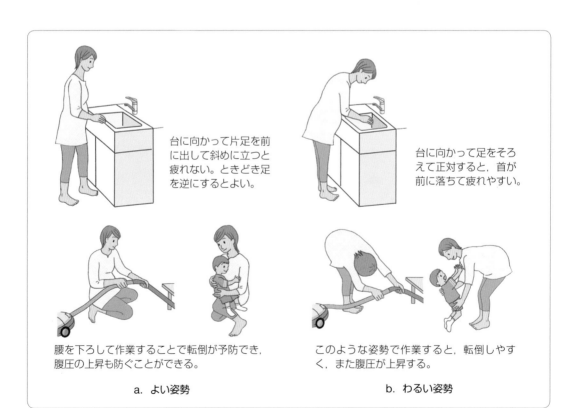

台に向かって片足を前に出して斜めに立つと疲れない。ときどき足を逆にするとよい。

台に向かって足をそろえて正対すると，首が前に落ちて疲れやすい。

腰を下ろして作業することで転倒が予防でき，腹圧の上昇も防ぐことができる。

このような姿勢で作業すると，転倒しやすく，また腹圧が上昇する。

a. よい姿勢　　　　　b. わるい姿勢

▶図3-41　日常生活活動の姿勢

下，身体機能の増進・維持，巨大児出生のリスク軽減などの報告がある[1]。したがって，とくに禁忌のない妊婦では，健康的な生活のため，運動を行うことがすすめられる。ただし，妊娠中の運動については，禁忌および好ましい運動，好ましくない運動，危険な運動があるので，妊娠経過をアセスメントしたうえで，好ましい運動をすすめることが望ましい（▶表 3-22〜24）。

　妊婦にも好ましい運動として，散歩（ウォーキング，▶表 3-25），妊婦体操，妊婦水泳（マタニティスイミング，▶表 3-26），マタニティビクス，マタニティヨガなどがあげられる。バランスをくずしやすく不安定な体勢となる種目や，人と接触する運動，競技性の強い運動，落下や外傷リスクのある運動は好ましくないとされている。

　いずれも，事前に産科医に相談してはじめることが望ましく，運動中に立ちくらみ，頭痛，胸痛，呼吸困難，筋肉疲労，下腿の痛みあるいは腫脹，切迫流早産の症状，胎動減少などが出現した場合は，運動を中止し，医師に連絡する。さらに，マタニティビクスなどの有酸素運動をする場合，適切な心拍数の範囲としては，20 代は 135〜150 回/分，30 代は 130〜145 回/分が推奨されている。

▶表 3-22　妊娠中は避けるのが望ましい運動

1) 転倒しやすい運動
2) 強度の腹圧をかける運動
3) 関節の深い曲げのばしをする運動
4) 強く腰をひねる運動
5) 瞬発性が必要な運動
6) 勝負を競う運動
7) 気圧が低下する，または水圧が強くかかる運動

▶表 3-23　妊娠中の運動の禁忌

- 重篤な心疾患・呼吸器疾患など
- 切迫流早産，子宮頸管無力症，頸管長短縮，前期破水，性器出血
- 前置胎盤，低置胎盤
- 妊娠高血圧症候群

▶表 3-24　妊娠中のスポーツ

好ましいスポーツ	ウォーキング，エアロビクス，水泳，固定自転車，ヨガ，ピラティス，ラケットスポーツ
好ましくないスポーツ（接触や外傷の危険が高い）	ホッケー，ボウリング，バスケットボール，レスリング，サッカー，（ホットヨガ）
危険なスポーツ（転びやすく外傷を受けやすい）	体操競技，乗馬，重量あげ，スキー（雪・水上），スケート，ハンググライダー，スキューバダイビング，激しいラケットスポーツ

▶表 3-25　散歩（ウォーキング）の留意点

- 姿勢を正しくして，歩幅を広くとり，少し早足で歩く。
- 1 日 30 分〜1 時間程度。
- 空気や景色がよいところは，なおよいが，買い物を兼ねてもよいので，継続して行うことが望ましい。

▶表 3-26　妊婦水泳実施の際の留意点

- 指導者の指導のもとに行う。
- 約 30℃の水温。
- 水中歩行などのウォーミングアップののち，30 分程度，妊婦の泳力に合わせて泳ぐ。
- 補助具をつけて，水に浮いてリラクセーションをはかることもある。

1) 日本産科婦人科学会・日本産婦人科医会：産科婦人科診療ガイドライン——産科編 2023．日本産科婦人科学会，2023．

▶表3-27　ストレッチの留意点

1) 無理なく痛みのない範囲で伸展を。
2) 反動はつけずジワジワとゆっくりのばし，1つの動作を10秒くらい保つ。
3) 息を吐きながら，リラックスして気持ちよくのばす。呼吸はとめず，自然な呼吸を心がける。
4) のばすところに意識を集中させる。

▶表3-28　妊婦体操の留意点

1) 筋肉を疲労させすぎないように。反復回数は多くしすぎない。
2) ストレッチやウォーキングなどでからだが少しあたたまった状態で行う。
3) 筋肉をいたわりながら行う。
4) 運動中はらくな姿勢をとることを心がける（例：仰臥位時は両膝を曲げる）。

また，妊婦水泳やマタニティビクスを始める場合は，指導者のもとで行うことが望ましい。

妊婦体操▶　妊婦体操は，出産に備えて筋肉・靱帯・関節を柔軟にする目的を有する。また，健康であるという実感を得るとともに，妊娠に伴う各種のマイナートラブル（▶166ページ）を予防・軽減させ，さらには出産への積極的態度を養うことにもつながる。

　体操の種類にもよるが，軽いものは妊娠12週ごろから徐々に始め，16週以降は，毎日，無理なく，少しずつでも習慣的に行えるように指導する。継続的・習慣的に行うためには，動機づけができるよう，目的などの知識だけでなく，効果が実感できたり，日常生活のなかで簡単に取り入れられることが実感できたりするよう指導する（▶表3-27，28）。

　妊婦にすすめる体操のプログラムは，関節を柔軟にするストレッチを中心に，骨盤底筋群を強化する運動などを組み合わせるとよい（▶163ページ，図3-42）。対象者の状況に合わせて，必要かつ取り入れやすいものを組み合わせて，個別プログラムを作成すると，より実践しやすい。

● 妊娠中の旅行

　妊娠中は疲労しやすく，旅行は負担となることもある。移動時の乗り物の振動や長時間の同一姿勢は，子宮収縮を誘発することもある。また，旅行中は，異常を察知した場合に，すぐに適切な対応・治療を受けにくいという点も問題となる。とくに海外渡航については，医療システムも異なるので異常が生じた場合にさらに適切な治療を受けにくくなるため，避けることが望ましい。

　妊娠中に旅行を計画するときは，できれば妊娠中期の安定した時期に，以下のような点をふまえ，同伴者とよく相談したうえで立案するように指導する。

(1) 1人旅ではなく，同伴者と行くように計画する。

(2) 無理のないスケジュールをたてる。休息が十分にとれるように，目的地までの旅程にも余裕をもたせ，目的地での見物場所についても欲ばらないようにする。休憩や移動に制約が生じやすい団体旅行は，避けたほうが望ましい。

(3) 重い手荷物は持って歩かない。荷物は最小限にし，同伴者に持ってもらっ

たり，事前に送るようにする。

(4) 混雑している乗り物や，振動の激しい乗り物は避ける。自動車で移動する場合は，1〜2時間ごとに休憩をとるのが望ましい。妊婦のシートベルト着用は，「道路交通法」では免除されているが，安全のために，アメリカで規定されているように，骨盤にかかるような位置で着用する（▶164ページ，図3-43）。航空機利用の場合は，国内線であれば36週以降は診断書が必要となり，39週以降は医師の同伴を求めるなどの搭乗条件を課していることもある。各航空会社によって，また，多胎の場合は，さらに規定が異なることもあるため，事前に確認しておくことをすすめる。なお，生後8日未満の児も搭乗できないと規定しているところが多い。

(5) 旅行の前には必ず受診し，異常がないことを確認する。

(6) 旅行中は母子健康手帳と保険証を携帯する。

6 妊婦の勤労

勤労が妊娠に及ぼす影響 ▶ 　勤労妊婦の産科異常に関する調査は少ないが，労働の程度（時間外労働および深夜勤務の有無）によっては，勤労が流・早産や低出生体重児のリスクにもなりうる。また，通勤の経路・距離・時間，駅などの階段や満員電車などの通勤の負担も大きい。コンピュータなどの視覚端末装置 visual display terminal（VDT）作業から受ける電磁波の影響にも注意が必要である。さらに，職場での仕事や人間関係におけるストレスや，家事と労働の二重負担なども，問題となりうる。

勤労妊婦の健康相談・教育 ▶ 　妊産婦の保護規定は，労働基準法，雇用の分野における男女の均等な機会及び待遇の確保等に関する法律（男女雇用機会均等法）などに設けられている。労働基準法では産前・産後の休業，育児時間，妊産婦にかかわる危険有害業務の就業制限，男女雇用機会均等法では妊娠中および出産後の健康管理に関する配慮および措置などが定められている。その他，健康保険法などにおいて，分娩費・出産育児一時金の支給などの経済的支援も定められている。

　これらの規定のほとんどは妊産婦自身の請求を必要とするものであり，その内容について十分な情報提供を行い，妊婦自身が活用できるように指導することが重要である。

　母子健康手帳には「働く女性・男性のための出産，育児に関する制度」のページが設けられており，「妊娠がわかったら」「妊娠中の職場生活」「産前産後休業を取るときは」「産後休業後に復職するときは」「育児休業を取るときは」「幼い子どもを育てながら働き続けるために」「育児等のために退職した方への再就職支援」「出産育児一時金・出産手当金など」「育児休業給付」について説明されている。「妊娠がわかったら」においては，「母性健康管理指導事項連絡カード」についても紹介されている（▶164ページ，図3-44）。

　出産後も仕事と育児を両立するために，育児休業については，誰が（妊婦自

① 首のストレッチ（朝晩各5回）

首周囲にある僧帽筋や胸鎖乳突筋を動かすことで緊張をゆるめ，
血液循環を促し，肩こり・頭痛を緩和する。
　① らくに背筋をのばして座る。手はからだの横にらくに置く。
　② 息を吐きながら頭を前後左右に倒し，息を吸いながら
　　真ん中に戻す。
　③ 息を吐きながら，ゆっくりとグルグルまわす。

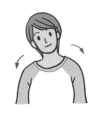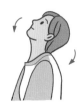

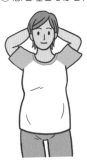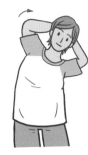

② 側腹筋のストレッチ（朝晩各5回）

胸郭を動かしストレッチすることで肋間筋の血液循環が促進
されリラックスするため，呼吸機能の回復や肋骨下部の痛み
をやわらげる。
　① 頭の上で左右の指を組む。
　② そのままゆっくり上半身を左右どちらかへ倒す。
　　そのとき，呼吸はとめない。
　③ 戻してリラックスしたら，反対側へ倒す。

③ 腰背部のストレッチ―ねこのポーズ（朝晩各5回）

妊娠による腹部増大で負荷のかかっている腰背筋をゆっくりストレッチすることで，
筋肉を弛緩させ，腰背痛を軽減する。
　① 安定した四つばいの姿勢をとる（肩幅に手足を開く）。
　② 息を吐きながら，背中を丸めて首を腕の間に入れる。
　　（腰→胸→首の順で丸めていくイメージ）。顎は引き，目線は臍に。
　③ ゆっくりと深呼吸を1つする。
　④ 軽く吸いながら，もとの四つばい姿勢に戻る。
　⑤ 息を吐きながら，背を少しそらし上を向く
　　（腰→胸→首の順でそらしていくイメージ）。
　　顎は上げ，目線は天井に向ける。
　⑥ 深呼吸をゆっくり1つする。
　⑦ 軽く吸いながら，もとの四つばいに戻る。

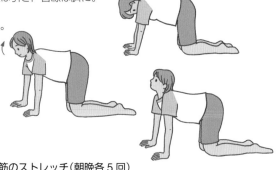

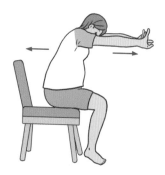

④ 背筋のストレッチ（朝晩各5回）

ふだん使わない背筋をよくのばすことで意識し，循環を改善する。
　① らくな座位になる。
　② 両指を組んで手のひらを外側に向け，前に水平にのばす。
　③ おなかを引き締め，手は前のほうに，背中は丸くして後方に
　　引っぱる。

⑤ 足首のストレッチ（朝晩各5回）

足先をストレッチすることで末梢の静脈還流を促し，
下肢のむくみを軽減する。
　① 椅子に座るか，仰臥位とする。
　② 息を吐きながら，つま先をのばす。
　③ 息を吸いなおし，吐きながら，つま先を
　　引き上げる（かかとを押し出す感じ）。
　④ 足首をグルグルまわす。
　⑤ 足の指で，息を吐きながらグーパーする。

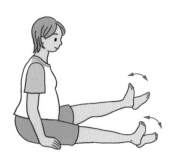

▶図3-42　妊婦体操の進め方

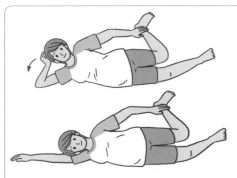

⑥ **大腿四頭筋のストレッチ(朝晩各5回)**

大腿を動かしてストレッチすることで，骨盤の関節と筋肉を弛緩させ，鼠径部周囲の循環も促す。
　① 側臥位になる。
　② 下の腕をのばし頭を休める。または肘をつき，手で頭を支える。
　③ 上側の足を持つ(膝を天井のほうに向けない)。
　④ 肩から膝までをまっすぐに保ち，股関節を前に押し出しながら膝をうしろへ引く。
　⑤ 足をかえて繰り返す。

⑦ **下腿三頭筋のストレッチ(朝晩各2回)**

下肢をゆっくりとのばすことにより，下肢全体の循環を促す。こむらがえりにもよい。
　① 右足を前に出し，左足はかかとをピッタリ床につける。
　② 右足の膝を静かに曲げていく。その際，顎は引いて臍を見ながらゆっくりと行う。
　③ 少しのばされて気持ちのいいところでとめ，10秒保つ。
　④ 息はとめず自然な呼吸を心がける。
　⑤ 足をかえて同様のことを行う。

⑧ **股関節のストレッチ—バタフライのポーズ(朝晩各10回)**

股関節周囲の筋肉を弛緩させることで内転筋群の柔軟性につながり，循環も促される。
　① 背筋をまっすぐのばしたあぐらの姿勢をとる。
　② 足の裏を合わせるようにして座る
　　(困難な際は，座布団の上に座るとよい)。
　③ 足先を持ち，膝をパタパタ上下に揺らす
　　(パートナーに押してもらっても可)。
　④ 手を両膝の内側に置き，息を吐きながら下に力を加え，ゆっくりと息を吐きながら戻す。

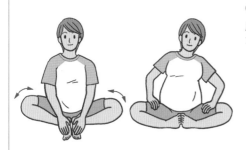

⑨ **骨盤底筋群の運動—キーゲル体操・すべり台の体操(朝晩各5回)**

出産に必要不可欠な骨盤底筋群(外肛門括約筋・肛門挙筋)や大殿筋をストレッチ・トレーニングする運動であり，産後や更年期の健康体操としても有用である。
　① 仰臥位で両膝を立てる(膝を少し開く)。手のひらは床につけ，からだの横に自然に置く。
　② 息を吐きながら殿部の筋を合わせるように肛門を引き締め，背筋力も使いながら，ゆっくりと腰を上に持ち上げる。
　③ あげたままで1呼吸(慣れてきたら，肛門と腟周囲の力は抜いて，肩，腕，下肢の力を抜き，ゆっくり10秒保持する)。
　④ 再び息を吸って，吐きながら腰をおろす。
　⑤ 1呼吸してリラックス。

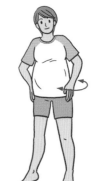

⑩ **腰まわし運動(朝晩各1分)**

腰をまわすことで，腰の揺れを使い腰背部を中心とした全身の筋肉を弛緩させる。産痛緩和・児頭下降を促す動きであり，分娩進行中にも利用できる運動である。
　① 足を軽く開きゆったりと立つ。手は腰にあてる。
　② ゆっくりと腰を左右に揺らす。
　③ ゆっくりと腰を前後に揺らす。
　④ ゆっくりと円を描くようにまわす。
　⑤ 骨盤全体を振り子のように揺らすイメージで行う。
　　揺らしている間，息はとめず，ゆっくりと呼吸を行う。

▶図3-42　(続き)

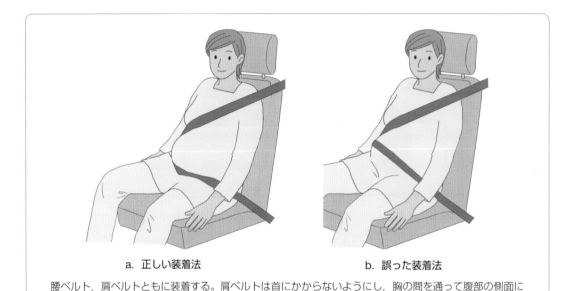

a. 正しい装着法　　　　　　　　　　　b. 誤った装着法

腰ベルト，肩ベルトともに装着する。肩ベルトは首にかからないようにし，胸の間を通って腹部の側面に通すようにする。腰ベルトは腹部のふくらみを避け，腰骨のできるだけ低い位置を通す。

▶図3-43　シートベルトの着用法

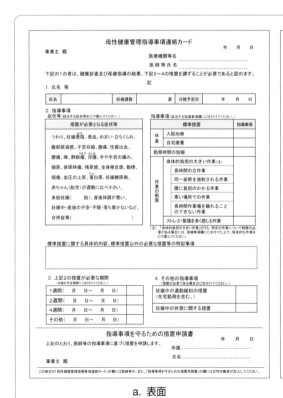

a. 表面　　　　　　　　　　　　　　　　b. 裏面

▶図3-44　母性健康管理指導事項連絡カード

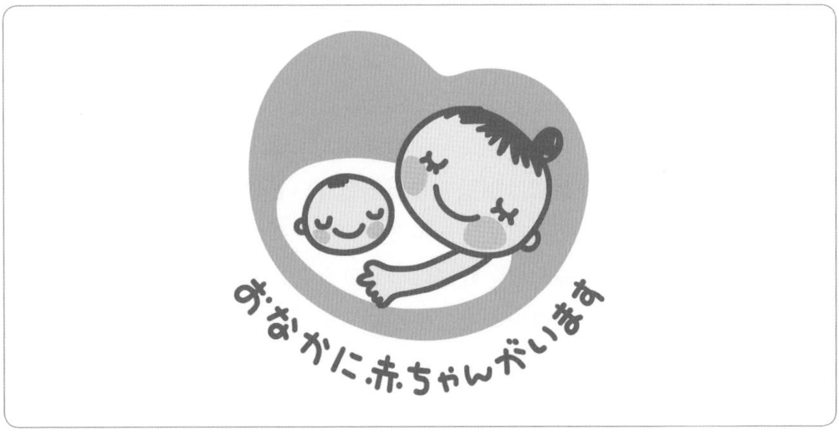

▶図3-45　マタニティマーク

身，夫，あるいは両方)どのくらいの期間取得するかということを妊娠中に夫婦でよく話し合い，職場とも相談をしておくことが重要である。いずれにせよ，長期間にわたり仕事を休むことになるので，復職後のことも考え引継ぎなどを適切に行い，円滑に休職・復職できるように調整・手続きをするようすすめる。あわせて，保育園に入れるための保護者の活動(俗にいう「保活」)に向けて情報収集をすすめておくことが望ましい。

マタニティマーク▶　2001(平成13)年から開始した「健やか親子21」の課題の1つとして「妊娠・出産に関する安全性と快適さの確保」があげられていた。この課題の達成のためには，妊産婦に対して理解のある地域環境や職場環境の実現，受動喫煙の防止，各種交通機関における優先的な席の確保などについて，国民，関係機関，企業，地方公共団体，国がそれぞれの立場から取り組むことが重要であるとした。とりわけ，各種交通機関における優先的な席の確保については，妊娠初期には外見からは妊娠していることがわかりづらいため，周囲の理解が得られにくいという声も聞かれるなど，さらなる取り組みが必要とされた。

　このような経緯から妊婦に対する気づかいなど，やさしい環境づくりに関して広く国民の関心を喚起するため，厚生労働省はマタニティマークを募集・選考し，2006(平成18)年3月に発表した(▶図3-45)。

　このマタニティマークは，妊産婦が交通機関などを利用する際に身につけ，周囲が妊産婦への配慮を示しやすくするものである。自治体や鉄道会社などでこのマークのキーホルダーを無料配布している。これらの活動により，近年，マタニティマークの認知度は高くなってきている。

7　妊娠中の性生活

　従来，妊娠中の性生活は控えることとされていることが多かった。性生活は夫婦間のコミュニケーションの1つであり，妊娠中であってもコミュニケーションを深めることは重要である。

　従来より性交は流・早産を誘発するといわれており，実際，オルガスムスは子宮収縮を促進し，不潔な性行為は腟・絨毛膜感染による前期破水の原因となりうる。しかし，近年では，性交を控えることが望ましいのは，流・早産の徴候がある，流・早産の既往がある，骨盤位など，リスクが高い妊婦の場合であり，通常は制限を必要としないとされている。ただし，感染予防と精液中の子宮収縮物質による早産防止のために，コンドームの使用がすすめられる。

　一般的に，妊婦はつわりなどにより性欲が減退することが多い。一方で，避妊が不要であり，生殖器も敏感になっていることから性欲が増す妊婦もいる。また，妊娠末期になると，腹部が増大するため，自然と性交時の体位を工夫することが必要とされる。夫は性欲に変化がないことが多いようであるが，妻の身体的変化を見て自己抑制することも多いといわれる。

　性行動は性器挿入だけでなく，愛撫や手をつなぐなどの行為も含まれる。夫婦間で十分に話し合い，身体的変化に対応しながら，安全に夫婦の時間を楽しめることが重要である。看護職者は，情報を提供するとともに，相談しやすい場や機会を設定する。

8 妊娠中のマイナートラブル

　妊娠中のマイナートラブルとは，妊娠によるホルモンの変化や子宮の増大によって生じるさまざまな不快症状のことである（▶表3-29）。その症状は多様であり，精神的因子に影響されることもあり，不快に感じる程度も個人差が大きい。妊娠に伴う変化によるものであるから，これらの不快症状があることが妊娠経過そのものに障害となるわけではない。

▶表3-29　妊娠中のマイナートラブル

症状	特徴	原因・誘因	予防・援助
つわり	● 妊娠初期（通常は16週までに消失する）。 ● 吐きけ・嘔吐，食欲不振がおもな症状。 ● 空腹時やにおいによって誘発されることが多い。 ● 異常に症状が強い場合，妊娠悪阻と診断される。	● hCGなどのホルモンの影響 ● 精神的因子	● 起床時に空腹で症状が出現することがあるため，起床後，簡単なものを食べてから起き上がる。 ● 少量を頻回に摂取する。 ● 家人につくってもらったり，外食する。 ● 無理に食べる必要はないが，水分はできるだけ摂取する。 ● 精神の安定に心がけ，気分転換をはかる。 ● 妊娠への肯定的感情を高める。
めまい・立ちくらみ	● 妊娠初期または末期。 ● 起立性調節障害が多い。	● hCGやプロゲステロンなどのホルモンの影響による，血管運動神経の不安定 ● 貧血 ● 過換気症候群	● 急な体位変換をしない。起き上がる前に，軽く手足を動かす。 ● 適度な運動 ● 同一姿勢を長時間とらない。下肢を適当に動かしたり，弾性ストッキングの着用によって血液の停滞を防ぐ。

▶表 3-29 （続き）

症状	特徴	原因・誘因	予防・援助
便秘	• 妊娠初期または末期に多い。	• プロゲステロンの影響 • つわりによる摂食量の減少 • 運動不足 • 増大した子宮による圧迫	• 適度な運動 • 食物繊維の摂取 • 水分の摂取 • 緩下剤は医師の指示により使用する
頻尿	• 妊娠初期と末期に生じやすい。 • 残尿感や排尿時痛があるときには膀胱炎を疑う。	• 妊娠初期は増大した子宮に膀胱が圧迫されるため。 • 妊娠末期は，児頭の下降により，膀胱が圧迫されるため。	• 特別な予防法はない。 • がまんすると膀胱炎になりやすい。外出時は，トイレの場所を確認するとよい。 • 夜間の頻尿により睡眠不足となるときは，睡眠前の水分摂取を控える。
腰背部痛	• 妊娠末期におこりやすい。	• 子宮の増大や体重増加のため重心が前方移動し，腰仙骨部前彎度が増強するため。 • リラキシン・プロゲステロン・エストロゲンにより，筋・靱帯結合組織が弛緩し，支持力が低下するため。	• 正しい姿勢を保つ。 • 妊婦体操を行う。 • 踵の高さが 2〜3 cm の靴をはく（姿勢を保つため）。 • 妊婦用ガードルの着用。 • 休息をとる（寝るときはかための布団，マットレスに寝る）。 • 背中のマッサージ，温罨法を行う。
下肢の痙攣	• 妊娠末期におこりやすい。 • こむらがえりともよばれる。いわゆる足がつった状態。	• 血液循環の悪化や，カルシウム摂取不足，さらには，疲労などによる。	• カルシウムおよびビタミンB群を十分に摂取する。 • 過労を予防する。 • 適度に下肢を動かしたり，あたためたり，マッサージによって血液循環を促す。 • 痙攣をおこしたときは，その筋をゆっくりのばす。
静脈瘤・痔	• 妊娠末期に生じやすい。 • 下肢にできやすいが，外陰部にできることもある。直腸にできた場合，痔核という。	• プロゲステロンによる静脈管壁の緊張の低下と，子宮の増大による下肢静脈血の還流障害による。 • きつすぎるガードルや腹帯もときに影響を及ぼす。	• からだを締めつける衣服は避ける。 • 足を上げて休む。 • 長時間立ちつづけない。立ちっぱなしになるよりは，歩いたり，足踏みをする。 • マタニティ用の弾性ストッキングを着用する。
浮腫	• 妊娠末期におこりやすい。	• エストロゲンによる水分貯留 • 増大した子宮による下肢静脈血の還流障害	• 妊婦体操または下肢の屈伸運動などを行う。 • 足を上げて休息する。 • 弾性ストッキングの着用。
胸やけ	• 妊娠末期におこりやすい。	• プロゲステロンによる食道蠕動運動の低下，噴門部括約筋の弛緩，胃の食物通過時間の延長 • 増大子宮による胃の圧迫	• 少量・頻回の食事摂取。 • 臥床時に，上半身を挙上する。 • 必要時，制酸剤を用いる。
帯下	• 妊娠中は増加する。 • 悪臭や瘙痒感を伴う場合は感染を疑う。	• グリコーゲンが増加し，腟の酸性度は高まるが，酸に強い真菌類などは繁殖しやすい。	• 感染予防と不快感を取り除くため，こまめに下着をかえる。 • 瘙痒感がある場合は，受診する。 • 腟内洗浄は自己判断で行わない。
瘙痒感	• 妊娠中期以降におこりやすい。 • 腹部や腰部周囲のこともあれば，全身におこる場合もある。	• ホルモンの変化や皮膚の乾燥が考えられる。 • 妊娠線出現に伴うこともある。	• 皮膚の清潔保持。 • 衣服は天然素材で，刺激の少ないものを選択する。 • 保湿剤の塗布。 • 増強時は皮膚科の受診をすすめる。

　　しかし，妊婦に与える不快感は無視できるものではない。マイナートラブルによる不快感が強ければ，妊娠に対する受けとめが否定的なものになることもある。妊娠期をより快適に過ごすことが，妊娠を肯定的に受けとめ，主体的な出産・育児へと向かうことを促す力となる。

　　そのためには，これらのマイナートラブルの予防および軽減のための適切なケアを指導する必要がある。また，これらの症状のなかには，重篤な合併症により生じているものもあるので，異常との鑑別も重要である。

③ 親になるための準備教育

　　本章「B 妊娠期の心理・社会的変化」で学んだように，妊娠・出産というできごとだけで親になれるわけではなく，親役割はさまざまな過程・課題を通して獲得していくものである。妊娠期間は，親役割獲得過程における準備期として位置づけられる。この期間に，親になることを自覚し，妊娠中の健康管理を行うとともに，出産・育児の具体的な準備を進めることによって，親役割の自己像が形成されはじめる。

　　親になるための準備教育は，単に知識や身体的・物品的な準備ではなく，心理的な準備を基盤においてなされるものである。一般に，母親（両親）学級のような形態で講義や演習を中心に行い，それを補うかたちで，個別相談が行われている。また，母親学級などの機会に得られたピアサポートは，出産後の育児期にもサポート源となることが多く，親になる準備として重要である。

1 出産準備教育

目的▶　　出産準備とは，妊婦とその家族にとって満足度の高い出産となるよう，心身ともによりよい状態で出産にのぞむことができるように整えておくことである。広義には妊娠中の健康管理および育児に向けての準備も含まれるが，ここでは，狭義の出産準備について述べる。

　　出産準備教育の目的は，正常分娩の経過に対する理解を促し，出産に対する不安を緩和し，出産に対する積極的な態度を養い，妊婦みずから心身ともによりよい状態で出産にのぞめるような準備を援助することである。

出産準備教育の▶
歴史的推移
　　出産準備教育は，1930年ごろ，イギリスの聖トマス病院で，呼吸法・リラックス法などとして行われたのが始まりといわれている。1933年に，イギリスの産科医リード Read, D. が，恐怖と緊張と痛みの関連から，呼吸法や弛緩法により身体の緊張をほぐす自然分娩法を提唱した。1948年には，イギリスの理学療法士ヘッドマン Headman, H. が，リードの理論に体操を加えて，妊産婦体操として体系づけた。

　　一方，1947年に旧ソ連において神経精神科医ベルボフスキー Velvovski, I. Z. が，パブロフの条件反射理論を応用した精神予防性無痛分娩を試みた。こ

れを見学したフランスの産科医ラマーズ Lamaze, F. は，帰国後，理学療法・心理療法を加えて改変した分娩法を実施した。

このラマーズ考案の出産法（ラマーズ法）で出産してアメリカに帰国したカーメル Karmel, M. が 1959 年に「Thank you, Dr. Lamaze（ラマーズ先生ありがとう）」を出版し，女性運動の社会情勢も手伝い，ラマーズ法は一気にアメリカに普及した。アメリカでは夫立会いが強調され，アメリカラマーズ法とよばれる。

わが国では，第二次世界大戦後，妊婦に対する保健指導が強化され，母子保健法制定とともに，妊婦管理が体系化されていった。妊婦教育は妊婦健康管理上，重要であるとして，1970 年代後半，母親学級を充実させる取り組みが行われていった。その一部として妊産婦体操およびラマーズ法が出産準備教育として位置づけられ，普及していった。

わが国には 1950 年代に，松本清一，笠原トキ子らによって妊産婦体操や呼吸法が取り入れられていた。アメリカラマーズ法は，1970 年ごろより日本在住の外国人が希望して始められ，1970 年代後半より尾島信夫らによって助産師に対する講習会が行われて普及したといわれる。その後，ソフロロジー法やリーブ法など，ラマーズ法以外の産痛緩和法もいくつか導入されている。

どの方法にしても，妊娠中からのトレーニングを要するものが多く，系統的な出産準備教育を必要とする。

● 母親学級・両親学級

近年は，対象を妊産婦に限った母親学級に加え，夫またはパートナーも交えた両親学級も開催しているところが多い。母親学級と両親学級の 2 つを，日程や内容をかえて開催しているところが多くなっているようである。

妊婦にとっては，母親学級の存在は一般的になっており，初産婦のほとんどが受講しているが，経産婦の受講率は高いとはいえない。これは，母親学級が内容的に初産婦主体となることが多いためと推察される。そのため，経産婦を対象とした，経産婦にふさわしい内容の母親学級を開催する施設もみられる。

夫の出産の立ち会いがかなり一般的になりつつある現在は，両親学級もかなり盛況であり，積極的に参加する夫の姿もみとめられるようになった。しかし内容としては，立会い出産に備えての分娩経過と産痛緩和についてと，沐浴体験にとどまったものが多く，父親役割に焦点化したものや，出産後の生活の変化をふまえた家事・育児に関する夫婦の役割調整についてまでにはいたっていない。

一般的な母親学級は，集団教育ではあるが，妊婦体操や呼吸法の練習を演習形式で行うことや，ピアサポートづくりという目的も考慮すると，1 クラスの人数は 10〜20 名程度がよく，さらに，予定日が同じくらいの妊婦を 1 グループとするのが望ましい。妊婦体操や沐浴指導などを行うためには，十分な広さ

やお湯が使えるような場所，またビデオ機器などの設備が必要となる。なごやかな雰囲気づくりには，部屋の照明や空調，飾り付け，湯茶の提供など，環境面の配慮も要件となる。

　プログラムは受講者の負担を考慮し，通常1回2時間程度(休憩を含む)を3〜4回で行うことが多い。近年は，妊婦どうしのつながりをもたせたり，妊婦の主体的な取り組みを支援したり，自己肯定感を高めたりして，妊婦をエンパワメントすることを目的として，知識提供型の講義中心ではなく，演習(体験)やグループワーク，フリートークを重視する「参加型プログラム」に変更している施設も増えている。さらに，終了後などに個々の相談に応じる時間と場所を確保しておく。また，夫や就労妊婦の受講を促すためには，開講曜日・時間の設定も検討する必要がある。母親学級のプログラム例を**表 3-30** に，両親学級のプログラム例を**表 3-31** に示す。

● バースプラン

バースプランとは▶　バースプランとは，妊婦およびその家族の，出産およびその後の育児を含めた過ごし方について希望や要望を盛り込んだ計画書である。バースプランの立案指導は，妊婦が出産体験において満足感を得るために，妊婦や家族の出産に対する考え方を取り入れ，より多様化した妊婦とその家族のニーズにこたえようとする試みの1つである。

　バースプランの概念は，出生前教育の一環としてイギリスで創出された。文書による形式はアメリカのバースエデュケーターであるシムキン Simkin, P. によって，1980 年に提唱された。バースプランがつくられた時代背景として，分娩は自然なものであり，妊婦や家族にとって大切な意味をもつという認識の深まりがあげられる。病院のなかで，一方的なルーチン処置を受けることへの疑問，そしてそれを受身に甘んじてきたことへの反省も込められていた。

　わが国においては 1985 年ごろ，外国人妊婦へのインフォームドコンセントの徹底の一環として導入されてきた。現在では，バースプランは，妊婦と家族の出産・育児に対するセルフケア能力を高め，医療者との信頼関係を築き，より満足した出産を体験できるよう取り入れられている。

バースプランの▶
内容　　　バースプランの内容としては，どのようなお産がしたいか，陣痛室ではどのように過ごしたいか，出産時の立会い，出産時の処置，出産の体位，会陰切開術，出産直後の新生児との接触(早期母子接触など)，母乳栄養，母子同室などについての考え方や希望が記述されることが多い。

　バースプランをたてることは，妊婦とその家族が，出産と産褥期の生活について話し合うこと，具体的なイメージを描くこと，出産に関する知識を深めること，妊婦の出産への主体的な姿勢を養うことを促すことにつながる。医療者は，妊婦の出産への思いを共有し，施設としての基本姿勢や設備・環境を説明して実現の可否を伝え，また，分娩経過によってはプランどおりに実行できな

▶表3-30 母親学級のプログラム例

	内容〈担当する職種〉	目標
第1回	• 自己紹介(名前，予定日，居住地，最近の様子) • 妊娠中の心身の変化と体重コントロール • 妊娠・出産の異常(切迫早産・妊娠高血圧症候群)と外来・入院中の医療処置〈産科医師〉 • 妊娠中の食事〈栄養士〉 • 食生活についてアンケート配付，回収 • 日常生活における動作 • 相談コーナー〈栄養士・助産師・産科医師〉	• 参加者どうし，交流がもてる。 • 妊娠の経過を理解する。 • 妊娠・出産の異常や医療処置について理解できる。 • 自分自身の生活を見なおし，セルフケア能力を高める動機づけとなる。
第2回	• 妊娠中の食事(アンケート結果をもとに，質疑応答) • 妊娠中の衣服と入院時の荷物 • 妊婦体操 • 減塩食の試食会〈栄養士〉 • 相談コーナー〈栄養士・助産師〉	• 自分自身の生活を見なおし，セルフケア能力を高められる。 • 妊婦体操が安全に行える。
第3回	• 児の成長・発達と育児(健診，予防接種，事故予防)，じょうずな病院のかかり方〈小児科医師〉 • 出産前の乳房ケアと母乳哺育 • 新生児の衣服と望ましい養育環境 • 沐浴実習 • 相談コーナー〈小児科医師・助産師〉	• 沐浴を体験できる。 • 児に関する話をもとに，出産後の生活をイメージし，胎児への愛着が促進される。 • 児にとって望ましい養育環境を考えられる。 • 母乳哺育の有用性が理解できる。
第4回	• 分娩経過 • 呼吸法，弛緩法，分娩体位，リラックス法，マッサージなどの分娩時対処法 • バースプラン • 入院オリエンテーション・産徴 • 病院への連絡方法 • 施設見学 • 相談コーナー〈助産師〉	• 分娩経過を理解できる。 • リラクセーション法・呼吸法のポイントがわかる。 • いろいろな体位，産痛緩和法を理解できる。 • 自分なりのバースプランを言語化できる。 • 入院の手順がわかる。 • 院内の所在がわかる。

▶表3-31 両親学級のプログラム例

	内容	目標
第1回	• 自己紹介(名前，予定日，居住地，会に期待すること) • 沐浴実習 • 夫の妊婦体験 • 児の胎内能力と新生児の望ましい養育環境 • 分娩体位とマッサージ法 • 相談コーナー	• 沐浴を体験できる。 • 児の胎内能力を知る。それをふまえて，望ましい養育環境について考えられる。 • 体位変換の必要性を理解できる。 • 腰部マッサージが行える。
第2回	• 分娩経過と呼吸法 • リラクセーション法 • 分娩体位とマッサージ法の復習 • 入院オリエンテーションと施設見学 • 相談コーナー	• 妻とともに出産前に準備すること，練習することを考えられる。 • 分娩経過を理解できる。 • 入院準備・入院時期，施設について理解できる。

いこともあることを説明し，理解を得る。

　すなわち，バースプランの立案，およびその援助は，十分なコミュニケーションにより信頼関係を築くこと，および処置・ケアについてのインフォーム

ドコンセントにおいても意味のあるものとなる。さらには，出産後，バースプランをもとに褥婦とともに出産のふり返りができれば，出産体験の受けとめおよび母親役割獲得過程によりよい影響が与えられる。

● 出産場所の選択

出産場所▶ わが国では，分娩をする施設は大きく分けて病院，診療所，助産所であり，施設外分娩は，主として自宅分娩である。第二次世界大戦後，徐々に施設内分娩が増加し，1960年ごろを境に施設内分娩の件数が家庭内分娩を上まわるようになり，現在では分娩の99.8%が施設内分娩となっている。病院での分娩数の増加とともに，周産期死亡や妊産婦死亡は減少していき，安全性は高まってきた。一方で，より自然な営みのなかでの出産形態を望む声も少なくない。

現在，妊婦は，さまざまな情報のなかで意思決定し，出産場所を選択している。より安全で満足のいく出産ができるよう，妊婦の意思決定に際して適切に助言することが看護職者には必要である。

選択の目安▶ まずは，母体の健康度を考慮することが重要である。母子に危険が予測されるような状況が存在すれば，その危険度に応じて医療体制が整った病院で出産することが望まれる。危険度が低ければ，選択の幅は広がる。

ついで，居住地からの距離があげられる。交通手段の利便性も含まれるが，定期健診に通うことや陣痛発来後に入院することを考慮すると，遠方の施設は選択できない。

このほかに妊婦があげる選択の目安には，施設・設備など物的環境，提供されるケアを含めた人的環境とそれに対する評判，支払う対価などがある。

看護師は，妊婦の出産に対する考え方を引き出すとともに，母体の健康度を把握し，施設によって提供できるケアに関する情報を提示したうえで，ケア・医療の継続性もふまえて，妊婦と家族が話し合い，自分たちの状況や希望に合った出産場所を選択できるように助言しなければならない。近年，産科医の減少などから分娩取扱い施設が減少してきている。また，妊婦の高齢化に伴うハイリスク妊娠の増加もあり，希望どおりに出産場所を選択できるとは限らない。そのような妊婦と家族に対してはさらなる配慮が必要である。

● 里帰り出産

里帰り出産とは，里帰り分娩・帰省分娩ともいい，妊婦の実父母の居住する生家（実家）へ帰り，そこを拠点として出産することである。多くは，30〜35週程度で里帰りし，出産後1〜2か月滞在し，自宅に戻る。妊娠中は自宅で過ごし，出産後（退院時）に生家に戻る場合もある。里帰り出産の割合は，妊産婦の生活背景要因の調査結果からは，4〜6割程度とみられる。

長所と短所▶ 里帰り出産の利点は，実母からの身体的・心理的援助が受けられる点にある。わが国において，実母の位置づけは，妊産婦へのサポート源として高く，核家

族化している現在でも実母のサポートを求めての里帰り出産が定着している。

　反対に，里帰り出産の欠点は，① 妊娠末期および産褥早期の移動による母子の負担，② 妊娠期からの一貫した健康管理・指導を受けにくい，③ 施設についての情報が間接的なものとなり，不足しがち，④ リスクに応じた管理・指導の結果，大きな差はなくなってきたが，産科学的な異常がやや高率，⑤ 異常が生じた場合，夫またはパートナーが不在であることは迅速な対処に不都合となりやすい，⑥ 周産期に家族(夫，上の子ども)が分離して過ごすことから，新しい家族としての役割獲得・調整が遅れやすい，⑦ 実家(実父母)に依存しやすく，自宅へ戻ったあとの生活への適応の妨げとなりやすい，などである。

援助のポイント▶ 　里帰り出産は，多くの妊婦および家族が選択する。妊婦の情報を十分に把握し，必要な情報提供を行い，妊婦および家族で話し合い，里帰りおよびその時期が適切に決定できるように援助する。

　具体的には，次のような点に留意し，里帰り出産の欠点を補うことができるように指導・援助する。

(1) 妊婦自身が健康状態についての理解を深められるように説明する。

(2) 出産予定の施設の情報を収集する。できれば，妊娠中期に帰省したときに受診するなどして，情報収集するとよい。また妊娠中期での受診は，施設に妊婦の情報を提供することにもつながる。

(3) 出産施設に妊娠経過を記録した紹介状を必ず持っていってもらう。出産施設との情報交換，連絡調整をはかる。

(4) 妊娠中の旅行の指導内容(▶160ページ)に準じて，移動に関する指導を行う。

(5) 夫との帰省中の連絡方法を確認するようにすすめる。

(6) 物品などの準備状況を，実家とよく確認するよう促す。

● 入院のための準備

　妊婦は出産の徴候および異常の徴候を理解し，適切な時期に，みずから判断して病院に連絡し，入院しなくてはならないので，分娩準備教育として入院の時期や方法，必要物品などの指導は不可欠である。

入院時期▶ 　詳しくは「第4章　分娩期における看護」で解説するが，① 破水したとき，② 月経と同程度の出血があったとき，③ 陣痛が規則的になったとき(初産婦5〜10分，経産婦10〜15分)といった症状があらわれたら入院をすすめる。

　施設到着までに要する時間や，妊婦自身も破水や出血などの判断がつきにくいことも多いため，まず施設に電話で相談することをすすめる。その際，診察券番号，分娩予定日，現在の症状をきちんと説明できるように準備することを指導する。妊婦自身が無理であれば，家族が説明できるように，ふだんから診察券などは家族でもわかるように保管しておくことをすすめる。

入院方法▶ 　入院施設までの交通手段や所要時間は，日中と夜間では大きく異なる。夜間

は夫が自家用車で送ることができても，夫が不在の日中などにはタクシーを呼ぶ必要があるだろう。ほかにも，上の子どもがいる場合の対応など，各家庭の事情に応じてさまざまな状況を想定して検討しておかなければならない。

　施設の入口や手続きも日中と夜間とでは異なることが多く，入院する産婦にとって不必要な不安や緊張が生じないように，事前に説明しておく必要がある。

必要な物品の準備▶ 　入院・分娩に必要な物品は，一般的には，母子健康手帳・保険証などの入院手続きに必要なもの，妊産婦の日常生活用品，新生児の退院時の衣類などである（▶表3-32）。最近ではホテル並みの備品を整えている施設もあり，日常生活用品などは不要となっており，入院・分娩に必要な物品は施設によって大きく異なる。妊婦には入院にあたっての指導を早めに受け，準備をするように促す。看護師は，早めに入院案内書などを渡して準備を促すが，通常は，緊急時に備え，妊娠22週ごろには入院時の持ち物をまとめておくように助言する。妊婦の家族へもできる限り説明しておくことも大切である。

● 産痛緩和法

弛緩法▶ 　緊張を緩和することにより，産痛の緩和をはかることができる。ジェイコブソン Jacobson, E. によって健康法として開発された漸進的弛緩法は，意識的に緊張を緩和させる方法である。その後，行動療法の一種として心理療法に取り入れられたほか，1930年ごろから分娩の場面にも応用されてきた。意識的に緊張を緩和させることで，緊張から生じる軟産道の抵抗を少なくし，分娩経過中のエネルギー消費を節約し，心理的に落ち着かせるという効果がある。分娩になっていきなりはできないため，あらかじめ緊張と弛緩を繰り返し練習して身につけておく必要がある。

呼吸法▶ 　ラマーズ法を代表とする和痛分娩において，呼吸法は重要な位置を占めている。ソフロロジー法もリーブ法も，分娩時に役だつよう，それぞれ独特の呼吸法を指導している。分娩時に役だつ呼吸法に共通する目的は，①陣痛発作時においても緊張を緩和すること，②分娩中に胎児への十分な酸素を供給すること，③娩出力を高める，もしくは調節すること，である。

　弛緩法と同様に，いずれの方法においても，出産の場においてはじめて行うことは困難である。出産時に役だつ呼吸法は，24週ごろから練習を始め，継続的に練習しておいたほうがよい。そして，妊娠中から身につけ，出産時に，みずから行うことで，妊産婦の出産への主体的な態度を養うこととなる。

　ラマーズ法の呼吸には，ワルツの呼吸，マーチの呼吸，ヒ・ヒ・フー呼吸，フー-ウン呼吸，いきみの呼吸，短速呼吸などがある。分娩経過に対応して呼吸法を変化させていくこととなり，より具体的な分娩経過をイメージすることにもなるので，分娩経過とともに指導していく（▶238ページ）。さらに産痛緩和のためのマッサージや圧迫法などの補助動作も合わせて指導する（▶232ページ）。

　近年，分娩を産婦の主体性にあわせて進めるために，特定の呼吸法を取り入

▶表 3-32　入院時の持ち物

品名		数	アドバイス
貴重品	母子健康手帳		
	保険証		必需品である。 いつでも持ち出せるように準備しておく。 施設によっては, 同意書などの必要書類も加わる。
	診察券		
	小銭, テレホンカード		施設によっては, 携帯電話の使用が制限される場合がある。
母衣類	寝巻き	2～3 着	授乳用に胸の部分が開くものもある。産褥直後は, ネグリジェタイプが着がえや排泄時にらくである。
	ショーツ	3～4 枚	産褥用(恥骨の位置より外せてナプキンの交換ができる)。通常用いている生理用でも可。
	パッドまたはナプキン	10 枚以上	出産直後は産褥用の特大か大がよい。悪露の量をみて, 通常用いているナプキンへと変更していく。
	乳帯またはブラジャー	2～3 枚	産後は乳房が増大するので, 乳帯か大きめの締めつけないものを準備する。
	ガウンまたはカーディガン	1 着	寝巻きの上に羽織ることができ, 保温性のあるもの。
	ガーゼハンカチ	5～6 枚	授乳時など, 用途は広い。
	タオル類	3～4 枚	新品ではなく, 一度使ってのりを落としたものが吸水性がよい。
	母乳パッド	10 枚程度	ガーゼハンカチで代用可。
児衣類	おむつ	1～2 枚	退院時に着がえるため, 必要。 着がえたあと尿便をすることがあるので, おむつは複数用意するとよい。 ※紙おむつ使用の場合はおむつカバーは不要。
	おむつカバー	1 枚	
	ベビードレス	1 枚	
	肌着・長肌着	1 枚	
	おくるみ	1 つ	保温目的に使用。バスタオルでも代用可。
その他	産痛緩和物品		出産スタイルに合わせて必要なものを用意。
	洗面用具	1 セット	出産場所のアメニティに合わせて用意。
	筆記用具	1 セット	出産後の必要書類の記入時に必要。
	箸・スプーン・コップなどストロー(ペットボトル用キャップ付)	1 セット	施設によっては必要となる。ペットボトル用のストローは分娩時に便利である。

れない施設も増えてきており, その場合は, 妊娠中に特別な呼吸法を指導しないということもある。

2 育児準備のための健康相談・教育

　現代では, 親となる世代は, きょうだいも少なく, 小さな子どもと接したり, まして世話をしたりという経験は少ない。他者が育児行動をしている場面を見ることも少ない。親となることはどういうことなのか, どのような喜びや, ど

のような困難さがあるのかについて，より現実的・具体的にイメージでき，親としての自己像を促すように援助することが必要とされている。

とくに夫は，後述するように父親役割を獲得するうえで困難さがみとめられる（▶180ページ）。夫である父親が育児にかかわることは父親役割の獲得を促し，夫婦のメンタルヘルスにとっても重要である。そのためには，妊婦への援助と同様に，夫に対しても妊娠期から育児について援助することが重要である。

● 育児に関する知識・技術

妊娠期に育児に関する知識・技術を提供する目的は，育児をすぐにできるようにすることではない。新生児をイメージし，児との生活を具体的に理解し，必要な物品などを検討していくためのものである。これにより出産後のとまどいが少なくなり，出産後の育児への自信を得ることで現在の不安を軽減させることにつながる。また，単に児の発育・発達に関する知識を提供するだけでなく，先輩の親たちから話を聞く機会などを提供するとよい。

母親学級での育児技術演習では，人形を用いての沐浴練習が最も多く取り入れられている。その際には，沐浴の技術を習得するためではなく，新生児の大きさや重さを実感させるとともに，自分たちの生活のなかに育児を取り入れて具体的に考えることができるようにするとよい。すなわち，自宅で，いつ，どこで，どのように行うかを検討できるよう，必要な育児用品の情報提供とあわせて行うことが望ましい。

共働き家庭の場合は，夫婦で仕事と家庭生活を両立するために，妊娠中から夫婦で十分に話し合うことが必要である。そのために，どのように生活が変化するか，どのような社会資源を利用できるかなどについての情報提供が必要となる。

● 育児用品の準備

育児用品を準備するように促し，具体的に用品を紹介する（▶178ページ，表3-33）。しかし，これらがすべて必要とされるものではない。たとえば，すべて紙おむつを利用しようとすれば，布おむつ・おむつカバーは不要となり，完全母乳を目ざせば，調乳用品は不要となる。

児が生まれてからそろえてもまに合うものもあるが，購入時期については，出産後1か月間は母親の回復を考慮する必要がある。そのため，自分で買い物に行くのはむずかしいことなどの助言も必要である。レンタル（リース）や友人からのゆずり受けなど，必要な物品の入手経路も個々の家庭の生活スタイル，経済状況に応じて助言をしていく。

妊婦は自身でも，雑誌や知人からのさまざまな情報をもとに，自分の育児に適当な物品を選択し，準備していることが多い。つまり，育児用品を準備することは，これからの育児方針を検討することでもある。妊婦・家族がどのよう

な育児をしていくか，どのような生活をしていくのかを具体的にイメージしながら，十分に話し合っていけるように援助する。

● 母乳哺育のための準備

妊娠期の乳房のケアは，乳房の生理的な変化に対する基本的なケアと，母乳哺育の準備へのケアがある。

意思決定への援助▶ 乳汁分泌は正常な妊娠・産褥経過であり，母乳哺育には多くの利点がある。しかし，産褥早期に出会う困難さの1つに授乳があげられることも多く，援助が必要となる場合もある。出産直後は乳汁分泌量の不安や乳房の緊満などの不快感，新生児の扱いに不慣れであることなどから，自尊感情が低下しやすく，早期に母乳哺育を断念してしまう褥婦もいる。円滑な母乳哺育のためには，出産直後からの援助だけでなく，妊娠期からの意識づけも重要である。

基本的には，妊娠期に，生理的変化や母乳哺育の利点・欠点を説明し，それをふまえて母乳育児を行うかを検討するように促す。母乳哺育への意思を確認後，母乳哺育準備としての乳房ケアを指導する。母乳哺育を選択しない，あるいは，できない妊産婦もおり，一様に母乳哺育を推奨しないような配慮も必要である。

乳房のケア▶ 母乳哺育準備としての妊娠期の乳房のケアについて，時期や内容の程度は一概にはいえないが，一般的には次のとおりである。

[1]乳房の支持 妊娠によるホルモンの影響から乳房は増大する。乳房を圧迫しないよう，乳房の変化に合わせたブラジャーを着用するようすすめる。

[2]乳頭の清潔 妊娠18週ごろより初乳がごく少量ながら分泌される。粘稠度が高く，乾燥して乳頭の表面を痂皮様におおうので，これを放置すると乳頭亀裂の原因となる。通常は，妊娠20週ごろより，入浴時に気をつけてよく洗うように伝える。また，痂皮様のものがある場合には，入浴1時間くらい前に，乳頭にコールドクリームを塗布したり，オイルを含ませたコットンなどで湿布したりしてから，清拭・洗浄する方法を指導する。

[3]乳房・乳頭マッサージ 妊娠期に乳房マッサージをすすめることは少ない。ただし，SMC(self mamma control)方式では，妊娠16週ごろから乳房・乳頭マッサージを行うよう指導している。妊婦自身で行う方式のため，妊娠期より慣れておくことが重要であるとしている。また，母乳育児をするという意識づけにつながるとしている。ただし，切迫早産の徴候のある妊婦では，子宮収縮を誘発しないように妊娠36週を過ぎるまでは控えるよう指導する。

3 家族役割調整のための健康相談・教育

出産により，家族は新しい家族員を迎える。家族関係および家族の生活に変化が生じるため，個々の家族員は，新たな家族内役割を獲得したり，役割の再調整が必要となる。この過程で，個々の家族員はセルフケア能力を高め，同時

▶表3-33　育児準備物品

品名		数	アドバイス
衣類	肌着・長肌着	3〜4枚	吸湿性のよい，綿100%のもの。縫いしろは裏になるように（縫いしろが児の肌にあたらないように）。
	ベビードレス	2〜3枚	動きやすく，ほつれにくいじょうぶなもの。成長と季節を考慮し，素材を選ぶ。
	おむつ	（布）30組（紙）新生児サイズ，1か月分	布おむつと紙おむつがある。布は吸湿性に富んだドビー織がよい。紙おむつは児の成長に応じ，適切なサイズのものを購入していく。
	おむつカバー	2〜3枚	布おむつの場合に使用する。
移動用品	チャイルドシート	1人1つ	自家用車での移動の際の使用は義務である。レンタル（リース）あり（自治体によっては，貸し出しもある）。車種と児の成長に合わせて選ぶ。
	おくるみ	1〜2つ	保温目的に使用。バスタオルでも代用可。
	ベビーカー	用途に応じて	首がすわるまではA型タイプ。座位が安定してからはB型タイプが主流。リースあり。
	抱っこひも	用途に応じて	前抱き，後ろ（おんぶ），横抱きとさまざまなタイプがある。月齢や使いやすさで選んでいく。
沐浴用品	ベビーバス	1つ	各家庭での排水のしやすさを想定する。シンクタイプや床置きタイプあり。リースあり。
	ガーゼハンカチ	10枚	授乳時にも使えるので，用途は広い。多めに用意しておく。
	タオル類	数枚	一度洗ってのりを落としたものが吸水性がよい。
	沐浴布	1枚	使用する場合に購入する。手ぬぐいのような軽い素材がよい。端はかがる。
	石けん	1個	香料・合成着色料など添加物の少ない，またはないものを選ぶ。使用時によく泡だてるほうがよいので，泡で出るタイプの利用もよい。
	洗面器	1つ	小さめのボウルで代用可。顔などの清拭，部分浴に使える。
	湯温計	1つ	湯温計を用いても，毎回，感覚で温度を確かめることは忘れずに行う。
	爪切り	1つ	赤ちゃん用が切りやすい。
	体温計	1つ	体温をはかる機会は多い。赤ちゃん用を準備しておく。予測式のものが使いやすい。
	綿棒	1パック	鼻や耳掃除など，多用途に使用可。

に家族機能も高めていかなければならない。妊娠・出産により，さまざまに変化する家族生活・役割を，各家族員で認識して変化に備えていけるよう，妊娠期に情報提供の機会をつくり，家族での話し合いを促すよう心がける。

▶表3-33 （続き）

品名		数	アドバイス
調乳用品	哺乳びん	1〜3本	母乳の具合をみてからの購入でも可。
	乳首	3〜4つ	乳首は月齢を考慮して購入。早飲み・むせ飲みにならないものを。ゴムとシリコン製がある。
	消毒用品	1セット	薬液によるものや，電子レンジを用いるなどさまざまなタイプあり。使用上の注意をまもる。レンタル（リース）あり。
	びん・乳首ブラシ	1セット	ミルクかすが残ると細菌が増殖する。ミルクかすが容易に取れるものがよい。
	粉ミルク	哺乳量に応じて	母乳の具合をみてからの購入で可。月齢に合ったものを選ぶ。
寝具	掛布団	1組	軽くて通気性のあるものを選ぶ。
	毛布・肌かけ	各1	バスタオルでも代用可。
	敷布団	1組	かためがよい。やわらかくてふかふかしたものは，窒息の危険性がある。
	シーツ・カバー類	2〜3枚	吸湿性のよい素材を選ぶ。
	ベッド・マットレス	1組	各家庭の用途に合わせて選択していく。レンタル（リース）あり。

● 生活における変化についての健康相談・教育

生活行動の規制・ ▶
リズムの変化

　妊婦は，妊娠の生理的な変化に伴い思うように動けなくなったり，早産予防のため，行動をみずから制限していく。食事や嗜好品にも気を配っていかなければならず，服装も非妊期と同様にはいかない。妊婦が日常生活の行動に規制を受けるために家族がその役割を引き受けたり，食事や嗜好品などの制限は家族で取り組むことも多い。

　出産後，新生児は夜間も含めた3時間ごとの授乳を要する。褥婦には，これによる睡眠不足・疲労が生じる。また新生児は，胎外生活適応過程にあるため，約1か月の間，外気に触れることは控えなければならない。褥婦は，新生児を1人残して外出することはできず，外出できる場合でも授乳時間を考慮する必要がある。したがってこの間は，家族そろっての外出は，日常生活の買い物も含めてできなくなることを妊娠期から伝え，前もって考え，準備するように指導する。

　共働き家庭においては，出産後に産休・育休をはさんで職場復帰となる。復職後は児を保育園にあずけることになるが，その送迎の時間を考慮すると，出産前とは異なる働き方になることが多い。また保育園の送迎だけではなく，これまでよりかなり家事・育児にかかる時間が多くなる。妊婦によっては，育休取得予定期間を先のことと考えているかもしれないが，役割調整には時間がか

かることも多いことを伝える。夫婦で，復職後を見すえた家事・育児と仕事との調整について，妊娠期から時間をかけて話し合えるよう促す。

家事・育児負担▶および経済的負担　新生児に対する育児はもちろんのこと，児の洗濯物が増えるなど，家事の量も増加する。これは，余暇活動や休息時間の短縮など，生活の制限につながる。

さらに経済的には，妊娠期の健診費用，分娩費，育児用品準備費，育児期間中の紙おむつ・ミルク代，増加した光熱費など，かなりの支出が推測される。勤労妊婦の場合，産休中の収入は非妊時の 2/3 になり，育児休業中も 6 か月目までは 67％ だが，それ以降は 50％ に減少する。また，出産を機に退職した場合は無収入となり，家庭生活に大きく影響を与えるかもしれない。経済的負担についても，準備して対処できるように促すことが必要である。

生活の変化に対応▶するための援助　母親学級などの際に，先輩の妊産婦夫婦から助言を受けるような機会を設けることも 1 つの方法となる。十分な情報を提供し，出産を迎える夫婦がそれぞれの生活をふり返り，出産後の生活を具体的にイメージしながらよく話し合えるように助言する。

● 家族役割の変化についての保健相談

伝統的性役割分業においては，育児・家事を妻／母親がおもに担い，夫／父親は，経済的機能と，妻／母親に対する精神的支持が役割の中心となる。現在，「母性」「父性」の区別をせず，両者を合わせて「育児性」とするとらえ方もあらわれており，母親と父親の役割に関する考え方は大きく変化している。少なくとも，妻／母親からの，夫／父親に対する育児・家事参加への期待は高くなっている。

しかし，現実には家事は妻が中心で，夫は補助程度であることが多い。夫からの精神的支持も不十分である場合，妻の不満・負担感は強くなり，夫婦の関係にも問題が生じてくる。妻／母親が働いているか，また実父母と同居しているかなどでも，夫／父親に期待される役割は異なってくる。さらに第 2 子出産時には，夫／父親が育児の担い手として重要な位置を占める必要がある。

このように家族内における夫婦の役割は，夫婦それぞれの価値観と，家族のおかれている状況に応じて大きく異なってくる。

父親役割の獲得▶　父親役割獲得過程とは，母親役割獲得過程と同様，妊娠期から胎児への愛着と父親としての自己像を形成し，出産後に児とかかわり，相互作用を通して愛着を形成していく過程である。さらに，妻／母親との相互作用などから，各家族における，自分自身の父親像を自認して獲得していく。しかし，夫／父親は，妊娠期の胎動などで実感を得ることができるわけでもなく，生活歴・環境から，役割モデルを得ることにも困難がある。とくに里帰り分娩の場合は，その間の妻および児とのかかわりが少なくなり，父親役割獲得が遅れやすい。

また，妊娠期にいだく児出生後の生活のイメージに夫婦間で大きな差異があることはけっして少なくなく，夫婦間の関係性の変化にも問題が生じやすい。

　近年では，父親の約1割程度が児誕生後に抑うつになるとされている。その要因として，育児参加の程度や夫婦関係があげられている。さらに，父親としては家事・育児を分担したい，母親の負担を軽減したいという思いが明確であるにもかかわらず，具体的になにをしたらよいかわからなかったり，妻の慣れた育児の様子を見て自信をなくし，手を出せないような思いをいだくこともあるといわれている。これらの解決のためには，妊娠中からの支援が必要である。

　夫またはパートナーに対して，胎児への愛着を促すため妊婦健康診査に同行し，超音波検査画像を見たり，児心音を聞くよう促す。同行しなくとも，日常において妊婦の腹部に触れて胎動を触知したり，胎児に話しかけることを促す。また，具体的な育児技術を修得したり育児についてイメージ化を促進するためにも，両親学級に参加したり，育児用品の準備をともに行うこともすすめられる。小さな子どもと接触する機会を設けることも望まれる。先輩の父親との接触を設定したりすることで，役割モデルを見いだせるよう促す。さらに，生活の変化については，一般的な情報を提示しつつ，夫婦で書き出して確認し合い，必要な調整について話し合えるような機会をつくる支援もすすめられる。分娩時の付き添い，立ち会いについても，意思の確認をする。

　このように，夫婦間で十分に話し合い，夫婦の理想と現実をすり合わせながら，夫が自己の父親像を明確化していく作業ができるよう，助言していくことが求められている。

きょうだい役割の ▶ 獲得　上の子どもの役割課題は，新しく生まれてくる児の兄または姉として，児に対して愛着をもち，大切な家族の一員であることを認識し，両親の愛情を分かち合うことである。愛情を共有するとともに，待つことやがまんするといった感情のコントロールを獲得することや，日常生活の自立などの発達も期待されている。

　しかし，兄／姉役割の獲得過程においては，分娩入院による母親との分離や，母親の生活行動の変化や規制からの影響を受ける。児に対する嫉妬心が生じたり，ときには兄／姉として過度の役割期待を受けることもある。これらは，当然，ストレスとなり，上の子どもはさまざまな反応を呈する。アタッチメント行動を示すこともあれば，攻撃的行動や依存的行動，退行，ひきこもりを示すこともある。発熱や不眠など，身体的反応となってあらわれることもある。

　妊婦に対しては，上の子どもにきょうだいが生まれることを説明し，理解を促すよう助言する。上の子どもに対する愛情を十分に伝えつつ，弟／妹になる児に対して愛着が形成されるような接し方について援助，助言する。具体的には，① 上の子どもが赤ちゃんだったときの話をする，② 弟／妹になる児について話をするとき「パパとママと○○ちゃんの赤ちゃん」と表現する，③ 胎動を触知させる，④ 育児準備をともに行う，などの方法があることを説明する。分娩入院中の場合，上の子どもと母親との分離の影響が最小限になるよう，上の子どもと母親との接触を促す。また，母親不在の間，父親が支えられるよ

うに準備をすすめる。

祖父母役割の獲得▶ わが国では，周産期において，一般的に，妊産婦の実母を中心とした手段的および情緒的サポートがなされている。また，親役割のモデルとしても期待されている。これは，里帰り出産という風習からもうかがえる。しかし，親子関係や居住形態，家族に関する価値観も変化しつつある現在，祖父母の育児への参加のスタイルも変化してきている。

　祖父母自身が期待されていることとできることを明確にし，どのような役割を果たしていくか，検討できるように援助する。必要に応じて，祖父母に育児技術を再学習する機会を提供したり，祖父母が育児支援者としての自尊感情を高め，満足感を認識できるような支持的援助を行う。祖父母学級を開催することも具体的な方策の1つである。

　一方で，十分なサポートを自身の親に期待できない妊産婦もいる。妊産婦の援助にあたっては，そのような妊婦がいることも念頭においておく。

ゼミナール
復習と課題

❶ 卵子と精子が出会い受精がおきる部位はどこか。また，受精卵が着床するのはどこか。

❷ 分娩予定日のネーゲレの概算法について，基準となる日はいつか，述べなさい。

❸ 胎盤のはたらきについて説明しなさい。また，臍動脈を流れるのは動脈血か静脈血か。

❹ 妊娠反応は，尿中に排泄されるなにを検出する検査か述べなさい。

❺ 胎児の発育・健康状態を診断するのに用いられる方法をあげてみよう。

❻ 子宮底長の計測方法について述べなさい。

❼ 妊婦の心理的特徴について，妊娠の経過に伴ってどのような変化や特徴があるかまとめてみよう。

❽ 妊婦健康診査の内容，時期をまとめてみよう。また，各時期における保健相談のポイントを述べなさい。

❾ 妊娠により，妊婦の体格はどのように変化するか，述べなさい。

❿ 妊娠期の食生活では，どのようなことに留意すべきか，述べなさい。

⓫ 妊娠高血圧症候群とはどのような病態か説明しなさい。

⓬ 妊娠期には，どのような妊婦のセルフケアの不足がみられるか，述べなさい。

⓭ 妊娠経過に伴って生じる不快な症状とその対処法をまとめてみよう。

⓮ バースプランについて説明しなさい。

⓯ 妊娠期は，女性が母親になる過程においてどのような課題があるか，述べなさい。

⓰ 妊娠期は，家族関係にどのような変化があらわれるか，述べなさい。

⓱ 勤労している妊婦の保護についての法律・制度を整理してみよう。

⓲ 妊婦健康診査や施設での母親学級など，実際にどのように行われているか調べてみよう。

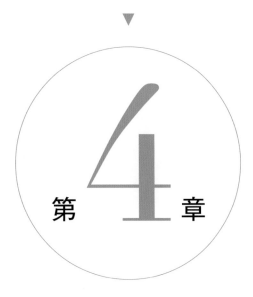

第 **4** 章

分娩期における看護

A 分娩の要素

① 分娩とは

　分娩とは，胎児およびその付属物が子宮から母体外に完全に排出，あるいは娩出される現象をいう。**出産**も分娩と同義語に使われているが，母体を中心に考えた場合は分娩を用い，胎児を中心とした場合には出産を用いる。

　初産婦のうち，35 歳以上の者を高年初産婦という。

1 分娩の区分

　分娩は，時期や経過，様式，胎児数，胎児の生死により，次のように分類される。

分娩時期による▶ 　[1] **流産**　妊娠 22 週未満(妊娠 21 週 6 日まで)の妊娠中絶をよぶ。
分類

　[2] **早産**　妊娠 22 週 0 日以降から妊娠 37 週未満(妊娠 36 週 6 日まで)の分娩をよぶ。

　[3] **正期産**　妊娠 37 週 0 日以降から妊娠 42 週未満(妊娠 41 週 6 日まで)の分娩をよぶ。

　[4] **過期産**　妊娠 42 週 0 日以降の分娩をよぶ。

経過による分類▶ 　分娩の経過による分類には，**正常分娩**と**異常分娩**がある。正常分娩は，正期産で自然に陣痛が発来し，良好な陣痛により順調に分娩が進行したのち，胎児が経腟的に前方後頭位(▶104 ページ)で娩出されるものをいう。異常分娩は，正

常経過から逸脱したものをいう。異常分娩の場合は，母子の生命に危険が伴うため，なんらかの処置が必要となることが多い。

その他の分類▶　胎児数による分類では，胎児が1人である**単胎分娩**と，胎児が2人以上である**多胎分娩**に分けられる。また，胎児の生死による分類では**生産**と**死産**に分けられる。生産は妊娠期間にかかわりなく，新生児に心拍や呼吸などの生の徴候をみとめるものと定義される。狭い意味での生産は，母体外生存可能な生児の出産をさす。死産は，胎児に生の徴候をみとめないもので，妊娠12週以降の死児の出産と定義される。死産には人工妊娠中絶も含まれる。

2 分娩の経過

分娩は，その経過に伴って第1期〜第4期に分類される。

[1] **第1期(開口期)**　分娩開始から子宮口が全開大するまでの期間。

[2] **第2期(娩出期)**　子宮口が全開大してから，胎児が産道を下降して娩出されるまでの期間。

[3] **第3期(後産期)**　胎児娩出から，胎盤および卵膜の娩出が完了するまでの期間。

[4] **第4期**　分娩を終了してから2時間の期間(▶199ページ)。

② 分娩の3要素

分娩は，胎児が陣痛や腹圧により母体外に娩出される過程であり，その経過は ① 娩出力，② 産道，③ 娩出物(胎児ならびに付属物)の相互関係により規定される。これらの因子は分娩の難易を決定する基本因子と考えられ，**分娩の3要素**とよばれている。各要素について以下に述べる。

1 娩出力

娩出力は産道を通して胎児および付属物を娩出させる力で，おもに**陣痛(子宮収縮)**と腹圧からなる。

陣痛▶　陣痛は，妊娠・分娩・産褥期に，不随意に反復する子宮収縮をさす。通常，分娩時には痛みを伴う。陣痛には次のような種類がある。

[1] **妊娠陣痛**　妊娠期におこる不規則な弱い子宮収縮で，痛みを伴わないことが多い。ブラクストン-ヒックス Braxton Hicks 収縮ともよばれ，妊娠末期になると頻度と強さが増す。

[2] **前陣痛(前駆陣痛)**　妊娠10か月において比較的頻繁におこり，しばしば痛みを伴う不規則な収縮をさす。分娩陣痛の開始と誤ることがあるが，間隔が不規則で，長時間休止することや，最終的にはとまってしまうことにより区別される。子宮口の開大に作用するほどではないが，この陣痛により子宮頸部は軟化・短縮(展退)し，分娩準備状態となる。偽陣痛ともよばれる。

[3] **分娩陣痛** 分娩時にみられる子宮収縮をさし，分娩進行の原動力となる。陣痛が10分おきに規則正しくおこるか，または1時間に6回の陣痛がおこるときをもって分娩開始とする。分娩経過に伴って，第1期(開口期)陣痛，第2期(娩出期)陣痛，第3期(後産期)陣痛に分けられる。

　分娩進行とともに，子宮収縮はしだいに増強し，周期は短縮し，持続が延長する。胎児娩出後は，比較的弱いが持続の長い子宮収縮となり，胎盤を娩出させる。

[4] **後陣痛** 産褥期に不規則におこる子宮収縮で，子宮復古が促される。しばしば疼痛を伴い，とくに経産婦に強い傾向がある。

陣痛の特性▶　分娩陣痛は，持続的な子宮筋の収縮ではなく，周期的に収縮と休止を交互に反復する。収縮期を**陣痛発作**とよび，休止期を**陣痛間欠**とよぶ(▶図4-1)。発作持続時間と間欠持続時間を足したものを**陣痛周期**といい，一般には，発作開始から次の発作開始までの時間をさす。陣痛発作は，① 収縮がしだいに強くなる進行期，② 収縮が極度に達する極期，③ しだいに弱くなり間欠期に移行する退行期の3期に分類される。

　子宮収縮は不随意におこるが，精神感動，膀胱や直腸の充満，疲労，乳房の刺激などにより影響される。また，陣痛は薬剤あるいは機械的刺激によって誘発または増強される。

　一般的には，陣痛発作時には疼痛を伴い，間欠期には痛みが消失する。痛みは，下腹部ならびに腰部にみられることが多い。発作時の痛みには，陣痛によって子宮筋自体から発生する痛みと，子宮下部ならびに頸管が開大する際の痛みがある。さらに，分娩の進行に伴い軟産道の圧迫や会陰が伸展・圧迫される痛みなどが加わり，これらすべてを含めて**産痛**とよぶ。陣痛が強くなるほど痛みが強くなることが多いが，個人差が大きい。

陣痛の強さの測定▶　陣痛を客観的に評価する方法は，子宮内圧を直接計測する内測法と，腹壁上から圧トランスデューサを介して子宮収縮による腹壁の変化を間接的に計測する外測法に大別される(▶図4-2)。

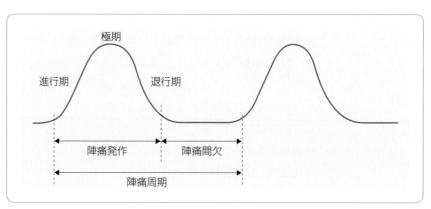

▶図4-1　陣痛曲線

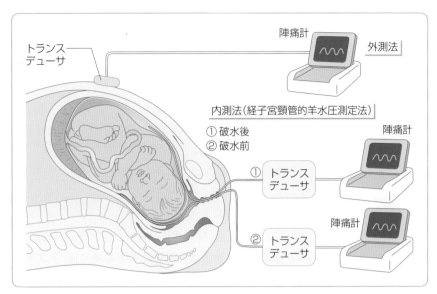

▶図4-2 陣痛の測定法(外測法・内測法)

▶表4-1 子宮内圧による陣痛の強さの評価

子宮口	4〜6 cm	7〜8 cm	9 cm〜第2期
平均	40 mmHg	45 mmHg	50 mmHg
過強	70 mmHg 以上	80 mmHg 以上	55 mmHg 以上
微弱	10 mmHg 未満	10 mmHg 未満	40 mmHg 未満

▶表4-2 陣痛周期による陣痛の強さの評価

子宮口	4〜6 cm	7〜8 cm	9〜10 cm	第2期
平均	3分	2分30秒	2分	2分
過強	1分30秒以内	1分以内	1分以内	1分以内
微弱	6分30秒以上	6分以上	4分以上	初産4分以上 経産3分以上

　内測法で最も一般的な方法は，経頸管的に子宮内にカテーテルを挿入するオープン-エンド-カテーテル法である。この方法では，通常は破水後か，あるいは卵膜を破って羊水内にカテーテル先端を挿入して羊水圧を測定する(▶図4-2-①)。また，破水前に子宮壁と羊膜の間にカテーテル先端を挿入することで，子宮腔内圧を測定することも可能である(▶図4-2-②)。内測法は正確に内圧を知ることができるが，子宮内操作を必要とするため簡便ではない。そのため，通常は外測法が適用されている。

　陣痛の強さは，子宮内圧により規定されている(▶表4-1)。臨床的には，陣痛周期と陣痛発作持続時間をもって陣痛の強さを評価する(▶表4-2)。陣痛発

作持続時間はおよそ45〜60秒で，30秒以下では微弱，60秒以上では過強と考える。

腹圧▶ 陣痛発作に伴って発現する腹壁筋・横隔膜筋の収縮により腹腔内圧が上昇し，子宮体を圧迫して胎児娩出をたすける。腹圧は本来随意性であるが，分娩が進行して胎児が軟産道を強く圧迫するようになると，陣痛発作に一致して反射的におこるようになる。腹圧は胎児の娩出に絶対に必要なものではないが，娩出期には陣痛をたすけて胎児の娩出を容易にする。腹圧のタイミング指導や援助も，分娩期の看護において重要である。

2 産道

分娩時に胎児ならびに付属物が通過する経路を**産道**といい，骨盤骨より構成される**骨産道**と，骨産道の内側にあたる**軟産道**（子宮下部・頸管，腟，外陰などから構成される）に分けられる。分娩時に軟産道は伸展して菲薄化（ひはく）するため，骨産道の大きさ・形のほうが分娩経過に大きく影響する。

骨産道▶ 骨盤は，左右の寛骨（腸骨・恥骨・坐骨からなる）と，仙骨および尾骨からなる（▶図4-3-a）。これらの4つの骨は恥骨結合，仙腸関節ならびに仙尾関節において靱帯により結合し，筒状の骨盤を形成している。これらの関節は妊娠中に弛緩し，多少可動性を増す。

産科学的に骨産道は，入口部，濶部（かつぶ），峡部，出口部の4つの部分に分けられる（▶図4-3-b）。入口部の前方は恥骨結合の上縁，後方は岬角（こうかく）を含む平面を上限とし，分界線（腸骨内側表面を下前方に走る骨稜）の最下縁を通り，上限と平

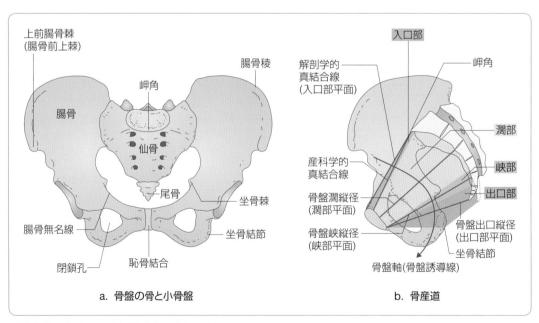

a. 骨盤の骨と小骨盤

上前腸骨棘（腸骨前上棘）
腸骨稜
岬角
腸骨
仙骨
尾骨
坐骨棘
腸骨無名線
坐骨結節
閉鎖孔
恥骨結合

b. 骨産道

入口部
解剖学的真結合線（入口部平面）
岬角
濶部
産科学的真結合線
峡部
出口部
骨盤濶縦径（濶部平面）
骨盤峡縦径（峡部平面）
骨盤出口縦径（出口部平面）
坐骨結節
骨盤軸（骨盤誘導線）

▶図4-3 女性の骨盤を構成する骨と骨産道

行な面を下限とした空間をさす。

[1] **入口部**　一般的に入口部面では横径が長径となる。入口部の前後径には，岬角中央から恥骨結合上縁中央にいたる**解剖学的真結合線**と，岬角中央と恥骨結合後面との最短距離を示す**産科学的真結合線**があり，分娩においては後者の意義が大きい。

[2] **濶部**　濶部は入口部に続く空間で，恥骨結合下縁から左右の坐骨 棘 を結び，仙骨前面にいたる平面を下限とする。骨盤腔のうち最も広い部分にあたる。濶部では斜径が長径となる。

[3] **峡部**　峡部は濶部下限を上限とし，恥骨結合下縁と仙骨先端を結ぶ平面を下限とする空間で，前後径が長径となる。

[4] **出口部**　出口部は峡部下限を上限とし，恥骨結合下縁から左右の坐骨結節間を結ぶ恥骨弓下の平面と，左右の坐骨結節間径と尾骨先端までの平面とを下限とする。

　骨盤各面の前後径の中点を結んだ線を**骨盤軸**という。分娩時，胎児は児頭の最大径である前後径を骨盤各平面の長径に一致するように回旋，屈曲しながら骨盤軸に沿って進行する。なお，骨盤軸のことを**骨盤誘導線**ともよぶ。

軟産道▶　軟産道は子宮下部，子宮頸(部)，腟，外陰の一部からなり，分娩時には胎児ならびにその付属物が直接接触し，通過する道である。

　子宮下部は子宮体(部)の一部で，非妊時には子宮峡(部)に相当する部分である。子宮峡(部)は非妊時には約1 cmにすぎないが，妊娠の進行とともに長さが増して妊娠16週ころからは子宮体の一部となり，妊娠末期には7〜10 cmに延長する(▶図4-4)。分娩時には，子宮上部の収縮に伴い胎児先進部の大きさに開大するとともに，子宮頸(部)にも開口作用を及ぼす。

　子宮頸(部)は約3〜4 cmの長さであるが，分娩が開始して胎児の先進部が下降すると子宮頸(部)は展退する。展退は内子宮口から下方におこり，分娩の進行とともに子宮頸(部)は消失し，頸管壁は1 cmから数mmに薄くなる。一般に頸管の開大は展退に続いておこるが，展退が完成しないうちに子宮口の開

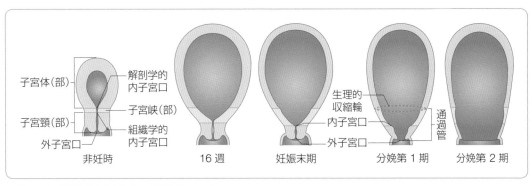

▶図4-4　軟産道(妊娠時および分娩時の変化)

大をみることもある。

腟は拡張性に富み，分娩進行の妨げになることは少ないが，会陰の抵抗は大きい。会陰は，腟の先端である腟入口ならびに，後腟連合から肛門の外皮および，皮下組織により形成され，骨盤底筋群により支持される。

3 娩出物（胎児ならびに付属物）

分娩の経過には，胎児の大きさならびに胎位・胎勢が大きく影響する。正常分娩においては，胎児の頭部が，産道通過の難易を決定する重要な要因となる。これは，分娩の際に頭部が先進部となり，胎児の身体のうちで最も大きくかたいためである。

胎児の頭蓋▶ 胎児の頭蓋は，左右一対の前頭骨，頭頂骨ならびに側頭骨と1個の後頭骨，蝶形骨，篩骨の合計9個の骨からなる。胎児の頭蓋骨は骨形成が不十分でやわらかい。そのため，相互の骨間にある縫合や泉門を，皮膚の上から容易に触知できる。

左右の前頭骨間の縫合を**前頭縫合**，左右の頭頂骨間の縫合を**矢状縫合**，頭頂骨と前頭骨との間を**冠状縫合**，頭頂骨と後頭骨との間を**ラムダ（人字）縫合**という（▶図4-5）。左右の前頭骨と頭頂骨が会合するところ，すなわち前頭縫合と矢状縫合と左右の冠状縫合が会合するところは菱形の空隙になっており，これを**大泉門**とよぶ。一方，左右の頭頂骨と後頭骨の会合するところ，すなわち矢状縫合と左右のラムダ縫合が会合する三角形の部位を**小泉門**とよぶ。

応形機能▶ 分娩時に児頭は，産道の抵抗を受けて縫合および泉門の部分で少しずつ重なり合う。これを，骨重積または骨重という。骨重積により，母体の骨盤に合わせて児頭が変形することで産道内通過が容易になる。このように，胎児の頭蓋が骨盤腔に合わせて変形する性質を**応形機能**という。児頭の変形は，産道内での抵抗が大きく，また通過に時間がかかったものほどその程度が強くなる。応形機能による児頭の変形は，生後1週間以内に消失する。

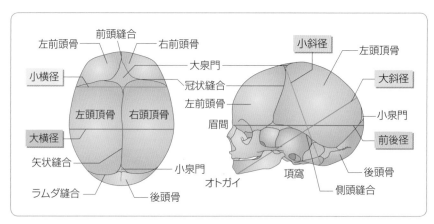

▶図4-5　胎児の頭蓋

胎児の頭部の大きさは，前後径(眉間と後頭結節間の距離)，大横径(左右頭頂骨結節間の距離)，小横径(左右冠状縫合間の最大距離)，大斜径(オトガイの先端と後頭間の最大距離)，小斜径(項窩から大泉門の中心にいたる距離)などであらわす。

③ 胎児と子宮および骨盤との関係

妊娠中ならびに分娩中は，胎児と母体との位置関係を，胎位・胎向・胎勢に分類して表現する。ここでは，胎勢について説明する。胎位・胎向に関しては妊娠期からのアセスメントがより重要であるため，「第3章 妊娠期における看護 ③ 胎児の触知，胎位・胎向の診断」(▶102ページ)で説明しているので参照されたい。

胎勢▶ **胎勢**とは，胎児の姿勢を意味する。妊娠末期では，頭位において児頭を前屈して児背を丸め，四肢は膝関節・肘関節で屈曲して身体の前で組んでいる姿勢が多く，これを**屈位**とよぶ(▶図4-6-a)。正常の胎勢は中等度の屈位である。分娩時には極度な屈位をとることにより，最小前後径である小斜径が骨盤入口を通過する平面となる。これに対し，児頭を後方に屈曲伸展する異常胎勢を**反屈位**といい，先進部により前頭位(軽度反屈)，額位(中等度反屈)，顔位(高度反屈)に分類する(▶図4-6-b)。

④ 分娩の機序

1 陣痛発来の機序

分娩陣痛とは規則的な子宮平滑筋の収縮と弛緩であるが，なにがきっかけで陣痛発来にいたるかは，いまだ十分に解明されていない。血中オキシトシン濃度や子宮筋オキシトシン受容体発現の変化，プロスタグランジン産生の増加などが関与しているという説や，胎児がなんらかのシグナルを出しているとする仮説が考えられている。

2 分娩開始から胎盤剝離までの機序

軟産道の変化▶ 子宮体の収縮により，子宮下部は伸展して薄くなり，その結果，頸管の短縮(展退)と軟化ならびに子宮口の開大がおこる(▶図4-7)。初産婦ではまず頸管の展退が進行し，子宮腟部がほとんど消失してから子宮口の開大が進むのに対して，経産婦では展退と子宮口の開大は同時に進行することが多い。

頸管の展退と開大に伴い，子宮口付近の卵膜は子宮壁から剝離する。この際，少量出血や**頸管粘液栓**の排出を伴うことがあり，**産徴**やおしるしとよばれている。子宮収縮により子宮内圧が高まると，卵膜と児頭の間に羊水が流入する

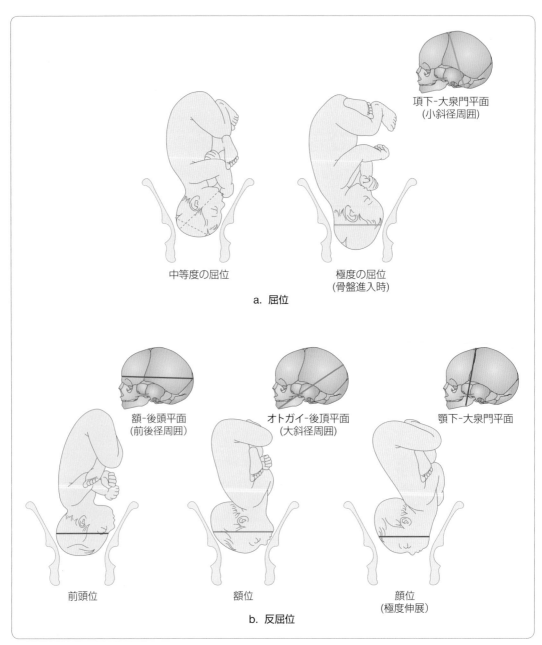

項下-大泉門平面
(小斜径周囲)

中等度の屈位 　　　極度の屈位
(骨盤進入時)

a. 屈位

額-後頭平面
(前後径周囲)

オトガイ-後頂平面
(大斜径周囲)

顎下-大泉門平面

前頭位 　　　　額位 　　　　顔位
(極度伸展)

b. 反屈位

▶図 4-6　胎勢

(前羊水)。

　子宮口がある程度開大すると，前羊水を入れた卵膜は子宮口から膨隆するようになり，これを胎胞とよぶ。胎胞は，陣痛発作時には緊満し，間欠時には弛緩するが，児頭が下降して骨盤内に固定するようになると，つねに緊満した状態となる。

胎児の▶
産道通過機序

　児頭が浮動している際には，しばしば胎児の頭部は傾斜しており，いずれかの側頭骨が先進するような姿勢をとる。しかし，骨盤内に進入する際は，矢状

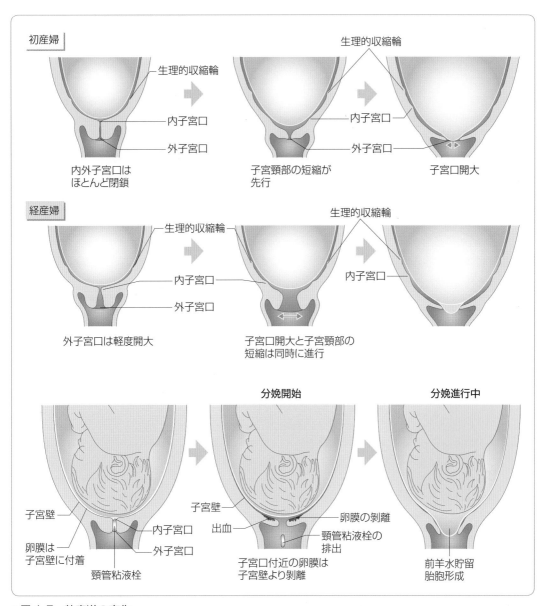

▶図 4-7　軟産道の変化

縫合が仙骨岬と恥骨結合後面のほぼ中心に位置する。これを順軸進入とよぶ。胎児は骨盤内を通過する際に，産道各部の立体構造に合わせて児頭を回旋しながら下降する（▶図 4-8）。児頭の回旋運動は第 1 回旋から第 4 回旋に分類される。

[1] **第 1 回旋（屈曲）**　骨盤入口へ児頭が進入する際，矢状縫合は骨盤入口面横径に一致している。胎児は屈位をとっているが，大泉門と小泉門は同じ高さにあり，前後径周囲が最大である。分娩が開始すると，児頭の屈曲がさらに強まり，オトガイが胸壁に近づき，小泉門が下降することにより小斜径が最大径となる（▶図 4-8-②）。

[2] **第 2 回旋（内回旋）**　さらに児頭が下降するにつれて，小泉門は母体の側

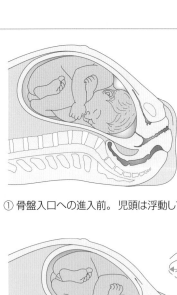

① 骨盤入口への進入前。児頭は浮動している。

⑤ 第 3 回旋を終了し，児頭娩出。

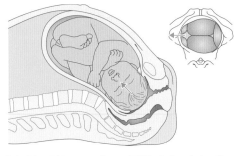

② 児頭は骨盤入口へ進入。児頭を前方に強く屈曲
（第 1 回旋）。

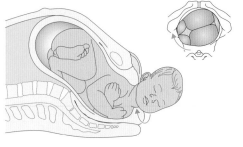

⑥ 児頭の外回旋（第 4 回旋）。

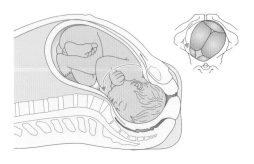

③ 骨盤内を下降しながら，児頭は内回旋する
（第 2 回旋）。

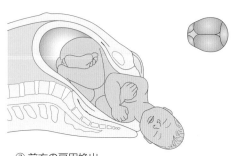

⑦ 前方の肩甲娩出。

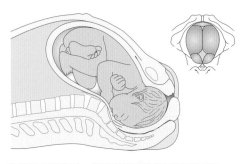

④ 第 2 回旋終了。児頭は恥骨結合下縁を支点に
伸展反屈開始（第 3 回旋）。

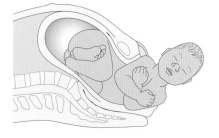

⑧ 後方の肩甲娩出。

▶図 4-8　胎児の産道通過機序

方から前方に向かって回旋する。矢状縫合は濶部では斜径に，骨盤底では縦径に一致し，小泉門が恥骨結合側に向かう（▶図4-8-③）。

　[3] 第3回旋（伸展）　児頭が骨盤底まで下降して陰門を通過する際に，胎児の後頭部は恥骨弓下にあらわれ，項部は恥骨結合下縁に固定される。これを支点として児頭が屈位から伸展反屈することにより，前頭部が産道後壁を前進し，後頭部に続いて前頭部，顔面が娩出される（▶図4-8-④，⑤）。

　[4] 第4回旋（外回旋）　児頭の娩出に続いて肩甲が骨盤内を下降するのに伴い，娩出された胎児の顔面は母体の後方から側方に向かうように第2回旋と逆方向に回旋する（▶図4-8-⑥）。この回旋により肩甲に対する児頭のねじれは回復する。すなわち，出口部で肩甲は骨盤前後径に一致する。恥骨弓下にある前方の肩甲が滑脱娩出し，続いて後方の肩甲が娩出されれば，体幹は容易に娩出される。

胎盤剝離・▶
娩出機序　　胎児娩出後，子宮は著しく収縮し，子宮内腔は狭まる。胎盤付着部の子宮壁面が縮小することにより，胎盤の母体面との間にずれが生じる。その結果，胎盤が子宮壁より剝離し，娩出される。胎盤の娩出様式には次の3種類がある。

　[1] シュルツェ様式　胎盤の中心から剝離が始まり，胎盤後血腫を母体面側に包み，辺縁部まで剝離が及ぶもので，胎児面から娩出される（▶図4-9-a）。

　[2] ダンカン様式　胎盤の辺縁から剝離がおこるため，胎盤の下端が先進し，母体面から娩出される様式をいう。胎盤後血腫を流出しながら排出される（▶図4-9-b）。

　[3] 混合様式　胎盤の一部が母体面で娩出しかけるが，残りは胎児面で娩出される様式をさす。

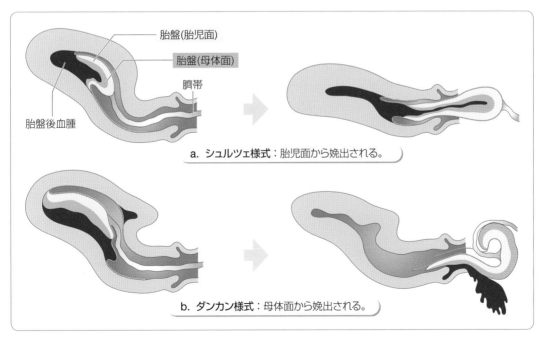

a. シュルツェ様式：胎児面から娩出される。

b. ダンカン様式：母体面から娩出される。

▶**図4-9　胎盤剝離様式**

B 分娩の経過

① 分娩の進行と産婦の身体的変化

1 分娩の前兆

　分娩開始に先行しておこる徴候を，分娩の前兆とよび，次のものがある。

　[1] 胎児の下降感　児頭の下降，子宮体部の前方への傾斜により上腹部の圧迫感が軽減する。また，膀胱の圧迫・刺激により頻尿となる。

　[2] 前陣痛(前駆陣痛)　軽度の陣痛様子宮収縮がおこるが，経過を観察するうちに軽快・消失する。これにより，分娩開始と鑑別診断する。一時的に収縮の頻度と強さが増すこともあり，ときに分娩開始と誤ることがある。

　[3] 産徴(おしるし)　粘液のまじった少量出血をみとめる。2〜3日以内に分娩が開始することが多い。

　[4] 子宮頸部の熟化　子宮頸管は3〜4cm程度の長さの管状構造物であるが，分娩が近づくと展退・軟化し，子宮口は開大する。頸管の成熟に伴い分泌物が増加し，腟分泌物の増加として自覚される場合もある。

　子宮頸管成熟度は，開大度，短縮度，子宮腟部のかたさを指標とする。開大度は頸管内の最狭部位の直径(cm)であらわし，短縮度(展退度)は頸管の上下端間の距離(cm)をあらわし，硬度は硬(鼻翼状)・中(唇状)・軟(マシュマロ状)の3段階に分けている。

　ビショップ Bishop スコアは，頸管展退部分を%で表現し，これに児頭の高さ，子宮口の位置を加えた，子宮頸管成熟度の評価法である(▶表4-3)。5つの因子を0から3または2で採点し，合計点で判定される。9点以上を成熟とする。初産婦では9点，経産婦では7点以上で頸管が成熟と判断し，分娩誘発可とすることもある。児頭の高さは坐骨棘間平面と児頭の先進部までの垂直距離(cm)であらわし，−3から＋1以上に分類し，評価している(▶図4-10)。

　ビショップスコアは本来分娩誘発の条件を定めるために設定されたものであ

▶表4-3　ビショップスコア

因子 ＼ 点数	0	1	2	3
頸管開大度(cm)	0	1〜2	3〜4	5〜6
頸管展退度(%)	0〜30	40〜50	60〜70	80〜
児頭の先進部の高さ（下降度）(cm)	−3	−2	−1〜0	＋1〜
頸部の硬度	硬	中	軟	
子宮口の位置	後方	中央	前方	

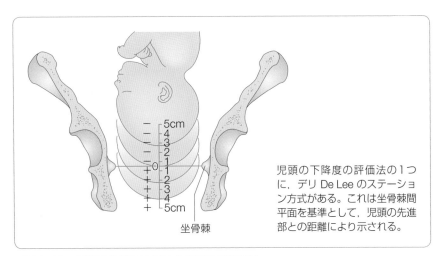

児頭の下降度の評価法の1つに，デリ De Lee のステーション方式がある。これは坐骨棘間平面を基準として，児頭の先進部との距離により示される。

坐骨棘

▶図4-10　児頭の先進部の高さ（下降度）の評価法

るが，分娩予知の指標としても一般に用いられている。

2　分娩第1期（開口期）

　　分娩開始から子宮口が全開大するまでを**分娩第1期**という。すなわち，産道が形成される時期である。分娩の進行とともに子宮収縮はしだいに増強し，周期が短縮し，持続が延長する。

フリードマン曲線▶　　分娩開始後の時間経過と子宮口の開大との標準的な関係を解析し，グラフ表示したものが**フリードマン Friedman 曲線**である（▶図4-11）。フリードマンは，分娩第1期を，子宮口の開大が緩徐な潜伏期と，その後急速に全開大にいたる活動期の2つに分けた。

　[1] **潜伏期**　潜伏期は頸管の短縮がおこり，子宮口の開大が始まる分娩開始の初期段階である。潜伏期の長さは，さまざまな因子の影響を受けてかわりやすく，一定しないことが多い。

　[2] **活動期**　通常，子宮口が3〜4cm開大した時点で活動期に入る。活動期には子宮口の開大は急速に進み，初産婦で2〜3cm/時，経産婦で5〜6cm/時開大する。子宮口が全開大に近くなると減速期に入る。これは児頭が骨盤内を下降しはじめるためと考えられる。

　　減速期から分娩第2期にかけての時間は，児頭と骨盤腔との相互関係を反映する。**分娩所要時間**は分娩第1期から第3期までの時間をさし，通常，初産婦では12時間程度である（▶表4-4）。一方で，経産婦では初産婦の約半分となる。

　　フリードマン曲線は，微弱陣痛や分娩遷延などの分娩経過の異常を診断するのに活用される。子宮口が急速に開大する際に，産婦は吐きけ・嘔吐を訴えることがある。また，痛みのために過呼吸をおこして四肢末梢のしびれを訴えることもある。

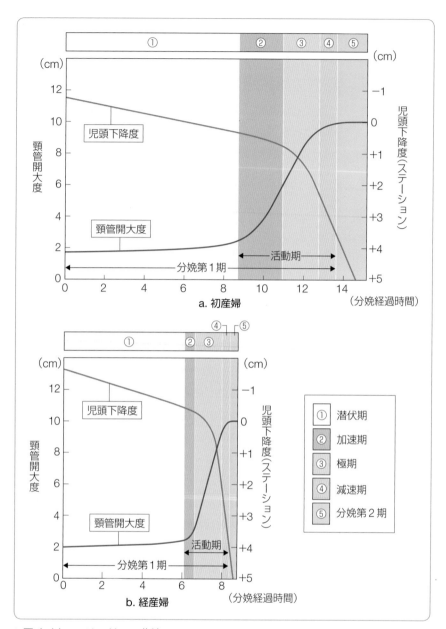

▶図4-11 フリードマン曲線

▶表4-4 分娩所要時間

	分娩第1期	分娩第2期	分娩第3期	計
初産婦	10～12時間	1～2時間	15～30分	11～15時間
経産婦	5～6時間	30分～1時間	10～20分	6～8時間

3 分娩第2期(娩出期)

子宮口全開大から，胎児が産道を下降して娩出されるまでを**分娩第2期**という。通常，全開大の際は子宮口の径が10 cmとなり，内診では頸管を触知しない状態になる。児頭の下降は分娩第1期の後半から始まっている場合が多いが，分娩第2期では，児頭の下降による下部軟産道の圧迫や，増強する産痛のために，陣痛発作に一致して腹圧が加わるようになる(努責，いきみ)。この時期では，産婦は強い下腹痛・腰痛を訴え，顔面紅潮，静脈怒張，発汗，頻脈などがみられるようになる。

破水 ▶ 分娩第1期に形成された胎胞は，内圧の上昇により緊満し，卵膜が破綻すると羊水が流出する。これが**破水**である。分娩第2期の破水を適時破水というが，分娩第1期の後半におこることも多い。

排臨・発露 ▶ 児頭がさらに下降すると，直腸の刺激により便意を感じ，肛門の圧迫感をおぼえるようになる。児頭が出口部に達すると，肛門の哆開や会陰の膨隆がみとめられる。陣痛発作時に陰裂が開き児頭の一部が見え，陣痛間欠時には後退して見えなくなる状態を**排臨**という。排臨ののちに，陣痛間欠時にも児頭が陰裂に露出したままになる状態を**発露**という。この時期には，産婦は努責を静止できない状態になり，陣痛と一致して不随意に腹圧が加わるようになる。通常，発露から数回の陣痛で児頭ならびに体幹の娩出にいたり，児娩出とともに後羊水の流出をみる。

4 分娩第3期(後産期)

児娩出から胎盤ならびに卵膜の娩出が完了するまでを**分娩第3期**という。児娩出直後から子宮は強く収縮するが，産婦はこれを自覚しないことが多い。児娩出から数分後に，胎盤が子宮壁から剝離し，卵膜・臍帯とともに子宮下部まで下降する。その後，子宮収縮と腹圧のみで腟内に押し出されて排出する場合もあるが，多くは軽く子宮底を圧し，臍帯を軽く牽引することにより娩出される。

5 分娩第4期

分娩は胎盤の娩出をもって終了するが，その後の約2時間は，産道の裂傷や子宮の弛緩による異常出血がみられることが多く，注意を要する。この産褥早期の2時間を便宜上，**分娩第4期**と定義することがある。通常は分娩室で観察し，会陰裂傷の処置，清拭，悪露の測定，バイタルサインの測定ののち，安静とし，異常がなければ分娩室から回復室にもどる。また，分娩第4期までの出血が500 mLをこえるものを，**分娩時異常出血**と定義する(▶483ページ)。

② 産婦の身体的変化

分娩が開始するとしだいに陣痛は増強し，母体にはバイタルサインの変化を含めさまざまな身体的影響が生じる。分娩時には，血圧，体温，脈拍を少なくとも 2 時間に 1 回は計測し，なんらかの変化があるときはより頻回に計測する。

子宮収縮時には血圧は一過性に上昇することがあるので，測定は陣痛の間欠時に行う。分娩が進行するフリードマン曲線の活動期では，産婦の多くは陣痛を疼痛として感じ，血圧上昇を伴うことが多い。過度で急激な血圧上昇は子癇発作の前ぶれであったり，まれではあるが，脳内出血を生じることもあるので降圧処置などの対応が必要になる。気分不快などを伴う血圧低下は仰臥位低血圧症候群の可能性がある。仰臥位低血圧症候群は，妊娠子宮が下大静脈を圧迫することで，静脈還流量が減少しておこる。この際は，体位変換を行い血圧を再度測定する。

体温と脈拍も分娩経過中に軽度の上昇をみとめることが多い。産婦の発熱や頻脈は，母体の感染徴候であることもあり，注意する。尿量は，発汗などの影響で減少することがある。ただし，児頭が骨盤内に下降していると尿道を圧迫して自尿が出にくいこともあるため，正確な評価のためには導尿が必要である。

③ 産痛

1 産痛の機序

産痛▶ 分娩時の子宮収縮，軟産道開大，骨盤壁や骨盤底の圧迫，会陰の伸展などによる痛みを，**産痛**とよぶ。産痛の程度は個人差が大きく，陣痛があっても産痛として自覚しない産婦もいれば，分娩初期から強い疼痛を訴える産婦もいる。

産痛は子宮ならびに子宮の支持組織，腟，会陰などの痛みの総称であり，単一の神経支配では説明できない(▶図 4-12-a)。

(1) 子宮体部・子宮下部・腹膜の痛覚は，骨盤神経叢・下腹神経叢・大動脈神経叢などを経て，交感神経線維とともに第 10〜12 胸髄および第 1 腰髄後根から脊髄に入る。

(2) 子宮頸部・腟上部の痛覚は仙部副交感神経線維を経由して骨盤神経叢・仙骨神経叢を経て第 2〜4 仙髄後根に伝達される。

(3) 腟・会陰の痛覚は，体性痛覚の求心性線維により陰部神経・仙骨神経を経て，第 2〜4 仙髄に伝達される。

いずれも，刺激はさらに脊髄を通って上行性に大脳皮質の痛覚中枢に伝達され，産痛として感じられる。産痛の部位は，子宮口の開大や児頭の位置により，分娩の進行とともに変化する(▶図 4-12-b)。

痛みに対する感受性は個人差が大きいが，分娩に対する恐怖や無知が産痛を

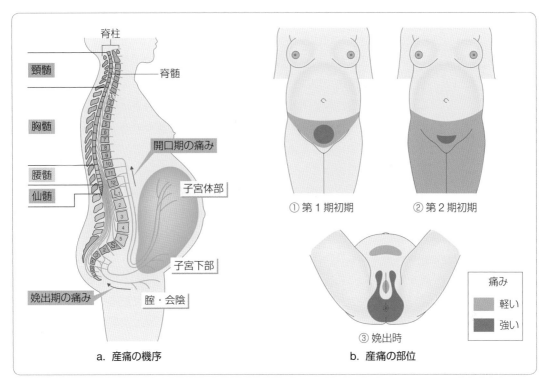

脊柱

頸髄

胸髄

腰髄

仙髄

脊髄

開口期の痛み

子宮体部

子宮下部

娩出期の痛み

腟・会陰

① 第1期初期

② 第2期初期

③ 娩出時

痛み

軽い

強い

a. 産痛の機序

b. 産痛の部位

▶図4-12　産痛の機序と部位の変化

　増すと考えられている。そのため，分娩の生理や分娩時に行われうる処置など
を，妊婦が妊娠期に十分に理解することが，産痛を軽減する。また分娩中は，
適切な呼吸法を行い，分娩介助者による精神的なサポートを受けることにより，
分娩時の麻酔薬使用量が減少することが知られている。

2　無痛分娩・和痛分娩

　産痛が高度になると，産婦は全身の筋肉が緊張する。このため，骨盤底筋群
の緊張がおこり，頸管や腟などの軟産道の抵抗が高まる。また，分娩に対する
恐怖や不安が増すことで，ますます緊張が高まる。高度の緊張状態が続くと，
筋肉疲労をおこし，微弱陣痛などの遷延分娩の原因となりうる。

　無痛分娩は，産痛や母体疲労を緩和することにより，分娩を順調に進行させ
ることを目的に行われる。また，産科手術の際や，心疾患合併妊婦などの痛み
による心負荷を軽減する必要がある場合なども適応となる。

　なお，薬剤投与によっても，完全に痛みを取り去ることはむずかしいため，
和痛分娩とよぶこともある。

　薬剤の投与方法には，薬剤全身投与法，局所麻酔法がある。

薬剤全身投与法▶　鎮痛薬，鎮静薬，麻薬などの筋肉内注射・静脈内注射，吸入麻酔薬などが用
いられる。これらの薬剤により母体の意識レベルが低下すると，誤嚥性肺炎の
危険があるため，食事を禁止して厳重に管理する必要がある。また，胎児娩出

までの時間を考慮して適切な量を投与しないと，薬剤が胎児に移行し，胎児の呼吸抑制をきたす可能性がある。

局所麻酔法▶　局所麻酔法には，硬膜外麻酔と陰部神経麻酔がある。

[1] 硬膜外麻酔法　現在，無痛分娩の主流になっているのは硬膜外麻酔法である。硬膜外麻酔法の長所として，薬液注入の部位ならびに量を調節することにより，望む範囲で麻酔ができること，脊椎麻酔と異なり麻酔薬がクモ膜下腔ではなく硬膜外腔に入るため，薬液が胸髄や頸髄まで上昇して呼吸麻痺や血圧低下などの副作用をおこしにくいことがあげられる。また，カテーテルを留置することにより，分娩が長時間にわたる場合も麻酔を続けることができる。

分娩第1期の痛みは，おもに子宮収縮と頸管拡張に由来（第10胸椎〜第2腰椎〔T_{10}〜L_2〕の範囲）し，分娩第2期の痛みは，産道や会陰の痛みに由来（第2仙椎〜第4仙椎〔S_2〜S_4〕の範囲）する。硬膜外麻酔では，これらの痛覚刺激伝達を遮断することを目的とする。一般には第2/3または第3/4腰椎間より硬膜外腔を穿刺し，局所麻酔薬ならびに麻薬などを用いて鎮痛を行う。

低血圧や，血管内誤注入による局所麻酔薬中毒，クモ膜下腔への誤注入による全脊椎麻酔，神経損傷，硬膜外血腫などの合併症がおこりうるので，十分なモニターのもとに，熟練した術者が正しい手技で行う必要がある。

[2] 陰部神経麻酔　両側または片側の陰部神経ならびにその分枝を，局所麻酔薬にて遮断する方法である。会陰ならびに産道の疼痛に対して有効であるため，分娩第2期に用いられる。痛みを遮断するだけではなく，会陰の緊張をとるため，分娩の進行を容易にする作用もある。吸引・鉗子分娩や骨盤位分娩などにも用いられる。腟壁から坐骨棘をさぐりあて，坐骨棘内側に局所麻酔薬を浸潤させる（▶図4-13）。骨盤血管の豊富な部位であるため，局所麻酔薬が血管に入ると中毒症状をおこすため十分な観察が必要である。

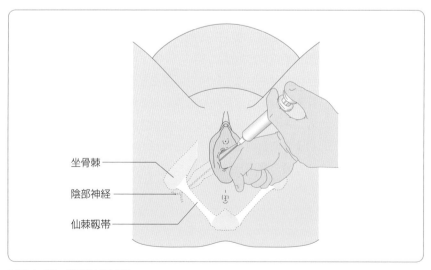

坐骨棘
陰部神経
仙棘靱帯

▶図4-13　陰部神経麻酔

④ 分娩が胎児に及ぼす影響

　　分娩により胎児が受ける影響は大きく，胎児がこれらの影響による変化に適応できない場合は分娩に支障をきたすこともある。分娩中は，胎児の変化にもつねに気を配らなければならない。

1 胎児血への影響

　　正常分娩において母体は，徐々に代謝性アシドーシスに傾くが，血液の pH は 7.38±0.03 に保たれる。異常分娩では，血液の pH の低下をもたらす程度にまで，アシドーシスが進行する場合もある。

　　一方，正常胎児血の pH は母体血より酸性で，7.30±0.05 である。異常分娩などで低酸素状態が長く続くと，糖質のエネルギー代謝に影響をもたらし，乳酸蓄積により pH の低下がおこる（▶108 ページ）。

2 胎児心拍数への影響

　　分娩中の胎児心拍数モニタリングは，胎児の状態を鋭敏に反映する。正常胎児心拍の基線は 110〜160 bpm の間にある。基線細変動が正常で，一過性頻脈があり，かつ一過性徐脈がないとき，胎児の状態が良好である（リアシュアリング reassuring）と判断される。

　　持続する頻脈や徐脈は，胎児機能不全 non-reassuring fetal status（NRFS）の徴候である。子宮収縮は，胎児への酸素化された血液供給を一時的にへらすため，胎児にとってはストレスとなる。正常胎児では子宮収縮による心拍の変化は軽度であり，すみやかに回復する。

　　注意をすべき胎児の一過性徐脈には，次のものがある[1]。

　[1] **早発一過性徐脈**　子宮収縮に伴って，心拍数がゆるやかに減少し，ゆるやかに回復する波形で，一過性徐脈の最下点が子宮収縮の最強点とおおむね一致しているものをいう（▶図 4-14-a）。児頭の圧迫による頭蓋内圧亢進に起因すると考えられている。

　[2] **遅発一過性徐脈**　子宮収縮に伴って，心拍数がゆるやかに減少し，ゆるやかに回復する波形で，一過性徐脈の最下点が子宮収縮の最強点より遅れているものをいう（▶図 4-14-b）。子宮収縮に伴い規則的に反復し，一定のパターンを示す。胎児の低酸素症によっておこると考えられている。

　[3] **変動一過性徐脈**　15 bpm 以上の心拍数低下が急速におこり，開始から回復まで 15 秒以上 2 分未満の波形をいう（▶図 4-14-c）。臍帯圧迫が原因と考えられている。軽度であれば，産婦の体位変換などにより回復するものが多いが，臍帯圧迫を長時間繰り返したり，強い圧迫による血流遮断が続くと，胎児-胎

---

1) 日本産科婦人科学会・日本産婦人科医会：産婦人科診療ガイドライン――産科編 2023.

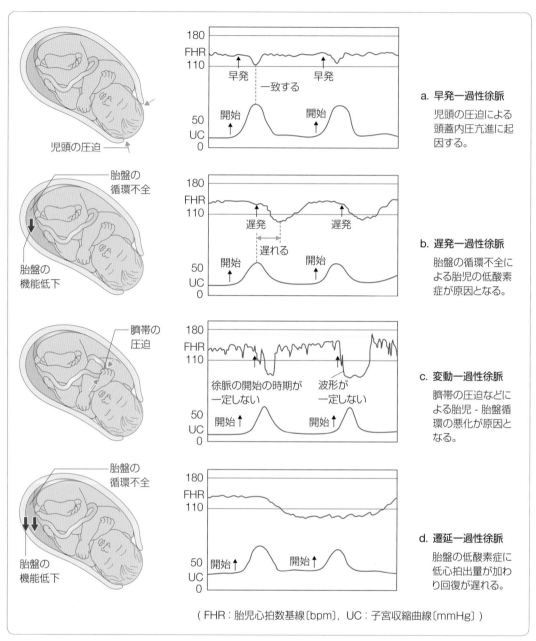

(FHR：胎児心拍数基線〔bpm〕，UC：子宮収縮曲線〔mmHg〕)

▶図 4-14　一過性徐脈のパターン

盤循環の悪化，ひいては胎児低酸素症の原因ともなるので注意が必要である。

　[4] 遷延一過性徐脈　心拍数が基線より 15 bpm 以上下降し，さらに 2 分以上持続し，10 分未満のものをさす(▶図 4-14-d)。10 分以上の持続は基線変動と考える。

3 産瘤

　分娩時に児頭が子宮頸管に圧迫され，先進部の先端を中心に頭皮と骨膜の間

にうっ血や血漿の滲出を生じ，腫瘤状になったものを**産瘤**とよぶ。産瘤は，境界不明瞭なやわらかい腫瘤で，縫合・泉門に関係なくできる。一般に分娩後1〜2日で消失する。産道の抵抗が大きく，通過に時間がかかるほど産瘤は大きくなる。分娩時の急激な産瘤増大は，児頭に対する強い圧迫があることを示唆する。

⑤ 産婦の心理・社会的変化

　正常な経腟分娩では，分娩進行に伴って生理的な身体的変化がもたらされる。しかし，その身体的変化の感じ方や程度，所要時間などには個人差がある。つまり，分娩進行による身体的変化は，産婦それぞれに異なる反応や受けとめをもたらし，その心理状態が分娩進行状況に影響するという関係にある。そのため，産婦は身をもって心身の相関の過程を体験することになる。看護職者は分娩経過に伴う心身の相関の過程，産婦の心理や行動の変化について理解したうえで，看護にあたらなければならない。

1 分娩開始徴候から入院まで

出産への不安▶　分娩予定日が間近になったことや分娩開始徴候があることにより，多くの妊婦はいよいよ出産（分娩）が近づいた，母親になる，という喜びを感じる。それとともに，初産婦では未知の体験であることによる不安を，経産婦では前回の出産での苦痛体験からくる不安をいだくことになる。

　出産への心身の準備ができている場合でも，多少なりとも不安はある。まして，出産への心身の準備が不十分な場合や，分娩予定日より非常に早い時期に分娩開始徴候がみられた場合は，より強い不安や恐れをいだくことがある。また，分娩予定日が過ぎても分娩開始徴候がみられない場合は，難産になるのではないかという不安や，予定どおり産まれないことへのあせりを感じる妊婦もいる。妊婦だけでなく家族もあせり，家族があせりを言動であらわすことで，妊婦の焦燥感や不安をさらに増幅させている場合もある。

自宅での過ごし方▶　陣痛が始まったとしても，前駆陣痛の場合は，安静にしていると消失してしまうこともある。子宮収縮が10分おきに規則的に始まったら，一般的な初産婦の場合，2〜3時間は異常がなければいつもの生活を続け，自宅で様子をみる。このときはなんとなく落ち着かない気持ちになるが，入院の荷物などを点検したり，家族に連絡するなど，入院の準備を確認し，いつもの生活を続けるように伝える。破水をしていなければ，入浴やシャワーにて身体を清潔にし，身体的にリラックスすることが気持ちを落ち着かせることになる。

入院の時期▶　10分おきの規則正しい陣痛が1時間以上続いたら，分娩開始である。分娩施設までの所要時間にもよるが，通常，初産婦であれば早急に入院する必要はない。経産婦の場合は，分娩陣痛開始から陣痛が強くなり，周期が狭まる場合

は，分娩施設に連絡し，早急な入院となる。上の子どもは，母親が入院することにより母子分離を余儀なくされるので，妊娠期から両親による上の子どもへの対応が求められる。

前駆陣痛と分娩陣痛の違いや入院時期の判断は，初産婦にとってはむずかしく，どうしたらよいのか判断に迷いやすい。経産婦でも，分娩施設までの所要時間が長い場合や，前回の出産の入院時期が早すぎた，あるいは遅すぎたなどの体験により，適切な入院時期の判断に迷うことは多い。迷ったときには電話などで分娩施設に相談するのが通常である。

分娩が急激に進行して入院に間に合わないことを産婦が不安に感じるのは当然の心理である。看護職者は不安の訴えを受けとめ，産婦・家族が落ち着くように言葉をかけ，事実確認を行い，産婦自身がどうしたいのかという思いを引き出すようにする。また，不安なままで自宅で緊張して過ごすよりは，いったん診察を受けるほうがよい。そのうえで，自宅で待機するかそのまま入院するかを決定するようにする。具体的には，経産回数や自宅からの所要時間，最終の妊婦健康診査の内診所見などを，問診により情報収集してから，産婦の希望を聞いて入院時期を決定する場合が多い。

経産婦の場合は，入院時期が遅くならないように十分に配慮する必要がある。初産婦に比べて，前期破水時は陣痛はなくとも，2〜3 時間すると陣痛が自然におこることが多い。

初産婦・経産婦を問わず，骨盤位や子宮口の開大している産婦が破水した場合は，とくに臍帯脱出の危険性もあるので，多量の羊水流出を防ぐ目的で，自動車の後部座席に横になって入院してくるように指導する。

2 入院時の産婦と家族の心理

分娩開始入院▶　分娩開始による入院は，準備をしていたとしても突然のことである。産婦はこの入院により，「今日産まれるかな」と期待や不安が交錯し，気持ちの動揺・興奮がみられる。とくに，前期破水をおこした場合は，自分の出産が破水から始まると思っていない産婦が多く，予期せぬ羊水の多量流出に，かなりの動揺を示すこともある。

入院すると産婦の気持ちが落ち着き，陣痛が弱くなったり，とまってしまうこともある。家族は，分娩が急激に進行しないうちに入院できたことで一息つくことが多い。

産婦・家族にとって分娩施設はあまりなじみがない環境であり，どう行動したらよいのか迷ったり緊張したりする。入院時の対応は，産婦にも家族にも強い印象や心理的影響を与える。入院時に看護職者が，産婦の無事な到着を待っていたという態度と細やかな配慮であたたかく迎え入れると，産婦も家族も安心する。

家族が産婦の出産に付き添わない場合は，医師・助産師による入院時の診断

を産婦とともに家族が知ることができるようにする。また，家族の要望や分娩時の連絡先を確認し，帰宅する家族が安心できるように対応する。夜間の入院では，家族から離れて陣痛室に1人でいることにより，不安や心細さを訴える産婦もいる。

入院直後の▶
産婦の心理

産婦は精神的に非常に過敏になっていて，物的環境だけでなく人的環境からの影響をたいへん受けやすい。妊娠期から顔見知りである看護職者や，ていねいかつ尊重した対応を提供した看護職者に対して，産婦は好印象をもっており，分娩時に付き添う専門家として信頼を寄せやすい。

陣痛室に複数の産婦が待機していると，ほかの産婦の様子や分娩経過に影響を受けやすく，自分の分娩経過と比較や同一化をしてしまう。たとえば，ほかの産婦の苦痛の息づかいや叫び声，緊迫した様子などを聞くことにより，自分もいずれあのように自制できなくなるのではないかと不安が増強してしまうことがある。あとから入院してきた産婦が，自分より先に出産をし，1人取り残されると，「なぜ，自分だけが遅いのだろう」と落ち込んだり，あせったりする産婦もいる。

分娩第1期の前半においては，分娩開始への期待と不安，家庭から入院への環境の変化による心理的影響が強くあらわれる。看護職者の援助により，これまでに指導を受けてきた呼吸法・弛緩法・補助動作などを主体的に陣痛に合わせて行うことで，しだいに落ち着き，出産への意欲や自信も高まってくる。産婦に付き添っている家族もしだいに落ち着き，産婦を見まもり精神的なリラックスを促して体力の消耗を抑え，長い出産の経過と付き合うという気持ちになってくる。

3 分娩進行に伴う心理的変化

分娩第1期中盤▶
の産婦の心理

陣痛発作が強くなり陣痛間欠も3〜4分おきくらいになると，通常，子宮口は急速に開大しはじめ，フリードマン曲線の加速期に入る。この時期は分娩第1期の中盤であり，産婦も陣痛の本格化を自覚できる。

呼吸法や弛緩法などの対処法によって分娩進行の波にうまく順応できると，産婦はさらに自信をもち，出産のストレスに適応していくことができる。産痛や不安が強いと，どうしても呼吸法のリズムが速くなりがちなため，呼吸法のリズム調整や過換気症候群の予防が必要となる。このようなときは，家族，看護職者が，一緒に呼吸法のリズム調整やリラクセーションを促すようなタッチやマッサージなどを行ったりすることが必要となる。また，そのような援助により，出産をともに体験する一体感が生まれ，産婦の産む意欲を維持させることがある。著者の研究からもそれが明らかになっている（▶図4-15）。

陣痛の増強によって産痛の部位や強さは変化するが，対処法が機能すれば，自制できないような産痛にはならない。産痛は個人的な体験でもあるので，産痛を極度に感じる産婦もいるが，分娩経過を正しく理解し，対処法が効果的に

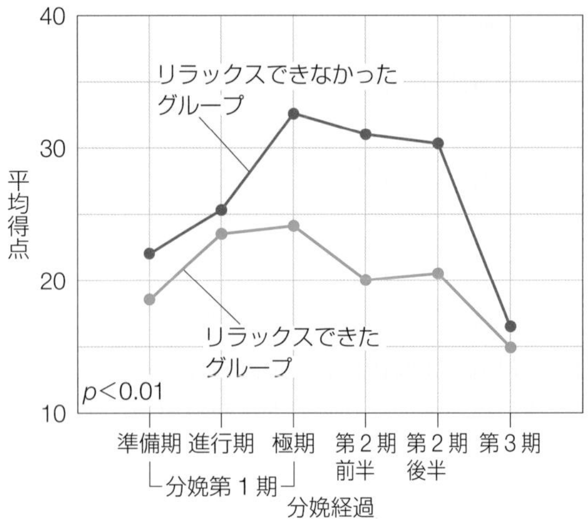

この不安得点（10〜40点）では，平均 21 点以上で不安が高いと考えられる。分娩がかなり進行した極期以降では，弛緩法を十分に活用し，じょうずにできていた産婦が，できなかった産婦より明らかに不安が低いという結果になっている。つまり，弛緩法をじょうずに活用することにより，分娩進行に伴う不安の増強が抑制されることがわかる。

▶図 4-15　不安へのリラクセーション効果

行われれば，よけいな不安や緊張が軽減され，子宮体の収縮と子宮頸の拡大が協調的に進行し，痛みが過剰に増強することはない。

　出産がさらに進行して子宮口が 5〜6 cm 開くと，産痛の訴えが強くなり，精神的な余裕がなくなり，「誰かがそばにいてくれると安心」「動きたくない」という思いも出てきて，陣痛に対応するのに精いっぱいになってくる。また，水分や糖分の補給，排泄行動，清潔行動などのセルフケア行動に気がまわらなくなり，陣痛間欠時には休息をとることを優先するようになり，みずから話を始めることが少なくなることが多い。

リード理論▶　分娩経過についての知識が不十分である産婦や，恐怖感が強い産婦は，分娩進行に伴い，陣痛時に全身を硬直させ，自己コントロール力が低下し，痛みを強く訴えるようになる。この現象はリード Read, G. D. が 1949 年に指摘した「恐怖（不安）・緊張・痛み症候群」である。

　産痛への恐れや出産への不安が強まると，それにより子宮筋を支配する交感神経と副交感神経の協調機能を妨げる緊張が生じる。このため，子宮体の収縮と子宮頸の開大が正常に協調的に行われず，軟産道が緊張することにつながる。その緊張は，子宮頸管の開大を遅延させると同時に，子宮頸の抵抗となり産痛も強く感じるようになるという悪循環をまねく（▶図 4-16）。

　恐怖（不安）・緊張・痛み症候群に陥ると，恐怖・不安によって交感神経系が過度に刺激され，カテコールアミンの分泌が過剰となり，その作用により子宮収縮が妨げられ，微弱陣痛になると考えられている。カテコールアミンの分泌過多は血管を収縮させ，胎盤血流量の低下につながり，胎児機能不全の原因となる。

　したがって，分娩第 1 期の加速期に産婦の不安を軽減し，全身のリラックス

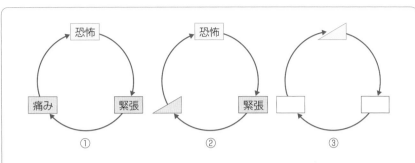

リードによれば，子宮体の収縮と子宮頸の拡大が協調的に順調に進行している分娩では，耐えられないほどの産痛はない。恐怖心があると緊張が生まれ，これが上述の協調を乱すため，痛みを生じて悪循環が形成される（①）。
麻酔によって痛みだけとりさっても，恐怖と緊張は記憶に残る（②）。適切な教育により，恐怖をとりさると，緊張が消失して，それに伴う痛みも消失するとされる（③）。

▶図4-16　恐怖（不安）・緊張・痛み症候群

を促し，かつ産痛を緩和するという全人的な看護を行うことは，非常に重要である。これにより産婦のもてる力が引き出され，また，同時に産婦の主体性や自信を強化することで，分娩進行にうまく対応できるようになる。

4 分娩第1期の終わりごろの心理

　子宮口が7〜8cm程度に開大すると，さまざまな生理的な不快症状が出現し，異常ではないかと産婦は不安をもつ。このため，陣痛間欠時に産婦へのわかりやすい説明が行われる必要がある。

　経産婦の場合は，この時期に子宮頸管の開大につれて胎児が急速に下降するため，分娩室に移送され，胎児娩出に向けて心身の準備を促される。初産婦は，子宮口が10cm開大（全開大）するまでは分娩室へは移送しないのが通常である。

　産婦のもつ自覚症状は，肛門のほうに押される感じから，いきみたい感じ（努責感）に変化する。努責感は胎児の下降とともに強くなるが，全開大になるまでは腹圧をかけて努責することは禁忌である。なぜなら，この時期は努責をしても，子宮口が全開大していないため産道の抵抗が強く，児頭が産道で圧迫されてしまい，胎児の下降には有効ではないからである。努責を繰り返してしまうと，産婦が体力を消耗するだけでなく，児頭圧迫型の徐脈を誘発してしまうことや，子宮頸管が浮腫となり頸管裂傷になる危険がある。

　すなわち，この時期の苦痛は，産痛よりも努責感に起因するものになる。産婦には努責したいという欲求が生じるが，医師・助産師から努責を避けるよう指導を受ける。毎回の陣痛のたびに努責しないようにすることは，たいへんな努力を必要とし，産婦は，それまでの対処法ではうまく陣痛に対応できない，どうしてよいかわからないと感じはじめる。そのため，逃げたいような気持ちになったり，経腟分娩することにくじけそうになったりする。また，自分をコ

ントロールできないことによっていらだったり，取り乱した言動をしたり，医療者の指示に従えないことで自尊感情を低下させたりする。誰かにそばにいてほしいという気持ちが強くなる時期でもある。このあとに子宮口が全開大近くになると，無口になったり眠けを訴える産婦もいる。

　この，分娩第1期の終わりごろというのは，時間的には長くはないものの，分娩経過のなかで最もつらい時期であり，産婦はこの状況がずっと続くような気持ちになりやすい。看護職者は，できる限りそばに付き添いながら精神的な支えとなり，努責を回避できるように外陰部の圧迫法を行い，呼吸法・弛緩法・体位などを誘導する。これらにより，産婦のもてる力が発揮されるように援助する。

5 努責開始から児誕生までの心理

分娩室への移送▶　子宮口の開大に伴い，胎児の娩出が30分〜1時間以内に行われると予測された段階で，産婦が分娩室に移送され，分娩の準備がなされる。産婦にとっては，環境がかわることだけでも苦痛・身体的負担となりうる。しかしその一方で，この移送がきっかけとなり，「いよいよ自分が産むんだ」という主体的な気持ちへの切りかえがしやすくなることも多い。

　移送方法は，産婦の状況によって安全な方法を選択する。LDRシステム（▶230ページ，図4-23）は，分娩室への移動がなく，産婦は身体的にも精神的にも安楽であるため，利用が推奨されている。歩行による移動はそれにより分娩が急激に進行することがあり，経産婦の場合は墜落産の危険性が高い。

努責開始▶　子宮口が全開大していて努責をしてもよいということが説明されると，産婦は，つらい時期をのりこえた安堵感と，先が見えた安心感や，赤ちゃんにもうすぐ会えるという期待感から，再び出産に対して主体的となる。その気持ちの変化は努責法への取り組みにあらわれ，疲れた身体から残った力をふりしぼるように努責しはじめる。

　努責時の産婦は，会陰になにかがはさまっている感覚とともに，焼けるような痛みを感じているが，身体の状態が自分ではわかりにくい。そのため，看護職者や医師によって，努責の成果のフィードバックが行われる必要がある。加えて，分娩の進行状況や，今後の見通しなどについてわかりやすい説明が行われることも必要で，これらが産婦のがんばろうという意欲につながる。

　努責開始からしばらくすると，しだいに，1回ごとの陣痛によっておこる努責感に協調して，腹圧を骨盤誘導線の方向にかけることに集中していくことができるようになる。分娩に立ち会っている人々との一体感は産婦を心強くし，自分の力を発揮することにつながる。

　このときに恐怖心や回旋異常による痛みがあったりすると，身体がのけぞってしまったり，叫び声をあげたりする産婦もいる。効果的に努責できないような場合は，恐怖心を取り除くようなかかわりや，異常の把握，緊張をといて努

責をしやすい体位の工夫などが必要である。

児の誕生 ▶ 　胎児の体幹が娩出する瞬間を，産婦はぐっと楽になったことで体感する。胎児娩出後には虚脱感や疲労感から反応が鈍くなる産婦もいるが，多くの産婦は出生児の産声や人々の反応・様子に対して敏感になっている。新生児の無事を知ると，元気に生まれた喜び・安堵感・達成感・幸福感などの肯定的な感情があふれてくる。生まれてきてくれた赤ちゃんや出産に一緒に立ち会った人々への感謝の気持ちもわいてくる。出生児のアプガースコアが8点以上で外見上の異常がなければ，産婦の下腹部に出生児がのせられ，最初の母子対面の機会がもたれる。

6 分娩第3・4期の産婦の心理・行動

　胎児の娩出を無事なしとげたことにより，分娩第3期には産婦は安心しきってしまいがちである。しかし，胎盤がこれから娩出され，大出血などの産婦にとって重篤な分娩異常がおきる危険性がある時期である。このため，注意を怠ってはいけない。

　分娩第4期は，胎盤娩出が終わり，産道損傷などの異常の有無の診察や，その処置がなされたのちに安静に過ごす時期である。産婦のなかには，出産が無事終了した興奮から多弁になり，自己の出産体験をふり返り話しつづける者もいる。家族と無事の出産を分かち合い，ねぎらいや称賛の言葉を受けたり，新生児と対面したりして，幸せにひたる時間となる。

　新生児の出産後の観察・処置などが終了すると，保温に気をつけて母子対面がなされる。この対面時に，自分の子どもが元気であるのか，五体満足であるのかなどを確認する。さらに，視線を合わせ，誰に似ているのかを見たり，ピッチの高い声をかけたり，スキンシップ（抱き寄せ，頰寄せ，手を握るなど）や初回授乳をしたりして，生まれてきた自分の子どもとの交流を楽しむ（▶329ページ）。

C 産婦・胎児，家族のアセスメント

　分娩（出産）は生理的な現象であるが，個人差や変化が大きく，産婦と胎児の健康状態にさまざまな影響を及ぼす。したがって，分娩の経過を理解し，分娩経過の診断に基づき，経時的に産婦と胎児の健康状態について情報を収集することが重要となる。さらに，その情報について判別・解釈・分析・関連づけを行い，産婦および家族の看護上の問題を判断することで，分娩によるストレス

増強や異常の，予防・早期発見・早期対処につながる。これにより，安全かつ産婦・家族中心の分娩を保障することが可能となる。

① 産婦と胎児の健康状態のアセスメント

1 基礎的情報の収集

基礎的情報 ▶ 分娩経過をふまえて，産婦と胎児の健康状態をアセスメントする。このための基礎的情報として以下が必要となる。

①**客観的情報**　産婦の年齢，既往歴，月経歴，既往妊娠・分娩歴，今回の妊娠経過，家族歴，日常生活，居住環境と家族構成，緊急時の連絡先など

②**分娩の3要素**　娩出力，産道，娩出物

アセスメントを行う時は，プライバシーの保護に留意し，かつ分娩に対処しようとしている産婦のストレスとならないように，これらの基礎的情報を正確に収集する。さらに，その際に産婦・家族の気持ちをくみとり，寄り添いながら援助関係づくりを行うことも重要である。

入院前の電話に ▶
よる情報収集
電話による問診で情報収集をし，来院や入院について助言する場合には，まず産婦の主訴や分娩経過の診断に関する情報を収集する。それに加えて，産婦の居場所から分娩施設までの交通手段や所要時間を考慮し，産婦の意思を把握しながら，個別な状況を総合的に判断して助言をする（▶表4-5）。入院時期が遅れることのないように，あるいは待機することで不安が助長されることのないようにしなければならない。

来院時の情報収集 ▶ 来院時にも，分娩進行状態によって，どの情報を優先し，どの範囲まで収集するかを判断したうえで情報収集をする（▶表4-6）。この初期アセスメントは，分娩進行状態と産婦・胎児の身体的健康状態について行い，安全な分娩へのニードを判別する。順序としては，まず問診により分娩経過の診断に必要な情報を収集し，次に外診によって分娩進行状態や産婦・胎児の健康状態を把握す

▶表4-5　分娩入院前の電話によるおもな問診事項

1. 産婦の主訴，もちかけられた相談事項
     例）規則的な子宮収縮，おなかのはりが10分おきなど
2. 分娩経過
     ① 現在の自覚症状とそれが発現した時刻
     例）陣痛はいつから10分おきか
     ② その他の分娩開始に関連する自覚症状の有無と発現時刻
     例）破水感や出血，下腹部痛などはないか
3. 経産回数，前回の分娩時間，急産の有無
4. 分娩予定日
5. 妊娠経過中の異常，医師からの指摘事項
6. 交通手段と所要時間
7. 産婦の気持ち，意思

▶表4-6　分娩入院時の問診による情報収集とおもな確認事項

1. 背景：外来診療録や母子健康手帳からデータ収集しながら確認	3. 分娩進行状態と胎児の状態
• 年齢 • 初産・経産の別と経産回数（前回の分娩所要時間, 分娩様式, 分娩異常も含む） • 婚姻状況：婚姻歴, 結婚の有無, 入籍月日, 入籍の予定など • 職歴・職種 • 家庭・生活環境：住居, 家族成員, 家族の形態, 家族の健康状態 • 社会経済状況：国籍, 家族の職業, 経済的基盤など • サポートシステム：おもな援助者, 緊急時などの連絡方法, 連絡先 • 妊娠中の日常生活と退院後の生活	• **来院主訴（陣痛発来, 破水感, 出血など）** • **陣痛の有無および現在の状態：陣痛開始時刻, 陣痛周期時間, 強弱** • **破水感の有無および破水時刻** • 産痛の有無およびその状態：部位, 程度, 持続時間などの自覚症状 • 肛門圧迫感・努責感などの自覚症状の有無 • 胎動自覚の有無 • **産徴や出血の有無およびその状態：開始時期, 性状, 量** • 感染徴候, 発熱の有無
2. 健康歴：外来診療録や母子健康手帳からデータを収集しながら確認	4. 産婦のニード
• **分娩予定日と妊娠経過中の異常や医師からの指摘事項** • 一般既往歴 • 家族歴：家族の遺伝性疾患の有無 • 月経歴：月経不順, 月経中の随伴症状など • 婦人科既往歴：子宮筋腫, 卵巣嚢腫, 不妊治療歴など • 既往の妊娠・分娩・産褥歴（死産や新生児死亡なども含む）とそれらの体験内容 • 血液型（ABO式, Rh式） • 感染症に関係する検査結果（B型肝炎, 梅毒, B群溶レン菌感染症, 成人T細胞白血病など）	• 基本的ニード：食, 排泄, 睡眠, 休息, 清潔などの充足度, 嗜好 • お産への準備状態：お産に関する知識, 対処法の習得状況, バースプラン • 母親となる気持ち：妊娠・出産・育児に対する価値観・信念 • 家族の立ち会い希望の有無, 家族に期待していること • 分娩前後の看護にかかわる要望（初期母児接触, 母児同室など）

太字：優先的に情報収集して分娩進行や異常分娩に対応するための必須問診項目

る。これにより, 出生までに要する時間や新生児の健康状態の予測を行う。

　優先度の判断として, たとえば, 分娩が急激に進行しそうな場合は, 安全な分娩を保障するために最低限必要な情報から収集していくことになる。反対に, 分娩が開始したばかりで児娩出まで時間に余裕があれば, 外来診療録や母子健康手帳などの記録類から情報を収集・整理し, 分娩前後を通して看護するうえでの基礎的情報を系統的に収集することができる。

　来院時に分娩が開始している産婦は, 多少の緊張や不安をもっていることが多い。また, 周期的な分娩陣痛があるため, 意識が自分の身体や内面に向かいがちでもある。産婦にとって入院施設はあまりなじみのない環境であり, 付き添ってきた家族から離れ, 診察室などの個室に案内されるため, 入院時に心細い気持ちになる産婦もいる。産婦と家族が来院した際には, 看護職者から言葉をかけて自己紹介をして, あたたかく迎え入れるようにする。

問診による
情報収集 ▶　問診はプライバシーにかかわる情報を得るので, 通常個室で1対1で行う。問診では外来診療録や母子健康手帳に記載されている事項を参照・確認しながら, 陣痛間欠時に産婦が簡単に答えられるようにわかりやすい質問をして, 情

報を順次得るようにする。その際には，産婦の言葉だけにとらわれず，陣痛周期を把握しながら，表情や態度などからも産婦の出産への反応や心身の状態を観察して読みとる。

分娩経過の診断に▶
必要な情報
氏名を確認したのち，以下の分娩経過の診断に必要な情報をまず収集する。

(1) 初産・経産の別，経産回数

(2) 来院主訴(陣痛発来，破水感，出血，下腹部痛など)と発現時刻

(3) 現在の陣痛の状態(間欠および発作時間，強弱の程度，産痛の有無)，陣痛初覚の時刻(子宮収縮が 1 時間に 6 回以上生じた最初の時刻)

(4) 破水の有無，あればその時刻および量・色

(5) 分娩予定日

(6) 産徴の有無，出血の有無，出血があればその量・性状

(7) 妊婦健康診査における医師からの指摘事項(骨盤位，妊娠高血圧症候群〔▶402 ページ〕などの異常の有無)

(8) 胎動の様子，その他気になること

これらの情報から，分娩が相当進行していることやリスク・異常が考えられた場合には，その旨を助産師や医師に報告する。

簡単な問診と診察の結果によって入院が決定されたら，産婦だけでなく家族も含めて入院の手続きの説明や入院オリエンテーションを行い，気持ちをときほぐし，産婦や家族との信頼関係づくりをする。

分娩が切迫していなければ，外来診療録や母子健康手帳から情報を得ながら，問診を続ける。問診のおもな項目は，産婦の背景，健康歴，分娩進行状態と胎児の状態，入院までの日常生活と出産への準備状態や気持ち，家族(夫，子，実父母，義父母など)の立ち会い分娩の希望などで，経産婦については以前の妊娠・分娩・産褥経過とその体験内容も含む(▶表 4-6)。

2　分娩経過のアセスメント

視診・触診による▶
情報収集
分娩が急激に進行している場合の外診は，触診による胎位・胎向と胎児の骨盤内下降度，陣痛測定，胎児心音の聴取が中心となる(▶表 4-7)。

胎児の大きさや体重は分娩の難易に影響するだけでなく，分娩直後の新生児の健康状態に直結するため，正期産でも胎児の体重を推定してハイリスク児を査定しておく。妊娠週数と超音波検査の結果に加えて，触診と子宮底長，腹囲の測定値から胎児の大きさが推定できる。

陣痛測定の方法▶
陣痛測定の方法には，触知による方法と，分娩監視装置の陣痛計による測定方法とがある。子宮底部よりやや下方の腹壁は，子宮が子宮収縮により球形に近づくことによって隆起し，子宮筋がかたく触れる。そこで，触知による方法では，この腹壁上に手掌をあてて，子宮収縮の強さの程度を触診する。子宮筋の収縮開始から終了までの陣痛発作時間(陣痛持続時間)と，終了から次の開始までの陣痛間欠時間を測定する。触診による陣痛発作時間は，外測による陣痛

▶表 4-7　分娩入院時の外診の種類とおもな内容

外診の目的
　① 分娩進行状態, 産婦と胎児の健康状態の把握
　② 正常分娩の障害となる問題, リスク因子の判別
　③ 分娩後, 産褥期の健康問題の予測(授乳に適した乳房・乳頭の状態かどうか, 副乳腺の緊満痛など)

	視診	触診	聴診	計測診
全身	体格, 脊柱の状態, 姿勢, 動作 栄養状態, 貧血状態			身長, 体重 血圧, 脈拍, 体温
頭部および頸部	表情, 貧血状態：血色, 眼球結膜の色 顔面の浮腫の有無：眼瞼などの浮腫 皮膚の状態 頸部リンパ節腫脹, 甲状腺腫脹の有無	浮腫の有無と程度 頸部リンパ節腫脹, 甲状腺腫脹の有無		
胸部	乳房の大きさ・形 乳頭の大きさ・形・突出状態	乳腺の発育状態 乳腺腫瘍の有無 初乳分泌の有無 副乳腺の有無	呼吸・循環器疾患合併 心音 呼吸音	
腹部	大きさ・形(卵形・尖腹・懸垂など) 腹壁の弾性・緊張度 皮膚の妊娠性変化 (正中線の着色, 妊娠線)・発疹の有無, 浮腫, 胎動の有無	腹壁の厚さ・緊張度 子宮底の高さ, 子宮の形・大きさ・硬度, 子宮収縮の程度 羊水の多少 胎位・胎向・胎勢 胎児の数・大きさ 胎児先進部と骨盤との関係 圧痛点の有無 収縮輪の高さ 膀胱充満の有無	胎児心音：1分間連続で 110〜160 回/分, 整調・清澄音 胎児心音と鑑別が必要な音：胎児側では臍帯雑音, 胎動音, 母体側では動脈音, 子宮雑音, 腸雑音 入院時モニタリング (40分)	腹囲(臍の位置で腹部周囲を測定する) 子宮底長, 子宮底高 陣痛発作時間と間欠時間 (骨盤外計測) (X線による骨盤計測)
下肢	浮腫・静脈瘤の有無 皮膚の状態	浮腫の有無と程度 静脈瘤の有無と程度		
外陰部	着色の程度, 瘢痕の有無, 静脈瘤の有無 皮膚の状態 産徴・羊水漏出の有無, 腟口・肛門の哆開の程度, 膨隆	圧痛・腫脹の有無 静脈瘤の程度 会陰の伸展性・柔軟性		

計の記録から測定する時間とは若干の差がある(▶図 4-17)。

　陣痛測定の際は同時に, 視診や触診によって子宮収縮輪の上昇を観察したり, 産婦の陣痛に対する反応(腰をさすっている, 息をとめている, 目をつぶっている, 腹圧をかけている, からだを曲げているなど)や産痛部位の観察をする。

分娩進行状態の▶
観察
　陣痛が強くなり, 外診により児頭の固定が確認できたり, 分娩が進行している訴えや変化が出現したりしたら, 産痛部位の下方への拡大, 胎児心音の最良聴取部位の下方正中線上への変化, 陣痛発作時の外陰部の状態(肛門の抵抗感,

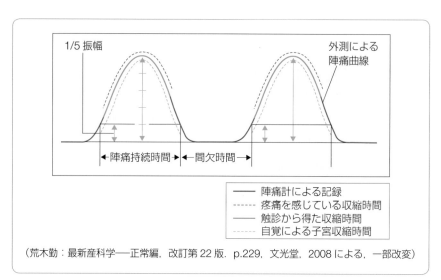

（荒木勤：最新産科学——正常編，改訂第 22 版．p.229，文光堂，2008 による，一部改変）

▶図 4-17　陣痛持続時間と間欠時間（外測法による），触診から得た収縮時間

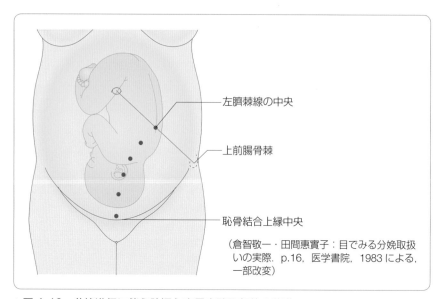

（倉智敬一・田間惠實子：目でみる分娩取扱いの実際．p.16，医学書院，1983 による，一部改変）

▶図 4-18　分娩進行に伴う胎児心音最良聴取部位の移動

肛門の哆開（しかい），腟腔の哆開，外陰部の膨隆など），粘 稠（ねんちゅう）性血性分泌物の排出などを観察する（▶図 4-18）。それにあわせて内診の必要性を考え，助産師または医師に報告する（▶表 4-8）。また，観察した結果などを分娩経過図（パルトグラム）に記録する（▶252 ページ，図 4-34）。

　分娩経過の診断や内診結果をふまえた分娩経過の予測について情報を得てアセスメントし，産婦と胎児の状況に合わせた看護計画をたてる。

聴診による▶　破水入院時には，臍帯脱出による持続性徐脈などの異常が考えられるため，
情報収集　できるだけ早く胎児心音の聴取を行う。胎児心音は，胎児の健康状態を把握する絶対的な情報で，連続した正確な聴取が重要である。また多くの分娩施設で

▶表4-8　分娩時内診の介助

分娩時の内診の目的
<ul><li>分娩開始の徴候や陣痛発来から分娩開始を予測した場合，分娩開始の診断や異常の有無を判断するために行う。</li><li>軟産道における変化（子宮頸管の開大，展退等）や胎児の先進部と骨産道の関係などについて情報を収集し，分娩経過を診断する。</li><li>出血などの異常徴候があった場合は異常の原因を追究し，予防・診断を行う。</li></ul>

内診介助の目的
<ul><li>分娩開始の徴候がみられる産婦がリラックスして負担感・不快感をもつことなく内診を受けることができ，その診察目的が短時間で果たせることを目的として，内診をする医師・助産師の介助を行う。</li><li>内診介助の際は，内診やその診察結果に対する産婦の反応や陣痛の状態を観察し，情報を得る。</li><li>産婦の負担，プライバシーや羞恥心に配慮して，内診を受ける場所を整え，内診を受けたのちも，陣痛発作の状態や安全に留意して見まもり，援助する。</li></ul>

は，入院時に分娩監視装置を装着し，胎児心拍数モニタリングを40分程度行っている。それによって得られた胎児心拍数陣痛図 cardiotocograph（CTG）を判読することによって，胎児・胎盤系機能を把握している。この胎児心拍数陣痛図における異常所見には，心拍数基線の異常，細変動の異常，一過性徐脈などがある（▶445ページ，図7-17）。胎児心拍数波形を判定することにより，レベル1（正常波形）〜レベル5（異常波形〔高度〕）までに分類して，その後の対応・処置の指針が作成されている（「胎児心拍数波形の判読に基づく分娩時胎児管理の指針」日本産科婦人科学会周産期委員会，2010年）。

　分娩監視装置の装着開始から数分間は，胎児心拍が適切に聴取できているか，外測法によって子宮収縮時に適正に収縮圧が記載されているか，陣痛曲線と胎児心拍数基線が正しく記録されているかなどを，必ずベッドサイドで触診なども併用して確認する。また，装着から20分経過後にも，検査が正確にできているかを確認し，この結果をふまえて胎児心拍数基線の範囲，基線細変動の振幅，基線と陣痛曲線との関係を観察する。この胎児心拍数陣痛図の記録から，胎児機能検査についての診断結果（胎児心拍数波形の判定結果）を正確に得ておく。

　通常，胎児心音の聴取を行うのは，陣痛開始後の陣痛が弱いときは1時間に1回，分娩が進行するにつれて1時間に2〜3回以上，フリードマン曲線における活動期に入れば15分に1回である。分娩第1期の終わりから第2期では，少なくとも15分おきに1回の頻度で，陣痛発作がピークをこえてからの1分間にわたり，胎児心音を持続的に聴取することが望ましい（▶表4-9）。

　もし，胎児心音に徐脈などが観察されたら，遅発一過性徐脈が考えられるため持続モニタリングを行う。深呼吸を促し，分娩監視装置によって継続的に聴取することが必要となる。このとき，産婦の脈を触診し，胎児心音の徐脈とリズムを比較することにより，それが母体音でないことを確認する。そのうえで，

▶表4-9 胎児心音のチェック

	分娩第1期	分娩第2期
低リスクの胎児	30分ごと	15分ごと
高リスクの胎児	15分ごと	5分ごと

（杉野法広：正常経腟分娩の管理. 日本産科婦人科学会雑誌 60(10)：453-454, 2008より作成, 一部改変）

▶表4-10 破水を確認するおもな検査

1. pH検査法
   腟内のpH4.5〜6.0, 羊水のpH7.1〜7.3であり, 腟内がアルカリ性を示せば破水している可能性が高い。出血や, トリコモナス腟炎, 精液, 石けんなどにより偽陽性となることがあるので, 注意する。
   ● リトマス紙：青変すればアルカリ性である。
   ● BTB試薬：アルカリ性であれば, 黄色から青色にかわる。
   ● ニトラジン法（エムニケーター®）：あらかじめ綿棒に, 指示薬であるニトラジンイエローを浸したもの。青変すれば破水の可能性あり。90％の正診率。
2. がん胎児性フィブロネクチン法（ロムチェック®）
   羊水中に含まれる, がん胎児性フィブロネクチンの存在により診断する。98％の正診率。
3. 胎児羢毛証明法
   子宮口からの漏出物から, 胎児の羢毛を確認することにより診断する。
4. α-フェトプロテインα-fetoprotein（AFP）
   胎児由来の物質であり, 羊水中には母体血中より高濃度に存在する。尿中や腟分泌液中にはほとんど含まれていない。羊水中の物質として特異性が高く, 腟内から検出されれば破水と診断される。
5. インスリン様成長因子結合タンパク質1型 insulin-like growth factor-binding protein-1（IGFBP-1）
   インスリン様成長因子に結合するタンパク質の一種で, 羊水中に高濃度で存在する。正常妊娠妊婦の腟中にはごく微量しかみとめられないため, 破水診断の指標となる。

徐脈の種類（早発一過性徐脈, 遅発一過性徐脈, 高度変動一過性徐脈, 持続性徐脈）を判断すると同時に, 深呼吸・体位変換（骨盤高位も含む）などの対応をし, 医師に報告する。

なお, 胎児機能不全の危険性がある場合は, 酸素投与が指示される。現在, 多くの施設では, 分娩時胎児心拍数モニタリングが行われており, 分娩第2期に分娩監視装置を装着することで陣痛と胎児心音の状態を継続的に把握している。

胎児付属物に関する情報収集 ▶ 分娩監視装置によって得られた陣痛曲線と胎児心音の曲線, 胎動のマーカーから, 胎児と胎児付属物の予備力が査定される。これはノンストレステスト non-stress test（NST）, または子宮収縮負荷試験 contraction stress test（CST）として行われる。

入院時, 破水した感覚の有無を確認する。破水感があった場合には, 使用していたナプキンなどへの吸着物を採取し, BTB試薬などで羊水かどうかを確認する。羊水であれば, 色・性状・量を観察する（▶表4-10）。破水かどうかはっきりしない場合には, 子宮口からの羊水の漏出を確認するために腟鏡診・内診が必要となるので, すぐにその旨を助産師・医師に報告し, 診察結果を必ず把握する。診察結果からは, ① 胎胞があるかどうか（卵膜・胎胞が触れない場合が破水であるが, 高位破水では卵膜・胎胞が触れる）, ② 羊水の性状に異常がないか, ③ AFI（▶102ページ）値・羊水量が少なくなっていないか, ④ 先進部の下降はどのくらいか, ⑤ 安静が必要かどうかについて情報を得る。そ

れをもとに, 臍帯脱出や腟からの上行性感染の予防などの看護計画をたてる。

分娩後には胎児付属物の観察と計測を行い, 胎児の子宮内環境を把握し, 新生児の子宮外生活適応へのリスク因子の判断材料にする(▶表4-11)。

3 分娩進行に伴う反応のアセスメント

安楽な分娩への▶
ニードのアセス
メントの必要性

どの産婦もできるだけ安楽に産みたいという願いをもっている。分娩が進むにつれて, 産婦は分娩に対処しようと試みる一方で, さまざまな心身の反応を示す。陣痛開始により, どの産婦も多少の不安を感じたり, 陣痛発作時に身体が緊張したりしがちである。陣痛が本格的になると, 産痛も増すので, 今後の分娩経過への不安も強くなり, それが身体の緊張をもたらす。

このようなリードの恐怖(不安)・緊張・痛み症候群に陥らないように予防することは, 安楽な分娩のみならず, 正常な経過を促すうえでも意義がある。安楽な分娩へのニードは一般的にみられるニードであり, これを充足するために, 分娩進行に伴う反応(不安・緊張, 産痛・苦痛)がどの程度であるのかをアセスメントする。

産婦の不安・緊張▶
のアセスメント

分娩への態度や反応から, 産婦の不安を読みとる。不安が緊張としてあらわれると, 陣痛間欠時にもかかわらず, 頻脈, 血圧の上昇, 過呼吸, 肩に力が入っているなどがみられる(▶表4-12)。身体症状としてあらわれるのは, かなり強い不安であるため, 看護職者は不安の軽減をはかり, 身体症状の緩和をはかる。

分娩についての知識・理解が不十分な場合だけでなく, 知りすぎている場合でも, 不安が強くなることがある。不安の軽減のためには, 産婦が自分の状態を正しく理解してそれを受けとめ, 自分なりに出産に対応ができ, 先の見通しがたつ必要がある。そのため, 看護職者は産婦の不安の背景にある事実関係を明確にし, その不安が生じた過程や原因をアセスメントする。

● 産痛のアセスメント

産痛の原因▶

産痛の主原因は分娩時期によって変化する。また, 分娩第1期の痛みの強度は分娩進行に伴って強くなる。最も強い痛みは, 初産婦では分娩第1期の極期(子宮口開大8〜10 cm未満), 経産婦では分娩第2期とされる(▶222ページ, 図4-19)。この違いの理由として, 経産婦は初産婦に比べて軟産道がやわらかく, 子宮頸管の展退・開大が同時におこり, かつ分娩第2期は急速な組織の伸展が生じることと, 前回の経験が心理的にも影響しているためと考えられている。

産痛の▶
アセスメント時の
注意点

アセスメントにおいては, 産痛が主観的・個人的体験であり, その訴えには個人差があることをふまえることも重要である。たとえば, 過去の痛み体験, 文化的背景, 性格, 出産準備状態などによって, 産痛の訴えは異なってくる。

初産婦は未知の経験であるので産痛について過度の不安をもちやすく, 分娩期の前半から感情的な痛みとして体験する傾向にある。一方で経産婦は前回の

▶表 4-11 胎児付属物の観察

部位・正常所見	観察項目	観察時の留意点	異常などとの関連性
胎盤 母体面 色：暗赤色 形：類円形あるいは類楕円形 大きさ： 直径；約 15〜20 cm 厚さ；中央部で約 2 cm 重さ；胎児の 1/6，500〜600 g	色，形，大きさ，厚さ，副胎盤の有無，欠損の有無，分葉の状態，弾力，石灰沈着の有無，白色梗塞の有無，凝血の有無	• 付着している凝血を取り除いて観察する。 • 大きさは最長辺と最短辺を計測する（形が複雑な場合は図示し，計測結果を記入する）。 • 胎盤の厚さは均等ではないため測定部位を考慮する。 • 欠損は周辺部に生じやすいので注意して観察する。 • 石灰沈着はざらついており，白色梗塞は白いかたいかたまりとして触れ，大きさにも注意する。	• 副胎盤の存在や実質が脆弱な場合は，胎盤実質の欠損が生じやすく，子宮内に遺残した場合には，子宮収縮不良や大量の出血，子宮内感染を生じる可能性がある。 • 石灰沈着は脱落膜の退行性変化によるもので，妊娠高血圧症候群や過期妊娠の場合に多くみられる。 • 白色梗塞は絨毛組織の凝固壊死により器質化したもので，妊娠高血圧症候群や慢性腎炎，過期妊娠の場合に多くみられる。高度になると胎児の発育を妨げる。 • 胎児発育不全（FGR）では軽く，梅毒の母親の場合は重い傾向にある。
胎児面 色：灰白色	色，形，血管分布状態，黄染の有無，画縁・周郭（▶436 ページ）の有無，白色梗塞の有無	• 灰白色，円形・楕円形で，血管分布が臍付着部位より周辺へ放射状であり，黄染や画縁がないのが正常である。	• 妊娠・分娩経過中に胎児に危険があった場合には，胎便の排泄により羊膜の黄染をみとめることがある。 • 周郭胎盤の存在は流・早産の原因となることがある。
卵膜 色：灰白色 　　半透明	色，黄染の有無，裂口部位，欠損の有無，質（強さ・脆弱さ）	• 卵膜は脱落膜，絨毛膜，羊膜からなり，正常な卵膜は絨毛膜と羊膜とを容易に剥離できる。	• 羊膜炎がある場合には卵膜が脆弱である。 • 裂口部位と胎盤の位置関係から胎盤の付着部位の予想ができる。 • 卵膜遺残がある場合には，子宮収縮不良や大量の出血，子宮内感染を生じる可能性がある。 • 妊娠・分娩経過中に胎児に危険があった場合には，胎便の排泄により卵膜の黄染をみとめることがある。
臍帯 　臍動脈 2 本 　臍静脈 1 本 長さ：50〜60 cm 太さ：直径約 1〜1.5 cm	色，直径，長さ，ワルトン膠質の発育状態，結節の有無，血管の数，臍帯付着部位	• 真結節と偽結節を区別する（真結節は臍帯に結び目ができた状態である。偽結節は，一見，結節を形成しているようにみえるが，臍帯血管の一部が瘤状にみえる血管結節と膠質が一部に集積して生じた膠質結節がある）。 • 臍帯の胎盤への付着部位：中央，側方，辺縁，卵膜。	• 過長臍帯では巻絡をおこしやすく，臍帯の循環障害により胎児機能不全が生じることがある。 • 過短臍帯では胎児の下降を妨げることがある。 • 真結節は結節の強さにより臍帯の血行障害をおこす可能性があり，胎児機能不全や胎児死亡にいたることがある。 • 臍動脈が 1 本の児には先天性奇形をみとめることがある。 • 卵膜付着の臍血管が子宮口に面している場合には，分娩時に損傷されて胎児の失血がおこることになる（辺縁付着でも損傷し，失血のリスクあり）。

▶表 4-11 （続き）

部位・正常所見	観察項目	観察時の留意点	異常などとの関連性
羊水 　無色, 白濁, 透明 　量：約 500 mL 　●羊水過多症 　　（800 mL 以上, 　　AFI≧24 または 　　25 cm） 　●羊水過少症 　　（異常に少量, 　　AFI＜5 cm）	色, 量, 混入物 の有無, 臭気	●前羊水, 後羊水ともに観察する。	●妊娠・分娩経過中に胎児に危険があった場合には, 胎便の排泄により羊水の混濁をみとめることがある。 ●混濁した羊水を児が気道内深く吸い込み, 胎便が気道を閉塞し呼吸障害が生じることがある。 ●羊水過多では児に消化器系の疾患をみとめることがある。 ●羊水過少では胎児や付属物が圧迫されやすく, 胎児機能不全に陥ることがある。

▶表 4-12　産婦が示す強い不安に関連する症状

呼吸数	陣痛発作中に比べて発作直後に増加する。
血圧	一般に陣痛発作時が最も高く陣痛間欠時には低下するが, 間欠時でも比較的血圧が上昇する。
動脈血酸素分圧 （Pao_2）	陣痛発作直後, 間欠時ともに高い, 換気亢進傾向となる。
動脈血二酸化炭素分圧 （$Paco_2$）	陣痛発作直後, 間欠時ともに低い, 換気亢進による低二酸化炭素血症傾向となる。
過呼吸（過換気症候群）	呼吸が促迫となり, 換気量が増加。血中 CO_2 が排泄され, 血液 pH が高まり, 呼吸性アルカローシスとなる。過換気の結果, $Paco_2$ 低下, Pao_2 の上昇が生じ, 一過性に脳血管が攣縮し, 脳虚血状態となり, 以下の一連の症状がみられる。 　●自覚症状：めまい, 感覚異常（手指しびれ感, 手指こわばり感, 四肢冷感）, 痙攣, 動悸, 呼吸困難, 口腔の乾燥, 全身の倦怠感, 脱力感, 意識消失

　　産痛経験に左右されやすい面がある。前回の出産が「痛いだけの体験」となっていれば, 産痛の訴えは最初から強くなる傾向がある。このほか, 月経痛の強い人は痛みをがまんする傾向にあり, 痛みの体験があまりない人は産痛を想像することがむずかしい。産痛について情報収集する際には, 産痛は個人的かつ感情的体験でもあることより, その人のもっている不安や緊張により強まることをふまえなければならない。

　　産婦が痛みを非常に強く訴える場合は, 骨盤の形態異常, 胎児の回旋異常などの分娩異常や, 卵巣嚢腫茎捻転の合併などがおこっている場合がある。そのため, 「痛がりや」という先入観をもたず, 分娩の3要素と痛みの質や訴えの程度との関係もよく観察する（▶表 4-13）。

産痛の ▶
アセスメント項目
　　陣痛のないときに産痛の部位を確認し, 陣痛発作時に産痛への反応および対処行動を観察する。さらに, 産婦の文化的背景, 性格, 出産準備状態, 分娩経過との関係, 体力の消耗などを考慮しながら, 産痛やその対処能力に関する情報を収集する。

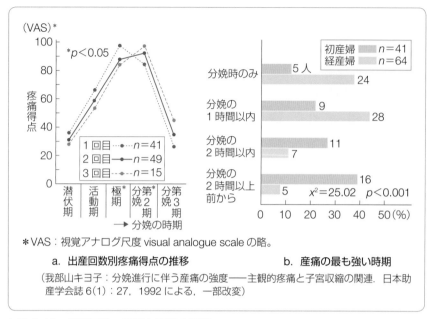

*VAS：視覚アナログ尺度 visual analogue scale の略。

a. 出産回数別疼痛得点の推移　　　　　b. 産痛の最も強い時期

（我部山キヨ子：分娩進行に伴う産痛の強度——主観的疼痛と子宮収縮の関連. 日本助産学会誌6(1)：27，1992による，一部改変）

▶図4-19　出産回数・時期と産痛の関連

▶表4-13　分娩各期の痛みの特徴

時期	分娩第1期			分娩第2期
性質	準備期	進行期	極期	
共通の性質	• しめつけるような，引きしめられるような • しめつぶされるような ┐→ 子宮収縮に起因 • 重くるしい，鈍く持続的な • ズキズキ，ズキンズキンとした ┐→ 鈍痛的性質 • 息苦しいような → 呼吸法や子宮収縮に起因			
特徴的性質	感覚的性質（痛みの感覚の表現） • ジーンとする • ピーンと痛みが走る ┐→ 痛みの程度の強化		感覚的性質 •（腰が）割れるような •（腰が）押しつぶされるような 感情的性質 • 疲れはてる　→ 評価的性質 • 強烈な • 耐えがたい ┐ その他の性質 • もだえるような • 突き刺すような	感覚的性質 • 引きちぎられるような • 切り裂かれるような • 引っぱられるような •（会陰部の皮膚が）熱い その他の性質 • 引き裂かれるような • きゅうくつな

（我部山キヨ子：分娩進行に伴う産痛の性質. 日本助産学会誌 7(1)：28，1993による，一部改変）

　痛みの程度については，産婦の表情・反応・態度・動作・姿勢や筋緊張から読みとる。そのうえで，陣痛発作の強さとの関係，胎児の回旋・下降状態との関係から，その産痛の意味を判断する。そして，痛みが正常範囲かどうか，産

婦に対処可能な痛みか, 産婦の対処行動が適切かどうかを判断する。これに加えて, 痛みの場所が分娩進行に伴う部位かどうか, 陣痛の強さに見合った痛みの変化や質かどうかなどについても, 得られた情報から判断する。

このほか, 産婦の既習の産痛緩和法はなにか, それをどの程度理解・習得しているのか, それをどの程度実施して効果がみられているのかについてもアセスメントする。これらのアセスメントにより, 異常の早期発見や対象者に合った産痛緩和ケアの選択への示唆が得られる。

▶分娩経過に伴う
苦痛
分娩第1期終わりころ(極期)からは, 産痛だけでなく肛門圧迫感, 努責感, 灼熱感などが加わる。これらは分娩進行の生理的徴候で, 分娩が順調に進んでいることを示すバロメーターでもある。分娩経過を予知する情報となるので, 苦痛緩和のためだけでなく, 苦痛の部位やその詳細を確かめることが必要となる。

4 基本的ニードに関するアセスメント

▶アセスメントの
必要性
分娩の開始によって, 産婦の日常生活の場は家庭から分娩施設へ変化し, 生活の質にも大きな変化がもたらされる。分娩第1期の終わりには, 分娩による生活への影響でセルフケア行動がいきとどかなくなる。また, むだなエネルギーの消耗は疲労につながり, 陣痛が微弱となり, 分娩経過を遷延へと導く。

疲労の蓄積は, 痛み刺激に対する閾値を低下させ, 産痛に敏感となるため, 訴えが多くなる。不眠・不快感を少なくし, 体力の消耗・疲労の蓄積を防ぐような基本的ニードの充足が重要である。

▶情報収集と
アセスメント
入院時にはまず, 身体や口腔の清潔・食事・排泄習慣, 睡眠時間などの日常生活はどのようなものであったか, すなわち入院までどのように過ごしていたのか, 安全かつ快適な分娩のためにすべきセルフケア行動がどの程度できているのかについて情報収集を行う。

突然の出血や破水でも, 用意したナプキンをあててきちんと身じたくをして入院してくる産婦もいるし, マニキュアをした爪のままで来院する産婦もいる。分娩により生活が制限されるので, 分娩経過に応じてセルフケア行動が困難になっている部分を見いだし, 援助することが必要である。

分娩が進行するにつれて, 痛みや緊張が増し, 食欲は減退するが, 水分やエネルギーの補給は必要である。発汗や呼吸法により口唇・口腔内の渇きや不快感も出てくる。胎児の下降とプロスタグランジンの作用により, 吐きけ・嘔吐などの生理的な不快症状も出現する。動くことや話すこともいやになりやすく, 陣痛に対応することに精いっぱいなので, トイレに行くことや身じたくを整えることも自主的にできなくなる場合が多い。

水分・栄養のニード, 清潔のニード, 排泄のニード, 睡眠・休息のニードが分娩進行が進むにつれて出現するので, それを分娩経過の観察と同時に把握していく。

排便▶　陣痛が始まると，直腸が刺激されるため，自然に排便があることが多く，軟便や下痢便がみられることもある。便秘などの必要時には，産婦に浣腸が行われる場合がある（▶244ページ）。

排尿▶　排尿は，2〜3時間おきにすることが望ましい。排尿の頻度・回数，飲水量や発汗の状態をふまえて，排尿の有無と量を確認する。恥骨結合上縁から上腹部を視診・触診し，膀胱が充満していないかを把握する。トイレまでの歩行ができるかどうかを確認し，トイレまで付き添うことが必要であるかも判断する。尿路感染症などを防ぐために導尿はできるだけ避け，自然排尿できるように工夫する。

② 産婦と家族の心理・社会面のアセスメント

1 母親役割獲得準備状態についてのアセスメント

アセスメントの▶
必要性
　産婦は文化的背景や家族から影響を受け，出産について個人的な信念・態度をもっている。たとえば，出産時に大声を出したり騒いだりするものではない，出産時に取り乱すことは恥ずかしいこと，陣痛に耐えることは一人前の母親になるための試練である，というような出産観をもっている産婦は少なくない。

　しかし，「冷静に産みたい」「自分を見失わずに産みたい」という思いは，出産への主体性という点ではすばらしいが，その思いが伝統的な出産観によるものかどうかについては，アセスメントを行い確かめる必要がある。

　なぜなら，実際の出産では，産婦の予想をこえて，自制できないほどの強い苦痛や屈辱感を体験することや，納得できないものとなる場合があるからである。このような場合，出産体験が挫折・失敗体験あるいはわだかまりの残る体験にもなる。

　伝統的な出産観のとらわれが強いと，産婦にとって出産が挫折体験となった場合，母親役割獲得への自信を喪失し，産後の母性行動にも否定的に影響することが考えられる。

　正常な出産は個人的・生理的体験であるので，産婦が伝統的な出産観にとらわれずに，自然のメカニズムに身をゆだね，その人なりに望んでいる出産や母親像が体験できることが重要である。

親となるニードの▶
アセスメント
　産婦の母親役割獲得準備状態，すなわち親となるニードについてアセスメントするために，望んだ妊娠かどうか，妊娠をどのように受けとめてどのような妊婦生活を送ったか，胎児への愛着や期待はどのようなものであるか，出産や育児への準備はどのようにしていたかなどの情報収集をする。これによって，産婦がイメージしている出産や母親像は，どのようなものであるのかを明らかにする。

　出産への主体性などの態度は，出産準備教育の受講の有無，受講時の態度，

バースプランなどから読みとることもできる（▶87ページ）。

　アセスメントにより，出産への態度や，母親としてどのように出産に対応したいかなどの考えを事前に十分に知ることも重要である。これにより，産婦の思いや希望にそった援助を行うことができる。また，もし産婦の期待や予想と隔たりがある出産になりそうな場合でも，産婦の考えや思いに配慮しながら，みずからの状態を受け入れられるような援助をすることができる。

　分娩終了後は，母子対面時に産婦が出生児に対してどのような反応をしたのかを観察することがまず重要である。その反応や言動は，新生児に対するどのような思いや考えから発せられたものなのかを把握していく。産声を聞いたとき，児を見たとき，触れたときなどの気持ちについて情報収集をする。

2 家族関係についてのアセスメント

アセスメントの▶
必要性
　新たな家族の誕生は，産婦・家族にとって人生上意味があることであり，新たな関係を築いていく出発点でもあり，家族発達のニードが見いだされる。父親となる男性との関係性や，家族との関係性についての情報を得て，家族発達のニードをアセスメントすることは，出産体験や出産後の育児や家庭生活に関連した看護につながる。

アセスメントの▶
方法
　夫婦（カップル）がどのような関係性のもとで，どのように妊娠・出産を意思決定したのか，家族がどのようにこの妊娠・出産を共有しているのかについて情報収集をする。そして，家族の出産に対する態度を把握し，それが産婦にとってどのように認識されているのか，産婦の出産に対する態度にどのように影響しているのかをアセスメントする。

　家族，とくに父親となる夫が分娩に立ち会っている場合は，その立ち会い時の態度や言動から，出産やわが子の誕生，産婦に対する思いや考えの手がかりを得る。2人で描いたバースプランも参考になる。分娩時の2人の相互作用や医療職者との会話からも，2人の関係性や出産に対する態度をアセスメントする情報が得られる。

　生まれてくる子どもの祖父母やその他の親族にとっても，出産は重要なできごとであり，さまざまな不安や期待をいだいている。とくに産婦の実母・義母は，なにか役にたちたいという思いから，産婦に付き添う希望を示す場合がある。

　夫以外の家族が立ち会ったり，分娩室の外で待機したりしている場合は，産婦と家族との関係性や産婦の意向を把握する。そして，産婦にとって家族の存在自体が緊張を増す要因になっていると判断されれば，産婦と相談して，家族の付き添い方や待機の方法を調整する。

　経産婦の場合は，上の子どもへの出産準備教育がどの程度行われていたかを把握する。上の子どもにとって，母親との分離体験であり，出生児とのきょうだい関係を築く出発点となる。たとえば，自分の弟あるいは妹が生まれること

を理解できていないと，きょうだいの誕生は上の子どもにとってストレスの強いできごととなる。

出産に立ち会うことは，子どもの好奇心をわきたたせ，命への興味やつながりを感じさせる体験である一方で，子どもの心をおびやかす危機的要素もはらんでいる。上の子どもの反応をよく観察し，その意味を両親とともに考え，効果的な家族対処を促すことが必要となる。

③ 産婦・家族における看護上の問題の明確化

分娩経過の診断をふまえて，① 産婦と胎児の健康状態(安全分娩のニード)，② 分娩進行に伴う反応(安楽な分娩へのニード)，③ 基本的ニード，④ 母親役割獲得準備状態(母親となるニード)，⑤ 家族関係(家族発達のニード)のアセスメントにより，アセスメント結果を関連づけ，統合して，看護によって解決・緩和・予防できる問題・ニードを明確にする。アセスメント結果を統合して産婦(胎児も含む)・家族の全体像を，身体的・心理社会的な統合体として描き，個別性をふまえて看護上の問題を明確化することは，個々の問題に接近し，その問題現象の背景にある複雑な原因を明らかにして，看護の質を高めることになる。

産婦・家族における看護上の問題とは，産婦ならびに家族が，なんらかの理由によりニードをみずからの能力で充足できないために，援助を必要としている状態をさす。また，母性看護学の立場からニードが充足されていないと判断されるために援助が必要な状態も含まれる。

これらは，分娩の健全な過程の促進や，母子の健康状態の維持・増進，疾病の予防を阻害する因子や，親となる過程を阻害する現象であり，看護によって解決・緩和・予防ができるものである。さらに，現時点で顕在化している問題だけでなく，近い将来，高い確率で，分娩経過や母子・家族の健康生活に影響を及ぼすと予測される問題も含む。

具体的には，正常な分娩経過からの逸脱あるいはその危険性，母子の生命維持にかかわる問題，分娩経過に対する身体的，心理・社会的反応の増悪，分娩による基本的ニードの充足が不十分，分娩経過とそれを体験している産婦の認識との矛盾から引きおこされている反応，分娩を体験している産婦と家族の認識のずれによる問題など，さまざまなことがある。

看護上の問題とした理由・根拠については，ニードの不足や不健康な反応を引きおこしている原因や正常を逸脱する危険性について記述する。この際，具体的な表現を用いて，アセスメント結果と結びつけるようにする。

D 産婦と家族の看護

① 看護目標と産婦のニード

1 分娩期の看護目標

　出産の場が施設でも家庭でも，その場が産婦や胎児(新生児)にとって安全であり，産婦や家族にとって快適な環境となるように調整することが，看護の役割として重要である。

　分娩期における一般的な看護目標には，① 分娩経過の円滑な進行を促し，分娩における産婦・胎児の安全を確保すること，② 産婦の不安や苦痛を緩和し，産婦に自然に備わっている産む力と胎児の生命力を引き出すことにより，産婦・胎児にとって安全・安楽な分娩となること，③ 産婦や家族にとって満足感のある出産体験となること，④ 出生した新生児が子宮内の生活から外界生活に円滑に適応することがあげられる。

2 産婦のニード

　産婦の充足されるべき一般的なニードは，① 安全分娩のニード，② 安楽な分娩へのニード(不安・苦痛緩和へのニード)，③ 基本的ニード(水分・栄養のニード，排泄のニード，清潔のニード，睡眠・休養のニード)，④ 母親となるニード，⑤ 家族発達のニードである(▶図4-20)。

　安全分娩のニードと安楽な分娩へのニードは，分娩経過が進むにつれて高くなる。分娩進行とともに分娩現象による身体的な負荷が増加することにより，産婦の体力は消耗し，正常から異常に逸脱しやすくなり，母子の生命の危険を伴うこともありうる。分娩の異常は，母子ともに否定的な影響を及ぼしやすいという特徴もある。

　基本的ニードは，分娩進行に伴いその必要性が高くなるので，分娩時期により看護介入の方法も異なる。このニードが充足されないことは，分娩遷延をまねく原因にもなる。安楽な分娩へのニードと基本的ニードを同時に満たすことは，産婦の心身の状態を整え，円滑な分娩進行を促すことにつながる。

　出産は，妊娠期を含めて親になる通過点であり，親としての出発点でもある。その体験がその後の親としての行動に影響を与えるからこそ，産婦が出産に対してどのような態度でのぞみ，どのように取り組み，出産によりどのような親になろうとしているのか，また，理想と現実との乖離がおきていないかどうかについて，アセスメントを行う。このアセスメントにより，その人の親になるニードを明らかにして，分娩時の看護を行う。

　また，出産は新しい家族の出発点でもあり，妊娠・出産は家族発達危機であ

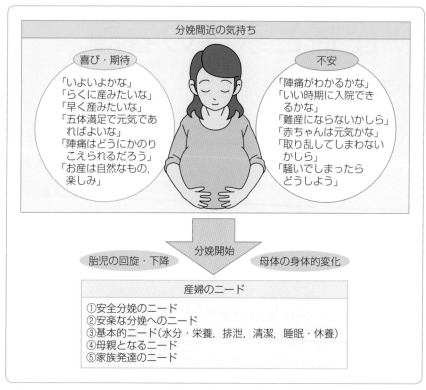

▶図4-20　分娩開始に伴う産婦のニード

ることから，家族発達のニードはどの産婦にもある。

② 安全分娩への看護

　　安全分娩のニードに対する看護は，分娩中の定期的かつ継続的な観察により，正常な経過であることを把握し，異常の早期発見・対処をすることである。具体的には，分娩時の観察・アセスメント，助産師・医師との連携・協働である。そして，分娩が正常に経過するように産婦の心身の状態を整えることである。これは，安楽な分娩へのニードと基本的ニードを充足することと一致する。

　　分娩が進行するにつれて観察は頻回に行い，正常な分娩経過にあることを産婦・家族にわかりやすく伝え，リスク状況や異常徴候を早期に発見することに努める。その際，観察に時間をかけすぎて産婦に負担をかけないようにする。

　　異常が疑われる場合は，緊急性に応じて助産師・医師への報告・相談，人員の確保を行う。同時に，診察や必要な処置などの準備をする。産婦が医師の説明を理解できているかどうかを把握し，正しく理解して処置を納得して受けることができるように援助する。

　　経過中，つねに産婦の思いを傾聴するように心がけ，不安なままにしておかないように援助する。いたずらに不安にさせないように，分娩経過が順調であ

ることや，胎児が元気であるという肯定的な情報を確実に伝える。また，分娩が安全に進むためにどのように対処したり過ごしたりしたらよいのかについて，産婦が考えていることを把握し，産婦の思いや要望にそいながら説明する。今後の分娩経過を予測し，産婦にとって安全でより安楽な過ごし方が選択できるように，行動に制限がある場合でも代替案を提示するなど選択の幅を広げて，産婦の主体的な行動を支援する。そして，看護職者は産婦のかたわらを離れる際には，あらかじめ，現在の分娩進行状況，今後の身体の変化について詳しい説明をして，産婦がみずから自身の分娩進行状況に気づき，破水などの変化が生じたときに援助を求め，自身と胎児の安全や安楽をまもれるようにする。

正常な分娩経過においても，母子の安全を第一に，出産にかかわる看護師・助産師・医師が，定期的な観察結果とアセスメントや診断結果を共有することが必要である。

③ 安楽な分娩への看護

安楽な分娩へのニードに対する看護は，① 産婦に自己の出産について理解を促すこと，② 出産環境を調整すること，③ 産痛緩和ケアを提供することである（▶図 4-21）。

1 自己の出産経過への理解を促す

自分の出産について不確かなままでは，不安が増強してしまう。産婦が，出産には個人差があることをまず理解していることが必要である。とくに産婦が，

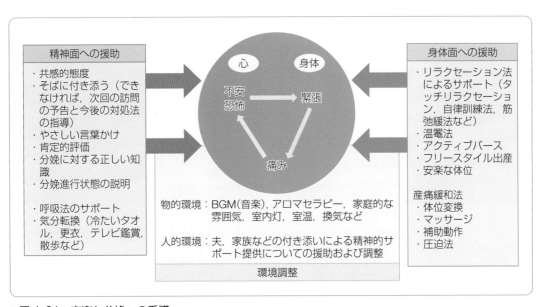

▶図 4-21 安楽な分娩への看護

　ほかの産婦と比較して自己の出産経過をとらえないように，医師や助産師による分娩経過についての説明が正しく理解できるよう援助しなければならない。

　産婦が自分の分娩進行状態を正しく理解し，それをありのままに受けとめ，先のことを悲観的に考えず，産婦がいまできることを選択できるように援助する。

2　出産環境の調整

　産婦が不安や恐怖を感じずに，気持ちを安定させられるように，物理的・人的環境を整え，リラックスできる環境を提供する。家具や調度品を工夫し，家庭的な雰囲気の陣痛室・分娩室を用意している分娩施設もある（▶図4-22，23）。

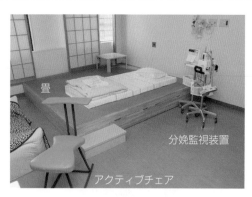
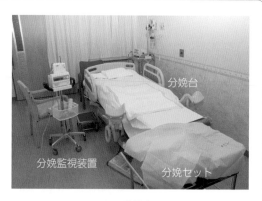

a. 和式陣痛・分娩室　　　　　　　　　　　b. 分娩室

▶図4-22　和式陣痛・分娩室と分娩室（葛飾赤十字産院）

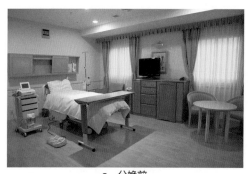
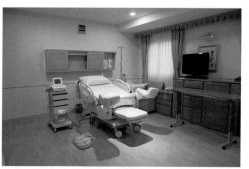

a. 分娩前　　　　　　　　　　　　　　　b. 分娩時

　labor（陣痛），delivery（分娩），recovery（回復）という分娩第1期から4期までの過程を産婦がほかの部屋へ移動することなく同一の個室で過ごすことができるシステムである。
　医療機器は各部屋に常置されているが，分娩時以外はクローゼットなどに収納されている。インテリアなどがホテルのようで病院にいることを感じさせない。ベッドは分娩台となる。夫立ち会い出産もできる。

▶図4-23　LDRシステム（山王病院）

室内の清潔や整理整頓がいきとどくよう留意し，適切な室温・湿度を保ち，換気・採光も気持ちが落ち着くように整備し，羞恥心やプライバシーにも十分な配慮をしなければならない。ほかの産婦の叫ぶ声や，機器がふれあう音などは恐怖心を与えるため，リラックスできる BGM を流すなどの工夫が必要である。最近はアロマセラピーなどのリラクセーション法を用いる施設も増えている。

産婦の見えないところで行われる外陰部処置や内診も恐怖を与えるので，医師との協働による，事前の説明やコミュニケーション，および事後の結果説明が重要である。陣痛間欠時には，名前を呼んで視線を合わせるなど，安心感を与えることを心がけ，処置を協調的に受けることができるように身ぶり手ぶりをしつつ声かけをするとよい。緊張しているときには深呼吸を促し，タッチングによりリラクセーションを促すことも有効である。その際，産婦の身体は敏感になっているため，タッチは声をかけてからゆっくりとしたリズムで，鈍感な部位から行うようにする。陣痛発作時に手をつなぐことは安心感を与え，不安が強い産婦からは好まれやすい。産婦が陣痛対処に集中できるように，声のトーンを低くしておだやかにしたり，余計な話を避けたり，明かりの照度を落としたりして，産婦が落ち着けるように環境を整える。また，産婦がそばに付き添っている人々に気をつかっているとアセスメントした場合は，その人々に退室を促すことも必要である。

医療者の威圧的な態度や事務的態度，産婦を叱責・否定するような態度は，産婦の自尊感情を低めるなど心理状態に否定的影響を与え，産痛や苦痛が増幅する原因になる。産婦を尊重し，ありのままの状況を受けとめ，そばに付き添いあたたかく受容的な態度で接することが必要であり，効果的である（ドゥーラ効果[1]）。

産婦自身が自己の不安や緊張を緩和して自分らしく出産に対してふるまえるように，看護職者がコミュニケーションをとることも大切である。産婦が緊張している原因を直接たずねてみたり，胎児のことを話題にしたりして，その産婦らしい言動を引き出し，いつもの自分でリラックスして出産にのぞめるようにする看護を行う。これには当然，支持的な非言語的コミュニケーションも含まれる。やさしいおだやかな態度，ゆっくりとした身体マッサージなどのスキンシップが重要である。

---

1) 分娩の間中，産婦のそばに付き添い，手で触れたりほめたりして，産婦に対して安楽さや安心感を与える者の存在が，比較対照実験研究によって効果があること（子宮口の開大を促進し分娩所要時間を短縮させること，鎮痛薬や硬膜外麻酔の使用を少なくさせること，経腟自然分娩率を上昇させること，分娩にうまく対応できたと確信した人が多いこと，出生児への愛着行動が多くみられることなど）が実証されている。このような心因的効果を，ギリシャ時代に同様の役割をもっていた女性になぞらえてドゥーラ Doula 効果という。

3 産痛緩和のための身体的ケア

産痛緩和のための身体的ケアには，産痛部位の圧迫・マッサージ・温罨法がある（▶表4-14，15，図4-24，25）。産痛を感じている部位を見定め，陣痛発作時に圧迫やマッサージをゆっくり行ったり，腰部や下腹部をあたためたりする。腰部圧迫は，産婦が自分でテニスボールや握り拳を用いて行う方法もある。他者が行う場合は，産婦の好む力の入れぐあいや速度も確認することが必要である。これらの身体的ケアは，呼吸法のリズムとりにも関係し，出産に付き添っている人との一体感や，出産体験の共有となりやすい。

分娩時，できるだけ安楽に過ごすために，背部や腰部にクッションなどを使用して体位を整え，自分に合った呼吸法やリラクセーション法を用いることができるようにする（▶図4-26，27）。痛みのある腰背部に温罨法をすることや，破水していなければ入浴をすることも産痛緩和になり，全身の緊張がほぐれる。足浴は，血液循環をよくすることで安楽がもたらされる。

分娩の進行を促しつつできるだけ安楽を得る方法としては，アクティブチェアや分娩椅子，大きなボール（バランスボール）に座るという方法もある（▶図4-28）。分娩第2期になっても，胎児心音に問題がなければ，産婦の安楽を優先することは大切であり，産婦が産みたい姿勢で産むフリースタイル出産（▶241ページ，図4-33）という方法もある。

▶表4-14 産痛緩和のための身体的ケア

タッチング マッサージ 圧迫法 指圧（ツボ療法）	• 緊張している部位にタッチすることにより，産婦にその情報を伝え，リラクセーションを促す。 • 触れられていることによる心理的リラックスも得られると考えられる。 • ① 腎兪，② 志室，③ 次髎 などの周囲にある快痛部位の刺激が効果的である（▶図4-24）。三陰交への刺激は分娩を促進する。
温・冷罨法	• 温罨法：血液循環がよくなることによる筋緊張の緩和や，疼痛に対する感受性の低下による効果があると考えられる。 • 冷罨法：感受性の低下，麻痺による求心性神経の刺激伝達を遅延させることによる効果があると考えられる。
温水の利用	• 血液循環の促進により筋の緊張を緩和させる。 • 足浴，シャワー浴，入浴などで温水を利用する。 • 入浴では水の浮力により重力の影響を軽減させることによる筋の緊張緩和も期待できる。
アロマセラピー	• 精油を用いて心身の緊張を軽減させ，産痛を緩和させる。ただし，妊産婦に禁忌のものもあるため，留意する。 • 嗅覚を刺激して大脳辺縁系に作用し，心身のバランスを整える。また，皮膚を通じて薬理物質として血液やリンパに入り，薬理作用を及ぼす。 • 精油の成分により，リラックス効果や，陣痛促進効果など，期待される効果に特徴があるが，個人の嗜好や濃度を考慮することが大切である。 • 精油を室内にくゆらせる芳香浴として利用したり，マッサージや入浴，足浴，湿布をするときなどに，植物オイルや温・冷水に滴下して用いたりする。
情緒的支援	• 看護職者や夫，その他の家族などの援助による不安と緊張の軽減による産痛緩和（ドゥーラ効果）。

▶表4-15　産婦が主体的に行う産痛緩和法

種類		特徴
（妊娠中の訓練が必要な方法）	呼吸法	• 産痛への注意を呼吸に集中させることにより，産痛を感じにくくなる。 • ゆったりした呼気に集中した呼吸による副交感神経の亢進。 • 呼吸により筋の緊張が弛緩することによる産痛の緩和。
	自律訓練法[1]	• 公式化された語句を反復暗唱することで，それらの身体部位に受動的注意集中をする。それに関連した身体部位に心的留意を保つことによって，段階的に生体機能の変換をはかる。
	漸進的リラクセーション法（筋弛緩法）[2]	• 四肢の随意筋を系統的に緊張させ，弛緩させることから出発して，全身の弛緩を容易にして心理的弛緩を得る。 • 最初は四肢のうち1か所（手指→前腕→上腕）の筋肉を緊張させ，弛緩させる感覚に気づくことに焦点を合わせる。
	イメジェリー	• 分娩の心理療法で，分娩への肯定的な考えを映像化してとらえることによって精神の安定と筋緊張の緩和が得られ，産痛を緩和させる。 • イメジェリーの例 「静かな森林の中での小鳥のさえずり」 「きれいな好きな花のつぼみがふくらみ，開花していく様子」 「やわらかい子宮口に向かって胎児の頭がおりてくる様子（順調な分娩経過）」
摩擦法 圧迫法		• 呼吸のリズムに合わせて摩擦や圧迫を行うことにより，産痛から意識をそらす。 • 緊張を取り除くことにもつながる。
体位の工夫		• 同一体位で過ごすと特定部位の圧迫・緊張から産痛を強く感じることがあるため，産婦が自由にらくな体位をとることにより，産痛を緩和させる。 • 安楽な体位と自由に動くことにより，筋の緊張がとれ，重力の作用もあって順調に分娩が経過しやすくなることがある。 • 歩行は分娩進行に有効である。 • クッションや分娩椅子，アクティブチェアなどを用いると工夫しやすい。
音楽		• 音楽にのることにより，脈拍や呼吸，大脳辺縁系に影響を及ぼすと考えられる。 • ゆったりとしたピッチやリズムは，リラックスをもたらす。

1）シュルツ Schutz, J. H. によるリラクセーション法の一種。
2）ジェイコブソン Jacobson, E. によって開発され，ウォルピ Wolpe, J. によって修正。

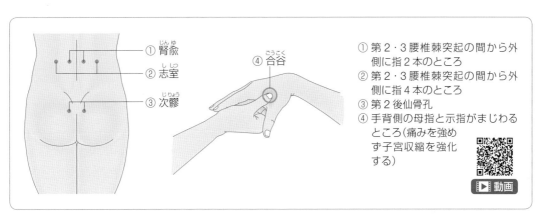

① 腎兪　じんゆ
② 志室　ししつ
③ 次髎　じりょう
④ 合谷　ごうこく

① 第2・3腰椎棘突起の間から外側に指2本のところ
② 第2・3腰椎棘突起の間から外側に指4本のところ
③ 第2後仙骨孔
④ 手背側の母指と示指がまじわるところ（痛みを強めず子宮収縮を強化する）

▶動画

▶図4-24　圧迫法（ツボ療法）

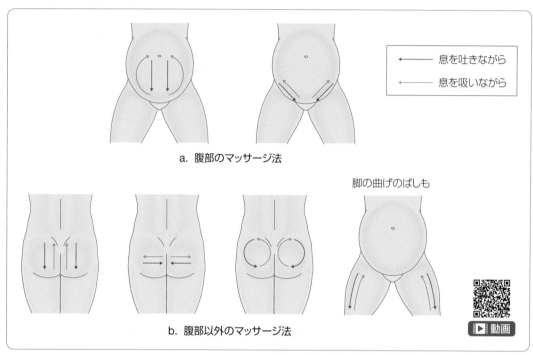

▶図4-25　分娩時のマッサージ法

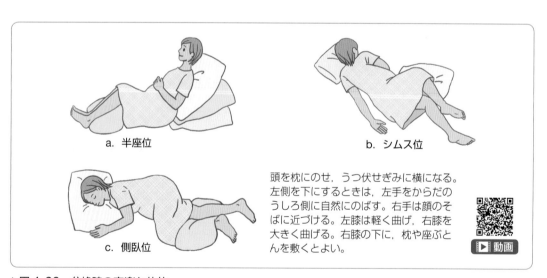

▶図4-26　分娩時の安楽な体位

　　努責感，外陰部圧迫感や灼熱感に対しては，陣痛発作時に血液などに接触しないように感染防御をはかったうえで，手掌全体で会陰部・肛門部を圧迫するとよい（▶図4-29）。また，肛門部がしっかり押さえられるようにして，かたい分娩椅子に座ることも効果的である。

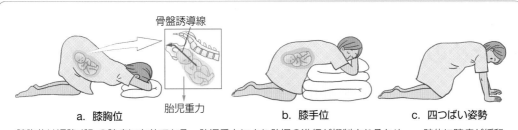

a. 膝胸位 　　　　　　　　　　b. 膝手位 　　　　　　　c. 四つばい姿勢

膝胸位は過強ぎみの陣痛に有効である。胎児重力により胎児の進行が抑制されるため，一時的に陣痛が緩和できる。さらに，骨盤出口部が広くなり，子宮による下大静脈の圧迫も小さくなる。またこの体位で出産すると，会陰裂傷を防止できる。
四つばい姿勢は，回旋異常や肩甲難産のときに適用されることもある。

▶図 4-27　急激な分娩進行を抑制する体位

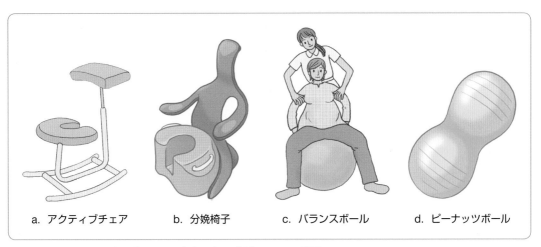

a. アクティブチェア 　　　b. 分娩椅子 　　　c. バランスボール 　　　d. ピーナッツボール

▶図 4-28　分娩の進行を促しつつ安楽を得る方法に用いる器具

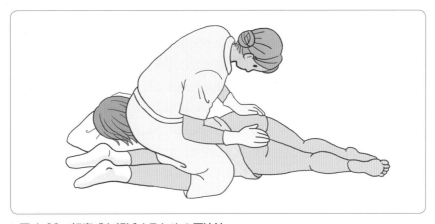

▶図 4-29　努責感を軽減するための圧迫法

④ 出産体験が肯定的になる（よいお産になる）ための看護

　出産体験が，挫折・失敗体験，あるいはわだかまりの残る体験となってしまうと，自己概念を低下させ，母親としての自信を喪失し，産後の母性行動にも否定的な影響を及ぼすとされている。出産に対して主体的に対処し，出産という苦難をのりこえた自信は，女性の強さ・自信につながり，母親としての能力の発揮につながるものと考えられている。したがって，分娩期の看護として，①産婦が出産にできるだけ主体的に対処して自己コントロール力を維持できるよう援助すること，②医療者や出産に立ち会う人々との相互作用のなかでわだかまりを感じることを予防すること，③産婦の予想やバースプランと実際の体験との落差が大きいときには，それを受容できるように援助することが重要である。

1 出産への対処を促す看護

産婦が対処法を▶
効果的に活用する
ための看護援助

　出産への対処を促す看護を実施するにあたり，産婦が出産に対してどのように準備をし，自分なりの対処法（陣痛への対処様式，主体的な産痛緩和法，体位の変換，気分転換や気をまぎらわす方法など）を，すでにどのくらいもっているのかを把握する（▶表4-16）。すなわち，不安・緊張・産痛とそれらへの対処能力がどの程度あり，それらが発揮できているかを把握することにより，それに応じてその産婦の対処法の効果的な活用を促すことができるからである。対処法が実際の陣痛に合わせてうまく実施できていない場合は，対処法の修正点を具体的に教え，試みることを促したり，呼吸法やリラクセーション法などはその方法を看護職者が行ってみせたりする（▶図4-30）。呼吸法の意義としては，次のものがある。

(1) 分娩の進行により胎児に供給される酸素の量が制限されやすいので，胎児への酸素供給を十分に考慮した効率のよいガス交換となる。

(2) 呼吸を子宮収縮に合わせて行うことで，全身の緊張をやわらげる。

(3) 呼吸法の繰り返しに集中することで，産痛を感じる閾値が高くなる。

　産婦が知っている対処法以外に有効で使用できる対処法があれば，その人に合った方法を工夫して考え，すすめてみる。対処法がうまく実施できたら，そのことをほめたり，さらに続けていけるよう励ます。産婦がその対処法のよさを実感し，コツをつかむことができるまで繰り返し援助して見まもる。

　たとえば，呼吸法は，陣痛開始を一緒に確認しつつ，深呼吸を促し，ゆっくりしたリズムをやさしい口調で先導する。1回ずつ呼吸法に専念して実施できたことをまず評価し，吐くときに力を抜くことを意識することなど，ポイントを押さえた指導を行う。陣痛のたびに胎児もがんばっていることを伝え，陣痛

▶表4-16 産婦が利用できる分娩対処様式

対処様式	提唱者	特徴
リード法	Read, D. (1930年代〜)	• 恐怖(不安)・緊張・苦痛の悪循環を断ち切るという考え。 • 正しい知識と理解により分娩への恐怖を取り去り，身体を緊張させない方法を身につける分娩準備教育の実施。
精神予防性無痛分娩	Velvovski, I. Z. (1950年)	• パブロフの条件反射学説に基づく方法。 • 分娩準備教育により痛みの条件づけを行う。 • 補助動作や環境調整により産痛を軽減させる。
ラマーズ法	Lamaze, F. (1952年)	• 自然分娩への回帰という考え。 • パブロフの条件反射学説に基づく方法：子宮収縮＝呼吸反射として，条件反射の理論に基づいた呼吸法を用いる。 • 妊娠期から練習を行う。 • 呼吸法と弛緩法(漸進的筋弛緩法を修正したもの)，補助動作(圧迫法，マッサージ法)を組み合わせて用いる。 • 呼吸法は胸式呼吸で，分娩経過にそってパターン化した呼吸を行う。 • 現在，わが国ではラマーズ法の変法が多く存在する。
ソフロロジー法	創案者 Cayced, A. (1960年) 産科への応用者 Creff, J. (1976年)	• 意識の変化による心身の調和を得る方法。 • ジェイコブソンの漸進的弛緩法，シュルツの自律訓練法，禅，ヨガなどを取り入れた方法。 • 母性の確立と心身の調和が目標。 • 陣痛を前向きに受け入れるようイメージトレーニングを行う。 • 意識的に筋の緊張を弛緩させる。 • あぐらの姿勢でのゆっくりした腹式呼吸を行う。
アクティブバース	Balaskas, J. (1980年代〜)	• 産婦自身の本能と身体の生理的メカニズムにそった自然な分娩。 • 産婦(および家族)が主体となる。 • 妊娠中から身体と心づくりを行う。 • 呼吸法やリラックス法には決まりがなく，体位も自由で，これらができるよう出産環境の調整を行う。
お産のイメジェリー	「イメジェリー」そのものは世界各地で本能的に行われてきたもので，「お産のイメジェリー」としては1992年にわが国に紹介された。	• 分娩の心理的療法。 • リラックスとイメジェリーを用い，陣痛に対して前向きに対処する。 • 妊娠中よりイメージトレーニングを行う。 • 分娩への肯定的な考えを映像化してとらえることにより，行動に影響を及ぼし，願いを実現する。
リーブ法	橋本明，鮫島浩二 (1990年)	• 気功の概念を取り入れた方法。 • 呼吸法とイメージング法の両方を一緒に用いる。 • 放松 relaxation，調心 imagination，調身 exercise，調息 breathing からなる。 • 一貫して腹式呼吸を用いる。
水中出産温水の利用	Tjarkovsky, I. (1960年代〜)	• 水の浮力により重力の影響を軽減させ，血液循環の促進により筋の緊張を緩和させる，安楽な体位を容易にとることができる。 • 分娩中に温水を利用すること。

注)水中出産以外はすべて，分娩前の訓練によって習得していないと効果的に利用できない。

間欠時には，子宮収縮中に呼吸する意義をおさらいする。また，呼吸法に集中する(ディストラクション効果)ことで痛みが緩和する体験が得られているかを確認し，実施継続への意欲を高める。

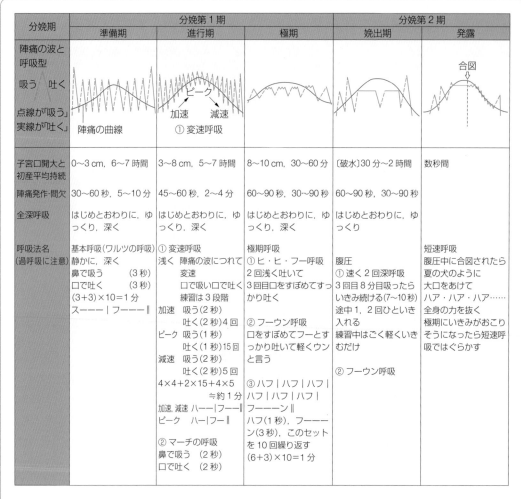

分娩期	分娩第1期			分娩第2期	
	準備期	進行期	極期	娩出期	発露
陣痛の波と呼吸型 吸う　吐く 点線が「吸う」 実線が「吐く」	陣痛の曲線	ピーク 加速　減速 ① 変速呼吸			合図
子宮口開大と初産平均持続	0～3 cm，6～7時間	3～8 cm，5～7時間	8～10 cm，30～60分	〔破水〕30分～2時間	数秒間
陣痛発作・間欠	30～60秒，5～10分	45～60秒，2～4分	60～90秒，30～90秒	60～90秒，30～90秒	
全深呼吸	はじめとおわりに，ゆっくり，深く	はじめとおわりに，ゆっくり，深く	はじめとおわりに，ゆっくり，深く	はじめとおわりに，ゆっくり	
呼吸法名 （過呼吸に注意）	基本呼吸（ワルツの呼吸） 静かに，深く 鼻で吸う　　（3秒） 口で吐く　　（3秒） (3+3)×10＝1分 スーーー｜フーーー‖	① 変速呼吸 浅く　陣痛の波につれて 　　　変速 　　　口で吸い口で吐く 　　　練習は3段階 加速　吸う（2秒） 　　　吐く（2秒）4回 ピーク　吸う（1秒） 　　　　吐く（1秒）15回 減速　吸う（2秒） 　　　吐く（2秒）5回 4×4＋2×15＋4×5 　　　　　≒約1分 加速, 減速　ハーー｜フーー‖ ピーク　　ハー｜フー‖ ② マーチの呼吸 鼻で吸う　　（2秒） 口で吐く　　（2秒）	極期呼吸 ① ヒ・ヒ・フー呼吸 2回浅く吐いて 3回目口をすぼめてすっかり吐く ② フーウン呼吸 口をすぼめてフーとすっかり吐いて軽くウンと言う ③ ハフ｜ハフ｜ハフ｜ ハフ｜ハフ｜ハフ｜ フーーン‖ ハフ(1秒)，フーーン(3秒)，このセットを10回繰り返す (6+3)×10＝1分	腹圧 ① 速く2回深呼吸 3回目8分目吸ったらいきみ続ける(7～10秒)途中1, 2回ひといき入れる 練習中はごく軽くいきむだけ ② フーウン呼吸	短速呼吸 腹圧中に合図されたら 夏の犬のように 大口をあけて ハア・ハア・ハア…… 全身の力を抜く 極期にいきみがおこりそうになったら短速呼吸ではぐらかす

（尾島信夫ほか：ラマーズ法の基本とその応用. p.43, メディカ出版, 1983 を参考に作成）

▶図4-30　わが国で行われている呼吸法の例（ラマーズ法）

　　　リラクセーション法の場合は，間欠時からの使用をすすめ，筋弛緩の状態を確認し，発作時にもリラックスが維持されるように呼吸法との併用を促す。

　　呼吸法やリラクセーション法と一緒に行う補助動作（マッサージ法，圧迫法など）は，部位や速度・強さを確認し，産婦が快感を得られやすい方法を見いだす。

　　陣痛が弱いがほかに異常はなく，休息はとれており，産婦自身も出産を進行させたいと考えている場合には，分娩を進行させる対処法を実施する。入院施設内の歩行や，階段の上り下りなどで積極的に動くことをすすめたり，分娩が進行しやすい体位をとることをすすめ，体位変換を援助する。座位または立位をとると，胎児重力・骨盤軸（骨盤誘導線）・子宮収縮の方向がすべて一致するため，児頭が下降しやすく，分娩の進行を効果的に促すことができる。また，子宮による下大静脈の圧迫が小さくなり，骨盤出口部も広くなるという利点が

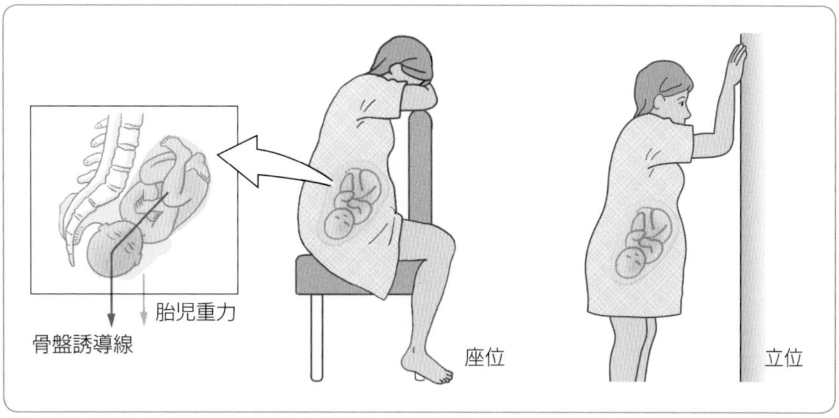

▶図 4-31　分娩進行を促す体位

ある（▶図 4-31）。

　正常な経過であれば，「できるだけ休息したい」「早く産みたい」など，産婦の意向を確認し，分娩時の過ごし方をさまざまに工夫することができる。産婦なりに満足のいく出産のためには，分娩体位や医療介入についての希望がかなえられることも大切であるため，実現可能な範囲で対応していく。たとえば，分娩監視装置をつけていても，歩きたいという希望があれば，無線の届く範囲で歩けるようにしたり，産婦の希望する分娩体位があれば，その体位で出産できるように医師，夫，産婦自身に協力を得たりする。

　これらの対処法の実施は産婦の動機づけや意欲によって左右されるので，それぞれの対処法の利点や負担についてわかりやすく説明する。また，最近では，リスクのない産婦ができるだけ自然にかつ快適に分娩できるように，アクティブバースやフリースタイル出産などを積極的に取り入れている施設もある（▶図 4-32，33）。

自己効力感を高める看護援助▶　「出産への対処法を今後も実施することができる」という産婦の自信，自己効力感を高めるには，産婦がその人なりに出産現象に対処することができていることを肯定的に評価し，認めることが重要である。そのため，出産による不快症状や痛みなどを自己の対処法で緩和できている，あるいは自分なりに行った対処行動が適切であると実感できるように言葉かけをする。たとえば，短期的な目標を定め，それを達成したことを共有し，肯定的に評価する。

　呼吸法やリラクセーション法は，実施を継続するうちに効果が実感できるようになる。継続することで，産婦の対処能力と自己効力感が高まり，出産への主体性が増していくことになる。

　看護職者が産婦と胎児のがんばりを承認して伝えることは，母親になるということや，母親としての自分のがんばりを実感することにつながる。そのため，産婦が自己効力感を高め，自分で産むという出産への意欲を維持することができる。

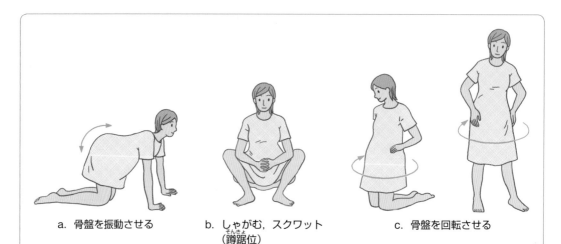

a. 骨盤を振動させる   b. しゃがむ, スクワット   c. 骨盤を回転させる
(蹲踞位)

陣痛時に身体を動かして心肺機能の活性化を促し, 疲労感を軽減し, 分娩の進行を容易にすることで和痛効果が得られる。しゃがむ, ひざまずく, 座る(あぐら), 立つ, 骨盤を振動・回転させる, 膝胸位, 肘膝位など, 自分がらくだと感じる動作を工夫し, 自由に取り入れていく。

▶図4-32 アクティブバース

分娩第2期の▶
注意点

分娩第2期になると, それまでの対処法とは異なり, 子宮収縮のピーク時に腹圧(努責, いきみ)をかけることになる。いきみやすい体位をとるための援助や, いきみの方法やコツをわかりやすく説明する援助が必要となる。

従来の「息をこらして, 力の続くかぎりきばる」というバルサルバ動作を長時間行うことは, 胎盤の絨毛間腔の血流量を減少させ, 胎児機能不全の原因になることが判明しており, 急速に娩出が必要な場合など, 特別の場合に限定する[1]。これを予防するため, 努責の開始時期を, 先進部が骨盤底部まで下降してからとし, 陣痛発作時に自然にかかる瞬時のいきみを利用し, 努責時間は5秒くらいにするように誘導する。収縮していた子宮筋が弛緩してきたら, 深呼吸を2回することと, リラクセーションを促すことも重要である。

初産婦では, 努責を始めてから児が娩出するまで20〜30分程度はかかるので, いきみがじょうずにできていることや胎児が進んでいる様子を伝えたり, 産婦のがんばりを認めたりして, 産婦があせる気持ちをもたないように, 産婦の主体性を維持するように言葉をかける。経産婦では1回の努責で急激に下降

---

1) WHOは, 科学的根拠に基づいた医療, 効率のよい有効な医療を追求した結果, 正常なお産についてのガイドライン「正常なお産のケア――実践のガイドブック」(戸田律子訳：WHOの59カ条 お産のケア実践ガイド, 農文協, 1997)を作成した。「正常な出産の自然な過程を妨害するには, そのための確固とした理由がなければならない」という基本姿勢を説いている。そのなかで, バルサルバ動作を長時間行うことを禁忌としていた。このガイドライン作成後のエビデンスの蓄積がなされ, わが国でも, 平成23〜24年度厚生労働科学研究「科学的根拠に基づく『快適で安全な妊娠出産のためのガイドライン』改訂版」が作成された。その結果, バルサルバ動作は特別な場合に限定して行うことが推奨された。

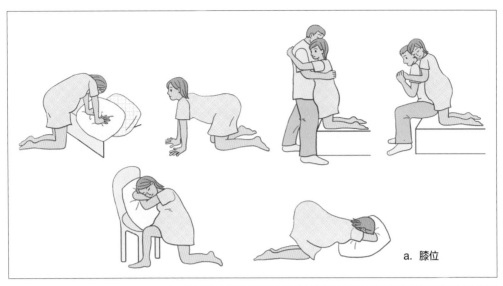

a. 膝位

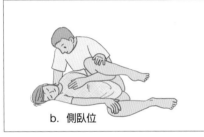

b. 側臥位

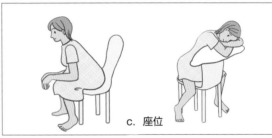

c. 座位

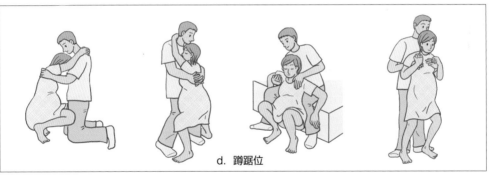

d. 蹲踞位

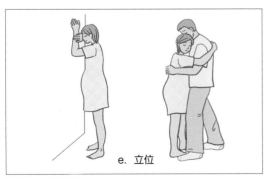

e. 立位

産婦が陣痛開始から児を娩出するまで，自分の
体位を自由に選択し，その人なりに快適に出産
する方法をフリースタイル出産という。この図
は，その体位の例である。

▶図4-33　フリースタイル出産

してしまうこともあり，短速呼吸や「フーウン呼吸」で努責の調節をする場合もある。分娩介助者の指導に合わせて，産婦が呼吸や努責を調整できるように援助する。

2 産婦に寄り添い積極的に支持する看護

実際の出産経過が産婦の予想と違うことはよくあることであり，この差を縮めるように看護を展開することになる。しかし，この差がかなり大きい場合，産婦は失敗体験ととらえやすく，その結果，自己コントロール力が低下し，訴えが多く落ち着かなかったり，不安を強く表出したりする。

しかし，これらの行動に対して非難や否定的な評価をしてはならない。「自己コントロール力を失った」「呼吸法が実施できなかった」「看護職者の指示に従えなかった」ということは，出産においてごくふつうにありうることであり，このような産婦の行動が受容されて支持される看護が必要である。その産婦なりの出産ができるように看護職者は産婦を尊重し，ありのままの感情や欲求を受けとめ，そばに付き添い，あたたかく受容的な態度で接することが必要である。

産婦が本音を言え，感情を表現することができるように，看護職者は，威圧感を与えずおだやかに接し，感じるままに表現することを促す。産婦がみずからうまく陣痛に対処してのりこえる体験ができるように，産婦が自分の身体感覚に集中するように助言したり，呼吸法のリズムをサポートしたり，自然な欲求に基づく行動に対して危険がなければそのまま見まもったりする。

分娩が終了したときには，よくがんばったことを認め，ねぎらうことや祝福することが重要である。家族に対しても，産婦や家族のよかった面を強調して称賛する。このように，産婦自身が母親として喜びをもって出産を達成できたことを，成功体験として感じられるように援助する。これは母親としてのはじめての成功体験であり，母親となるニードを充足することにつながる。

3 出産体験のふり返りへの看護

分娩第4期では産婦も疲れていたり，出産の喜びで興奮したりしている場合が多い。しかし，産婦が出生児に対して無関心であったり，喜びや感動の反応がみられなかったり，さらに産婦が自己の出産体験を否定的に認識していたり，産婦の自尊感情が低下していることなどが予測・観察されたりする場合には，分娩直後であっても出産体験についてふり返りを促し，傾聴することが必要である。

産婦は，分娩時の医療職者には，遠慮などからなかなか本音を語らないことがありうる。とくに，医療介入について羞恥心や誤解，自責の念を感じていたり，医療職者の言動などをゆがんで認識したりしていると，これらはわだかまりとして残りやすい。

出産に立ち会った看護職者がともにふり返れば，医療介入の適応・目的や医

療職者の言動の意図をわかりやすく説明したり，産婦の行動を否定的に評価していないことを伝えたりすることができ，産婦の誤解を訂正する機会にもなる。分娩異常の発生原因なども，産婦が自己概念と切り離して解釈できるように援助する。

また，予想と実際の出産体験との違いは誰でも感じることであり，産婦の出産に対する否定的感情は当然の反応であると受けとめ，産婦が出産体験をふり返ることを支援する。看護職者は，産婦の立場から一緒に出産をふり返り，産婦が事実と感情を区別して整理していき，否定的感情が十分に表出されることを促す。この過程を通して，出産体験をありのままに産婦が受けとめることが目標である。さらに，産婦が休養がとれ落ち着いた産褥早期に，出産体験についてふり返り，その産婦にとっての出産体験の肯定的な意味を見いだせるよう援助を行う。

⑤ 基本的ニードに関する看護

基本的ニードは，分娩経過のなかでつねに変化しており，十分な観察により予防的に充足していく。

1 水分・栄養のニードの充足

分娩は長時間にわたり，多量のエネルギーを使うため，体力を消耗する。低血糖による微弱陣痛や，水分摂取不足による脱水をまねく危険性もある。十分な栄養の摂取と合併症の予防のために，水分や食事の摂取状況，排尿回数と量を把握する。それをふまえて，水分の摂取を行う。また，消化がよく，単糖類・二糖類などが含まれた，エネルギー源として取り込みやすい食品を少しずつ摂取できるように，産婦の好みなどを優先しながら工夫する。気持ちを静めるために，あたたかい飲み物（ミルクティーやホットココアなど）を飲むこともある。また，一口大のおにぎりやサンドイッチは，産婦が片手で簡単に口に運ぶことができ，陣痛間欠時に食べやすい。

陣痛が頻繁になると，アイスクリームやゼリー，プリンなどの，のどごしがよく，あまりかまなくてもよい半流動食が喜ばれる。アイスクリームやチョコレート，バナナは，糖分が多く高カロリーなので少量でも摂取するとよい。柑橘類や炭酸飲料は吐きけを誘発することもあるため，摂取は控える。水分摂取のためには，ストローや吸い飲みなどを用いて，産婦が起き上がらなくても摂取できるようにしておく。分娩時には自分で飲み物を把持することも困難になるため，援助が必要である。なお，スポーツドリンクは水分として吸収されやすく，脱水を防ぐのに好都合ではあるが，塩分が多い。そのため，妊娠高血圧症候群の場合は飲みすぎに気をつける。分娩が進行すると体温が上昇し，口腔内やのどが渇きやすくなるので，小さな氷片を水分補給として用いる。

嘔吐による水分の排泄が多く，それに見合った水分が摂取されていない，また，エネルギー源が摂取されていないことで低血糖が考えられるなどの問題が予測されたら，すみやかに医師に報告・相談する。帝王切開分娩の可能性がある場合は，水分摂取・食事摂取が禁忌とされるので，医師からの情報を正確に得て，産婦に対して食事や飲み物についての十分な説明，援助を行う。

2 排泄のニードの充足

排泄は，分娩開始により自然に促されやすい状況となる。子宮収縮により直腸が刺激を受けやすい状態になり，骨盤内に児頭が下降すると膀胱が刺激されるためである。反対に，直腸や膀胱が充満していると，胎児の下降を妨げる原因となる。

排便▶ 便秘が続いている場合は，骨盤内の空間を広げ，分娩時に胎児や分娩野が汚染されるのを防ぐために，浣腸をすることがある。浣腸は産婦にとっては苦痛・不快な処置であり，分娩を急激に進行させてしまったり，墜落産の危険性もある。そのため，すべての産婦に慣例的にすべき処置ではないことがWHOのガイドラインに示されている。

入院時には排便習慣や最終自然排便の時期と量・性状について情報収集をし，記録する。助産師・医師が，最終自然排便の時期や量・性状と分娩経過から，浣腸の必要性や，危険性はないか，浣腸の種類・方法を判断する。浣腸は，必要性と方法，産婦のとるべき行動についてわかりやすく説明したうえで，陣痛間欠時に行われる。

浣腸後，産婦がトイレにあわててかけ込むことのないように十分に配慮し，また，トイレで長時間座って腹圧をかけつづけることを禁止し，陣痛発作時に排便することを避けるコツ（排便時に短く息を吐くことを繰り返す）を十分に説明する。プライバシーに配慮しながら，トイレ内での産婦の様子をうかがい，反応便の性状や量についても観察する。排便がみられたのちに生じる排便感は，胎児が下降しているための努責感である可能性が高いことを十分に説明し，次回そのような感じがあったら，トイレに行く前にナースコールによって知らせるように伝える。

排尿▶ 分娩が進行すると，排尿のセルフケア行動がむずかしくなる。飲水量や発汗量にもよるが，自然排尿をできる限り促し，原則的には3時間ごとの排尿をはかる。尿がたまっていても尿意を感じないこともあるため，恥骨結合上縁からやや上側の腹部に波動がないかどうかを触診して，膀胱の充満を確認する。波動があれば尿が貯留しているので，陣痛間欠期に排尿を行うようにする。その際は，必要に応じてトイレへの歩行などを援助する。

3 清潔のニードの充足

産婦が破水を感じたことで入院する場合は，羊水の流出が多量となることも

あるので，自動車の後部座席に横になっての来院をすすめる場合が多い。入院物品に加えて，ビニールシーツやバスタオルを備えておくよう，説明しておく。

　分娩時の全身観察のためにマニキュアや化粧を落としてもらい，清潔保持と新生児の皮膚を傷つけないようにするために爪を短く切っておき，髪は乱れないように簡単でしっかりした結い方やゴムバンドで束ねるように促す。

　分娩進行に伴い発汗が増し，シャワー浴や清拭，着がえが必要になる。しかし，産婦は陣痛に対応するのが精いっぱいで，身のまわりのことも自分ですることが困難になる。分娩の経過，産婦の状態により，シャワー・入浴や清拭を行い，着がえを促す。これらの援助は身体的な爽快感に加え，気分転換にもなり，産婦の緊張もほぐれやすい。

　破水している場合は，外陰部にあてているパッドを感染予防のため3時間を目安に交換するように指導する。外陰部を微温湯で洗浄したり，消毒綿で清拭したりすることで感染を防ぐ。

　分娩進行に伴い，口腔の清潔も保ちにくくなる。嘔吐後はとくに不快感が残るが，産婦はみずから洗面所への歩行や「口の中が気持ちわるいからうがいをしたい」という要求ができないことが多い。移動の介助や，ベッドサイドで歯みがきや含嗽ができるように，物品の準備や片づけなどの援助を心がける。口唇の乾きも強いので，ガーゼで口唇を湿らすことができるようにしたり，リップクリームを準備する。

4 睡眠・休息のニードの充足

　長時間にわたる分娩をのりこえる体力を維持するために，睡眠・休息のニードを満たすことが重要である。前駆陣痛で眠れない夜をいく晩か経て入院した産婦や，原発性微弱陣痛のため分娩が遷延している産婦では，睡眠・休息のニードの充足は，分娩進行を安全に促進するために必要である。

　体力の消耗を最小限にするためには，効果的に休息をとれるように援助しなければならない。睡眠不足のままに入院した産婦や，陣痛が不規則となった産婦に対しては，陣痛の弱いうちに眠れるような環境を整える。「眠るのはよくない」「眠っているうちに産まれてしまうのでは」と産婦は思いがちであるが，眠りたいのであれば眠ってもかまわないこと，一休みして眠ることにより，疲労が回復して分娩のための体力が保持されることを説明する。十分な休息をとったことで，自然に分娩のメカニズムがはたらきだすかのように，陣痛が強くなることも多い。

　入浴・シャワー・足浴により，からだの緊張をほぐし，全身の血液循環をよくし，あたたかい飲み物をとるなどして睡眠へと導入するとよい。分娩進行を促しながら休息をとる場合は，体位や陣痛間欠時の過ごし方を工夫する。

⑥ 家族発達を促す看護

家族発達のニードに対する看護では，家族の発達危機を回避することがおもな目的となる。とくに，夫婦役割を確立することや，産婦と家族がともに満足できる出産体験となることを援助することが重要である。

夫婦関係▶ 夫（パートナー）としてどのように出産に参加したいと思っているのかを，バースプランや会話などのアセスメントによって明らかにする。そして，それが産婦が期待している夫の役割と一致しているかどうかを確認する。互いに考えを共有し，家族として満足できる出産にするために，それぞれがどのような役割ができるかについて話し合ったことの想起を促す。夫婦が互いの役割を再自覚・共有することで，互いに絆を強くし，出産に対応することができるように援助する。産婦の期待と，夫が実際にできることがかけ離れていれば，その格差を明確にし，互いが歩み寄れるように援助する。

産婦が産痛で苦しい時期には，夫に対する役割期待をうまく表現することができず，夫がそれを敏感に察知できないことが考えられる。看護職者は産婦の夫への期待や要望を把握し，産婦がそれらを自分で夫に告げられるように勇気づける。産婦自身にその余裕がない場合は，看護職者は妻に了解を得て調整かつ代弁する。

夫婦が互いの役割を実施しようとしていることに価値をおき，それらが実施できていることを承認し合うことで，夫婦の関係性が強まる。分娩中においても夫婦のプライバシーの空間や2人の世界をこわさないように配慮し，2人の時間を確保し，見まもることは重要である。しかし，分娩が進行すると，夫も出産への不安がつのる。長時間の付き添いで夫も疲労してしまうことが考えられるので，適切な時期に適度な休息や気分転換がとれるように配慮する。

夫婦にとっての満足感のある出産のため，その援助者となる夫との信頼関係を築き，産婦と同様に分娩経過についてわかりやすく説明することも重要である。夫も看護の対象であるため，反応をみながら希望を聞き，産婦の状況に合わせて夫にできるサポート方法（呼吸法の先導，産痛緩和法など）を指導していく。

家族関係▶ 第一子の誕生は，夫婦ともにそれぞれの生育家族から真に独立して新しい家族（定位家族）を形成する節目やきっかけである。同時に，家族発達の危機にもなる。また，夫婦の生育家族である父母たちにも，児が誕生するときからかかわりたいという欲求がある。

多くの人々に囲まれて出産したいと希望する人もいるが，出産に立ち会う人は産婦が気を許せる人であることが必要である。また，出産に立ち会う目的や意義が，夫とその他の家族とでは当然異なってくる。そのため，まずは，産婦の意向を尊重し，夫婦関係の強化や，産まれてくる子どもとその親との関係形成を優先して援助していくことになる。WHOの出産ケアガイドラインでは，

産婦が望む人が出産に立ちあうことを推奨している。

　経産婦の場合は，上の子どもの年齢にもよるが，母親である産婦が分娩のために入院して母子分離をしいられることは，上の子どもにとってストレス体験となる。きょうだいが生まれること，入院によって母親としばらく離ればなれになることなど，妊娠期から夫婦が子どもに説明することによりストレスは軽減される。

　上の子どもが出産に立ち会う場合は，妊娠期からの準備状況をふまえて援助をすることになる。分娩中の細かな調整は夫とよく話をして子どもの意思も尊重しつつ，きょうだいの出産に立ち会うことによるよい結果が，上の子どもにもたらされるように援助をする。

E 分娩期の看護の実際

　出産ケアについてはガイドラインが存在し，WHOによるガイドライン[1]，「エビデンスに基づく助産ガイドライン[2]」，「科学的根拠に基づく快適で安全な妊娠出産のためのガイドラインの改訂版[3]」がある。これらは妊産婦・女性を中心としたケアの実施を中心概念としており，妊産婦の尊重と母子の安全性が基盤となっている。

　いずれのガイドラインも科学的根拠(エビデンス)に基づいて推奨文が記述されており，妊産婦がよりよい出産を行うためのケアを決定する際に重要視されるものである。

WHOによる出産ケアガイドライン　2018年に，WHOより出産ケアガイドライン[1]が発行された。これは，1996年発行の「正常出産ケアガイドライン」の改訂版に位置づけられる。新しいガイドラインでは，健全な妊産婦のための世界的なケアの基準を確立することで，不必要な医療介入を減らすことが目的とされている。また，産痛緩和のための硬膜外麻酔の選択などについても述べられており，妊産婦自身への意思決定への参画，女性中心の視点が盛り込まれている。

　おもな改訂点は，①分娩経過の多様性の尊重，②分娩第1期・第2期の定

1) WHO：WHO recommendations Intrapartum care for a positive childbirth experience. 2018(https://www.who.int/reproductivehealth/publications/intrapartum-care-guidelines/en/)(参照2020-06-18).
2) 日本助産学会：エビデンスに基づく助産ガイドライン——妊娠期・分娩期・産褥期2020. (https://www.jyosan.jp/uploads/files/journal/JAM_guigeline_2020_revised20200401.pdf)(参照2020-06-18).
3) 島田三恵子：母親が望む安全で満足な妊娠出産に関する全国調査——科学的根拠に基づく快適で安全な妊娠出産のためのガイドラインの改訂，Mindsガイドラインライブラリ. (https://minds.jcqhc.or.jp/n/med/4/med0056/G0000595/0001)(参照2020-06-18).

義や標準持続時間の見直し，③硬膜外麻酔中の産婦や新生児へのケアに関する推奨事項の増加などである。また，産痛緩和のための硬膜外麻酔やオピオイド麻酔の使用や，硬膜外麻酔中の産婦の「自由な分娩体位」や「いきむタイミング」についても推奨文に加わった[1]。

　WHO の出産ケアガイドラインの内容をふまえた分娩経過と，分娩における看護の実際を表 4-17 に示す。

▶表 4-17　分娩経過と看護の実際

身体的変化	心理・社会的変化	看護(アセスメント・助言・援助など)と処置
分娩開始前：妊娠 37 週〜分娩の徴候 • 前駆陣痛の発来。 • 胎児の下降(上腹部がらくになる)。 • 産徴(おしるし)。 • 体重増加がとまる。 • 前期破水：陣痛はないが，卵膜が破れ羊水が流出。少量のみから，歩くたびに流出する感じがある場合までいろいろあり，確定診断・入院が必要。	分娩が近づいたという喜びと不安の交錯。分娩入院準備が整う。 • 準備はほぼできた，早く産みたい。 • いつ入院すべきか，陣痛がわかるかなど，不安はあるが，どうにかなるだろう。 破水したことによって，異常になるのではないかなど，不安が強くなる。移動中はできるだけ座位または横になっている。	• 分娩の徴候を正しく理解しているかを把握する。 • 入院準備・入院の時期・入院手続き(昼間と夜間)・バースプランなどの確認をする。 • 陣痛発来や破水時の対処法，陣痛測定法や過ごし方について，具体的な情報を提供する。 • 異常が考えられる場合や破水時の注意事項を確認する。 • 夫や家族などが緊張をほぐしたり，気をまぎらわしたりして，産婦の精神的援助者になれるように事前に指導しておく。 • 破水感のある場合は陣痛がなくても入院を促し，入院前の入浴，シャワー浴は禁止であることを伝える。
分娩第 1 期 **1) 分娩開始：周期的子宮収縮が 1 時間に 5〜6 回以上生じる** • 陣痛周期は 10 分から徐々に短縮し，7〜8 分，そして 5 分になる。子宮頸管は陣痛発作により展退していく。 • 自然排便。	興奮・不安・緊張があらわれる。陣痛周期をはかり，いつもの生活を落ち着いて送るように努力する。家族やまわりの人にたすけを求め，入院への心身の準備を確認する。 日中：入院の準備を確認し，日常生活を続ける。 夜間：できるだけ安静にして体力を温存する。 分娩施設に連絡し，入院の時期について相談する。	入院前： • 母親学級や妊婦保健指導で習ったことを思い出して行動するように事前指導しておく。 電話による問い合わせ・相談 • 落ち着き，緊張の程度。 • 氏名，初経産，分娩予定日，陣痛初覚の時刻，いままでの陣痛の変化と，いまの陣痛の状態，破水や出血の有無，妊婦健診での診断や注意事項(骨盤位，妊娠合併症など)，交通手段と入院に要する時間などを質問して，分娩進行状態の把握と入院の必要性を判断する。 • 産婦の訴えをよく聞き，分娩の切迫性を判断したり，安心感を与えたりするためにも，家族よりも本人と会話するようにする。 • 得られた情報から入院や診察の必要性を判断したことをわかりやすく伝え，不安な気持ちを受けとめ，産婦が落ち着いて入院・来院できるように具体的な助言をする。

1) 笹川恵美ら："Care in Normal Birth" から "Intrapartum care for a positive childbirth experience" へ——WHO の正常出産ガイドラインは，どのように変わったか？．日本助産学会誌 33(1)：50-60, 2019.(https://www.jstage.jst.go.jp/article/jjam/33/1/33_JJAM-2018-0026/_article/-char/ja/)(参照 2020-06-18)

▶表4-17　（続き）

身体的変化	心理・社会的変化	看護(アセスメント・助言・援助など)と処置
2) 子宮口が3cm以上開大 • 陣痛間欠4〜5分，発作30秒，発作時に産痛を感じる。子宮頸管の展退と開大が急激に進みはじめる。 　血性分泌物少量，産痛も少しずつ増す。 　子宮収縮はますます頻回になり，強さも増す。 • 食欲の低下。	• 陣痛が本格的となる。いよいよだ，がんばろうと思う。 家族から離れること，入院環境になじめないことによる不安，心細さにより，たすけを求める。 自分のこと，まわりのことに敏感になる。 呼吸法などで対処することで不安が軽減し，自信がでてくる。 排尿のためにトイレに行くのがおっくうとなる。	入院時： • 入院オリエンテーション。 • 情報収集，整理，記録，報告；問診，外診，内診，胎児心音の確認，胎児モニタリング，バイタルサイン，尿検査，血液検査。 • 環境整備(空調，換気，照度，身体の保温，歩行の安全をはかる)。 • 指示により，浣腸，与薬，検査の実施。 • 産婦のニードの把握。 • 自己の出産について理解を促す。 • 陣痛室での過ごし方(体力の消耗を最小限にする，分娩を円滑にすすめる方法など)について説明。 • 呼吸法，弛緩法，圧迫法，マッサージ法の指導。 • 破水後，骨盤位や羊水が多量に流出している場合は，骨盤高位を保ち，歩行を控えさせる。
3) 活動期：子宮口5cm以上開大 • 陣痛間欠3〜4分，陣痛発作が40〜50秒と長く強くなる。 • 初産婦では胎児が下降しはじめ，産痛部位も下方に拡大する。経産婦では初産婦に比べて下降する時期は遅れるが，下降に要する時間は非常に短い。胎児下降により肛門圧迫感，排尿したい感じなどの自覚症状が出現。	分娩が急激に進行するために，精神的に緊迫し，余裕がなくなる。 孤独感，不安感が増す。誰かに付き添ってもらいたがる。 陣痛や産痛に対処しようと努力する。 身のまわりの気づかいができなくなる。	• 産婦と胎児の健康状態の観察とアセスメント。 • 現在の進行状況を説明。 • 基本的ニードの充足。 • 産痛や苦痛緩和； 　・呼吸法，弛緩法などをサポートしたり，あるいはともに行う。 　・情緒的，手段的(圧迫，マッサージ，温罨法)，支持的，評価的な援助。 　・体位の工夫への援助。 • 不安の軽減：そばにいる，重要他者との連携，不安の原因を知り，対応する。 • 過換気症候群，血圧の上昇などに注意する。
4) 極期始まり：子宮口7〜8cm開大 • 陣痛間欠2分，頻回となり，子宮収縮も強くなり，陣痛発作ピーク時に努責感(排便したいような感じで胎児を娩出したい気持ち，いきみ)が生じ，息をとめてしまう。血性分泌物を多量に排出。	自信と恐怖が交錯する。子宮収縮の頂点では規則的な浅い呼吸をして力を抜く努力をする。 努責感などの不快症状が増し，対処行動の実施が困難になり，くじけそうになりやすい。	• 経産婦ならば分娩室に安全に移送する。 • そばに付き添い，産婦・胎児の観察をしながら，産婦のニードを把握し，タッチやマッサージ・圧迫によって全身のリラックスを促す。呼吸のリズム，深さを調整し，努責の回避を促す。 • 対処できていることを毎回認め，主体性を支持する。 • 間欠時には少しでも休息がとれるように，体温調整ができるように援助する。 • 正常の変化であること，今後の見通し，短期的な目標を説明し，心の安定をはかる。
5) 移行期(極期，減速期)：子宮口8〜10cm開大 • 陣痛間欠2分，発作60秒程度。 • 胎胞の膨張→破裂(破水)。 • 仙骨部痛，努責感にかりたてられる。四肢硬直，下肢の攣縮，嘔吐，吃逆，噯気がおこることもある。全身に発汗著明，苦悶様表情，全身の硬直。	徐々に呼吸法で回避できない努責感となり，自己制御力が低下する。 感受性が突然強くなり，恐怖心が増す。怒り，なげやりな態度を示すこともある。自制困難となる。陣痛間欠時に眠けが生じる場合もある。	• 分娩進行状態と胎児モニタリングを中心に観察。 • 不安や苦痛，自己制御力のアセスメント。 • そばに付き添い，子宮収縮に合わせてタイミングをはかり努責を回避できるように援助する。 • 産婦のがんばりを称賛する。 • 産婦のどんな行動も分娩による影響であると，ありのままに受けとめる。 • 正常の感覚や反応があらわれていることや，この状態が長く続くものではないことをわかりやすく教える。

▶表 4-17　（続き）

身体的変化	心理・社会的変化	看護（アセスメント・助言・援助など）と処置
分娩第 2 期：子宮口全開大（10 cm） • 陣痛間欠 1.5～2 分，発作 60 秒。 • 産道拡張感，自制できない努責感，児頭が骨盤底まで下降し，外陰部に圧迫感が生じる。 • 児頭が膀胱や直腸を圧迫することによる自然排尿・排便が生じることがある。 • 外陰部の膨隆，陰門・肛門の哆開。 • 会陰の伸展による灼熱感。 • 児頭の排臨，発露。 • 児頭娩出。 • 胎児娩出。	分娩室に移送され，努責をすることが許可されると，意欲が増す。興奮しているが，積極的に分娩に対応する余裕がでてくる。 陣痛発作時には骨盤底と大腿の力を抜いて骨盤誘導線の方向にいきむ。 陣痛間欠時は休息をとる。指示に従い短速呼吸とする。 救われた気持ちになる。完全に自分を取り戻し，満足感や達成感・安堵感に浸ったり，新生児に対して関心をもつ（五体満足か，男女どちらか，元気かなど）。	• 初産婦の場合，分娩室へ安全に移送する。 • 産婦が分娩しやすいように分娩の体位を調整する。 • 分娩介助者による清潔野の作成（外陰部消毒など）を介助する。 • 分娩の準備ができているかどうか確認する。 • 分娩監視装置などによって陣痛と胎児の観察をする。 • 分娩介助者の指示に従った行動を産婦がとれるように援助する。 • 努責の方法についてわかりやすく説明し，陣痛発作が開始したら深呼吸をしてから腹圧をかけるなど，効果的なタイミングを誘導する。 • 陣痛発作がおさまってきたら，深呼吸を促し，全身の力が抜けるように援助する。 • 努責のたびに，産婦のがんばりを認め，勇気づけ，称賛を繰り返す。胎児もがんばっていることや，進み具合を伝える。 • 娩出後，分娩介助者が新生児の娩出時刻，奇形の有無，性別などを確認し，新生児の一般状態がよければ，産婦が児と対面できるようにする。
分娩第 3 期 • リズミカルな弱い収縮。 • 胎盤剝離徴候。 • 胎盤娩出。	緊張感がしだいにとれる。なにか排便したいような感じがする。	• これから胎盤が娩出することを説明する。 • 胎盤剝離の状態，子宮収縮状態と出血を注意して観察する。膀胱が充満していないか観察し，必要ならば導尿を行う。
分娩第 4 期：分娩後～2 時間まで • 子宮収縮と出血。 • 後陣痛。 • 会陰創傷部の痛み。 • 悪寒・のどの渇き。	幸福感，安堵感，喜び，誇り，無事に産むことができたと不思議に思ったり，お腹に赤ちゃんがいないことの神秘性を感じたり，感謝など，さまざまな気持ち。	• 一般状態を観察する。 • 分娩直後 2 時間は分娩室で観察が必要なことを説明し，家族との面会や休息をとれるように配慮する。 • 全身の清拭・更衣，保温，安静，飲水，軽い食事などについて援助する。 • 記録類の記入・確認・報告・評価をする。

① 分娩第 1 期の子宮口開大 3～7 cm までの看護

1 産婦の身体的，心理・社会的特徴

　　子宮口が 3 cm 以上開大すると，陣痛も本格的になる。陣痛間欠は 4～5 分，発作は 30 秒と安定し，フリードマンの子宮開大曲線における加速期に入る（▶198 ページ，図 4-11）。産婦は「いよいよかな」とわが子の誕生へ期待をもつ。陣痛発作時に対処法を実施することにより，産婦は産痛が緩和することを実感して自信をもち，対処法を工夫したり，周囲のことにも落ち着いて対応できるようになる。陣痛間欠時には，話を聞いたり，会話することができる。

　　子宮収縮がさらに頻回になり強さも増すと，食欲の低下，産痛の増強などもみられる。子宮頸管の展退と開大が急激に進みはじめるため，血性分泌物も少量ずつ増加し，分娩に集中して自主的に考えて動くことをしなくなる。

子宮口がさらに開き，5 cm 以上となる活動期[1]になると，初産婦では胎児が下降しはじめ，産痛部位も下方に拡大する。経産婦では，初産婦に比べて下降する時期は遅れるが，下降に要する時間は非常に短い。胎児下降により肛門圧迫感や，排尿したい感じなどの自覚症状が出現する。分娩が急激に進行するために，産婦は精神的に緊迫して余裕がなくなり，孤独感・不安感が増す。陣痛や産痛に対処しようと努力しているが，誰かに付き添ってもらいたいと感じはじめる。身のまわりへの気づかいができなくなり，排泄などのセルフケア行動が困難になる。

2 看護の実際

入院する時期は産婦によってさまざまであるが，分娩第1期の活動期以前である，分娩第1期の潜伏期に入院してくることが多い。活動期に入院した場合は，産婦は心理的・身体的にも不安や苦痛が強いため，入院時オリエンテーションは，分娩経過や，陣痛室での過ごし方などといった簡潔なものとして，分娩陣痛の対処法実施を援助し，体位を工夫したり，リラックスして過ごすことができるように環境調整をはかる。

アセスメントとしては，分娩経過に関する情報や，母子の健康状態に関する情報を，観察・診察結果，入院時胎児心拍モニタリングによる胎児心拍数図より得て，分娩経過図(パルトグラム)に整理し，分娩経過の把握と，今後の予測を行う(▶図4-34)。

次に，出産への態度や分娩に伴う反応，基本的ニードの面，家族関係の面からもアセスメントを行う。その結果を加味しながら，出産環境を整備し，自己の出産への理解を促し，対処法の効果的使用への援助や産痛緩和ケアを行う。異常がなければ体位や行動は自由でよいが，仰臥位低血圧症候群を予防するために，仰臥位で30分以上過ごすことは避ける。分娩経過が順調で，産婦もこれまでの分娩経過に適応できていれば，分娩への対処法がうまく実行できていることを評価し，持続して効果的に行えるように，呼吸法などを具体的に指導する(▶図4-35)。

さらに分娩が進行したら，分娩経過および産婦・胎児の健康状態の把握を，15分に1回行って記録する。陣痛が急に強くなると，過換気となったり血圧の上昇がみられるので，産婦の訴えをよく聞き，陣痛発作中の表情・動作・様子を観察する。これらを分娩に対する反応としてアセスメントすると，分娩経過に産婦がうまく対処できなくなっていると判断されることが多い。分娩への主体性を維持・促進させるために，対処能力を高める支持的・評価的援助が必要となる。看護職者は不安の軽減のために，不安の原因を明らかにし，分娩経

---

1) 2018年に発表されたWHOによるガイドラインでは，子宮口の大きさが5cmから10cmまでの期間を活動期と定義している。

氏名：○○　　○○ 30歳 ⓘ初産 経産　回				特記事項：O型 Rh(−)，間接クームス(−)			

入院日 2020年　2月　4日　10時 00分　㋐独歩・車椅子・ストレッチャー）

入院時現症	一般状態	入院時主訴： 　　　破水感　(7:00〜) 　　　血性帯下(8:30〜)			入院時診断： 　　　妊娠38週4日 　　　破水(BTB青変)		

入院時現症 / 一般状態:
KT(36.4) Ps(70) BP 120/64
腹囲　96 cm　子宮底　32 cm
尿タンパク(　−　)　浮腫(　−　)
尿糖(　−　)　体重　67 kg

胎児:
推定体重　2/3　(38週3日) 2950 g
胎児心音(148 bpm) 胎位胎向(第2頭位)
胎動　少・㋲多

入院時の様子

「痛いのはあたりまえだから，赤ちゃんが出てくるのを自分は手伝いたい」という前向きな発言が聞かれる。母と2人で来院。母親からは，「時間がたたないと産まれないから」と特別な励ましもないままの入院となった，と話している。
落ち着いて，受け答えもはっきりしている。呼吸法は家で練習してきたという。
分娩経過の説明を積極的に聞いている。

陣発 ㋐自然／人工　2月　4日 12時 00分
破水 ㋐自然／人工　2月　4日　7時 00分
混濁 ㋐(−)・＋　（淡ピンク）

日時	胎児心拍数	陣痛発作(秒) 20 30 40 50 60 / 陣痛間欠(分) → 子宮口開大(cm) 2 4 6 8 10	内診所見	情報(主・客)	判断・実施・評価	サイン
2/4 10:10	144			BTB青変 羊水淡ピンク，少量， 混濁なし	分娩監視装置装着 　開始 10:45〜11:22 陣痛なく，胎児心音良好， 発熱徴候なし	岡
11	150〜160	→	3cm −1 40% 硬後	食事摂取(良)	11:00 医師内診・羊水培養 　　　抗菌薬の内服指示 胎児心拍数モニタリング reassuring(fetal status)	岡
12	152			「だいぶ張ってきた感じが あります」 排尿あり，羊水淡ピンク 10 g 流出感あり血性帯下(＋)	12時　陣痛開始とする トイレ歩行促す 外陰部の清潔法確認	岡
13	148			「腰が張ると痛くなってき ました」「ご飯食べたころか ら痛くなってきました」 「痛み自体は強くなってき ました」	呼吸法上手にできている	岡
13:30	138					岡
14	145			呼吸法をしながら，自分で 腰部圧迫をしている		岡
14:45	150				陣痛の強弱があるので， 半座位をすすめる	岡
15	155			自然排尿あり 羊水漏出　少量　淡ピンク 血性帯下	トイレ歩行介助，陣痛強 くなってきたが，落ち着 いて対処できている。水 分補給をすすめる	岡
15:45	148					

▶図4-34　分娩経過図(パルトグラム)の例

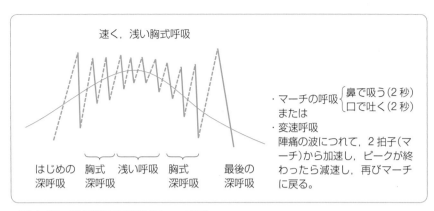

▶図 4-35　進行期の呼吸法（ラマーズ法）

過の説明を行い，体位を工夫したり，ゆっくり腰を動かすことをすすめるなど，産痛緩和をはかる援助を行う。セルフケア行動が困難になっている部分を把握し，清潔・排泄の援助を行う。

② 分娩第 1 期活動期の終盤（極期，減速期；子宮口開大 7〜8 cm 以上全開大まで）の看護

1 産婦の身体的，心理・社会的特徴

　　分娩第 1 期の活動期の終盤である極期，減速期になると，陣痛間欠が 2 分と頻回となり，子宮収縮もさらに強くなる。産婦は児の誕生が近づいていることに喜びや期待をふくらませる一方で，分娩経過や胎児の健康状態が正常を逸脱することに不安をいだく。また，陣痛発作ピーク時に努責感（排便したいような感じで胎児を娩出したい気持ち，いきみ）が生じ，息をとめてしまうようになる。そのため，子宮収縮の頂点では，規則的な浅い呼吸をして力を抜く努力をする。努責感などの不快症状が増してくると，対処行動の実施が困難になり，分娩を制御できる自信がなくなり，くじけそうになりやすく，分娩への恐怖感も生じる。子宮口が 8 cm 以上開大すると，血性分泌物が腟口から多量に排出される。

　　さらに分娩が進行すると，仙骨部痛，努責感が増し，その他，四肢硬直，下肢の攣縮，嘔吐，吃 逆（しゃっくり），曖気（げっぷ）がおこることもある。全身に発汗が著明となり，苦悶様表情や全身の硬直がみられることがある。呼吸法で回避できない努責感となり，自己制御力が低下する。

　　子宮口全開大に近くなると，自然破水がおこる。刺激に対して過敏に反応しやすくなり，恐怖心が増したり，怒りやなげやりな態度を示すこともある。努責感は自制困難となり，自然に腹圧がかかるようになる。陣痛間欠時に，眠けが生じる場合もある。

2 看護の実際

　　一般に，子宮口7〜8cmになると，経産婦では分娩時刻が予測されるので，分娩準備のため分娩室に移送する。初産婦の場合は，約1時間後に全開大すると判断される。産婦・胎児の観察を継続して行い，そばに付き添い，産婦の欲求や意思を受けとめながら，タッチやマッサージ・圧迫によって全身のリラックスを促す。呼吸のリズムや深さを誘導・調整したり外陰部の圧迫をすることで，努責の回避をはかる（▶図4-36）。間欠時には少しでも休息がとれるように配慮し，体温調整にも心がける。

　　陣痛間欠時には，分娩進行に伴う正常の感覚や反応があらわれていること，また，胎児が元気であることを伝える。さらに，今後の見通しと短期的な目標をわかりやすく説明し，これらにより産婦・家族の心の安定をはかる。また，産婦や家族のがんばりや，胎児もがんばっていることを称賛し，主体性のある出産を支持する態度で接する。

　　陣痛のたびに自制できない努責があらわれるようになったら，破水や外陰部の抵抗に気をつけ，肛門部や陰裂の哆開の有無などを観察する。破水直後や努責したあとには，胎児心音を必ず測定する。破水とともに臍帯脱出がおきる危険性があるので，胎児心拍数の変化，とくに持続徐脈に気をつける。

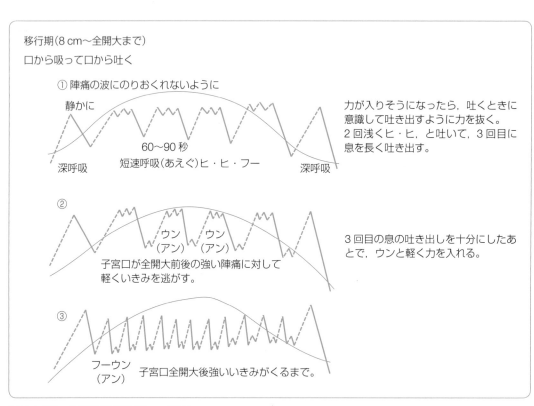

▶図4-36　極期の呼吸法（ラマーズ法）

③ 分娩第2期の看護

1 産婦の身体的，心理・社会的特徴

胎児娩出まであと30分〜1時間以内と予測されると，分娩室への移送など分娩の準備がなされる。努責の開始が許可されると，産婦は先の見通しがついた安堵感・安心感や，わが子にもうすぐ会えるという期待感をいだく。そのため，出産に対する主体的な気持ちが高まるような声かけをすることが必要である。

産婦は出産や努責することに気持ちを集中しているが，医療処置や医療職者の言動にも敏感であり，なにげない医療職者の言葉かけが産婦を傷つけてしまうこともある。反対に，分娩に立ち会っている人々との一体感は産婦を心強くし，最後まで自分の力を発揮することができる。このため，呼吸法を一緒に行って導いたり，励ましたりすることが有効である。

この時期には，努責により腹圧を骨盤誘導線の方向にかける必要がある。しかし，この腹圧のかけ方は案外むずかしく，最初からうまくできることはあまりない。腹圧をかけるたびに，胎児の進みぐあいや努責のかけ方のよしあしなどを助言することも必要である。

会陰切開の適応は，会陰の伸展性が不良で，児の娩出により会陰裂傷の危険性が強い場合や，胎児機能不全など，胎児の生命に危険があり，会陰が伸展する時間まで児の娩出時刻を遅らせる猶予がない場合である。これらが判断されれば，その必要性が医師により産婦に説明され，会陰切開術が実施される。

産婦は，胎児を娩出した瞬間を，一気にらくになったことで体感する。虚脱感や疲労感から反応が鈍くなる産婦もいるが，多くはこれまでの苦労から解放され，出生児の産声や周囲の人々の反応・様子に対して敏感になっている。そのため，児の元気な誕生を言葉で知らせて祝福をすることが重要である。わが子の無事の誕生を知ると，元気に生まれた喜び・安堵感・達成感・幸福感など肯定的な感情があふれてくる。

出生児のアプガースコアが8点以上で，外見上の異常がなければ，産婦の下腹部に出生児がのせられ，最初の母子対面の機会がもたれる。新生児は覚醒状態であり開眼しているため，早期母子接触に適した状態である（▶297ページ）。多くの産婦は接触をすすめられると，わが子を確かめるように児の指を軽く触ったり，頭をやさしくなでたりするなどの愛着行動を示す。このときに，児が産婦を母親であるとわかっているということを伝えるとよい。

2 看護の実際

看護職者は分娩準備にあたることになるが，その間も，産婦や胎児，家族を尊重した態度，細かい配慮が重要である。分娩室の環境調整を行い，出生直後

　の新生児を保温する滅菌されたあたたかいタオル・布などの物品，処置・蘇生機器などを準備し，点検をする。産婦を分娩室に移送し，努責をしやすい姿勢を調整する。

　分娩介助者は，準備として分娩セットを用意し，自己の手指を消毒する。その後，産婦の外陰部を消毒し，胎児娩出に備えて清潔野を作成する。

　分娩介助者(直接介助者)以外の間接介助者は，分娩介助者と協力して，産婦に腹圧をかける方向やタイミングの指示をしたり，陣痛間欠時には全身のリラクセーションを促す。産婦自身では汗をふきにくいので，間欠時に冷たいタオルなどで汗をふき，発汗を抑えて体熱感を軽減させる目的で，うちわで風を送るなどの援助を行い，水分補給を促す。

　効果的に努責ができない産婦の場合は，異常がないかを把握したのち，分娩への恐怖心を取り除くようタッチしながらゆっくりしたおだやかな声でやさしく話しかけ，ねぎらったり，緊張をとき，努責をしやすい体位の工夫(フリースタイル出産)をはかる(▶239ページ)。

　児の急激な娩出を防ぐために，努責から短速呼吸にきりかえるように分娩介助者から合図があったら，そのきりかえが円滑にできるように手を添えて言葉で誘導する(▶図4-37)。仰臥位分娩の場合は，分娩台のにぎり棒を把持している手を外して胸のところに置き，一緒に短速呼吸をするなどの援助をする。

　児が娩出されたら，産婦・立ち会い者とともに新たな生命の誕生を喜び，産婦に心からの祝福やねぎらいの言葉をかける。出生児の様子を観察し，分娩介助者に出生時間・性別について確認する。分娩介助者の判断のもとに母子対面などの機会を設定する。産婦は少しの刺激でも反応しやすい過敏な状態であり，冷静な判断や行動ができないことが多い。不要な心配をさせたり，混乱させたりしないように慎重な対応をする。

　児の娩出によって分娩が終了するのではなく，こののちにも異常がおこりやすいため，産婦の観察を怠ってはならない。

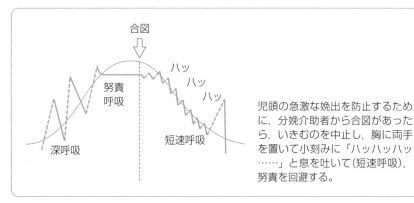

▶図4-37　いきみの呼吸法(ラマーズ法)

④ 分娩第3・4期の看護

1 産婦の身体的，心理・社会的特徴

　　産婦は出産を無事成しとげたことにより，安心・安堵感をもつ。しかし，こののちに胎盤が娩出され，大出血など重篤な分娩異常がおきる危険性がある時期である。

　　胎盤は，胎盤剝離徴候が確認されたならば，腹圧をかけなくても自然に娩出される。産婦は力を抜いて両下肢の膝を立て，開脚にしたままの姿勢でいるように指示される。産婦は，生あたたかいものが出てくる感じを体験する。子宮底が臍下2〜3横指以下となり，子宮がかたく触れる。

　　胎盤娩出が終わり，産道の裂傷などの異常の有無を観察し，縫合などの処置がなされたのちの分娩第4期は，身体の回復を促すために安静に過ごす時期である。分娩による体力・エネルギーの消耗や多量の発汗により，分娩後は脱水ぎみになり，口渇感や，微熱・悪寒を訴える産婦もいる。

　　産婦は家族と出産の喜びを分かち合い，ねぎらいや称賛の言葉を受けたり，新生児と対面することで，わが子という実感や幸福感に浸る時間となる。

早期母子接触▶　　分娩室で正期産児を対象に出生直後に行う母親と出生児の皮膚接触を**早期母子接触** early skin to skin contact（SSC）という。これは，母子ともに状態が安定していることを査定し，羊水などをふき取った出生児を母親の胸の間で互いの胸と胸とが直接素肌で接触するように抱くことである。その際，新生児の頭をやや上向きに伸展した位置に保ち，気道を確保し鼻呼吸をらくにし，母親とアイコンタクトできるように体勢を整える。新生児は保温のためにあたたかい掛け物でおおうようにする。

　　また，この時期は母親とのアイコンタクトが可能な state 4（静覚醒）であることが多い。SSC の実施は，母乳育児や愛着行動，児の身体状況の安定などへの効果が有意にみとめられ，推奨されている。分娩直後の新生児は胎外適応過程の反応第1期であり，口腔・鼻腔内の分泌物も多くみられ，呼吸が不安定で急変する場合もある。

　　そのため，ガイドラインでは，家族に対する十分な事前説明と機械を用いたモニタリングおよび新生児蘇生に熟練した医療者による観察などの安全性を確保したうえでの実施を推奨している[1]。

　　早期母子接触の開始時期や持続時間について，より効果的な方法は確定していないが，出生後できるだけ早期に開始し，30分以上，もしくは，児の吸啜まで継続することが望ましいとされている（継続時間は上限を2時間以内とし，

1）日本周産期・新生児医学会ほか：早期母子接触実施の留意点．2012.

児が睡眠したり，母親が傾眠状態となった時点で終了する)[1]。新生児が母親の乳房に触れることで探索・吸啜反射がみられたり，直接授乳の希望があったりすれば，呼吸状態などを確認し，安全性を確保して，初回授乳へと支援することも可能である。

2　看護の実際

　看護職者は，産婦と喜びを共有しながらも，異常徴候を見すごすことのないように状態の観察を行う。おもな観察項目は，子宮底の高さと子宮収縮状態・出血状態と出血量の測定・体温・脈拍・血圧である。これらに加えて，後陣痛・縫合部痛・肛門痛・悪寒・不快感などの訴えの有無にも留意する。

　水分補給を促し，汗をふきとり，清潔・保温をはかる。子宮収縮が不良ぎみの場合は，子宮底の輪状マッサージを行う(▶図4-38)。また，冷罨法も有効である。また，膀胱の充満を避けるため，留置カテーテルによる導尿などで，排尿の援助を行う。これらに加えて，出血状況を観察する。分娩中から分娩後2時間までの出血量の合計が500 mL以上の場合は異常であるため，ただちに医師に報告する。

　母子対面は，新生児の健康状態や保温に留意し，スキンシップや哺乳など，母親がわが子と触れ合い交流できる機会となるように援助する。

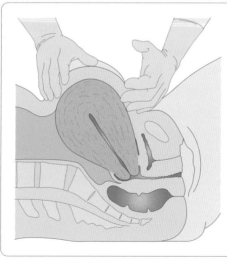

弛緩出血からまもるために，分娩後の最初の時間に子宮底をマッサージするのに適当な方法である。子宮下垂予防のため，支えとしてはたらくように左手を恥骨結合上におく。その間，右手を子宮底周囲にかぶせ，丸く円を描くようにして，子宮底をマッサージする。

▶図4-38　子宮底の輪状マッサージ

---

1)「根拠と総意に基づくカンガルーケア・ガイドライン」(カンガルーケア・ワーキンググループ，2010)では，「出生後できるだけ早期にできるだけ長く実施すること(注釈：出生後30分以内から出生後少なくとも最初の2時間，または最初の授乳が終わるまで)」とされている。

⑤ 無痛分娩と看護

硬膜外麻酔 ▶ 　硬膜外麻酔による無痛分娩は，自然分娩以外の方法として，イギリスでは20.8％（2012年），アメリカでは41.3％（2008年），フランスでは65.4％（2016年）の分娩で選択されている[1]。一方わが国では，総分娩数に占める無痛分娩数の割合は2016（平成28）年度の時点で6.1％と少ない[2]。

　2000年代初期までは，無痛分娩の導入は心疾患の産婦などの医学的適用が主であり，実施は限定的であった。しかし近年では，分娩環境の安全性が確保されたことや，晩産化を背景としてハイリスク分娩が増加し，高年初産婦の希望に応じるかたちで実施率が上昇傾向にある。また，無痛分娩を希望する産婦に対応できるように，分娩環境や産科麻酔技術を24時間体制で提供できる施設も増加している。硬膜外麻酔による無痛分娩には，利点と欠点があり，その対策について理解しておく必要がある（▶表4-18）。

無痛分娩時の看護 ▶ 　硬膜外麻酔による無痛分娩時の看護は次のとおりである。

▶表4-18　硬膜外麻酔による無痛分娩の利点と欠点およびその対策

利点	
効果的かつ安全に産痛緩和を行うことができる。 鎮痛効果によって心臓や肺への負荷が軽減でき，体力が保持される。 産婦の血流と酸素量を保ったまま分娩を行うことができるため，胎児への酸素供給が維持される。 母体への疲労感が少ないため，出産後の回復が比較的早い。	

欠点	対策
日常生活動作に制限が生じ，禁食を行う必要がある。会陰切開や，器械による分娩を行う可能性が高まる。無痛分娩は保険の適用外である。	医療処置の内容や，自己負担金が生じることについて十分に説明を行い，インフォームドコンセントを得る。
分娩における主体性を産婦がもちにくく，出産した実感を得ることがむずかしい。	鎮痛効果と分娩の進行を妨げないようにしながら，産婦を中心とした無痛分娩の導入を行う。麻酔薬の調整補助も行い，産婦が主体性をもちながら分娩できるよう支援する。
麻酔薬により，陣痛微弱や遷延分娩，第2期遷延などの副作用が生じる可能性がある。また，副作用により分娩の遷延がおこることで，陣痛促進剤の過剰投与につながる可能性がある。	麻酔薬の影響を考慮したうえで，分娩進行のアセスメントを行う。また，自由な体位をとることや，いきむタイミングの工夫を行うことで分娩の促進を行う。
分娩中に，低血圧や頭痛，硬膜外血腫，神経麻痺や呼吸のトラブル，胎児機能不全といった異常をおこすリスクがある。	母体の定期的な血圧測定，麻酔による副作用や身体症状などの観察，CTGモニタリングなどにより，異常の早期発見と安全性の確保につとめる。
下肢の運動制限が生じるため，努責がうまくできなくなる。分娩直後まで下肢麻痺が残るため，転倒する危険性がある。	麻酔薬の投与量の確認を行い，分娩中および産後における，異常の早期発見と安全性の確保につとめる。

1）厚生労働省：第61回社会保障審議会医療部会　平成30年4月11日配布資料5．2018
2）日本産婦人科医会医療安全部会：分娩に関する調査（http://www.jaog.or.jp/wp/wp-content/uploads/2017/12/20171213_2.pdf）（参照2020-06-18）

[1] **インフォームドコンセントの取得**　無痛分娩を希望・選択した産婦の入院時に，実施の意思を再度確認する。無痛分娩の利点・欠点も含めて十分に説明を行い，インフォームドコンセントを得る。また，微弱陣痛や分娩遷延などを防ぐため，分娩第1期の活動期までは麻酔薬の導入を避ける必要があることを説明する。

[2] **分娩のアセスメント**　麻酔薬が導入されることを考慮したうえで，分娩進行状態の観察とアセスメントを行う。また，分娩における産婦の希望を確認し，分娩の促進を行う。

[3] **麻酔薬導入後の対応**　麻酔薬の導入後は，鎮痛効果に加えて，微弱陣痛や回旋異常などの異常の徴候にとくに注意して観察する。麻酔薬を投与した時期と，投与量について医師に確認し，随時，医師に報告・連絡を行う。

[4] **産婦への支援**　産婦の主体性を引き出し，いきむタイミングを見はからって出産ができたと実感をもてるように支援を行う。

[5] **産後の安全確保**　産後は，無痛分娩の影響による異常の早期発見と，安全性の確保を行う。

ゼミナール
復習と課題

❶ 分娩の3要素とはなにか，説明しなさい。

❷ 分娩の経過は，分娩第1〜4期に分類されるが，進行に伴う産婦の身体的変化について説明しなさい。

❸ 産痛とはなにか説明しなさい。また，産痛を緩和する方法にはどのようなものがあるか述べなさい。

❹ 痛みを強く訴える産婦と，そうでない産婦がいるが，産痛を増強させる因子について説明しなさい。

❺ 分娩入院時の問診内容をまとめてみよう。

❻ 陣痛の計測はどのように行うか，説明しなさい。

❼ 産婦のニードに焦点を合わせてアセスメントするが，どのようなニードの充足，看護上の問題が考えられるか述べなさい。

❽ 産婦が主体的に行う産痛緩和のための方法について，どんな方法があるか述べなさい。また，産婦にとってこのような対処法を行う意義について考えてみよう。

❾ 分娩開始時(分娩第1期の活動期)の看護について，おこりやすい問題と看護計画についてまとめなさい。

❿ 分娩第1期終盤の看護について，おこりやすい問題と看護計画についてまとめなさい。

⓫ 分娩第2期の看護について，おこりやすい問題と看護計画についてまとめなさい。

⓬ 分娩第3・4期の看護について，おこりやすい問題と看護計画についてまとめなさい。

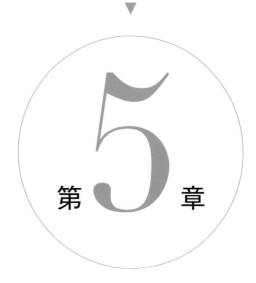

第 5 章

新生児期に
おける看護

A 新生児の生理

① 新生児とは

1 新生児の定義

周産期から乳児期の期間にはそれぞれの医学的名称がある（▶図 5-1）。

このうち**新生児期**とは生後 28 日間をさし，そのうち生後 7 日未満を**早期新生児期**として区別する。これは生後 1 か月，とくに生後 1 週間が出生後の適応という特別な時期にあることがその理由である。統計や法律では出生後 28 日未満の児を**新生児**とよび，国際死因統計では出生後 28 日未満の死亡を**新生児死亡**と定義する。**周産期**は妊娠 22 週から生後 7 日未満の期間をさし，この間の死亡を**周産期死亡**という。

2 新生児の分類

新生児は，出生体重と在胎期間により区分される（▶表 5-1，2）。

体重による分類▶　出生体重による分類では，2,500 g 未満の児を**低出生体重児**，そのうち 1,500 g 未満の児を**極低出生体重児**，さらにそのうち 1,000 g 未満の児を**超低出生体重児**とよぶ。出生体重が 4,000 g 以上の児を**巨大児**とよぶ。出生体重はどこでも正確にはかれるので，医療の国際比較に用いられる。

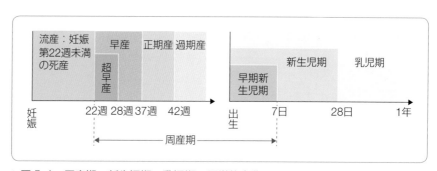

▶図 5-1　周産期・新生児期・乳児期の医学的名称

▶表 5-1　新生児の出生体重による分類

超低出生体重児	出生体重 1,000 g 未満の児
極低出生体重児	出生体重 1,500 g 未満の児
低出生体重児	出生体重 2,500 g 未満の児
巨大児	出生体重 4,000 g 以上の児

▶表 5-2　新生児の在胎週数による分類

超早産児	在胎 28 週未満で出生した児
早産児	在胎 37 週未満で出生した児
正期産児	在胎 37 週以上，42 週未満で出生した児
過期産児	在胎 42 週以上で出生した児

在胎週数による▶
分類

児の在胎期間は母親の最終月経第1日から数えて満であらわす。在胎37週以上42週未満に出生した児を**正期産児**とよび，37週未満で出生した児を**早産児**，そのうち28週未満の場合を**超早産児**とよぶ（▶図5-1）。また，42週以上で出生した児は，正期産児よりも合併症が多く予後も比較的不良であることから**過期産児**として区別される。

なお，「未熟児」は在胎期間や出生時の体格に関係なく，機能が未熟な児を指す慣用語として用いられる。

3 新生児の体格

わが国では，新生児の在胎期間と出生時の計測値を用い，分娩様式による影響を補正した，在胎期間別の体重と身長と頭囲の標準曲線（出生時体格基準曲線）が作成されている。曲線は国際疾病分類に準じてパーセンタイル表示[1]となっている。

新生児の体格は一般に男児が女児より大きく，経産児が初産児より大きい。出産予定日の在胎40週0日で出生した場合の体重の中央値は，初産男児が3,094 g，経産男児が3,226 g，初産女児が2,998 g，経産女児が3,107 gである（▶図5-2）。身長と頭囲は性別と経産・初産の区別がないが，在胎40週0日の身長の中央値が49.4 cm，頭囲の中央値が33.4 cmである（▶図5-3）。

頭囲・身長の異常▶

10パーセンタイル未満，および90パーセンタイル以上の場合に，すぐに病的異常と考える必要はないが，低身長や小頭症などといった先天異常の1つの症状の可能性があるので注意を要する。

4 在胎（妊娠）週数別標準体重との比較を反映した体格の分類

たとえば，出生体重2,000 gの新生児は在胎33週で生まれても40週でも同じ「低出生体重児」に分類される。しかし，同じ2,000 gの児であっても在胎33週ではちょうどその週数に見合った体重だが，在胎40週ではやせていることになる。

出生体重を在胎期間別標準曲線上にプロットすると，新生児は次の3つのグループに分類され，新生児が在胎期間に見合った体格かどうかを判断することができる（▶図5-4）。

(1) 体重が10パーセンタイル未満の児を light-for-dates（または light for gestational age）児（LFD児），そのうち身長も10パーセンタイル未満の児を small-for-dates（small for gestational age）児（SFD児）とよぶ。

(2) 身長も体重も10パーセンタイル以上90パーセンタイル未満の標準的な体格をもつ児は appropriate-for-dates（appropriate for gestational age）児

---

1) 10パーセンタイルとは100人いるとした場合の小さいほうから10番目の，90パーセンタイルとは90番目の値である。

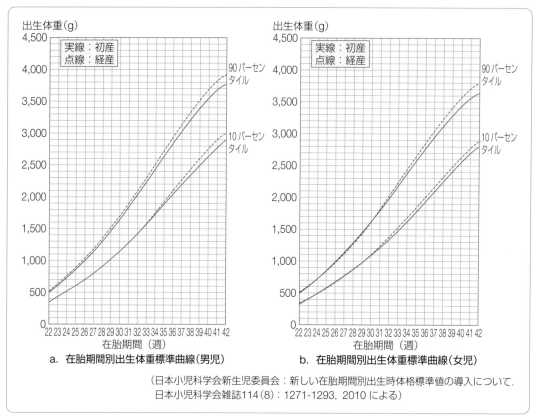

出生体重(g)

実線：初産
点線：経産

90 パーセンタイル

10 パーセンタイル

在胎期間（週）

a.　在胎期間別出生体重標準曲線(男児)

b.　在胎期間別出生体重標準曲線(女児)

(日本小児科学会新生児委員会：新しい在胎期間別出生時体格標準値の導入について.
日本小児科学会雑誌114(8)：1271-1293, 2010 による)

▶図 5-2　在胎期間別出生体重標準曲線

（AFD 児）とよぶ。

（3）体重が 90 パーセンタイル以上の児は heavy-for-dates（heavy for gestational age）児（HFD 児）とよぶ。

　この分類が用いられるのは，それぞれが異なった病態をもつからである。たとえば，light-for-dates 児には母体合併症や胎盤機能不全による胎児発育不全（FGR,　▶497 ページ）児が含まれ，低血糖や多血症の頻度が高くなる。また，heavy-for-dates の児には糖尿病母体からの出生児が含まれ，分娩外傷の頻度が高くなる。

身体のバランス ▶　　light-for-dates のときに，頭囲も 10 パーセンタイル未満の場合と，頭囲は正常に 10 パーセンタイル以上の場合の 2 つがある。一般に胎盤機能不全があって体重が小さくなっても頭部の発育は保たれるため，頭囲は 10 パーセンタイル以上のことが多い。このような児を asymmetrical FGR とよぶ。一方，先天異常に伴う light-for-dates の場合，頭囲も小さいことが多く，このような児を symmetrical FGR とよぶことがある。

5　新生児の姿勢

　　新生児は通常，上肢・下肢ともに**屈曲位**をとり，曲げた状態にある（▶図 5-5）。

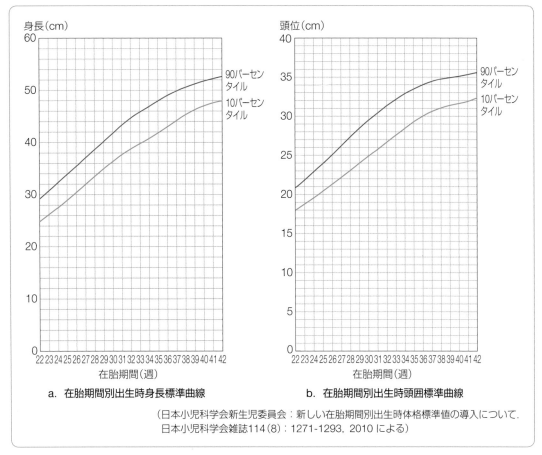

a. 在胎期間別出生時身長標準曲線　　b. 在胎期間別出生時頭囲標準曲線

（日本小児科学会新生児委員会：新しい在胎期間別出生時体格標準値の導入について.
日本小児科学会雑誌114（8）：1271-1293, 2010 による）

▶図 5-3　在胎期間別出生時身長・頭囲標準曲線

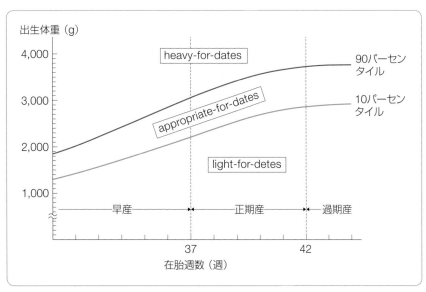

▶図 5-4　在胎週数の標準体重と比較した新生児の分類

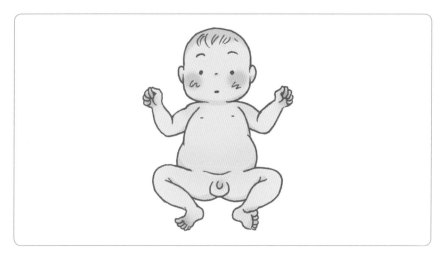

▶図5-5　屈曲姿勢

　　屈曲位をとるのは成熟徴候の1つで，早産児では屈曲位をとらないことが多い。また，上肢の戻り反応，下肢の戻り反応という反応があり，肘や膝をのばした状態から離すと自然と屈曲位になる。これも成熟徴候の1つであり，早産児ではこの反応が弱い。

姿勢の異常▶　　屈曲位をとらないときに，筋緊張が低下している場合は，脳障害や先天性の神経筋疾患の可能性がある。逆に上肢・下肢を伸展し，筋緊張が亢進している場合は，脳障害や染色体異常のことがある。

② 新生児の機能

1 子宮外適応現象

　　出生するとき，児の全身の臓器では劇的な変化がおこる。これは子宮内から子宮外の生活への適応のためであるが，きわめて大きなストレスを伴う。その適応過程は非常に複雑だが，一方で秩序だって破綻なく進行する。驚くべきことに，ほとんどの児が問題なく子宮外の生活に適応していくが，ときにその適応がうまく行われず，医療的介入が必要となる。

呼吸の適応▶　　胎児期に肺胞がガス交換可能な形態となるのは在胎22週を過ぎてからである。そのため，解剖学的には，21週以前の児は子宮外での生存をすることはできない。

　　胎児の肺はしぼんだ風船のような状態ではなく，肺が産生する肺水で満たされふくらんだ状態にある。したがって，出生直後の新生児肺は水で満たされた状態であり，呼吸のためには，約100 mLの肺内の水（肺水）を排出しなくてはならない。単純に水を吐き出せばいいようだが，出生時に水を吐くような児はいない。肺水の多くは，肺胞から肺間質に移動してリンパ管や血管内に入り，

最終的に尿として排泄される。

　肺水の移動に大切な役割を果たすのが**第一啼泣**^{（ていきゅう）}という強い呼吸である。しぼんだ風船を最初にふくらませるのがたいへんなように，最初に空気が肺に入るためには胸腔内が－30～－70 cmH$_2$O という高い陰圧となっている必要がある。したがって，生後すぐに泣かない児は呼吸の適応が遅れる。

　人工換気により高い圧をかけることは容易ではないので，蘇生法の第一歩はバッグによる人工換気ではなく，皮膚刺激で泣かせることになる。

循環の適応▶　胎児循環には2つの特徴がある。

(1) 胎盤の存在：胎盤に心拍出量の半分が供給されており，胎盤循環が存在している。

(2) 胎盤循環と体循環が同時に存在している：生後の循環では肺への循環とからだへの循環が直列であるのに対して，胎児では胎盤循環と体循環が並列の関係にある。並列の循環では，それぞれの循環の血液が交わる経路が必要となる。このため，**卵円孔**と**動脈管**という生後には不要になる血流が維持されていることも特徴である（▶図5-6-a，73ページ，図3-8）。胎児の動脈管には大動脈の2倍の血流がある。胎児循環は，機能的には両方の心室か

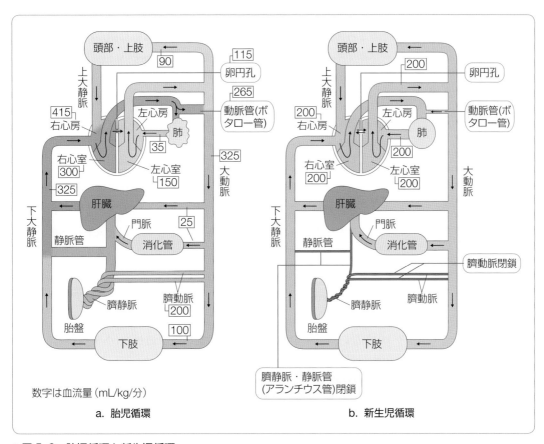

数字は血流量（mL/kg/分）

a. 胎児循環　　　　　　　　　　　　　　b. 新生児循環

▶図5-6　胎児循環と新生児循環

ら全身臓器へと血流が分布しており，心拍出量の約半分が胎盤血流としてガス・物質の交換にまわっている。

生後の循環適応の変化は，肺動脈が拡張し，卵円孔・動脈管・静脈管・臍帯動脈の4つが閉鎖し，胎盤循環がなくなることである（▶図5-6-b）。そのためには肺呼吸により動脈血酸素分圧（Pao_2）が上昇することが必要である。

Pao_2が上昇するとさらに肺血流が増加し，その結果，肺静脈からの左心還流血が増加して左房圧が上昇する。そのため，まず出生後数分程度で機能的に卵円孔が閉鎖する。

次に，Pao_2の上昇により動脈管の中膜が収縮し，さらに内膜変性がおこり生後15時間前後に閉鎖する。動脈管が閉鎖することで肺循環と体循環は途中で交わることがなくなり，完全に独立して直列につながるかたちとなり，新生児循環が完成する。

なお，臍帯動脈も同様に血管の収縮により閉鎖するが，臍帯静脈と静脈管の閉鎖は，臍帯結紮により胎盤からの血流が途絶することによる二次的なものである。

このように，循環系の変化は呼吸開始による酸素分圧の上昇に伴い行われるため，循環適応のためにはまず呼吸の確立が必要ということになる。

代謝適応▶　生後，胎盤からの糖の供給が途絶えると，新生児の血糖は一時的に低下し，生後2時間ごろに最低値となる。通常の正期産児では低血糖が持続することはないが，早産児や低出生体重児，とくにlight-for-dates児はしばしば低血糖をきたし，適切な対応がなされないと低血糖性脳症を発症する。また，血清カルシウム値も低下傾向になる。これは，胎児期に胎盤からのカルシウムを効果的にたくわえるために，血液中のカルシウムを高めに維持しようとする副甲状腺ホルモンが抑制されているためと考えられる。

消化管適応▶　胎児は消化管から栄養を摂取しておらず，生後はじめて消化管を使うことになる。したがって，消化管の蠕動は最初から必ずしも十分にみられるとは限らず，しばらく初期嘔吐とよばれる嘔吐を繰り返すことがある。また母乳の分泌もまだ少ないため，しばらくは児自身の異化代謝により水分・栄養をまかなうことになる。そのために新生児は褐色脂肪組織を保持していると考えられている。

血液の適応▶　胎児は非常に酸素供給の少ない環境で発育している。また，胎児循環は胎盤からの酸素を組織に送りにくい並列循環である。そのため，胎児の赤血球中のヘモグロビンは低酸素環境に有効な胎児型ヘモグロビン（ヘモグロビンF）となっている。さらに一般成人よりもヘマトクリット値が高い多血の状態にある。ところが生後には，それらは不要になるだけでなく，逆に酸素を組織で離しにくい不利な状態となる。そこで，胎児赤血球は早く溶血が進み，成人型ヘモグロビン（ヘモグロビンA）をもつ通常の赤血球となる。この生後の早い溶血が，新生児で黄疸が進みやすい理由の1つとなっている。

2 新生児の呼吸

肺水の移動▶ 　肺水はさまざまな機序で移動する(▶図5-7)。その1つは出生時のストレス
で分泌されるカテコールアミンであり，これが肺水の吸収を促進する。

　肺水の吸収は陣痛が始まった時点ですでに開始しているともいわれる。また，
産道を通過する際，胸郭には100 cmH₂O の圧が加わり，成熟児では約30 mL
の肺水が気道から口腔内へ排出される。しかし，この量は全肺水量の1/3以
下に過ぎず，産道通過のない帝王切開の児でも肺水の吸収は行われることから，
吸収の主経路は肺胞を取り巻く血管やリンパ管と考えられる。

　肺水は間質へと移動し，その後，間質と血液の浸透圧の差により，浸透圧の
高い血液のほうに水分が移動することにより肺毛細管内へ吸収される。また，
間質に移動した肺水は，胸郭の呼吸運動(ミルキング)によってリンパ管にも吸
収される。このようにして肺水の大部分は比較的短時間で吸収される。

　経過が良好なら出生後1〜2時間で呼吸数はおおむね40〜50回/分程度に安
定する。しかし，肺水の完全な吸収には数日を要するため，その間は多呼吸の
傾向が持続する。

肺サーファク▶ 　肺胞表面の水分と空気の界面には**肺サーファクタント(肺表面活性物質)**によ
タント 　る被覆層が形成されており，表面張力で肺胞がつぶれないようにしている。肺
サーファクタントは肺胞Ⅱ型上皮細胞から分泌され，在胎34週ごろから，そ
の産生が急速に高まる。

呼吸機能▶ 　肺での換気の開始とともにPao₂は上昇し，これが肺血管抵抗の低下をもた
らす。その結果，肺血流量はさらに増加し，肺でのガス交換率が上昇して肺呼
吸が確立する。また新生児は，肺胞容積に比べて生理的死腔が大きいため，1

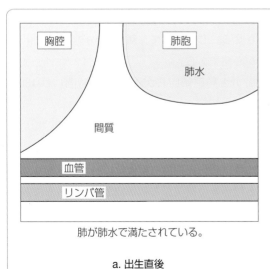
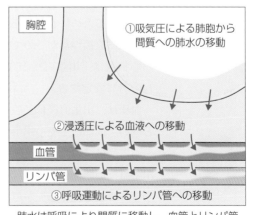

肺が肺水で満たされている。　　　　　　　肺水は呼吸により間質に移動し，血管とリンパ管
　　　　　　　　　　　　　　　　　　　　　に吸収される。

a. 出生直後　　　　　　　　　　　　　　　b. 肺水の移動

▶図5-7　肺水吸収のメカニズム

回換気量が少ない。その代償のため，呼吸数が多くなっている。呼吸パターンは生後しばらく不規則で，生理的に呼吸休止がみとめられる，いわゆる周期性呼吸の状態が続く。また新生児の呼吸は鼻呼吸が主で，口呼吸が上手にできるようになるには数か月を要する。

3　新生児の循環

肺血管抵抗▶　胎児期の肺動脈は収縮しており，胎児肺血流は心拍出量の 10% 程度である（▶267 ページ，図5-6）。しかし，出生と同時に肺動脈は拡張し，肺血流量は一気に増加する。生後早期の肺血管抵抗の低下には，血管拡張因子である一酸化窒素（NO）が重要な役割を果たしており，出生が近づくと胎児肺血管内膜に NO 合成酵素が発現する。このように，循環動態の面からも，生後の子宮外への適応が秩序だてて行われていることがわかる。

肺血管抵抗の低下には NO のほかに，血液の酸素分圧と pH が関係する。新生児仮死（▶489 ページ）などで低酸素血症やアシドーシスが持続すると，肺動脈の血管抵抗が低下せず，新生児遷延性肺高血圧症とよばれる状態になる。

動脈管▶　胎児循環では，大動脈よりも動脈管のほうが血流量が多い（▶267 ページ，図5-6）。出生後の動脈管閉鎖が遅延すると，早産児では心不全の原因となる。動脈管閉鎖は，Pao_2 の上昇や，血中プロスタグランジン濃度の低下などで促進される。

新生児心機能の▶
特徴　胎児循環は右室優位であるが，出生と同時に体循環は左室単独で維持されることになり，そのはたらきが重要になる（▶267 ページ，図5-6）。新生児期はその移行期にあたる。

心拍出量は，フランク-スターリングの法則により，拡張終末期圧が高いほど増加するが，新生児の心筋はかたく拡張しにくいため，拡張期の容量を増して心拍出量を増加させることがうまくできない。そのため新生児は，心拍出量を増加するために心拍数を増加させる。したがって，新生児の徐脈は心拍出量の減少に直接つながるので注意が必要である。

心拍数は，出生直後 150〜180/分と頻脈傾向だが，生後 24 時間には 130〜140/分に安定する。

血圧は，出生直後は一般に低く，早産であるほど，また生後の時間が短いほど低い。成熟新生児の出生当日の血圧標準値は 70/40 mmHg 程度である。

心電図は循環動態を反映するため，新生児期は右室優位のパターンを示す。出生直後の循環血液量は，胎児と母体の位置関係と臍帯結紮時期によって変化する。経腟分娩で胎児が母体より低い位置で 5 秒後に臍帯を結紮すると循環血液量は 70 mL/kg 程度のままとなり，180 秒後だと 90 mL/kg に増加するとされる。したがって，結紮があまり遅くなると多血症の傾向となる。一方，帝王切開で胎児が母体より上にある状態で結紮が遅れると，貧血傾向となる。

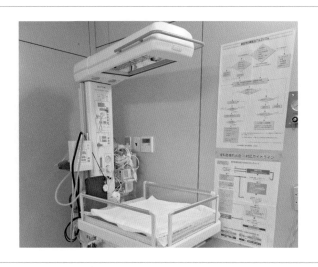

▶図5-8　ラジアントウォーマー

4　新生児の体温

　新生児は体重あたりの体表面積が大きく，かつ，ふるえによる熱産生ができないため，低体温になりやすい。そのため，新生児の頸部・肩・脊椎付近には，交感神経分布の多い褐色脂肪組織が存在し，寒冷刺激に対して積極的に脂肪分解による熱産生を行う。

　出生直後は裸であり，しかも羊水でぬれているため，低体温にならないように管理する必要がある。室温を上げてもよいが，壁や窓などが冷えたままだと輻射熱で熱を奪われる。そのため，出生時はヒーターの輻射熱で保温するラジアントウォーマーを用いるのが効果的である(▶図5-8)。体温維持のために最もエネルギー消費(酸素消費)の少ない環境温を中性温度環境とよぶ。これは出生体重と日齢により変化する。(▶502ページ)

5　新生児の消化と吸収

　胎児期の嚥下運動は在胎15週ごろに始まり，羊水を嚥下するようになる。胎生末期にはおおよそ1日500 mLの羊水を嚥下しているとされる。高度の中枢神経系異常や上部消化管の閉鎖があると，嚥下・吸収が障害されるため羊水過多となる。

　通常，出生前に胎便の排泄を見ることはない。しかし，胎児機能不全(NRFS，▶444ページ)に陥ると出生前もしくは分娩経過中に胎便排泄を見ることがある。

　胃および小腸の消化酵素の発現は胎生期に始まるが，早産の時期にはまだ十分な発現はない。しかし，早産児でも生後まもなく母乳を消化・吸収できるよ

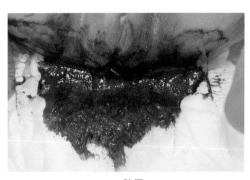
a. 胎便

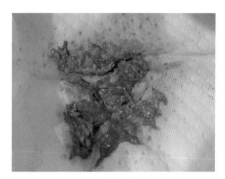
b. 移行便

▶図5-9 新生児の便

うになるため，消化酵素の発現・分泌はむしろ生後の日齢に影響されると考えられている。胃液のpHは，出生直後は高いが徐々に成人の値に近づく。消化酵素分泌や腸管壁の酵素活性は，乳汁の摂取により急速に亢進する。

　乳汁の摂取により消化管蠕動も活発になり，粘稠度の高い暗緑色で無臭の**胎便**が排泄される（▶図5-9-a）。その後，黄色便と胎便がまざった**移行便**となる（▶図5-9-b）。生後5日程度で通常の便を排泄するようになる。消化管のガスは3～5時間ほどで直腸にまで達する。出生直後の新生児の消化器は無菌状態で，啼泣後すみやかに空気が消化管に入り，同時に細菌も定着していく。

　新生児の消化機能の特徴として，脂肪分解・吸収能が低いことがあげられる。これは胆囊などに存在する胆汁酸の量が小さく，膵臓の外分泌能も低いことが原因とされる。そのため新生児では，脂肪便は正常所見である。新生児の脂肪分解能の低さを補うために，母乳中には母乳胆汁酸活性リパーゼ bile salt stimulated lipase（BSSL）が存在している。

　出生直後の新生児の基礎代謝量は約55 kcal/kg/日と低いが，生後1週ごろにはエネルギー所要量は約110～120 kcal/kg/日となる。これは成長に要するエネルギーが摂取エネルギーの約50％を占めるからである。このエネルギー量は，母乳または人工乳の150～200 mL/kg/日に相当し，そのため新生児は非常に活発な栄養摂取と水分代謝を行わなくてはならない。

6 ビリルビン代謝と生理的黄疸

● ビリルビン代謝

　古くなった赤血球は組織の貪食細胞に貪食され，ヘモグロビンはヘムとグロビンに分解され，ヘムがビリベルジンに代謝され，ビリベルジンは間接（非抱合型）ビリルビンに代謝される。1gのヘモグロビンから35 mgの間接ビリルビンが産生される。間接ビリルビンは脂溶性で，血中ではほとんどがアルブ

ミンと結合し，組織ではおもに皮下脂肪にたまる。

　間接ビリルビンは，肝臓でビリルビン UDP-グルクロン酸転移酵素によりグルクロン酸抱合を受け，胆汁中に直接ビリルビンとして排泄・分泌される。その後，消化管でβ-グルコシダーゼにより加水分解され，再び非抱合型(間接)ビリルビンとなり，血液中に再吸収されるという腸肝循環を形成する。

　さまざまな原因により，この過程のいずれかに問題が発生すると血中の間接ビリルビンが高値となる。血液中でアルブミンに結合していない間接ビリルビンはアンバウンドビリルビンとよばれ，血液脳関門をこえる。間接ビリルビンには神経毒性があるため，高間接ビリルビン血症は核黄疸(ビリルビン脳症)という脳障害の原因となる(▶507ページ)。

● 生理的黄疸

　生理的黄疸とは，特別な基礎疾患なしに新生児に一過性にみとめられる黄疸のことで，新生児の90%以上にみとめられる(▶図5-10-a)。出生直後の溶血亢進と間接ビリルビンの肝臓でのグルクロン酸抱合が不十分であることがおもな原因と考えられている。また，有効な肝血流量が少ないことや，腸肝循環によるビリルビンの血中再移行が多いことも影響しているとされる。

　生理的黄疸の強さは，人種や栄養方法によって異なり，日本人は欧米人よりも強い。また，母乳栄養児は人工栄養児に比べて非常に長引く，つまり遷延する傾向にある。通常，生理的黄疸は生後24時間以内には出現せず，その後徐々にあらわれ生後5日ごろに最高値となり，以後軽減して通常2週間ごろに症状が消失する。核黄疸発症の危険因子の有無に注意し，血清ビリルビン値を観察すれば，特別な治療は必要としない。

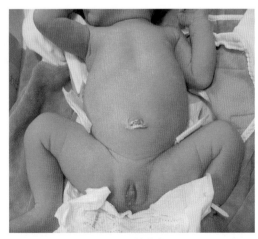

a. 生理的黄疸

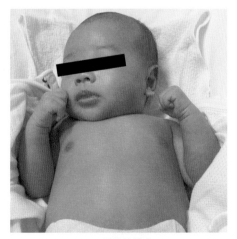

b. 母乳性黄疸

▶図5-10　黄疸

● 母乳性黄疸

　母乳により黄疸が増強され，生後2週を過ぎても黄疸が遷延するものを**母乳性黄疸**とよぶ（▶図5-10-b）。日本人では10%にみられるとされる（▶Column「新生児黄疸に関係する遺伝的要因」）。母乳性黄疸がおこるのは，母乳中に分泌されるプレグナンジオールが，肝臓でのグルクロン酸抱合を阻害することが1つの要因とされている。また，母乳中の遊離脂肪酸や，新生児の腸のβ-グルコシダーゼ活性が高いことなども要因にあげられている。

　母乳性黄疸のうち，生後1週以内にみられるものは早発型と分類され，母乳不足や，体重減少なども関与している。生後1週以降のものは遷延性黄疸といわれ，これが本来の母乳性黄疸である。遷延性の母乳性黄疸は，生後2週を過ぎても黄疸が存続することで気づかれる。さらに，1か月を過ぎても比較的強い黄疸が遷延する例もある。2〜3日母乳を中止すると血清ビリルビン値は劇的に低下し，母乳を再開すると再上昇する。

　診断は基本的に除外診断となる。通常，特別な治療を必要としないが，光線療法（▶508ページ）が必要になることもある。生後1週以降の場合，総ビリルビン20〜25 mg/dLを目安に注意深く経過観察する。改善傾向に乏しい場合や，ほかの症状があれば，治療を行う。予後は良好とされるが，高度の場合は核黄疸もありうるので注意が必要である。基本的に母乳を中止する必要はない。

7 腎機能

胎児の腎機能 ▶　胎児の腎臓では，在胎8週ごろよりネフロンの形成が始まり，35〜36週にはネフロンの新生が終了する。しかし，新生ネフロンの機能はまだ不十分である。基本的に腎機能の成熟は在胎・修正週数よりも生後日齢に依存している。胎児の尿産生は在胎9〜10週よりみとめられ，膀胱は12週ごろより超音波検査で確認できる。

　胎児尿は羊水の一部を構成し，腎無形成や尿路閉鎖があると羊水過少を伴う。胎児の尿量は在胎週数とともに増大する。超音波断層法によって推定された胎児尿量は，正期産の時期では1日600 mL程度にもなる。また，羊水中のクレアチニン濃度は在胎週数が進むにつれて増加するが，これも胎児の腎機能の発

Column 新生児黄疸に関係する遺伝的要因

　最近，ビリルビンUDP-グルクロン酸転移酵素の71番目のアミノ酸がグリシンからアルギニンに置換されているG71R変異が新生児黄疸に関係することが発見された。日本人はこのG71R変異の頻度が白人よりも高く，このことが日本人が黄疸が強くなりやすい理由であることが明らかとなった。日本人では，母乳性黄疸にこの遺伝的要因が加わると強い黄疸になる場合があり，注意を要する。

達を示すとされる。

新生児の腎機能 ▶ 　腎臓の機能成熟は出生後の日齢に依存するが，正常新生児でも，腎血流は生後1週間で心拍出量の6%，1か月でも15%と非常に低い値である。糸球体濾過量も15 mL/分/1.73 m²程度と極端に低く，基本的に新生児は腎不全に近い状態にある。尿細管機能も十分でなく，最大尿濃縮能は700 mOsm/Lと成人の約半分の値である。このように，新生児は腎機能が低いため，水制限や強い溶質・水負荷に対応ができない。

　また，新生児は成人と比較して体重に対する水分量の割合が高く，とくに細胞外液量が多い。この余分な細胞外液は生後に排泄される必要があり，出生体重の5〜10%程度が生後1週間までに生理的に減少する。

8 新生児の免疫

免疫能の低下 ▶ 　細菌感染症に対する第一の防御機構である好中球の機能は，新生児において十分ではなく，とくに細菌のもとへ向かうための遊走能と，貪食能が低下している。好中球の機能低下により，弱毒菌であるB群溶レン菌（B群レンサ球菌，GBS）などでも重症感染症を発症する。胎児・新生児ではB細胞のIgG産生能が低く，またナチュラルキラー細胞（NK細胞）の機能も低いことから，胎児期にウイルスの持続感染に陥ることがあり，出生後も単純ヘルペスウイルスや水痘-帯状疱疹ウイルスなどによる感染症が容易に重篤化する。

胎盤経由免疫 ▶ 　新生児期の免疫不全を補う補助機構の1つが経胎盤的に母体から補われる
グロブリン　　IgG抗体である。在胎20週をこえるころから，母体から児に経胎盤的にIgG抗体が能動輸送される。このIgGは生後半年近くまで存在し，児をさまざまな感染症からまもっている。とくに，新生児期には，母体の腟や腸の細菌が最初に定着するが，児はこれらに対する母体の抗体を受けてから出生するので，有効にまもられることになる。出生直後は，新生児自身のIgGの産生はほとんどないことから，生後の血中IgG濃度はしだいに低下する。

　一方，IgMとIgAは胎盤移行しない。臍帯血のIgMは胎児が産生したものであるので，高値を示せば子宮内でなんらかの感染を受けたことが推測される。新生児の血中IgAは生後1週を過ぎるころより，わずかにみとめられるようになる。

母乳による免疫 ▶ 　母乳中にはIgG，IgA，IgMのすべての免疫グロブリン抗体が存在するが，大部分は分泌型IgAであり，とくに初乳中に多く含まれる。母乳には，このほかに補体成分や，上皮増殖因子，ラクトフェリン，リゾチーム，オリゴ糖などの液性因子のほか，マクロファージ，リンパ球などの細胞成分も含まれていて，さまざまな微生物の侵襲から児をまもっている。

9 新生児の皮膚

　出生直後の皮膚は通常，みずみずしくややむくんだ感じで，ほとんど紅斑も

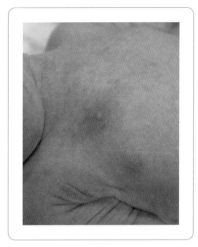

▶図5-11　中毒性紅斑

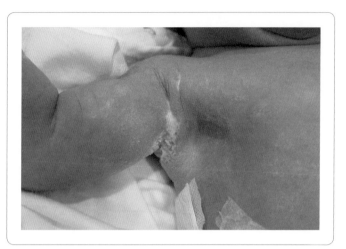

▶図5-12　胎脂

なくきれいである。しかし，数日で**中毒性紅斑**が出現する（▶図5-11）。また，乾燥したり，落屑_{らくせつ}がみられるようになる。中毒性紅斑は直径1cm程度の紅斑の中央に丘疹があり，40%くらいの児に出現するが原因は明確になっていない。内容物は好酸球で，2週間程度で自然軽快する。また，皮膚所見は在胎週数に依存しており，デュボヴィッツスコアでも皮膚所見は重要な成熟徴候となっている（▶285ページ）。

胎脂▶　**胎脂**_{たいし}は，出生直後の皮膚の，とくに頸部や腋窩などに，黄白色の脂のかたまりとしてみられることがある（▶図5-12）。この胎脂は在胎35〜36週の早産児でとくに目だつが，40週の予定日を過ぎるとあまりみられなくなる。胎脂は異常なものではなく，出生後も皮膚を細菌感染からまもっており，無理に落とす必要はない。生後数日で自然に消失する。

チアノーゼ▶　出生直後はすべての児がチアノーゼを呈し，「赤ちゃん」とよべる皮膚の色ではない。チアノーゼはヘモグロビンの酸素飽和度が低下したために皮膚が紫色にみえる状態で，脱酸素化ヘモグロビンが5g/dL以上になると出現する。したがって，血液ヘモグロビンが20g/dLの場合，酸素飽和度が75%以下でチアノーゼを呈する。通常，啼泣をはじめると急激に酸素飽和度が上昇し，通常の「赤ちゃん」の皮膚の色となる。まだらにチアノーゼがみられる**大理石様皮斑**は，血管運動神経調節が未熟なためにみられる状態で，新生児では正常範囲の所見である（▶図5-13）。

黄疸▶　黄疸は，視覚的所見として皮膚が黄色く見えることをさす（▶273ページ，図5-10）。病態としては高間接ビリルビン血症である。間接ビリルビンは脂溶性で皮下組織に蓄積しやすいため，新生児では皮膚所見として判別しやすい。成人では高間接ビリルビン血症になってもとくに問題はないが，生後早期の新生児では，大脳基底核に間接ビリルビンが移行して細胞毒性をもち，ビリルビン

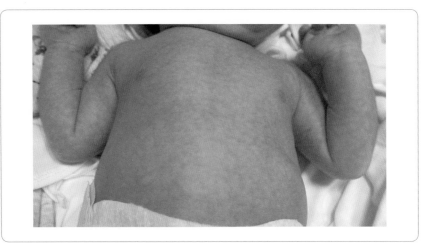

▶図 5-13　大理石様皮斑

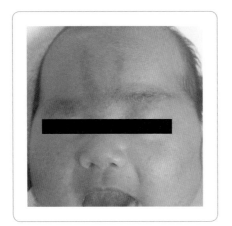

▶図 5-14　サーモンパッチ

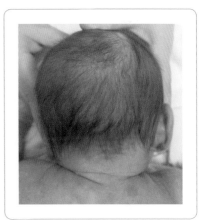

▶図 5-15　ウンナ母斑

脳症をきたすため注意が必要である。とくに生後 24 時間以内は慎重な管理が必要となる。

母斑▶　母斑は皮膚の先天的局所的な異常をさし，一般に「あざ」とよばれる。新生児には特徴的な母斑がいくつか存在する。

[1] **イチゴ状血管腫**　小児血管腫に分類されるものの 1 つに**イチゴ状血管腫**がある。通常，出生時にはみられず，生後まもなく出現して 1 歳ごろまで大きくなるが，その後は消退する。合併症があればレーザー治療の適応となる。最近，β 遮断薬による治療の有効性が明らかとなり，診療応用されている。

[2] **サーモンパッチ**　サーモンパッチは**中心性紅斑**ともよばれ，額や眼瞼にみられる（▶図 5-14）。毛細血管の拡張で出生時から存在し，生後ゆっくりと消退し，1 歳ごろまでに消失する。

[3] **ウンナ母斑**　頸部の母斑は**ウンナ Unna 母斑**とよばれる（▶図 5-15）。成人

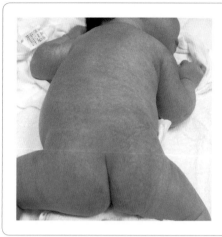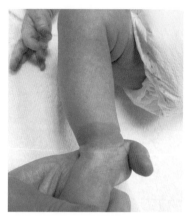

▶図5-16 蒙古斑

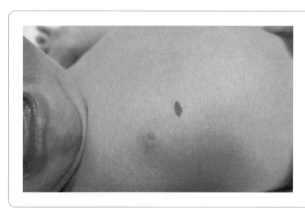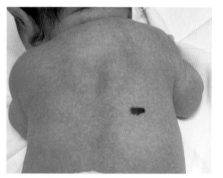

▶図5-17 色素性母斑

期には消失しているとされ，正常範囲内の所見である。

[4] **ポートワイン母斑** ポートワイン母斑は**単純性血管腫**ともよばれ，出生時から存在する紫っぽい平坦な血管腫である。この母斑が三叉神経第一枝支配領域にあるときには，スタージ-ウェーバー Sturge-Weber 症候群の可能性がある。その場合，脳の軟膜血管の奇形の合併により，てんかんを発症することがある。

[5] **蒙古斑** 蒙古斑はメラノサイトの消失遅延が原因で生じ，アジア人に多く，日本人の約90％にみられる（▶図5-16）。腰部に限らず，四肢に存在することもまれではなく，10歳ごろまでには自然に消失する。

[6] **色素性母斑** 色素性母斑は褐色から黒色の母斑で，大きくなったりはしないが消退もしない（▶図5-17）。

[7] **脂腺母斑** 脂腺母斑は頭部や顔面にみられることが多く，脂腺が主体の母斑である。母斑部分の毛髪が消失することと，10～15％が思春期以降に悪性化することで対応が必要となる。

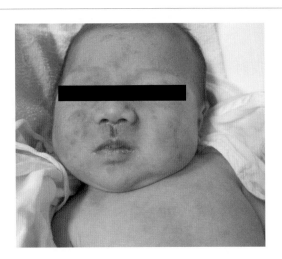

▶図5-18 脂漏性湿疹

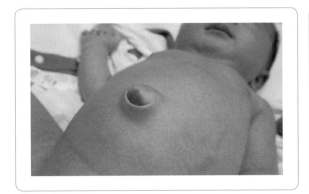

▶図5-19 臍ヘルニア

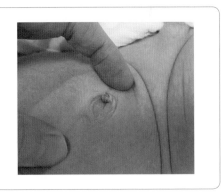

▶図5-20 臍肉芽腫

新生児期に▶
見られる所見 　児の出生直後には見られないが，1か月健診までの間に見られる所見として，脂漏性湿疹や臍ヘルニア，臍肉芽がある。

　[1] **脂漏性湿疹**　新生児は生後1か月に近づくと，性別にかかわらず男性ホルモンの分泌が増え，皮脂の分泌が活発になる。そのため，脂腺の多い頭や顔，耳周囲，胸のあたりに，「にきび」のような湿疹が出現することがある（▶図5-18）。石けんを用いて洗い，皮脂を落とすことが対応法となる。

　[2] **臍ヘルニア**　臍ヘルニアは，臍の中に腸が脱出したいわゆる「でべそ」の状態で，生後1か月ごろから大きくなる（▶図5-19）。10人に1人くらいにみられ，自然に治癒するが，治癒後の美容的な観点から圧迫治療が行われることもある。

　[3] **臍肉芽腫**　臍帯が脱落したあとに，残った組織が増殖したものが臍肉芽腫である（▶図5-20）。正常な組織ではなく，つねに湿潤している。自然に縮小するが，感染症がおこらないように消毒を継続する。かつては硝酸銀を用いた

焼灼（しょうしゃく）が行われていたが，現在では結紮や軟膏（なんこう）の塗布により対応されるようになっている。

10 新生児の反射

新生児は乳児期に消失する原始反射を保持している。探索反射，吸啜反射（きゅうせつ），モロー Moro 反射，把握反射，非対称性緊張性頸反射，引き起こし反射，交叉性伸展反射，歩行反射（自動歩行），背反射，手掌・口反射，陽性支持反射などである（▶603ページ，▶動画9）。

[1] **探索反射**　頬に物が触れたときに，そちらを向こうとする反射で，乳首をさがすのに有用な反射と考えられている。

[2] **吸啜反射**　口に物が入るとそれを吸う運動を繰り返すもので，やはり哺乳に有用な反射と考えられている（▶図5-21-a）。生後2か月くらいから消失を始める。

[3] **モロー反射**　振動や音，姿勢の変化などの刺激に誘発される反射である。両上肢を開き，続いてものを抱えるように閉じる2つの動作相で構成される。通常，左右対称の動作となる。生後4か月ごろには消失する（▶図5-21-b）。

[4] **把握反射**　手掌や指に物が触れたときに，指を曲げて握りしめようとする反射である。手だけでなく足でも同様の動きがみられる。生後3か月くらいまでみられる。

[5] **緊張性頸反射**　首の向きで手足の姿勢をかえる反射で，たとえば，児が右向きの場合，右上肢と右足を伸展し，左上肢と左下肢を屈曲する。生後4か月くらいまでみられる。

これらの原始反射はすでに胎児期から出現していて，それぞれ消失していく

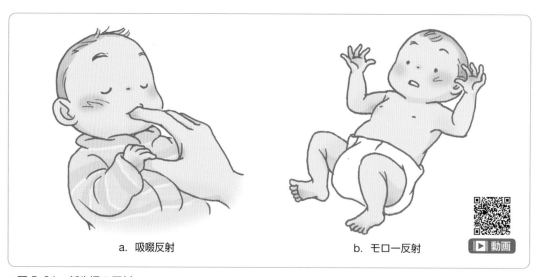

a. 吸啜反射　　　　　　　　　　　　b. モロー反射

▶図5-21　新生児の反射

時期が定まっている。消失が遅れる場合は，中枢神経系の異常を示唆する。出生時に，人形の目現象や落陽現象（▶507ページ）がみられることもあるが，前者は10日以内に消失し，後者は24〜48時間で消失する。それ以降でみとめられる場合は，核黄疸や脳圧亢進時の重要な症状の1つとされている。

また，逆に乳児期に出現し，幼児期に消失していく反射もあり，乳幼児期の発達評価に用いられる。その代表が，9〜10か月ごろから見られる**パラシュート反応**である（詳細は『系統看護学講座 小児看護学概論』を参照のこと）。

11 新生児の感覚機能

新生児は神経学的には非常に未熟で，外界からの情報に対する応答も活発でないと考えられがちだが，実際には視覚は機能しており，聴覚はむしろ特有の能力を保持している。

聴覚▶ 胎児期から聴覚は発達しており，音刺激で胎児心拍が変動する。新生児期に自身の母親の声によく反応することも知られている。新生児の聴覚スクリーニングを行うと新生児早期から聴覚が発達していることがわかるが，一方で成人レベルではない面もある。また生後まもなくは，中耳が水で満たされている可能性があるため，スクリーニングでの正確な聴覚判定には，生後一定程度の時間をおいてから検査する必要がある。

視覚▶ 新生児の視力は出生直後から備わっている。しかし，機能的にまだ十分でなく，出生直後の視力は0.02〜0.05，6か月ごろで0.1，3歳で1.0とされている。

ただし，視覚も聴覚も刺激の入力だけでは機能は果たしておらず，認識には大脳機能が必要である。動くものを追視できるようになるのは生後1か月くらいからである。

B 新生児のアセスメント

① 新生児の診断

1 ハイリスク新生児

既往および所見から，児の生命および予後に対する危険が高いと予想され，出生後の一定期間，観察を必要とする新生児を**ハイリスク新生児**と定義する。新生児はみずから症状を訴えることができないので，新生児の医療においては，つねに予想・予測が重要である。

2 ハイリスク新生児の要因

ハイリスク新生児と判断する要因は，①出生前から予測されるものと，②

▶表5-3　ハイリスク児の要因

Ⅰ　出生前に予期されるもの	
1.　母体が妊娠前からもつ合併症	糖尿病，甲状腺機能亢進症，全身性エリテマトーデス(SLE)など
2.　妊娠中の異常 　(a)　母体の妊娠経過の異常	妊娠中の感染症：風疹，伝染性紅斑など 40 歳以上または 16 歳未満の妊娠 妊娠高血圧腎症 前置胎盤 羊水過多，羊水過少 流・早産の既往
(b)　妊娠中の胎児の異常	胎児発育不全(FGR) 巨大児 多胎 胎児の奇形
3.　分娩時の異常	早産，過期産 胎児機能不全 常位胎盤早期剝離 前期破水 羊水混濁 骨盤位分娩，緊急帝王切開，鉗子・吸引分娩
Ⅱ　生後に判明するもの	
児の異常	アプガースコア低値 呼吸障害 哺乳不良 多発奇形 チアノーゼ持続 腹部膨満 早発黄疸，など

出生後に判明するものに大別される(▶表5-3)。前者には，母体疾患，妊娠中の異常，分娩時の異常がある。妊娠中の異常は，妊娠経過の異常と，胎児期に発見された胎児異常に分けられる。ハイリスク新生児の対応に備えるために，出生前に情報を得ておくことは重要である。

母体の疾患▶　母体が妊娠前から慢性疾患を合併している場合，その疾患が児に影響を及ぼすことがある。たとえば，母体が糖尿病の場合は，糖が胎児に移行し，胎児が高血糖に対応するため高インスリン血症となり，**巨大児**となることや，生後に低血糖をきたすことがある。このため，妊娠中は母体の血糖コントロールが重要である。

　また，母体が甲状腺機能亢進症であったり，全身性エリテマトーデス(SLE)などの膠原病や，特発性血小板減少性紫斑病(ITP)などの自己抗体による疾患を合併していたりする場合，そのIgG抗体が胎盤で能動輸送される。これにより，生後の児に新生児バセドウ病や新生児ループス，新生児ITPといった母体と同様の症状が出現することがある。

　ハイリスク新生児につながる母体の感染症として，トキソプラズマ*Toxoplas-*

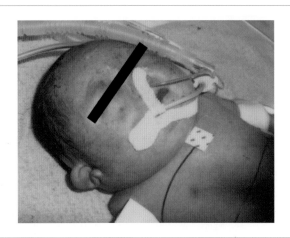

▶図5-22　胎児水腫

ma gondii(T)，風疹ウイルス *Rubella virus*(R)，サイトメガロウイルス cyto-megalovirus(C)，単純ヘルペスウイルス herpes simplex virus(H)，その他 Others(O)の頭文字を並べた TORCH(トーチ)が代表としてあげられる。また，母体がヒトパルボウイルス B19 により伝染性紅斑を発症した場合，胎児貧血から**胎児水腫**を発症する可能性がある(▶図5-22)。胎児水腫は，全身のむくみと，胸水・腹水などが胸腔と腹腔に貯留する，いわゆる腔水症を合併した状態である。

妊娠経過の異常▶　母体が高齢や若年齢の場合，早産や低出生体重児などの頻度が高くなる。母体の高血圧腎症は胎盤機能不全により胎児発育不全(FGR，▶497ページ)をきたす。羊水過多と羊水過少は，妊娠経過の異常や胎児異常を示唆する重要な所見である。とくに羊水過少の場合は胎児腎形成異常のことがあり，その場合，胎児の呼吸様運動が妨げられ，肺低形成となる。

胎児異常▶　胎児発育不全をみとめる場合，児が 18 トリソミー(▶21ページ)などの染色体異常の可能性がある。逆に胎児発育が進んでいる場合は，母体糖尿病が見逃されている可能性がある。超音波検査では，胎児の頭部や胸腹部の異常，また先天性心疾患が見つかることがある。生後の対応をすみやかに行うため，胎児異常を見つけることは非常に重要である。

分娩時の異常▶　早産や胎児機能不全，常位胎盤早期剥離(▶439ページ)などは，新生児仮死となる可能性がある。とくに常位胎盤早期剥離の場合は，胎児死亡や重症仮死につながるため，緊急対応が必要となる。前期破水は絨毛膜羊膜炎(▶410ページ)と関連しており，子宮内感染をきたす可能性がある。また，骨盤位分娩や鉗子・吸引分娩は，分娩外傷をきたす可能性がある。

新生児の異常▶　胎児期には見つけにくいが，生後の診察で見つかり，その後のすみやかな対応が必要となる新生児異常もある。出生直後の呼吸状態・皮膚色・外表所見などの評価が重要である。

3 出生直後の評価

アプガースコア▶ 　アプガースコアは 1953 年ニューヨークの麻酔科医アプガー Apgar, V. が提唱した評価法で，呼吸と循環，中枢神経系の活動性を容易かつ客観的に判定できる方法として現在も世界中で一般的に使用されている（▶表5-4）[1]。

　各項目について，0，1，2点の3段階の採点をし，合計点をアプガースコアとする。通常，生後1分と5分で判定し，1分値は児の出生時の状態を反映し，5分値は児の予後と相関を示す。

　[1] **心拍数**　100回/分以上が2点，100回/分未満が1点，心拍なしが0点となる。

　[2] **呼吸**　強く啼泣している場合は2点，不十分な呼吸は1点，呼吸なしが0点となる。

　[3] **筋緊張**　四肢を活発に動かしていれば2点，四肢をやや屈曲している程度であれば1点，筋緊張がまったくない場合が0点となる。

　[4] **刺激に対する反応**　皮膚刺激や口鼻腔吸引で泣く場合は2点，顔をしかめるなど多少の反応がある場合は1点，無反応は0点となる。

　[5] **皮膚色**　四肢末梢なども含めてピンク色なら2点，口唇や体幹はピンク色でも四肢末梢がチアノーゼの場合は1点，全身がチアノーゼないし蒼白の場合は0点となる。

　合計が8〜10点の場合は正常，4〜7点を軽症仮死，0〜3点を重症仮死とする。7点を正常に入れる場合もある。

▶表5-4　アプガースコア

徴候	スコア		
	0	1	2
心拍数	なし	100回/分未満	100回/分以上
呼吸	なし	弱い啼泣	強い啼泣
筋緊張	だらんとしている	四肢をやや屈曲	四肢を活発に動かす
刺激に対する反応	反応しない	やや動く	啼泣
皮膚色	全身チアノーゼ，蒼白	体幹はピンク色，四肢はチアノーゼ	全身ピンク色

生後1分と5分で評価する。

合計点数	0〜3点	4〜7点*	8〜10点
判定	重症仮死	軽症仮死	正常

＊：4〜6点を軽症仮死と定義する場合もあり，現時点では統一されていない。

1) かつては，呼吸障害のある新生児を評価する方法として，シルバーマン Silverman, W. の作成したシルバーマンスコアも用いられていた。

アプガースコアの
注意点 ▶

採点法としては単純であるが，その分，厳密ではないため，採点者によって
ばらつきが生じやすい。たとえば，心拍数が 0 点でほかの項目に 1 点以上の点
数がつくことはありえないので，細かく各項目を採点するよりも，全体として
児の状態がどの程度なのかを判断する指標として用いることが大切である。

臍帯動脈血 pH ▶
（UApH）

産科医療補償制度で，新生児の状態を判断するために臍帯動脈血の血液ガス
検査を求めていることもあり，臍帯動脈血 pH（UApH）は一般的な検査となっ
てきている。低酸素血症や高二酸化炭素血症とアシドーシスの程度で重症度が
判定できる。UApH 7.25 以上がおおむね正常範囲である。

4 発育の評価

新生児は必ず出生直後に ① 体重，② 身長，③ 頭囲，④ 胸囲の 4 項目の身
体計測を行う。これは形式的なものでなく，その異常が児のリスク因子の評価
につながるからである。体重によって，低出生体重児なのか，巨大児でないか
などの判断を行う。

体格の確認 ▶

それぞれの項目について，在胎週数別標準曲線と照らし合わせて 10 パーセ
ンタイル未満もしくは 90 パーセンタイル以上でないかの確認も行う。Light-
for-dates 児の場合は低血糖や多血症のリスクがあるため，採血による確認を
要する。Light-for-dates 児で頭囲も 10 パーセンタイル未満の場合は，sym-
metrical FGR として先天異常を伴う場合があり，口唇口蓋裂や多指症（▶287
ページ）などの外表所見の異常の有無の確認を慎重に行う。また，頭囲が 90
パーセンタイル以上の場合は，水頭症がないかを確認するために，大泉門のは
りぐあいの触診を必ず行う。

5 成熟度の評価

発育の評価とともに成熟度の評価も重要である。検診を受けていない未受診
妊婦の場合，在胎週数が不明なので，その場合には外見的に成熟度を判定して
おおよその在胎週数を決定し，早産児なのか light-for-dates なのかといったリ
スク因子を明確にすることが必要となる。

デュボヴィッツ ▶
スコア

成熟度評価によく用いられるのが，デュボヴィッツ Dubowitz 夫妻が考案し
た採点表で，一般に**デュボヴィッツスコア**[1]とよばれる。身体外表所見 11 項
目と，神経学的所見 10 項目からなる合計 70 点満点のスコアである（▶表5-5）。

この合計点を $y＝0.2642\,x＋24.595$ の x に代入すると，±2 週の精度で在胎
週数を判定することができる。この式からわかるように，24 週からの判定が
可能である。またこの判定法は，在胎週数の推定だけでなく，一般的な児の成
熟度をみるのにも有用である。

---

1) デュボヴィッツスコアの詳しい内容は，「系統看護学講座 小児看護学概論 小児臨床看
護総論」を参照のこと。

▶表5-5　デュボヴィッツスコアの評価項目

外表初見	神経学的所見
● 浮腫(むくみ具合) ● 皮膚構造 ● 皮膚色 ● 皮膚透明度 ● 背部の毳毛(うぶげ) ● 足底のしわ ● 乳頭の形成 ● 乳房の大きさ ● 耳の形 ● 耳のかたさ ● 外性器(男女別)	● 肢位 ● 角窓(手首の曲がり具合:成熟すると関節が非常にやわらかくなる) ● 足首の背屈 ● 上肢の戻り反応(上肢をのばして数秒保持して離したときにどのくらいまで屈曲位に戻るか) ● 下肢の戻り反応 ● 膝窩角(成熟すると筋力により膝がのびなくなる) ● 踵-耳試験(未熟だと踵が耳の近くまで容易に届く) ● スカーフ徴候(未熟だと肘が容易に正中をこえて反対側に届く) ● 頭のすわり(成熟すると一定程度首がついてくる) ● 腹位宙づり(腹部を支えて持ち上げた時の姿勢のことで,成熟すると水平位を保てるようになる)

6　外表所見の評価

　　先天異常による新生児の外表所見の異常は,医師や助産師,看護師の診察で見つかることが多い。しかし,見落とされた異常に家族が気づいたときには信頼を失いかねないため,慎重な診察が求められる。その評価法は標準化されていないが,チェックリストを作成して漏れがないようにすることが望まれる。なお先天異常は,以前は「奇形」とよばれていたが,表現が差別的であるとして,用いられないようになってきている。

　　おもな外表所見の異常として,次のものがある。

[1]**顔面**　小眼球症,白内障,外耳道閉鎖,耳介変形・位置異常,副耳,鞍鼻,口唇・口蓋裂(▶図5-23-a),小顎症などがある。

[2]**腹部・背部**　臍帯ヘルニア,先天性皮膚洞,脊髄髄膜瘤(▶図5-23-b)などがある。

[3]**外陰部**　鎖肛(▶図5-23-c),尿道下裂,停留精巣,陰嚢水腫,鼠径ヘルニアがある。鎖肛は基本的に緊急疾患であり見逃してはならない。便が出ていても,瘻孔の場合があるため注意が必要である。

[4]**四肢**　多・合指症(▶図5-23-d, e),内反足(▶図5-23-f),外反足などである。内反足は1,000人に1人の頻度でみられ,男児に多い。

7　黄疸の評価

　　出生直後に黄疸を呈していることはないが,日本人の場合ほとんどの新生児がしばらくすると黄疸を呈するようになる。黄疸の原因である高ビリルビン血症は重症になるとビリルビン脳症をきたし脳性麻痺となるため,厳重な管理が求められる。とくに生後24時間以内の黄疸は**早発黄疸**とよばれ,ビリルビン脳症にいたる危険性が高いので,注意が必要である。

黄疸の測定▶　黄疸の有無は皮膚の観察でおおむね可能であるが,程度の評価は観察のみで

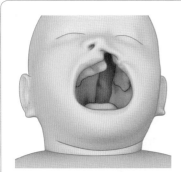

a. 口唇口蓋裂

上唇・口蓋や歯ぐきの融合に異常が生じ発症する。出生 500 人に 1 人くらいと，発症頻度が比較的高い。手術による治療が行われる。

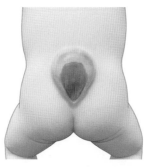

b. 脊髄髄膜瘤

神経管の閉鎖不全により発症する。発症頻度は 3,000 人に 1 人程度で，下肢の運動障害や排尿障害などがみられる。緊急手術が必要となる。

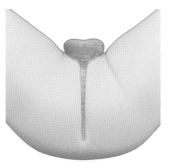

c. 鎖肛

肛門が閉鎖した状態である。会陰部などに瘻孔があり，そこから排便がみられることがある。緊急の対応が必要で，出生時に見落としてはならない。

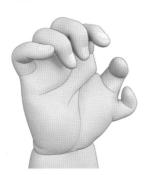

d. 多指症

手や足の指が多い状態で，見落としてはならない。ほかの全身的な異常を伴う場合があり，慎重に全身を診察する。1 歳くらいに手術治療が行われる。

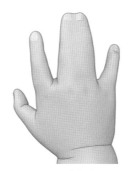

e. 合指症

指が癒合した状態で，皮膚だけが癒合している場合と，骨の一部も癒合している場合がある。2,000 人に 1 人程度にみられ，1 歳くらいに手術治療が行われる。

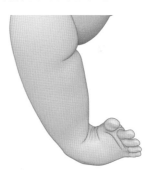

f. 内反足

足の裏が内側を向いた状態で，内転（足先が内側を向く）や尖足を伴うことが多い。整形外科へ紹介し，ギプス固定や手術が行われる。

▶図 5-23　先天異常による外表所見の異常

経皮的ビリルビン
測定の方法

▶動画

は困難である。血清ビリルビン値により光線療法の開始基準はおおむね決まっており，タイミングを逸せずに測定することが重要である。

　現在，黄疸の強さを簡便に計測する経皮的黄疸計という機械が一般的に使用されている。新生児の決められた皮膚の箇所に，発光部と測定部が一緒になっている部分を押しつけると可視光を発光し，その反射光を測定して経皮ビリルビン値(推定血清ビリルビン値)を表示するものである。この測定値をもとに，実際に採血して血清ビリルビン値を測定するかどうかが判断される。治療の開始は，血清ビリルビン値に基づいて決定される。

8 新生児マススクリーニング

　新生児早期に発見することで発達予後を改善できる疾患について，新生児全

▶表 5-6　従来の新生児マススクリーニングによる異常者発見率

疾患名	異常者数(人)	発見率
ガラクトース血症[1]	1,325	1/37,900
フェニルケトン尿症[1]	722	1/69,500
メープルシロップ尿症[1]	96	1/513,000
ホモシスチン尿症[1]	213	1/231,200
クレチン症[2]	17,569	1/2,700
先天性副腎過形成症[3]	2,078	1/16,400

1)1977〜2018 年度　2)1979〜2018 年度　3)1988〜2018 年度
　(厚生労働省:「先天性代謝異常等検査実施状況(平成 30 年度)」による)

員に検査が行われており，これを**マススクリーニング**とよぶ。マススクリーニングは世界的に行われており，対象疾患として ① 発症前に診断が可能，② 放置すると重大な障害をきたす，③ 特殊ミルクの使用やホルモン補充を行うなどの治療法がある，を満たすものが選ばれる。わが国では各都道府県に設置された検査センターに濾紙採血が送られ判定される。

　新生児マススクリーニングは，アミノ酸代謝異常症のスクリーニング法であるガスリー法として 1962 年にアメリカで開始された。わが国では 1977 年から新生児の濾紙採血を用いて，アミノ酸代謝異常症などの 5 疾患から開始された。1979 年からはクレチン症(新生児甲状腺機能低下症)が加わり，その後，高ヒスチジン血症が除かれ，先天性副腎過形成症が加わった(▶表 5-6)。

タンデムマス法▶　2014 年からは，スクリーニング法として，ガスリー法でなく血液中の代謝産物を直接測定する**タンデムマス法**が普及し，対象疾患が大きく拡大した。現在では，ガラクトース血症，副腎過形成，甲状腺機能低下症の 3 つに加え，タンデムマス法による 21 種類の脂肪酸代謝異常，有機酸代謝異常，アミノ酸代謝異常が対象疾患となっている(▶図 5-24)。検査には代謝異常物質の十分な蓄積が必要なため，授乳量が十分になった日齢 4〜6 に採血を行う。出生体重が 2 kg 未満の場合は，再検査を含めた 2 度の検査が必要となる。

　検査結果は，検査機関から病院に郵送されるので，保護者用のものを家族へ渡して説明する。再検査が必要となったときは，再度採血して検査を行う。要精密検査の結果となった場合は，至急，専門医療機関を紹介する。

聴覚スクリー▶
ニング　**先天性難聴**は 1,000 人に 1 人程度と，少なくない発生頻度である。従来，難聴の判断は生後 4〜6 か月以降の健診で問診により判定されていたため見逃しも多く，またその間の発達の遅れにもつながっていた。そのため現在では，早期発見のために全国的に**新生児聴覚スクリーニング**が実施されるようになっている。検査としては自動聴性脳幹反応 automated ABR(AABR)や耳音響放射 oto acoustic emissions(OAE)が用いられる(▶図 5-25)。AABR で再検査が必要と判断されたときは refer(リファー)と判定され，1 週程度後か 1 か月健診の際に

1977 年〜

アミノ酸代謝異常症	その他
フェニルケトン尿症	ガラクトース血症
ホモシスチン尿症	先天性副腎過形成
メープルシロップ尿症	先天性甲状腺機能低下症

↓ タンデムマス法の追加

現在 （タンデムマス法，酵素法，RIA 法や EIA 法）

アミノ酸代謝異常症	有機酸代謝異常症	脂肪酸酸化異常症	その他
1 フェニルケトン尿症	6 メチルマロン酸血症	14 CPT-1 欠損症	22 ガラクトース血症
2 ホモシスチン尿症	7 プロピオン酸血症	15 TFP 欠損症	23 先天性副腎過形成
3 メープルシロップ尿症	8 イソ吉草酸血症	16 VLCAD 欠損症	24 先天性甲状腺機能
4 シトルリン血症 I 型	9 メチルクロトニルグ	17 MCAD 欠損症	低下症
5 アルギニノコハク酸尿症	リシン尿症	18 CPT-2 欠損症	
6 高チロジン血症 I 型	10 ヒドロキシメチルグ	19 CACT 欠損症	
7 アルギニン血症	ルタル酸血症（HMG	20 全身性カルニ	
8 シトリン欠損症	血症）	チン欠乏症	
	11 複合カルボキシラー	21 グルタル酸血	
	ゼ欠損症	症 II 型	
	12 グルタル酸血症 I 型		─タンデムマス法
	13 β ケトチオラーゼ欠		
	損症		

▶図 5-24　新生児マススクリーニングの対象疾患

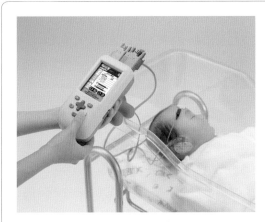

a. AABR の測定

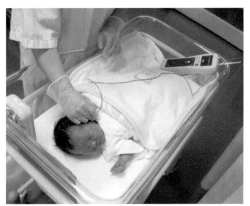

b. OAE の測定

（資料提供　a：アトムメディカル株式会社）

▶図 5-25　新生児聴覚スクリーニング検査

再検査を行う。そこでもリファーとなった場合は，専門機関に紹介する。

9 新生児の行動の評価

新生児は，周囲の環境や親に対して，さまざまな行動でメッセージを発して

いる。これを**合図**，またはシグナルやサインとよぶ。新生児から出される合図は，おもに自律神経系の合図，運動系の合図，意識状態 state に分類される。自律神経系の合図は，呼吸パターンや皮膚色の変化，しゃっくりなどであり，運動系の合図は筋緊張や四肢の動き，姿勢の変化，顔の表情などである。

　これらの合図の表現の仕方は新生児によって異なる。このため，早期から新生児の行動をアセスメントし，その特徴を理解することが，親と新生児の相互作用を支援するうえで重要である。

[1] 泣き　新生児は，空腹時や，おむつがぬれているなどで不快を感じたときに泣くが，泣く理由はそれだけではない。光や音などの過剰刺激を受けたときや，モロー反射が生じたとき，痛み・疲労を感じたときなどに泣きが伴うことがある。また，急な姿勢の変化や，裸にされるなどで，新生児が安定を保てない状態となったときにも泣く。泣くこと自体がストレスの解消になっていることもある。このように，新生児の泣きはさまざまな意味をもつ。

　したがって，新生児が泣いたときにはまず，空腹や不快がないかを確認し，声かけをしながら児をなだめ，ニーズを満たすことで，児が落ち着けるように支援する。

　親が新生児の泣く意味を知らない場合は，児に泣かれることで自身を否定されたように感じ，否定的な受けとめ方をしてしまうこともあるため，泣きの意味を伝え，否定的にとらえる必要はないことを説明する。

　また，新生児がかん高い声で泣き続け，啼泣が過度に続く場合は，中枢神経の異常や髄膜炎などの感染症の可能性があるため，注意を要する。

[2] なだめやすさ　なだめやすさは児によって異なり，泣きやむまでにどれくらいの時間や介入を要するかで判断される。なだめ方としては，顔を見せて声をかける視聴覚刺激や，腕や腹部に軽く手をあてるなどの身体接触などがある。そのほか，おくるみで身体をくるむことで，安定した姿勢を保つと同時に身体と外界との境界をつくるといった方法もある。また，肩や背中をトントンと一定のリズムで触れることや，抱き上げて縦や横方向に揺らすなどで，適度に前庭覚を刺激することでも，なだめの効果があることが知られている。

[3] 自己鎮静能力　新生児は泣いて混乱している状態から，自己を鎮静化しようと試みる。自己鎮静の方法は，もとの姿勢に戻ろうとしたり，自分の手を吸ったり，人の顔や物を見つめたり，音に耳を傾けたりなどであり，新生児によって異なる。児の行動の特徴をよく知り，自己鎮静能力を発揮できるように，環境を整える。

[4] 睡眠　新生児の睡眠時間は1日あたり16〜17時間であり，3〜4時間おきに睡眠と覚醒を繰り返す**多相性睡眠**が特徴である。睡眠の深さはノンレム睡眠（静睡眠または深睡眠）とレム rapid eye movement（REM）睡眠（動睡眠または浅睡眠）に分けられ，新生児の場合はこのサイクルが40〜60分と短い。このうち，ノンレム睡眠の時間は20分程度であり，成人と比べると全睡眠に占めるレム

睡眠の割合が多くなっている。このことから，睡眠中であっても空腹やおむつがぬれるなどの不快刺激で，容易に目を覚ますという特徴がある。

また，新生児はレム睡眠から眠りに入るため，眠ったあとしばらくは，抱っこから布団に寝かせるなどで移動や姿勢が変化したり，物音が生じたりすると，目を覚ましやすい。成長とともに，覚醒時間は徐々に長くなり，また，レム睡眠の割合がしだいに減少し，ノンレム睡眠の割合が増加する。

新生児の睡眠が短く不規則であることや，寝かしつけたあとにすぐ泣きだすことにとまどいを感じる親も多いため，発達の過程にある新生児の特徴への理解を促し，睡眠環境を整えることを支援する。

行動の評価▶ アメリカの小児科医ブラゼルトン Brazelton, T. B. は，1973 年に新生児行動評価法 Neonatal Behavioral Assessment Scale（NBAS）を開発した。NBAS は生後1 日から 1 か月までの新生児が対象で，人を含む環境刺激に対する児の能動的反応や，意識状態を制御する能力を評価するものである。ブラゼルトンは，新生児は生後からすでにさまざまな能力をもち，また，のちに発達障害を示す児には，新生児期からその徴候があらわれるとした。そのため，NBAS により，新生児の行動特性を理解することで，養育を支援することができると考えた。

NBAS の評価は，慣れ反応や社会相互作用，運動機能などの評価項目で構成され，検査の信頼性を確保するために専門のトレーニングが必要とされる。

新生児の意識状態▶ 新生児の行動は state に影響を受ける。ブラゼルトンは，新生児の state を
の評価 state 1 から state 6 まで 6 段階に分類した（▶図 5-26）。外界刺激に対して新生児の反応が最も高まるのは，state 4 の状態である。

10 親子関係の評価

● 母子相互作用と新生児の state・応答性

新生児期の母子相互作用においては，母親が新生児の state や，刺激に対する児の反応性を理解することが重要である。新生児の state は，外界刺激に対する反応に影響する。たとえば，state 4 では，人の顔や声に対して注意が高まり，じっと見つめることや，追視がみられる。また，母親が語りかけると，声のリズムに同調し，少し遅れて手足の動きが増加する反応がみられ，これをエントレインメント entrainment とよぶ。新生児の手のひらに触れたときに把握反射がおこると，親は児が自分に対して肯定的な反応を返し，受け入れてくれたと感じることが多い（▶図 5-27）。

● 初期の母親の新生児への愛着を阻害する要因

母親の愛着を阻害する要因には，母子分離や帝王切開分娩，否定的な出産体験，望まない妊娠，望まない性別，児の健康問題・むずかしい気質などがあり，これらの要因が複雑にからみ合って影響する。一方，愛着を促進する要因とし

state	state 1（静睡眠）	state 2（動睡眠）	state 3（まどろみ状態）
	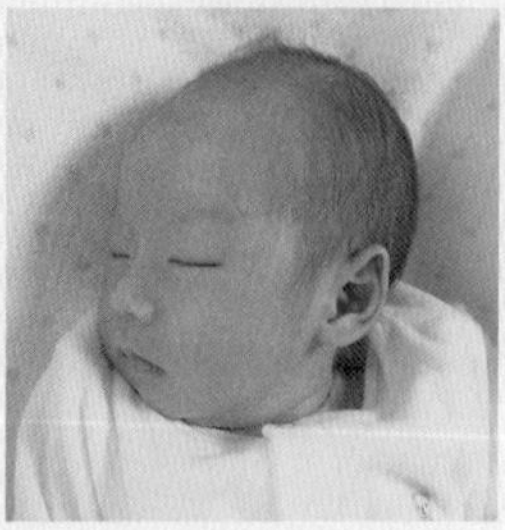	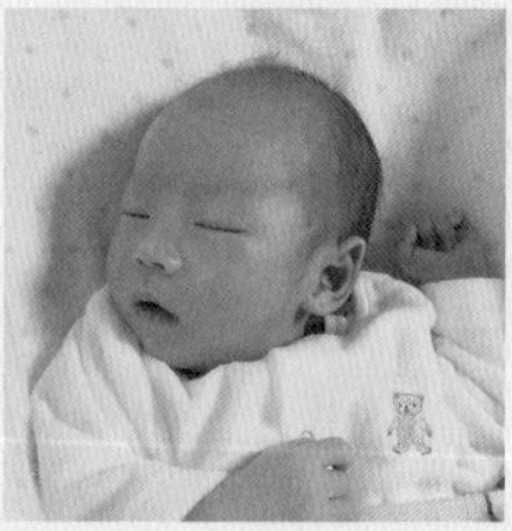	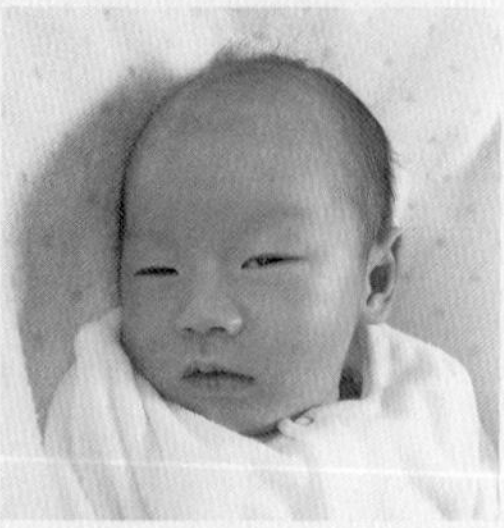
活動性	体動なし　ときに「びっくり」反射	体動わずか　からだを少し動かす	変化する
呼吸のパターン	ゆるやか，規則的	規則的	不規則
眼球運動	なし	急速眼球運動（REM）	まぶたが重そう，目は開くか閉じている
顔面の動き	ときに吸啜，その他の運動なし	ときに微笑，ぐずり泣き	ときどき動く
反応性	強い刺激にのみ反応，目ざめさせることが困難	外的・内的刺激に反応性亢進	反応が遅い

state	state 4（静覚醒または敏活）	state 5（活動覚醒）	state 6（啼泣）
	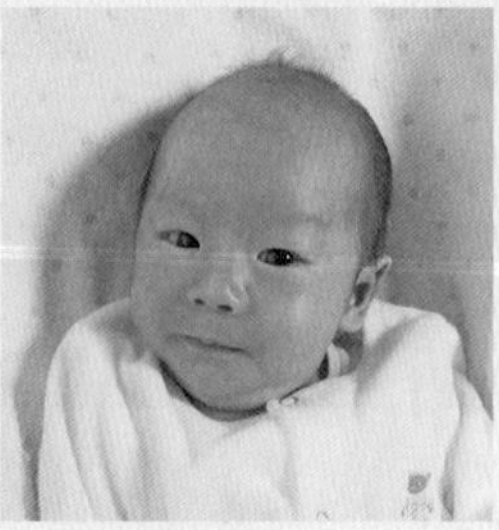	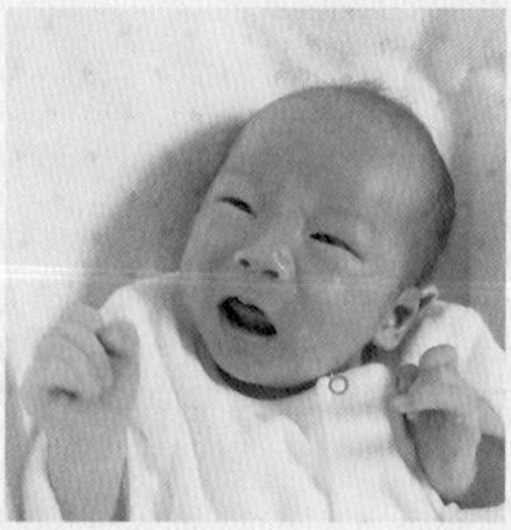	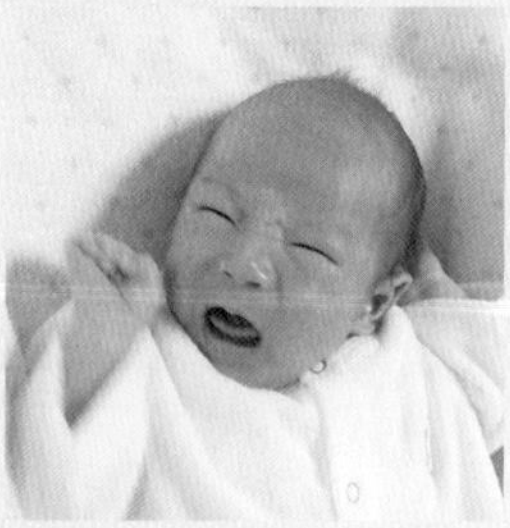
活動性	体動少ない	活発，ときに泣きたてる	活発，号泣
呼吸のパターン	規則的	不規則	乱れる
眼球運動	ぱっちり目を開け，注視する	開眼　あまりはっきりと開けていない	開眼，またはかたく閉じている
顔面の動き	明るく，目ざめた状態	活発な顔面の運動あり	しかめっつら
反応性	環境内の刺激に注意を向ける	刺激（空腹，疲労，不快など）に敏感	不快な刺激に敏感

（竹内徹：新生児期における母子相互作用　その意義と臨床現場でのケア．教育と医学 50(6)：496-503，2002による，一部改変，写真は著者）

▶図5-26　新生児のstateとその特徴

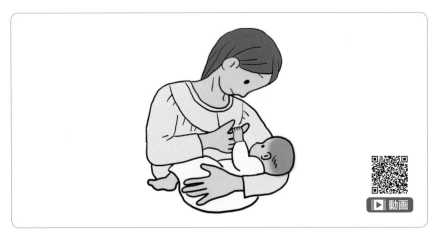

▶図5-27　母親の指をぎゅっと握る新生児

ては，早期母子接触，母子同室，母乳育児などがある。児がなだめやすく，合図や反応が読みとりやすいと，母親は児に対して肯定的な感情をもつ。

② 新生児の健康状態のアセスメント

1 基礎的情報の収集

● リスクの評価

　児の子宮外生活適応におけるリスクは，在胎週数や出生体重以外に，母体やきょうだいの既往歴，妊娠・分娩経過ならびに胎児・新生児情報などの因子から評価することができる。

● バイタルサインの測定

　新生児は出生により呼吸・循環状態が劇的に変化する。そのため，全身状態の安定化の客観的指標として，バイタルサインが重要となる。測定を行うタイミングは，新生児に異常がない場合，① 出生直後，② 出生後1時間後と2時間後，③ 分娩室から新生児室への移動後，④ 新生児室入室から6時間後と12時間後である。出生から24時間以降は，全身状態が安定していれば1日3回の測定とする。

　バイタルサインの測定技術および，アセスメントに必要な所見，正常範囲，変動因子，正常からの逸脱について，図5-28 および表5-7 に示す。

　バイタルサインは新生児が安静の状態で測定し，児をできるだけ啼泣させないよう，呼吸→心拍→体温の順で測定する。呼吸数は，視診または腹部に軽く手をあて1分間測定し，呼吸音は聴診器を用いて左右の鎖骨下で確認する。心

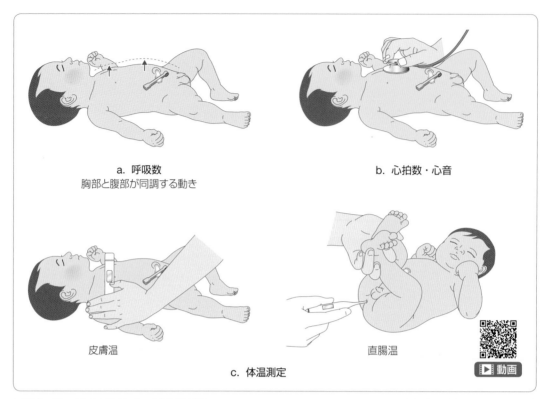

a. 呼吸数
胸部と腹部が同調する動き

b. 心拍数・心音

皮膚温

直腸温

c. 体温測定

▶動画

▶図5-28 バイタルサインの測定技術 （動画の分割版は▶604ページ）

拍数は心尖部で1分間聴取し，リズム不整と心雑音の有無を確認する。初回の体温測定は，羊水で体表がぬれているため，直腸温（深部温）を測定する。児に異常がなければ，その後は腋窩で皮膚温を測定する。

● 身体計測

出生前の発育評価▶　子宮内での発育を評価することは，新生児の予備能力を把握し，その後の子宮外生活への適応を予測するうえで，重要な指標である。たとえば，SFD児の場合，低体温や低血糖がおこりやすく，HFD児の場合，低血糖や黄疸などの適応障害がおこりやすい。

出生時の発育評価▶　出生時に身長・体重・頭囲の計測を行い，出生時体格基準曲線（▶263ページ）を用いて，在胎週数に応じた発育状況であるかを評価する。授乳の直後に計測を行うと児の嘔吐を誘発するため，その時期は避けるようにする。測定技術を以下に述べる。

体重▶　原則として全裸の状態で計測する。測定時は体重計の表示が0であることを確認し，体重計の中央に児を静かにのせ，表示が静止してから数字を読む（▶図5-29-a）。日齢1日以降の体重測定は，体重減少率を算出するため，時間帯や哺乳前後などの測定条件を統一して測定する。体重計の台面に処置用シーツを敷く場合や，児を布にくるんで測定する場合は，その重量を差し引く。

▶表 5-7　新生児のバイタルサインの測定

バイタルサイン	測定技術	特徴	正常な状態	影響因子	正常からの逸脱
呼吸数	安静時に胸腹部を露出し，呼息と吸息を1回とし，1分間数える。	腹式呼吸 鼻呼吸 周期性呼吸	40～50回/分	啼泣・運動	多呼吸(60回/分以上) 無呼吸発作(20秒以上，あるいは徐脈・チアノーゼを伴う) 鼻翼呼吸 呻吟，陥没呼吸 チアノーゼ
呼吸音	聴診器で聴取する。背部からも聴取が可能である。	呼吸が浅く，啼泣時以外は左右上葉(鎖骨下)で聴取される。	―	―	―
心拍数	聴診器の膜側を心尖部にあてて1分間聴取する。	―	安静時110～140回/分 入眠時100回/分 啼泣時180回/分	啼泣・運動 発熱	頻脈200回/分以上 徐脈80回/分以下 不整脈
心音	収縮期の始まりに一致して第1音を，拡張期の始まりに一致して第2音を聴取する。上記のほかに，聴診器のベル側を心基部(胸骨左縁第2～4肋間)にあてて聴取する。	新生児では，第1音と第2音の大きさは同じである。	規則正しく，比較的澄んだ音。	―	●器質性心雑音：心疾患により生じる。心疾患があっても心雑音を伴わない場合もある。 ●機能性心雑音：動脈管の閉鎖過程において一過性に生じる。出生後は聞こえるが，2～3日で消失する。
体温	出生直後は体温が変動しやすいため，直腸温を測定する。体温安定後は粘膜を傷つけるおそれがあるため，皮膚温で測定する。 ●直腸温：安全のため片手で両足を押さえながら，ワセリンを先端に塗った体温計を肛門から1.5～2.0cm挿入して測定する。 ●皮膚温：腋窩の中央に体温計の先端があたるように，斜め前方から挿入して測定する。体温が低い場合は，必ず再度測定する。頸部での測定も可能である。測定部位は毎回統一する。	体温調節が可能な温度域が狭く，環境温度の変化によって影響を受けやすい。 直腸温は皮膚温に比べて0.5～1.0℃程度高い。	36.5～37.5℃	沐浴，啼泣 保温 低出生体重児 感染 処置 脱水 中枢神経	低体温36.5℃以下 高体温37.5℃以上

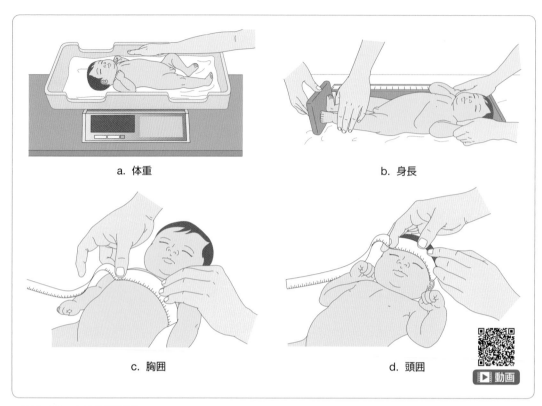

a. 体重

b. 身長

c. 胸囲

d. 頭囲

▶図 5-29　身体計測技術　　　　　　　　　　　　　　　　　　（動画の分割版は▶605 ページ）

身長▶　全裸にした新生児を仰向けにして身長計の台に寝かせ，1 mm 単位まで測定する。補助者は，新生児の眼窩点と耳珠[1]点とを結んだ直線が台に対して垂直になるよう，頭頂部を固定板につける（▶図 5-29-b）。計測者は，新生児の頭に近いほうの手で新生児の両膝を軽く押さえて，下肢を伸展させる。もう一方の手で移動板を滑らせて児の足の裏にあて，測定する。頭の位置がずれたり，下肢が十分に伸展できないと誤差が生じるため，2 人で測定することが望ましい。

　　　巻き尺を用いて計測する場合は，児を左側臥位にして，① 頭頂から大転子，② 大転子から膝関節，③ 膝から足底の距離を測定し，それぞれを合計する。

胸囲▶　上半身を裸にし，仰臥位で 1 mm 単位まで測定する。左右の乳頭を通る周囲径をメジャーで計測する（▶図 5-29-c）。計測値を読む際は，泣いているときを避け，自然の呼吸をしているときに呼息と吸息の中間のタイミングで読む。

頭囲▶　仰臥位で 1 mm 単位まで測定する。前方は左右の眉の直上，後方は後頭部の一番突出しているところ（後頭結節）を通る周径を巻き尺で計測する（▶図 5-29-d）。前方は額の最突出部を通らないように注意する。また，出生直後の新生児では，必要に応じて大泉門の大きさや児頭の経線を計測する（▶表 5-8）。頭囲以外の測定は，児頭計測器やノギスを用いて計測する。

───────────────

1）耳珠：外耳道入口の顔側にある突起

▶表5-8 新生児の計測部位

計測部位	計測する箇所	標準値
頭部		
小横径	左右冠状縫合の最大距離	7〜8 cm
大横径	左右頭頂骨結節間の最大距離	9 cm
小斜径	後頭結節の下方の項窩から大泉門中央までの距離	9 cm
大斜径	オトガイの先端から後頭までの最大距離	13 cm
前後径	後頭から眉間までの最大距離	11 cm
大泉門	平行に向かい合う対辺の距離	2 cm
頭髪	毛根から毛端までの距離	2 cm
肩幅	両側肩甲の三角筋中央間の距離	11〜11.5 cm
腰幅	大転子間の距離	9 cm

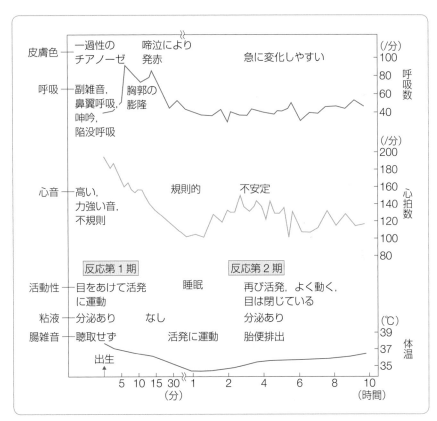

▶図5-30 正期産新生児にみられる子宮外生活適応過程

2 子宮外生活への適応状態のアセスメント

● 子宮外生活への適応過程

　子宮内から子宮外への環境変化は，新生児特有のものである。この過程で適応ができないことで，異常がみつかる新生児も少なくない。図5-30は正期産

新生児の，出生から10時間における子宮外生活への適応過程である。図に示すように，出生後1時間までは活動性が高く覚醒状態が続くため，この時期は母子接触に適している。出生後1〜2時間ごろから，児は深い眠りに入る。

● 全身の観察（フィジカルアセスメント）

観察項目▶　表5-9に新生児の全身状態の観察項目，観察ポイント，正常逸脱の診断を示す。

観察方法▶　新生児の全身状態の観察方法には，とくに定められたものはないが，過度の負担を与えないように行う。全身の視診を行いながら聴診や触診を組み合わせて行うとよい。

全身観察の方法

▶動画

動画の分割版は▶606ページ

順序としては，① 聴診→ ② あおむけでの視診・触診→ ③ うつぶせでの背部の視診・触診→ ④ あおむけに戻し最後に反射を観察する，という流れが一般的である。新生児は体温調節機能が未熟であり，裸にすることで体温が下がる可能性があるため，保温に注意し，ラジアントウォーマーや保温台の上で行うとよい。また，観察のために掛け物を外したり衣類を脱がしたりすることで新生児は徐々に覚醒し，啼泣状態に移行する。このため，覚醒状態での実施が適している筋緊張や原始反射の確認は，アセスメントの後半に行うとよい。

以下に，アセスメントの具体的な方法を述べる。

[1] **聴診**　新生児が泣いていないときに，聴診器により呼吸・心拍数を測定する。呼吸音の左右差・肺雑音（副雑音）・心雑音も聴取する。腹部膨満や嘔吐，便秘があるときは，腸蠕動音を聴取する。

[2] **視診・触診**　以下の項目を確認する。

(1) 頭部：観察項目にそって，頭部全体を触診する。顔は，眼や耳の異常，泣いたときの表情が左右対称かをみる。閉眼している場合は，児の上体を軽く起こし，手をかざして暗くし，前後にゆっくり揺らすことで開眼することがある。口腔内は，児の下顎を軽く下に引いて観察するか，泣いているときに観察するとよい。

(2) 頸部：腫瘤などの異常がないかをみる。たとえば，胸鎖乳突筋血腫（▶494ページ）による先天性の筋性斜頸がある場合は，胸鎖乳突筋に腫瘤を触れ，児は患側と反対に顔を向け，患側に首を傾ける。巨大児や肩甲難産であった新生児では，鎖骨骨折がしばしばみとめられる。

(3) 身体：屈曲位であるか確認する。また皮膚色を見て，チアノーゼの有無や黄染の強さ・進行度などを確認する。腹部は，はりやかたさを触れる。腹部が触れにくい場合は，児の膝を軽く曲げて片手で支えながら，もう一方の手で触診する。観察項目にそって外性器を観察する。手指・足趾の数，手足の動きをみる。股関節については，脱臼の有無をオルトラーニ法により確認する（▶図5-31）。脱臼がある場合，クリック音（整復音）が生じる。判断がむずかしい場合は，両脚の長さや，大腿皮膚溝・鼠径皮膚溝の位置

▶表5-9　新生児の全身観察

観察部位	観察項目	観察のポイント・考えられる異常
頭部	頭囲	● 大きい：水頭症
		● 小さい：小頭症
	大泉門・小泉門	● 膨隆・開大：水頭症，低酸素性虚血脳症，頭蓋内圧亢進，脳浮腫など
	形態	● 変形：応形機能（正常），吸引・鉗子分娩
	浮腫状の膨隆	● 産瘤
	骨縫合をこえず頭皮下の腫脹で波動を触れる	● 頭血腫
頸部	鎖骨	● 非連続性：鎖骨骨折
	胸鎖乳突筋	● 腫瘤触知：筋性斜頸
	長さ	● 短い：ターナー症候群などの染色体異常
耳	形状	● 耳前部の皮膚におおわれた腫瘤：副耳
	位置	● 耳介低位：18トリソミーなどの先天性奇形
	外耳道	● 閉鎖：外耳道閉鎖症
眼	眼窩の距離	● 広い：ターナー症候群などの染色体異常
	眼球運動	● 落陽現象：頭蓋内圧亢進
	瞳孔	● 白濁・混濁：先天性白内障，ガラクトース血症など
	眼球結膜	● 出血斑：自然吸収を待つ（正常）
鼻	鼻腔	● 閉鎖の有無：鼻腔閉鎖症
	鼻翼	● 鼻翼呼吸
口	口唇，口蓋	● 断裂の有無：口蓋裂
	口腔内	● 歯：先天歯
		● 光沢のある白色斑点：歯肉嚢胞（正常）
	顎	● 小さい：小顎症，ピエール-ロバン症候群
	分泌物	● 泡沫状：食道閉鎖症，気管食道瘻
	舌，口腔粘膜	● 苔状白色斑点：鵞口瘡（がこうそう）
胸部	胸壁の動き	● 陥没呼吸，呻吟：一過性多呼吸，呼吸窮迫症候群
	呼吸様式	● 腹式：正常
		● シーソー呼吸：呼吸窮迫症候群などの呼吸器疾患
	リズム	● 20秒以上の停止：無呼吸
	肺音	● 左右非対称：気胸，無気肺
	乳房	● 乳房肥大：男女とも1cm以内は正常
		● 乳汁分泌：魔乳
	心拍	● 数とリズム（徐脈，頻脈，不整脈，雑音）：先天性心疾患
腹部	腹部全体	● 濃緑色：壊死性腸炎
		● 腹部膨満：腸蠕動低下，消化管閉鎖・穿孔などの消化器の異常
		● 陥没：先天性横隔膜ヘルニア，食道閉鎖
外性器	性別の判定	● 困難：半陰陽
	鼠径部	● 鼠径ヘルニア
	精巣	● 陰嚢内に下降なし：停留精巣
		● 腫大（透過性あり）：陰嚢水腫
		● 腫大（透過性なし）：精巣腫瘤
	外尿道口	● 形態異常：尿道下裂
	腟口	● ポリープ：処女膜ポリープ
	分泌物	● 女児で生後1週間以内に白色帯下や血性の粘液が腟から分泌（新生児月経）

▶表5-9　（続き）

観察部位	観察項目	観察のポイント・考えられる異常
肛門・便	肛門 肛門周囲 便の性状・におい	● 閉鎖の有無：鎖肛，瘻孔 ● 湿疹：肛門周囲炎，おむつかぶれ ● タール便：真性・仮性メレナ ● 悪臭：感染症
四肢	四肢 上肢の動き 指趾 踵	● 長さと彎曲：四肢短縮症，骨形成不全 ● 左右非対称：上腕神経麻痺 ● 多指症・多趾症 ● 形態：指節癒合症 ● 変形：内反足，外反足
脊椎	欠損，分離	● 脊椎欠損，二分脊椎
股関節	両下肢を伸展（オルトラーニ法）	● 非対称性のしわ，長さの不同：発育性股関節形成不全（先天性股関節脱臼）
皮膚	皮膚色	● 真っ赤：多血症，高体温 ● 黄色：黄疸 ● 蒼白：新生児仮死，貧血，ショック ● 全身性チアノーゼ：先天性心疾患，肺疾患，低酸素 ● 四肢チアノーゼ：生後2〜3時間の正常新生児，低温環境，循環不全
	発疹 母斑	● 大理石様：循環不全 ● 大豆大の境界不鮮明な紅斑に粟粒大の丘疹：新生児中毒性紅斑 ● 透明な小水疱と円形のびらん：膿痂疹 ● 皮膚がかさかさし，浅く亀裂を生じ落屑する：新生児落屑 ● 仙骨，腰殿部など背側にみられる淡青色の色素沈着：蒙古斑 ● 上眼瞼，額，項部の毛細血管拡張性紅斑：サーモンパッチ，ウンナ母斑 ● 境界鮮明で隆起しない紅斑：単純性血管腫（ポートワイン母斑） ● 皮下に隆起するやわらかい腫瘤：海綿状血管腫
神経系	筋緊張 刺激に対する反応 泣き声 原始反射	● 低下：筋緊張低下，髄膜炎，敗血症 ● 口唇，四肢のふるえ：振戦 ● 易刺激性：中枢神経系疾患，低血糖，低カルシウム血症 ● かん高い：ときに中枢神経系疾患 ● 各反射の有無と強さ，左右対称性をみる 　把握反射・探索反射・吸啜反射・自動歩行・緊張性頸反射・ペレー反射・引き起こし反射・モロー反射

や数の非対称，仰臥位で両膝を立てた際の膝の高さの左右差（アリス徴候）なども観察する。股関節を動かしたときのかたさである開排制限もみる。

(4) 背中：背部は，視診により母斑などの皮膚所見と鎖肛の有無を観察する。また，脊柱にそって触診し，脊柱の側弯や，潜在性二分脊椎による膨隆がないか観察する。

[3] 反射　新生児の両手を右手でつかみ，左手で背部を軽く支えながらゆっくりと引き起こし，引き起こし反射を確認する。また，そのまま背部を支えた状態で，新生児の両手をパッと離し，モロー反射を確認する。このほか，歩行反射・探索反射・吸啜反射・把握反射などをみる（▶280ページ）。

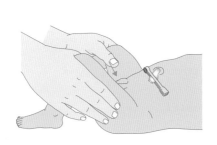 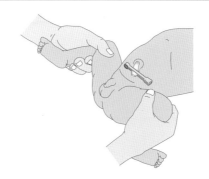

① 新生児をあおむけにし，大腿内側に母指をあて，他指は中指を中心に大転子にあて，両膝をつかむ。股関節および膝関節をそれぞれ 90 度屈曲させ，大腿骨頭に向かって圧迫する。コクッというクリック音をみとめるときは，高度な股関節弛緩が疑われる。

② 新生児をあおむけにし，① と同様に保持し，股関節を外転する。脱臼しているときには，クリック音がみとめられる。

▶図 5-31　オルトラーニ法による股関節の診断

● 排泄状態の観察

排尿▶　全新生児の 98％で，出生後 24 時間以内に初回排尿がみられ，その後の排尿は頻回である。尿の色調は，無色または淡黄色透明である場合がほとんどだが，レンガ色またはオレンジ色の尿がみられることもある。しかしこれは一時的なもので，尿に含まれる尿酸が尿酸塩として結晶化したことが原因である。

排便▶　初回排便は，通常，出生後 24 時間以内にみられる。最初は粘稠性が高く，暗緑色または黒緑色の無臭の胎便で，その後黄緑色の移行便となる（▶272 ページ，図 5-9）。生後 5 日程度で，黄色泥状または顆粒状の普通便にかわる。母乳栄養の児の場合は，母乳由来のビフィズス菌が腸内に定着するため，便は特有の甘ずっぱい臭気をもつ。緑色を帯びることもあり，これは便に含まれる胆汁色素が空気にふれて酸化したためである。ほかにも，粘液がまじることがある。排便回数は 3〜5 回/日程度である。

● 嘔吐・腹部膨満

　新生児の胃は縦型で，さらに噴門部の括約筋が弱い（▶図 5-32-a, b）。そのため，飲み込んだ空気やミルクが逆流しやすい構造になっている。これにより，授乳後の排気時に乳汁を吐く吐乳や，授乳後に少量の乳汁が口からもれる溢乳が生じやすい。ただし，これらは嘔吐とは異なる。吐乳・溢乳があっても，体重増加や哺乳が良好な場合は様子をみる。生理的な嘔吐には，上記以外に，おもに羊水を吐く初期嘔吐がある。この場合は嘔吐以外の所見をみとめない。

　また，新生児は胃を固定する靱帯が生理的にゆるいため，胃の軸捻転が生じ

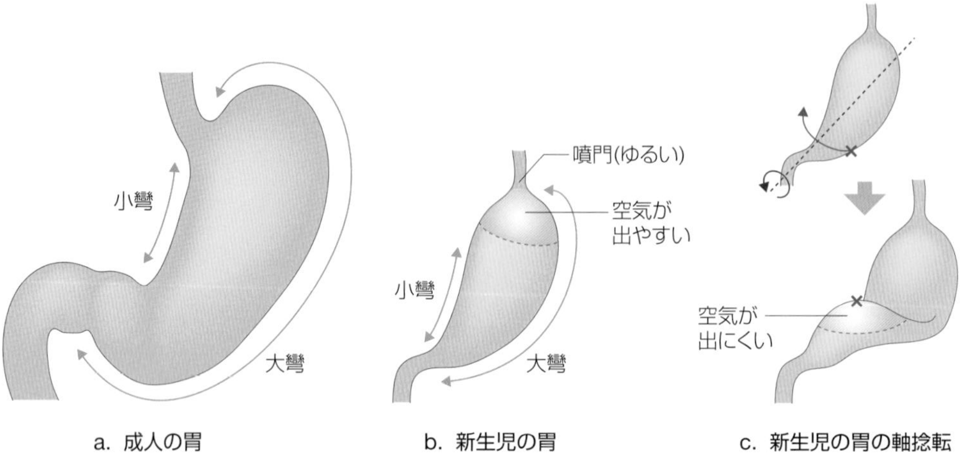

小彎

大彎

a. 成人の胃

噴門(ゆるい)

空気が
出やすい

小彎

大彎

b. 新生児の胃

空気が
出にくい

c. 新生児の胃の軸捻転

胃の長軸に沿って(c)の青矢印の方向に捻転すると，大彎の部分(×印)が小彎部に折れ曲がるため，
空気がそこにとどこおり，噴門から出にくくなる。

（仁志田博司：新生児学入門，第5版．p.264，医学書院，2017による，一部改変）

▶図 5-32　新生児の胃の形と軸捻転

やすい（▶図5-32-c）。軸捻転がおこると，嚥下(えんげ)した空気が排気されにくくなり，腹部膨満や嘔吐の原因となる。腹部の緊満がつよく，嘔吐物に胆汁や血液が混入する場合は軸捻転が疑われるため，医師に報告する。腹部膨満や嘔吐などが見られた場合でも，新生児の状態が良好な場合は伏臥位で様子をみる。

● 生理的体重減少

　生理的体重減少は新生児に特有な現象で，生後数日の間に出生体重の5〜10%が減少することをさす。この体重減少は，摂取エネルギーに比べて，不感蒸泄や胎便・尿の排泄などが多いことで生じる。母乳栄養が順調に進めば，日齢3〜5の間に体重が増加しはじめることが多い。授乳状況により異なるが，生後1〜2週間で出生体重まで戻る。

　出生体重の10%以上が減少した場合は，生理的範囲を逸脱していると考える。この場合は，活気の低下や，排泄回数の減少，口腔内の乾燥などの脱水症状，皮膚の緊張低下の有無を観察する。

● 黄疸

　黄疸の状態を観察する（▶273ページ）。

● 新生児期に実施される検査

[1] 血糖値の測定　新生児は，出生により母体からのグルコースの供給が絶たれるため，一過性に血糖値が低下する。この血糖の減少により，インスリンの

分泌が抑制され，グルカゴンの分泌が亢進してグリコーゲンが分解される。さらに，コルチゾルなどの血糖上昇作用のあるホルモンの分泌も亢進する。これにより，肝臓における糖新生と脂肪分解が進み，ケトン体が代替エネルギーとして産生される。これらの血糖調節機構がはたらくことで，一度減少した血糖は生後3時間までに上昇し，安定する。

血糖の減少がおこっても，正期産新生児の多くは無症候である。しかし，低体重児や，巨大児，糖尿病母体児，妊娠糖尿病の児，子宮内発育不全児，新生児仮死の児などで，高インスリン血症となるリスクがある場合は，血糖調節機構が十分機能せず，低血糖をおこすことがある。正期産児の場合，血糖値が40 mg/dL 未満の状態が低血糖である。

低血糖が遷延すると重篤な中枢神経障害をきたす可能性がある。そのため，低血糖のリスク因子をもつ新生児の場合，症状の早期発見が非常に重要である。低血糖の症状として特異的なものはないため，痙攣や振戦，易刺激性がある，多呼吸，なんとなく活気がない，哺乳力不良などの症状がみられた場合は血糖値を測定する。

[2] 新生児マススクリーニング　新生児の予後に重大な影響を及ぼしかねない先天性疾患を早期発見し，予防する目的で行われる（▶287ページ）。

[3] 新生児聴覚スクリーニング　先天性難聴を発見するために行われる。全国的に実施されているが，任意の検査かつ公費負担でないため，保護者の同意を得る必要がある（▶288ページ）。

3 新生児の生活のアセスメント

● 哺乳状態の観察

観察項目▶　授乳回数と，新生児の哺乳意欲，吸啜力，乳首の含み方（吸着），哺乳量を観察する。吐きけ・嘔吐の有無についても観察する。

乳首の含み方▶　児が乳首を正しく口に含めているかを確認する。哺乳の際には，乳輪部が隠れるくらい深く口に含み，舌の上に乳首がのり，上顎と下顎で乳頭・乳輪部を吸啜するようになっていることが重要である（▶358ページ，図6-9）。

哺乳量の測定▶　母親の乳房から直接授乳をする場合，哺乳量は哺乳後の体重増加量によって算出する。

(1) 授乳前におむつ交換を行い，着衣のまま体重を測定する（前体重）。

(2) 授乳終了後に再び体重を測定する（後体重）。

(3) 後体重と前体重の差が哺乳量となる。授乳後のおむつ交換は，後体重を計測してから行う。

哺乳量を頻回にはかるうちに，母親が数値にばかり気をとられてしまうことがある。そのため，母乳の充足状況については，授乳回数や間隔，児の満足度，日々の体重減少率の変化とあわせて判断するよう指導する。また，母乳分泌が

少ない時期に哺乳量を計測すると，母親が自信をなくし，母乳育児の意欲を失う可能性があるため，注意する。

哺乳回数▶　児が泣いたときに欲しいだけ与える自律授乳では，哺乳回数は8〜12回/日となる。また，規則的に授乳を行う時間授乳では，3時間間隔で授乳するため，8回/日である。人工栄養の場合は，生後1か月ごろを目途に，夜間の授乳間隔をあけた7回/日とする。

● 母子同室の評価

近年，母乳育児の推進とともに，出産後早期から母親と新生児が同じ部屋で過ごす母子同室制が見直されており，多くの施設で実施されている。出産後早期から母子が一緒に過ごすことで，親子の愛着形成，母乳育児の推進，育児不安の軽減，感染予防などの多くの利点がある。しかし，母子がただ同室するだけで問題が解決するわけではない。その環境のなかで母親が新生児を理解し，安心して育児ができるような支援が行われることが必要である。

母子同室が可能となる条件として，① 母親が母子同室を希望している，② 母親の全身状態や子宮復古などの健康状態が良好である，③ 正期産である，④ 新生児仮死や先天異常がない，⑤ 新生児の全身状態が安定しているなどがあげられる。これらを含め，医師・看護職者が判断する必要がある。

また，母子同室の実施中も，母親の疲労度や児に対する愛着形成，新生児の適応状態を観察し，評価を行う。母親の疲労が強いときは，新生児を夜間に一時的に預かるなど，柔軟な対応をとることが必要である。

とくに，早期新生児期は，呼吸・循環が劇的に変化する時期である。出生時に問題がなくとも，その後の適応ができない児もおり，出生2〜3日以降に症状が出現する疾患もある。そのため，母子同室であっても，母親に新生児のケアをすべてまかせるのではなく，看護職者が訪室して観察を怠らないようにすることが重要である。近年では，新生児の体動と呼吸を観察する装置をベビーコット内に設置する施設も増えている（▶図5-33）。

また，わが国には添い寝の習慣があるが，母子同室中における新生児の急変例が，母親との添い寝中に多いことが報告されている。そのため，母親が起きていて児の状態を十分に観察できる状況以外では，ベッドの共有を避けることが望ましい（▶370ページ，図6-16）。

● 保育環境

新生児室▶　母子異室制の施設や，帝王切開の場合，また母子の状態によって母子同室ができないなどの場合，新生児室で経過を見ることがある。新生児室の至適環境は，正期産新生児の場合，衣類1〜2枚と掛け物1枚の状態で，室温24〜26℃，湿度50〜60％である。照明は，新生児の全身色の観察が十分できるように白色蛍光灯を使用し，500ルクス以上の明るさを保つことが望ましい。

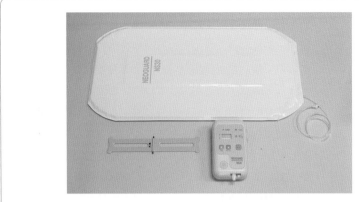

（資料提供：株式会社スカイネット）

▶図 5-33　新生児体動モニタ

感染管理▶　新生児室は一般清潔区域であるが，新生児は易感染状態にある。そのため，看護職者が感染源とならないよう，健康管理と手指衛生を徹底する。新生児室ではおむつ交換や沐浴，全身観察などで排泄物や体液に触れる機会が多く，加えて，複数の新生児と接する可能性が高い。そのため，ケアを行う際はディスポーザブルの手袋やエプロンを使用する。

　また，感染症の可能性がある新生児は隔離し，使用する器具はすべてディスポーザブルまたは消毒可能なものとし，ほかの新生児とは共用しない。搾乳に使用する器具や温乳器・調乳用品の管理方法については，施設の基準に準ずる。

C 新生児の看護

　わが国では，少子化・核家族化・家族機能の低下により，親子を取り巻く環境が大きく変化している。たとえば 2004 年の調査[1]では，初産婦のおよそ 2 人に 1 人が，子どもとの接触経験がないまま親になっている。また，育児書やインターネット上には育児に関するさまざまな情報が氾濫しているうえ，施設で行われる育児指導の内容も，施設の方針などにより，少しずつ異なっている。そのため，退院後の新生児の育児のなかでとまどう親も少なくない。

　このような変化に合わせ，新生児の看護も変化をしている。現在では，これまでの異常の早期発見や育児技術の習得を中心とした看護だけでなく，家族に対する育児支援の視点をもった看護も必要となっている。

1）原田正文：いま，ほんとうに必要な育児支援とは何か？「大阪レポート」から 23 年目の調査が描くもの．保健師ジャーナル 60(2)：178-181，2004．

　新生児の看護に必要となる第 1 の視点は，新生児に対する親の応答性である。新生児の発達を促すには，親と児の相互作用が不可欠であるが，親がストレス状態にある場合，新生児の行動や合図を敏感に感じとることができない。看護においては，親が新生児の合図をとらえ，正しくニーズを読みとり，効果的にニーズを満たすことができているかを確認していく。

　第 2 の視点は，家族や母親に対する育児支援である。育児において，新生児をなだめられない，こんなに泣くのはどこかおかしいのではないか，自分の子どもをかわいいと思えないなどといった育児不安をかかえ，強いストレスをかかえてしまう親がいる。このような状況にある親に対しては，看護職者は正しい育児の仕方を指導するという視点ではなく，育児の支援をするという視点をもつことが重要である。そのうえで，親の訴えに共感的に傾聴をするなどの対応が必要である。

　新生児の看護においては，以上の点をふまえながら，小さな命をまもり，新しい家族の誕生を支援し，出産後早期から親子の関係形成が始められるように，看護を展開することが必要である。正期産児における出生から退院までの経過を図 5-34 に示す。

① 出生直後の看護

　出生直後の新生児に対する，分娩室での一般的なケアと注意点を表 5-10 に示す。臍帯の処置，低体温の予防，標識の装着，点眼の処置はラジアントウォーマー上で実施する。その後，新生児の全身の観察を行う（▶299 ページ，表 5-9）。なお，かつては出生直後の沐浴である産湯（うぶゆ）が行われていたが，生後 6 時間以内は児の呼吸・循環状態が不安定な時期であるため，現在ではルーチンケアとしては実施しない。

　出産後の母子の愛着形成を促す方法の 1 つとして早期母子接触（▶257 ページ）がある。母親が母乳栄養を希望していれば，分娩室で初回の授乳を試みる。母子の状態により，早期母子接触がむずかしい場合であっても，短時間でも可能な限り，親子の早期接触の機会を提供する。

　分娩後 2 時間は母子の状態が急変しやすいため，看護職者は，出産に対するねぎらいなどの情緒的支援を行いつつ，母子の観察を行う（▶表 5-11）。

② 出生後から退院時までの看護

　児の出生後，退院するまでは，新生児が子宮外生活へ適応して順調に経過しているか，そして経過中に異常がないかを観察し，フローシート（経過表）に記録する（▶310 ページ，図 5-35）。

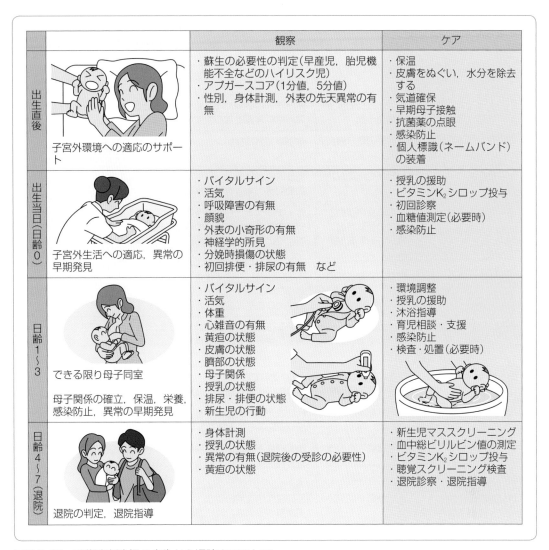

		観察	ケア
出生直後	子宮外環境への適応のサポート	・蘇生の必要性の判定（早産児，胎児機能不全などのハイリスク児） ・アプガースコア（1分値，5分値） ・性別，身体計測，外表の先天異常の有無	・保温 ・皮膚をぬぐい，水分を除去する ・気道確保 ・早期母子接触 ・抗菌薬の点眼 ・感染防止 ・個人標識（ネームバンド）の装着
出生当日（日齢0）	子宮外生活への適応，異常の早期発見	・バイタルサイン ・活気 ・呼吸障害の有無 ・顔貌 ・外表の小奇形の有無 ・神経学的所見 ・分娩時損傷の状態 ・初回排便・排尿の有無　など	・授乳の援助 ・ビタミンK₂シロップ投与 ・初回診察 ・血糖値測定（必要時） ・感染防止
日齢1〜3	できる限り母子同室 母子関係の確立，保温，栄養，感染防止，異常の早期発見	・バイタルサイン ・活気 ・体重 ・心雑音の有無 ・黄疸の状態 ・皮膚の状態 ・臍部の状態 ・母子関係 ・授乳の状態 ・排尿・排便の状態 ・新生児の行動	・環境調整 ・授乳の援助 ・沐浴指導 ・育児相談・支援 ・感染防止 ・検査・処置（必要時）
日齢4〜7（退院）	退院の判定，退院指導	・身体計測 ・授乳の状態 ・異常の有無（退院後の受診の必要性） ・黄疸の状態	・新生児マススクリーニング ・血中総ビリルビン値の測定 ・ビタミンK₂シロップ投与 ・聴覚スクリーニング検査 ・退院診察・退院指導

▶図 5-34　正期産新生児の出生から退院までのケア

1 身体の清潔

　　　新生児に清拭もしくは沐浴を行い，身体の清潔を保つとともに，新生児の観察を行う。

● ドライテクニック

　　　ドライテクニックとは，ラジアントウォーマーの上で，出生直後の新生児の皮膚についた血液や羊水・胎便のみを，あたたかいタオルでふき取ることをさす。

　　　近年では，出生直後の児の全身状態の安定を優先するため，沐浴を行わずド

▶表5-10 分娩室での新生児に対する一般的なケア（母親のそばで行うもの）

ケア	目的	注意点
1. アプガースコアの採点	出生状況の確認	1分値，5分値は必須で，必要時10分値を採点する。助産録に記入する。
2. 水分除去，清拭体温管理	体表水分血液除去低体温予防	水分除去は必要だが，胎脂除去は必要でない。沐浴は低体温となりやすいため推奨されない。
3. 個人標識の装着	新生児の取り違え予防	退院まで外さない。
4. 臍処置	臍断端の清潔保持	乾燥を心がける。臍動静脈の本数を確認する。
5. 早期母子接触	児の心身の状態と母親の愛着行動の確認，母乳育児継続	ルーチンケアとして行うことが望ましい。母親の心身の状態と児の状態に問題がないことを確認して行う。新生児の落下を予防する。
6. 体重・身長・頭囲・胸囲の測定	子宮内発育状態の確認	保温に留意し，まず体重測定を行う。身長や頭囲の測定などは急がない。出生時体格基準曲線から評価する。
7. 点眼	新生児眼炎とくに淋菌性結膜炎の予防	抗菌薬の点眼（または眼軟膏の塗布）を出生後1時間以内に行う。帝王切開分娩児にも実施する。
※ 8. 鼻腔口腔吸引	気道の確保気管内誤嚥の予防	10秒以内で行う。処置中に後鼻孔閉鎖の有無を確認する。
※ 9. 臍帯血ガス	胎児機能不全の確認	代謝性アシドーシスがあっても，まず呼吸性に改善をはかる。pH7.25以上が正常である。
※10. 臍帯血検査	胎児機能不全の確認感染症の確認	胎児機能不全による逸脱酵素は6〜12時間遅れて上昇する。先天性感染症ではIgMが重要である。
※11. 血糖値測定	低血糖の早期発見	足底採血法を用いる。正常新生児の場合は低血糖が疑われる症状の出現時のみ。低出生体重児，SFD児，糖尿病母体児，HFD児の場合は無症状でも測定する。

※ルーチンではなく必要時に行う。

ライテクニックで行う施設が増えている[1]。なお，胎脂には細菌から児をまもり，保湿・保温をする効果があるため，無理に取り除かないようにする。HBV・HCV・HIVキャリアの母体から出生した場合は，母体血を除去する目的で，沐浴を実施する場合がある。

● 沐浴

　新生児の全身状態の安定後，母親の育児手技獲得と合わせて，生後2〜3日ごろより沐浴を開始する施設が多い。方法は施設によってさまざまであるが，

---

1) 竹内翔子：新生児にはドライテクニックがよいの？毎日沐浴がよいの？．助産雑誌 72(12)：962-963，医学書院，2019．

▶表5-11　分娩直後の皮膚接触(早期母子接触)観察表

		生後時間					危険因子	
		10分	30分	60分	90分	120分	喫煙	
児のバイタルサイン	皮膚色						飲酒	
	呼吸						妊娠合併症	
	(酸素飽和度)						FGR(IUGR)	
児の覚醒状態	高度に眠りがち						妊娠高血圧	
	眠りがち						糖尿病	
	安静覚醒(静かに母親の上にいる)						精神疾患	
	動的覚醒						その他	
	啼泣						遷延分娩	
	閉眼						微弱陣痛	
	開眼						胎児心拍	
	母とのアイコンタクト						分娩誘発	
	肘屈曲						硬膜外麻酔	
	拳を握っている						吸入麻酔	
	手を開いている						分娩促進	
	母親の皮膚・乳輪をつかむ						人工破膜	
	膝屈曲						会陰切開	
	下肢で蹴る						クリステレル	
顔の位置	側方						鉗子	
	正面						吸引分娩	
	乳輪を探索						羊水混濁	
	口をピチャピチャさせる						アプガースコア	
	手をなめる							
	母親の乳頭をなめる							
	母親の乳輪に吸着する							
母親の覚醒状態	静睡眠							
	動睡眠							
	傾眠							
	安静覚醒							
	動的覚醒							
	安心した様子							
	不安な様子							
	児をなでている							
	児の顔を見ようとしている							
	母親の片手は児のお尻にある							
	両手で抱っこしている							
	児に話しかけている							
	周囲と話をしている							
	お乳を吸着させようとしている							
	母親の言葉							
	観察							
	介入(具体的に)							

(日本未熟児新生児学会医療提供体制検討委員会:正期産新生児の望ましい診療・ケア. 日本未熟児新生児学会雑誌24(3): 429, 2012による, 一部改変)

T	HR /m	R /m	黄疸値	体重	日時 日	日	日	日	日	日	日	日
37 36	70	90 80 70 60 50		g								
観察時の意識レベル (state)												
体重 (g) 生理的体重減少 (%)												
呼吸の型												
心音の異常												
筋緊張												
臍の状態												
皮膚の状態												
皮膚色												
黄疸の部位												
尿回数/日												
便回数/日 便の性状												
その他観察												
哺乳量	母乳 (回数/総量)											
	ミルク (回数/総量)											
	糖水 (回数/総量)											
	合計 (mL)											
検査および処置												

▶図 5-35　新生児のケアフローシート (例)

新生児は皮膚のバリア機能が未熟であることから，① 肌を強くこすらない，② 洗浄成分をよく洗い流す，③ 早期から保湿ケアをする，ことが推奨されるようになっている。

目的▶　身体の清潔保持，血行の促進，児の全身状態の観察，親子のスキンシップを行う。

必要物品▶　沐浴槽（ベビーバス），洗面器（顔用またはかけ湯用），湯温計，バスタオル，沐浴布（フェイスタオルでも代用可能），ガーゼハンカチ（医療用の不織布ガーゼなどでも可能），ベビー用ボディソープ（泡で出るタイプがよい），ローションやクリームなどの保湿剤，綿棒，着替え衣類一式，おむつ，おしりふき，体温計，ヘアーブラシ。

準備▶　児の体温を測定し，沐浴実施可能かを判断する。38〜40℃の湯を沐浴槽の2/3程度ためる。湯の温度が低いと体温喪失につながり，高すぎると乾燥の原因となるため，沐浴前に湯の温度を必ず確認する。室温は24〜26℃とする。ボディソープは使いやすい場所に置き，処置台の上にバスタオル，おむつ，衣類を広げて準備しておく。着替えスペースが限られている場合は，バスタオルを一番上にして使用する順に重ねておく。衣類が2枚の場合は，一度で着せられるように重ねて袖を通しておく。

　授乳直後〜1時間は，嘔吐を誘発する可能性があるため沐浴を避ける。また，授乳直前の沐浴は，哺乳力が弱い児の場合，体力を消耗して哺乳に影響する場合があるため注意する。

方法▶　沐浴には，大きく分けて，浴槽に入る前に顔を先にふく**フェイスアウト法**と，浴槽内ですべて洗う**オールインワン法**の2つの方法がある。フェイスアウト法は浴槽内の時間が短く，初心者に適している。一方，石けんを用いて顔を洗う場合は，オールインワン法の方が洗い流しやすい。沐浴の方法は，対象の習熟度や，浴槽の種類などの施設の設備状況に合わせて選択する。浴槽内で児を洗う時間は5分以内とし，以下の手順で行う。

(1) きれいな湯にガーゼを浸して顔をふく。最初に目をふき，額→頰→口周囲→鼻柱→耳介の順にふく（▶図5-36-a）。新生児は，生後1〜2週間ごろから皮脂の分泌が盛んになり，湿疹がみられるようになるため，新生児用の

Column　沐浴時の新しいスキンケア

　近年，乳児湿疹や，乳幼児期におけるアトピー性皮膚炎の予防のため，新生児の沐浴時のスキンケアが重視されるようになってきた。スキンケアの方法としては，① 頭髪用と顔・身体用の洗浄剤を使い分ける，② 湯をはらずマット上で身体を洗うか，湯の深さを殿部までとする，③ シャワーを用い，洗浄成分を徹底して洗い流す，などさまざまな方法がある。使用可能な設備・物品に合わせ，新生児の状態に応じて方法を選択していくとよい。

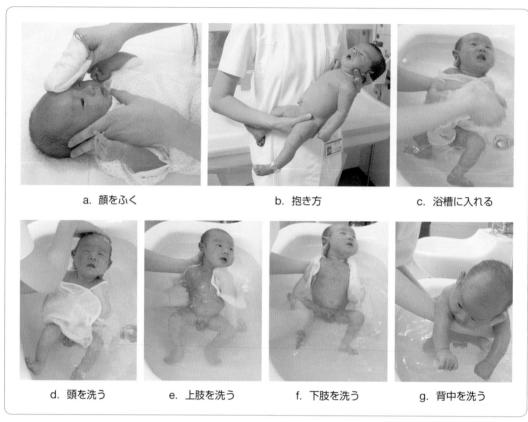

a. 顔をふく　　　　　　　　b. 抱き方　　　　　　　　c. 浴槽に入れる

d. 頭を洗う　　　e. 上肢を洗う　　　f. 下肢を洗う　　　g. 背中を洗う

▶図5-36　沐浴の手順

　　　　ボディソープで顔も洗うようにするとよい[1]。

(2) 新生児の衣類を脱がし，左手の手のひらと母指・中指で児の頭部を把持するように支え，右手で殿部を支える（▶図5-36-b）。静かに足から浴槽に入れる（▶図5-36-c）。湯に入れた直後はモロー反射が出現しやすく，驚いて手足をバタバタさせ泣くこともある。このような場合は，殿部を支えていた右手を外して，なだめるように声をかけながら，児の腕をかるく押さえると徐々に落ち着いてくる。

　　新生児の体動が激しく安静が保てない場合は，沐浴布を使用するとよい。沐浴布は胸の上にかけるだけでもよいが，おくるみのように背部から前にしっかり包むと，児の身体に密着して落ち着くことが多い。沐浴布には保温の効果もある。また，体幹をねじったり，足をバタバタさせたりして落ち着かない場合は，足底が浴槽の壁につくようにすると，姿勢が安定して落ち着くことがある。

(3) 右手で泡をとり，頭を輪状に洗う（▶図5-36-d）。湯で泡を流したあとは，

---

1) 顔をボディソープで洗う場合は，額，頬，顎，鼻の頭などの皮脂の分泌が多い部分に泡を置き，指の腹で小さな円を描くように洗う。

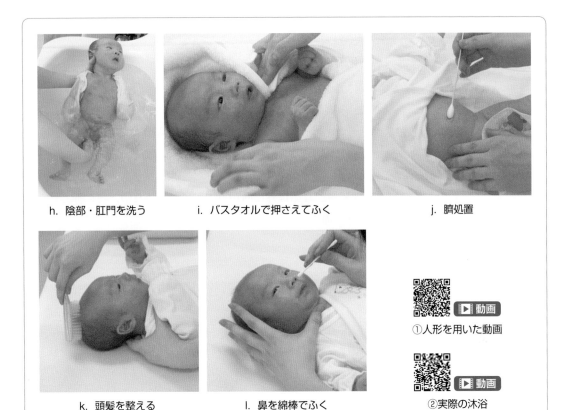

h. 陰部・肛門を洗う　　　　　i. バスタオルで押さえてふく　　　　　j. 臍処置

▶動画
①人形を用いた動画

▶動画
②実際の沐浴

k. 頭髪を整える　　　　　l. 鼻を綿棒でふく

▶図 5-36　（続き）　　　　　　　　　　　　　　　　　　　（動画の分割版は▶607 ページ）

ガーゼで水分をふき取っておく。これは，新生児の体表面積は頭部が最も大きく，ぬれたままにしておくと体温が奪われるためである。

(4) 身体は，上から下に，洗いやすい順番で洗う。具体的には，頸部→上肢・腋窩または胸腹部→下肢などの順番である。頸や腋窩などの，しわが多く皮膚が重なり合う部分は，洗い残し・すすぎ残しが生じやすい。洗い残し・すすぎ残しがあると，湿疹の原因となるため，しわを開いてしっかり洗う。手を洗う際は，把握反射により握ってしまうことが多い。この場合は，新生児の小指側から母指を入れ，手のひらを軽く押すことで，手を開き洗いやすくなる。児は口もとに手をもっていくため，洗ったあとはすみやかに泡を流す（▶図 5-36-e, f）。

(5) 右手の手のひらを児の左脇に差し込み，腋窩を把持するように支えながら，児を腹ばいにし前腕に寄りかからせ，背中から殿部を洗う（▶図 5-36-g）。

(6) 再び左手で頭部を支えながらゆっくりと仰臥位に戻し，陰部・肛門を洗う。男児の場合は，陰茎→陰嚢→肛門の順に洗う。女児の場合は，大陰唇→小陰唇の間→肛門の順に，それぞれ上から下，前から後ろに洗う（▶図 5-36-h）。

(7) 最後に，肩まで湯につかり，洗面器またはシャワーを用いてかけ湯をし，

洗浄成分を流す。

(8) 児を振らず，静かに湯からあげ，バスタオルでくるみ，軽く押さえるように ふく（▶図5-36-i）。

(9) おむつをかるくあて，綿棒で臍（へそ）の余分な水分をふく（▶図5-36-j）。

(10) 沐浴後は皮脂が落ちて乾燥しやすい。保湿剤を使用する際は，すり込まず 押さえるようにして，顔から全身に塗布する。塗布する際は，500円硬貨 の大きさを手に取り，人肌にあたためてから使用する。

(11) 衣類を着せ，頭髪を整える。必要時，綿棒を用いて鼻腔，耳孔の清拭をす る（▶図5-36-k, l）。耳垢（じこう）は外に向かって排出されるため，奥に押し込むこ とがないよう，綿棒による清拭は入口のみとする。

2 臍・臍帯の処置

臍帯は結紮により血流が遮断され，その後は乾燥して脱落する。臍処置の目 的は，臍帯が脱落して乾燥するまでの感染の予防である。

観察▶　出生24時間後に臍帯の出血・乾燥状態を確認し，臍帯クリップを除去する （▶図5-37）。クリップ除去後は，臍出血の有無と乾燥状態，感染徴候の有無を 観察する。感染徴候としては，臍輪周囲の皮膚の発赤・浸潤・分泌物・臭気な どで判断する。

臍処置の手順▶　乾燥した綿棒を用いて，臍帯の切断部と臍の側面，臍輪部の水分や痂皮（かひ）を丁 寧にふきとる。臍処置は毎日1回行い，臍帯が脱落して臍窩からの滲出液がな くなるまで続ける。処置は，バイタルサイン測定時，またはおむつ交換や沐浴 時などに行う。

留意点▶　臍帯は生後1週間〜10日で自然に脱落するが，臍帯が完全に脱落せずに残っ た肉芽が増殖した場合，臍肉芽腫（▶279ページ，図5-20）となり新生児の1か月 健診で見つかることが多い。感染をおこす場合もあるため，早期の発見と，見 つけしだいすぐに受診するように両親に指導する。なお，処置時の70%イソ

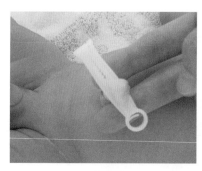
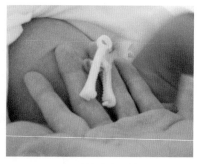

a. 装着時　　　　　　　　b. 外したところ

▶図5-37　臍帯クリップの除去

プロピルアルコールなどの消毒材使用については，自然乾燥した場合と比較して感染の発生に差がないことが報告されている[1]。また，消毒剤が乾燥を妨げたり正常組織に障害を与えたりすることがあり，その結果，臍帯の脱落が遅延することも報告されている[1]。このため，消毒剤の使用については，施設の環境や臍帯の状態によって検討する。

3 新生児の栄養

新生児期は急速に発育する時期である。そのため，新生児期の慢性的な低栄養状態は，その後の成長・発達や，神経学的予後にまで影響する。近年では，胎児期・生後早期の栄養環境が，その後の成人期の健康に影響を及ぼすというDOHaD説も出てきており，新生児期の栄養はますます重要となってきている。

新生児期の栄養方法には，① 母乳を与える**母乳栄養**，② なんらかの理由で母乳栄養が行えない場合に調製粉乳を用いる**人工栄養**，③ 母乳と調製粉乳の両方を用いる**混合栄養**がある。

早期新生児では，児の生理的体重減少が正常を大きく逸脱する場合や，母親の合併症，授乳状況などによって医学的に栄養の補足が必要になることもある。近年では，人工栄養でも母乳栄養とほとんどかわらない成長・発達が得られるようになってきているが，安易に人工栄養を行うのではなく，出生直後には母乳哺育を推奨することが重要である。また，栄養の補足を行う場合も母乳育児を支援し，その後の母乳育児が継続できるよう支援を行う必要がある。

WHOと国連児童基金（UNICEF）は，「母乳育児成功のための10のステップ」を発表しており，各医療機関に早期新生児期からの母乳育児を推奨している（▶表5-12）。

新生児の栄養所要量 ▶ 新生児に必要なエネルギー所要量は，約120 kcal/kg/日である。また，新生児の必要水分量は約150 mL/kg/dayである。母乳のエネルギー量は初乳や成乳によって異なるが，通常100 mLあたり65 kcalである。一方，粉ミルクのエネルギー量はメーカーによって異なるが，できあがり量100 mLあたり66〜68 kcalで算出される。

出生後しばらくは胃の容量が少なく，消化・吸収に負担がかかるため，授乳量は生後1週を目安に徐々に増やすようにする。それまでの間は体重減少が生じるが，新生児の哺乳量が増えるにつれて体重減少は止まり，やがて増加に転じるようになる。

母乳と人工乳の比較 ▶ 母乳には新生児に必要な栄養成分がバランスよく含まれており，また，消化吸収や利用率もよいことから，児に最も適した栄養源であるといえる。また，人工乳との違いとして，母乳にはマクロファージ・リンパ球・免疫グロブリン

1）門田悦子ほか：新生児再消毒の必要性の検討 「消毒群」と「自然乾燥群」の比較から．助産雑誌 67(4)：314-318，2013．

▶表 5-12　母乳育児成功のための 10 のステップ（2018 年改訂）

【重要な管理方法】
1a.　母乳代替品のマーケティングに関する国際規約および関連する世界保健総会の決議を確実に遵守する。
1b.　定期的にスタッフや両親に伝達するため，乳児の授乳に関する方針を文書にする。
1c.　継続的なモニタリングとデータマネジメントのためのシステムを構築する。
2.　スタッフが母乳育児を支援するための十分な知識，能力と技術をもっていることを担保する。
【臨床における主要な実践】
3.　妊婦やその家族と母乳育児の重要性や実践方法について話し合う。
4.　出産後できるだけすぐに，直接かつ妨げられない肌と肌の触れ合いができるようにし，母乳育児を始められるよう母親を支援する。
5.　母乳育児の開始と継続，そしてよくある困難に対処できるように母親を支援する。
6.　新生児に対して，医療目的の場合を除いて，母乳以外には食べ物や液体を与えてはいけない。
7.　母親と乳児が一緒にいられ，24 時間同室で過ごすことができるようにする。
8.　母親が乳児の授乳に関する合図を認識し，応答できるよう母親を支援する。
9.　母親に哺乳びんやその乳首，おしゃぶりの利用やリスクについて助言すること。
10.　両親と乳児が，継続的な支援やケアをタイムリーに受けることができるよう，退院時に調整すること。

（厚生労働省：授乳・離乳の支援ガイド〔2019 年改定版〕による，一部改変）

（分泌型 IgA）といったさまざまな種類の免疫物質が含まれていることがあげられる。これらの成分は，栄養成分としての役割のほか，消化管の成長促進や，抗炎症・抗感染作用や免疫調整作用などの役割を担っている。

　一方，人工乳には含まれているが，母乳に不足しているものに，ビタミン K とビタミン D がある。近年，新生児・乳幼児にビタミン D 欠乏症の増加が報告されている。これは，母子手帳から日光浴を推奨する記載が消えたことに加え，母親が日焼けどめを多用したり紫外線を避けることや，地域・季節による日照不足などが原因と考えられる。ビタミン D 欠乏症では，新生児の頭蓋癆やビタミン D 欠乏性くる病（骨折や骨の変形）についても注意が必要である。

ビタミン K の▶
投与
　ビタミン K が欠乏すると，早期新生児期に新生児メレナ（▶513 ページ）がおこることや，生後 1〜2 か月ごろの母乳栄養児に頭蓋内出血がおこることがある。これを予防するため，ビタミン K_2 シロップ剤の予防的投与を行う。シロップは浸透圧が高く，消化管に負担がかかるため，糖水または蒸留水で 10 倍に希釈して与える。助産院もしくは自宅で出生した新生児であっても，ビタミン K の予防的投与の実施を遵守する。シロップ製剤の内服後は，母子手帳やカルテに必ず記載をする。投与の頻度については，第 7 章を参照のこと。

　完全母乳栄養児の場合は，ビタミン K 摂取のため，母親に対して納豆や緑黄色野菜などを積極的に摂取するようすすめる。

4　新生児と医療事故，医療安全，感染予防

医療事故防止と▶
医療安全
　看護職者の不注意により，さまざまな事故がおこっている（▶表 5-13）。これらの事故を防ぐために，新生児の観察や環境整備，新生児に使用する機器の取り扱いには十分留意する必要がある。

感染予防▶　新生児の免疫能は発達途上にあるため，施設内における水平感染を予防する

ことが重要である。母親由来の常在細菌叢を新生児に早期に定着させることで，感染症の発症を予防できるため，早期からの母子同室を実施する。それとともに，看護職者が児のケアを行う際は，新生児に接触する前後で手指衛生を徹底し，手袋や使い捨てエプロンを着用する。また，聴診器や体温計などを含め，児に使用する物品はできるだけ専用とすることが望ましい。物品を共有せざるをえない場合は，消毒して使用する。

③ 生後 1 か月健診に向けた退院時の看護

　　正期産新生児の退院時期は，施設や分娩様式によって異なるが一般に日齢4〜7であり，早期退院傾向にある。退院時期の判断には，① 全身状態，② 授乳状況，③ 体重減少から増加への転換の有無，④ 黄疸の程度が重要になる。

1 退院診察

　　児の退院診察では，新生児に問題がないことを共有し，経過観察が必要な所見については退院後も引きつづき観察を行えるよう，母親がその場に立ち会えることが望ましい。診察の方法は，全身観察（フィジカルアセスメント）と同様である（▶表5-14）。このほか，授乳状況や体重減少率をもとに，適切な哺乳状態であるかを判断し，入院中の経過や身体計測値が母子手帳に記載されているかも確認する。

▶表5-13　看護職者の不注意で生じた新生児に関する事故

- 早期母子接触中の新生児の急変
- 沐浴の準備や体重測定の際に，児から目を離したことによる転落
- 児を抱いたまま，ほかの作業を行ったことによる転落
- 沐浴の湯温を確認しなかったことによる熱傷
- うつ伏せで寝かせたことによる窒息
- コット内への落下物による外傷
- 新生児室での取り違え
- パルスオキシメーターによる低温熱傷
- 新生児体動モニタのスイッチの入れ忘れ

▶表5-14　退院診察のポイント

1. 身体計測値：体重減少の程度
2. 診察所見
　　頭部・眼：大泉門の異常，眼脂，結膜出血
　　胸部・呼吸循環：心雑音，頻脈，不整脈，多呼吸
　　腹部・消化管：嘔吐，腹部膨満，臍部異常の有無
　　四肢・股関節：開排制限，筋緊張，反射
　　鼠径部・外陰部：大腿動脈触知，鼠径ヘルニア，陰嚢水腫，停留精巣
　　皮膚：黄疸の程度，湿疹，血管腫
3. 栄養摂取状況：哺乳状況の把握，脱水の有無（母乳の出方と経口摂取量）
4. 母親への説明（質問および検査結果）
　　聴力スクリーニング検査，予防接種の説明

（大森意索・渡辺とよ子：新生児の一般的管理──8. 退院時ルーチン．周産期医学 40（増刊号）：509，2011による，一部改変）

次回の健診に向けては，退院後も順調に児が発育できる育児環境であるかなどを確認するとともに，予防接種や1か月健診・乳児健診など，今後の予定についても説明する[1]。

なお，生後1か月まで経過観察でよいものとして，眼脂，結膜出血，副耳，臍ヘルニア，停留精巣，血管腫などがある。これらについては，今後の経過や，自然軽快がみとめられる場合があるため重篤な疾患ではないということを説明し，退院後に両親が不安にならないようにする。

2012（平成24）年度の母子手帳改正により，胆道閉鎖症早期発見のための便色カラー写真が掲載されるようになった。これを利用し，退院後も便色に注意するよう説明する。退院時には，児の身体上のことだけでなく，育児について母親が質問をすることも多い。可能な限り育児不安の解消に努める。生後1か月までに新生児によくみられる所見や，家庭での対応をリーフレットにして渡すとよい（▶図5-38）。

2　児の養育環境の確認

核家族化が進み，夫婦中心で子どもの育児を行う現代では，育児に対する不安や孤独感，疲労を感じる親が多い。退院時までに育児環境を把握したうえで，おこりうる問題を早期に把握し，入院中に解決できるよう取り組むことが重要である。退院後は，母乳外来や産後2週間健診，1か月健診で退院後の育児の実際を確認し，心理的支援や地域でのサポートにつなげることが必要である。

3　2週間健診

生後2週間で行われる健康診査では，① 新生児の体重増加（退院後25〜30 g/日），② 授乳方法（授乳回数とミルクの量），③ 哺乳意欲，④ 排尿回数，⑤ 便色と回数，⑥ 黄染と経皮黄疸計によるビリルビン測定，⑦ 臍帯脱落の有無と臍窩の止血および乾燥状態を確認し，母子手帳に記入する。

退院後によくみられる症状としては，嘔吐や，胸鎖乳突筋血腫による筋性斜頸，皮膚トラブル，眼脂，鼻づまりなどがある。眼脂は少量であれば清拭綿でこまめに清拭するよう指導する。また，膿のような眼脂が多く出る場合は，鼻涙管閉塞が疑われることや，抗菌薬点眼の処方が必要となることがあるので，眼科受診をすすめる。

新生児では，生後2週間を過ぎるころから，皮脂分泌が活発になり，顔や頭に脂漏性湿疹がみられるようになる。顔を石けんなどで洗っていない場合は，洗うことをすすめる。また，成長に伴い哺乳量が増えると排泄回数も増える。排泄物などにより皮膚が刺激されると，肛門周囲が赤くただれ，おむつかぶれ

---

1) 新生児の予防接種については『系統看護学講座　小児看護学概論 小児臨床看護総論』を参照のこと

新生児期に知っておくとよい事柄をいくつかご説明いたします。

□自律哺乳
　欲しがるときに欲しがるだけ授乳しましょう。

□スキンケア
・脂っぽい皮膚に対して
　生後 3～4 週間は皮脂腺が活発で，顔（眉毛部，鼻翼，耳介周囲）などに湿疹ができやすい状態です。
　脂っぽい皮膚は石けんをよく泡だてて，手でていねいに洗ってください。
　時期が過ぎれば，かさかさになる場合があります。そのときは保湿が必要になります。
・おしり
　おむつかぶれといいますが，実際には尿・便にかぶれるので，おむつをまめに替えてください。
　赤くなったら，ふき取らずに，シャワーで洗い流しましょう。

□抱っこして目を見て語りかけましょう
　赤ちゃんは，耳はよく聞こえています。抱かれることもわかっています。
　1 か月健診までに少しずつじっと見るようになります（抱っこの距離がいちばんよく見えます，目が大好きです）。
　是非，目を見て語りかけてください。お母さんの声，あたたかさ，やさしいまなざしに，赤ちゃんが反応してくれるようになります。

□この時期によくある症状
・鼻閉：鼻がフガフガいうことがありますが，きげんがよく哺乳がよければ心配ありません。
・目やに：涙の排水孔（鼻涙管）が細いので"目やに"がよく出ます。
　多くはていねいにふくだけでよくなります。泣かなくても涙がたまったり（鼻涙管閉塞），充血したり，"目やに"の量が増えるようなら，小児科・眼科を受診してください。
・しゃっくり：出やすくなかなかとまりませんが，心配ありません。徐々に出なくなります。

・溢乳：授乳後 1 時間ぐらいまでにおっぱいを吐くことがあります。きげんがよく，その後もよく飲むようであれば心配いりません。胃から食道に逆流しやすい特徴からです。月齢とともに軽快します。
　噴水状に吐いたり，ぐったりしたり，便が出なくてお腹がパンパンにはったりするときは受診してください。

□生活
　お母さん自身が疲れないように心がけてください。赤ちゃんと同じリズムで休み休み授乳してください。
　是非昼寝をとってください。家事は手伝ってもらって少し手抜きをしましょう。赤ちゃんが風邪をひかないように人込みは避けましょう。面会も限られた親戚に限って，他の方にはこちらから電話で体重や名前などを連絡するといいでしょう。

□上のお子さん
　上のお子さんは，多かれ少なかれいわゆる「赤ちゃん返り」をします。自然な反応です。
　是非，一対一の時間を持って「○○ちゃんが大好き」と抱きしめてあげてください。

□安全のため
　乳児用チャイルドシートを装着しましょう（後部座席に後ろ向きセミ・リクライニング）

□発熱ほか
　1 か月健診までに熱が出たり，飲みがわるくなったりしたら小児科外来を受診してください。

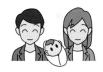

　　　1 か月健診でお会いしましょう。

（日本未熟児新生児学会医療体制検討委員会：正期産新生児の望ましい診療・ケア．日本未熟児新生児学会雑誌 24（3）：438，2012.）

▶図 5-38　退院時説明文例

　をおこしやすくなる。この状態で殿部をウェットシートでこすると，摩擦の刺激により悪化する。そのため，おむつ交換の際は汚れをシャワーで流してから水分をふき，ワセリンを塗布することで排泄物が直接皮膚に触れないように保護するよう指導する。

4　1か月健診

　1か月健診のおもな目的は，児が順調に成長し，健康であることを確認することである。また，新生児マススクリーニング検査や聴覚スクリーニング検査の結果を伝え，3回目のビタミン K₂ 製剤の投与を行う。看護職者は1か月の間育児をがんばった親をねぎらい，疑問や悩みに答えるようにする。

　健診では，新生児の体重増加（2週間健診後25～50 g/日），授乳方法（授乳回数とミルクの量），哺乳意欲，便色，皮膚トラブルや遷延性黄疸の有無，臍炎・臍ヘルニア，鼠径ヘルニア，発育性股関節形成不全（先天性股関節脱臼），開排制限，内反足・外反足をみる。男児の場合は停留精巣の有無も確認する。

　このほか発達の評価として，他者と視線を合わせることや，声や音への反応，反射をみる。予防接種は生後2か月から開始されるため，スケジュールを確認するよう親に伝える。

▥ ゼミナール
✎ 復習と課題

❶ 新生児の定義について述べなさい。
❷ 新生児を分類するよび方，出生体重を基準としたよび方，在胎週数を基準としたよび方，出生時体格基準曲線を用いた在胎週数に比しての発育によるよび方について，それぞれ説明しなさい。
❸ 子宮外生活適応現象にはどのようなものがあるか説明しなさい。
❹ 新生児の反射にはどのようなものがあるかあげなさい。
❺ アプガースコアの評価項目および注意点について説明しなさい。
❻ 生理的黄疸はどのような機序で生じるか説明しなさい。
❼ 新生児マススクリーニング検査について説明しなさい。
❽ 早期母子接触の利点と実施上の注意点について説明しなさい。
❾ 新生児の哺乳状態の観察項目をあげなさい。
❿ 2週間・1か月健診における新生児の観察ポイントを述べなさい。

第 **6** 章

産褥期における看護

本章で学ぶこと	□本章では，産褥期の褥婦および家族の看護について，褥婦の身体的変化の理解，産褥経過の診断，褥婦の健康状態のアセスメント，および褥婦・家族の心理的・社会的変化の理解を通して学ぶ。
	□「A 産褥経過」「B 褥婦のアセスメント」では，まず，褥婦の身体的変化と産褥経過の診断，看護に必要な健康状態のアセスメントの視点について学ぶ。
	□子どもが誕生することで，家族内の誰もが生活や行動に影響を受けることを理解する。また，母親役割の獲得や，家族関係の再構成など，子どもを迎えた褥婦・家族の心理・社会的な変化とそのアセスメントについて学ぶ。
	□褥婦と家族の看護の実際について，褥婦のセルフケア不足や身体的変化に伴うニーズへの援助，育児技術の指導，子どもを迎えた家族関係の再構成への看護のかかわりなど，産褥早期の看護，および退院後の褥婦がもちやすい問題とそのサポートについて学ぶ。

A 産褥経過

① 産褥期の身体的変化

1 産褥の定義

　　産褥とは，分娩が終了し，妊娠・分娩により生じた母体の解剖学的変化と機能的変化が非妊時(妊娠前)の状態に回復するまでをさし，その期間は分娩後6〜8週間とされている。

　　産褥期にはさまざまな身体的変化が生じる(▶表6-1)。これらの変化には，妊娠中に増大した子宮が妊娠前の状態に回復したり，妊娠中に40〜50％増加した心拍出量が減少し，それに伴い腎血漿流量や糸球体濾過量も減少するという**退行性変化**と，乳腺が腫大して乳汁分泌が始まるというような**進行性変化**とがある。

2 子宮の復古と悪露

子宮復古▶　　妊娠中に内腔が30 cm 以上に増大した子宮は，子宮収縮により胎児・胎児付属物を娩出したあともさらに収縮を続け，縮小していく(▶図6-1)。これを**子宮復古**とよぶ。分娩時には，子宮筋層内の胎盤剝離面において，血管の断裂が無数に生じる。分娩直後から急激に子宮が収縮することにより，圧迫止血が行われることになる。これらの断裂した血管は，まもなく血栓形成とともに硝子様変性を生じ，結合組織化する。

▶表6-1　産褥の生理

子宮の復古	分娩後4～6週で，子宮は非妊時の大きさに回復する。
乳汁分泌	初乳は産褥2日ごろまでに分泌が始まり，5日ごろには移行乳となり，7～10日ごろに成熟乳となる。
月経の発来	月経の発来は，非授乳女性では平均分娩後2か月であり，産褥3か月末には非授乳女性の91％に，授乳女性の33％に月経の発来をみる。
呼吸器系の変化	分娩後，横隔膜は非妊時の位置に復帰するので，呼吸は胸式から胸腹式に戻る。呼吸性アルカローシスは消失し，動脈血酸素分圧は正常範囲内に上昇する。
循環器系の変化	循環血液量は，産褥2～3週で非妊時の値に回復する。
腎・泌尿器系の変化	腎血漿流量(RPF)と糸球体濾過量(GFR)は，産褥6週までに非妊時の値に回復する。

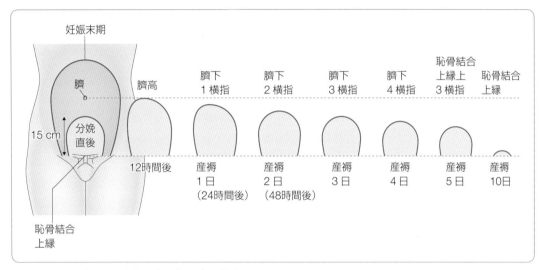

▶図6-1　産褥期の子宮底の高さ(長さ)の推移

　　分娩12時間後(産褥1日)[1]には，一時的に子宮は増大する。この理由は明らかではないが，分娩後に子宮腔内に貯留した血液成分の増加と，弛緩した骨盤底筋群の緊張に伴う子宮支持組織の牽引によるものではないか，と考えられている。子宮は翌々日以降しだいに縮小し，産褥2週以内には腹壁からは触知されず骨盤腔内に戻り，産褥4週後には妊娠前の大きさに戻る。

　　妊娠中の子宮の増大は，子宮筋細胞の増殖ではなく肥大であるが，子宮復古においてはこれとは逆の現象，すなわち子宮筋細胞数の減少ではなく，個々の細胞の萎縮が生じている。

悪露▶　　悪露とは，産褥期に子宮腔内や産道から排出される分泌物をさし，その内容は壊死脱落膜・赤血球・上皮細胞・細菌などである。

　[1]赤色悪露　産褥2～3日は血液が主成分となるため赤色を呈し，赤色悪露

1) 分娩当日は，産褥0日とあらわす。

といわれるが，通常，凝血塊が混入することは少ない。

[2] **褐色悪露**　産褥3〜4日以降は新鮮な血液は減少し，白血球が増加する。子宮内に貯留していた血液中の赤血球成分が破裂し，血色素が破壊されて変性し，漿液性滲出液に希釈されて**褐色悪露**となる。

[3] **黄色悪露**　産褥約2週以降は，さらに漿液性成分も減少し，白血球が主体の子宮内膜腺からの分泌液のみとなり，透明で淡黄色の**黄色悪露**が約2〜3週間持続する。

　悪露は通常，産褥4週ごろまで持続し，分娩8週後までには消失する。母体の年齢や経産回数，出生児の体重，あるいは授乳の有無が悪露の持続期間を左右することはない。

3 乳汁分泌

　母乳は新生児にとって理想的な食物であり，バランスのとれた栄養素を含むばかりでなく，さまざまな免疫物質や，細胞の増殖・分化を促進する多くの成長因子も含んでいる。また，授乳女性では乳がん発症のリスクが低いことや，母乳保育を受けた児のほうが成長がよい傾向にあるなど，母児双方にとって長期にわたる利益があることも報告されており，母乳保育は積極的にすすめるべきである。

分泌のしくみ▶　乳汁分泌のしくみは複雑であり，**プロラクチン**や**オキシトシン**をはじめとするさまざまな内分泌因子や，乳頭に対する機械的刺激が関与することが知られている(▶353ページ，図6-8)。

　プロラクチンは下垂体前葉より分泌され，乳腺の腺房上皮に作用してラクトース(乳糖)の産生を促す作用がある。妊娠中は，プロラクチンの血中濃度が10〜20倍に増加するが，同時に胎盤において産生される大量の**プロゲステロン**と**エストロゲン**がプロラクチンの作用を抑制している。分娩が終了し，胎盤が排出されると，この両者が血中より急速に消失し，相対的にプロラクチンの作用が強化され，乳汁産生が促進される。

　同時に，乳児の吸啜刺激により下垂体後葉よりオキシトシンが分泌される。オキシトシンは乳腺細胞・細乳管の筋上皮細胞を収縮させる作用があり，その結果，射乳がおこる。

乳汁の特徴▶　乳汁にはいくつかの段階がある。すなわち，産褥2日ごろまでに粘稠性の高い**初乳**の分泌が始まる。初乳はラクトアルブミンやラクトグロブリンのような易消化性のタンパク質を多量に含み，栄養価が高い。産褥5日ごろより**移行乳**となり，7〜10日ごろから白青色不透明の**成乳**となる。

　母乳中には，免疫物質として免疫グロブリン immunoglobulin(Ig)・補体・リゾチーム・ラクトフェリンなどが含まれる。免疫グロブリンとしては，IgA，とくに酸やタンパク質分解酵素に抵抗性の**分泌型IgA**が多い。このため，経口的に摂取された分泌型IgAは，変性することなく児の腸管に達し，腸管粘

膜表面をおおい，免疫機能の未熟な児の腸管内において細菌の腸管粘膜への付着を防御している。また，リゾチームとラクトフェリンは，非特異的な抗菌作用を有しているため，侵入してきた細菌に対して，溶菌・静菌的[1]に作用する。

4 月経の発来

　月経の発来の時期は，授乳の有無により大きく左右される。非授乳女性の場合は，月経は多くの場合，分娩後6〜8週で再開する。しかし，排卵は月経がおきる前に開始し，またときには性器出血もないまま排卵が再開している場合も少なからずあるため，分娩後早期からの受胎調節が必要である。

　授乳女性の場合は，一般に月経の発来は遅れるものの，かなりのばらつきがある。すなわち，早い場合には分娩2か月後から開始し，遅い場合では分娩後1年半を経過してから月経が再開する。授乳女性の場合も，授乳中の妊娠率は約4％と報告されている[2]ように，月経再開前に排卵がすでにおきている可能性があり，非授乳女性と同様に受胎調節の指導が必要である。

5 全身の変化

体温の変化▶　分娩末期に多少の発熱を伴うことがあるが，分娩後24時間以内に解熱する。

循環器系の変化▶　正常な経過では，分娩時の出血は，分娩後の子宮収縮および子宮周囲の血管収縮により相殺され，循環血液量は維持される。この後，産褥2〜3週で循環血液量，血圧ともに非妊時の値に低下する。

呼吸器系の変化▶　子宮増大に伴って挙上していた横隔膜は，分娩により下降するため，呼吸は胸式から胸腹式に戻る。

腎泌尿器系の変化▶　腎血漿流量 renal plasma flow（RPF）ならびに糸球体濾過量 glomerular filtration rate（GFR）は，いずれも産褥6週までには非妊時の状態に戻る。産褥早期には，妊娠中に体内に貯留した水分が排出されるため，一時的に尿量が増加する。これは心房性ナトリウム利尿ペプチド atrial natriuretic peptide（ANP）が，とくに急上昇するためである。

② 産褥期の心理・社会的変化

　親になる準備は妊娠期から開始され，子どもの誕生に伴って母親・父親になる現実を引き受けていく。それは，いままでとは異なる状況に移行し，その新たな状況に合うように行動をかえたり，人との関係性をつくりなおすことが求

---

1) 細菌の細胞壁・細胞膜を破壊することを溶菌とよび，発育や増殖を抑制することを静菌とよぶ。
2) Campbell, O. M. and Gray, R. H.: Characteristics and determinants of postpartum ovarian function in women in the United States. *American Journal of Obstetrics & Gynecology*, 169(1)：55-60, 1993.

められる移行のプロセスである。

　たとえば，子どもがいなかった夫婦に子どもが生まれるということは，はじめて親になることを経験し，いままでの生活を子どもに合わせた生活に変更し，夫婦の関係を再構成し，さらに子どもとの関係をつくることを意味する。また，2人の子どもの親，3人の子どもの親になることも，その親にとってははじめての経験である。新しく生まれた子どもと親との関係だけではなく，上の子どもと親との新たな関係や，新しく生まれた子と上の子どもの関係もつくられ，そのような状況に対応した行動の変更が必要となる。このように，子どもの誕生によって，家族内の誰もが生活や行動に影響を受けることになる。

1 褥婦の心理的変化

● 母親になることへの適応過程

　母親としての適応は子どもが誕生してすぐにおきるのではなく，徐々になされるものである。ルービン Rubin, R. によって明らかにされた，受容期・保持期・解放期の3つの段階は，母親として適応していく段階でもあり，分娩の回復過程でもある。ルービンは，母親としての適応過程とともに，自分の子どもであることを確認し，子どもとの関係を確立していく課題があることを示している[1]。

受容期 ▶　分娩後24〜48時間は，褥婦の関心は自分自身や基本的欲求に向けられ，安楽，休息，食事，家族や新生児との面会といったニーズに対して受け身で依存的である。とくに，休息の妨げとなるような身体的疼痛(会陰部の痛み，後陣痛，脱肛の痛みなど)の緩和は重要である。褥婦はこれらの基本的欲求のニーズが他者によって満たされることにより，生まれた子どもに関心を向ける。この時期，どのような子であるか指先で触れたり，抱き上げて顔をじっと見つめたりして，わが子を確認する。また，直接確認するだけでなく，わが子に関する他者からの情報を受け入れ，わが子の確認に役だてる。

　この時期の褥婦は，分娩直後であるため，かなり興奮している。体験した陣痛や分娩を何度も詳しく話すことがみられるが，この行動は，妊娠が終了し，子どもが生まれ，その子が自分とは別の存在であるという現実を認識しようとする心理のあらわれととらえられる(分娩体験の統合)。また，自分の体験に関心をもち，分析し，受け入れることは，次の段階・課題への準備でもある。

　体験を話す相手は，看護職者であったり，ほかの褥婦，家族や面会にきた友人など，さまざまである。分娩時に立ち会った人とその体験を共有することで，分娩体験の統合が進められる。

---

1) ルービン，R. 著，新道幸恵・後藤桂子訳：ルヴァ・ルービン母性論——母性の主観的体験．pp.149-167，医学書院，1997.

保持期 ▶ 　保持期は出産後2, 3日〜10日ごろの時期であり，依存的な状態から自立的で自律的な状態に移行していく段階である。

　褥婦は，身体の機能をコントロールし，自分自身のセルフケアに対して責任を負うようになる。自分の身体の基本的欲求が満たされると，徐々に自分のニーズから児の欲求に関心が移り，子どもとの関係づくりが開始されていく。わが子が元気であることを確認し，子どもが示すさまざまな変化に関心が高まる。わが子が，見たり聞いたりできることを知って喜び，元気で完全であることをほかの新生児と比較して確認する。さらに，自分や夫，家族に似ているところを確認したり，児の行動や特徴を解釈したりする。

　育児について準備し，学習を始め，実際に世話することに熱心に取り組む時期でもあるため，その技術を伝えるには最も適した時期である。褥婦は，喜びと同時に，自分の母親としての能力への不安が強い。そのため，自身と看護職者の育児技術について比較し，「そんなにうまくお風呂に入れられない」のように不安や無力感を言葉にしやすい。

　看護職者は，児の世話に関して，母親にかわってその役割を負わないように注意し，ぎこちない動作であっても母親の行動を保証し，ほめることが必要である。母親は，ほんのささいなことでもうまく行えたことで安心し，安堵する。

解放期 ▶ 　解放期は母親としての課題を果たす時期である。わが子との身体的な分離を現実のものとして受け入れ，以前の役割を放棄し，自分自身の生活を子どものいる生活に適応させていく。はじめての子どもであれば，子どものいない夫婦としての役割を放棄し，育児のないライフスタイルの喪失を認めなければならない。また，わが子が妊娠中に思い描いていた子どものイメージと異なっていても，それを受け入れなければならない。このような喪失が，悲嘆の感情を引きおこすこともある。

　母親は児の状態に敏感になり，児は母親に解釈される合図やシグナルを送ることを学ぶ。これにより母親と子どもは相互に調整・作用し，それぞれのニーズが合致すると二者間の相互システムが展開されるようになる。この相互調整の時期は，母親が児の要求が多すぎて合図が読めないと感じ，自分の未熟さや罪悪感を感じ，母親としてのみずからの存在に対し否定的な感情をいだくこともある。このような母親と子どもの相互の調整は，この時期にのみおこるものではなく，乳児期さらに小児期まで継続し，関係を築いていく。

　この時期に看護職者が行う支援は，このような感情が自然なものであることを知らせ，表出させることである。母親と児の相互作用を妨げない支援が大切である。

● マタニティブルーズ

　マタニティブルーズ maternity blues は，産後3〜5日を中心に10日ごろまでに生じる，抑うつ気分や涙もろさなどを症状とする軽い一過性の状態である。

この状態のとき，褥婦は気分が不安定であったり，「悲しくないのに，どうして泣けてくるのかわからない」と，理由もなく泣いたりする。そのほか，集中力困難，疲労，不眠，軽い混乱，頭痛，不安，怒り，イライラ，食欲不振などの症状がみられる。直接的な原因は不明であるが，分娩や産褥期に生じるホルモンの変動との関連が指摘されている。

多くの褥婦は，子どもの誕生という満たされた楽しい感情のなか，理由もなく泣いたり不安な感情や症状があらわれることに対して混乱する。看護職者が褥婦に対して，誰にでもおこる一過性の状態であり，不安定な感情を表出してよいことを示すことで，褥婦は現在の状態に対処することができる。また，昼寝などの休息を十分にとれるように環境を調整し，リラクセーションを促して援助することも対処につながる。

マタニティブルーズは，回復のためのサポートと共感が重要である。褥婦のこのような気分の変化に困惑している家族に対しても，マタニティブルーズの症状や期間，対処の方法について情報提供する必要がある。

● 愛着・絆の形成と子どもの確認

愛着▶　愛着 attachment（アタッチメント）とは，児と重要他者（母親・父親・きょうだい・世話をする人）の相互作用の過程を示す概念である。

愛着は，1人の人間に対する永続的な愛情と情緒が形成される過程とみなされ，親役割や親のアイデンティティの構成要素の1つである。愛着は，人と知り合うという相互作用の過程であり，人との関係づくりの基本である相手を知る段階から始まる。親と子どもの愛着は，近接 proximity を期待し，維持することによって特徴づけられる。また，愛着は相互の満足した体験を通して2人の間のポジティブ（正の）フィードバックによって促進される。つまり，産後の母親が苦痛を経験していたり，気分が不安定な状態であることは，子どもとの相互作用を阻害する要因になりかねない。

楽しく満足した相互作用を促すためには，母親の苦痛を除去することが必要である。また，授乳したり，抱いたり，あやしたりして，親がその体験に満足することが子どもの満足となり，子どもとの相互作用を活発にし，感情的な結びつきが強化されていく。さらに，泣く，微笑む，親の指を握る，視線を合わせて見つめる，親の顔を目や頭を動かし追う，乳房をさがして吸うなどの子どもの行動は愛着行動であり，親がその行動に応じることによって，子どもに愛情や喜び，さらに安全の感情を生じさせる。親は子どもが送るシグナルに基づき，そのニーズを満たすために行動する。

このように親と子どもが互いにコミュニケーションできるという能力も，愛着には重要な要素である。子どもと親とのコミュニケーションは，試行錯誤といった子どもとの関係づくりを発達させ，親は子どもとの相互のフィードバックシステムに取り組み，子どもからの愛着のサインを知り，敏感に反応するこ

とを学ぶ。

　さらに親は，わが子の安全・成長・発達に責任感をもちはじめる。子どもの発達には行為だけでなく，養育する環境も影響することを実感し，自分の生活や家族の中心に子どもを位置づける。家族のなかに新たに子どもが加わると，家族の情緒的なつながりが再構成される。安定した愛着を展開する親は，自分の行為に自信をもち，乳児に対してときどき生じる否定的な感情も調整することができる。

絆 ▶ 　出産後すぐの親から子どもへの一方向性の過程として述べられる絆 bonding（ボンディング）は，愛着とは区別される[1]。親と子どもの絆形成において，出生直後の接触は重要であるが，親と子どもの情緒的なつながりの形成は，出生直後だけではなく，その後，長期にわたって形成されていくものであり，絆は親と子どもの特異的で永続的な関係を示し，人間の愛着のうちで最も強力で重要なものである。

子どもの確認 ▶ 　親は，出産直後から，子どもと接するたびに子どもを知るための探索的な行動をとる。たとえば，親は，真正面から子どもの顔を見て，指先で子どもの顔や指を触れはじめ，腕や足，頭などを手のひらでなで，腕の中で子どもをしっかり抱く（▶図6-2）。さらに，「この子は足が大きい」などの子どもの特徴を見つけ，「この目は夫に似ている」などと家族メンバーの特徴と関連づける。ルービンは，子どもの誕生後は発見の過程であり，発見には楽しい驚きの要素があり，発見のたびに親の子どもへの愛着が一層増すと述べている[2]。

　愛着が開始し，発達するための前提となる条件として以下のことが示されている。これらの条件が存在しない，あるいはゆがめられている場合は，愛着の過程を進めるための介入が必要となる。

(1) 他者を信頼する能力を含め，親が情緒的に健康であること。

(2) 家族，友人などの適切なソーシャルサポートがあること。

(3) 児とコミュニケーションする能力があり，児にケアが提供できること。

(4) 親が児の近くにいること。

(5) 乳児の性別，状態，気質などにおいて，親と児が適合 goodness of fit していること。

2 家族の心理的変化

● 父親の心理的変化

　近年，わが国においても，児の出生に立ち会い，育児休業を取得するなど，育児に積極的に携わる男性は，絶対数としてはまだ少ないものの，割合として

---

1) Mercer, R. T.: *Parents at risk*. p.24, Springer, 1990.
2) ルービン，R. 著，新道幸恵・後藤桂子訳：前掲書．p.156-157．

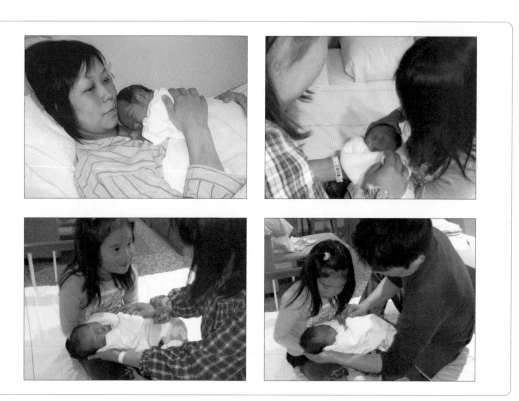

▶図6-2　子どもの確認

は増えてきている（▶図6-3）。父親ないしは父性に関する研究や論考は，母親あるいは母性に関するものほど多くなく，男性が父親になる心理的過程は十分に明らかにされているとはいえない。

没入感情▶　父親は母親同様，子どもを抱いたり，さわったりして，子どもとのかかわりのなかで，子どもの存在を実感し，子どもへの愛着を形成する行動をとる（▶図6-2）。そして，父親は生まれたわが子に夢中になる。父親のこのような感情を没入感情 engrossment という。

子どもが誕生したあとに，父親は3つの段階を通過し，特有の感情を経験するとされている[1]。

第1段階（予想）では，子どもが家にやってきたあとの生活がどうなるかを予想する。

第2段階（現実）では，実際の子どものいる生活が予想と反したものであることを実感する。この段階に伴う感情は，授乳に参加できない悲しさ，嫉妬，欲求不満など，育児に巻き込まれたいという希望に対するものである。その一方で，ある父親たちは，予想以上に親業が楽しく，簡単であることに驚く。

---

1) Henderson, A. D. and Brouse, A. J.: The experiences of new fathers during the first 3 weeks of life. *Journal of Advanced Nursing*, 16(3)：293-298, 1991.

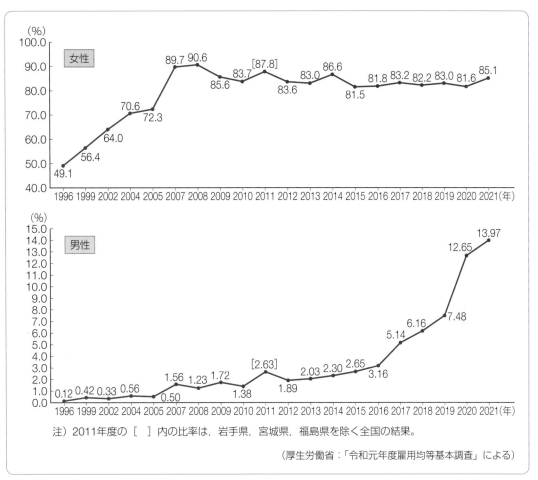

注）2011年度の [ ] 内の比率は，岩手県，宮城県，福島県を除く全国の結果。

（厚生労働省：「令和元年度雇用均等基本調査」による）

▶図6-3　育児休業取得率の推移

　　　第3段階(習得への移行)では，子どもとの生活に積極的に巻き込まれ，父親として必要な技術を習得し，調整することを決定する。

　その後，親になることの不確かさ，責任の増大，睡眠妨害，子どもの世話に必要な時間が調整できない，夫婦関係の再構築などが生じる。父親は妻からの注目が減少したこと，子どもに関する決定にかかわりたいという要求があることを妻が認識していないこと，子どもとの関係を築くための時間が限られていることに不満を感じる。

　これらの不満を軽減するためには，夫婦間での話し合いや，子どもとのかかわりへの父親の参加の仕方が重要となる。夫婦間の関係において愛情やサポートを確認し，父親が子どものケアに多く参加することで，子どもと親の関係はより応答的で愛情にあふれたものになり，子どもに発達的な刺激を与えると考えられる。

　父親は，乳児とともに過ごしかかわることで，児のことがわかるようになり，児との関係性が強固になる。父親の乳児へのかかわりは，さまざまな要因に

よって促進され，その関係性は，児の出生後約 2 か月で確立される[1]。

父親と乳児の▶
かかわり　父親と児のかかわりに影響する要素として，父親自身の父親との関係性や，妻からのサポートの有無がある。また，乳児へのかかわりをためらう原因として，睡眠不足が生じることや，育児技術の習得不足などがあげられる。そのほか，母子の親密な関係性を目にしたり，母親が母乳を与えるために乳児とのかかわりが少なくなり，疎外感をいだく父親もいる。とくに産褥早期は，医療従事者は，母子の支援者として父親を扱う傾向にあり，父親は疎外感をいだきやすい。

● きょうだいの心理的変化

新たに生まれた児が家族に加わることで，家族内の誰もがその影響を受ける。新たなきょうだいができた上の子どもにも，さまざまな反応がみられる。生まれた児に対しての反応に加えて，出産により一時的に母親と分離したことや，母親や父親の行動が変化したことに対する反応もみられる。

このうち肯定的な反応としては，児に興味をもち，関心を示すことや，食事やトイレなどの日常の生活習慣に関して自立した行動がみられるなどである。逆に，否定的な反応としては，おねしょや指しゃぶりなどの退行現象や，児や親に対して攻撃的な態度を示したり，親に甘えるなどして自分への注目を求めたりすることがあげられる。

きょうだいとしての受け入れは，上の子どもが新生児に会って知り合うことから始まる（▶330 ページ，図 6-2）。きょうだい間で発達する関係性も，愛着の概念でとらえることができる。上の子どもの新生児に対する反応は，きょうだいが生まれる前後に与えられた情報や，上の子どもの認知的な発達の程度（年齢）によって異なる。とくに，新たにきょうだいが生まれた上の子どもにとって，自分に注がれる親の愛情や注目が減少したと感じることが，欲求不満やきょうだいに対する嫉妬となり，否定的な反応を生じさせる。そのため，親の愛情が継続し，かわらないことを上の子どもが確認できる機会が必要である。

たとえば，新生児の誕生後数週の間に，母親が上の子どもに新生児の感情や欲求について説明した場合，上の子どもの新生児へのかかわりは肯定的で，さらに自立性が高まり友人とのかかわりも肯定的であったことが示されている[2]。また，母親が新生児に上の子どもの行動や性格などについて語りかけることが多い家庭ほど，上の子どもの母親への依存や攻撃性が示されにくいとされている。母親が生まれたばかりの子に上の子どものことを語りかけることで，上の

1) Shorey S. and Ang L.: Experiences, needs and perceptions of paternal involvement during the first year after their infant' birth: A meta-synthesis. *PloS One* 14(1)：e0210388, 2019.
2) 小島康生ほか：第 2 子の誕生から 1 ヵ月目までの母親——第 1 子関係と第 1 子の行動特徴. 母性衛生 42(1)：212-221，2001.

　子どもに注目しているというメッセージを伝えることとなり，上の子どものストレスを軽減しているのではないかとされている[1]。

　上の子どもに愛情を注ぎ，注意をはらうことは，母親・父親だけでなく祖父母にも求められる。

● 祖父母の心理的変化

　孫が生まれた祖父母のかかわり方には，息子や娘家族との関係性や孫としての順番，住んでいる場所の近さなど，さまざまな要因が関与する。近くに住む祖父母は頻回に孫に会うこともでき，互いに強い愛着を発達させることにもなる。

　また，祖父母の役割は，孫の誕生に祖父母がどのように適応するかによって異なる。とくに，祖母は産後の回復期にある母親に対して，家事や子どもの世話を支援する役割を担いやすい存在である。祖父母は子どもの世話やしつけのよきアドバイザーとなるが，世代による育児観や方法の違いから衝突が生じることもある。

3 ソーシャルサポート（社会的支援）

　これまで，わが国には，「子育てはおもに母親の責任である」という社会的な風潮があり，母親だけが親としての適応や育児役割の達成を求められてきた。しかし，子どもを育てることは，母親のみが負うことではない。父親・母親のそれぞれが親になる過程をたどり，子どもの成長にかかわっていくことである。核家族化が進む現代においては，親になる過程にある人をどのように支援していくかが課題とされ，社会全体で支えていく体制づくりが行われつつある。具体的には，地域におけるサポートグループの形成や，子育て期にある男女の就労スタイルの見なおしが，各企業や自治体で検討されている。

提供のされ方 ▶　ソーシャルサポート（社会的支援）は，多様なネットワークを通して提供されている。そのネットワークは，一般に，① 家族や友人，隣人，職場の同僚などのような，自然発生的に存在するサポートシステム，② 自助グループや相互援助グループ，ボランティアグループのような，意図的につくられるサポートシステム，③ 専門機関や施設に配置されている専門職員のような社会制度化されているサポートシステムに分類されている。

機能 ▶　コッブ Cobb, S. は，ソーシャルサポートを，自分が世話を受け，愛され，価値あるものと評価され，コミュニケーションと相互の責任のネットワークのなかの一員であると信じるための情報とした[2]。さらに，ソーシャルサポートに

1）小島康生ほか：前掲論文．
2）Cobb, S.: Social support as a moderator of life stress. *Psychosomatic Medicine*, 38(5)：300-314, 1976.

は，社会的な欲求を満足させることと，人を危機やストレッサーの悪影響から防御することの2つの機能があるとした。

種類▶　ソーシャルサポートには，大きく分けると道具的サポートと社会情緒的サポートの2種類がある。**道具的サポート**とは，ストレスを解決するのに必要な資源を提供したり，その資源を手にいれることができるような情報を与えたりするはたらきかけをさす。一方，**社会情緒的サポート**とは，その人の自尊心や情緒にはたらきかけて気持ちを癒し，みずから積極的に問題解決できるような状態に戻すはたらきかけである。

育児をしている母親へのソーシャルサポートとして多様なネットワークが活用されているが，とくに重要な存在は，子の父親でもある夫である。夫は，育児や家事をするという道具的サポートを提供するだけでなく，妻を認め，理解する言葉かけや態度などによる社会情緒的サポートの役割を果たしている。

このようにソーシャルサポートは，児の出産により人生に生じる，さまざまな移行に伴うストレスを緩衝するものである。ソーシャルサポートは親としての役割適応の過程におけるストレスをやわらげ，うまく役割に適応するために必要であり，母親・父親の愛着形成に影響する。また，サポートの有効性は，その人がもつニーズと提供されたサポートが合致しているかどうかにより決定される。

B｜褥婦のアセスメント

① 産褥経過の診断

1 退行性変化

子宮復古▶　子宮復古で問題となるのは，子宮の収縮不全，すなわち**子宮復古不全**である。子宮復古の評価方法として最も簡便な方法は，腹壁より子宮底の高さを触診することである。産褥4日までは産褥日数と臍下横指数がほぼ一致し，産褥2週以降は腹壁上からは子宮底は触知不能となる（▶323ページ，図6-1）。

したがって，産褥期には連日子宮底を触知し，上記所見に合致せず子宮が大きいと判断されたならば，さらに内診や超音波検査を行う必要がある。内診では，子宮が大きくやわらかいことや，子宮口が開大していること，あるいは子宮口付近に凝血塊や卵膜・胎盤組織が確認されれば，子宮復古不全と診断する。また，超音波検査では，とくに経腟超音波検査が有用であり，子宮腔内に卵膜や胎盤の遺残があれば高輝度エコー所見を示し，血液が貯留していれば低輝度エコー所見を示す。

悪露▶　悪露の評価としては，その量，性状，においの有無が重要である。すなわち，

量が多かったり凝血塊を含んだりしている場合には，しばしば子宮復古不全を生じており，また，卵膜や胎盤組織が排出される場合には，胎盤遺残を疑う必要が出てくる。このような疑いをもった場合には，やはり，経腟超音波検査が非常に有用である。

また，悪露に悪臭を伴う場合には，産褥子宮内膜炎を考慮する必要がある。この際には，悪露培養，血算（血球算定），血液像，C反応性タンパク質試験 C-reactive protein test（CRP 検査）が診断に有用である。

2 進行性変化

進行性変化でおこる問題として，乳汁分泌不全と乳房痛があげられる。

乳汁分泌不全▶　乳汁分泌不全は真性と仮性に分類され，前者は乳腺発育不全あるいは内分泌異常に分類される。乳腺発育不全は，妊娠中の乳房の発育が不良であることや，産褥4日を経過しても乳房緊満を生じない場合に診断が可能である。外見上は乳房が大きくても，おもに脂肪の蓄積によることもあり，乳房の大きさと乳汁分泌量とは必ずしも比例しない。

仮性乳汁分泌不全の原因としては，妊娠中の指導や処置の不備，産婦の母乳栄養に対する無意欲，児の吸啜障害（陥没乳頭や児の未熟性など）があげられる。

乳房痛▶　乳房痛の原因としては，**うっ滞性乳腺炎**と**急性化膿性乳腺炎**がある。両者の鑑別はしばしば困難であるが，一般に前者のほうが後者に比べて発熱・悪寒などの症状は軽く，発症時期も前者では産褥1週間以内が多いのに比べ，後者では産褥2～3週ごろに多くみとめられる。

3 その他の症状

発熱▶　発熱をみとめた場合の原因として，乳腺炎や産褥熱などのいくつかの疾患が考えられる（▶表6-2）。乳腺炎の診断には，超音波断層法を含む乳房の診察と乳汁培養を行い，産褥熱の診断には，診察（外診・内診），超音波検査，悪露培養が有用である。

下腹部痛▶　下腹部痛の原因としては，多くは後陣痛によるものであるが，そのほかの疾患が原因となることもある（▶表6-3）。これら疾患の鑑別のためには，腹部の診察（内診・外診），超音波検査が必須である。

外陰部痛▶　産褥初期には，褥婦はしばしば外陰部痛を訴える。その原因としては会陰切開や会陰裂傷の縫合部の痛み，あるいは痔核が多いが，まれには腟・外陰部の血腫が生じていることがあり，注意が必要である。この両者の鑑別としては，前者では産褥経過とともに痛みが軽減するのに比べ，後者ではむしろ血腫の増大に伴い疼痛が増強する点である。いずれにしても，高度の痛みがあれば外陰部の視診・触診，直腸診を行う必要がある。

▶表 6-2　産褥期の発熱のアセスメント

原因	アセスメント
乳腺炎 ● うっ滞性乳腺炎 ● 急性化膿性乳腺炎	乳房診察 乳汁培養 乳腺超音波検査
産褥熱	診察(外診・内診による子宮・付属器の圧痛) 悪露培養 骨盤内超音波検査
創部感染 ● 帝王切開創部感染 ● 会陰切開創部感染	創部診察 滲出液培養
血栓性静脈炎	診察(下肢浮腫・疼痛，静脈怒張，皮膚温上昇) 血管超音波検査
劇症型 A 群溶血性 レンサ球菌感染	高熱，皮疹，ショック症状 血液培養
その他 ● 尿路感染 ● 呼吸器感染	頻尿，排尿時痛，血尿 尿培養，尿沈渣 胸部聴打診 胸部 X 線検査 喀痰培養

注)すべての原因について，血液検査(血算，血液像，CRP)は必須である。

▶表 6-3　産褥早期の下腹部痛の原因

1) 後陣痛
2) 尿閉
3) (不全)子宮破裂
4) 帝王切開術後
　① 腹壁創部痛
　② 腹壁創部の血腫
　③ 腹腔内出血

② 褥婦の健康状態のアセスメント

　　褥婦に生じている心身の変化や日常生活活動の内容を把握する。さらに，褥婦が身体的変化にどのように対処しているか，産まれた子どもにどのように対応しているか，また，家族に生じている関係性の変化と褥婦がそれにどのように対応しているかを把握する(▶表6-4)。

1　基礎的情報

非妊時の健康情報▶　　褥婦に生じている心身の変化の把握だけでなく，非妊時の健康状態や妊娠・分娩経過が褥婦の健康状態に影響するため，これらについての情報を収集しておくことが求められる。非妊時や妊娠・分娩経過の情報は，現在の褥婦の健康状態の，どこに注目して査定する必要があるかの手がかりとなる。

　　[1] 年齢　子どもを養育する能力や産褥期の身体の回復の予測に役だつ。

　　[2] 既往歴　妊娠・分娩・産褥期に増悪する疾患を有している場合，産褥期の身体の回復に影響する。薬剤投与が必要な場合は，薬剤の母乳への移行についての情報も必要となる。

過去の妊娠・▶
　分娩歴　　[1] 過去の妊娠・分娩の経験　子どもの養育経験の程度を知る手がかりとなる。また，頻産婦は生殖器の復古が妨げられる可能性がある。

　　[2] 過去の妊娠・分娩・産褥の帰結と子どもの健康状態　子どもをもつという

ことに関してどのような経験をもっているかが、今回産まれた子どもへの思いやかかわりなどに影響することがある。また、過去の産褥期に経験した心身の回復の程度や、育児や授乳に関する褥婦の考え方や経験は、産褥期の看護の方向性を検討するために必要な情報である。

今回の妊娠・分娩経過 ▶ **[1] 妊娠経過** 現在の産褥経過（身体的な回復など）に影響を及ぼす妊娠期の健康状態を把握する。受診状況や保健指導内容に対する取り組み、母親学級の参加状況などにより、褥婦の健康に対する認識や胎児への思い、育児に対する準備性を査定する。さらに、妊娠期にいだいていた分娩や授乳などに対する希望や妊娠中の妊婦の取り組みなどを把握し、産褥経過に対する影響や育児に対する準備性を査定する。

また、妊娠期の胎児に関する情報を本人ならびに家族がどのようにとらえていたかを把握し、児に対する愛着や養育の準備性を査定する。

[2] 分娩経過 現在の産褥経過（身体的な回復など）に影響を及ぼすような分娩状況（分娩様式・分娩時間・出血量など）を査定する。分娩時の家族のかかわり方について、それがどのようであったかの情報を得ることは、褥婦と新生児や家族の関係性における看護の方向性を検討するために必要である。

[3] 児の健康状態 児の健康状態に関する情報を得る。児の健康状態は、褥婦の心理状態に大きく影響する。

2 褥婦の身体の状態

身体的な変化についての査定は、身体の退行性変化や回復状態、さらに進行性変化の把握や判断を行うことである。産褥経過の診断（▶334ページ）とあわせて、各状態をどのように把握するかを述べる。

● 退行性変化・回復状態

子宮 ▶ 子宮の形態、子宮内膜の状態（悪露）、子宮収縮に伴う随伴症状（後陣痛）を把握する。

子宮の復古状態については、子宮底の長さあるいは高さおよび硬度を測定し、子宮収縮の程度を把握する。加えて悪露の性状や量の変化から子宮内膜の回復状態を査定する。子宮底の高さが上昇しているあるいは変化しない場合、また、子宮の硬度がやわらかい場合は、子宮収縮が妨げられていることを示す。

悪露の量や性状は、産褥日数や活動状態によって変化する。子宮の収縮が妨げられている場合は、悪露の量が増加し、経過に伴う性状の変化がみられない。また、子宮内膜に感染が生じている場合は、分泌物は化膿性で悪臭を放ち、性状の変化も正常の経過をたどらない。これらの異常な状態に注意する。

後陣痛は、子宮収縮の指標となる。異常な痛みの訴えに注意するとともに、痛みが褥婦の生活に支障をきたしていないかを査定する。

外陰部・肛門部 ▶ 外陰部の浮腫・血腫・発赤の有無を観察する。会陰縫合術を受けた場合は、

▶表6-4 褥婦のアセスメント

	情報	情報の内容	アセスメントの内容・視点
基礎的情報	年齢	若年妊婦：20歳未満 高年妊婦：35歳以上	● 若年：問題が生じたときの対処能力や子どもの養育能力はあるか。 ● 高年：産後の身体の回復に影響はないか。
	職業	就労の有無と復職の予定	● 授乳方法の決定や希望に影響しないか。 ● サポートや社会的資源の利用に関する準備性はあるか。
	既往歴	妊娠・分娩・産褥期に増悪する疾患	● 身体の回復に影響はないか。
	過去の妊娠・分娩歴	過去の妊娠・分娩の経験	● 子どもの養育経験はどのようであるか。 ● 産後の身体の回復に影響ないか。
		過去の妊娠・分娩・産褥の帰結と子どもの健康状態	● 子どもを産み育てることに関してどのような経験をもっているのか。 ● 過去の産後の身体の回復はどのようであったか。 ● 育児や授乳に対する褥婦の経験や考え方はどうか。
	今回の妊娠・分娩経過	妊娠期の健康状態 受診状況 保健指導に対する取り組み 母親学級などへの参加状況 分娩や授乳などに対する希望や妊娠中の取り組み 胎児情報に対する本人ならびに家族のとらえ方	● 妊娠期の健康状態が産褥経過に影響する。 ● 褥婦の健康に対する認識はどのようであるか。 ● 褥婦や家族の児への思いや愛着，育児に対する準備性はどのようであるか。
		分娩経過（分娩様式，分娩時間，出血量など），家族の立ち会いの有無	● 産後の身体の回復に影響はないか。 ● 子どもを迎え入れる家族としての準備性はどのようであるか。
		児の健康状態	● 子どもの受け入れなどが与える褥婦の心理状態への影響はどうか。
褥婦の身体的な情報	退行性変化・身体の回復	子宮の形態（高さ・硬度），悪露（排泄量・性状），後陣痛の有無	● 子宮復古は正常に経過しているか。 ● 後陣痛が生活に支障をきたしていないか。
		外陰部（浮腫・血腫・発赤），会陰縫合部（浮腫・発赤・出血・滲出液）	● 身体の回復に影響はないか。 ● 母親への適応過程に影響はないか。
		肛門（脱肛・痔核）	● 身体の回復に影響はないか。 ● 母親への適応過程に影響はないか。
		自然排尿の有無，1日の排尿回数，尿意の有無，排尿時痛・残尿感の有無	● 排尿機能が障害されていないか。 ● 尿路感染がおきていないか。
		1日の排便回数や排便量・性状，腹部膨満感・残便感の有無	● 消化機能が障害されていないか。 ● 排便困難感が生じていないか。 ● 排便困難感の原因はなにか。
		バイタルサイン（体温・脈拍）	● 発熱や頻脈は感染を疑う。
		血圧値・血液状態（血色素量・ヘマトクリット値）	● 活動の範囲などを検討する。
		血液状態（CRP・白血球数・赤血球沈降速度など）	● 感染や炎症などが生じていないか。

▶表6-4 （続き）

	情報	情報の内容	アセスメントの内容・視点
褥婦の身体的な情報	進行性変化	乳房の大きさ・型	• 乳汁分泌の予測に役だつ。 • 授乳時の児の抱き方の検討に役だつ。
		乳頭の形・大きさ・やわらかさ	• 児への授乳が可能か。
		乳頭部の亀裂や痛みの有無	• 児への授乳が可能か。
		乳房のはり・緊張の度合い，乳房の痛みの有無	• 乳汁産生や排出がどの程度なされているか。
		乳頭からの乳汁の分泌の程度	• 乳汁産生や乳管開通がどの程度なされているか。
		直接授乳回数や授乳間隔	• 児が必要とする量が分泌できているか。
褥婦の生活パターン	休息と睡眠	分娩後の疲労	• 身体回復に影響はないか。
		休息や睡眠がとれているか	• 身体回復に影響はないか。 • 疲労の蓄積につながらないか。
		分娩後の離床は円滑か，児の世話はどの程度できているか	• 身体がどの程度回復しているか。
	栄養	褥婦の食欲の有無，食事摂取量	• 身体の回復，乳汁分泌に影響はないか。 • 必要な栄養摂取がなされているか。
	清潔	産褥パッドの交換頻度，排尿・排便後の洗浄・清拭の実施，清潔保持・シャワー浴の実施の有無	• セルフケアができているか。
不快症状と対処能力	便秘	便秘の有無と褥婦の対処，不快の程度	• 子宮復古への影響はないか。 • セルフケアは可能か。
	疼痛	産褥期に経験する痛み（後陣痛，会陰縫合部，痔核，脱肛，乳房痛，乳頭痛）の有無，褥婦の痛みへの対処	• 活動の制限や睡眠の妨げになっていないか。 • 痛みを緩和するためのセルフケアは可能か。
褥婦の心理的な情報	言動	褥婦の言動	• 母親への適応過程はどの段階にあるか。 • マタニティブルーズの程度はどうか。
関係性・役割獲得	児と褥婦・夫との関係	児と褥婦や夫の対面時の言動	• 褥婦や夫の児に対する愛着はどうか。 • 親役割遂行のための準備状態はどうか。
		褥婦の児に対する対応，児のサインの読みとり	• 褥婦の育児技術の習得の程度はどうか。 • 褥婦が児に注意を向けられているか。
		退院後の生活環境や生活のイメージ	• 退院後の育児が支障なく行えるか。
	褥婦と夫との関係	退院後の互いの役割のイメージ	• 役割調整はどの程度されているか。 • 退院後の生活に支障はないか。
サポート態勢	褥婦と上の子との関係	上の子の言動や褥婦・家族の対応	• 児が生まれたことに上の子はどの程度適応できているか。 • 褥婦を含めた家族は上の子に対処できているか。
	育児のためのサポート源	実父母や義父母によるサポートの有無と内容	• 退院後の育児が支障なく行えるか。
		社会的資源の理解と活用の予定	• 退院後の育児が支障なく行えるか。

縫合部の浮腫・発赤・出血・滲出液の有無や，癒合状態を観察する。

肛門部については，痔核や脱肛の有無を観察する。これは，妊娠末期や分娩時に，児頭により骨盤内血流が圧迫されることや，娩出期の努責によるうっ血で，痔核や脱肛がおきやすいためである。

また，外陰部や肛門部の痛みの有無を確認し，痛みがある場合はその部位を観察により明らかにする。外陰部や肛門部の疼痛や不快感は，褥婦の身体的な回復や母親になることへの適応過程に影響するため，症状緩和の対応が必要となる。

尿▶　分娩後は，自然排尿や尿意の有無を確認する。これは，分娩時の児頭による末梢神経の圧迫により，排尿機能が障害されていないかを判断するためである。

●子宮底・外陰部・肛門部の観察

以下の手順で行う。

① 褥婦に観察の目的・方法を説明し，排尿をすませて仰臥位になってもらう。子宮と膀胱は隣接しているため，膀胱内の尿の貯留は子宮底の高さに影響するとともに，観察時の不快感につながる。

② 適切な掛けものを準備し，下半身の不要な露出を避け，プライバシーの保護に留意する。

③ 褥婦の両膝を立て，腹壁を弛緩させる。観察者は悪露に触れる可能性があるので標準予防策（スタンダードプリコーション）に基づき手袋を装着する。ショーツやパッドを外し，パッドに浸潤している悪露の量を確認する。

④ 恥骨結合上縁から子宮の外縁をさぐり，子宮の形（高さや幅），かたさ，傾きを確認する。また，子宮内反を防ぐために，恥骨結合上縁で子宮を支えながら，一方の手で子宮がかたくなるまで子宮底部をマッサージする。このとき，流出する悪露の量や凝血の有無を観察する。マッサージをしすぎると筋肉を疲労させ，子宮筋の緊張を抑制する原因となるので注意する。

⑤ 子宮底部の位置を確認し，臍あるいは恥骨結合上縁からの指の幅で子宮底の高さを測定する（▶図）。あるいは，恥骨結合上縁を基点として，巻き尺を用いて子宮底部までの長さ（子宮底長）を測定する。子宮底長は，褥婦の膝をのばした状態で測定値を確認する。

⑥ 外陰部を洗浄あるいは清拭したのちに，外陰部や肛門部の観察を行う。その後，清潔な産褥用のパッドを装着する。

●悪露の観察

褥婦の使用していた産褥用のパッドへの悪露の浸潤の程度や，悪露の性状・においを観察する。悪露の浸潤の範囲や重量から，排泄された悪露の量を判断する。パッドの重さ1gの増加は出血量約1mLと考える。なお，凝血の混入は子宮収縮がわるいことを示しており，子宮収縮の程度も把握し，子宮復古状態をアセスメントする。パッドの装着時間によっても悪露の浸潤の程度は異なるため，パッドの装着時間を確認する。

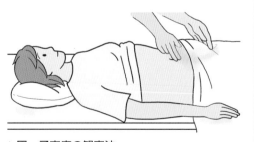

▶図　子宮底の観察法

　また，1日の排尿回数と，排尿時痛や残尿感の有無を把握し，尿路感染症の徴候を判断する。排尿回数は，水分摂取量や発汗・乳汁分泌などの水分出納や，尿意の有無にも左右される。

　通常量の水分摂取をしているにもかかわらず排尿回数や排尿量が少ない場合，腎機能に原因があるのか，尿を排泄する機能に原因があるのかを明らかにする。排尿機能障害によって尿の停滞がある場合は，感染の危険性が増し，さらに膀胱の充満状態が子宮収縮を妨げるので注意しなければならない。

便▶　　1日の排便回数や排便量・便の性状を把握する。また，腹部膨満感や残便感の有無など，排便に関する自覚症状を確認する。さらに，腸蠕動を聴取して腸の機能を把握する。産褥早期は，分娩時の食物や水分摂取の減少および腹壁緊張の低下のほか，外陰部や肛門部の痛みにより，排便しにくい状況となる。そのため，排便困難がある場合はその原因を明らかにする。

その他の全身状態▶　　体温の上昇(38.0℃以上の発熱)や頻脈は感染の徴候を示す。頻脈は出血量が多い場合でもみられるため，ほかの情報とともに判断する。

　血圧や血液検査結果，とくに血色素量やヘマトクリット値は，褥婦の日常生活や育児などの活動を進めていくうえで必要な情報である。高血圧や貧血である場合は，活動範囲の考慮が必要である。

　血液検査のCRP・白血球数・赤血球沈降速度の結果から，感染や炎症の存在を把握することも可能である。ただし，産褥早期は正常な経過であってもこれらの値が上昇するため，ほかの症状などとともに判断する。このほか，血栓に関連する凝固系の反応や検査項目によって，肝機能や腎機能を把握することができる。

● 進行性変化

　乳汁分泌や授乳状況に伴う乳房の変化や，分泌される乳汁の分泌量の変化を把握する。

乳房・乳頭の形態▶　　乳房の大きさは，乳頭を中心として上・下に分け，上・下の比率によってⅠ型〜Ⅲ型に分類できる(▶図6-4)。大きさ・型の把握は，乳汁分泌の予測や授乳時の児の抱き方を助言するときに役だつ。

　乳頭・乳輪のやわらかさや乳頭の形・大きさは，児が直接乳頭・乳輪をくわえ，舌を使ってそれを口蓋に押しつけ乳汁をしごき出し，口腔内を陰圧にして吸い出すことに影響する。乳頭が，突出，扁平，陥没(仮性陥没・真性陥没)のどのタイプであるか，また児の舌でとらえることが可能な大きさであるかを，直接授乳の方法や援助のための情報として収集する(▶図6-5)。さらに，乳頭・乳輪部ののびのよいことが児の吸啜のしやすさにつながるため，のびの目安となるやわらかさについても把握する。乳頭部に亀裂や痛みがあると，直接授乳を苦痛に感じるため，その有無や程度の確認・観察が必要である。

乳汁産生期▶　　乳汁は，妊娠中期から段階を経て生成される。産後2日くらいまでには乳腺

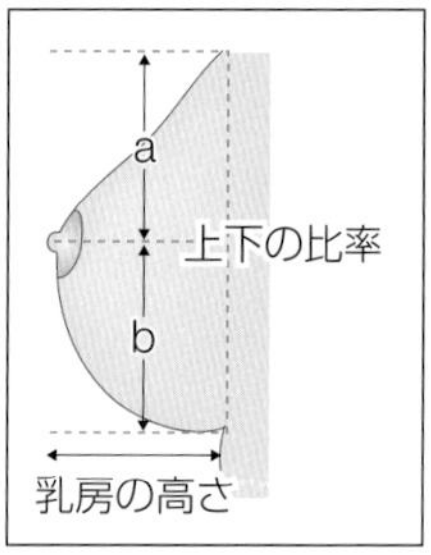

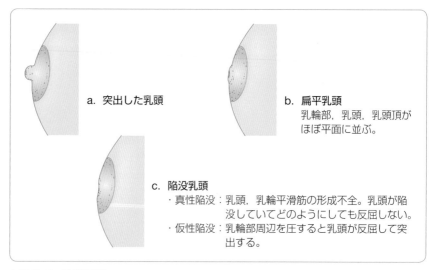

		Ⅰ型	Ⅱa型	Ⅱb型	Ⅲ型
形状の特徴		扁平 乳房の高さ5cm 以下	おわん型 乳房の高さ5cm 以上，乳頭の位 置が中央か中央 より上方	おわん型 乳房の高さ5cm 以上，乳頭の位 置が中央か中央 より下方	乳房の高さ5cm 以上，下垂して いる
比率		a＜b	a＝b	a＞b	a＞b

（図中：上下の比率　乳房の高さ）

▶図6-4　乳房の形態

a. 突出した乳頭

b. 扁平乳頭
乳輪部，乳頭，乳頭頂が
ほぼ平面に並ぶ。

c. 陥没乳頭
・真性陥没：乳頭，乳輪平滑筋の形成不全。乳頭が陥
　　　　　　没していてどのようにしても反屈しない。
・仮性陥没：乳輪部周辺を圧すると乳頭が反屈して突
　　　　　　出する。

▶図6-5　乳頭の形

が乳汁を分泌できるようになり，その後，乳汁分泌が著明に増加・確立し，乳汁生成が維持されるのは，分娩後約10日以後になる。

乳汁産生調節▶　ホルモンなどの内分泌物質による調節を**エンドクリンコントロール**（内分泌的調節）という。乳汁産生においては，胎盤の娩出によりプロゲステロン・エストロゲン・ヒト胎盤ラクトーゲンの血中濃度が急激に低下することで乳汁分泌の増加がおこる。乳汁分泌の確立のためには，これに加えてプロラクチンなどの作用も必要となる。

　また，分泌物の生成においては，分泌される組織において，局所的な調節が行われる場合があり，これを**オートクリンコントロール**（局所的調節）という。乳汁産生においては，乳腺上皮細胞で産生される**乳汁産生抑制因子** feedback inhibitor of lactation（FIL）によりオートクリンコントロールが行われる。分娩後約10日以降の乳汁産生量は，このオートクリンコントロールにより調整される。このため，1回の授乳や搾乳の量に応じて乳汁産生量が変化し，頻回に授乳することで多くの乳汁が産生されることになる。

乳汁の産生・分泌状態 ▶ 乳汁産生の機序などをふまえて，乳房や乳汁分泌の観察を行う。乳房のはりや緊張の度合いの触診は，乳房内の乳汁の産生や排出の状態を把握するために行う。**乳房緊満**は，血液とリンパが乳腺や周囲組織に増加し，乳房がかたく触れ，熱感や圧痛を伴う状態をいい，通常産褥3〜4日ごろに生じる。これは，乳汁をつくり出す作用が急激におきているための反応である。これとは別に，分泌された乳汁が排出されず，乳管内に乳汁がたまった状態を**乳汁うっ滞**[1]という。乳房緊満や，乳管の閉塞による乳汁うっ滞，乳腺炎は乳房の痛みを生じるため，痛みの部位・程度・性状を把握する（▶523ページ，表7-33）。

乳汁の分泌状態については，乳輪部を圧迫して乳汁の排出の状態や乳管の開口数，授乳前後の乳房のはりや緊張の度合いを比較することで，分泌状態や乳管の開通状況を推測する。直接授乳を行っている場合は，児の授乳回数や授乳間隔により，児の要求する量を分泌できているかを判断することができる。

3 褥婦の生活パターンとセルフケアレベル

休息と活動 ▶ 分娩時間が長いときや，分娩が夜間であるときは，疲労度が増す。また，後陣痛や会陰部の痛みなどがあると睡眠が妨げられる。そのため，褥婦の分娩後の疲労度や休息の必要性を把握する。授乳を開始すると，褥婦は睡眠のパターンを児の生活リズムに合わせることになるため，どのように休息や睡眠をとっているかを把握する。

褥婦の活動については，分娩後の離床が円滑に行えたかどうかを把握し，褥婦自身のセルフケアの状態や，児の世話がどの程度可能であるかを把握する。離床後は，褥婦が日常生活活動にどの程度復帰できているかを把握する。医療施設退院後は，家庭生活のなかで自分自身や児の世話以外の活動にどの程度復帰しているかを把握する。

栄養 ▶ 産褥期には，身体の回復や，乳汁分泌および育児に伴う活動量の増加のため，十分な栄養摂取が必要である。活動量や乳汁分泌量などの情報とあわせて，食欲や食事の摂取量を把握し，必要な栄養摂取がなされているかを判断する。

清潔 ▶ 外陰部の清潔が保たれているかを把握する。産褥パッドの交換頻度や，排尿・排便後の洗浄あるいは清拭をどのように行っているか（手前から肛門に向けての実施など）を確認する。また，発汗が多く，乳汁の分泌もみられるため，全身の清潔保持の程度やシャワー浴の実施の有無を把握する。さらに，着用し

1）わが国においては，乳汁うっ滞の状態を，うつ乳ともいう。また，乳房緊満の状態を乳房うっ積ともいう。

ている衣類の清潔が保たれているかについても把握する。

4 不快症状と対処能力

　　褥婦が体験する不快症状はさまざまであり，日常生活を行ううえでの支障となりうるため，その把握と対処が必要である。

便秘▶　　たとえば，便秘による不快感は，産褥期に多くの褥婦が体験する。便秘は不快感を生じるだけでなく子宮復古にも影響するため，適切な排便が行えるように援助をする（▶351ページ）。また，便秘を非妊時や妊娠期にも経験している褥婦は，その人なりの対処方法をもっていることがあるため，それらを把握し，さらに有効な対処方法の助言につなげる。

痛み▶　　産褥期に経験する痛みは，後陣痛，会陰の縫合部痛，肛門部の痔核や脱肛の痛み，乳房緊満や乳汁うっ滞によるものが主である。これらの痛みは，行動や睡眠を妨害し，身体の回復や乳汁分泌の妨げとなる。痛みの部位を把握するとともに，痛みの原因が生理的変化であるのか，組織の損傷や炎症によるものか，循環障害により生じているものかなどの情報を収集し，痛みを緩和するケアにつなげる。

5 心理的変化

　　褥婦が，母親への適応過程のどのような段階にあるのかを，褥婦の言動から把握する。ルービンによって明らかにされた3つの段階（▶326ページ）は，母親として適応していく段階でもあり，また分娩の回復過程でもある。そのため，褥婦がどのような段階にあるのかを把握することは，看護を行ううえで重要である。

　　また，抑うつ気分や涙もろさなどのマタニティブルーズの症状の有無を把握する。抑うつ気分が長期間続き，産褥2週以降に生じた場合は，産後うつ病（▶544ページ）とみなされる。産後うつ病は早期発見・早期治療が重要であり，症状の出現や時期・期間を把握する必要がある。

6 関係性・役割獲得

新生児と褥婦・夫▶
またはパートナー
との関係性
　　愛着や絆の形成を示す場面として，褥婦や，夫またはパートナーと新生児が対面しているときなどがあげられる。したがって，そのときの言動を把握することは，関係性を知る手がかりになる。また，母親および父親としての役割遂行のための準備状態や，学習の動機を把握することも必要である。育児に知識が必要であることを理解していない場合や，さまざまなことに対する不安が大きい場合は，役割を獲得する準備が整っていないといえる。そのため，知識の必要性を理解したり，不安を解消する環境を先に整える必要がある。

育児能力▶　　育児能力については，児が発しているサインに褥婦が気づくことができるかを，把握することが重要である。また，児の世話に必要な技術や知識の習得が

どの程度されているか，援助を通して提供した知識や技術をどのように利用しているかを，褥婦の育児場面を通して把握する。加えて，退院後の生活環境も確認し，児を養育することが可能であるかどうかも査定する。

褥婦と夫・家族との関係性▶ 家族が増えることによる互いの役割調整が支障なく行われているか把握する。また，性生活の再開の不安や，そのことに対する互いの思いにゆき違いがないかどうかを把握する。

褥婦と上の子どもとの関係性▶ 上の子どもの言動にどのような変化が生じ，それに対してどのような対応を行っているのかを，褥婦や家族を通して把握する。

7 褥婦を取り巻くサポート態勢

褥婦が利用できるサポート資源として，どのようなものを必要としているのかを把握する。また，実父母・義父母や近隣の人々のほか，保健センター，医療機関，保育施設などの社会的な資源や制度をどのように利用しているのか，または利用しようとしているのかを把握する。

とくに，褥婦が就労している場合は，いつ職場に復帰し，就労中にどのように児を養育する予定であるのかを把握する必要がある。

C 褥婦と家族の看護

産褥期の看護には，① 褥婦の身体機能の回復および進行性変化への看護，② 児との関係確立への看護，③ 育児にかかわる看護，④ 家族メンバーが増えることによる家族関係再構築への看護がある。

① 身体機能の回復および進行性変化への看護

1 褥婦のセルフケアの不足に対する看護

● 休息と活動

休息▶ 分娩後，褥婦は交感神経の興奮や後陣痛・創部痛などにより睡眠が十分にとれないことが多い。さらに，授乳などの児の世話により，短時間でこま切れの睡眠となることから，褥婦は睡眠不足になりやすい。睡眠不足は，疲労の蓄積や育児への意欲低下の要因となる。

看護職者は，褥婦の睡眠状態や疲労の程度を把握し，医療施設に入院中は，できる限り睡眠や休息をとることができるように環境を整える（▶表6-5）。また，褥婦が自分自身の基本的ニーズを満たすことや，育児以外のことに多くの時間

▶表6-5 休息・睡眠可能な環境を整える

	入院中	退院後
時間の調整	保健指導時間の変更・調整	家事時間より休息時間を優先 家族の生活時間との調整
活動の調整	新生児の一時預かり 病棟内の動線を短くする （授乳の場や母子異室による移動を考慮する）	育児のサポート者の確保・調整
場の調整	静かで明るすぎない環境づくり 面会の制限	リラックスできる環境づくり

▶表6-6 活動の拡大

産褥経過	活動内容
分娩後2時間まで	子宮収縮不全や大出血が生じやすいため，安静臥床を保つ。
分娩後2時間以降	心身の状態に合わせて活動を拡大する。早期離床は，血液循環を促し，悪露の停滞を防ぐ。
産褥2週まで	自分の身のまわりのことや児の世話を行い，すぐに横になれる環境をつくる。
産褥3週	買い物などの外出や家事を始める。
産褥4週	非妊時の生活に戻る。
産褥6〜8週以降	（就労者の場合）職場に復帰する。

をさき，エネルギーを消耗している場合は，その時間を調整する。児の世話をすることが困難である場合は，一時的に児を預かるなどし，活動内容を調整したり，睡眠や休息しやすい場をつくるといった調整を行う。退院後は睡眠や疲労の程度のほかに，日常生活のパターンを把握する。疲労していたり睡眠不足に陥っていたりするときは，その原因をさぐる。この状況把握に基づいて，休息や睡眠のとり方について褥婦とともに検討し，助言する。エネルギーを維持するためにどのような方法があるのかを，時間や活動の調整に焦点をあてて考えていく。

活動▶　過度の活動は疲労につながるが，一方で活動を不必要に制限すると，逆に身体機能の回復に影響する。そのため，褥婦には適度な活動が求められる。適度な活動は，血液循環を促し，悪露の停滞を防ぎ，子宮の収縮を早めるだけでなく，全身の筋力の回復も早める。さらに，褥婦の爽快感や健康感にもつながる。

　産褥日数によって，褥婦の適切な活動量は異なる（▶表6-6）。活動の拡大について褥婦に説明し，活動が過度にならないように理解を促す。

● 産褥体操

　意識的に運動を取り入れることによって，産褥期の回復を促すことも可能である。産褥期に行う適度な運動として産褥体操がある（▶図6-6）。しかし，入

院中および退院後に，このような運動をどのように日常に取り入れて行うかは，褥婦の意欲にまかされる。取り入れ方と実施の仕方を褥婦と検討し，運動を継続できるような方法や生活の調整について援助することが重要である。

目的▶
(1) 悪露の停滞を防ぎ，子宮収縮を促す。

(2) 妊娠や分娩による腹壁および骨盤底筋群の回復を促す。

(3) 分娩後の筋肉の痛みを取り除き，疲労を回復し，心身のリラクセーションをはかる。

(4) 血液の循環を促し，下腹部臓器のうっ血を防ぎ，静脈瘤や血栓の形成を予防する。

(5) 乳汁分泌を促す。

適応▶
分娩や産褥の経過に異常のない健康な褥婦。

開始時期と▶
実施上の注意事項
産褥1日より軽い内容の運動から始める。会陰を縫合している場合，足の上げ下ろしのような縫合部に負荷をかける運動は，縫合部が癒合してから行う（通常は抜糸後に実施する）。1つの運動を5〜6回，2クール程度繰り返し，いくつかの運動を適度に組み合わせて行う。

運動の内容や効果を説明し，褥婦の生活や状態に合わせて，どの運動をいつどのように行うかのプログラムを組む。また，骨盤底のトレーニングは，図6-7に示す運動が効果的である。このようなトレーニングを組み合わせて行うことも可能である。

● 栄養

正常な産褥経過を促すために，十分な栄養が摂取できるように援助する。産褥早期は，胃の位置が変化することにより食欲が減退することがある。一方で，栄養過多の状態が続いた場合は，妊娠前の体重に戻らず肥満につながるおそれがあるので，食生活の指導を行う必要もある。

栄養摂取は褥婦の身体の回復を促すとともに，母乳を与えている場合は，母乳を通して児の健康状態にも影響する。母親の摂取したビタミン量は，母乳中に含まれるビタミン量に影響する。また，乳汁分泌が増すと，乳汁に含まれる栄養を付加して摂取する必要がある。

褥婦に必要な栄養付加量が「日本人の食事摂取基準」に示されている(▶350ページ，表6-7)。これは1日の乳汁分泌量が780 mLとして算出されているため，その褥婦の分泌量によって付加量を検討する必要がある。また，授乳を行っていない褥婦は，付加する必要はない。

なお，母乳栄養児では，ビタミンDの欠乏によるくる病や低カルシウム血症の発症が報告されている。そのため，ビタミンDの摂取量には，母乳中に分泌されるビタミンD量も考慮した値が示されている。

褥婦の食事は，バランスよく必要量を摂取することが重要である。とくに，組織の再生や治癒に役だつタンパク質については，母乳による喪失分を付加す

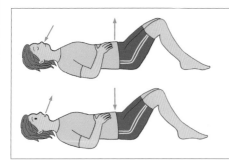

a. 腹式呼吸
　両膝を立てて仰臥位になる。鼻孔を少し広げる感じで，鼻から深く息を吸い込み，腹部を上方に広げる。その後，唇をわずかに開けて，3〜5 秒かけてゆっくり息を吐き，肺の空気を出しきるまで腹部の筋肉を引きしめる。産褥 1 日より始められる。

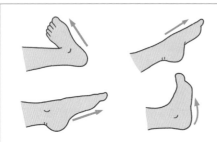

b. 足の曲げのばし/足首の回転
　座位または仰臥位で行う。仰臥位の場合は足の下にクッションを置く，あるいは，座位の場合は足を組み，動かす足をリラックスした状態にして行う。足首を曲げて，ふくらはぎをのばし，それからつま先を下向きにしてのばす。これを数回繰り返す。
　それぞれの足首がゆっくり円を描くように，まず時計まわりにまわし，次に反時計まわりにまわす。
　この運動は，下腿の循環をよくする。

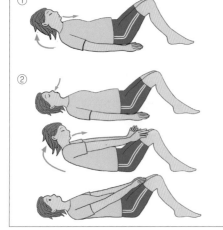

c. 頭のもち上げ/起き上がり運動
① 膝を立てて仰臥位になり，腕は両わきにのばす。深く息を吸い込み，頭をゆっくりもち上げるときに息を吐く。頭をもち上げたまま数秒間維持し，その後リラックスする。
② 膝を立てて仰臥位になる。息を吸いながら顎を胸の上に置くように少し頭を上げる。次に，息を吐きながら，頭と肩をゆっくりもち上げ，腕をのばして膝に手が届くようにする。腰はベッドにつけたままで，背中のみをあげる。その後，ゆっくり頭と肩をもとに戻して，リラックスする。

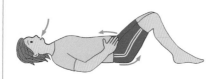

d. 骨盤の傾斜運動
　膝を立てて仰臥位になる。深く息を吸いながら，ベッドに背中を押しつけるようにして，骨盤を傾ける。ゆっくり息を吐きながら，腹部と殿部を引きしめ，3〜5 秒間維持する。その後，もとに戻してリラックスする。

▶図 6-6　産褥体操

　る必要がある。また，ヘモグロビンの合成に使われる鉄分の摂取も重要である。これらの栄養素に富む食事を摂取するように，その理由とともに褥婦に伝える。
　栄養面での援助は，褥婦の食事摂取量や内容を把握したうえで行う。また，

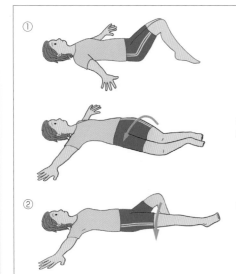

e. 両膝を回転/片膝を回転

① 膝を立てて仰臥位になる。肩と足底はベッドにつけたままで、両膝をつけたままゆっくり左に倒す。スムーズに移動させて、次は両膝をつけたままゆっくり右に倒す。膝を立てた状態に戻し、リラックスする。5回ほど繰り返す。

② 右足をのばし、左膝を立てて仰臥位になる。肩はベッドにつけたままで、膝がベッドにつくようにゆっくり左膝を右側に倒し、その後もとに戻す。次に右膝を立て、左足をのばし、右膝を左側に倒し、その後もとに戻す。その後リラックスする。

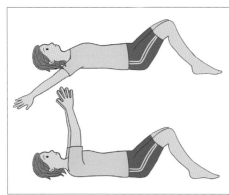

f. 腕の上げ下ろし

身体と直角になるように両腕を広げて仰臥位になる。腕を垂直に上げて、手を合わせ数秒間その状態にする。その後両腕をゆっくり下げて、もとの状態に戻す。はじめのうちは5回繰り返し、徐々に回数を増やす。

▶図6-6 （続き）

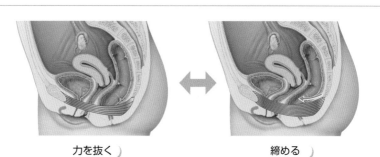

力を抜く　⟷　締める

1日1〜2回、10分間、仰向けで膝を立てた姿勢か、腰かけた姿勢で、1分間に12〜14秒の割合で骨盤底を締める。残りの46〜48秒間は完全に力を抜く。肩、腰、腹、脚、足の力はできるだけ抜く。

（Schüssler, B. et al.：*Pelvic Floor Re-education*. p.39-41, Springer, 1994 による、一部改変）

▶図6-7　骨盤底のトレーニング

▶表6-7　授乳期の食事摂取基準

項目	非妊婦（身体活動レベルⅡ）		授乳婦[5]
	18〜29 歳	30〜49 歳	
エネルギー（kcal）	2,000	2,050	+350
脂肪エネルギー比率（%）*	20〜30	20〜30	−
タンパク質（g）**	50	50	+20
ビタミン A（μgRE）[1]**	650	700	+450
ビタミン D（μg）***	8.5	8.5	8.5
ビタミン E（mgα-TE）[2]***	5.0	5.5	7.0
ビタミン K（μg）***	150	150	150
ビタミン B$_1$（mg）**	1.1	1.1	+0.2
ビタミン B$_2$（mg）**	1.2	1.2	+0.6
ナイアシン（mgNE）[3]**	11	12	+3
ビタミン B$_6$（mg）**	1.1	1.1	+0.3
葉酸（μg）**	240	240	+100
ビタミン B$_{12}$（μg）**	2.4	2.4	+0.8
ビオチン（μg）***	50	50	50
パントテン酸（mg）***	5	5	6
ビタミン C（mg）**	100	100	+45
カルシウム（mg）**	650	650	−
鉄（mg）**	6.5[4]	6.5[4]	+2.5
リン（mg）***	800	800	800
マグネシウム（mg）**	270	290	−
カリウム（mg）***	2,000	2,000	2,200
銅（mg）**	0.7	0.7	+0.6
ヨウ素（μg）**	130	130	+140
マンガン（mg）***	3.5	3.5	3.5
セレン（μg）**	25	25	+20
亜鉛（mg）**	8	8	+4
クロム（μg）***	10	10	10
モリブデン（μg）**	25	25	+3

1）RE：レチノール当量　2）α-TE：α-トコフェロール当量　3）NE：ナイアシン当量
4）月経なし　5）＋表示は付加量を示し，＋表示のないものは授乳期の摂取量である。
＊目標量　＊＊推奨量　＊＊＊目安量

（厚生労働省：「日本人の食事摂取基準」2020 年版.）

栄養や食事摂取についての情報提供は，褥婦の健康状態（授乳の有無，貧血や便秘症など）を考慮して行う。褥婦以外が食事づくりを行う場合は，食事をつ

くっている人にも情報を提供する。

● 排泄

産褥期は，分娩時の影響により排尿障害がおきやすく，また便秘になりやすい。膀胱充満や直腸内の貯留は，子宮収縮を阻害するとともに，尿の貯留は尿路感染の原因となる。

◉ 排尿

分娩による膀胱・尿道の損傷や麻痺の有無を確認し，3〜4時間ごとの自然排尿が可能であるかを確認する。排尿回数が少ない場合は，排尿困難によるものか，水分摂取量の少なさによるものかを明らかにする。水分摂取が少ない場合は，尿路感染の予防のため排尿が必要であることを説明し，水分摂取を促す。また，どのような状況からそれが生じているかを明らかにし，褥婦が適量の水分を摂取できるよう援助する。排尿困難がある場合は，流水の音を流すなどの排尿しやすい環境をつくることや，下腹部を圧迫したり，外陰部に温水を流したりするなどの援助を行い，また，その方法を指導する。

尿失禁 ▶ 経腟分娩では，骨盤底が大きく押し広げられ一時的に骨盤底が弛緩するが，産後6〜8週で日常生活に耐えられるまでに骨盤底の支持力が回復する。産後に尿失禁がみとめられる場合は，骨盤底の復古を妨げないようにして経過を観察することが大切である。

骨盤底の復古 ▶ 骨盤底の復古を促進するために，産後3週までは臥床できる環境で生活する。また，重量物や上の子どもを抱き上げるといった，骨盤底に負荷のかかる動作は最低限にする。産褥期には，骨盤底に加えて腹壁も低緊張であり，並行して回復する。したがって，骨盤底と腹筋の緊張のバランスをくずさないために，骨盤底の支持力が回復する産後4〜6週までは，腹筋をきたえることや，胴まわりを締める下着類を着用して腹腔内圧を上昇させることは行わない。

産後1日から行える骨盤底のトレーニングは，経腟分娩で引きのばされた筋肉の収縮力を取り戻すのに効果がある（▶349ページ，図6-7）。このトレーニングは，復古が一段落する産後8週まで継続する[1]。

◉ 排便

排便については，日々の排便の有無や，非妊時・妊娠中の排便習慣および，その対処方法を確認し，腸蠕動の聴診を行う。排便を促すためには，腸蠕動を促す方法を試みることや，会陰部の縫合に対する不安といった心理的な要因を取り除くことが大切である。褥婦には便意を感じたら排便するよう伝え，落ち着いて排便できる環境を整えるようにする。褥婦は児の要求に合わせるため，便意を感じても児の世話を優先させることや，児のことが気になり排便のため

---

1) 中田真木：妊娠・分娩と排尿障害．福井準之助監修：各科領域における排尿障害マネージメント．p.11-22，メディカルレビュー社，1999.

の時間を十分にとれないこともあるため，排便の環境を整えることは重要な援助である。

便秘▶　便秘とは，排便回数が少なく過度に排便が遅れること，または腸管をかたい便が通過することである。便秘の原因は，水分や食物の不適切な摂取や，運動不足などである。

　産褥早期は，食物の摂取が少なく，活動量も限られており運動不足になりやすい。食物，とくに食物繊維を多く含む食物は，腸の内容量を多くし，腸を拡張することにより便の排出を促す。したがって，便秘を防ぐために，摂取している食物の量や内容を把握し，摂取量が少ない場合にはその原因をさぐり，改善策を褥婦とともに検討する。さらに，腸蠕動を促進するために，産褥体操などを行い，意図的に活動するように助言することも必要である。また，褥婦の乳汁分泌に伴い，便をやわらかく保つための水分が非妊時より多く必要である。したがって，水分摂取についても情報を収集し，必要に応じた水分摂取をすすめる。

　目ざめたときや食事のあとなどは，結腸の平滑筋の活動が活発になり，排便が促されやすいため，便意が生じた場合は排便を試みるように伝える。さらに蠕動を促すための腹部マッサージの仕方を説明する。腹部の温罨法は腸蠕動を促進する効果があるが，子宮収縮を妨げ，出血の誘因になるため，褥婦には実施しないことが原則である。

　これらをふまえ，便秘が生じている状況を明らかにし，その褥婦に適した方法を検討し，正常な排便習慣に戻るように援助する。

　また，分娩後2〜3日排便がない場合や，便秘による不快感が増している場合などは，医師に薬剤の処方を要請することも必要である。薬剤によりそのはたらきや作用が異なるため，それらを理解したうえで褥婦に服用をすすめる必要がある。たとえば，塩類下剤は腸内溶液が体液と等張になるまで腸管内に水分を移行させ，その水分によって腸内容が軟化して増大することにより，蠕動を亢進させる。したがって，服用する際，水分を多くとるよう褥婦にすすめることで，排便が効果的に促される。

● 清潔

　産褥期は，発汗しやすく，また乳汁が分泌され，悪露が排泄される。これらの分泌物は身体の不快感をまねくとともに，不適切に対処すると，子宮内や会陰の損傷部，あるいは乳房に感染を生じさせる可能性がある。

全身の清潔▶　産褥1か月までは子宮内膜が治癒過程にあるため，腟からの上行感染を防ぐために入浴は禁止される。したがって，全身を清潔にする方法として，シャワー浴をすすめる。シャワー浴は，産褥1日から可能である。褥婦の回復状態にあわせてシャワー浴や洗髪の介助を行う。シャワー浴ができない場合は，清拭により清潔を保持する。

　産褥期は，悪露の排泄や，会陰部の損傷があるため，感染を防ぐために外陰部を清潔に保つことが重要である。看護職者は外陰部の状態を観察し，洗浄を行い，異常の早期発見に努める。排尿・排便後は，外陰部の消毒洗浄綿による清拭あるいは微温湯による洗浄を必ず行い，手前から肛門に向けてふくように説明し，実施してもらう。悪露の付着したパッドは細菌の温床となりやすいため，3〜4時間ごとに交換するよう褥婦に説明し，実施してもらう。また，交換時には，褥婦本人にパッドを観察させるようにし，量が多い，血のかたまりが排泄されたなどの情報が重要であることを伝える。また，これらの異常が見られたときは看護職者にそのことを告げ，パッドを見せるように伝えておく。悪露に異常がみられるようであれば，子宮の収縮状態を確認する。

● 乳房のケア

乳汁分泌のための▶
ケア
　乳汁分泌を促すためには，産褥早期から頻回に授乳を行い，血中のプロラクチン濃度を高い状態に維持することが必要である。授乳による吸啜刺激がプロラクチンやオキシトシンの分泌を高め，腺房内に貯留していた乳汁を排乳することにより，乳汁の産生を高められる（▶図6-8）。また，褥婦の精神的ストレ

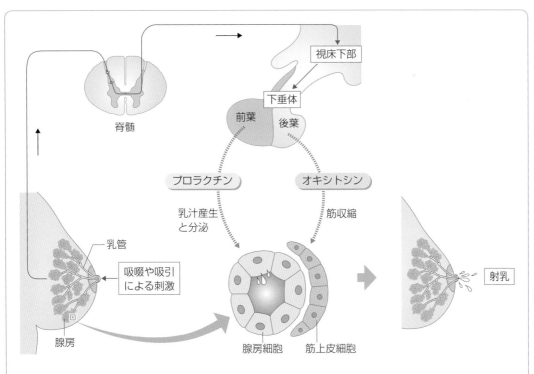

乳頭や乳輪の皮膚刺激（吸啜や吸引）は，求心神経を経て脊髄の後根から間脳→視床下部→下垂体にいたり，下垂体前葉からプロラクチンを，下垂体後葉からオキシトシンを放出させ，射乳を引きおこす。

▶図6-8　乳汁分泌のしくみ

スを軽減してリラックスを促すことは、乳汁分泌に関与するホルモンの分泌を高めることとなる。産生された乳汁をスムーズに排出させるには、乳房のマッサージや温罨法を行い、血液循環をよくするとよい。

乳汁抑制のための▶
ケア
児に母乳を与えることができない、あるいは与えない褥婦に対しては、乳汁分泌を抑制するためのケアが必要となる。この場合は吸啜刺激を与えず、血液循環を抑制するために乳房を圧迫固定したり、必要に応じて冷罨法を行う。また、分泌抑制のための薬剤投与も検討する。

● 産後経験する疼痛への対処

産後に経験する、生理的な変化に伴う疼痛として、後陣痛と乳房緊満による痛みがある。また、肛門部の痛みとしては、痔核・脱肛の痛みがあげられる。会陰部では、会陰裂傷の痛みや、会陰切開を受けた場合の縫合部痛がある。これらの痛みは、褥婦の行動を制限し、睡眠を妨害し、乳汁分泌や身体回復の妨げとなる。また、母親への適応過程にも影響する。褥婦に対して、痛みがなにによって生じ、現在の状態が今後どのように変化するかを説明し、褥婦が行うことができる対処の方法をともに検討する。

後陣痛▶
後陣痛は産後2〜3日続き、痛みが強い場合は日常生活にも支障をきたす。後陣痛が増強する要因として、経産婦であること、授乳などで乳頭が刺激されること、子宮収縮薬が投与されていることなどがある。子宮収縮薬が投与されている場合は、子宮の収縮を確認し、投与の中止を医師に相談・要請する。さらに後陣痛が強い場合は、鎮痛薬の使用を褥婦に説明したうえで、医師の処方を受ける。

とくに、授乳による乳頭刺激でオキシトシンの分泌が促進されると、後陣痛が増強される。このため、薬効時間を考慮して授乳の30〜60分前に鎮痛薬を服用することで、快適な授乳が行えることを褥婦に説明する。

乳房緊満▶
乳房緊満は、通常、産褥3〜4日ごろに生じ、血液とリンパが乳腺や周囲組織に増加し、乳房がかたく触れ、熱感や圧痛を伴う状態である。

この状態への対処は、児の欲求に合わせて頻回に授乳を行うことである。また、緊満による疼痛が強い場合は、授乳と授乳の間に冷たいタオルなどで冷湿布をして、痛みや浮腫を軽減する。さらに、授乳前に温湿布やあたたかいシャワーを浴びることによって、組織を弛緩させ、乳汁の分泌を促す。乳房の過度の充満により乳頭が扁平になり、児が乳頭や乳輪を含むことが困難となりやすいため、授乳前には乳頭・乳輪部をやわらかくして、児が吸いつきやすい状態に整える。

また、乳房を締めつけるような衣類を避けるように褥婦に説明する。痛みが強い場合は、鎮痛薬の処方を医師に要請する。

痔核・脱肛▶
痔核・脱肛は潤滑剤を塗布して還納を試みるが、疼痛が強い場合は無理に行わない。炎症や疼痛に対しては、坐薬や軟膏（なんこう）の処方を医師に要請する。また、

肛門部を清潔に保つために，排便後は微温湯で洗浄することをすすめる。

縫合部痛▶　縫合部の状態をアセスメントし，感染などの徴候が生じていないかを判断する。創傷部の疼痛が強い場合には，鎮痛薬の処方を医師に要請する。また，円座や産褥椅子などを使用し，創傷部に圧がかからないような体位をとるようすすめる。また，分娩後24時間以内の会陰部の冷罨法は，疼痛緩和と会陰部の浮腫の軽減に効果があることが示されている[1]。

2 セルフケア能力を高める看護

セルフケアができないことがらに対する援助をしつつ，褥婦が自分自身の健康を管理できるようにも援助をしていく。褥婦自身のもっている知識・理解力・判断力などを査定し，退院後の生活のなかで自分自身の健康管理が可能となるような方法や情報についてわかりやすく説明する。

身体の異常▶　退院後の健康を管理するにあたり，産褥1か月に生じやすい異常について説明し，受診を必要とする症状が理解できるように援助する。

[1]**悪露の性状**　活動範囲が拡大して活動量が増加することによって，一時的に出血を伴うことがある。出血が持続したり，量の増加や悪臭などが生じた場合は受診するよう説明する。

[2]**感染**　尿路感染，乳腺炎，子宮・骨盤内感染の症状や観察のポイントを説明する。

[3]**乳房トラブル**　乳房痛や乳頭痛などの不快症状について，自己管理ができないときは受診するように伝える。また，乳房の硬結があり，乳管閉塞や乳腺炎の対処を続けても改善がみられない場合や，乳房の硬結が大きくなる場合は，乳腺の専門医を受診するよう伝える。これは，まれではあるが，乳がんの可能性もあるためである。

保健医療サービス▶
の活用方法
　褥婦に保健医療のサービスの存在を知らせるだけではなく，そのサービスをどのように利用することが褥婦にとって有用かを説明することが重要である。

出生後，出生通知票を居住地の保健所に郵送することにより，地域の保健師や助産師による訪問を受けることができる。これにより，母児の健康面の査定や援助を受けることができるとともに，育児に関する相談も可能となる。また，育児に対する不安が強いなど，退院後にも保健医療職による支援が必要と判断される場合は，「要養育支援者情報提供票」を用いて，褥婦の居住地の保健機関に情報提供できるので，褥婦に情報提供の概要を説明し，同意を得て実施する。

施設が産後2週間や産後1か月に褥婦の健康診査を実施していれば，健診の結果を知って褥婦が自己の健康状態を把握することにつながるため，受診がで

1）長谷川ともみほか：冷パットを用いた分娩直後の会陰部の冷罨法による創傷治癒および疼痛緩和効果．母性衛生 41(1)：145-152，2000．

きるよう支援する。また，この機会を利用して，健康面のセルフケアを高める
ために，褥婦の日常生活に対する助言を行うことも可能である。

② 児との関係確立への看護

児との対面▶ 　親となる褥婦とその夫またはパートナーが，新生児との間で相互作用しやす
い環境を整えることが，関係性確立への看護援助となる。

　その第一の援助は，出生直後に親と児が対面でき，わが子を見て，触れて，
わが子がどのような子であるかを知ることができる場をつくることである。新
生児の健康状態により対面の時期を考慮しなければならないが，できるだけ早
期が望ましい。

　出生後1時間は，新生児は静かに覚醒した状態であり，目をあけて，まわり
の人の顔を見て，声に反応する。この時期に親と児が対面することは，児への
愛着を形成する1つの場となる。また，褥婦の健康状態に合わせて，看護職者
が新生児を抱いて褥婦に触れさせる，褥婦の横に寝かせる，乳頭を含ませるな
ど，褥婦にとって負担のない対面の仕方を工夫する必要がある。

愛着形成を促す▶ 　愛着の形成は，相互の満足した体験を通した，親と子の間のポジティブ
フィードバックによって促進される。そのため，児にとって不快なものを取り
除くように親が児に授乳したり，抱いたり，あやしたりして，相互の体験を満
足させ，児の泣く，親の指を握る，親の顔を目や頭を動かし追う，乳房をさが
して吸うなどの行動に親が応じることも互いの満足の体験につながる。した
がって，親が新生児のニーズを満たす行為は，愛着を促進する行為となり，そ
のような機会を設けることが関係性確立の援助となる。また，児のニーズに応
じた育児ができるよう，最初はぎこちなくても，児の世話を実際に行うことが
親にとって満足につながる体験となるように援助することが重要である。

　児と触れ合う機会は，親が児のニーズを満たす行為をするときだけではない。
ただ単に児を見つめ触れるといったかかわりのなかでも，わが子の特徴を知り，
愛着を形成する機会になる。このような場づくりは，母子同室では日常的に可
能であるが，母児の健康状態により別離を余儀なくされていたり，母子異室制
をとっている施設においては，看護職者が意識的にそのような場をつくる必要
があり，重要な援助となる。

③ 育児にかかわる看護

　新生児の特徴や育児にかかわる知識を提供し，育児技術に関しては看護職者
がその行為を示しながら，褥婦・家族が実際に児に対して行うのを援助する。
ぎこちない動作であっても，看護職者がそれを保証して援助することが，親の
自信や，育児することの喜びにつながる。

1 児の栄養（授乳）

褥婦および新生児の状態によって，新生児に対する栄養方法が決定される。新生児への栄養は，母乳を与えるか，または人工乳を与えるかの選択となるが，母親が母乳を与えることができない疾患に罹患している場合や，母乳の分泌が少ない，あるいは分泌がみられない場合，児に母乳を与える意思がない場合は，人工乳を選択することとなる。

母乳を与えることができない疾患としては，経母乳感染する疾患や，母乳移行性の高い薬剤を服用しなければならない疾患がある。

また，母乳を与えることを選択した場合は，乳房から母乳を直接与える**直接授乳**が可能であるかの判断が必要となる。直接授乳をするには，① 新生児の哺乳力が十分にあること，② 児が直接哺乳できる乳頭であることが条件となる。これらの条件が満たされない場合や，児が入院していたり，母親が就労しているなどで，授乳時に直接母児が接することができない場合は，搾乳を行って哺乳びんを用いて母乳を与える方法がとられる。

児の哺乳欲求▶
サインの読みとり 授乳は，児が発するサインを読みとり，それが授乳を求めるサインであれば，児に哺乳し，排気をさせるという一連の行為である。

児に授乳をするときは，児が覚醒していて空腹であることが必要である。児は泣くことによって不快を示すが，空腹時に泣くだけではない。また，泣きは空腹の遅めのサインである。泣き以外の空腹時のサインは，頬に触るもののほうに口を向け，唇に触れるものに吸いつこうとして口を大きく開ける**探索反射**という行動のほか，いくつかのサインがある（▶表6-8）。児の空腹のサインに注意を向けることで，適切な吸着（含ませ方，ラッチ・オン latch-on）と吸啜が可能になる。また，乳汁の胃の停滞時間は約2～3時間であるため，前回の授乳からの時間の経過も，児のサインの読みとりの補足的な情報となる。

直接授乳▶ 授乳にあたっては，まず母児に合った授乳方法を決定することが必要である。

直接授乳をする場合は，母親が児を乳房に対して正しい位置に抱くことができるようにする。正しく位置している児の口唇は朝顔の花びらのように外側に

▶表6-8　児が母乳を飲みたがっている早期のサイン

- 吸うように口を動かす
- 吸うときのような音をたてる
- 手を口にもっていく
- 急速な眼球運動（レム睡眠時）
- クーとかハーというようなやわらかい声を出す
- むずがる

（ILCA: *Clinical Guidelines for the Establishment of Exclusive Breastfeeding*, 3rd ed.. p. 11, ILCA, 2014.〔NPO法人日本ラクテーション・コンサルタント協会：母乳育児支援スタンダード，第2版．p.162，医学書院，2014の訳による〕）

▶表6-9 抱き方(授乳姿勢・ポジショニング)と適切な吸着(含ませ方,ラッチ・オン latch-on)

- 児と母親がリラックスできる場所で,クッションなどを用いてできるだけらくに授乳できるようにする。
- 児と母親が,からだごと向き合うようにする。児が首だけをひねって哺乳しないこと。
- 児のからだがねじれていないこと。児の耳,肩,腰のラインが一直線であること。
- 児の頬を刺激して,大きく開口させる。
- 十分開口したところで,すばやく児を母親側へ引き寄せ,乳輪部まで十分含ませる。必要に応じて乳房を支えるが,このとき指が乳輪にかからないようにできるだけ後方を支持すること。
- 児の唇が外側に向いているか,舌が乳輪・乳首に巻きついているか確認する。うまくいっていなければ,児の口に指を入れるなどして陰圧を抜き,乳首を離してやりなおす。

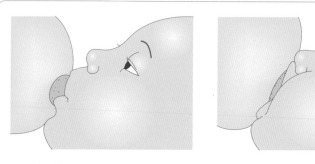

a. 乳房に対して不正確に位置している児　　b. 乳房に対して正しく位置している児

▶図6-9 乳房に対する児の位置

開いている(▶表6-9,図6-9)。正しい位置に抱くことは,吸啜力を強めて圧を十分に加えることができるため,哺乳量を増加させることにつながる。さらに,乳頭が児の口腔の奥に位置するため,乳頭の先にかたよった圧が加わることがなく,乳頭の亀裂が生じにくくなる。また,乳房の形態(▶342ページ,図6-4)によって,飲ませやすい抱き方(授乳姿勢・ポジショニング)があり,それぞれで吸啜時の圧の加わり方が異なる。そのため,母児の状況に合わせて抱き方(授乳姿勢・ポジショニング)を検討して助言する(▶図6-10)。母児にとって安楽で授乳しやすい姿勢をとることができるように援助することが重要である。

　さらに,母乳の分泌の特徴を説明し,児が十分に満足できる授乳となるように援助する。母乳には**前乳**と**後乳**がある。前乳は,授乳時最初にみられる乳汁で,脂質が少なく水っぽく児ののどの渇きを癒す特徴をもつ。後乳は,授乳終了近くの乳汁で,脂質含有量が多く,児の食欲を満足させるような特徴をもっている。したがって,後乳を児が哺乳できるようにすることが必要であり,その1つの方法として,授乳の時間を制限せず,児の欲求に合わせて授乳することをすすめる。

　授乳では,はじめの5分間で哺乳量の50〜60%が吸われ,次の5分間で

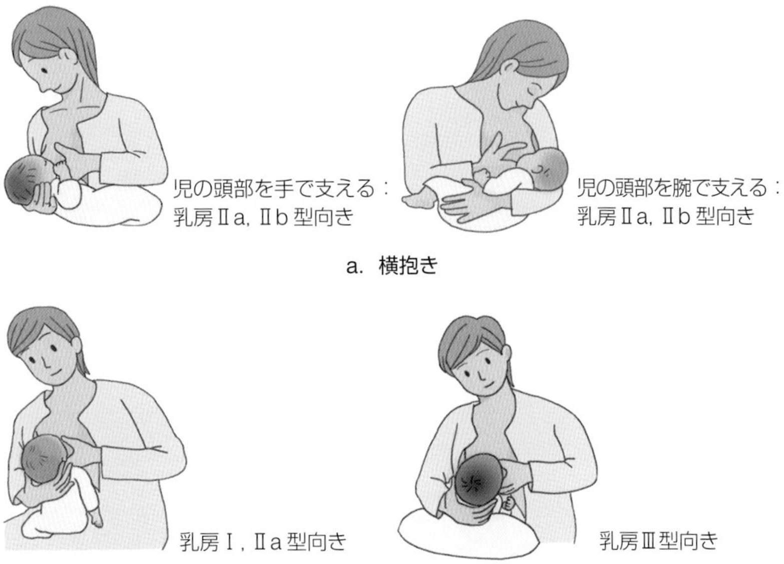

児の頭部を手で支える：
乳房Ⅱa，Ⅱb型向き

児の頭部を腕で支える：
乳房Ⅱa，Ⅱb型向き

a．横抱き

乳房Ⅰ，Ⅱa型向き

b．縦抱き

乳房Ⅲ型向き

c．脇抱き

▶図6-10　乳房の形態と児の支え方

30〜40％，その後の5分間で5〜10％くらいが吸われる。そのため，最初に含ませる乳房を授乳ごとに交替することで乳汁の分泌のかたよりをなくすことができる。また，乳汁の貯留が多い乳房を先に飲ませることにより，乳汁の排出を促すことも可能となる。このように乳汁分泌の特徴をふまえて哺乳できるように援助する。

　また，乳頭の刺激によって乳汁が乳管に排出される反射（**射乳反射**）が生じるのに，産褥早期は5分ほどかかるため，その時間を見込んだ授乳時間を検討する必要がある。その後，授乳が確立すると，児の泣き声を聞いたり，児を見たり考えたりするだけで，プロラクチンやオキシトシンが分泌され，乳汁産生・分泌・射乳が生じるため，乳汁の分泌はスムーズに行われる。

　乳頭・乳輪部分がやわらかいと，児は吸いつきやすいので，直接授乳を開始する前には，やわらかくする方法を説明する（▶図6-11）。看護職者は，その方法を褥婦の乳頭に直接行ってみせ，その後，褥婦自身が行えるように援助する。

搾乳▶　母乳をしぼる方法は，おもに直接授乳できない場合に選択される。搾乳には，用手搾乳法と搾乳ポンプを用いる方法がある。用手搾乳法は，乳頭を清潔に保ち，乳輪の直下にある乳管を母指と示指で圧迫して，乳汁を排出させる方法である（▶図6-12）。看護職者は，褥婦に搾乳の仕方を実際に行って見せ，次に褥婦が自分で行うことができるように援助する。

　産褥期に母子分離を余儀なくされる場合は，乳汁分泌を増やし維持するために搾乳が必要となる。褥婦の体調に問題がなければ，遅くとも出産後6時間以

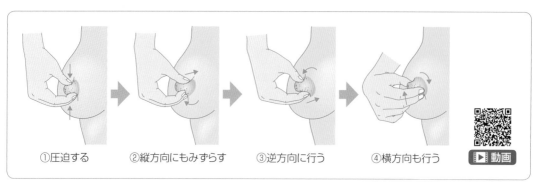

▶図 6-11　乳頭・乳輪マッサージ

①圧迫する　②縦方向にもみずらす　③逆方向に行う　④横方向も行う

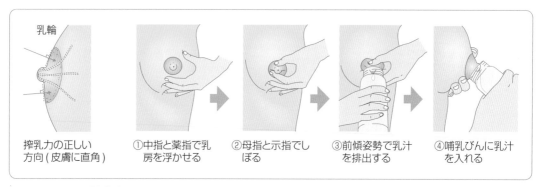

▶図 6-12　用手搾乳法

乳輪
搾乳力の正しい方向（皮膚に直角）　①中指と薬指で乳房を浮かせる　②母指と示指でしぼる　③前傾姿勢で乳汁を排出する　④哺乳びんに乳汁を入れる

内に搾乳を開始し，1 日 8 回以上の搾乳を行う。産後 7〜10 日ごろに最大限（750 ml 以上）の搾乳をすることで，その後の乳汁分泌の維持が可能となる[1]。さらに，褥婦が児のことを想像しやすい環境をつくることで射乳反射が促され，搾乳量を増やすたすけになる。長期に母子分離が予想される場合は，電動搾乳器の利用について情報提供を行い，褥婦が負担なく搾乳を実施できるように支援する必要がある。

　搾乳した母乳は，直接その場で児に飲ませる場合と保存する場合があるが，乳汁を受ける容器は消毒したものを用い，児への感染を予防する。搾乳した母乳を冷凍保存する場合は，冷凍母乳用のバッグに移して保存する。

　冷凍保存は，家庭用冷蔵庫の冷凍庫（−20℃以下）で 3 か月保存しても，リンパ球や貧食細胞などの細胞成分の活性が失われる程度であり，その他の成分はほとんどかわらないといわれている。

　解凍する場合は，IgA 濃度に変化のない冷蔵庫内の自然解凍または流水・微温湯解凍が望ましいが，40℃の保温槽で解凍すると時間が短縮できる（▶表

1）NPO 法人日本ラクテーション・コンサルタント協会編：母乳育児支援スタンダード，第 2 版．医学書院，2015．

▶表6-10 冷凍母乳の解凍時間と37℃加温に要する時間

解凍条件	容量	解凍時間	保温槽内温度		合計所要時間
自然解凍 (室温25〜27.5℃)	50 mL 100 mL	3 時間 3 時間 30 分	40℃ 40℃	15 分 15 分	3 時間 15 分 3 時間 45 分
冷蔵庫(4〜6℃)	100 mL	8 時間	40℃	15 分	8 時間 15 分
水中解凍 (水温15℃)	50 mL×2 本 100 mL×2 本	35 分 45 分	40℃ 40℃	15 分 15 分	50 分 60 分
*保温槽 (40℃)	50 mL 100 mL	10 分 20 分	− −	− −	15 分 30 分

*保温槽内温度45℃，50℃以上は不適当である。

(高橋悦二郎：冷凍母乳とその取り扱い．小児看護 18(9)：1117，1995 による)

6-10)。電子レンジなどによる加熱は，母乳成分のほとんどの活性が失われ，抗病原体成分もこわれるため行わない。母乳の冷蔵庫(4〜6℃)での保存については，冷凍母乳より生母乳に近い状態で保存ができる。また，細菌の増殖も4℃で24時間保存した場合はまったくなく，6〜8℃で48時間でわずかな増加がみとめられる程度であるため，2〜3日の保存は安全であるといわれている[1]。しかし家庭用冷蔵庫の環境を考えると，早期に消費することが望ましい。

哺乳びん授乳 ▶ 搾乳した母乳と人工乳は，哺乳びんを用いて児に与えられる。搾乳した母乳は，37℃に加温して哺乳をする。人工乳の場合は，粉乳を調乳して哺乳する[2]。

　2019年からは人工乳として液体ミルクも利用可能となっている。液体ミルクは常温保存が可能で，水や燃料を確保できない災害時にも母乳代替品として利用可能であるが，粉乳と比べて色や風味が劣り，高価で賞味期限が短いことなどが課題となっている。

　哺乳びん授乳は，児の舌は直接授乳と同様，蠕動様運動をしているが，乳汁の流出の仕方が直接授乳と異なる。児が吸啜している間，人工乳首の乳孔が大きいほど乳汁の流れが多く，乳汁が持続的に口腔内に流入する。さらに，人工乳首は伸展の度合いが少ないため，直接授乳より舌の前方に乳汁が流出することになる。これに対し，直接授乳は，射乳反射がおきていないときは乳汁の流入がほとんどないか，ごく少量であるため嚥下と呼吸の調和がとりやすく，また，乳頭の伸展の度合いも人工乳首に比べよいことから，舌の後方に乳汁が流出する。

　このような違いがあるため，哺乳びん授乳では，児が大きく開口するのを待って乳首を深めに含ませること，哺乳びんの角度に注意して乳汁が流れすぎないようにすること，持続的な流入を防いで嚥下と呼吸の調和を取りやすくす

---

1) 高橋悦二郎：冷凍母乳とその取り扱い．小児看護 18(9)：1116-1117，1995．
2) 調乳の仕方は，『系統看護学講座 専門分野II 小児看護学[1]』を参照のこと。

るために児の呼吸に合わせて休憩を入れることなどに留意する必要がある。

　哺乳びん授乳においても，安定して安楽に哺乳ができるように，抱き方など
を褥婦とともに検討し，援助する。

　直接授乳と哺乳びん授乳では，児の吸啜の仕方が異なる。そのため，生後早
期に直接授乳と哺乳びん授乳の両方を行うと，児が母親の乳頭からうまく吸啜
できなくなる**乳頭混乱**をおこすことがある。コップやスプーンを用いて母乳を
与える方法や，哺乳びん授乳の際に母乳を吸うときの状況に近い乳首を使用す
るなどの方法を紹介し，褥婦がストレスなく直接授乳を行える選択ができるよ
うに援助する。

排気▶　新生児は胃の噴門部の括約筋が弱いため吐乳をしやすい(▶301 ページ)が，排
気を十分に行うことで防ぐことができる。とくに哺乳びんでの授乳は，乳首の
周囲に児の口を完全に密着させることができないため，人工乳とともにかなり
の量の空気を飲み込むことが多く，十分に排気を行わなければならない。

　排気は，児の胃の部分がまっすぐになるように児を支え，空気が排出できる
ようにし，児の背部をさすりあげたり，軽くたたくことで排気を促す。児を抱
き上げ，児の顎部を母親の肩にのせ，顔を横に向けさせて排気する方法と，母
親の大腿部に児を座らせ，片方の手で児の顎部・胸部を支えて排気させる方法
がある(▶図 6-13)。

授乳量の判断▶　授乳を終えたときに児が満足しているかどうかが，授乳量の適切性の最も信
頼できる情報である。直接授乳をしている場合は，児の状態と合わせて，「は
りがなくなって，いっぱい飲んでくれた」など，乳房の変化など褥婦の身体感
覚から，児の飲みぐあいを推測することができる。同時に，乳房の状態を触診
し，授乳前の乳房の状態と比較することによっても，授乳の状況を把握するこ
とは可能である。

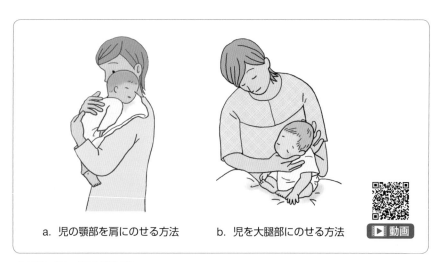

a. 児の顎部を肩にのせる方法　　　b. 児を大腿部にのせる方法

▶図 6-13　児の排気法

　　また，① 乳首を離すと泣く，② 授乳に 30 分以上かかる，③ 授乳時間の間隔が十分にとれない，④ 眠りが浅く不きげんである，⑤ 排尿・排便回数が少ない，⑥ 1 日平均 18〜30 g の体重増加がないなどがみられたときは，哺乳量不足（母乳不足）を疑う。

2 児の清潔

　　新生児は新陳代謝がさかんで，排泄も頻回である。新生児の生理的な特徴を説明し，清潔のケアの方法については，看護職者が実際に行ってみせることが必要である。さらに，褥婦が新生児のケアを行っている状況を見てその内容を確認したり，保証することで，褥婦の育児に対する自信をもってもらうことも援助となる。

更衣▶　新生児が使用する衣類やおむつは，どのようなものを準備しているかを確認する。それと同時に，迎え袖¹⁾などの衣類の着せ方や脱がせ方，おむつのあて方および交換時の留意点（腹部を圧迫しない，おしり全体をもち上げるなど）を実際に示しながら説明する（▶607 ページ，▶動画 18，19）。

沐浴▶　沐浴の方法を指導するときは，児を清潔にすることのほかに，全身を観察する機会となることも伝える（▶307 ページ）。乳児脂漏性湿疹ができやすく，顔も石けんを使用して洗うことでこれを防ぐことが可能であることを伝える。また，殿部に発赤やびらんが生じた場合の殿部浴の方法も，家庭での対処の方法として指導する。

3 児の健康管理

　　児の健康管理は，親が責任をもつことが求められ，児の状態の変化は親の重要な関心事である。そのため親は，異常な状態に対処できるための知識を求め，また児の身体的な変化に不安をいだきやすい。したがって，この時期の児の生理的な特徴や生じやすい健康問題について，わかりやすく説明することが必要である。また，児の健康状態をどのように把握するかについても理解してもらう必要がある。児のきげん・泣き方・哺乳量・排泄状態・体温については，入院中から実際にどのように把握して判断するのかを，看護職者と一緒に行うようにする。

　　児は自分で環境を整えることができないため，安全で健康を維持できる環境の確保に努めることが親には求められる。看護職者は，親が安全な環境をどのように確保しようとしているのかを把握し，どのような行為が危険であるかといった知識を提供する。たとえば，児を寝かせる環境については，転落や窒息などの危険性について説明し，温度・湿度や換気などの環境にどのような対策が必要であるのかを伝える。さらに，車移動時のチャイルドシートの準備など

1）袖口から手を入れ，児の手をとって袖を通す着せ方のこと。

についても確認し，必要な知識を提供することが求められる。

④ 家族関係再構築への看護

1 上の子どもへの対応

上の子どもは，新生児が新しく家族メンバーに加わりきょうだいができることで，いままで自分に向けられていた親の愛情がほかに向けられることに不安を感じ，競争心などから行動に変化がみられることがある。

具体的には，おねしょや指しゃぶりなどの退行現象が生じることや，自分への注目を求める行動として，新生児や親に対して攻撃的な態度を示す，親に甘えるなどがある。このような上の子どもの反応に関する知識や，競争心を軽減する方法を，褥婦や家族に提供する（▶表6-11）。

2 夫またはパートナーへの対応

新生児が家族メンバーとして加わることにより，褥婦の夫またはパートナーには，父親としてあるいは夫としての役割上の調整が必要となる場合がある。看護職者は，この役割調整においてどのような問題が生じているかを傾聴し，調整のために利用できる資源や方法についてともに考え，可能な助言を行う。

性交開始の時期▶　性交の開始は夫婦の関係のなかで決定される。多くの場合，褥婦の産後1か月の健診において生殖器の回復状態が査定され，非妊時の状態にほぼ回復していれば性交が可能となる。

しかし，会陰部の損傷が治癒し，悪露の排出や不快症状などが消失し，感染に注意することができ，粗暴な性交を行うのでなければ，産後1か月の健診で可否を決めたり，産後6週間後に行うように伝える必要はないとする意見もある。

褥婦を対象とした調査によれば，産後の性交開始までの平均日数は55日で，産後の性生活に対する考えで最も多い回答が「母体の安静が大切」であることから，産後の性交は母体の回復を考えて再開されているといえる[1]。したがっ

▶表6-11　きょうだいの競争心を軽減する方法

- 上の子どもと一緒にいる時間をつくる。
- 上の子どもを頻回にほめて，安心させる。
- 上の子どもに愛情を示す。
- 退行現象や攻撃的な態度を示す場合は，そのことを理解しておだやかに対応し，愛情を示しつづける。
- 可能であれば，児の世話を一緒にする。

---

1) 北村邦夫：産後の家族計画指導──性生活と受胎調節．ペリネイタルケア 1998 新春増刊：73-83，1998．

て褥婦の健康状態への影響に配慮しながら，夫婦が互いに理解し，考えや意見を尊重して性交が開始できるように援助する必要がある。また看護職者は，産後の性に関する不安などの相談に対応できることを伝えることも必要である。

出産と妊娠の間隔▶ 次回の妊娠時期は夫婦により決定されることであるが，母子の健康のためには，ある程度間隔を空けることが望ましいとされている。とくに，出産から次の妊娠までの期間が 18 か月より短い，あるいは，59 か月より長くなると，早産や低出生体重児，SFD 児（▶263 ページ）となるリスクが増すことが示されている[1]。また，帝王切開から次の妊娠までの期間が 12 か月より短い場合は，前置胎盤や胎盤早期剝離のリスクが増加し，6 か月より短い場合はこれに加えて経腟分娩施行中の子宮破裂のリスクも増加することが研究により示されている[2]。このように，出産間隔が次回妊娠や出産時の母子の健康に影響を及ぼすという情報も伝えたうえで，次の妊娠の決定ができるよう支援する。

避妊▶ 産後，月経や排卵の再来がいつかを予測することは困難である。出産間隔を空けるためには，性交を開始すると同時にどのような避妊法を選択するかを決定する必要がある。以下に，産後の避妊法やその注意点などを述べる。

[1] 低用量経口避妊薬（ピル） 産後 1 週の血栓症のリスクが最も高く，産後 6 週で非妊時と同等のリスク状態となることから，非授乳婦においては産後 6 週以降の服用は可能である[3]。なお，産後 3 週までは妊娠のリスクは低いが，そののちは妊娠のリスクが高くなることから，産後 3 週から産後 6 週までは，妊娠のリスクと血栓症のリスクを比較し，妊娠のリスクが高い場合，ピルの服用を検討することは可能である。授乳婦の場合，服用によって乳汁分泌が減少するため，使用を避けるべきとされているが，妊娠のリスクが高い場合，産後 6 か月経過後から服用は可能である[3]。いずれにしても，妊娠のリスクとピル服用によるリスクを検討し，医師の処方のもと，十分に注意して使用するよう援助する。

[2] IUD（子宮内避妊器具） 避妊効果が高く，母乳の分泌にも影響を及ぼさないため，産後の避妊法として最適な方法の 1 つである。従来の IUD は，産後 8 週以後に装着することで脱出率を低くしていたが，銅付加 IUD は，産後 4〜8 週以降に装着可能である。授乳期の女性の IUD の装着は比較的容易で，出血や痛みによる除去率も低い[4]。

1) Agustin Conde-Agudelo, et al.: Birth spacing and risk of adverse perinatal outcomes: A meta-analysis. *The Journal of the American Medical Association*, 295(15)：1809-1823, 2006.
2) Lei Ye, et al.: Systematic Review of the Effects of Birth Spacing After Cesarean Delivery on Maternal and Perinatal Outcomes. *International Journal of Gynecology & Obstetrics*, 147(1)：19-28, 2019.
3) World Health Organization (WHO): *Medical eligibility criteria for contraceptive use*, 5th ed.. WHO, 2015.
4) Speroff, L., Darney, P. D. 著，我妻堯監訳：避妊ガイドブック——避妊の医療と相談援助・性教育のために．p.209，286，文光堂，1999.

　[3] **バリア法**　男性用および女性用コンドームは，産後いつからでも使用可能である。授乳中は血中プロラクチン濃度が高いため，卵巣では卵胞が発育しない。そのためエストロゲンの分泌がなく腟の乾燥や性交痛が生じやすい。潤滑ゼリーつきのコンドームや殺精子剤は，腟内を潤滑にするため，産後の腟の乾燥や性交痛に効果がある。

　[4] **周期的禁欲法**　月経周期が回復するまでは利用できない。

　[5] **不妊手術**　避妊法ではないが，今回の分娩を最後とする場合は，不妊手術を行うことにより，今後の妊娠を確実に避けることが可能となる。不妊手術を女性が行う場合，帝王切開手術であれば術中に行うことができる。経腟分娩であれば出産後48時間以内に施行できるが，48時間以内に行うことができなければ6週以降に施行する。男性の場合はいつでも実施可能であるが，術後に精液中から精子が完全に消失するまでは，コンドームを用いた避妊を続ける[1]。

授乳と避妊▶　100%母乳栄養で無月経の状態が維持されている場合，産後6か月間は98%以上の確率で妊娠を予防することが可能との報告がある[2]。この場合の100%の母乳栄養とは，児の吸啜刺激がすべて母親の乳房に向けられている場合であり，人工栄養による補充やおしゃぶりを与えたりしている場合はあてはまらない。これは，授乳によるプロラクチン分泌の上昇が，ゴナドトロピンの分泌を抑制し，卵胞の発育や排卵を抑制するためである。したがって，人工栄養を補充している場合は，無月経であっても排卵の可能性が増すため，避妊は必要である。

　母乳栄養をしない女性では，分娩後最初の排卵までは平均45日であり，また25日以前の排卵は確認されていないこと，月経に先行して排卵する可能性があることが報告されている[2]ことから，月経再開の有無にかかわらず，産後3週以後には避妊をすべきである。また，母乳栄養のみであっても，血中プロラクチン濃度の基礎値は3か月を過ぎると低くなると考えられている。したがって，産後3か月を過ぎたら，母乳栄養のみであっても避妊は実行されるべきである。ただし，完全な母乳栄養であるかなど，授乳内容が明確でない場合は，産後3週以後の避妊をすすめることが重要である。

---

1) 避妊方法の詳細については『系統看護学講座 専門分野II 母性看護学[1]』を参照のこと。
2) Speroff, L., Darney, P. D. 著，我妻堯監訳：前掲書. p.271-292.

D 施設退院後の看護

① 産後の生活調整

1 産後の母子の生活調整

産褥期の母親は新生児の周期の短い生活リズムに合わせて，昼夜を通して授乳や世話をするため，慢性的に睡眠不足となり，産後1か月ごろは疲労がピークとなる。また一方で，頻回に直接授乳をすることによって母乳分泌量が増え，わが子とのコミュニケーションを通して自分なりの育児方法を確立していく時期でもある。すなわち産褥期は，出産からの身体的回復のために養生 が必要であると同時に，母親としての新たな役割を獲得していく時期である。

授乳▶　新生児の授乳回数は，個人差はあるが，生後1か月ごろでは1日あたり8〜10数回程度であり，夜間帯(21時〜翌朝6時)だけでも3〜5回程度が一般的である[1]。

　産後3週ごろまでは，褥婦がいつでも休めるように布団を敷いたままにして，活動は子どもの世話と自分の身のまわりのことをする程度にする。その後は育児と休息のバランスがとれるように生活を調整し，少しずつ家事や外出などの活動を拡大していくようにする。

● 産後のマイナートラブル

　産後の女性は，妊娠・出産による身体の変化や女性ホルモンの影響，育児による負担が重なり，さまざまなマイナートラブルを経験する。産後6か月間の身体症状に関する調査[2]によると，出産直後は，① 会陰裂傷・切開部の痛み，② 骨盤・股関節の違和感，③ 尿もれや残尿感などの排尿障害，④ 便秘や痔の痛みなどの排便に関する症状，⑤ 進行性変化に伴う乳頭痛や乳房トラブルなどが多い。

　その後，産後1〜2か月にかけて，⑥ 肩こり，⑦ 疲労感や倦怠感，⑧ 手や手首の関節の痛み(腱鞘炎，▶図6-14)，⑨ 目の疲れなどの有症率が上昇する。産後4か月ごろには ⑩ 抜け毛が出現することも多い。また，⑪ 腰背部痛は産後6か月間を通して有症率が高い。

　看護職者は，これらのマイナートラブルを予防・軽減するため，以下のような生活の工夫について情報提供や意見交換を行い，褥婦のセルフケア能力を高

1) Maehara, K. et al.: Postpartum maternal function and parenting stress: Comparison by feeding methods. *International Journal of Nursing Practice*, 23 (S1): e12549, 2017.
2) 岩田裕子ほか：褥婦が有する身体症状の産後6か月間の推移．母性衛生 58(4)，567-574，2018．

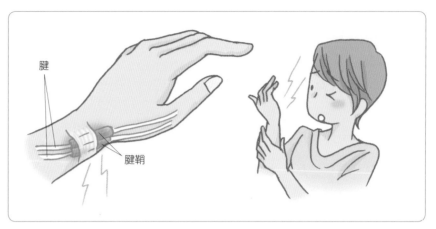

▶図 6-14　腱鞘炎

める。

[1] **睡眠と休息の確保**　児が眠っているあいだに一緒に昼寝をするなどして，睡眠と休息を確保する。母子が添い寝した姿勢での授乳(**添い寝授乳**)は，母親が側臥位をとることができ，母親の疲労の軽減に役だつ。ただし，正しい授乳姿勢が保たれないままに添い寝授乳を行うと，児の口や鼻をふさぎ，窒息事故などにつながる危険性がある。

　添い寝授乳を行う場合は，新生児は首がすわっていないことに注意し，正しい授乳姿勢をとるように母親に伝える。そのほか，次項で述べる添い寝の注意点について，両親に情報を提供する必要がある。

[2] **育児動作や姿勢の工夫**　母親の骨盤や腰に負担がかかるため，横座りや腰を曲げた前かがみの姿勢を避け，子どもを抱き上げるときや授乳の際の動作を工夫する(▶図 6-15)。同じ姿勢を長時間保持しないように，ときどきストレッチを行うとよい。

[3] **栄養と水分の適切な摂取**　産後は，乳汁分泌量に合わせて栄養と水分を適切に摂取する(▶347 ページ)。貧血は疲労につながるので，退院前に貧血(▶389 ページ)が指摘された場合は，鉄分を補給するようにする。

[4] **感染の予防**　児の世話で手が離せないと，母親自身の健康管理が後まわしになりがちである。尿路感染症や子宮への感染(▶515 ページ)を予防するために，排泄をがまんしないことと，外陰部の清潔に心がけるように注意を促す。乳腺炎(▶523 ページ)の症状がある場合は，母乳相談外来などの受診をすすめる。

[5] **社会活動の調整**　親戚・友人の訪問やお祝いの行事は，母子の体調に配慮してスケジュールを調整する。スマートフォンなどの電子機器の画面を長時間，見続けることは，眼の疲れの原因や母子相互作用の妨げになる可能性があり，授乳中や長時間の利用を控えるように伝える。

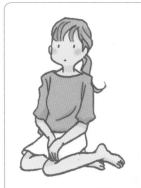
横座りの姿勢は避ける。

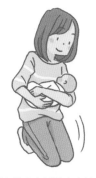
児を抱き上げるときは，一度膝を落として身体を密着させ，膝の屈伸により立ち上がる。

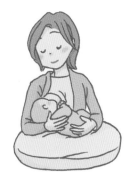
授乳時はクッションなどを使用し，足や肩の力を抜いたらくな姿勢を保つようにする。

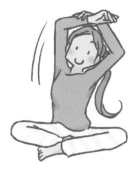
長時間同じ姿勢を保持しないように，定期的にストレッチを行う。

▶図6-15　育児動作や姿勢の工夫

● 添い寝

　日本周産期・新生児医学会は，分娩施設で母子同室を実施する際，母子がベッドを共有しないよう提言している[1]。一方，日本には親子が川の字になって眠る添い寝の文化があり，また前述したように，添い寝授乳は母乳育児を行ううえでメリットがある。家庭で添い寝をするかどうかは家族の意思によるが，実施する場合には新生児・乳児の安全に十分留意する必要がある。とくに，新生児期・乳児期は仰臥位で睡眠させることと，親子で寝具を共有しないように注意を促す（▶図6-16）。そのほかに，やわらかい寝具を用いないこと，子どもの顔をおおう可能性のある物を周囲に置かないこと，枕を使用しないこと，室温を高くしすぎないことなど，子どもの安全のための家庭環境について情報提供する。

2 産後の家族への支援

● 家族の生活調整

　新生児を迎えることによって，家族のライフスタイルが再構築される。父親やきょうだいも，児のリズムに合わせた生活への調整が必要になる。

初産婦の場合▶　初産婦の場合，父親は，母子が出産施設を退院してはじめて，わが子の世話にかかわることになる。このため，産後に母子が自宅に戻ってからは，両親が協力して，家庭における育児方法を確立していくことが課題となる。

1）一般社団法人日本周産期・新生児医学会：母子同室の留意点，2019（https://www.jspnm.com/Teigen/docs/teigen190905B.pdf）（参照 2020-06-12）.

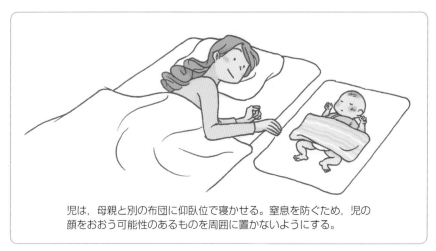

児は，母親と別の布団に仰臥位で寝かせる。窒息を防ぐため，児の顔をおおう可能性のあるものを周囲に置かないようにする。

▶図6-16　添い寝の留意点

　たとえば，児の入浴は，何時に，どのような手順で，誰がなにを担当するかなど，準備からかたづけまでの具体的な段取りを決定しなければならない。また，母乳育児を継続するには家族の理解と協力が必要であるため，母親が授乳をしている間に，父親が家事を行うといったように，両親の役割分担の調整も課題となる（▶図6-17）。

経産婦の場合▶　経産婦の場合は，上の子どもたちと新生児を同時に育てることになる。上の子どもの食事や清潔，通園の送り迎え，遊びなどの日常生活行動と，新生児のリズムとを組み合わせた生活への調整が必要となる。子どもの年齢や発達段階によって，生活リズムやセルフケアの自立度は異なり，きょうだいとしての役割獲得への反応にも個人差がある（▶181, 332ページ）。そのため，上の子どもへの対応を含め，両親で家事・育児の分担の仕方を話し合って共有することが重要である。

● 産後のサポート

　わが国には，褥婦の実母などの身近な人に，産後の手伝いをしてもらう風習がある。2006年の全国調査[1]の結果によると，出産後の退院先は，半数以上が褥婦の実家（▶172ページ）であり，おもな援助者は約8割が褥婦の親（新生児の祖父母）であった。児の祖父母は，もっとも身近な子育ての支援者となることが多い。一方で，育児について世代間で意見の相違が生じることもある。両親と祖父母が互いを尊重し，育児の協働が円滑に進むように相談・助言を行う。

1）島田三恵子ほか：産後1か月間の母子の心配事と子育て支援のニーズおよび育児環境に関する全国調査——「健やか親子21」5年後の初経産別，職業の有無による比較検討．小児保健研究 65(6)：752-762, 2006．

時刻	児	平日の場合 母親	父親	休日の場合 母親	父親
0	授乳①			授乳①	
1	睡眠	就寝	就寝	就寝	就寝
2					
3	オムツ交換，授乳②			オムツ交換，授乳②	
4	睡眠，ぐずり泣き	抱っこ，寝かしつけ		就寝	抱っこ，寝かしつけ
5	オムツ交換，授乳③			オムツ交換，授乳③	
6	睡眠	起床，身支度，朝食準備		身支度，朝食準備	就寝
7		朝食，かたづけ		朝食	
8	スキンケア，着替え		ごみ出し，出勤	スキンケア，着替え	身支度，朝食
	オムツ交換，授乳④			オムツ交換，授乳④	かたづけ，洗濯
9	睡眠	洗濯，掃除			
10				掃除	
	オムツ交換，授乳⑤			授乳⑤	オムツ交換，抱っこ
11	母親と遊ぶ	児と遊ぶ		家族で買い物 昼食	
12	睡眠	宅配の受取り			
		昼食，かたづけ			
13	オムツ交換，授乳⑥		勤務	授乳⑥	オムツ交換，抱っこ
14	睡眠	昼寝		昼寝	昼寝
15					
	抱っこ，あやす				抱っこ，あやす
16	睡眠	間食		オムツ交換，授乳⑦	
17	オムツ交換，授乳⑦				運動
18	睡眠	洗濯，書類整理 夕食準備など		洗濯，夕食準備など	
19			買い物，帰宅	夕食	
20	オムツ交換	沐浴準備		オムツ交換	沐浴準備
	沐浴，着がえ，保湿			沐浴，着がえ，保湿	
21	授乳⑧	沐浴かたづけ		授乳⑧	沐浴かたづけ
		夕食			夕食かたづけ
22	父親と遊ぶ	夕食	児と遊ぶ	入浴	児と遊ぶ 寝かしつけ
	睡眠	夕食かたづけ			
23		入浴	入浴		入浴
	オムツ交換，授乳準備，寝かしつけ			オムツ交換，授乳準備，寝かしつけ	

▶図6-17　産後1か月ごろの家族の1日のスケジュール例

　　　また近年では，核家族化や都市化，晩産化が進み，家族形態も多様化している。実家が遠方の場合や，褥婦や夫の両親が就業中あるいは病気や高齢のため

に手伝いが困難な場合や，近隣に頼れる知人がいないといった場合もある。2022年度の男性の育児休業の取得率は約17％であり，さらに単身赴任などといった仕事上の事情により父親が家事・育児にかかわる時間が十分にとれないこともある（▶331ページ，図6-3）。

　家族内のサポートが十分に得られない場合は，民間の家事代行サービスの利用や，ネットスーパーや宅配弁当などの配送サービスのような外部資源を利用することも有用である。また，産後ケア事業（▶374ページ）やヘルパー派遣などの公的な社会資源の活用について情報提供する。

② 育児不安

　産後1か月の母親への調査[1]によると，子どもについての心配事で最も多いのは湿疹などの皮膚トラブルであり，ついで母乳不足や哺乳量，子どもの睡眠と泣きに関することとなっている。とくに初産婦では，母乳が十分足りているかや子どもの泣きへの対応，育児の仕方に対する不安があり，4人に1人が育児に自信がないという結果であった。

　出産後の母親は，わが子の合図を読みとり，要求に応答する経験を通して，わが子のことがわかるようになっていく。産後1か月ごろまでは，授乳や泣きへの対応に試行錯誤しながら，自分とわが子に合った育児方法を確立していく過程にあり，育児不安が生じやすい。看護職者は，母親が自信をもって子育てに取り組めるように相談・助言を行う。

1 退院後のフォローアップ

　出産施設では，退院後から産後1か月健診までのフォローアップ（経過観察と追加支援）を行っている。看護職者による母親の育児不安に対する電話相談や，授乳指導や乳房ケアを行う母乳相談外来などがある。

　看護職者は，母親の退院前に，産後1か月健診の受診日を予約・確認し，退院後の支援の利用について紹介する。また，地域の助産所でも，開業助産師が母乳育児相談や乳房マッサージなどの産後ケアを提供しているため，これらの利用についても情報提供する。

　産後1か月ごろまでは，児の体重増加や授乳量などについて母親が不安を感じることが多い時期である。退院後のフォローアップや産後の健康診査の際は，児の体重を測定し，母子健康手帳に記録するとともに，児の出生後の経過を保護者と一緒に見て，順調に成長していることを確認する（▶374ページ）。また，授乳場面を観察したり，母乳の哺乳量を測定（▶303ページ）したりするなかで，母親から家庭での育児の状況を聞き，個別相談につなげる。

1）島田三恵子ほか：前掲論文.

　母親にとって退院後のフォローアップは，家庭で育児を始めてから出てきた疑問や心配事について専門家に個別に相談できる大事な機会である。看護職者が一般論で回答するのではなく，実際に母子の状態を観察し，個別の状況について，専門家としてのアセスメント結果を具体的に伝えることが，母親の安心と納得につながる。また，看護職者が母親の思いや考えを傾聴し，その母親なりの育児や工夫してうまくできている点を理解して承認することが，母親としての自信につながり，重要な支援となる。

2 育児におけるヘルスリテラシー

　近年，インターネットを利用して育児情報を収集する機会が増えている。褥婦はなかなか外出できず，また育児の心配事は時間を問わずに生じるため，多くの情報や人と24時間つながることができるインターネットは便利な道具である。また，利用者みずからが育児の体験談や疑問を発信し，母親どうしの共感やアドバイスが得られるなど，ソーシャルサポートとしての活用の可能性も広がっている。ほかにも，一般的な内容が記載されている育児書と異なり，インターネット上で，自分やわが子の状態と似ている事例をさがしたり，具体的に質問したりするという使い方もできる。

注意点▶　ただし，誤った情報が掲載されていることも多々あるため，情報の信憑性を見きわめて正しく活用することが大切である。インターネット上の保健医療情報を見るときのポイントとして，以下の基準があげられる。

- 誰が書いたか？（例：なんの専門家か。どのような立場で発言しているか。）
- 根拠はなにか？（例：引用文献がなければ，科学的根拠が明確でないかもしれない。）
- いつの情報か？（例：現在では適応できない古い知見かもしれない。）
- ほかの複数の情報と比較してみたか？（例：個人のかたよった意見かもしれない。）
- 営利目的ではないか？（例：商品の宣伝ではないか。）

　また，体験談は，体験者の生活背景や価値観によって異なる主観的なものであることも理解する必要がある。個人情報が流出しないように注意し，プライバシーの保護に留意する態度も必要となる。

③ 産後の健康診査と子育て支援

1 産後の健康診査

産後2週間健診，▶
　産後1か月健診

　褥婦の心身の状態や子育ての状況を把握するために，医療機関や助産所で，産後2週間および産後1か月時点での健康診査（産後2週間健診，産後1か月健診）が実施されている（▶表6-12）。健康診査の機会に，母親の不安や悩みを

▶表6-12　産後の健康診査の内容

診察	血圧測定，体重測定，尿検査(尿タンパク，尿糖)，子宮復古，悪露の状態，乳房の状態，既往歴・合併症の経過など
問診	母子の生活環境やサポート，褥婦の睡眠状況，授乳状況，心理状態(抑うつ，不安，わが子に対する情緒的絆(ボンディング))など

傾聴し，相談・助言を行う。

　退院後から産後1か月健診までは，出産した施設でフォローアップを受けるのが一般的である。そのあとに，女性ホルモンの変化による不定愁訴や排尿障害，腱鞘炎，産後うつなどの心身の不調があらわれた場合は，各専門の診療科への受診をすすめる。里帰り出産の場合は，1か月健診で母子の経過を確認してから，自宅へ戻ることになる。これ以降は，地域の子育て支援へと移行する。

産婦健康診査事業▶　産後うつの早期発見や新生児への虐待予防の観点から，産後2週間健診，産後1か月健診などの産後の健康診査の費用は，国・市町村から公費の助成が受けられる。また，母親の心理状態を把握するために，エジンバラ産後うつ病自己評価票(EPDS，▶518ページ，表7-30)などが活用されている。この健診結果は，医療機関や助産所から市町村へと報告される。

2　子育て支援

　出産施設を退院後は，地域で母子と家族の健康を見まもり，子育てを支援することが望ましい。市町村では，子育て世代包括支援センター(「母子保健法」第22条)を設置し，妊娠期から子育て期にわたる切れ目のない支援を行っている[1]。

新生児訪問事業，▶
乳児全戸訪問事業
　産後4か月までのあいだに，**新生児訪問事業や乳児家庭全戸訪問事業**により，市区町村の保健師・助産師などが新生児・乳児のいる家庭を訪問する。とくに支援を要する母子・家族を把握したら，地域における継続的な支援へとつなげる必要がある。

　家庭訪問では，母子の健康状態や養育環境の把握，母親の育児の不安や悩みの傾聴，子育て支援に関する情報提供を行う。母親にとっては，今後の乳児健診や予防接種の情報を得ることができ，地域コミュニティーとつながりをもつきっかけとなる。

産後ケア事業▶　**産後ケア事業**とは，出産施設を退院後，心身の不調や育児不安がある，あるいは家族からサポートが得られない褥婦とその新生児・乳児を対象に，心身のケアや育児の支援を行う事業である。看護職者が，対象者のニーズに合わせて，児を預かって母親の睡眠を確保したり，授乳や育児の実技指導などを行ったり

---

1) 制度や事業に関する内容については『系統看護学講座　専門分野Ⅱ　母性看護学[1]』を参照のこと。

▶表6-13　産後ケア事業

実施方法	場所	サービス内容の例
宿泊型（産後ケア入院）	産後ケアセンター，助産所，病院・診療所など	● 母子の健康状態の観察 ● 母親の休息，児の預かり ● 乳房ケアや授乳指導 ● 育児相談 ● 親子遊び，エクササイズなど
デイサービス型（来所による日中の利用）		
アウトリーチ型（看護職者による家庭訪問）	対象者の自宅	

して，育児生活への適応をサポートする（▶表6-13）。産後ケア事業は市町村の事業であり，公費により利用料金が助成される。

● 母子健康手帳を活用した育児支援

母子健康手帳は，妊娠・分娩期だけでなく，乳幼児期から学童期まで継続して健康管理に役だてることができる。また，家族の子育ての記録であり，父親が母子の健康状態について理解を深め，子育てに積極的にかかわるための情報源でもある。

保護者記入欄には「子育てについて不安や困難を感じることはありますか」，「子育てについて気軽に相談できる人はいますか」のような質問項目があるので，子育ての状況をたずねたり，地域の育児支援サービスを紹介したりするなど，対象者とのコミュニケーションにも活用できる。

④ 職場復帰

仕事と育児を両立する人々の健康をまもるために，職場復帰の支援制度が法で定められている。厚生労働省は，パンフレット「働きながらお母さんになるあなたへ」[1]をホームページ上に公開し，制度の法的根拠や相談先について紹介している[2]。

1 職場復帰に向けた準備

育児休業制度や育児時短勤務，子の看護休暇といった，仕事と育児を両立するための支援制度を利用するにあたっては，自分自身のキャリアや経済状態，保育の事情を考慮する必要がある。そのため，職場復帰のタイミングや働き方について職場の管理職や人事担当者などと話し合い，計画・調整を行うことが重要である。

---

1) 厚生労働省都道府県労働局：働きながらお母さんになるあなたへ（https://www.mhlw.go.jp/content/11900000/000563060.pdf）（参照 2020-06-12）．
2) 産後休業と仕事と家庭の両立支援に関連する制度については，『系統看護学講座 専門分野II 母性看護学[1]』を参照のこと。

各家庭の状況に合わせて，①保育所などの情報収集を行う，②児の祖父母などの家庭外からのサポートの調整を行う，③夫婦の協力体制について話し合う，④児を預けている間の栄養方法や育児方法について意思決定する，⑤就業時間に合わせて子どもと家族の生活リズムを整えシミュレーションを行うなど，職場復帰後の生活に向けて現実的にイメージして準備をするようすすめる。

保育施設▶　職場復帰をする場合，両親が勤務している間に児を養育する保育者が必要となる。保育施設には，認可保育所，認定こども園，小規模保育，家庭保育などがあり，市区町村の担当窓口で情報収集をし，申し込みを行うことで利用が可能である。利用にあたっては，施設の特性や保育方針，自宅や勤務先からの距離や時間，送迎の手段，保育料などについて検討する。

　2012(平成24)年からは，子ども・子育て支援新制度(子ども子育て関連3法)により幼児教育・保育が無償化されており，認可外保育施設や幼稚園の預かり保育等を利用するという選択肢も広がった。また，2018(平成30)年からは，保育所に入所できなかった場合の育児休業の延長についても，法的に整備された[1]。

　また，2022(令和4)年10月に，出生時育児休業(産後パパ育休)などの新制度が施行された(育児・介護休業法令和3年改正法)。

2 母乳育児継続への支援

母乳育児を続ける▶
利点
　保育施設における集団保育では，上気道感染症や中耳炎などに罹患するリスクが高くなるが，母乳栄養の子どもは，人工栄養の子どもよりも感染症にかかりにくいことが報告されている[2]。また，母親にとっては，勤務中にわが子と離れていても，家庭での授乳で母子の精神的な結びつきを感じることができる。このような母子の健康上の利点を母親に伝えることで，母乳育児継続の意欲を高めることができる。

● 搾乳と乳房管理

　母親が職場復帰後も母乳育児の継続を希望する場合，母乳分泌量の維持と乳房トラブルの予防のために勤務中に搾乳を行う必要がある。職場復帰の2～3週前から搾乳の練習をすることを提案する。必要に応じて搾乳器を紹介し，搾母乳の取り扱いと保存方法，冷凍母乳パックの使用方法などについて情報提供をする(▶360, 521ページ)。また，育児時間を利用して搾乳ができるよう，場

---

1) 厚生労働省：「育児休業」の延長を予定されている労働者・事業主の皆さまへ(https://www.mhlw.go.jp/stf/newpage_04514.html)(参照2020-06-12)
2) Dubois, L. and Girard, M. : Breast-feeding, day-care attendance and the frequency of antibiotic treatments from 1.5 to 5 years: a population-based longitudinal study in Canada. *Social Science & Medicine*, 60, 2035-2044, 2005.

Column 母性看護における災害支援

2011年の東日本大震災では，災害時の自然のあらがいがたい力をまのあたりにして衝撃を受け，災害看護の重要性を強く再認識した看護職者が多かった。その後も，各地で地震や水害が多発している。しかし，発災から時間がたつと，被災地以外に居住する看護職者の支援や備えに向けた支援に対する意識は少しずつ薄れてしまいやすい。ここであらためて母性看護における災害支援について考えてみたい。

● 災害時小児周産期リエゾン

東日本大震災をきっかけに，2016年に，「災害時小児周産期リエゾン（以下，災害時リエゾン）」が誕生した。災害時リエゾンは，医師，助産師，看護師などが都道府県から任命され，専門的な研修を受けて活動している。小児・周産期医療と災害医療に精通し，都道府県災害医療コーディネーターをサポートして，被災地の保健医療ニーズを把握することや，保健医療活動チームの派遣や物的支援の調整などを行うことを目的としている。平時であっても，災害時における医療体制構築への助言や，関連団体との連携・研修などを行っており，今後の活躍が期待されている。

● 災害への備えと支援

看護職者の備えとして，医療施設のなかで防災マニュアルを作成・点検し，防災訓練を繰り返すことが必要である。それによって災害時の妊婦健康診査，出産，NICUでの医療・看護などに対して安全かつ迅速に対応でき，被害の程度を最小限におさえることもできる。

また，日ごろから妊産婦・家族に対し防災への意識づけをすることも重要である。病院・助産所では両親学級，自治体では母子健康手帳の交付時などに，災害時の対応を考えることを促す必要がある。被災時を具体的にイメージすることで，準備が必要な避難物品や避難時の家族との連絡方法，避難場所などを考えることにつながる。

大規模な災害時には，ライフラインが途絶して物流がとどこおるため，乳幼児にとって，母乳はなによりも安全な食料となる。また，十分な母乳は災害時におこりやすい感染の予防や，母子の精神的ストレスの軽減にも役だつ。しかし，被災後の食料不足やストレスから母乳不足だと思い込み，不安になった母親たちが，支援物資として人工乳が手に入りやすくなった際に混合栄養にきりかえてしまうこともある。そのため，防災に関する説明をする際には，災害時の母乳の重要性について説明し，日ごろから母乳育児を推進することが必要となる。

● 避難所における備え

近年，自治体によっては地域で助産所や大学などと連携し，災害発生時に母子避難所（母子救護所）を設置する協定を締結しているところもある。しかし，まだ一般的ではなく，妊婦や乳幼児のいる家族であっても，通常の避難所に避難せざるをえない場合が多い。ところが，「避難所における良好な生活環境の確保に向けた取り組み指針」（内閣府，平成25年8月）では，乳幼児や妊婦に関する具体的な記載は，紙おむつと人工乳の備蓄，相談窓口を設置することのみである。そのため，各市町村の避難所運営マニュアルにも，母子に対する具体的な配慮に関する記載がないことが多い。

妊婦や乳幼児をもつ家族は避難所で配慮を求めることに遠慮したり，他者に迷惑をかけたりすることを恐れたりして，車中避難をしていることも多い。しかし車中非難では妊婦はエコノミークラス症候群のリスクが高くなり，車内で子どもが熱中症になるなどのリスクもある。

そのため，避難所では，① 妊婦や乳幼児の把握と健康状態の確認（トリアージ），② 妊婦や母子に配慮したスペースの確保，③ 妊婦や乳幼児に必要な備蓄，④ 性犯罪被害防止，⑤ 避難所運営への女性の参画，⑥ 在宅避難者への配慮などが必要となる。とくに，乳幼児の泣きや遊び，おむつ交換，授乳ができる専用のスペース，安心して利用できるトイレなどを確保することや，液体ミルクやアレルギー対応食などの備蓄が重要である。

避難所は行政だけが運営する（公助）ものではなく，自助，共助の観点から，平時から災害時リエゾンなどが中心となって，災害時の支援者や地域住民が，妊婦や乳幼児が安心して生活できる避難所運営の方法などを学んでおくことが必要である。

所と時間，保存場所などについて，事前に相談しておくことをすすめる。

● 母子と家族の適応に向けて

　母親が職場に復帰した直後の児は，生活パターンが変化し，母親と一緒にいるときに頻繁に母乳を欲しがるようになることがある。その際は，児が保育施設へ通う前と帰宅直後に，母乳を与えられるように母親の時間を確保する必要がある。母親が母乳育児に集中できるように家事を分担するなど，父親をはじめとした家族の理解と協力を促す。

ゼミナール
復習と課題

❶ 褥婦の身体的変化について，退行性変化と進行性変化に分けてまとめなさい。
❷ 子宮復古の経過についてまとめなさい。
❸ 悪露とはなにか，説明しなさい。
❹ 初乳を新生児に与える意義を述べなさい。
❺ 子宮復古状態の観察の方法を述べなさい。
❻ 褥婦の乳房，乳汁分泌のアセスメントの意味を述べなさい。
❼ 褥婦はなぜセルフケアが不足しやすいのか説明しなさい。また，どのような援助が必要か述べなさい。
❽ 産褥期に経験する疼痛にはどのようなものがあるか述べなさい。
❾ 授乳方法の選択には，どのような要因がはたらくか述べなさい。
❿ 授乳方法について，直接授乳，哺乳びん授乳それぞれの方法をまとめなさい。
⓫ あなたの住んでいる地域における育児支援の社会資源，ソーシャルサポートにはどのようなものがあるか，調べてみなさい。

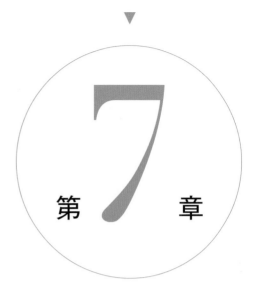

第 **7** 章

妊娠・分娩・新生児・産褥の異常

（Ⅰ）妊娠の異常と看護

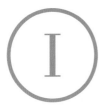

A　ハイリスク妊娠

ハイリスク▶
妊娠とは
　ハイリスク妊娠とは，母体・胎児のいずれかまたは双方に予後不良が予測される妊娠をさす。そのなかには，好ましくない生活習慣や体格，心理的・社会的要因や，さまざまな全身疾患の合併，過去の不良な妊娠・分娩歴，さらには今回妊娠経過中に判明した産科異常などがある。

　ハイリスク妊産婦の妊娠・分娩の管理で重要なことは，妊娠・分娩による母体の変化が基礎疾患に与える影響を十分理解したうえで，妊娠中，分娩時，さらには産褥期の対応を考えることである。同時に，これら基礎疾患が逆に胎児にいかなる影響をもたらすかも考慮して胎児の健康状態を評価していく必要がある。ときには，基礎疾患を有する女性が妊娠・出産を希望することもある。この際には，妊娠前から積極的に患者と相談を行い，最適な条件下で妊娠・分娩を行えるような環境をつくることも重要となる。

▶表7-1　ハイリスク妊娠の一覧

① 生活習慣, 心理的・社会的因子, 体格による影響	1	意図しない妊娠	③ 今回の妊娠経過中の異常	1	妊娠経過の異常 切迫流産 切迫早産 予定日超過
	2	経済的理由			
	3	未婚, 離婚または離別中の妊娠			
	4	家庭内暴力		2	妊娠中の産科異常 妊娠高血圧症候群 前置胎盤
	5	近親婚			
	6	高年齢(35歳以上)		3	胎児の異常 胎児先天異常 胎児発育不全 巨大児 多胎 胎位異常
	7	若年齢(18歳未満)			
	8	低身長(145cm以下)			
	9	肥満(妊娠前BMI 25以上)			
	10	やせ			
	11	喫煙		4	胎児付属物の異常など 前置胎盤/低置胎盤 臍帯下垂 羊水過少 羊水過多
	12	飲酒			
	13	麻薬, 覚醒剤			
	14	常用薬剤			
② 既往妊娠分娩歴	1	妊娠経過の異常 異所性妊娠 習慣(反復)流産 早産 過期産		5	母児間感染
				6	不妊症治療後の妊娠
				7	過度の体重増加
	2	妊娠中の産科異常 妊娠高血圧症候群 前置胎盤 常位胎盤早期剝離	④ 合併する全身疾患	1	心疾患
				2	糖尿病
				3	甲状腺疾患
	3	胎児の異常 周産期死亡 胎児先天異常 胎児発育不全 巨大児		4	精神疾患
				5	呼吸器疾患
				6	膠原病(自己免疫疾患)
				7	腎・泌尿器疾患
	4	分娩時の異常 遷延分娩 出血多量 帝王切開		8	消化器疾患
				9	血液疾患
				10	婦人科疾患

　ハイリスク妊娠の発見のためには，表7-1にあるような項目を1つひとつ各妊婦について確認することが重要である。

①生活習慣，心理的・社会的因子，体格による影響

意図しない妊娠 ▶　多くの母体全身性疾患では，病状が安定した状態で計画的に妊娠をすることが，妊娠を安全に終了させるために重要である。病状が不安定な時期の予期しない妊娠では母児に重篤な障害をもたらす場合も少なくない。

　　　　　母体に合併症がない場合でも，たとえば胎児の神経管欠損症の発症リスクを低下させるためには，妊娠前から十分量の葉酸の摂取が必要であることも知られている。これは，妊娠判明後ではすでに神経管の形成時期を過ぎているためである。

経済的問題と▶
未婚・離婚あるい
は離別中の妊娠
　　　　　経済的弱者や未婚・離婚あるいは離別中の妊娠では，精神的に不安定な場合が多く，妊婦健診を受診する機会も少ないため，妊娠中のさまざまな産科合併症の発症頻度が高い。

家庭内暴力▶　　　腹部への危害を加えられることにより，常位胎盤早期剝離（▶439ページ）や早産にいたる危険が高くなる。

近親婚▶　　　近親婚では，胎児に常染色体劣性遺伝病の発症頻度が高くなる。

高年齢▶　　　加齢とともに全身性疾患の有病率が高くなるため，妊娠中に妊娠高血圧症候群や前置胎盤（▶437ページ），胎児発育不全（FGR，▶497ページ），早産などの産科異常を合併するリスクが上昇する。また，卵子の染色体の数的異常を有する率が高くなるため，流産率や胎児の染色体異常発生率が高くなる。

若年齢▶　　　多くは意図しない妊娠であり，経済的にも余裕のないことから，妊婦健診を受けない者も多い。

　　　　　なお，若年妊娠の年齢に関する定義に一定のものはないが，ハイリスク妊娠の基準として18歳未満としている場合が多い。ちなみに，日本産科婦人科学会では，思春期妊娠を20歳未満の妊娠と定義している。

低身長▶　　　狭骨盤のために児頭骨盤不均衡となり経腟分娩が不可能な場合がある。

肥満▶　　　軟産道が狭小となり分娩が遷延する可能性があり，また妊娠高血圧症候群や妊娠糖尿病，血栓症を発症するリスクが高い。

やせ▶　　　早産，胎児発育不全，妊娠高血圧症候群の発症リスクが高くなることが知られている。

喫煙▶　　　早産や胎児発育不全のリスクが高く，禁煙をしなければならない。

飲酒▶　　　妊娠中の過度のアルコール摂取は，胎児の中枢神経系の発達障害をもたらす可能性があるため，妊娠中の飲酒は極力控えるべきである。

麻薬・覚醒剤▶　　　コカインの常用により，母体の心疾患や常位胎盤早期剝離のリスクが高くなる。また，胎児に対しては催奇性があることも知られている。

常用薬剤▶　　　抗凝固薬であるワルファリンカリウムや，抗てんかん薬などは，明確な胎児の催奇性を有しているため，妊娠前から十分なカウンセリングを行い，薬剤の変更なども考慮する必要がある。

② 既往妊娠分娩歴

　　　　　過去の妊娠において，表7-1にあるようなさまざまな産科異常を経験している妊婦では，今回の妊娠においても，同様の異常を繰り返すリスクが高くなることが知られている。また，前回帝王切開分娩であった場合，今回の妊娠で

経腟分娩を試みる際には約1%前後の子宮破裂を発症するリスクが存在する。

③ 今回の妊娠経過中の異常

今回の妊娠経過中に表7-1にあるような産科合併症を発症した場合には，自然流・早産にいたる可能性は高くなり，また母体や胎児の救命のために人工的流・早産を行わなければならないことも少なくない。さらに，たとえ医学的介入を行って人工的早産を行っても，母児に後遺症をもたらす危険もつねに存在することを考慮して対応する必要がある。

表には記載していないが，常位胎盤早期剝離や臍帯脱出(▶441ページ)を発症した場合には，きわめて短時間のうちに胎児の状態が悪化するため，診断がつきしだい，超緊急の帝王切開分娩を行う必要がある。

④ 合併する全身疾患

1 心疾患

全妊娠の約1%に合併する。妊娠中の母体循環血液量は妊娠初期より増加し，妊娠32週ごろには非妊時の約1.5倍にまで達する。陣痛が開始すると，子宮収縮による静脈還流量が増加するため，心拍出量は20%近く増える。産褥期には分娩後約2週間で心拍出量は非妊時の状態に復する。このように，妊娠・分娩・産褥期は循環動態が短時間の間に急速に変化するため，心予備能が小さな心疾患合併妊婦では心不全の発症リスクが上昇する。

妊娠許可条件▶　妊娠許可条件としては，日常生活制限に基づくニューヨーク心臓協会 New York Heart Association(NYHA)の心機能分類と(▶表7-2)，母体死亡率に基づくアメリカ産婦人科学会(ACOG)の心疾患分類により，妊娠に伴うリスクを評価する。NYHA心機能分類Ⅱ度以下では妊娠が許可される。ACOGの心疾患分類でグループ3では母体死亡率が高いため，妊娠は避ける。

▶表7-2　NYHAの心機能分類

Ⅰ度	心疾患を有するが，身体活動に制限はなく，通常の身体活動では疲労・動悸・呼吸困難・狭心痛を生じない。
Ⅱ度	心疾患のために，身体活動に少しの制限はあるが，安静にするとらくに生活できる。通常の身体活動で疲労・動悸・呼吸困難・狭心痛を生じる。
Ⅲ度	身体活動に強い制限のある患者であるが，安静にするとらくに生活できる。通常以下の身体活動で疲労・動悸・呼吸困難・狭心痛を生じる。
Ⅳ度	心疾患を有し，いかなる身体活動をするときにも苦痛を伴う。心不全・狭心症の徴候が安静時にもみとめられることがある。いかなる身体活動によっても苦痛が増強する。

妊娠中の管理▶　チアノーゼ型心疾患を有する妊婦では，胎児発育不全や早産のリスクが高いため，通常の妊婦に比べて健診間隔を短くして慎重に経過を追う必要がある。

　　人工弁置換後の妊婦では，胎児の催奇性を考慮して妊娠初期に抗凝固薬をワルファリンカリウムからヘパリン製剤に変更する必要がある。

　　感染症や妊娠高血圧症候群の発症は，心不全の誘因となるため注意する。心不全徴候があらわれたらすぐに入院安静として，利尿薬やジギタリス投与を考慮する。

　　先天性心疾患を合併する妊婦では，胎児の先天性心疾患発症のリスクが2倍以上高くなることが知られており，妊娠中の胎児超音波精密検査が必要である。

分娩時の管理▶　分娩様式は，原則的に産科的適応により決定するため基本は経腟分娩とする。その際には，心拍出量を減少させる目的で硬膜外麻酔無痛分娩とし，分娩第2期短縮目的で鉗子・吸引分娩（▶460ページ）とする。

産褥期の管理▶　細菌性心内膜炎を発症する危険の高い人工弁置換術後や，チアノーゼ性先天性心疾患，閉塞性肥大型心筋症では，分娩後にその予防のために抗菌薬の内服を行う。

2 糖代謝異常合併妊娠

　　妊娠中は，生理的インスリン抵抗性が亢進するために，糖代謝は劇的に変化する。すなわち，妊娠前より存在した糖尿病は増悪し，新たに**妊娠糖尿病** gestational diabetes mellitus（GDM）も発見される。わが国では，近年，糖尿病患者は急増しているため，糖尿病合併妊娠や妊娠糖尿病などの糖代謝異常合併妊娠も増加している。妊娠糖尿病とは，妊娠中にはじめて発見または発症した糖尿病にいたっていない糖代謝異常であり，妊娠中の明らかな糖尿病，糖尿病合併妊娠は含めない。妊娠糖尿病の診断基準を**表7-3**に示す[1]。

スクリーニング▶　肥満や糖尿病家族歴，巨大児分娩既往などのハイリスク群だけでなく，近年は全妊婦を対象として，①妊娠初期の随時血糖測定，②妊娠中期（24〜28週）にブドウ糖負荷試験 glucose challenge test（GCT）[2]を行うことが推奨されている。

妊娠中の管理▶　血糖コントロールが不良である場合には，母児にさまざまな合併症が生じる可能性が高くなる（▶表7-4）。これら合併症のうち，先天奇形や流産は，妊娠初期の血糖コントロール不良の場合に発症しやすいため，計画的妊娠により妊娠前からしっかりした血糖コントロールを行う必要がある。血糖の目標値は食前70〜100 mg/dL，食後2時間値で120 mg/dL以下であり，非妊時の糖尿病患者の管理目標よりはるかに厳しい基準である。この目標を達成するために，食事療法として妊婦の体格と妊娠週数に応じた適切な摂取エネルギーの設定を

---

1) 糖尿病の診断基準については『系統看護学講座　専門分野Ⅱ成人看護学[6]内分泌・代謝』を参照のこと。
2) グルコースチャレンジ試験：食事摂取の有無にかかわらず，50gブドウ糖経口負荷後1時間の血漿グルコース値を測定し，140 mg/dL以上をスクリーニング陽性とする。

▶表7-3　妊娠中の糖代謝異常と診断基準

定義

　妊娠中に取り扱う糖代謝異常 hyperglycemic disorders in pregnancy には，1）妊娠糖尿病 gestational diabetes mellitus（GDM），2）妊娠中の明らかな糖尿病 overt diabetes in pregnancy，3）糖尿病合併妊娠 pregestational diabetes mellitus の3つがある。

　妊娠糖尿病 gestational diabetes mellitus（GDM）は，「妊娠中にはじめて発見または発症した糖尿病にいたっていない糖代謝異常である」と定義され，妊娠中の明らかな糖尿病，糖尿病合併妊娠は含めない。

診断基準

　3つの糖代謝異常は，次の診断基準により診断する。

1）**妊娠糖尿病（GDM）**

　75 g OGTT において次の基準の1点以上を満たした場合に診断する。

　① 空腹時血糖値≧92 mg/dL（5.1 mmol/L）

　② 1時間値≧180 mg/dL（10.0 mmol/L）

　③ 2時間値≧153 mg/dL（8.5 mmol/L）

2）**妊娠中の明らかな糖尿病**[注1]

　以下のいずれかを満たした場合に診断する。

　① 空腹時血糖値≧126 mg/dL

　② HbA1c 値≧6.5％

　＊随時血糖値≧200 mg/dL あるいは75 g OGTT で2時間値≧200 mg/dL の場合は，妊娠中の明らかな糖尿病の存在を念頭におき，① または ② の基準を満たすかどうか確認する[注2]。

3）**糖尿病合併妊娠**

　① 妊娠前にすでに診断されている糖尿病

　② 確実な糖尿病網膜症があるもの

注1）妊娠中の明らかな糖尿病には，妊娠前に見逃されていた糖尿病と，妊娠中の糖代謝の変化の影響を受けた糖代謝異常，および妊娠中に発症した1型糖尿病が含まれる。いずれも分娩後は診断の再確認が必要である。

注2）妊娠中，とくに妊娠末期は妊娠による生理的なインスリン抵抗性の増大を反映して糖負荷後血糖値は非妊時よりも高値を示す。そのため，随時血糖値や75 g OGTT 負荷後血糖値は非妊時の糖尿病診断基準をそのままあてはめることはできない。

（日本糖尿病・妊娠学会と日本糖尿病学会との合同委員会：妊娠中の糖代謝異常と診断基準．糖尿病と妊娠 15(1)，2015 による）

▶表7-4　糖代謝異常合併妊娠の母体・胎児・新生児合併症

母体	流・早産，妊娠高血圧症候群，羊水過多症，巨大児分娩による遷延分娩・分娩停止
胎児	巨大児による分娩外傷（肩甲難産など），胎児発育不全（血管病変を有する糖尿病の場合），胎児機能不全，子宮内胎児死亡
新生児	新生児呼吸窮迫症候群，新生児低血糖症，多血症，高ビリルビン血症，低カルシウム血症

行う。さらに，簡易血糖自己測定器を用いた血糖自己測定を指導しつつ，食後高血糖の防止のために分食を導入する。これでも血糖が目標より高い場合には，躊躇することなくインスリン製剤の導入を開始し，分娩が終了するまで上記目標の到達を目ざす。

産褥期の管理▶　産褥期には，分娩直後から急速にインスリン必要量が減少し，多くの GDM 症例ではインスリンの中止が可能となる。ただし，GDM を発症した場合，産

後には高頻度で糖尿病を発症する。そのため，中期的には次回妊娠に向けた母体の合併症予防が，長期的には GDM 症例の糖尿病発症予防と糖尿病症例の生活の質(QOL)維持のための生活指導が必要となる。

3 甲状腺疾患

● 甲状腺機能亢進症

　代表的な甲状腺機能亢進症は，バセドウ病(グレブス病)であり，甲状腺刺激自己抗体が甲状腺の甲状腺刺激ホルモン受容体を刺激することによって発症する。全妊娠の約0.2％に合併するとされている。症状は，動悸，頻脈，発汗増加，体重減少，血圧上昇，手指振戦，眼球突出などである。

治療▶　流・早産，死産，胎児発育不全，妊娠高血圧症候群，新生児一過性甲状腺機能亢進症を発症する危険があるため，妊娠中は，遊離サイロキシン(fT$_4$)を正常上限に維持する内服治療が必要である。妊娠前からの診断例では，抗甲状腺薬は催奇性の高いチアマゾール(MMI)からより催奇性の低いプロピルチオウラシル(PTU)に変更し，妊娠判明後の診断例では PTU の内服治療を開始する。

● 甲状腺機能低下症

　わが国では，自己免疫性甲状腺炎(橋本病)がおもな原因であり，全妊婦の0.1〜0.3％に合併する。症状は，体重増加，嗜眠，易疲労感，動作緩慢，脱毛，嗄声などである。

治療▶　放置すれば，甲状腺機能亢進症と同様に，流・早産，死産，胎児発育不全などの合併症を発症するリスクが上昇するため，早期より甲状腺ホルモン(レボチロキシンナトリウム水和物)の内服補充をはかる必要がある。

4 精神疾患

● 統合失調症

　妊娠前に寛解状態になっていることが理想だが，現実には薬物療法を受けている状態で妊娠していることがほとんどである。妊娠初期には，妊娠継続について家族ならびに精神科専門医と十分に相談する必要がある。妊娠が母体の病状を悪化させると判断された場合には，「母体保護法」による人工妊娠中絶を選択することもある。

● てんかん

　抗てんかん薬には，神経管欠損，心奇形，口唇口蓋裂などの催奇性のリスクが存在し，多剤内服によりさらにそのリスクが上昇する。したがって，可能であれば妊娠前から催奇性のより少ない薬剤に変更できないか，また単剤で内服

できないかを検討しておく必要がある。バルプロ酸ナトリウムは幼児期の認知機能の低下や自閉症スペクトラム障害との関連が明らかとなっているため，できるだけ避けることが推奨される。もちろん，痙攣発作を防止することが最も重要であり，妊婦には抗てんかん薬を自己判断で中止することは避けさせなければならない。

　一部のてんかん薬については，葉酸欠乏による胎児の神経管欠損予防のため，妊娠前より葉酸の内服をすすめる。また，ビタミンK依存性凝固因子欠乏による新生児出血性疾患のリスクも高くなるため，ビタミンK製剤を妊娠末期の妊婦ならびに新生児に投与する必要がある。

5 気管支喘息

　気管支喘息は，広範囲かつ多様な気道の閉塞と炎症をもたらす疾患で，呼吸困難，喘鳴，早朝・夜間に出現する咳が特徴である。全妊婦の約3%にみとめられ，近年は増加傾向にある。

　妊娠が喘息に及ぼす影響としては，喘息症状の悪化，不変，改善がそれぞれ1/3ずつみとめられるが，妊娠前に症状の変化を予測することは困難である。

治療▶　妊娠中の治療は，たとえ無症状であってもつねに発作を予防し，呼吸機能を維持することに努める必要があり，心身の安静と，ストレスの軽減など増悪因子の回避を行う。ほとんどの喘息治療薬は催奇性はないとされており，ステロイド薬，テオフィリン徐放剤，β刺激薬などが用いられる。

6 全身性エリテマトーデス（SLE）

　自己免疫疾患には，特定の臓器のみが障害される臓器特異性自己免疫疾患（バセドウ病，橋本病，特発性血小板減少性紫斑病，シェーグレン症候群など）と，全身の多臓器が障害される臓器非特異的自己免疫疾患（全身性エリテマトーデス systemic lupus erythematosus〔SLE〕，関節リウマチ，皮膚筋炎など）とが存在する。

　SLEは20〜30代の生殖年齢女性に好発する代表的な自己免疫疾患である。従来は妊娠・出産はSLEの増悪因子の1つとされてきたが，近年は長期寛解例や軽症例では妊娠を許可される症例が増加しつつある。しかしながら，妊娠後は妊娠初期と産褥期に病状が悪化しやすいことに留意する必要がある。

　SLEが妊娠に与える影響として，一般には，流・早産，死産，胎児発育不全，妊娠高血圧症候群の発症リスクが高くなることが知られている。また，SLE母体から出生した新生児に，母体からの移行自己抗体の影響で，ループス様皮疹，白血球減少，血小板減少などのSLE様の症状が一過性にみられる場合がある。これは新生児ループスとよばれる。さらに，自己抗体の1つであるSS-A抗体が，胎児期に心臓の刺激伝導系をおかし，非可逆的な完全房室ブロックを発症させ，ときにはこのために胎児が心不全に陥り，胎児水腫さらに

胎内死亡にいたることが知られている。そのため，妊娠中期以降は注意深い観察が必要である。

治療▶　治療は，基本的には非妊時と同様で，ステロイド薬が中心となる。通常は妊娠前の投与量をそのまま維持する。また，自己抗体の1つであるループス抗凝固因子(LAC)や抗カルジオリピン抗体のような抗リン脂質抗体が陽性の場合には，**抗リン脂質抗体症候群**がおこり，血栓症や流産，死産を反復するリスクが高いことが知られている。

このような妊婦に対しては妊娠初期より低用量アスピリンやヘパリン製剤を投与する場合が多い。

7 腎・泌尿器疾患（慢性腎炎，ネフローゼ症候群）

腎疾患患者の妊娠に関しては，1999年に厚生省の指針が発表されており，慢性腎炎患者では，妊娠前の腎機能がクレアチニンクリアランス(Ccr)として70 mL/分以下の場合には妊娠はすすめられないとしている。ネフローゼ症候群患者では，完全寛解または不完全寛解Ⅰ型(尿タンパク1日2g以下)の状態で，しかも治療中止後半年以上再発のない場合には問題がないとされている。

これらの妊娠許可条件を満たさずに妊娠を継続した場合には，原疾患が不可逆的に増悪することが多く，また産科的には高頻度に流・早産，胎児発育不全，死産にいたる。

治療▶　妊娠中は腎血流量が増大するため，腎臓への負担を軽減するために，近年はとくに低タンパク質食を用いることが多くなっている。また，高血圧を合併している場合には，積極的に降圧薬を用いる。

8 消化器疾患

● 虫垂炎

急性虫垂炎は，妊娠中に開腹手術を必要とする外科疾患のなかでは最も多く遭遇する疾患である。妊娠に特徴的な所見として，妊娠子宮の増大に伴い疼痛・圧痛の部位が上方に移動することとされているが，最近では妊娠末期でも圧痛部位が右下腹部のことが多いという報告もある。

● 炎症性腸疾患

潰瘍性大腸炎とクローン病は，生殖年齢の女性に好発する消化器疾患で，妊娠中の発症あるいは活動期中の妊娠は，妊娠予後がわるいとされているため，寛解が確認されてからの妊娠が望ましい。

9 血液疾患

● 貧血

　妊娠の進行とともに循環血液量は増加するが，赤血球数に比べて血漿の増加がより著しいために相対的に血液は希釈されるかたちとなり，ヘモグロビン値は低下する。しかし，11 g/dL 未満に低下した場合には妊娠性貧血として治療対象となる。最も多いのは小球性低色素性貧血の妊娠性鉄欠乏性貧血である。

　治療には鉄剤投与や食事指導を行う。鑑別すべき貧血としては，巨赤芽球性貧血(葉酸やビタミン B_{12} 不足)，再生不良性貧血などがある。

● 特発性血小板減少性紫斑病

　抗血小板抗体が関与する自己免疫疾患で，血小板単独の低下を示す。抗血小板抗体は胎盤を通過し，胎児の血小板を破壊して易出血性となり，経腟分娩時に頭蓋内出血を発症する危険がある。

治療▶　血小板数が 5 万/μL 以上あれば無治療で分娩にのぞめる。5 万/μL 未満では血小板数を増加するために，ステロイド薬投与，γグロブリン大量投与を試み，これらが無効な場合には血小板輸血を行う。

10 婦人科疾患

● 子宮筋腫

　生殖年齢女性の 20％以上にみとめられる良性の子宮腫瘍である。子宮筋腫の発生部位，大きさ，個数，胎盤付着部との関係などにより，ときに疼痛や圧痛を生じて流・早産にいたったり，胎児に対しては胎位異常や発育障害をもたらすことがある。分娩時には分娩障害，弛緩出血の原因となることもめずらしくない。

● 子宮頸がん

　妊娠初期のスクリーニング検査として子宮頸がん細胞診検査を行う。この際に子宮頸がんあるいはその前病変である異形成や上皮内がんが発見されることがある。

　治療方針は，子宮頸がんの進行期と診断された妊娠週数により異なる。すなわち，異形成や上皮内がんであれば分娩までの待機的管理で十分であり，逆に進行期Ⅱ期であればただちに子宮頸がんの治療を優先させるべきで，妊娠中絶を必要とすることが多い。

● 子宮奇形

さまざまな子宮奇形が存在するが，そのほぼすべてで子宮内腔の変形と狭小化をきたすため，流・早産，胎児発育不全，胎位異常をきたしやすい。

● 卵巣腫瘍

妊娠初期に発見される卵巣腫瘍の多くは，非腫瘍性卵巣囊胞である黄体囊胞であり，一過性の増大で妊娠 4 か月になると消失する。なかには，腫瘍性卵巣腫瘤(卵巣腫瘍)が発見されることもあるが，皮様囊種(囊胞性奇形腫)が半数近くを占める。悪性腫瘍(卵巣がん)は 2～5% 程度である。

超音波断層法で卵巣腫瘍の大きさ，部位，性状を注意深く観察し，悪性を否定できない場合や腫瘍サイズが大きい場合には妊娠 4～5 か月までに手術療法を行う。

B | 妊娠期の感染症

妊娠中の母体感染症は，母体への影響だけでなく同時に胎児・新生児への影響にも留意する必要がある。この**母子垂直感染**の特徴として，妊娠初期の器官形成期における風疹胎内感染の際にみられる胎児への催奇性や，胎児の免疫学的未熟性が原因である分娩中の B 型肝炎ウイルスの産道感染によるキャリア化，などがあげられる。

母子垂直感染には，感染病原体により特徴的な感染経路と感染時期が存在する(▶表 7-5, 6)。そのため，個々の感染病原体について，診断，治療法，スクリーニングさらには次回妊娠に備えた予防策も考慮しなければならない。

▶表 7-5　感染時期と感染経路・機序

感染時期	感染経路	感染機序と感染源
胎内感染	経胎盤感染	胎盤の感染病巣から胎児への感染
		感染性母体血の移入
	上行性感染	腟・子宮頸管の感染症が上行
分娩時感染	産道感染	子宮頸管・腟・外陰の感染症の曝露
		感染性母体血との接触
	上行性感染	腟・子宮頸管の感染症が上行
	経胎盤感染	感染性母体血の移入
授乳期感染	母乳感染	母乳・母体血中の感染性微生物の移入

▶表7-6 病原体と感染経路

病原体		胎内感染	分娩時感染	授乳期(母乳)感染
ウイルス	風疹ウイルス	○		
	サイトメガロウイルス(CMV)	○	○	○
	パルボウイルス B19	○		
	水痘-帯状疱疹ウイルス(VZV)	△	○	
	単純ヘルペスウイルス(HSV)	△	○	
	B 型肝炎ウイルス(HBV)	△	○	
	C 型肝炎ウイルス(HCV)		○	
	ヒト T 細胞白血病ウイルス(HTLV-1)			○
	ヒト免疫不全ウイルス(HIV)	○	○	○
細菌	クラミジア-トラコマチス		○	
	梅毒トレポネーマ	○	○	
	淋菌		○	
	B 群溶血性レンサ球菌(GBS)		○	
真菌		△	○	
原虫	トキソプラズマ	○		

○：代表的な感染経路，△：ときにみられる感染経路

① 風疹

症状 ▶ 風疹ウイルス Rubella virus(RV)の飛沫感染が原因で，潜伏期は 2〜3 週間である。症状は，全身性斑状皮疹，頸部リンパ節腫脹，発熱が 3 主徴である。

診断 ▶ 血清学的診断法としては，風疹特異的免疫グロブリン M(IgM)／免疫グロブリン G(IgG)と，免疫グロブリン G(IgG)を反映する赤血球凝集阻止抗体(HI 抗体)がある。

通常の風疹感染のスクリーニングとしては HI 抗体価測定で十分であり，抗体価が 8 倍未満の場合には抗体陰性と判断する。ただし，HI 抗体価 16 倍の低 HI 抗体価の場合には，妊娠中の再感染により**先天性風疹症候群** congenital rubella syndrome(CRS)が発症したという報告が存在するため，抗体陰性の妊婦と同様の注意が必要である。逆に HI 抗体価が陽性である場合には，たとえ 256 倍以上の高値であっても，抗体価の高低だけでは CRS 発症のリスクを評価することはできない。

IgM 抗体は，発疹出現後 1〜2 週間で出現し，約 1 か月間陽性となるとされてきたが，近年の調査により，低 HI 抗体価の女性で IgM 抗体が 5 年間以上持続的に検出されることもめずらしくないことが明らかとなってきたため，IgM

陽性だけで，最近の感染であると断定することはできない。

　　妊娠初期スクリーニングでHI抗体価陰性あるいは16倍以下の妊婦が，風疹を疑わせる症状を示したり，風疹患者との接触があった場合には，HI抗体と風疹特異的IgG・IgMを測定する。その結果，ペア血清（急性期と回復期，無症状の場合には2週間の間隔を空けて）のHI抗体価が4倍以上の上昇，あるいはIgM高値であれば風疹感染の可能性を強く疑い，専門家に紹介する必要がある。

児への影響▶　妊娠初期の胎児が風疹ウイルスに感染すると，先天性風疹症候群（CRS）を発症する可能性がある。児には，白内障，緑内障，先天性心疾患，感音性難聴，随伴症状として小頭症，精神発達遅延，肝脾腫が生じる。CRSの発症リスクは，妊娠週数が早いほど高く，妊娠10週までの初感染ではほぼ100％，それ以降はしだいに発症率は低下し，妊娠4か月には約1/3，それ以降はまれであるが，ときに聴力障害のみが発症することがある（▶表7-7）。児がCRSと診断された場合には，最寄りの保健所に届け出る必要がある。

対策▶　わが国では，1977年以降，CRSの発症予防の目的で女子中学生を対象に風疹の予防接種が行われていたが，1989年から小児への接種に変更となった。これに伴い，1979年4月〜1987年10月生まれの児は風疹の予防接種を受けていないことが多いため，誕生日がこの期間にあたる妊婦には妊娠初診時に風疹予防接種既往の有無を確認しておく必要がある。

　　2006年からは麻疹風疹混合ワクチン（MRワクチン）の接種が月齢12〜23か月の児と小学校入学前1年間の2回行われるようになっている。

　　風疹抗体陰性あるいは低HI抗体価の妊婦には，産後早期の風疹ワクチン接種をすすめる。成人女性への風疹ワクチン接種に際しての注意事項は，接種前1か月間ならびに接種後2か月間の避妊を指導することである。妊娠中に風疹ワクチンを接種することは回避するべきであるが，誤って接種を受けてしまった場合にも，最近の海外の報告ではCRSを発症してはいないので，安易に人工妊娠中絶することは避け，専門家によるカウンセリングを受けるべきである。

▶表7-7　風疹に罹患した時期と先天性風疹症候群（CRS）の発症率

	風疹に罹患した妊娠月数				
	第1月	第2月	第3月	第4月	第5月以降
心奇形	29.3%	53.5%	14.7%	1.7%	0.9%
白内障	44.8%	46.3%	9%	0%	0%
聴力障害	24.8%	37.6%	27.2%	10.4%	0%
神経系障害	26.6%	49.2%	15.6%	8.6%	0%
紫斑	21.2%	65.1%	10.6%	3%	0%

② トキソプラズマ症

症状▶　病原体はトキソプラズマ-ゴンディイ *Toxoplasma gondii* で，症状は発熱や頭痛，全身リンパ節腫大などがあるが，不顕性感染も多い。

診断▶　通常の初感染では，感染後2週間以内にIgM抗体が，その後IgG抗体が出現する。感染時期の推定に際しては，IgG抗体結合力IgG avidity も参考となる。

児への影響▶　胎児感染は母体の初感染により成立し，妊娠週数が進むほど感染率は高くなるが，重症度は低くなる。これは，感染経路が経胎盤感染であるが，妊娠初期には血液脳関門が未熟で，再生能力の低い中枢神経系に容易にトキソプラズマが移行するためではないかと考えられる。感染が妊娠前からと考えられた場合には，先天性トキソプラズマ症は発症しない。

胎児感染が成立した場合には，先天性トキソプラズマ症として，網脈絡膜炎，脳内石灰化，水頭症や，胎児発育不全，小頭症，精神運動発達遅延，などの異常を示す。

対策▶　わが国では，抗体保有率が年々低下し，現在では10％未満となっており，先天性トキソプラズマ症児の増加が危惧されている。抗体陰性の妊婦では，① 野菜や果物はよく洗って食べる，② 食肉を十分に加熱して食べる，③ ガーデニングや土や砂に触れるときは手袋をする，④ 野良猫(とくに子猫)との接触を避ける，⑤ 猫の糞尿処理は避ける，などの指導を行う。

妊娠後の初感染と考えられる場合，スピラマイシンの内服を行う。

③ サイトメガロウイルス感染症

症状▶　サイトメガロウイルス cytomegalovirus(CMV) の感染による。乳幼児ではほとんどが不顕性感染で症状がみとめられないが，思春期以降の初感染では，発熱，頸部リンパ節腫脹，肝臓・脾臓腫大などの症状が出現するといわれるが，無症状で経過する場合もある。

診断▶　母体CMV抗体検査においては，妊娠中にIgG抗体が陰性から陽性化した場合は，妊娠中の初感染と判断する。初回検査でIgG抗体が陽性の場合にはIgM抗体検査を行う。IgM陽性の場合には，初感染，再感染あるいは再活性化，持続的陽性のいずれもありうるため，その有無だけでは感染時期を判断できない。

先天性サイトメガロウイルス感染症の場合には，生後2週以内の新生児尿からCMVが検出される。

児への影響▶　妊娠中の初感染だけでなく妊娠前の感染(再感染や再活性化)でも胎児感染をおこしうる点が特徴である。しかし，後者では児の障害は軽度である。

妊娠中に胎児の異常超音波所見(胎児発育遅延，脳室拡大，小頭症，脳室周囲の高輝度エコー，腹水，肝臓・脾臓腫大など)をみとめた場合はCMV母子

感染を疑い，羊水や臍帯血，新生児尿の検査を行うことにより診断可能である。

先天性サイトメガロウイルス感染症の症状は多彩であり，低出生体重，小頭症，水頭症，脳室周囲石灰化，難聴，脈絡膜炎による視力障害，肝臓・脾臓腫大，出血傾向，黄疸などがある。また，出生時には無症状でも，のちに難聴や神経学的後遺症を発症する場合もある。

対策▶　わが国では，従来 90% 以上といわれていた抗体保有率が，最近は 70% 台あるいはそれ以下まで低下していることが報告され，とくに若い女性では妊娠中の初感染のリスクが高まっている。

また，乳幼児は不顕性感染でありながら数年にわたって尿や唾液中にウイルスを排泄するため，これら乳幼児からの水平感染がおこりやすい。したがって，年長児をもつ抗体陰性の妊婦がハイリスクと考えられ，手洗いの励行が推奨される。

胎児治療については現時点で確立されたものはなく，ワクチンについても現在開発中である。

④ 単純ヘルペス

症状▶　単純ヘルペスウイルス 1 型 herpes simplex virus 1(HSV-1)および 2 型(HSV-2)の感染による。1 型は口唇や眼などの非性器感染が多く，2 型は性器感染(性器ヘルペス)が多いとされているが，最近はオーラルセックスのためにその分布が混在してきている。初感染では，2〜12 日間の潜伏期を経て皮膚や粘膜表面に浅い潰瘍や水疱の形成がみとめられ，局所の激しい疼痛を伴う。症状による初感染・再感染の鑑別はできないが，初感染のほうが一般に症状が強い。

診断▶　病変部組織からの分離培養検査や核酸増幅法(PCR 法)によるウイルス DNA 同定などでウイルスの存在の確認が可能である。また，血清 IgG・IgM 抗体の発現パターンで初感染か再感染かを判断できる。しかし，あくまでも臨床症状が重要である。

児への影響▶　胎内感染による先天異常の発生はまれであるが，妊娠初期の初感染では 10% が自然流産するといわれている。

経腟分娩に際しての産道感染による母子感染率は，初感染で 30〜60%，再発型では 3% 以下と報告されている。この新生児ヘルペスは，① 皮膚，眼，口限局型，② 中枢神経型，③ 全身感染に分類され，死亡率は ② では 15%，③ では半数をこえ，救命された場合でも重篤な後遺症を残すことが多い。

対策▶　妊娠中の管理は，分娩近くでの妊婦感染を予防することと，分娩中の胎児へのウイルス曝露を避けることに集約される。妊娠初期の感染では，性交を禁止し，局所にはアシクロビル軟膏の塗布を行う。妊娠中期以降での初感染では，アシクロビルの全身投与を行う。

分娩に際しては，外陰部にヘルペス病変が存在する場合には帝王切開分娩と

する。たとえ分娩時に外陰部に病変が存在しなくても，初感染で発症から 1 か月以内，再発型では発症から 1 週間以内であれば，やはり帝王切開分娩とする。

⑤ 水痘，帯状疱疹

症状▶ どちらも水痘-帯状疱疹ウイルス varicella-zoster virus（VZV）による感染症であり，妊婦の 95％が抗体を保有している。症状としては発熱と発疹が特徴的である。発疹には，紅斑，丘疹，水疱，膿疱などが混在する。未罹患妊婦が水痘感染すると重症化しやすく，妊娠末期では肺炎併発により死亡率が高い。

診断▶ ウイルス学的に水疱からのウイルス分離，抗 VZV-IgM 抗体の検出により行う。

児への影響▶ 帯状疱疹を発症した妊婦からは VZV は垂直感染しないとされている。
　VZV は経胎盤感染をおこし，妊娠 20 週以前の妊婦の水痘の罹患では，胎児の四肢低形成，四肢皮膚瘢痕，眼球異常などのリスクが高まる。
　周産期では，分娩前 5 日〜分娩後 2 日の期間の発症では，妊婦に抗体産生がおきず胎児への抗体移行がないため，最も胎児・新生児の重症感染のリスクが高く，生後 5〜20 日ころに 30〜40％の確率で水痘を発症して重篤化し，死亡率は 30％に達する。

対策▶ 妊婦に対しては生ワクチンである水痘ワクチン接種は行わない。感染経路は空気感染と水疱内容物の接触による感染であるため，人込みを避けることで水疱との直接接触を避ける。

⑥ B 型肝炎

症状▶ DNA ウイルスである B 型肝炎ウイルス Hepatitis B virus（HBV）の感染による。そのおもな感染経路は，輸血，HBV キャリアとの性行為，医療従事者の針刺し事故などの血液や体液による非経口感染である。急性肝炎ならびに急性感染後約 10％の症例でみとめられる慢性感染移行例では，肝硬変・肝細胞がんの発症が知られている。急性 B 型肝炎は，妊娠による病状の増悪・軽快はみられない。

診断▶ HBs 抗原，HBc 抗原，HBe 抗原とそれぞれに対する抗体の組み合わせを測定することにより B 型肝炎の感染状態を推測することができる。妊婦でスクリーニング陽性（HBs 抗原陽性）の場合，その多くは無症候性の慢性感染例である。

児への影響▶ おもな感染経路は HBV キャリア妊婦，とくに HBe 抗原陽性の母親からの産道感染である。胎内感染例の報告もまれにある。HBe 抗原陰性の母親からの感染率は低い（▶表7-8）。

対策▶ わが国では，「B 型肝炎母子感染防止事業」が 1985 年から始まり，2013 年

▶表7-8　HBVキャリア妊婦から児への感染率

HBV キャリア母体	無治療の場合		予防対策を受けた場合
	感染率	キャリア化率	キャリア化率
HBe 抗原陽性	100%	80〜90%	<5%
HBe 抗原陰性	10%程度	まれ	

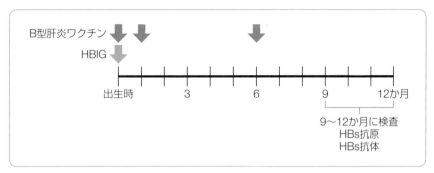

▶図7-1　B型肝炎の母子感染予防

10 月に改訂指針が出された。具体的には，妊婦健診中の HBs 抗原検査(公費負担)で陽性になった妊婦の児が対象となり，出生直後(生後 12 時間以内)に高力価抗 HBV 免疫グロブリン(HBIG)の筋肉内注射と，B 型肝炎ワクチン(HBワクチン)の皮下注射を行う(▶図7-1)。その後，生後 1 か月と 6 か月に HB ワクチンを皮下注射する。生後 9〜12 か月を目安に HBs 抗原と HBs 抗体検査を実施し，

 (1)HBs 抗原陰性かつ HBs 抗体≧10 mIU/mL ならば予防処置終了

 (2)HBs 抗原陰性かつ HBs 抗体<10 mIU/mL ならば HB ワクチン追加接種

 (3)HBs 抗原陽性ならば専門医療機関への紹介

を行う。上記(2)では，追加接種終了の 1〜2 か月後に再度 HBs 抗原と HBs 抗体検査を実施して，

 (1)HBs 抗原陰性かつ HBs 抗体≧10 mIU/mL ならば予防処置終了

 (2)HBs 抗原陰性かつ HBs 抗体<10 mIU/mL ならば無反応例と判断して専門医療機関への紹介

 (3)HBs 抗原陽性ならば専門医療機関への紹介

を行うこととなった。

⑦ C 型肝炎

症状▶ RNA ウイルスである C 型肝炎ウイルス Hepatitis C virus(HCV)の血液を介する感染による。妊娠による C 型肝炎の増悪・寛解はみられない。HCV は肝炎

▶表7-9　児のC型肝炎の感染率（帝王切開・経腟分娩）

	帝王切開分娩児	経腟分娩児
母体HCV-RNA陽性	5%	17.6%
母体HCV-RNA高値	0%	40%

ウイルスのなかで最も肝硬変や肝細胞がんへの移行率が高いことが知られており，輸血によるHCV感染がほぼ制圧できている現在，HCVの感染経路として最も多いものは母子垂直感染であり，その対策が強く望まれる。

診断▶　抗HCV抗体検査とHCV-RNAウイルス検査があるが，スクリーニングで抗HCV抗体検査を行い，抗体陽性の場合に肝機能検査とHCV-RNA検査を行い肝障害の程度とウイルスの活動性についての評価を行う。HCVキャリアはHCV-RNA陽性であり，感染既往のある者はHCV-RNA陰性である。

児への影響▶　HCV-RNA陰性の場合には児への感染は成立しない。HCV-RNA陽性の場合の母子感染率は，わが国では約10%であり，HCV-RNA量が高値あるいはHIVとの重複感染例ではリスクが上昇する。

対策▶　HCV-RNA陽性の妊婦であっても，授乳は禁止する必要はない。また，たとえHCV母子感染が成立しても感染児の30%は3歳ごろまでに陰転化し，陽性児にはインターフェロン療法で半数はHCVを排除できる。

　予定帝王切開を行えば児への垂直感染のリスクは低下することは広く知られている（▶表7-9）。しかしながら，上記の経過や治療効果を考慮すれば，全例予定帝王切開分娩を行うべきか否かは議論のあるところである。

⑧ 成人T細胞白血病

症状▶　成人T細胞白血病 adult T-cell leukemia（ATL）は，ヒトT細胞白血病ウイルス Human T-lymphotropic virus 1（HTLV-1）の感染によって発症する予後不良の白血病である。わが国では推定108万人のHTLV-1キャリアが存在する。キャリアでは，40歳を過ぎると年間1,000人に1人の割合で発症する。

　HTLV-1はATLのほか，下肢の麻痺と排尿障害を引きおこすHTLV-1関連脊髄症の原因ウイルスでもある。

診断▶　HTLV-1スクリーニングは2段階あり，一次スクリーニングとして妊娠初期〜中期（30週あたりまで）に，CLEIA法，CLIA法，ECLIA法あるいはPA法で血中HTLV-1抗体の有無を調べる（▶図7-2）。いずれの検査法にも疑陽性があるため，必ず精密検査であるウエスタンブロット法（WB法）を行う。WB法でも陽性であればHTLV-1キャリアとして対応する。一次スクリーニングで陽性であってもWB法で陰性であるならば陰性として扱う。WB法でも判定保留の妊婦に対しては，PCR法によるHTLV-1核酸検出を実施する。

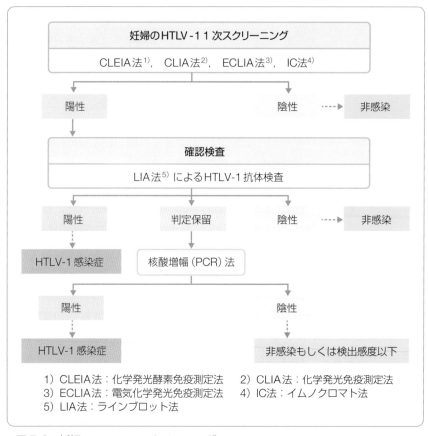

▶図7-2　妊婦のHTLV-1スクリーニング

　妊娠中のスクリーニング検査時期は，検査で陽性と判明した場合，児への栄養方法の選択を考える時間を与えるために，遅くとも妊娠30週ごろまでに行うべきである。

児への影響▶　HTLV-1の母子感染はおもに母乳を介して成立し，3か月をこえる母乳栄養をした場合の母子感染率は約16.7％となる。そのほか子宮内感染や産道感染などの感染経路も低頻度だが存在する。母体がHTLV-1キャリアの場合には，出生児がHTLV-1母子感染をしていないかを確認するために，3歳以降に検査することをすすめる。

対策▶　経母乳感染を完全に予防するためには母乳を遮断する必要がある。そのため，原則として完全人工栄養をすすめる。それでもなお母親が母乳哺育を望む場合には，短期母乳栄養(生後90日未満)の選択肢もあるが，生後90日までに母乳栄養を終了し完全人工栄養に移行することは容易ではなく，これをこえると母子感染のリスクが上昇する可能性があることを十分に説明する。

　また，完全人工栄養を実施しても母乳以外の経路で約3％に母子感染がおこりうることや，短期母乳栄養を選択しても，ときに授乳が中止できず母乳栄養期間が長期化する可能性があることをあらかじめ説明する。

これら乳汁栄養法の選択は分娩前に決定しておくことが望ましい。

⑨ ヒトパルボウイルス B19 感染症

症状 ▶ ヒトパルボウイルス B19（Human parvovirus B19）は伝染性紅斑（リンゴ病）の原因ウイルスであり，3〜10 年ごとの流行を示す。伝染性紅斑は感冒様症状，発疹（紅斑），関節痛を主症状とする。発疹は頰部，大腿部，腕などに出現し，頰部がりんごのように赤くなるためリンゴ病とよばれる。また，ウイルスは赤血球系前駆細胞を破壊し，溶血性貧血をきたす。

診断 ▶ 妊婦のヒトパルボウイルス B19 急性感染の診断はヒトパルボウイルス B19-IgM 抗体の有無により行う。胎児のヒトパルボウイルス B19 感染の診断は，羊水中または胎児体液中のヒトパルボウイルス B19-DNA の証明により行う。

児への影響 ▶ 妊婦が感染した場合，約 2〜10％に胎児水腫を発症し，高度貧血のため，全身性の皮下浮腫ならびに腹水，胸水，心囊液貯留などの腔水症をきたした状態となる。90％以上が母体感染後 8 週間以内の発症で，母体の感染時期が早いほど重症例が多い。胎児水腫の約 1/3 は自然軽快するが，重症例での自然治癒はまれであり胎児死亡にいたる危険が高い。

ヒトパルボウイルス B19 感染での催奇形性はなく，胎児感染後の生存例の長期予後についても問題ないとされている。

対策 ▶ 成人までに免疫を獲得している場合が多いが，未感染者では，医療従事者，学校勤務者に感染リスクが高い。飛沫感染であるため，マスク，手洗いなどは感染防御に有効である。紅斑，関節痛などの症状出現後はウイルス排出がないため感染源とはならない。

胎児水腫に対する治療としては，胎児輸血が有効である。この場合には O 型 Rh（−）血を用いる。

⑩ B 群溶血性レンサ球菌感染症

症状 ▶ B 群溶血性レンサ球菌 group B streptococcus（GBS）は，腟内や肛門周囲にしばしば検出される菌であり，新生児の重篤な髄膜炎や肺炎，さらには敗血症をもたらす母児垂直感染の原因菌である。GBS を保菌していても母体は通常無症状である。

診断 ▶ 診断は培養検査により行い，検体採取に際しては腟入口部と肛門周囲から綿棒で擦過する。検査時期としては，妊娠 35〜37 週が推奨されている。妊婦における GBS の保菌率は 10〜30％程度でけっして低くはない。

児への影響 ▶ 新生児 GBS 感染症は，生後 7 日未満で発症する早発型と，7 日以降に発症する遅発型とに大別され，そのいずれも菌の上行性感染と産道感染が関与し，児死亡あるいは後遺症の原因となる。

対策▶ GBS 陽性の場合には，分娩中に抗菌薬として原則ペニシリン系抗菌薬を投与する。

⑪ 梅毒

症状▶ 梅毒トレポネーマ *Treponema pallidum* による性感染症である。症状は進行期により I 期〜IV 期に分類され，I 期では，性器の潰瘍や鼠径リンパ節腫大などの局所症状が，II 期ではバラ疹や扁平コンジローマなどの全身性感染症状が出現する。

現在では早期治療のため III・IV 期の患者はほとんど存在しない。初感染後まったく臨床症状を呈さない症例も存在する。

診断▶ カルジオリピンを抗原とする非特異的検査(STS[1]法〔RPR カードテストがその代表的なもの〕)と，梅毒トレポネーマを抗原とする特異的検査(TPHA 法，FTA-ABS 法)を組み合わせて施行する。RPR カードテストと特異的検査のいずれかが陽性で，病歴や抗体価の推移から活動性を判断する。RPR カードテストは既往感染が原因で陽性になることはないため，梅毒治療歴のない RPR カードテスト陽性例は活動性梅毒と判断される。

児への影響▶ 未治療の初期梅毒では 40％が胎児死亡，周産期死亡にいたる。感染後 4 年以内では 80％が胎児感染をおこすとされている。また，無症状でも母体から経胎盤的に胎児に感染し，先天梅毒を発症する可能性がある。

先天梅毒は，早期症状として梅毒疹や骨軟骨炎，晩期症状として学童期以降にハッチンソン三徴候(実質性角膜炎，内耳性難聴，ハッチンソン歯)を呈する。

梅毒の感染力は活動性病変がみとめられる時期で強く，時間とともに低下し，感染成立後 4 年以降は性行為による感染はない。

対策▶ 1940 年代のペニシリン開発により梅毒の発生率は急激に減少したが，2001 年以降再び増加傾向にある。現在世界で毎年約 50 万人の先天梅毒児が出生し，さらに約 50 万人の流産・死産の原因にもなっている。

上記検査は妊娠初期のスクリーニングとして行われ，治療に用いられる抗菌薬はわが国ではアモキシシリン水和物が第一選択である。ペニシリンアレルギー患者では治療経験の豊富な医師に相談する。治療開始後数時間で菌体の破壊による発熱，全身倦怠感，頭痛，筋肉痛などの症状を呈することがあり，ヤーリッシュ-ヘルクスハイマー Jarisch-Herxheimer 現象とよばれている。

⑫ 性器クラミジア

症状▶ クラミジア-トラコマチス *Chlamydia trachomatis* による感染症で，現在わが

---

1) STS：serological tests for syphilis の略。梅毒血清反応。

国で最も頻度の高い性感染症である。子宮頸管炎では，軽い帯下のみで 90％ は無症状である。卵管炎や付属器炎は治療後も不妊の原因となる。

診断▶　子宮頸管の分泌物や擦過検体を採取し，PCR 法や EIA 法などでクラミジア-トラコマチスの有無を直接確認する。血清抗体検査のみでは感染や治癒の判定はできない。

児への影響▶　産道感染により，クラミジア結膜炎，咽頭炎，肺炎などの新生児クラミジア感染症を発症する。

対策▶　クラミジア子宮頸管炎は臨床症状が乏しいため，すべての妊婦に妊娠 30 週までに上記検査をスクリーニングとして受けさせる。陽性妊婦には抗菌薬(アジスロマイシン水和物が第一選択)を投与し，パートナーにも検査・治療を受けることをすすめる。

⑬ 淋菌感染症(淋病)

症状▶　淋菌 *Neisseria gonorrhoeae* による性感染症で，一般には性行為感染症として発症する。女性では子宮頸管炎，尿道炎をおこすが，症状が軽いことが多く放置されやすい。感染が長期化すれば不妊症や異所性妊娠の原因となる。

診断▶　子宮頸管由来の検体を用いた診断で，培養法あるいは PCR 法による遺伝子診断を用いる。

児への影響▶　過去には，新生児の淋菌感染による化膿性結膜炎がしばしば観察されたが，予防的点眼を行うようになってからは激減した。

対策▶　未治療の妊婦から出生した新生児には抗菌薬の全身投与が行われる。

⑭ 後天性免疫不全症候群(エイズ)

症状▶　RNA ウイルスであるヒト免疫不全ウイルス *Human immunodeficiency virus* (HIV)の感染により免疫能が低下し，しだいにさまざまな感染症や悪性腫瘍を発病し後天性免疫不全症候群 acquired immunodeficiency syndrome(AIDS；エイズ)にいたる。

診断▶　最初に，スクリーニング検査として抗体検査を行い，陽性の場合，ウイルス RNA を特異的に検出する確認検査が必要となる。わが国では，妊婦の HIV 陽性率が 0.01％ とスクリーニング検査キットの偽陽性率(0.2〜0.3％)をはるかに下まわるほどのきわめて低率であるため，スクリーニング検査の陽性的中率が低く(約 5％)なる。

児への影響▶　放置すれば母子感染は 20〜30％ に成立するとされている。母子感染の感染経路としては，経胎盤，経産道，経母乳いずれの可能性もある。

対策▶　スクリーニング検査は妊娠初期に行うことが推奨されている。この際は，スクリーニング検査で陽性であっても，95％ は偽陽性であることを妊婦に伝え，

確認検査に進むこと，過度の心配をさせないように配慮する必要がある。

　胎児・新生児への垂直感染経路を断ち切るために，① 妊娠中から母体にジドブジン（アジドチミジン〔AZT〕）を中心とした抗 HIV 薬の多剤併用療法を行う（経胎盤感染の防止），② 経腟分娩ではなく帝王切開分娩とする（経産道感染の防止），③ 出生直後より人工栄養哺育を行う（経母乳感染の防止），さらには，④ すべての出生児に AZT 単独あるいは AZT を含めた併用療法を 6 週間行う，という 4 項目をすべて行うことが有効であると考えられている。

　わが国では，感染妊婦がきわめて少ないため，エイズ治療拠点病院など HIV 感染者治療に豊富な経験を有する施設での妊娠・分娩の管理が望ましい。

C 妊娠疾患

① 妊娠悪阻

　妊婦の半数以上に吐きけ・嘔吐がみとめられるが，これらの症状が増悪して食物摂取が障害され，脱水，栄養障害，電解質異常をおこし，治療が必要となった状態を妊娠悪阻とよぶ。入院治療を必要とする妊婦は 1〜2% 程度である。

原因▶　明らかではないが，妊娠中に著増する卵胞ホルモン，黄体ホルモン，hCG の上昇が関係しているといわれている。

診断▶　上記の消化器症状のほかに，糖質不足から脂肪の異化が進み，尿中にケトン体が出現する。

治療▶　入院により心身の安静をはかり，脱水症状に対しては 1 日 2,000 mL 程度の補液を行う。エネルギーの補給にはブドウ糖を用い，嘔吐による電解質異常（低カリウム血症，低塩素〔クロール〕血症）に対しては電解質液の補液を行う。

　妊娠悪阻では，しばしば水溶性ビタミン B・C が欠乏しやすくなるうえに，糖質中心の補液はビタミン B_1 消費をさらに増大させるために，ビタミン B_1 欠乏によるウェルニッケ脳症（意識障害，外眼筋麻痺，運動失調）発症の危険がある。これを防止する目的で必ず補液中にはビタミン B_1 を添加しなければならない。

② 妊娠高血圧症候群

定義と分類▶　従来，高血圧，タンパク尿，浮腫を 3 主徴とする妊娠中毒症と定義されていた病態が，研究が進むにつれて血管内皮障害による血管攣縮と凝固亢進に関連していることがしだいに明らかとなり，臨床症状も高血圧が主体でタンパク尿や浮腫は付随的な症状である，との考え方から，2005 年に新たに**妊娠高血圧症候群** pregnancy induced hypertension（PIH）と定義された。さらに 2017 年

になり，欧米で用いられている「hypertensive disorders of pregnancy（HDP）」へと英文名称が変更された。また，その定義・分類についても2018年度から国際基準にそった変更が加えられ，収縮期血圧140 mmHg以上または拡張期血圧90 mmHg以上を高血圧として，妊娠週数にかかわらず高血圧がみとめられたもの，と定義された（▶表7-10）。なお，今回の分類には含まれていないが，

▶表7-10　妊娠高血圧症候群の分類

病型分類

① 妊娠高血圧腎症	③ 加重型妊娠高血圧腎症
1）妊娠20週以降にはじめて高血圧を発症し，かつ，タンパク尿を伴うもので分娩12週までに正常に復する場合。 2）妊娠20週以降にはじめて発症した高血圧にタンパク尿をみとめなくても，以下のいずれかをみとめる場合で，分娩12週までに正常に服する場合。 　ⅰ）基礎疾患のない肝機能障害　　ⅱ）進行性の腎障害 　ⅲ）脳卒中・神経障害　　　　　　ⅳ）血液凝固障害 3）妊娠20週以降にはじめて発症した高血圧に，タンパク尿をみとめなくても子宮胎盤機能不全（胎児発育不全，臍帯動脈血流異常，死産）を伴う場合。	1）高血圧が妊娠前あるいは妊娠20週までに存在し，妊娠20週以降にタンパク尿，もしくは基礎疾患のない肝腎機能障害，脳卒中，神経障害，血液凝固障害のいずれかをともなう場合。 2）高血圧とタンパク尿が妊娠前あるいは妊娠20週までに存在し，妊娠20週以降にいずれかまたは両症状が増悪する場合。 3）タンパク尿のみを呈する腎疾患が妊娠前あるいは妊娠20週までに存在し，妊娠20週以降に高血圧が発症する場合。 4）高血圧が妊娠前あるいは妊娠20週までに存在し，妊娠20週以降に子宮胎盤機能不全をともなう場合。
② 妊娠高血圧	④ 高血圧合併妊娠
妊娠20週以降にはじめて高血圧を発症し，分娩12週までに正常に復する場合で，かつ妊娠高血圧腎症の定義にあてはまらないもの。	高血圧が妊娠前あるいは妊娠20週までに存在し，加重型妊娠高血圧腎症を発症していない場合。

妊娠高血圧症候群における高血圧とタンパク尿の診断基準

1）高血圧：収縮期血圧140 mmHg以上，または，拡張期血圧が90 mmHg以上の場合を高血圧と診断する。
2）タンパク尿：以下のいずれかに該当する場合をタンパク尿と診断する。
　ⅰ）24時間尿でエスバッハ法などにより300 mg/日以上のタンパク尿が検出された場合。
　ⅱ）随時尿でタンパク質／クレアチニン（P/C）比が0.3 mg/mg・CRE以上である場合。
　ⅲ）24時間蓄尿や随時尿でのP/C比測定のいずれも実施できない場合には，2回以上の随時尿を用いたペーパーテストで2回以上連続して尿タンパク1＋以上陽性が検出された場合をタンパク尿と診断することを許容する。

症候による亜分類

重症の定義について

次のいずれかに該当するものを重症と規定する。なお，軽症という用語はハイリスクでない妊娠高血圧症候群と誤解されるため，原則用いない。また，タンパク尿の多寡による重症分類は行わない。
1）妊娠高血圧・妊娠高血圧腎症・加重型妊娠高血圧腎症・高血圧合併妊娠において，収縮期血圧160 mmHg以上の場合/拡張期血圧110 mmHg以上の場合
2）妊娠高血圧腎症・加重型妊娠高血圧腎症において，母体の臓器障害または子宮胎盤機能不全をみとめる場合

発症時期による病型分類

妊娠34週未満に発症するもの：早発型，妊娠34週以降に発症するもの：遅発型

病型分類には含まれないが，いずれも重篤でHDPと深い因果関係があると考えられている疾患として，子癇，HDPに関連する中枢神経障害，HELLP症候群，肺水腫，周産期心筋症があげられる。
※本文および付記については，一部省略している

（日本妊娠高血圧学会：妊娠高血圧症候群　新定義・臨床分類. 2018をもとに作成）

HDP の関連疾患には，後述する子癇<ruby>癇<rt>しかん</rt></ruby>や HELLP 症候群などがある。

疫学▶　HDP 発症のリスク因子としては，初産婦，HDP や子癇の既往歴・家族歴，高齢妊婦，若年妊婦，肥満妊婦，多胎妊娠，代理懐胎，糖代謝異常，本態性高血圧，慢性腎炎，膠原病，などがあげられている。

病態▶　血管内皮の障害が血管透過性を亢進させて浮腫を生じ，血液凝固系を亢進させる。血管の攣縮により血管抵抗が増加して高血圧が発症する。子宮では胎盤循環不全から胎児発育不全，胎児機能不全を，腎臓では腎虚血による機能障害を，中枢神経系でも脳出血や子癇が発症する。

　子癇は，脳出血，脳浮腫，心不全，腎不全，播種性血管内凝固症(DIC)などの重篤な合併症を発症しやすい。発作は強直性間代性痙攣であり，呼吸は一時的に停止してチアノーゼを呈する。発作前にしばしば予兆として眼華閃発や頭痛，胃痛などを訴えることが多く，光や大きな音が誘因となるので，室内を暗くして安静を保たせる。

　HDP 類似の病態として **HELLP 症候群**がある。HELLP とは溶血 hemolysis，肝酵素上昇 elevated liver enzyme，血小板減少 low platelet を 3 主徴とする症候群で，上腸間膜動脈・肝動脈の血管攣縮により発症すると考えており，高率に DIC を合併する。

合併症▶　子宮胎盤血流量が減少するために，胎児発育不全や羊水過少にいたることが多く，胎児機能不全さらには胎児死亡を合併することもある。また，常位胎盤早期剝離，DIC，脳出血，肺水腫，腎不全などを発症するリスクが高い。

治療▶　HDP の根本的治療は妊娠の終了，すなわち分娩であるが，ときに早期から発症した場合には，胎児が子宮外生存が可能な時期まで対症的治療を継続することがある。治療の原則は安静(側臥位)と食事療法(塩分制限，▶147 ページ)であり，とくに重症例では薬物療法として降圧薬(ヒドララジン塩酸塩，メチルドパ水和物，カルシウム拮抗薬など)を用いることも少なくない。降圧薬の使用にあたっては，子宮胎盤血流量の減少をもたらすような急激な血圧の低下は避けなければならない。

　分娩にあたっては，母児の健康状態と子宮頸管成熟度に応じて帝王切開分娩と経腟分娩のいずれが適当かを判断する。子癇を発症した場合には，気道を確保し，鎮静目的で硫酸マグネシウム水和物やジアゼパム，フェノバルビタールを投与したうえで，すみやかに分娩を終了させる必要がある。

③ 血液型不適合妊娠

　母体にはない血液型抗原が胎児に存在する場合を，**血液型不適合妊娠**という。近年の研究では，胎児血は妊娠初期より容易に母体へ移行し，母体血液中に含まれていることが明らかとなっている。血液型不適合妊娠では，まず初回妊娠で，胎児にはあるが母体にはない血液型抗原が母体循環に入ることにより母体

が感作され，その血液型抗原に対する特異的抗体が産生される。赤血球に対する抗体のうち，ABO式血液型における抗A抗体や抗B抗体は**規則抗体**，それ以外の抗体を**不規則抗体**という。そして，これらの抗体のうち，IgG抗体が2回目以降の妊娠中に胎盤を通過して胎児血中に移行して胎児赤血球を破壊して**新生児溶血性貧血**をもたらす。

新生児溶血性貧血は，理論上はすべての血液型不適合妊娠に生じうるが，実際には90％がRh式血液型不適合妊娠による。規則抗体はIgM成分であるために，胎盤通過性がなく，新生児溶血性貧血を引きおこす可能性がない。

1 ABO式血液型不適合

通常の規則抗体はIgM抗体であるが，まれにIgG抗体が母体血中に産生されて新生児溶血性貧血をもたらす場合がある。臨床的には，母体がO型で胎児がA型またはB型の場合に経験されるが，その頻度は低い。また，胎児が免疫性胎児水腫（後述）にまでいたることはまれで，出生後早期に溶血による黄疸のために光線療法を受ける程度ですむことがほとんどである。

2 Rh式血液型不適合

Rh式血液型の抗原は，D，C，E，c，eの5種類あるが，Rh式血液型不適合で最も問題となるRh抗原はD抗原であるため，Rh陽性/陰性という場合には，事実上D抗原陽性/陰性をさす。

Rh陰性には大きな人種差があり，欧米白人では約15％がRh陰性であるが，日本人ではわずか0.5％と極端に少ないため，わが国ではRh不適合妊娠を経験することは少ない。逆に，Rh陰性妊婦の場合にはパートナーや胎児がRh陽性であることはほぼ確実であるため，まずRh不適合妊娠を念頭において管理することが重要である。

症状▶ 胎児血の母体内への流入を契機とした免疫反応により産生された抗D抗体（IgG成分）が，胎盤を通過して胎児に移行し，胎児赤血球と抗原抗体反応をおこして赤血球を破壊し，溶血を生じる。そのために胎児は貧血となり，溶血により生じた高ビリルビン血症のために脳組織内に大量の間接ビリルビンが沈着して核黄疸を生じ，重篤な中枢神経系後遺症をもたらす。また，胎児の溶血が高度になった場合には，胎児は心不全のために全身性の皮下浮腫と胸水・腹水・心嚢液貯留などのいわゆる腔水症を呈し，放置すれば胎内死亡にいたる。これを**免疫性胎児水腫**という。

検査▶ すべての妊婦に対して，初期に血液型と不規則抗体の有無を確認する。Rh陰性妊婦では，母体血の間接クームス試験を行い，母体血清中の抗D抗体の存在を調べる。出生後は新生児血液を用いて直接クームス試験を行い，新生児赤血球に結合した抗D抗体を検出する。

対策▶ Rh陰性妊婦で妊娠初期の間接クームス試験が陰性の場合には，妊娠28週こ

ろに再検査を行い，陰性ならば抗 D 免疫グロブリンの筋注投与を行う。さらに，36 週ころにもう一度検査を行い，やはり陰性ならば分娩後に，臍帯血の血液型と抗 D 抗体の有無を確認し，Rh 陽性で抗 D 抗体陰性であれば，72 時間以内に抗 D 免疫グロブリンの筋注投与を行う。

　また，分娩だけではなく，流産，人工妊娠中絶，異所性妊娠，羊水検査，胎位外回転術，さらには腹部打撲のあとなどの際にも胎児血が母体内に流入する可能性がある。胎児血は，わずか 0.25 mL でも母体中に流入すれば抗体が産生される。妊娠 8 週における流入量が 0.33 mL と推測されることから，理論的には妊娠 8 週以降の流産では感作が成立する可能性があり，上記の場合には分娩後と同様に抗 D 免疫グロブリンの筋注投与を行う。

　間接クームス試験が陽性の場合には，抗 D 抗体価の推移を頻繁に追うとともに，胎児超音波検査を行い，免疫性胎児水腫の有無や，胎児中大脳動脈の収縮期血流速度の測定により胎児貧血の程度を推測する。胎児の溶血性貧血が高度であり子宮外生活が可能な週数に達している場合には児の娩出をはかり，子宮外生存が見込めないような早期であれば，O 型 Rh 陰性血を用いて子宮内胎児輸血(臍帯輸血または腹腔内輸血)を行う。

D｜多胎妊娠

　2 人以上の胎児を同時に妊娠する場合を**多胎妊娠**という。胎児数により，双胎，三胎，四胎，五胎とよぶ(三胎を品胎とはよばないことになった)。

分類▶　双胎妊娠の分類は，卵性による分類と膜性による分類が存在する(▶図 7-3)。1 個の受精卵が 2 個の胎児に分裂して発育した場合には**一卵性双胎**，2 個の卵子が別個に受精・着床して発育した場合には**二卵性双胎**と称する。二卵性双胎の場合には，それぞれの胎児がみずからの胎盤をもち，理論的には胎盤間で血管の吻合は存在せず，ほぼ 100%が 2 絨毛膜性双胎である。

　一方，一卵性双胎では，受精卵が分割する時期によって絨毛膜と羊膜の数に違いが生じる。受精後 3 日以内に卵が分割すると，**2 絨毛膜性 2 羊膜性双胎**になり，4〜8 日目では**1 絨毛膜性 2 羊膜性双胎**に，8 日目以降では**1 絨毛膜性1 羊膜性双胎**になる。さらに，13 日目以降に分割しようとした場合には完全に分割されず，**結合双胎**となる。一卵性双胎では，70%あまりが 1 絨毛膜性双胎である。

頻度▶　二卵性双胎は，母体年齢が高いほど，出産回数が多いほど，頻度が高くなる。また，生殖補助医療(ART)の進歩により，1 絨毛膜性双胎についても増加傾向にあり，自然妊娠に比較して体外受精法では約 3 倍，顕微授精法では約 13 倍の増加になるといわれている。

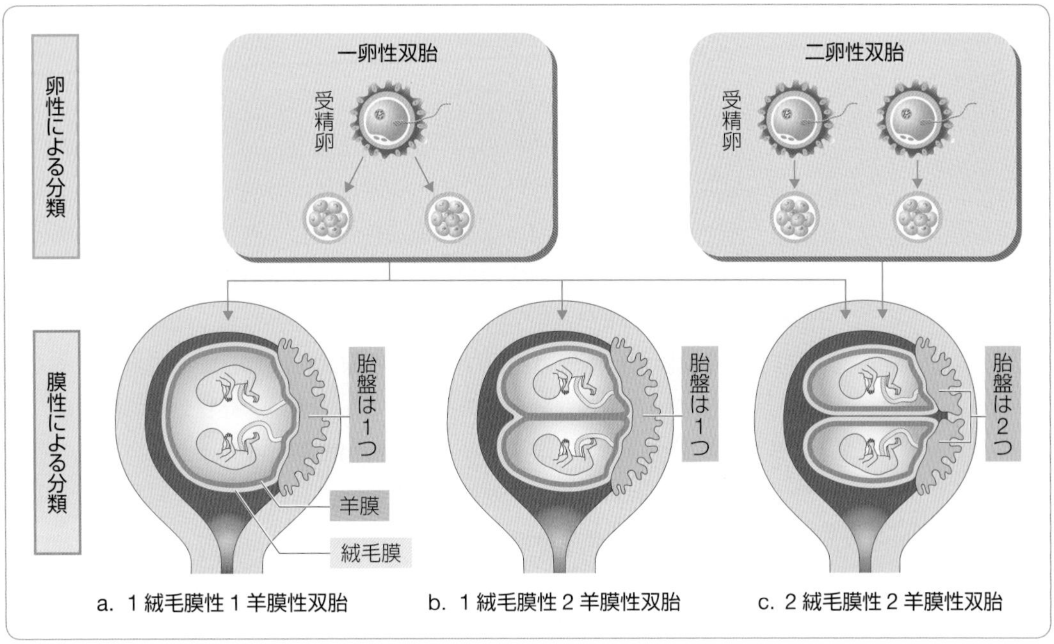

卵性による分類

一卵性双胎

受精卵

二卵性双胎

受精卵

膜性による分類

羊膜
絨毛膜

胎盤は1つ

胎盤は1つ

胎盤は2つ

a. 1絨毛膜性1羊膜性双胎　　　b. 1絨毛膜性2羊膜性双胎　　　c. 2絨毛膜性2羊膜性双胎

▶図7-3　双胎の分類

　　　　自然妊娠による双胎妊娠の発生率には明確な人種差が存在し，アフリカの黒色人種は最も高く（ナイジェリアでは1/50），アジア人種は最も低く（日本人は1/500），白色人種では1/80といわれている。ARTの進歩により人工的な多胎妊娠が増加していたが，2007年に日本産婦人科学会から「多胎妊娠防止のための移植胚数ガイドライン」が公開され，近年では減少傾向にある。

診断▶　　現在では，超音波診断装置による胎児数の確認により多胎妊娠の診断は比較的容易になっている。1絨毛膜性双胎では，周産期合併症が2絨毛膜性双胎に比較して圧倒的に多いため，膜性診断がきわめて重要である。膜性診断は妊娠初期にのみ可能であり，妊娠10週ころの超音波検査で絨毛膜と羊膜の数を直接数えることが最も確実である。

合併症▶　　単胎妊娠に比べて多胎妊娠では，切迫早産，妊娠糖尿病，妊娠高血圧症候群，HELLP症候群，急性妊娠脂肪肝，胎児発育不全などの合併症を発症するリスクが高い。また，1絨毛膜性双胎に特徴的な合併症として，**双胎間輸血症候群**twin-to-twin transfusion syndrome（**TTTS**）がある。これは，胎盤表面の双胎間の血管吻合を通じて両児間の血液循環のバランスがくずれて一方の児から他方の児へ血液が流入し，両児に循環不全が生じることをさす。供血児には貧血・胎児発育不全・羊水過少が，受血児には多血症・胎児水腫・羊水過多などが生じる。放置すれば両児とも死亡する率が非常に高い。

治療▶　　早産の予防として，安静が有効であると考えられている。子宮収縮を伴う切迫早産の場合には，入院安静だけでなく，子宮収縮抑制薬としてリトドリン塩酸塩あるいは硫酸マグネシウム水和物の点滴投与が有効である。

　　　　TTTS に対しては，**胎児鏡下胎盤吻合血管レーザー凝固**が有効であることが明らかとなり，わが国でも導入されている。

　　　分娩に際しては胎位異常や微弱陣痛がおこりやすい。分娩様式の選択に際しては，一定の見解はないが膜性と胎位が重要となる。すなわち，1 絨毛膜性双胎では，経腟分娩を試みた際には，第 1 児娩出後に胎盤での両児間の血流勾配が崩れて第 2 児から胎盤に向け急速な血液移動がおこり，高度の貧血状態にいたる，いわゆる胎児胎盤輸血症候群が発症する危険があるため，予定帝王切開分娩が選択されることが多い。

　　　2 絨毛膜性双胎では両児の胎位により分娩様式を決定している施設が多く，両児とも頭位の場合のみ経腟分娩を試みることが多い。経腟分娩の際には，とくに第 1 児娩出後に第 2 児が横位となって娩出困難となったり，第 2 児の臍帯が脱出して状態が突然悪化するリスクがあり，産科医も新生児科医も 2 人以上の立ち会いをすることが望まれる。

　　　分娩後には，過度に進展した子宮筋の収縮が不良となり，弛緩出血となることがあるので注意を要する。

E｜妊娠持続期間の異常

①流産

　　　妊娠 22 週未満(21 週 6 日まで)の期間に妊娠が終了したものをさし，全妊娠の 8〜15％を占めるとされている。母体の加齢とともに流産率は上昇する。

　　　さまざまな病的原因のために妊娠が終了した場合を自然流産とよび，人工的に妊娠を終了させた場合を人工流産という。

原因▶　　原因は母体側，胎児側ともにさまざまだが，半数以上は胎児側因子と考えられている(▶表 7-11)。

分類▶　[1] **妊娠持続期間による分類**　80％以上は早期流産である。

　　　①**生化学的流産**　血液中あるいは尿中 hCG 陽性のみで妊娠と診断されるものの，その後の超音波検査で胎嚢が確認されず，流産症状を伴うことなく月経様出血がみられた状態。体外受精後の経過中に診断されることが多い。

　　　②**早期流産**　妊娠 12 週未満の流産。

　　　③**後期流産**　妊娠 12 週以降 22 週未満の流産。

　　[2] **子宮内容の状態による分類**

　　　①**完全流産**　子宮内の妊娠内容物が完全に排出された状態。

　　　②**不全流産**　子宮内の妊娠内容物が一部残留した状態。

　　[3] **臨床的進行度による分類**

　　　①**切迫流産**　少量の出血があるが，胎児や付属物はまだ排出されておらず，

▶表7-11 自然流産の原因

胎児(妊卵)側因子	• 染色体異常(三倍体, トリソミー, モノソミーなど) • 遺伝子病 • 先天的形態異常 • 胎児付属物(胎盤, 臍帯)の異常
母体側因子	• 子宮の異常(子宮奇形, 頸管無力症, 子宮筋腫など) • 感染症(子宮内感染, 細菌性腟症など) • 内分泌異常(甲状腺機能異常, 糖尿病, 副腎機能異常, 黄体機能不全など) • 自己免疫疾患 • 染色体異常 • その他(外傷, 放射線被曝, 薬剤, 精神疾患など)
男性側因子	染色体異常
夫婦間因子	血液型不適合(Rh 型)
原因不明	—

正常妊娠への回復が可能な状態。

②**稽留流産**　胎芽あるいは胎児が子宮内で死亡後，無症状で子宮内に停滞している状態。

③**進行流産**　胎児や付属物はまだ子宮外に排出されていないが，すでに子宮口が開大して子宮出血も増加し，妊娠の継続がもはや不可能な状態。

[4] **臨床的形式による分類**

①**感染流産**　流産経過中に子宮内感染がおこった状態。放置すれば敗血症に進展することがあり(敗血症性流産)，ショックや DIC にいたることもある。

②**習慣流産**　3 回以上自然流産を繰り返した状態。

症状と検査▶　性器出血と下腹部痛が主症状である。下腹部痛は子宮収縮による。流産が徐々に進行すればこれらの症状も増強し，胎児および付属物が排出されると軽減する。

診断に際しては妊娠反応(hCG 測定)と超音波検査による胎嚢，胎児心拍の有無の確認が必須である。

治療▶　妊娠継続の可能性がある切迫流産では，安静が第一選択の治療である。感染症が原因と考えられる場合には抗菌薬の投与が必要であり，**子宮頸管無力症**(子宮収縮を伴うことなく子宮頸管が熟化開大する)が原因の場合には子宮頸管縫縮術を行う必要がある。子宮頸管縫縮術には，内子宮口の高さで縫縮するシロッカー手術と，子宮腟部の高さで縫縮するマクドナルド手術がある。

切迫流産以外の流産，すなわち正常妊娠に復する可能性のない場合には，子宮内容の除去を行う。早期流産では，ラミナリア杆などを用いて子宮口を器械的に十分開大させたうえで，子宮内容除去術を行う。後期流産では，同様に子宮口の開大を行ったあとに，ゲメプロスト腟坐薬による陣痛誘発を行い，胎児ならびに付属物を娩出させる。処置後には子宮収縮薬・抗菌薬を投与する。

習慣流産患者については，その原因が多岐にわたるが，それぞれの原因に応じて治療を行う。

② 早産・切迫早産

妊娠22週0日以降36週6日までの期間内に分娩にいたった場合，**早産**と定義される。早産率はわが国をはじめ先進国では年々増加し，現在では6%をこえるようになっている。

切迫早産とは，子宮収縮や下腹部痛，性器出血，子宮口の開大傾向をみとめ，早産にいたる危険が高い場合をさす。

原因▶　早産には自然早産と人工早産があり，自然早産の原因としては，現症としては前期破水や子宮内感染（絨毛膜羊膜炎），多胎妊娠，羊水過多，絨毛膜下血腫，子宮頸管短縮などが，既往歴としては早産既往，円錐切除後などがある。このほか，子宮頸管無力症も主要な自然早産の原因である。

近年はとくに感染の関与が重要視され，細菌性腟症や子宮頸管炎の上行により絨毛膜羊膜炎が発症し，細菌が産生する多種類のタンパク質分解酵素により頸管が熟化し，子宮収縮が生じることが明らかになりつつある。

一方，人工早産は，なんらかの医学的理由により母体や胎児を早期に救命する必要が生じた場合に，医学的介入を行って早産させることをさす。

症状▶　症状は子宮収縮と下腹部痛，性器出血である。経腟超音波検査により子宮頸管の短縮がみられ，内診では子宮口の開大がみとめられる。絨毛膜羊膜炎などの子宮内感染の場合には，母体血中の白血球数やC反応性タンパク質（CRP）値の上昇，培養検査によるさまざまな病原菌の検出がみとめられる。

治療▶　切迫早産では，安静，子宮収縮抑制薬（リトドリン塩酸塩，硫酸マグネシウム水和物）投与，抗菌薬投与などが行われる。子宮頸管無力症では，子宮頸管縫縮術を行うことが多い。

1週間以内に妊娠34週未満の早産にいたる可能性が高い場合には，胎児肺におけるサーファクタント産生を促進させ，新生児呼吸窮迫症候群を防止するために，ステロイド薬（ベタメタゾン）を母体投与する。

明らかな絨毛膜羊膜炎を発症している場合や，破水をきたしている場合には，感染による胎児の状態の悪化を回避するために，早期の児の娩出を考慮することも多い。また，切迫早産類似の症状を示しながら胎児心拍パターンが異常を示す場合には，常位胎盤早期剝離の可能性があり，この場合には，緊急帝王切開分娩を行う。

③ 過期妊娠・過期産

妊娠42週0日以降の妊娠を**過期妊娠**とよび，妊娠42週以降に分娩となった

場合には**過期産**という。わが国での過期産の頻度は近年明らかに減少しており，現在では全分娩の2%未満である。この頻度は，欧米に比較してきわめて低い（アメリカでは約9%）。

　この理由としては，第一に，わが国と欧米の分娩予定日決定の方法が異なることがあげられる。分娩予定日は，最終月経開始日から14日後に排卵・受精したという前提で，最終月経開始日から計算して40週0日に相当する日と定義する。したがって，分娩予定日の確定にあたっては，最終月経開始日だけではなく，月経周期，基礎体温表，性交日，さらには超音波検査による胎児頭殿長（CRL）も参考にして修正が必要かを検討する。たとえば，月経周期が長く排卵時期が遅れている場合には，分娩予定日も遅らせる必要があるため，CRL計測値により修正を行う。

　わが国ではこのような分娩予定日の確認・修正が一般的であるが，欧米ではほとんど妊娠初期の超音波検査を行わず，最終月経開始日のみで分娩予定日を決定して修正を行わないことが多いため，見かけ上の過期妊娠の比率が増加することになる。

　わが国で過期妊娠が少ない第二の理由は，過期妊娠に伴う産科合併症（後述）を回避するために，妊娠42週未満で積極的な医学的介入を行い，分娩誘発を行っているためである。

原因▶　多くは原因不明である。哺乳動物では，胎仔の視床下部──下垂体──副腎系が重要な役割を果たし，これらの先天的な低形成が陣痛開始時期を遅らせることが知られているが，ヒトではこのような病態は無脳児や副腎低形成以外では明らかとはなっていない。

症状▶　胎盤機能の低下（胎盤機能不全）による胎児低酸素症や，巨大児による分娩時損傷，肩甲難産による児の損傷および産道の高度裂傷などの周産期合併症を発症するリスクが高くなり，帝王切開率が上昇する。

検査と治療▶　胎児の子宮内環境の評価が必要であり，ノンストレステスト（NST）や超音波検査が行われる。その結果，胎盤機能不全が疑われた場合には分娩誘発を行う。

F 異所性妊娠

　異所性妊娠とは，受精卵が子宮腔内以外の部位に着床し，発育した状態をさし，全妊娠の1〜2%程度の頻度に発症する。その部位により，卵管妊娠，卵巣妊娠，頸管妊娠，腹膜妊娠に大別されるが，98%は卵管妊娠である（▶図7-4）。また，hCGのみが陽性で着床部位が同定できない着床部位不明異所性妊娠や，

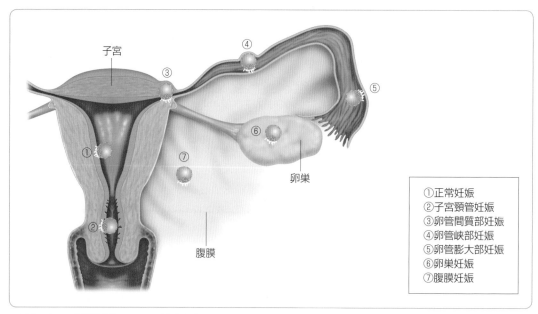

子宮

④

③

子宮

⑤

①

⑦

⑥

卵巣

②

腹膜

①正常妊娠
②子宮頸管妊娠
③卵管間質部妊娠
④卵管峡部妊娠
⑤卵管膨大部妊娠
⑥卵巣妊娠
⑦腹膜妊娠

▶図7-4　異所性妊娠における着床部位

子宮内外同時妊娠[1]も存在する。

　異所性妊娠の代表的症状は無月経に続く下腹部痛と性器出血であるが，症状のみでは流産との鑑別はつきがたい。ただ現在は，高感度妊娠検査薬(尿中hCG が 25 IU/L 前後で陽性となり，妊娠4週前後に相当する)と，高解像度経腟超音波診断装置により，たとえ無症状の異所性妊娠であっても比較的早い段階で診断が可能となっている。

　子宮腔外に胎嚢をみとめ，胎児心拍が確認できた場合には，異所性妊娠の診断は比較的容易であるが，このような症例はむしろまれで，妊娠反応は陽性であるが，経腟超音波検査にて子宮腔内に胎嚢が確認されないという状態がほとんどである。

　このような場合には，早期の正常妊娠，流産，異所性妊娠のいずれも可能性があり，数日〜1週間後に再度経腟超音波検査を行う必要がある。そのほかに異所性妊娠の診断のために行う検査としては，子宮内腔試験掻爬(初期流産の有無の診断)，ダグラス窩穿刺(腹腔内出血の有無の診断)，腹腔鏡検査(着床部位不明異所性妊娠の着床部位診断)などがある。

---

1) 子宮内外同時妊娠は自然妊娠では約 30,000 妊娠に1回程度のきわめてまれな病態であるが，生殖補助医療(ART)の普及によりリスクが増加している。胚移植は原則として1つに限るべきであるが，多数回の ART 治療を受けても妊娠にいたらない場合，まれに複数個の胚移植を受ける場合があり，子宮内外同時妊娠への注意が必要である。

● 卵管妊娠

原因は，卵管の受精卵輸送障害と考えられている。最近は性器クラミジアなどの骨盤内感染症や子宮内膜症の増加により，症例数が漸増している。

卵管妊娠のなかでは，卵管膨大部妊娠が70〜80％を占め，ついで卵管峡部妊娠が10〜20％，卵管間質部妊娠が2〜5％である。

卵管流産や卵管破裂にいたるまでは無症状のことがほとんどである。卵管流産とは，卵管内に着床した妊卵が着床部より剝離して卵管采に向けて押し出されることをいい，卵管膨大部妊娠に多くみられる。着床部からの出血は卵管から腹腔内さらにはダグラス窩に貯留する。初期であれば自然に止血することもある。一方，卵管破裂は，卵管峡部妊娠や卵管間質部妊娠に多く，着床部の管腔が狭小であるために容易に卵管漿膜に絨毛組織が到達して穿通し，大量出血をきたす。自然な止血は期待できず緊急手術が必要となる。

治療の原則はあくまでも手術療法であるが，hCG値が低いなどの条件によっては薬物療法（メトトレキサート〔MTX〕全身投与）や待機療法も考慮されることがある。卵管妊娠では卵管切除術もしくは卵管切開術が選択される。最近では腹腔鏡下手術を行う施設が増加している。卵管切除術，卵管切開術いずれの術式でも術後の妊孕性に差はないが，異所性妊娠の反復率が10〜15％存在する。

● 卵巣妊娠

受精卵が卵巣に着床して発育したものであり，症状は卵管妊娠と同様である。

● 腹膜妊娠

受精卵が直接腹膜に着床する場合（原発性）と，卵管妊娠や卵巣妊娠が一度流産したあとに胎児組織が腹膜上でさらに発育を続ける場合（続発性）に大別される。大部分は続発性である。まれに妊娠中期まで妊娠が継続し胎児がかなりの大きさになることもある。

● 頸管妊娠

受精卵が子宮頸管部で着床したものをさす。一度妊娠組織が剝離すると大量出血をおこし，通常の圧迫などでは止血困難であるため，容易にショック状態にいたる。最近は経腟超音波検査により早期から発見されるようになってきた。

特徴的な所見として，内診時に子宮頸部が異常に腫大して子宮は全体としてだるま状を呈する。

治療としては，妊娠した子宮頸部のみを摘出することは通常不可能であり，子宮動脈塞栓術，子宮摘出などが行われる。メトトレキサート全身あるいは局所投与による薬物療法が試みられることもある。

G ハイリスク妊婦の看護

　　医療の発達に伴い，以前では，妊娠・出産することが困難だった女性たちが，さまざまなリスクをかかえながら，妊娠・出産にのぞんでいる。このようなハイリスク妊婦の看護にあたっては，個々のリスク因子を把握し，妊娠早期からの健康管理に努め，より健康な状態で出産を迎えられるよう援助することが重要である。また，近年の社会状況の変化に伴い，妊婦はさまざまな心理・社会的なハイリスク因子や妊娠・出産に影響するストレスにもさらされている。保健相談などを通じて，情報収集を十分に行い，ハイリスクな状況をアセスメントし，妊婦の生活背景に応じた個別的な援助を行うことが重要である。

① 高年妊婦の看護

　　高年(齢)妊婦とは，35歳以上で出産を迎える妊婦をさし，45歳以上の場合は，超高齢産婦とよばれる。母の年齢別にみた出産割合では，近年は35歳以上の出産が3割を占め，今後も増加することが推測される。

リスク因子▶　高年妊婦においては従来より，卵子における遺伝子異常や染色体異常が生じる確率が高まることが知られている。また，加齢に伴い生理的機能が低下することから，妊娠の異常や，さまざまな合併症を有することも多い。初産婦である場合には，これに加えて子宮筋や骨盤底筋群の伸展がわるいというリスクがある。そのほかにも，不妊治療後の妊娠であることや，勤労妊婦であるというハイリスク要因をかかえていることも多い。

　　このことから，高年妊婦では，流産，早産，妊娠高血圧症候群，妊娠糖尿病，前置胎盤，常位胎盤早期剝離などに関するリスクが高い。また，分娩に関しては，微弱陣痛や分娩遷延，胎児機能不全の危険性が生じ，帝王切開率も高くなる。産褥期には血栓症も発症しやすい。ただし，いずれも，かなりの個人差があるため，個々の状況をふまえた援助が重要となる。

出生前診断に▶
関する援助　　高年妊婦の場合は，染色体異常を含む先天異常について不安をもっていることが多く，妊娠初期に出生前診断について質問を受ける機会もある。情報提供の方法によっては，検査をすすめているようにとられることもある。看護職者は，染色体異常や出生前診断，およびそれらに伴うさまざまなことがらについて注意深く，かたよりのない情報提供を行い，医師・カウンセラーとともに，夫婦で意思決定できるよう援助を行う。夫婦の意思決定後は，それを支持するよう援助する（▶14ページ，第2章B「遺伝相談」）。

妊娠中の援助▶　妊娠経過中は，とくに妊娠初期から，妊娠高血圧症候群をはじめとする合併症の予防と，生活習慣の調整に努める。あわせて，妊婦が出産に向けて体力を

養うといったことに留意しながら，出産準備を進められるよう支援する。また，母親学級・両親学級への積極的な参加を促す。自分より若い世代とも育児仲間となっていくためにも，それらの機会をいかせるよう援助する。勤労妊婦に対しては，労働における妊婦保護などの情報を提供し，利用できるように援助する。

② 若年妊婦の看護

リスク因子▶　年齢[1]や婚姻・家庭状況，就学状況などによってリスク状態は大きく異なる。15歳以下の場合は，軟産道をはじめとする生殖器の発達が未成熟であり，妊娠経過および分娩に異常をきたしやすい。15歳以上であれば，身体的にはあまり問題がないが，就学中であるなど，心理・社会的因子からみてハイリスク状態にあることが多い。

若年妊婦の特徴▶　若年者の場合は，予定外の妊娠であることが多く，自己同一性の獲得過程にあるため自我が未熟で，母親役割獲得過程が遅延しやすい。また，パートナーも未成年者である場合も多く，生活能力も低いため，妊娠期をより健康的に過ごすためのセルフケア能力が低い。さらには，妊娠に気づくのが遅くなってしまうことや，とまどいや心理的な負担および経済的な不安などから，産婦人科受診をためらうことがある。そのため，初診が遅れがちとなる。加えて，周囲のサポートが得られにくいと，定期健康診査も怠りがちとなる。

　　　若年妊婦においては，このような状況から，異常(妊娠高血圧症候群，早産，胎児発育不全など)の予防や，その早期発見・治療が困難であり，問題が生じやすい。また，性行動が乱れている場合は，性感染症を有している危険性もある。

家族への支援▶　このような状況にある若年者の妊娠・出産・育児には，家族，とくに実母からの支援が一層重要である。しかし，多くの場合は妊婦が未婚であり，家族も予想外のことに，ショック・動揺が大きくなりがちである。そのため，家族への支援も必要となる。父親・母親双方の家族を含めた援助を行い，そのうえで，妊婦に対する援助を行えるような指導・調整が必要である。

妊娠中の援助▶　予定外の妊娠では，妊娠継続か中絶かを意思決定するための援助が必要となる場合もある。妊娠を継続する場合には，母親役割獲得過程を促進する援助に努め，同時に，学業や経済的不安が軽減できるよう，地域の社会資源の活用を促したり，周囲のサポートが得られるよう助言する。また，妊婦がセルフケア能力を高めるよう，家族も含めて援助する。

---

1) 日本産科婦人科学会では思春期妊娠は20歳未満と定めているが，ハイリスク妊娠の基準として18歳以下であることをあげているものもある(▶382ページ)。このように，若年妊婦という分類には，年齢などによる定義はとくにない。

妊婦によっては，出産後の育児を望まない場合や，生活能力・環境に問題をもつ場合もある。このようなときは，乳児院などの施設・制度の利用なども視野に入れ，ケースワーカーを含めてよく話し合い，本人と子どもがともに幸せになる方策を検討する。

③ 肥満・過剰体重増加妊婦の看護

リスク因子▶　肥満および妊娠中の過剰な体重増加は，妊娠高血圧症候群や妊娠糖尿病，巨大児，軟産道通過困難，微弱陣痛，分娩遷延，胎児機能不全，弛緩出血などの，さまざまな異常の原因・誘因となる。

　肥満・過剰体重増加妊婦に対しては，リスクの説明を行い，食事や運動，生活習慣をあらためて見直し，適正な体重増加にとどめられるよう，運動と食事をバランスよく取り入れる方法を助言する。

妊娠中の援助▶　「妊産婦のための食生活指針」によると，肥満に区分される女性については，妊娠期間を通じた体重増加量に対して個別対応をとることになっている（▶120ページ，表3-12）。そのうえで注釈として，おおよそ5kgの増加を目安とし，著しくこえる場合には，ほかのリスクも考慮しながら，臨床的な状況をふまえ，個別に対応していくと記されている。あまりにも厳格な体重管理は，ときとして精神的な負担が大きくなり，途中で挫折し，逆に急激な体重増加をまねくこともある。妊娠期間を通して，ゆるやかな体重増加を目標とし，過剰なエネルギー摂取を控え，タンパク質を多く摂取し，ビタミン，無機質を十分に摂取できるよう心がけることが大切であり，このような食生活に関するセルフケアが継続できるよう支援する。

　さらに，ほかの合併症がなければ，適度な運動をすすめることも重要である。精神的な負担を軽減し，セルフケアを継続・向上できるよう支援するためには，食生活や運動などについて，妊婦と相談しながら，妊婦自身が達成可能な，具体的な目標を設定することが大切である。そして，それを達成・継続できていることを肯定的に評価するなどして妊婦の自己効力感を高め，セルフケアへの意欲も高めることが必要である。

④ 生殖補助医療（ART）後の妊婦の看護

　近年，生殖補助医療（ART）による妊娠・出産が急増し，2017年では全出生児の17人に1人がARTによる出生児となっている[1]。

1）石原理ほか：平成30年度倫理委員会　登録・調査小委員会報告（2017年分の体外受精・胚移植等の臨床実施成績および2019年7月における登録施設名），日本産科婦人科学会雑誌 71(11)：2509-2573，2019．

リスク因子▶ 不妊治療を受けて妊娠した女性については，自然流産・死産を恐れていることや，その恐れが出産後に続く親業へと影響することで[1]，母親になることの困難性が予測されている。とくに，ART 後の妊婦においては，母親役割獲得過程の困難性が高いことが明らかになっている。

ART 後の妊婦の▶ このような背景のなか，森ら[2]は ART 後の妊婦の母親役割獲得過程への看護
特徴 介入方法を開発した。ここでは，マーサー Mercer, R. T.[3] と同様に，妊娠期を母親役割獲得過程の予期的段階 anticipatory stage としてとらえている。すなわち，妊娠期は「母親としての自己を形成し，母親役割に関する知識を得たり習得したりすることによって母親としての準備を整える時期」と位置づけられる。

ARTによって妊娠した女性は，自分の妊娠を人工的な生殖ととらえ，流産・死産や児の異常へ強い不安をいだく。そして，予期的段階が円滑に進みづらく，出産・育児準備がとどこおることが多い。

このことは，妊婦が不妊やその治療経験を肯定的に受けとめられていないために，「不妊である自己」を統制できず，過度に拡大してしまうことで生じる。そのため，ART 後の妊婦では，流産や死産を恐れたり，「不妊である自己」が再燃して胎児異常を過度に心配したりする可能性が高い。そして，妊娠反応が陽性となり胎児心拍が確認できても，自分の妊娠を非常に不確実なものとして流産を恐れて過ごす。この状態が続くと自分なりの母親像の形成が遅れることにつながる。

ART 後の妊婦に▶ 以上のことから，ART 後の妊婦の看護においては，妊娠初期から妊婦に寄り
対する援助 添い，その不安や過度な摂生行動をありのままに受けとめて対応することが重要となる。

また，妊婦が自分に合った母親役割モデルを得て，子育ての準備をできるようになるための看護が必要となる。さらに，「不妊である自己」の拡大やその再燃を防ぐために，不妊であった経験や不妊治療経験を想起し統合する看護が妊娠期間を通して必要である[2]。

⑤ 合併症を有する妊婦の看護

1 心疾患

リスク因子▶ 心疾患合併妊娠は全妊娠例の 1〜2％ 程度にみられ，間接産科的死亡の主た

1) Bernstein, J. et al.: Effect of Previous Infertility on Maternal-fetal Attachment Coping Style, and Self-Concept During Pregnancy. *Journal of Women's Health*, 3(2)：125-133, 1994.
2) 森恵美ほか：高度生殖医療後の妊婦の母親役割獲得過程を促す看護介入プログラムの開発．日本母性看護学会誌 11(1)：19-26，2011.
3) Mercer, R. T.: A theoretical framework for studying factors that impact on the maternal role. *Nursing Research*, 30(1)：73-77, 1981.

る原因の1つである。ほかの合併症では，妊産婦死亡のリスクが高まるのは妊娠末期であるが，心疾患の場合は妊娠20週前や人工妊娠中絶時に死亡することもあるため，注意が必要である。

妊婦に心疾患がある場合，妊娠期に妊娠高血圧症候群や早産を合併しやすく，児に胎児発育不全や先天性心疾患をもたらすリスクが高い。また，妊娠高血圧症候群および感染は心不全の原因となりやすいため予防が重要である。

妊娠中の援助▶　心疾患を合併している妊婦の場合，産科・循環器科ともに通常より頻回な受診が必要となる。不整脈などの心疾患の症状や，胎児の発育状況によっては，入院が必要となることや，早期の妊娠中断・出産が決定されることもあるため，精神的支援も重要である[1]。また，心疾患は遺伝的要因を含むものもあるので，遺伝カウンセリングにつなげることも必要である。

妊娠期は，胎児の健康度を観察し，安静に努め，減塩および体重増加の予防を中心とする食事をとるなどの，健康管理ができるように援助を行う。

分娩に際しては，母体の血圧・心電図，胎児心拍数が連続でモニタリングされる。また，陣痛・努責緩和のため，硬膜外麻酔を使用することや，帝王切開による分娩が選択されることもある。これらの内容は妊娠期に機会をみて説明し，分娩時の不安の軽減をはかる。

2 糖代謝異常合併妊娠

リスク因子▶　糖尿病および妊娠糖尿病を有する妊婦の場合，糖尿病の悪化とさまざまな産科的母体合併症，妊娠・分娩にリスクが伴うだけでなく，胎児に合併症を引きおこすことが，問題点としてあげられる。また，出生後の新生児にも大きな影響を及ぼすことが特徴的である。妊娠糖尿病を発症しやすい因子として肥満・過剰体重増加・高齢・経産回数などがあり，早期から食事指導などの予防的援助と胎児異常への不安の軽減が必要である。

妊婦の心理▶　近年では，妊娠糖尿病と診断された女性の体験や管理に関する報告も多くなり，心理的状況についてもかなり明らかになってきている。診断の受けとめについても，診断基準が血糖値であることから，自覚症状がないなかで妊娠糖尿病と診断され，突然のことに驚き，非常に動揺し，受容が困難であることが報告されている。

その一方で，妊娠中の期間限定の疾患であるため受容しやすいという報告もある。しかし，期間限定という受けとめ方は，妊娠糖尿病を軽視することにもつながりかねない。

血糖コントロール▶　妊娠糖尿病は胎児・新生児の状態を左右するため，妊娠中の血糖コントロー

---

1) 日本循環器学会，日本産科婦人科学会，日本小児循環器学会，日本心臓血管外科学会，日本心臓病学会合同研究班報告：心疾患患者の妊娠・出産の適応，管理に関するガイドライン（2018年改訂版）.

ルが重要である。胎児への影響があるため，経口血糖降下薬は使用しない。血糖コントロールのためには，まず血糖自己測定と食事療法，運動療法が必要である。血糖自己測定では，毎食前，毎食後2時間と睡眠前の1日7回が求められることも少なくない。また，食事療法においては，妊娠糖尿病は血糖値の変動が大きくなりやすいため，4～6回の分割食が推奨される[1]。食事療法と運動療法だけでは不十分であると診断されれば，インスリンの自己注射が導入される。比較的短時間で，治療方針が決定されることとなる。

妊婦への援助▶　このように，適切な血糖コントロールのためには高いセルフケア能力が要求される。しかし，突然のことでもあり，妊娠糖尿病に対する受容や知識があいまいなままでは，妊婦自身が血糖コントロールに取り組むことは困難である。

　そのため，妊婦の疾患に対する思いや，食事療法や自己注射療法などへの妊婦の思いの表出を促し，受けとめることで，治療への意欲を高めるなどの精神的援助を行うことが重要である。

　さらに，分娩中・分娩後は，食事量・活動量も変化することにより，インスリンの必要量も変動する。また，産褥期において，母乳栄養を行うか否かによって，栄養摂取量や血糖コントロールの方法も異なる。妊娠中から産後1年間を見通した長期的な視点に立ち，血糖コントロールを含めたセルフケアについて妊婦とともに検討し，援助しなければならない。

3　子宮筋腫

リスク因子▶　近年，妊婦が高年齢化していることと関連して，子宮筋腫合併妊婦が増加している。子宮筋腫は妊娠中に増大しやすく，ときに増大・変性して疼痛や発熱をきたすことがある。また，流・早産や，前期破水の原因となることや，子宮筋腫の部位によっては胎位異常や分娩時の胎児通過障害の原因になることがある。さらには，分娩時の微弱陣痛や，分娩後は弛緩出血や子宮復古不全，強い後陣痛などの産科合併症をおこしやすい。

　妊娠中は，子宮筋腫の大きさ・形状の変化・位置を観察し，保存的療法が行われることが多い。分娩後は子宮収縮促進に努める。また，子宮筋腫の部位によっては子宮底の確認を誤ることがあるので注意しなければならない。

⑥ 妊娠高血圧症候群妊婦の看護

リスク因子▶　妊娠高血圧症候群（▶402ページ）およびその重症化は，母児ともに生命にかかわるリスクとなり，医学的管理とともに精神的な援助が必要となる。看護職者はまず，既往疾患，家族歴，肥満・過剰体重増加など，妊娠高血圧症候群のリ

---

1) 福井トシ子・井本寛子編著：助産師のための妊娠糖尿病ケア実践ガイド．医歯薬出版，2019.

スク因子の有無を把握し，予防的に肥満防止に向けた食事・生活指導を行う。

外来において高血圧がみとめられたときは，白衣高血圧の可能性もあるため，家庭血圧測定の方法を説明し，実施するよう支援する。白衣高血圧は診察室血圧において高血圧であるが，家庭での測定等では正常を示す状態である。しかし，白衣高血圧妊婦は妊娠高血圧症候群に移行するリスクがあるので，継続的な観察と援助が必要である。なお，家庭血圧値が 135/85mmHg 以上は，高血圧と判断するとされている。

妊娠高血圧症候群▶
の管理　軽症妊娠高血圧の場合は，家庭血圧測定を継続しつつ外来で管理するが，重症妊娠高血圧もしくは妊娠高血圧腎症となった場合は入院管理が必要となる。この場合には，母児の観察と安静，薬物療法が基本となる。妊婦の血圧・体重・尿量などを定期的に観察し，子癇の前駆的症状である眼症状（眼華閃発など），脳症状（頭痛など），消化器症状（吐きけ・嘔吐など）の有無の観察を行う。そのほかにも，肝機能や腎機能および血液凝固検査が行われ，健康状態が診断される。胎児に関しては，超音波検査や NST，胎児機能検査によって発育・健康状態が診断され，分娩時期や分娩様式の検討が行われる。

また，血圧コントロールのため降圧薬が使用されることもあり，過度の血圧低下や子宮胎盤血流量の減少による胎児心拍数の低下に注意が必要である。さらに，子癇と思われる症状をみとめたときは，適切な抗痙攣治療と高血圧治療に加え，脳卒中などの他疾患との鑑別診断のための検査などが行われるので，すみやかに対応することが求められる。

産後は高血圧，タンパク尿などの症状は自然に消失していくが，重症例ではこれらが 1 か月くらい持続することもあり，分娩後にも子癇発作などが生じることがある。

妊娠中の安静▶　高度な安静を求められることはあまりないが，子癇発作の危険性がある場合には，高い安静度が求められ，痙攣発作を誘発する光や音の刺激を軽減するための環境整備も必要となる。

看護▶　妊婦はみずからの高血圧が，母児ともに生命の危機をまねく可能性があること，セルフケアが重症化や子癇の予防に大切であることを適切に理解する必要がある。そこで，妊婦が自身の病状をどのように理解しているかの確認と，重症化や母児の生命への不安，入院などによるストレスを軽減するような看護が重要である。

⑦ 切迫流・早産の妊婦の看護

妊娠 12 週未満の切迫流産の場合は，その原因が胎児異常であることが多く，自宅安静のみで様子をみることが一般的である。妊娠 12 週〜22 週未満の切迫流産および，切迫早産（22 週〜37 週未満）の場合は，できるだけ妊娠を継続することを目的として治療が行われる。ただし，妊娠を継続しても胎児の発育が

望めない，または胎児の健康状態を悪化させるような状況である場合，分娩誘発や帝王切開が検討される。

治療▶　早産の徴候として，子宮収縮の程度，子宮頸管の開大および展退，出血の有無，破水の有無を把握し，胎児の健康度などから治療方針が決定される。治療では，主として安静が指示され，子宮収縮抑制薬が投与される。看護職者は，早産の徴候および子宮収縮抑制薬の副作用の有無と程度を観察しつつ，安静度の範囲内で，できるだけ快適に過ごせるように，日常生活への援助を行う。

努責の予防▶　排便時の努責により早産を誘発するおそれがある。床上安静を必要とする場合，便秘になりやすいので，食事内容を工夫するなどで便秘予防をはかることが大切である。さらに高い安静度を必要とするときは，排便が床上やベッドサイドのポータブルトイレで行われることもあるので，排便時のプライバシー保持への配慮が必要である。

安静への援助▶　切迫早産の原因として絨毛膜感染がある。そのため，安静時も清潔保持に留意し，腟からの上行性感染の発生や悪化を避けなければならない。長期間の臥床が必要とされる場合，四肢などの筋力低下や肺活量低下および血栓症のリスクも高まるため，状態に応じて床上で下肢の運動を行うことも効果的である。さらに，安静のため行動制限を余儀なくされる妊婦に対しては，環境整備に留意し，なるべく快適に入院生活を過ごせるよう，援助が必要である。

　切迫早産で入院加療する妊婦に対して精神的援助はとくに重要である。突然の入院であることによるショックや，胎児・切迫早産症状・予後に関する不確かさによる不安，胎児に対する自責の念，残してきた家族への不安，入院による行動制限の苦痛など，心理・社会的側面における問題点は多い。心理・社会的側面の問題が大きくなれば，安静などの必要な治療が確保できないことも生じる。

　日常生活援助を行うなかで，訴えを傾聴し，適切な情報を提供し，少しずつでも自己の状況をコントロールできる感覚が得られるよう援助していくことが重要である。また，安静にしている妊婦に対しても，出産や育児に対する心構えや，胎児への愛着を促すことを通して，母となる心の準備ができるよう援助する。

⑧ 多胎妊婦の看護

リスク因子▶　多胎は母児ともに負担が大きく，さまざまな合併症を引きおこす危険性が高い。さらに出産後も，育児の困難さがあり，児童虐待のハイリスク因子ともいわれている。

精神的援助▶　多胎妊娠の診断時には，単胎妊娠と比べて妊婦が驚きや否定的感情をいだくことが多く，妊娠経過を含め，多くの不確かさ，不安を感じることになる。これらの訴えを傾聴するとともに，「双子の親の会」などのサポートグループに

関する情報も含めて適切な情報を提供し，援助していくことが重要である。多胎妊娠では，妊娠高血圧症候群や貧血などの合併症も引きおこしやすく，食事指導・体重管理も必要となる。

出産・育児準備の▶
ための援助
　また，多胎妊娠の場合は早産例も多いため，出産・育児準備は早い時期から行うことが望まれる。しかし，不妊治療後の妊婦の場合，流産や早産への恐れからか，出産・育児準備が遅れる傾向がある。その心情を理解し，無理じいはせず，現在の状況を説明し，夫や家族の協力を得て少しずつ準備が進められるよう援助する。そして妊娠中から胎児1人ひとりに対して愛着を形成することを促すことも重要である。

⑨ その他の問題をもつ妊婦の看護

未婚妊婦▶
　家族に対する意識が多様化し，婚姻の形態もさまざまとなっている。夫婦別姓が法律上認められていないために入籍はせず，「事実婚」という形態を選択しているカップルや，妊娠したら入籍しようと計画しているカップル，結婚はしたくないが子どもが欲しかったという女性もいる。一方で，まったく予定外に妊娠したり，結婚の希望があるのにパートナーが希望していない場合もある。

　このように，入籍していない「未婚」という背景は多様である。そのような個々の状況を看護職者は十分に把握する必要がある。父親が確定されず，出産後も1人で育てていこうとしている場合は，経済的問題が生じやすく，同時に産褥期の支援者も得られないことが多い。

　これらの問題は，妊婦の精神的な不安定さをもたらすとともに，健康診査が適切に受けられなかったり，必要時に休息がとれなかったりという状況をもたらし，身体的なリスクにもつながる。

　妊娠期より，産褥期の生活・育児までを見通し，社会資源の情報を対象者の状況に合わせて提供し，女性自身が活用できるよう，支援することが重要である。

再婚家族（ステッ▶
プファミリー）
　離婚率の増加に伴い，子どもを連れての再婚もめずらしいことではなくなった。そして，その新しい夫婦に，新たな子どもが誕生することも増えている。このような家族は，家族の発達段階を再度ふみなおすように，家族内役割の再調整を必要としており，児童虐待のリスクの高い家族と考えられている。周産期の看護として特別なものが必要であるとはいえないが，それぞれの家族員がより円滑に役割移行ができるよう，各家族員の状況を十分に把握し，アセスメントした結果をふまえて，必要な援助を提供する必要がある。

Ⅱ 分娩の異常と看護

　　分娩経過は，① 産道，② 娩出力，③ 娩出物(胎児ならびに付属物)の相互関係により規定される(▶185ページ)。これらの異常が単独あるいは合併して存在する場合に，分娩は正常な経過から逸脱し，異常分娩をきたす。

A 産道の異常

　　産道の異常には，骨盤骨で形成されている骨産道の異常と，その内側にあたる軟産道の異常がある。

① 骨産道の異常

1 児頭骨盤不均衡(CPD)

　　児頭と骨盤の大きさに不均衡があり，分娩進行が妨げられる状態を児頭骨盤不均衡 cephalopelvic disproportion(CPD)という。以下のような場合に CPD を疑う。

(1) 母体の身長が 150 cm 以下の場合。

(2) 既往歴などから骨盤の変形が疑われる場合。

(3) 既往分娩歴に遷延分娩，吸引・鉗子分娩，帝王切開などがあり，その原因として CPD が疑われる場合。

(4) 骨盤位の場合。

(5) 超音波検査などで巨大児が疑われたり，子宮筋腫などの骨盤内腫瘍をみとめる場合。

(6) 初産婦で妊娠 38 週以降になっても児頭が骨盤内に嵌入せず，浮動をみとめる場合，またはザイツ法陽性の場合(▶図7-5-b)。

(7) 陣痛開始後，長時間にわたり児頭が下降しない場合。

病態と原因 ▶　　CPD の病態と原因は表 7-12 のようになる。

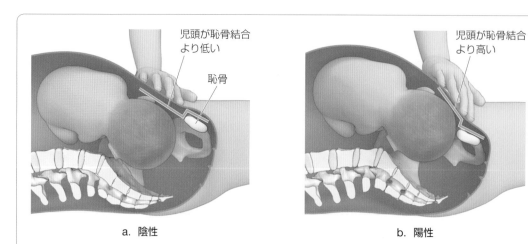

児頭が恥骨結合より低い

恥骨

児頭が恥骨結合より高い

a. 陰性

b. 陽性

CPDを診断するための手技で，母体を仰臥位にして腹壁上から触診する。児頭が恥骨結合より高い場合を陽性と判定する。

▶図7-5　ザイツ法

▶表7-12　CPDの原因と病態

	CPDなし	CPDあり	
原因	—	狭骨盤など	巨大児，水頭症など
児頭と骨盤の関係	正常	骨盤が小さい（児頭は正常）	児頭が大きい（骨盤は正常）
産科学的真結合線から児頭大横径を引いた値	1.5 cm 以上	1.0 cm 未満	1.0 cm 未満

骨盤X線計測▶　骨盤の大きさや形状は，**骨盤X線計測**によって正確に計測することができる。骨盤X線計測には，側面撮影法（グートマン Guthmann 法）と骨盤入口撮影法（マルチウス Martius 法）がある（▶図7-6）。

　　CPDを疑う場合，骨盤X線計測により骨盤の大きさを評価する。また，**産科学的真結合線**（▶図7-6および189ページ）を測定し，超音波検査で測定した児頭大横径（BPD）との差を計算することでCPDの予測を行う。ただし，骨盤X線計測によるCPDの予測は完全ではない。また，胎児被曝があるため必要最小限に行われるべきであり，近年では施行数は減少している。とくに分娩中には骨盤X線計測は行わず，内診・外診所見で判断するのが一般的である。

管理▶　CPDを疑った場合，図7-7のように管理し，対応する。

　　具体的には，まず骨盤X線計測で産科学的真結合線を，胎児超音波検査で児頭大横径を測定し，差を求める。差が1.0 cm未満の場合「CPDあり」として対応する。1.0〜1.5 cmの場合「CPD疑い」として，試験分娩[1]を行う。陣

1）経腟分娩が可能であるか判断をするため，帝王切開の準備をして経腟分娩を試みること。

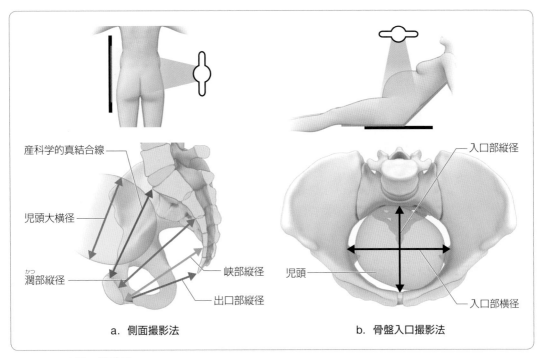

▶図 7-6　骨盤 X 線計測

a．側面撮影法

産科学的真結合線

児頭大横径

_{かつ}
潤部縦径

峡部縦径

出口部縦径

b．骨盤入口撮影法

入口部縦径

児頭

入口部横径

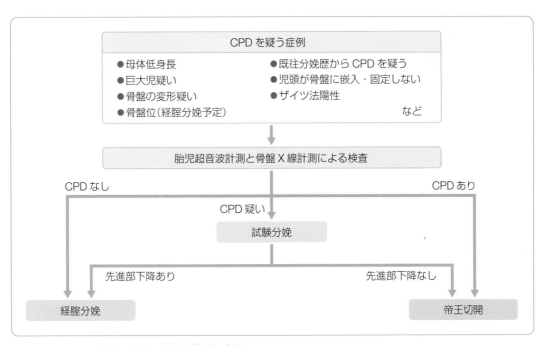

▶図 7-7　CPD を疑う症例に対する管理・対応

CPD を疑う症例

● 母体低身長　　　　　● 既往分娩歴から CPD を疑う
● 巨大児疑い　　　　　● 児頭が骨盤に嵌入・固定しない
● 骨盤の変形疑い　　　● ザイツ法陽性
● 骨盤位（経腟分娩予定）　　　　　　　　　　など

胎児超音波計測と骨盤 X 線計測による検査

CPD なし　　　　　　　　　　　　　　　CPD あり

CPD 疑い

試験分娩

先進部下降あり　　　　　　　　先進部下降なし

経腟分娩　　　　　　　　　　　　帝王切開

痛発来後も胎児先進部(頭位の場合は児頭)が下降しなかったり，胎児機能不全や切迫子宮破裂徴候などがみられたりする場合は，ただちに帝王切開に切りかえる。1.5 cm 以上の場合は「CPD なし」として対応するが，分娩経過が順調とは限らないため注意する。

2 狭骨盤

日本産科婦人科学会では骨盤X線計測における基準値を表7-13 のように設定している。狭骨盤は，産科学的真結合線が9.5 cm 未満となる，または，入口横径が10.5 cm 未満の場合と定義されている。前述のように CPD がおこりやすく，妊娠・分娩管理にあたっては注意が必要である。

② 軟産道の異常

● 軟産道強靱

子宮下部(峡部)・頸管・腟・会陰部からなる軟産道が，分娩進行を妨げるほど狭窄していたり，伸展性が不足していたりする状態を**軟産道強靱**という。軟産道強靱の診断は，内診所見や分娩進行所見などの主観的な判断によるため，定義は明確ではない。表7-14 のような原因や対策が考えられる。

▶表7-13　骨盤X線計測における基準値

	狭骨盤	比較的狭骨盤	正常骨盤	平均値
産科学的真結合線	9.5 cm 未満	9.5〜10.5 cm 未満	10.5〜12.5 cm	11.5 cm
入口横径	10.5 cm 未満	10.5〜11.5 cm 未満	11.5〜13.0 cm	12.3 cm
外結合線(参考)	18.0 cm 未満	—	18.0〜20.0 cm	19.3 cm

（日本産科婦人科学会，1986 による）

▶表7-14　軟産道強靱の原因と対策

	器質的原因		機能的原因
	腫瘍	瘢痕	頸管熟化不全
疾患・状態	子宮下部の筋腫 腺筋症　など	子宮頸部円錐切除術後 子宮頸管縫縮術後　など	高年初産婦　など
対策	帝王切開	ラミナリア桿の使用 メトロイリンテルの挿入 卵膜剝離 プロスタグランジン製剤の投与 帝王切開　など	

B 娩出力の異常

　娩出力は，陣痛(子宮収縮)と腹圧によって構成される。それぞれの異常について以下に示す。

① 陣痛の異常

　陣痛の異常には，微弱陣痛と過強陣痛がある。

1 微弱陣痛

　陣痛が弱すぎるため，分娩が進行しない状態を微弱陣痛という。子宮内圧，陣痛周期，持続時間のうち1つ以上が基準(▶187ページ，表4-1，2)を満たすとき，診断される。

分類▶　微弱陣痛はあらわれる時期によって以下のように分類される。

　[1] 原発性微弱陣痛　分娩の初期から陣痛の弱いものをいう。

　[2] 続発性微弱陣痛　最初は正常だった陣痛が，分娩経過中に微弱になったものをいう。

原因▶　微弱陣痛の本質的な原因は明らかではないが，以下のような要因がある場合に発症しやすい。

　(1) 疲労や衰弱，不安などの全身性因子

　(2) 先天性子宮形態異常や子宮筋腫，帝王切開や筋腫核出術による子宮筋菲薄化などの局所的因子

　(3) 羊水過多や多胎，巨大児を原因とする子宮筋の過伸展

　(4) 胎位・胎勢の異常などにより，胎児先進部が子宮頸神経叢を刺激できない場合

　(5) CPD や軟産道強靱による分娩進行の阻害に引きつづいておこる，子宮筋の疲労

　(6) 無痛分娩などで行われる産科麻酔

分娩経過に及ぼす▶　微弱陣痛は分娩経過に対し以下のような影響を及ぼす。
影響

　[1] 分娩第1期　破水前ならば母児への影響は少ないが，前期破水や早期破水を伴う微弱陣痛では分娩が遷延し，子宮内感染をまねくおそれがある。

　[2] 分娩第2期　長時間にわたり胎児や軟産道が圧迫されるため，母児にさまざまな障害が発生しうる。胎児は，血行障害などのために胎児機能不全に陥りやすい。また，産婦は分娩後に排尿障害をおこすこともある。

　[3] 分娩第3期　胎盤の娩出の遅れにより，弛緩出血をおこす可能性がある。

管理・対応▶　以下のように対応を行い，微弱陣痛を引きおこす要因をできるだけ排除・軽

減する。

[1] **全身性因子への対応**　① 休養のための待機，② バイタルサイン・CTG による感染徴候などの確認，③ 経口水分摂取または輸液による脱水の補正を行う。

[2] **局所的因子などへの対応**　CPD や切迫子宮破裂徴候などがないことを確認し，子宮収縮薬を投与する。

[3] **CPDへの対応**　微弱陣痛の原因として CPD を疑う場合，帝王切開を行う。

[4] **胎児機能不全・分娩停止への対応**　児頭下降度に従い，吸引・鉗子分娩や帝王切開を行う。

2 過強陣痛

　陣痛が強くなりすぎ，産婦と胎児に多大な負担がかかる状態を**過強陣痛**という。子宮内圧，陣痛周期，持続時間のうち 1 つ以上が基準（▶187ページ，表4-1, 2)を満たすとき，診断される。

原因▶　過強陣痛の原因には以下のようなものがあげられる。大半は子宮収縮薬の不適切な使用が原因である。

(1) 子宮収縮薬の過剰投与または誤用

(2) 狭骨盤や軟産道強靭，胎位・胎勢の異常などによる，産道の抵抗の増大

(3) 精神的・神経的原因や体質

分娩経過に及ぼす▶
　　　影響
　産道抵抗の大きさにより，以下のような影響が生じる。

[1] **産道抵抗が小さい場合**　急速に分娩が進行し，軟産道の裂傷をおこしやすくなる。

[2] **産道抵抗が大きい場合**　バンドル収縮輪などの切迫子宮破裂徴候をみとめ，子宮破裂をきたすことがある（▶446ページ）。また，胎児は，過度の子宮収縮に伴う低酸素状態により，胎児機能不全になりやすい。子宮筋の疲労により微弱陣痛に移行することも多い。新生児では産瘤・頭血腫を伴うことが多く，頭蓋内出血がみられることもある。

管理・対応▶　過強陣痛へは以下のように管理・対応を行う。

[1] **子宮収縮薬の中止**　投与をただちに中止する。

[2] **酸素投与**　母体への酸素投与を行う。

[3] **子宮収縮抑制薬の投与と体位変換**　必要に応じて，リトドリン塩酸塩などの子宮収縮抑制薬や，鎮静薬を投与する。また，側臥位へと体位変換を行う。

[4] **急速遂娩**　重篤な胎児機能不全や切迫子宮破裂徴候をみとめた場合は，急速遂娩を行う。急速遂娩とは，ただちに胎児を娩出し，短時間で分娩を終了させる緊急回避手段である。

② 腹圧の異常

　　　　　腹圧微弱とは，分娩第2期に，腹筋などの力が弱く，十分な腹圧(努責)を加えることができない状態をいう。

原因▶　　腹圧微弱の原因として，以下が考えられる。

(1) 腹筋の伸展などによる筋力の低下

(2) 母体の疲労

(3) 無痛分娩

管理・対応▶　　腹圧微弱に対しては以下のように対応を行う。

　　　　　[1] 吸引分娩・鉗子分娩　適応と要約(必要条件)をまもることが重要である(▶460ページ)。

　　　　　[2] 子宮底圧迫法　子宮底圧迫法については，① 胎盤循環の悪化，② 産道裂傷，③ 子宮破裂，④ 母体内臓損傷などが報告されているため，安易に行ってはならない。

C｜胎児の異常による分娩障害

　　　　　分娩に障害をきたす胎児の異常には，発育および形態の異常，胎位の異常，胎勢・回旋の異常などがある。

① 発育および形態の異常

1 巨大児

　　　　　奇形などの肉眼的異常がなく，出生体重が4,000 g以上の児を**巨大児**という。

原因▶　　巨大児の原因(危険因子)には下記のものがある。

(1) 妊娠糖尿病(GDM)(▶384ページ)，糖尿病合併妊娠などの糖代謝異常合併妊娠

(2) 過期妊娠

(3) 母体の肥満や，両親の一方または両方の体格が大きい，多産婦，巨大児分娩既往など

分娩経過に及ぼす▶
影響　　巨大児が母体と新生児に及ぼす影響には，以下のものがある。

　　　　　[1] 母体側　児頭骨盤不均衡・微弱陣痛・腹圧微弱などによる分娩障害や，軟産道裂傷・弛緩出血などによる分娩時異常出血をおこしやすくなる。

　　　　　[2] 新生児側　肩甲難産による新生児外傷・新生児仮死や，新生児低血糖をおこしやすくなる。

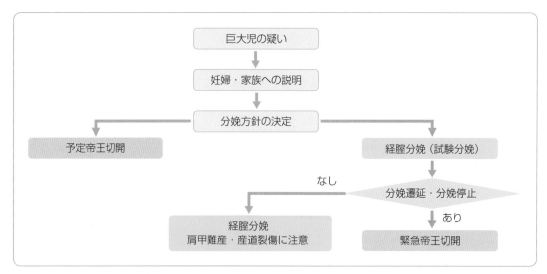

▶図7-8 巨大児を疑う場合の分娩管理・対応

管理・対応▶ 　母児への悪影響を回避するために，以下のような対応を行う。

　[1]**検査**　巨大児・肩甲難産の既往がある場合や，妊娠中にHFD児であることが疑われる場合は，妊娠糖尿病を疑って検査を行う。

　[2]**分娩方針の決定**　巨大児が疑われる場合，妊婦・家族に対して，①巨大児の正確な診断は困難であること，②肩甲難産などの異常分娩を正確に予測することはさらに困難であることを説明し，分娩方針を決定する(▶図7-8)。妊娠39週未満での分娩誘発も考慮される。

　[3]**経口ブドウ糖負荷試験**　妊娠中の耐糖能検査が正常であった，もしくは検査を施行されていなかった場合に，巨大児あるいは肩甲難産だった場合，分娩6～12週後の産婦に75g経口ブドウ糖負荷試験(OGTT)をすすめる。

● 肩甲難産

　児頭が娩出されたあと，児の肩甲が恥骨結合に引っかかり，軽い牽引では娩出させられない状態になることを**肩甲難産**という。巨大児の経腟分娩では肩甲難産の危険性が高い。ただし，体重が正常範囲の児で肩甲難産がおこることも少なくない。

　児頭の無理な牽引により，エルブ麻痺やクルンプケ麻痺などの腕神経叢麻痺や，上腕・鎖骨骨折をおこすことがある。また，分娩が遷延することにより，新生児仮死や低酸素性虚血性脳症，新生児死亡をおこすことがある。

　児頭の無理な牽引を防ぐため，マックロバーツMcRoberts体位をとり，恥骨結合上縁部圧迫法を適宜併用する(▶図7-9)。子宮底圧迫法は禁忌である。

2 低出生体重児

　低出生体重児には，早産を原因とするものと胎児発育不全を原因とするもの

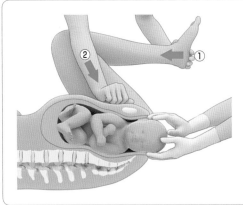

① 助手(医師,看護師または助産師)2 名が産婦の両下腿を把持して,膝を産婦の腹部に近づけるように大腿を強く屈曲させる。助手がいなければ,産婦自身が両大腿を抱えてこの体位をとるように指示する。
② 恥骨結合上縁部に触れる児の前在肩甲を斜め 45 度下方に押す。

▶図 7-9 マックロバーツ体位と恥骨結合上縁部圧迫法

がある。分娩経過への影響は少ないとされるが,児の未熟性や予備能の低下のため分娩中に胎児機能不全をおこしやすい。胎児機能不全は予後に長期にわたり悪影響をおよぼすことが多いため,厳重な周産期管理が必要である。

3 形態の異常

水頭症や髄膜瘤,臍帯ヘルニア,腫瘍などによる胎児の形態の異常も,分娩障害の原因となりうる。胎児の形態の異常がある際は,分娩障害や胎児の損傷を防ぐために,帝王切開が必要となる場合が多い。

② 胎位の異常

胎位とは胎児の縦軸と子宮の縦軸との位置関係をいう(▶104 ページ)。両者が一致する場合を縦位といい,一致せず交差する場合は,その程度により横位,斜位という。縦位は,胎児の先進部によって頭位と骨盤位に分けられる。頭位以外は胎位の異常である。

1 骨盤位

骨盤位とは縦位のうち,胎児の先進部が下半身である状態をいう。妊娠 28 週以前では約 30% が骨盤位であるが,その後,胎児の自己回転によりしだいに減少し,正期産での骨盤位の頻度は 3〜6% である。

分類と原因▶ 骨盤位は,分娩時における先進部の状態により,殿位,足位,膝位に分類される(▶図 7-10)。そのうち,殿位が 70%,足位が 30% を占め,膝位は 1% 程度である。

骨盤位は,胎児の自己回転が妨げられることによるとされ,母体側と胎児側の原因がある(▶表 7-15)。しかし,多くは原因不明である。

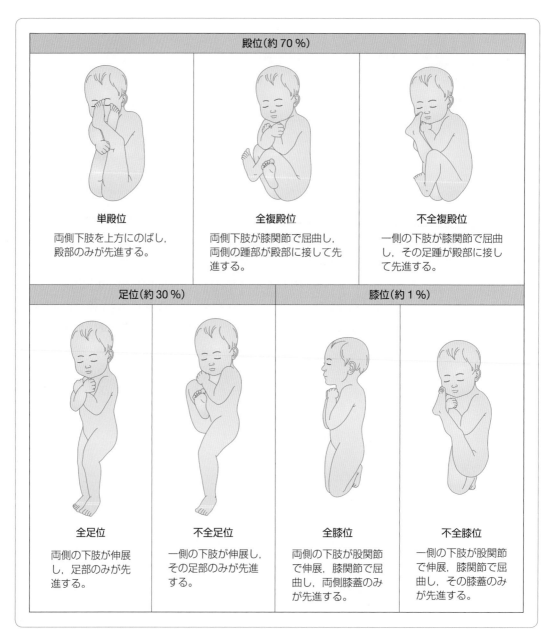

殿位(約70%)		
単殿位	全複殿位	不全複殿位
両側下肢を上方にのばし，殿部のみが先進する。	両側下肢が膝関節で屈曲し，両側の踵部が殿部に接して先進する。	一側の下肢が膝関節で屈曲し，その足踵が殿部に接して先進する。

足位(約30%)		膝位(約1%)	
全足位	不全足位	全膝位	不全膝位
両側の下肢が伸展し，足部のみが先進する。	一側の下肢が伸展し，その足部のみが先進する。	両側の下肢が股関節で伸展，膝関節で屈曲し，両側膝蓋のみが先進する。	一側の下肢が股関節で伸展，膝関節で屈曲し，その膝蓋のみが先進する。

▶図 7-10　骨盤位の分類

分娩経過に及ぼす▶
　　　　影響

　骨盤位の経腟分娩では，前期破水や早期破水，臍帯の圧迫・下垂・脱出，遷延分娩をおこしやすい。

　[1] **前期・早期破水**　殿部は頭部と比べてやわらかく，子宮内壁と十分に密着できない。そのため，陣痛による圧が前羊水(▶192ページ)へ直接かかり，破水しやすくなる。破水によって羊水がなくなると，臍帯圧迫・臍帯脱出をおこしやすくなる。

　[2] **臍帯の圧迫・下垂・脱出**　殿部が児頭より先進することによって，臍帯が

▶表7-15　骨盤位の原因

母体側の原因		胎児側の原因	
子宮の形態異常	子宮筋腫・子宮奇形	胎児奇形	水頭症・無脳症
胎盤異常	前置胎盤・低置胎盤		
その他	狭骨盤	その他	早産・低出生体重児 多胎妊娠 羊水過多

児頭や子宮頸管によって圧迫されやすい。また，殿部は頭部に比べて子宮内壁と十分に密着できないため，破水前の時点ですきまから臍帯が胎胞内へ下垂することや，破水後に脱出してしまうことがある。

[3] **遷延分娩**　頭位では児頭が子宮頸部を圧迫刺激することにより陣痛が誘発・増強されるが，骨盤位ではそのような圧迫刺激が得られにくいため，微弱陣痛となり，分娩が遷延する。

管理・対応▶　骨盤位では，母児の状態や各施設の診療体制に応じて対応を行う。

[1] **分娩様式の決定**　妊娠36週になっても殿位である場合，経腟分娩か帝王切開かを決定する。足位・膝位の場合は帝王切開となる。経腟分娩を試みる場合，以下のような条件が必要となる。① 骨盤位牽出術への十分な技術を有するスタッフが常駐している，② 妊婦に経腟分娩の有益性と危険性について説明し，緊急帝王切開についても有益性と危険性について説明し，文書で同意を取得する，③ 低出生体重児・早産・CPD やこれらを疑う所見がない。

　一般に，殿位以外の骨盤位では，臍帯脱出や胎児機能不全のリスクがきわめて高いため，試験分娩（▶424ページ，脚注）を行わずに予定帝王切開を考慮する。骨盤位はすべて予定帝王切開としている施設も多い。

[2] **外回転術**　妊娠36週以降を目安として子宮収縮抑制薬を投与しながら，子宮内の胎児を腹壁上から用手的に回転させて胎位をかえる**外回転術**が試みられることもある（▶462ページ，Column「外回転術」）。

　また，自然回転促進法として妊婦に胸膝位や側臥位などの体位をとることを指導する場合もある。しかし，その有効性は実証されておらず，近年施行されなくなってきている。

2 横位・斜位

　斜位は，陣痛開始後に頭位・骨盤位・横位のいずれかに変化する。そのため，ここでは横位について述べる（▶図7-11-a）。

横位の原因▶
（危険因子）　子宮筋腫や子宮奇形，前置胎盤，狭骨盤，羊水過多，腹壁の弛緩した多産婦などが横位の原因となる。

分娩経過に及ぼす▶
影響　横位・斜位の多くは，妊娠や分娩の過程で胎児の自然回転がおこり，頭位または骨盤位に変化する。自然回転がおこらずに分娩が進行すると，肩甲のどち

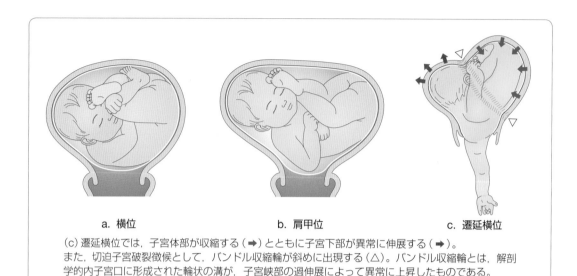

a. 横位　　　　　　　　　b. 肩甲位　　　　　　　　c. 遷延横位

(c) 遷延横位では，子宮体部が収縮する（➡）とともに子宮下部が異常に伸展する（➡）。
また，切迫子宮破裂徴候として，バンドル収縮輪が斜めに出現する（△）。バンドル収縮輪とは，解剖
学的内子宮口に形成された輪状の溝が，子宮峡部の過伸展によって異常に上昇したものである。

▶図 7-11　横位・肩甲位・遷延横位

らかが先進し，肩甲位となる（▶図 7-11-b）。

　　肩甲位では先進部の固定が不十分であるため，早期破水や，上肢や臍帯の脱出をおこしやすい。肩甲位の分娩がそのまま進むと遷延横位となる（▶図 7-11-c）。遷延横位では，子宮下部の異常伸展による分娩停止や，胎児機能不全，子宮破裂をおこす可能性が高い。

管理・対応▶　　分娩時の胎位を厳重に経過観察し，肩甲位や遷延横位をみとめた場合には緊急帝王切開を行う。子宮収縮抑制薬を併用することが多い。

③ 胎勢・回旋の異常

　　回旋異常のうち，第 1 回旋（▶193 ページ）が正常に行われなかった状態を**胎勢異常**といい，第 2 回旋が正常に行われなかった状態を狭義の**回旋異常**という。広義の回旋異常には，第 1 回旋の異常も含まれる。

1 胎勢異常

胎勢異常の分類▶　　第 1 回旋における児頭の前方への屈曲が不十分なため，胎児の脊柱が伸展したまま児頭が骨盤に進入したものを**反屈位**という。反屈位は胎勢によって**前頭位，額位，顔位**に分けられる（▶図 7-12）。

分娩経過に及ぼす▶
　　　　　　影響　　　正常の屈位の場合は，最短の小斜径周囲で産道を通過できる。しかし反屈位では通過面周囲が大きく，産道抵抗が大きい。このため遷延分娩や微弱陣痛，胎児機能不全などをおこしやすい。胎児の分娩外傷や母体の産道裂傷もおこしやすい。

管理・対応▶　　多くの場合，分娩中に内診のみで胎勢異常を診断することは困難である。こ

	正常の屈位	反屈位		
		前頭位	額位	顔位
頻度	97.5〜98.5%	1.0〜1.3%	0.03〜0.16%	0.15〜0.2%
先進部	小泉門	前頭 (大泉門)	額	顔面
通過面 周囲	小斜径 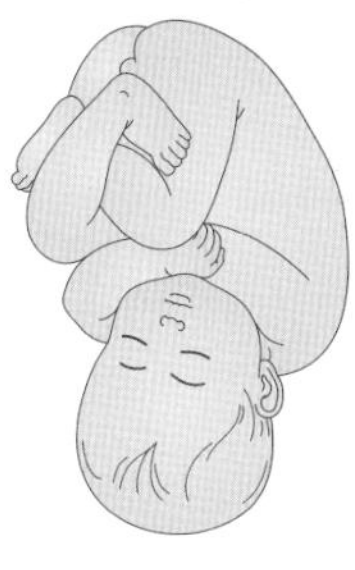	前後径周囲 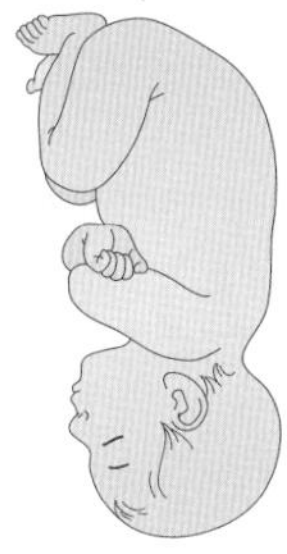	大斜径周囲 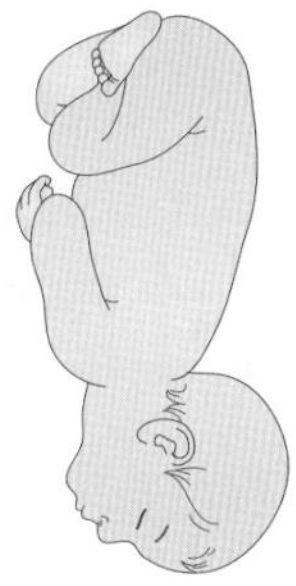	顎大泉門周囲 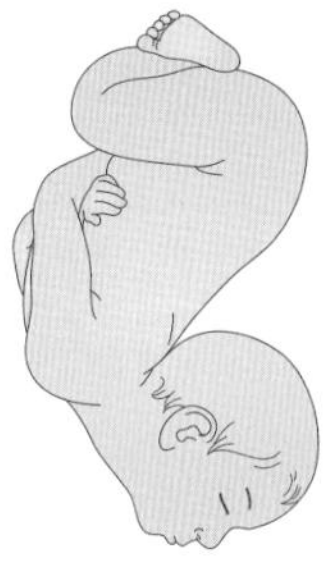

▶図 7-12　反屈位

のため，最近では超音波検査を併用することが増えている。

　[1] **前頭位**　経腟分娩を試み，分娩経過の異常をみとめた場合，適応と要約（必要条件）をまもりながら，吸引分娩か鉗子分娩，または帝王切開を行う（▶461 ページ）。

　[2] **額位・顔位**　原則として帝王切開を行う。

2　回旋異常

回旋異常の分類▶　回旋異常には後方後頭位と低在横定位などがある。

　[1] **後方後頭位**　正常な頭位分娩では，第1回旋で小泉門のある後頭が先進し，第2回旋で先進する後頭が母体前方(恥骨側)に向かう。これに対して，第2回旋で後頭が母体後方(仙骨側)に向かって回旋して下降したものを後方後頭位という。

　[2] **低在横定位**　第2回旋が不十分で，矢状縫合が横径に一致したままとどまるものを低在横定位という。

分娩経過に及ぼす▶　回旋異常が分娩経過に及ぼす影響として以下があげられる。
影響

　[1] **後方後頭位**　多くの場合は骨盤底に達したあとに自然に矯正され，後頭が前方に回旋して前方後頭位となって娩出されるが，遷延分娩になりやすい。後方後頭位のまま娩出される場合，頭の通過面周囲が大きく，会陰の損傷をおこしやすい。

　[2] **低在横定位**　低在横定位で分娩が停止した場合，放置すると子宮破裂や胎

児機能不全の危険がある。

管理・対応▶　回旋異常に対しては以下のように管理・対応を行う。

　[1] **後方後頭位**　経腟分娩を試み，分娩経過の異常をみとめた場合，適応と要約をまもりながら，吸引分娩か鉗子分娩，または帝王切開を行う。

　[2] **低在横定位**　胎児の後頭部が下になるように産婦に側臥位をとらせ，自然回旋を期待する。分娩進行がみられないときは，吸引分娩で娩出を試み，不成功の場合は帝王切開を行う。なお，ネーゲル鉗子による鉗子分娩は，児の顔面を損傷する可能性があるため，児の救命のためやむをえないと判断される場合を除き，原則として行わない。

D｜胎児の付属物の異常

胎児の付属物には胎盤・臍帯・卵膜がある。それぞれの異常について以下に述べる。

① 胎盤の異常

胎盤の異常には，① 大きさ・形の異常，② 前置胎盤，③ 低置胎盤，④ 常位胎盤早期剝離がある。

1 大きさ・形の異常

大きさの異常▶　妊娠高血圧症候群・ウイルス感染・染色体異常などによる胎児発育不全では，胎盤形成不全を伴うことがある。一方，梅毒・糖尿病・多胎・胎児赤芽球症は胎盤重量増加の原因となる。正常な胎盤の重量は，妊娠末期でおよそ 500 g である。

形の異常▶　胎盤の形の異常には，以下に示すものがあげられる。副胎盤・膜状胎盤は，胎盤遺残の原因となることがある。

　[1] **分葉胎盤・副胎盤**　胎盤が複数に分かれているものを分葉胎盤といい，二分葉胎盤の片方が小さい場合，これを副胎盤という（▶図 7-13-b, c）。

　[2] **画縁胎盤・周郭胎盤**　通常，卵膜の付着部位は胎盤辺縁から始まる。これに対し，胎盤組織が卵膜付着部をこえて突き出ているものを画縁胎盤という（▶図 7-13-d）。また，卵膜が胎盤辺縁部で二重に折り重なり，厚い画縁を呈するものを周郭胎盤という（▶図 7-13-e）。

　[3] **膜状胎盤**　胎盤が壁脱落膜に及んで発育するものを膜状胎盤という（▶図 7-13-f）。

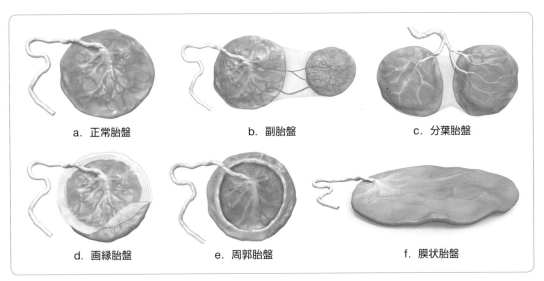

a. 正常胎盤　　　　　　　　　　b. 副胎盤　　　　　　　　　　c. 分葉胎盤

d. 画縁胎盤　　　　　　　　　　e. 周郭胎盤　　　　　　　　　　f. 膜状胎盤

▶図 7-13　胎盤の形の異常

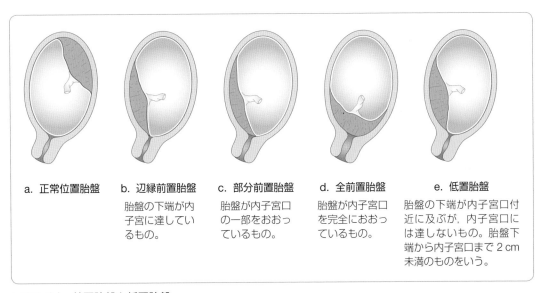

a. 正常位置胎盤　　b. 辺縁前置胎盤　　c. 部分前置胎盤　　d. 全前置胎盤　　　　e. 低置胎盤

　　　　　　　　　胎盤の下端が内　　胎盤が内子宮口　　胎盤が内子宮口　　胎盤の下端が内子宮口付
　　　　　　　　　子宮に達してい　　の一部をおおっ　　を完全におおっ　　近に及ぶが，内子宮口に
　　　　　　　　　るもの。　　　　　ているもの。　　　ているもの。　　　は達しないもの。胎盤下
　　　　　　　　　　　　　　　　　　　　　　　　　　　　　　　　　　　端から内子宮口まで 2 cm
　　　　　　　　　　　　　　　　　　　　　　　　　　　　　　　　　　　未満のものをいう。

▶図 7-14　前置胎盤と低置胎盤

2　前置胎盤

　　　　　　　胎盤が正常よりも子宮の下方に付着し，内子宮口をおおうものを**前置胎盤**と
　　　　いう。

分類▶　　　前置胎盤は，内子宮口をおおう程度により**辺縁前置胎盤，部分前置胎盤，全
　　　　前置胎盤に分類される（▶図 7-14-b〜d）。

診断▶　　　妊娠中期以降の経腟超音波検査で，胎盤が内子宮口をおおう所見をみとめた
　　　　場合，前置胎盤を疑う。妊娠の経過とともに子宮下部が伸展し，胎盤の上方移

動がおこるため，確定診断の時期は妊娠24週以降31週未満が望ましい。

症状▶　子宮の収縮，子宮口の開大，子宮下部の伸展などによって，子宮胎盤間の血管が断裂して出血する。これを**警告出血**という。

　　出血は痛みを伴わずに突然おこることが特徴で，一般的には妊娠32週前後から始まるが，いつでもおこりうる。少量から中等量の出血を繰り返し，しだいに増加する。

分娩経過に及ぼす▶
影響
　　前置胎盤の場合，経腟分娩は不可能である。妊娠末期に近づくほど子宮収縮や子宮口開大が進み，出血量が多くなる。出血のコントロールが困難な場合は，帝王切開による人工早産となる場合がある。

　　分娩後の子宮下部の収縮は弱いため，前置胎盤の場合は胎盤剝離面からの出血をおこしやすい。また，帝王切開の既往がある場合は癒着胎盤（▶448ページ）の頻度が高く，大量出血の原因となる。

管理・対応▶　前置胎盤を疑う症例に出血をみとめた場合，ただちに入院管理とする。出血をみとめない場合でも，妊娠32〜34週ごろに入院管理とすることが多い。高次医療機関に紹介する場合は，妊娠32週までに行う。入院後は安静を指示し，必要に応じて子宮収縮抑制薬を投与する。帝王切開時の大量出血に備えて，輸血のため自己血を準備し，不足したときに備えて同種血も準備する。

　　出血がない，または少量にとどまる場合，妊娠37週末までに予定帝王切開を行う。出血多量または胎児状態不良の場合は，緊急帝王切開を行う。

　　前置胎盤と癒着胎盤が併発した前置癒着胎盤が疑われる場合，妊娠28〜32週ごろから入院管理とすることが多い。前置癒着胎盤と診断された場合，前置胎盤よりも早めの妊娠34〜36週ごろに帝王切開を行う。帝王切開時には子宮摘出術が必要となる可能性が高い。このため，大量出血に備えて，尿管ステントや骨盤動脈バルーン閉塞術などの準備を万全に整える。

3　低置胎盤

診断▶　**低置胎盤**は，組織学的内子宮口と胎盤辺縁との最短距離が2cm以内の状態と定義されることが多い（▶図7-14-e）。ただし，この距離は妊娠末期に子宮下節が展退することに伴い，長くなることが多いので，診断は直近の所見に基づいて行う。

　　低置胎盤では，**前置血管**の合併に注意が必要である。前置血管とは，臍帯が卵膜に付着し，胎盤までの血管が内子宮口を横切っている状態である。破水などをきっかけにこの前置血管が破綻すると，胎児死亡につながる。また，既往帝王切開創部に胎盤がある場合，癒着胎盤にも注意が必要である。

分娩経過に及ぼす▶
影響
　　低置胎盤の場合，基本的には帝王切開となる。経腟分娩が可能な例もあるが，内子宮口と胎盤辺縁の距離が短いほど，分娩前と分娩後の出血量が増加する。

管理・対応▶　前置胎盤と同様に，妊娠37週末までに予定帝王切開とすることが多い。経腟分娩を試みる場合，いつでも緊急帝王切開に切りかえられるように準備して

おく必要がある[1]。

4 常位胎盤早期剝離

　常位胎盤早期剝離(早剝)とは，正常な位置に付着している胎盤が，妊娠中，または分娩経過中の胎児娩出以前に，子宮壁から剝離する産科救急疾患である。発生頻度は全分娩の0.5〜1.3％とされる。常位胎盤早期剝離は産科的基礎疾患による播種性血管内凝固症候群(DIC，▶456ページ)の原因の約50％を占めるとされ，母体死亡率は1〜2％，児の周産期死亡率は20〜80％といわれている。

原因・危険因子▶　常位胎盤早期剝離の原因・危険因子として，妊娠高血圧症候群や，急激な子宮内圧の低下，血管収縮を引きおこす喫煙，常位胎盤早期剝離の既往などがあげられる。また，外傷や外回転術が誘因となることもある。

診断▶　常位胎盤早期剝離の典型的な症例では，胎盤剝離部に一致した突然の下腹痛と，それに続く持続的な子宮収縮が特徴である。この子宮収縮により，子宮壁は板状硬とよばれる板のようにかたい状態となる。

症状▶　常位胎盤早期剝離には，外出血を伴う**外出血型**と，伴わない**内出血型**があり，いずれも剝離した胎盤と子宮との間に**胎盤後血腫**を形成する(▶図7-15)。重症例では，胎盤後血腫により子宮内圧が上昇し，子宮筋層・漿膜などに血液が浸潤することで，**クーヴレール徴候**という溢血斑がみられる。

　常位胎盤早期剝離と前置胎盤はどちらも妊娠中に性器出血をみとめる疾患である。両者の鑑別点を**表7-16**に示す。

分娩経過に及ぼす▶
影響
　常位胎盤早期剝離では，胎盤後血腫内における凝固因子の消費が著しくなる。そのため，消費性凝固障害が生じ，さらに，細織トロンボプラスチンが母体血中に流入することにより，母体がDICをおこし，ショック状態となる。

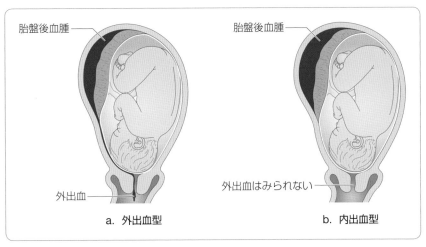

　胎盤後血腫

　胎盤後血腫

外出血

外出血はみられない

a. 外出血型

b. 内出血型

▶図7-15　常位胎盤早期剝離

---

1) 低置胎盤に限らず，このような分娩対応をダブルセットアップという。

▶表7-16　常位胎盤早期剝離と前置胎盤の鑑別点

	常位胎盤早期剝離	前置胎盤
病態	胎盤が子宮壁から剝離する	胎盤が内子宮口をおおう
誘因	妊娠高血圧症候群，喫煙など	子宮筋腫，生殖補助医療など
出血の仕方	おもに内出血	おもに外出血
腹痛	胎盤剝離部に一致した強い腹痛	なし～軽度（出血時）
腹部所見	子宮壁が板状硬を示す，子宮底の上昇	異常所見は乏しい
子宮収縮	頻回，持続的，強い	なし～軽度（出血時）
NST 所見	遅発一過性徐脈	出血がないか少量の場合は正常
超音波検査所見	胎盤後血腫	胎盤が内子宮口をおおう
DIC	合併しやすい	出血がないか少量の場合は合併しにくい
対応	緊急帝王切開，DIC 治療	入院管理，子宮収縮抑制薬の投与，自己血貯血，出血がないまたは少量の場合は予定帝王切開

　胎児の状態は胎盤剝離の重症度により異なるが，低酸素症による胎児機能不全から，急速に胎児死亡にいたる場合もある。

管理・対応▶　母体は DIC に移行しやすいため，常位胎盤早期剝離の早期診断と DIC の早期治療が重要である。母体の DIC の治療と管理を行いながら，胎児死亡の有無によって以下のように対応する。

　[1] **胎児が生存している場合**　原則として帝王切開を施行するが，帝王切開を行うより早く娩出できる場合は，経腟分娩が選択されることもある。

　[2] **胎児が死亡している場合**　母体の DIC がコントロールされ，分娩経過が良好な場合は経腟分娩を行い，そうでなければ帝王切開で娩出する。

② 臍帯の異常

　臍帯の異常には，臍帯過短，臍帯過長，臍帯下垂，臍帯脱出などがある。

1 臍帯過短・臍帯過長

　[1] **臍帯過短**　臍帯が 25 cm 以下の長さのものを臍帯過短という。臍帯が短いことで運動障害が生じて四肢の奇形がおこることがある。また，腹壁破裂，常位胎盤早期剝離などを引きおこし，早産・死産の原因となる。さらに，分娩中に児の下降を妨げて遷延分娩をきたすことや，子宮内反症（▶452 ページ）や臍帯断裂をおこすことがある。

　[2] **臍帯過長**　臍帯の長さが 70 cm 以上のものをいう。臍帯巻絡や臍帯真結節，

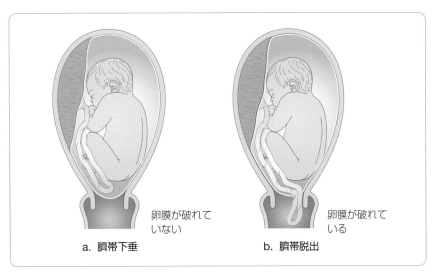

a. 臍帯下垂　卵膜が破れていない

b. 臍帯脱出　卵膜が破れている

▶図7-16　臍帯下垂・臍帯脱出の診断

臍帯下垂，臍帯脱出をおこし，胎児機能不全の原因となることがある。

2 臍帯下垂・臍帯脱出

診断▶　次のようなとき，臍帯下垂または臍帯脱出と分類される（▶図7-16）。

[1] **臍帯下垂**　破水前に，臍帯が胎児の先進部より下方にあるものをいう。

[2] **臍帯脱出**　破水後に，臍帯が胎児の先進部をこえて産道内に脱出するものをいう。

原因▶　臍帯下垂・臍帯脱出の原因には，①骨盤位，横位などの胎位異常，②多胎妊娠，③狭骨盤，④臍帯過長などがあげられる。

管理・対応▶　臍帯下垂と臍帯脱出に対しては，以下のように対応を行う。

[1] **臍帯下垂**　産婦の体位変換などで自然還納を試みる。還納が困難な場合や胎児機能不全の徴候がみられるときには，帝王切開を行う。

[2] **臍帯脱出**　胎児と子宮壁に臍帯がはさまれることで血流が妨げられ，胎児が急激な低酸素血症に陥るため，ただちに帝王切開を行う。

③ 卵膜の異常

卵膜は羊水の流出を防ぎ，外界との接触を断つ防御隔壁の役目を果たしている。卵膜が破れて羊水が流出する状態を**破水**といい，適切な破水（適時破水）は子宮口全開大のころにおこる。

分類▶　卵膜の異常によりおこる破水には，前期破水や早期破水などがある。

[1] **前期破水**　分娩開始以前に破水するものを**前期破水** premature rupture of the membranes（PROM）という。前期破水が37週未満でおこった場合はプレターム preterm PROM といい，37週以降でおこった場合はターム term PROM

▶表 7-17　前期破水の管理・対応

妊娠週数と分類		24 週未満	24〜33 週	34〜36 週	37 週以降
		プレターム PROM			ターム PROM
胎児の成熟度		きわめて未熟	肺未成熟（胎外生活が困難）	肺成熟（胎外生活が可能）	
管理施設		高次周産期施設（連携含む）		一般的産科施設	
対応	感染あり	個別に対応	24 時間以内に分娩（経腟分娩もしくは帝王切開）		
	感染なし	子宮収縮抑制薬と抗菌薬の投与		抗菌薬の投与	分娩誘発もしくは陣痛発来待機
	感染なし（1 週間以内に分娩が予想される場合）	ステロイド薬の投与		分娩誘発もしくは陣痛発来待機	

という。

[2] **早期破水**　分娩開始後から子宮口全開大までに破水するものを**早期破水**という。

なお，破水がおこらず，卵膜に包まれたまま生まれる児を幸帽児という。臨床的な問題はなく，未熟児の帝王切開では破水させずに幸帽児分娩を目ざす。

破水の診断▶　妊婦が羊水流出感や水様性帯下を訴えた場合，破水を疑い，腟鏡診により羊水流出を確認する。腟鏡診による診断が困難な場合や，破水の確認診断のためには，① BTB 試験紙による腟内 pH の測定[1]，② 腟内における羊水中成分[2]の検出を行う。

原因▶　前期破水の原因には，絨毛膜羊膜炎などによる卵膜の脆弱化や，羊水過多による子宮内圧上昇，頸管無力症，子宮頸部円錐切除術既往などがあげられる。

分娩経過に及ぼす▶影響　前期破水が生じると，① 腟および頸管からの上行性感染による子宮内感染，② 児頭が浮動している場合の臍帯脱出，③ 羊水量の減少により，分娩中に臍帯が圧迫され，胎児機能不全をおこす危険性が高まる，などがおこる。

妊娠 37 週以降の前期破水の場合，90％の症例で破水から 24 時間以内に陣痛発来（陣発）する。一方，37 週未満で前期破水がおこった場合，50％が 24 時間以内に，70〜80％が 1 週間以内に陣痛発来し，切迫早産となる。

管理・対応▶　前期破水に対しては，妊娠週数，感染の有無によって**表 7-17** のように対応する。

④ 羊水の異常

羊水の異常には，羊水過多症や羊水過少症，羊水混濁などがある。

---

1) 破水により羊水が流出すると，腟内が弱酸性から中性・弱アルカリ性になるため，BTB 試験紙が青変する。
2) 羊水には α-フェトプロテイン，インスリン様成長因子結合タンパク-1，ヒト癌胎児性フィブロネクチンなどの成分が含まれる。

1 羊水過多症

診断▶　妊娠の時期に関係なく，羊水量が 800 mL をこえるものを**羊水過多**という。羊水過多に，臨床的な自覚・他覚症状を伴うものを**羊水過多症**という。羊水量を直接測定することは困難であるため，経腹超音波検査により診断を行う。羊水ポケット(AFP)または最大羊水深度(MVP)が 8 cm 以上となる場合や，羊水インデックス(AFI)が 24 または 25 cm 以上のときに羊水過多症と診断される。

症状▶　子宮の増大や腹部緊満感，呼吸困難，頻尿などがおこる。

原因▶　羊水産生過剰や羊水吸収低下によっておこるが，原因の約 60% は不明である。

[1] **羊水産生過剰**　妊娠糖尿病や双胎間輸血症候群(▶407 ページ)の受血児などでおこる。

[2] **羊水吸収低下**　食道や腸管の閉鎖症，横隔膜ヘルニア，無脳症・水頭症などでおこる。

分娩経過に及ぼす▶
影響　　　　　羊水量が多くなることで子宮が過伸展する。これにより切迫早産や微弱陣痛，遷延分娩がおこるほか，子宮内圧上昇によって前期破水の危険性が高まる。また，破水時には常位胎盤早期剝離や臍帯脱出がおこりやすくなり，分娩後には弛緩出血をおこしやすくなる。

管理・対応▶　原因を検索し，可能なら治療する。原因が不明の場合，または原因の治療が不可能な場合は，安静入院や子宮収縮抑制薬の投与によって，早産・前期破水を予防する。圧迫症状が強い場合は羊水穿刺による排液を行う。

2 羊水過少症

羊水過少症の診断▶　羊水量が 100 mL 未満のものを**羊水過少**という。これに臨床的な自覚・他覚症状を伴うものを**羊水過少症**という。羊水ポケット(AFP)もしくは最大羊水深度(MVP)が 2 cm 未満となる場合や，羊水インデックス(AFI)が 5 cm 未満のときに羊水過少症と診断する。

原因▶　羊水産生障害や，羊水流出によっておこる。

[1]**羊水産生障害**　胎児の腎形成障害や尿路閉鎖，双胎間輸血症候群の供血児，胎児発育不全，妊娠高血圧症候群や過期妊娠による胎盤機能不全などでおこる。

[2]**羊水流出**　前期破水によりおこる。

分娩経過に及ぼす▶
影響　　　　　胎児の肺低形成や四肢の変形，関節拘縮，羊膜索症候群などをおこすほか，子宮収縮時の臍帯圧迫による胎児機能不全をおこす。

管理・対応▶　原因を検索し，可能なら治療する。胎児機能不全をみとめた場合は，原則として帝王切開を行う。

3 羊水混濁

胎児が低酸素状態に陥ると，迷走神経反射によって腸管蠕動運動の亢進と肛

門括約筋の弛緩がおこる。これにより羊水中に胎便が排出され，羊水が黄緑色に混濁する。これを**羊水混濁**とよぶ。児が未熟である早産よりも，成熟する37週以降の分娩でおこりやすい。

低酸素状態による胎内でのあえぎ呼吸や，出生後の第一呼吸で，胎便が気道内に吸引されると，**胎便吸引症候群** meconium aspiration syndrome（MAS）を発症する。このため，羊水混濁時には厳重な新生児管理を要する。

E 胎児機能不全

定義▶ 日本産科婦人科学会用語集によると，**胎児機能不全** non-reassuring fetal status（NRFS）は「妊娠中あるいは分娩中に胎児の状態を評価する臨床検査において「正常ではない所見」が存在し，胎児が健康であることに確信がもてない場合をいう」と定義されている[1]。

原因▶ 胎児機能不全のおもな原因を**表7-18**に示す。母体因子と胎盤因子によるものが多く，妊娠高血圧症候群によるものが代表的である。臍帯因子は，分娩時の胎児機能不全の原因となることが多い。

症状▶ 胎児機能不全は，① 低酸素血症，② 低酸素症，③ アシデミア，④ アシドーシスの順に重症化する。重症例では，低酸素性虚血性脳病変（脳性麻痺）や胎児死亡がおこりうる。

診断▶ 胎児機能不全の診断は，胎児心拍数モニタリング，超音波検査などで行われる。

［1］**胎児心拍数モニタリング** 胎児機能不全と診断される典型的な胎児心拍パターンには，以下のものがある。

①**基線細変動の消失** 胎児に低酸素状態があると，正常な胎児でみられる基

▶表7-18 胎児機能不全の原因

因子	具体例
母体	妊娠高血圧症候群・子癇，糖尿病，全身性エリテマトーデス（SLE），抗リン脂質抗体症候群，仰臥位低血圧症候群，喘息，心疾患，出血，麻酔など
子宮	過強陣痛，子宮破裂など
胎盤	常位胎盤早期剝離，前置胎盤，絨毛膜羊膜炎，過期妊娠など
臍帯	臍帯巻絡，臍帯脱出，臍帯真結節，臍帯卵膜付着など
胎児	染色体異常，胎児奇形，双胎間輸血症候群，胎内感染など

1) 従来使用されてきた胎児仮死（胎児ジストレス）という表現は適切ではないとされ，2006年に日本産科婦人科学会周産期委員会により，定義と用語が改訂された。

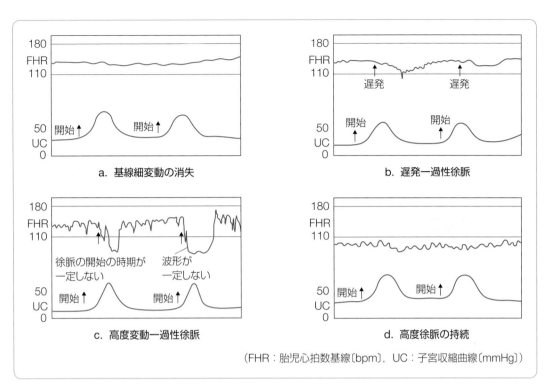

▶図 7-17　胎児心拍パターンによる胎児機能不全の診断

線細変動が，減少したり消失したりする(▶図 7-17-a)。

　②遅発一過性徐脈　子宮胎盤循環不全を反映する所見である(▶図 7-17-b)。

　③高度変動一過性徐脈　臍帯因子による胎児機能不全を反映する所見である(▶図 7-17-c)。

　④高度徐脈の持続　重度の胎児機能不全を示唆する(▶図 7-17-d)。

　[2] 超音波検査　パルスドプラ法によって，臍帯動脈の血流異常や，中大脳動脈の血管抵抗の低下などを検出できる。これは，低酸素状態に対して血流再分配が行われることで，脳血流量が増加することを利用している。また，超音波断層法によって児体重，羊水量，呼吸様運動などを評価できる。

　[3] バイオフィジカルプロファイルスコア(BPS)　胎児心拍数モニタリング，胎児呼吸様運動，胎動，胎児筋緊張，羊水量の5つを点数化し，胎児のwell-being を評価する(▶108 ページ，表 3-8)。

管理・対応▶　胎児機能不全の重症度と胎児成熟度を考慮し，必要に応じて急速遂娩を行う。子宮口が全開して児頭が下降している場合は，吸引分娩・鉗子分娩を行い，それ以外の場合は緊急帝王切開を施行する。胎児機能不全の場合，新生児仮死となる可能性も高いため，分娩時には新生児専門医の立ち会いが望ましい。

　胎児機能不全を疑い経過観察する場合や，急速遂娩を行うまでの間に，以下の処置を行うこともある。

　①母体の体位変換　左側臥位にして下大静脈の圧迫を解除する。

②母体への酸素投与　胎盤を介して，胎児の酸素化(低酸素状態の是正)に有効とされる。

③子宮収縮抑制薬投与　子宮収縮薬の投与を中止し，リトドリン塩酸塩を投与して子宮収縮を軽減する。

④人工羊水の子宮内注入　羊水減少によっておこった臍帯圧迫の軽減が期待される。

⑤胎児先進部の挙上　臍帯脱出時に，臍帯圧迫の軽減が期待される。

F 分娩時の損傷

① 子宮破裂

子宮破裂とは，分娩時(まれに妊娠時)におこる子宮の裂傷である。一般の頻度は 3,000 分娩に 1 例程度だが，帝王切開後の経腟分娩試行 trial of labor after cesarean delivery(TOLAC)では 0.2〜1.5% に発生する。子宮破裂が発症したときの母体死亡率は 2〜5%，胎児死亡率は 20〜80% に及ぶ。

裂傷の程度による▶分類　[1] **不全子宮破裂**　子宮筋層のみが断裂し，漿膜が保たれているもの。

[2] **全子宮破裂**　子宮筋層・漿膜が断裂し，子宮内腔と腹腔が交通するもの。

原因による分類▶　[1] **自然子宮破裂**　多産婦，巨大児・多胎妊娠・羊水過多などによる子宮壁の過伸展，狭骨盤・胎勢異常などによる分娩進行不良に伴う過強陣痛が原因となる。

[2] **子宮瘢痕破裂**　帝王切開・子宮筋腫核出術・子宮内容除去術・胎盤用手剝離の既往による，脆弱な子宮筋層が原因となる。

[3] **外傷性子宮破裂**　子宮底圧迫法(クリステル胎児圧出法，▶429 ページ)，骨盤位牽出術，吸引分娩・鉗子分娩，外回転術，分娩誘発(子宮収縮薬の過剰投与)，転倒・交通事故などが原因となる。

症状▶　[1] **切迫子宮破裂徴候**　分娩中に，過強陣痛・産痛，バンドル収縮輪，頻脈，呼吸窮迫，不穏状態などをみとめる。胎児心拍数陣痛図(CTG)では，しばしば胎児心拍異常をみとめる。

[2] **子宮破裂徴候**　はげしい腹痛ののち，陣痛が減弱または消失し，ショック症状(血圧低下，頻脈，顔面蒼白，冷汗など)があらわれ，急激な胎児機能不全(胎児徐脈・胎児心拍聴取困難など)をみとめる。

[3] **無症候性子宮破裂**　不全子宮破裂や子宮瘢痕破裂でみられ，おもな症状は分娩時異常出血である。

診断▶　腹腔内に脱出した胎児や腹腔内出血を経腹超音波検査で確認する。子宮頸部周囲に存在する結合組織である，子宮傍結合織などが損傷したことで後腹膜血腫が生じた場合は，骨盤造影 CT 検査で診断される。

治療・管理▶ [1] **抗ショック療法・抗 DIC 療法** 輸液・輸血を十分に行いながら，下記の急速遂娩および止血を行うことが重要である。

[2] **急速遂娩(緊急帝王切開術)** 発症後 15 分以内に児を娩出することが望ましい。

[3] **破裂子宮の止血** 縫合により破裂部の修復が可能であれば，縫合を行う。修復が不可能な場合は，子宮摘出術を行う。

② 頸管裂傷

頸管裂傷とは，子宮腟部から子宮頸部に及ぶ裂傷であり，全分娩の 1% に生じる。左右の側壁(3 時と 9 時方向)に発生することが多く，分娩時異常出血をきたす。中等度以上の頸管裂傷を放置すると陳旧性頸管裂傷となり，頸管無力症の原因になる場合がある。

原因▶ [1] **子宮口の急速な開大** 急速な分娩進行や墜落分娩[1]，適応を誤った吸引分娩・鉗子分娩などによる。

[2] **頸管の過伸展** 巨大児や反屈位などによる。

[3] **頸管の進展不良** 頸管縫縮術や円錐切除術，頸管裂傷などの既往による，瘢痕形成が原因となる。

診断▶ 頸リス鉗子で頸管を把持・牽引し，直視下に裂傷の有無を確認する(▶図 7-18-a)。触診による診断は困難な場合が多い。高度な裂傷をみとめた場合は，子宮や子宮傍結合織などに損傷が及んでいる可能性があるため，経腹超音波検査や骨盤造影 CT 検査などが必要となることがある。

治療・管理▶ [1] **抗ショック療法・抗 DIC 療法** 分娩時異常出血を伴う症例では，輸液，

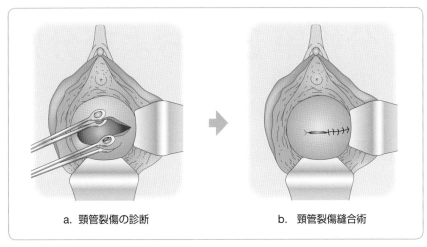

a. 頸管裂傷の診断　　　　b. 頸管裂傷縫合術

▶図 7-18　頸管裂傷の診断と縫合術

---

1) 出産予定施設に到着する前におこる分娩

輸血を十分に行いながら頸管裂傷縫合術を施行することが重要である。

[2] **頸管裂傷縫合術**　断裂した血管は組織内に埋没していることが多いため，裂傷の遠位端の約 1 cm 手前から縫合する（▶図 7-18-b）。

[3] **開腹手術・経カテーテル動脈塞栓術(TAE)**　裂傷が深部に達し，縫合困難な場合に行う（▶454 ページ）。

③ 会陰裂傷・腟壁裂傷

分娩時に会陰と腟壁の裂傷が発生することがあり，これを**会陰裂傷**と**腟壁裂傷**という。裂傷が大きいと分娩時異常出血をきたすことや，肛門や直腸などの損傷を伴う場合がある。裂傷により会陰や腟壁に血腫を形成すると，しばしば強い疼痛を訴える。

会陰裂傷の程度による分類 ▶

[1] **第 1 度**　会陰皮膚，腟粘膜に限局するもの。1 cm 未満の場合は自然治癒が可能である。

[2] **第 2 度**　会陰筋層に達するもの。

[3] **第 3 度**　肛門括約筋や直腸腟中隔に達するもの。

[4] **第 4 度**　直腸粘膜に達するもの。

難治例の治療・管理 ▶

[1] **直腸腟瘻・直腸会陰瘻**　第 3 度以上の場合，十分な縫合・止血をしても，感染によって直腸と腟や直腸と会陰のあいだに瘻孔を形成することがある。瘢痕治癒後，数か月してから瘻孔を閉じるための形成術を行う。

[2] **深部腟壁裂傷**　腟壁裂傷が腟円蓋や深部に及ぶ場合，後腹膜血腫を伴う。このような深部腟壁裂傷のときは，経カテーテル動脈塞栓術(TAE，▶454 ページ)や開腹術などによる止血が必要となる場合がある。

G｜分娩第 3 期および分娩直後の異常

① 胎盤の娩出遅延

胎盤は，胎児娩出後，10〜30 分以内に自然に剝離して娩出されるが，ときにこれが遅延することがある。この原因として，癒着胎盤や嵌頓胎盤などがある（▶図 7-19）。

1 癒着胎盤

癒着胎盤とは，脱落膜（▶67 ページ）が一部欠損したために胎盤の絨毛が子宮

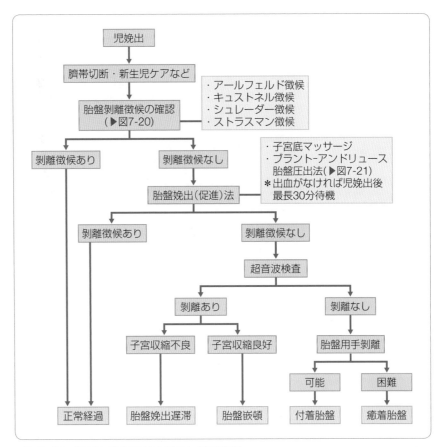

▶図 7-19　胎盤の娩出遅延の対応と鑑別診断

筋層内に侵入し，胎盤の一部または全部が子宮壁に癒着し，児娩出後の自然な胎盤剝離がおこらないものをいう。頻度は 0.01～0.02％ と大変まれであるが，帝王切開の増加によって近年増加傾向にある。

原因▶　前置胎盤や，帝王切開・子宮内容除去術・筋腫核出術の既往などが原因となる。

分類▶　[1] **単純癒着胎盤**　絨毛が子宮筋層表面と接しているが，筋層内への侵入はない状態をいう。

　　　[2] **侵入胎盤**　絨毛が筋層内に侵入している状態をいう。

　　　[3] **穿通胎盤**　絨毛が筋層を貫通して侵入し，子宮漿膜面まで達している状態をいう。

症状・所見▶　癒着胎盤の症状・所見として，おもに次の 3 つがあげられる。① 児娩出後の胎盤剝離徴候がなく，胎盤用手剝離が困難だったり，大量出血をみとめたりする。② 前置胎盤などに対して帝王切開を行った際に，子宮壁に新生血管や膀胱との癒着をみとめる。③ 超音波検査や MRI 検査で，胎盤が侵入した子宮筋層の断裂像などをみとめる。

治療・管理▶　単純癒着胎盤などで胎盤が剝離できた場合は，胎盤剝離部の縫縮などの止血

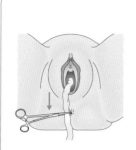

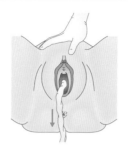

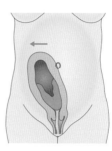

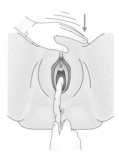

胎盤は剝離すると下降するため，臍帯に装着したコッヘル鉗子が10cm以上下降する。

胎盤が剝離している場合，恥骨結合上部を圧迫すると，臍帯が外陰部より押し出される。剝離していない場合は，逆に，内側に引きこまれる。

子宮底が上昇して，かたく細長くなり，右側に傾く。

片手で臍帯を持ち，他方の手で子宮底を軽くたたいたとき，胎盤が剝離していると，臍帯を持っている手に，衝撃が伝わらない。

a．アールフェルド徴候　　b．キュストネル徴候　　c．シュレーダー徴候　　d．ストラスマン徴候

▶図 7-20　胎盤剝離徴候

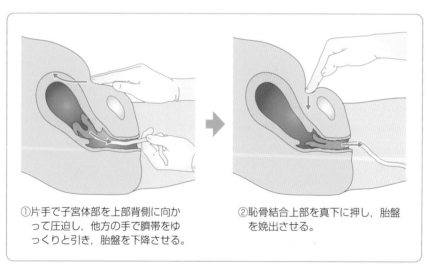

①片手で子宮体部を上部背側に向かって圧迫し，他方の手で臍帯をゆっくりと引き，胎盤を下降させる。

②恥骨結合上部を真下に押し，胎盤を娩出させる。

▶図 7-21　ブラント–アンドリュース胎盤圧出法

処置を行う。胎盤の剝離が困難な侵入胎盤・穿通胎盤の場合，また，止血処置が困難な場合は，原則として子宮全摘術を行う。どのような場合であっても，抗ショック療法・抗 DIC 療法などによる全身管理を並行して行うことが重要である。

2　嵌頓胎盤

　嵌頓胎盤とは，子宮壁から剝離した胎盤が，子宮峡部の異常収縮によって娩出を妨げられた状態をいう。分娩後の子宮収縮薬などが誘因になる。

治療▶　鎮痙薬や鎮静薬を投与してから，子宮峡部を用手的に拡大し，胎盤を娩出する。

② 子宮の異常

1 子宮弛緩症(弛緩出血)

　　分娩第3期または胎盤娩出後に，子宮筋の収縮が不良なものを**子宮弛緩症**という。胎盤剝離面に開口している血管は，子宮筋の収縮による生物学的結紮によって止血されるため，この止血がおこらない子宮弛緩症では大出血をきたす。この出血を**弛緩出血**という。

原因▶　①多胎・巨大児・羊水過多などによる子宮筋の過伸展，②遷延分娩による子宮筋の疲労，③墜落分娩などでおこる短時間での強い子宮収縮，④子宮奇形や子宮筋腫の合併，⑤胎盤遺残，⑥子宮峡部内壁の裂傷，⑦DIC型後産期出血(DIC先行型羊水塞栓症)など。

　　軟産道裂傷や常位胎盤早期剝離などでは，発症直後の子宮収縮は良好だが，発症によりDICに陥ると，二次性の弛緩出血を併発する。

症状▶　凝血を含む暗赤色の出血を多量にみとめる。子宮底部は臍高〜臍上に達し，やわらかく触知が困難である。

治療・管理▶　①子宮内を触診または超音波検査で探索し，遺残胎盤を除去する。②子宮収縮薬を投与する。③子宮底輪状マッサージ(▶258ページ，図4-38)や双手圧迫法を行う(▶図7-22)。④ガーゼやバルーンを子宮内に充塡して圧迫する。①〜④とあわせて，抗ショック療法・抗DIC療法による全身管理を行う。止血できない場合，経カテーテル動脈塞栓術(TAE)や開腹による子宮全摘術などを行う。

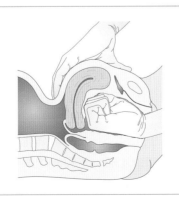

腟内に挿入した手と，腹壁上の手で子宮を圧迫する。

▶図7-22　双手圧迫法

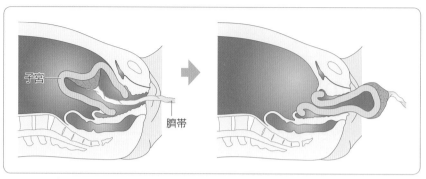

▶図 7-23　子宮内反症

2 子宮内反症

　　子宮内反症とは，分娩を行うことで，子宮の内腔面が腟内に反転した状態である（▶図 7-23）。約 10,000 分娩に 1 例と頻度はまれだが，分娩時大量出血や母体ショックの原因となる。

原因▶　子宮筋の弛緩や墜落分娩，過短臍帯などにより自然発生する場合と，臍帯の過度の牽引，胎盤用手剝離などの外力によって発生する場合がある。

症状・所見▶　胎盤娩出直後や臍帯牽引時などに，大量の出血と腹部の激痛，急激な血圧の低下をみとめる。血圧低下は，大量出血による出血性ショックと腹膜刺激による神経原性ショックの合併によりおこる。また，双合診で子宮底を触知せず，内診指や超音波検査で腟内に反転した子宮底部をみとめる。

治療・管理▶　① 抗ショック療法・抗 DIC 療法による全身管理を行う。② ニトログリセリンを投与して子宮筋を一時的に弛緩させ，内診指で反転した子宮底部を押し込み，用手的整復を試みる。用手的整復は，全身麻酔下に行うことが望ましい。③ 用手的整復が困難な場合は開腹手術を行う。④ 整復後は子宮収縮薬を投与する。

H｜分娩時異常出血

　　分娩中および分娩後 2 時間までの出血を分娩時出血といい，500 mL 以上の出血を**分娩時異常出血**と定義している。出血量が 1,000 mL をこえる場合は輸血を考慮する。

　　分娩時異常出血の注意点として，① 分娩時の出血量はしばしば過少評価される，② 妊娠末期の母体血圧は 1,500 mL 程度の出血までは維持されるが，これ以上出血すると血圧が急激に低下する産科ショックをおこし，産科 DIC を合併しやすい，などがあげられる。

① 分娩時異常出血の鑑別診断と対策

分娩時異常出血のおもな鑑別点を**表7-19**に示す。複数の原因が重複する場合もあり，実際の鑑別には熟練を要する。鑑別や対策が困難な場合は腟内ガー

▶表7-19　分娩時異常出血の鑑別診断と対策

疾患名	前置胎盤	常位胎盤早期剝離	子宮破裂	軟産道（頸管・腟・会陰）裂傷	癒着胎盤[1]	子宮内反症	弛緩出血
発症時期	分娩前	分娩前	分娩前～分娩時	分娩時	児娩出後	胎盤娩出直後	胎盤娩出後
病態	胎盤の内子宮口に接した部分が剝離する。	胎盤が剝離し，組織因子の血管内流入によって急激に産科DICを発症する。	過強陣痛，子宮瘢痕，急速な経腟分娩などが誘因となり，子宮壁が断裂する。	子宮頸管瘢痕，急速な経腟分娩などが誘因となり，軟産道が損傷する。	胎盤が子宮壁から完全に剝離しないため，子宮からの出血が持続する。	子宮内腔面が腟内に反転し，子宮からの出血が持続する。	子宮筋の弛緩により子宮からの出血が持続する。
外出血	反復する出血	少量～中等量	少量～多量	多量　頸管裂傷では鮮紅色	中等量～多量	多量	多量
内出血（腹腔・子宮内腔）	なし	少量～多量	少量～多量	なし～中等量	なし～中等量	なし	なし～中等量
症状	子宮収縮	急激な下腹部痛，陣痛様子宮収縮，ショック症状	突然の激しい腹痛，ショック症状	腟壁・会陰に血腫を形成すると，強い疼痛を訴える。	児娩出後30分以上経過しても胎盤剝離徴候がない。	下腹部の激痛，ショック症状	やわらかい子宮底部を触知
超音波検査所見	胎盤が内子宮口にかかる	子宮壁・胎盤間に血腫像	腹腔内出血	子宮収縮は良好	子宮内に胎盤が遺残	腟内に反転した子宮底部	子宮内腔の血液貯留，胎盤遺残
その他の所見・注意点など	胎盤剝離面からの出血はしばしば止血困難	子宮壁板状硬，CTGで遅発一過性徐脈	バンドル収縮輪の上昇，胎児徐脈	後腹膜血腫を形成することがある。	子宮内容除去術・筋腫核出術の既往など。	双合診で子宮底部を触知せず。	多胎・巨大児・遷延分娩・急速な分娩などでおこりやすい。DICに続発しやすい。
対策・治療[2]	緊急帝王切開　ガーゼまたはバルーンの子宮内充塡	急速遂娩	緊急帝王切開　子宮壁修復　子宮摘出	縫合修復　経カテーテル動脈塞栓（TAE）	胎盤用手剝離　経カテーテル動脈塞栓（TAE）　子宮鏡下遺残組織切除　子宮摘出	ニトログリセリン投与下の用手的整復　開腹による整復	双手圧迫　子宮収縮剤投与　ガーゼまたはバルーンの子宮内充塡　経カテーテル動脈塞栓（TAE）

1）経腟分娩後の子宮体部への癒着胎盤の場合
2）いずれに対しても，抗ショック療法・抗DIC療法による全身管理は必須の対策である。

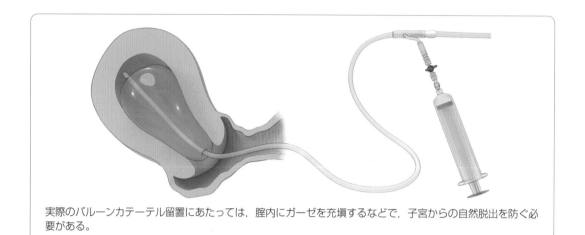

実際のバルーンカテーテル留置にあたっては，腟内にガーゼを充塡するなどで，子宮からの自然脱出を防ぐ必要がある。

▶図7-24　子宮用止血バルーンカテーテル

ゼ充塡など最低限の止血処置を行い，輸液・輸血を施行しながら，すみやかに高次医療機関へ搬送する。

1 子宮内充塡法

子宮双手圧迫法で止血が困難な場合，子宮内ガーゼ充塡法や子宮内バルーン充塡法などの**子宮内充塡法**が推奨される。子宮内充塡法を行うにあたっては，止血部位の同定と出血部位の直接圧迫，バルーンの滑脱防止が重要である。「母体安全への提言2013」では，一次施設で最低限行う処置としてバルーン充塡試験が推奨されている。また，子宮用止血バルーンカテーテルは保険収載されている（▶図7-24）。

2 経カテーテル動脈塞栓術

経カテーテル動脈塞栓術 transcatheter arterial embolization（TAE）は，子宮内充塡法で止血が困難な弛緩出血と癒着胎盤に用いられる（▶図7-25）。また，縫合修復による止血が困難な軟産道裂傷の止血にも用いられる。開腹止血術よりも侵襲が小さく，一時的な塞栓物質を用いるため子宮を残すことも可能である。ただし，放射線科医・救命救急医が行う高度な手技であり，緊急時に24時間施行できる施設は限られている。

② 注意すべき分娩時出血の病態

1 産科ショック

ショックとは，全身の急性循環不全によって組織や臓器の機能低下がおこる病態である。妊娠や出産に伴って発生したショックを**産科ショック**といい，そ

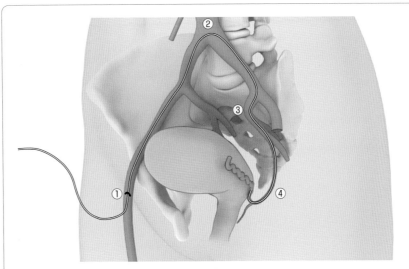

鼠径部(①)よりカテーテルを挿入し,大動脈(②)と内腸骨動脈(③)を造影後,子宮動脈(④)などを造影して出血点を同定する。出血点の同定後,塞栓物質を注入し,止血する。

▶図7-25　経カテーテル動脈塞栓術

の治療・管理には,産科的知識が不可欠である。

分類・原因▶　[1] **出血性ショック**　分娩時異常出血による。

　[2] **非出血性ショック**　敗血症性ショックやアナフィラキシーショック,心原性ショック,神経原性ショックなどによる。心原性ショックには,肺血栓塞栓症と羊水塞栓症が含まれる。

　子宮内反症では,大量出血による出血性ショックと腹膜刺激による神経原性ショックが合併すると考えられている。

症状・所見▶　出血性ショックの場合は異常出血が,非出血性ショックの場合は呼吸困難・感染症状などがまずおこる。その後,これらの症状に引きつづいて,顔面蒼白や冷感,血圧低下,頻脈などを呈する。

治療・管理▶　①原因疾患の治療,②抗ショック療法(気道確保,酸素投与,輸液・輸血,ステロイド薬の投与など),③抗DIC療法(▶456ページ)をただちに行う。出血性ショックの場合はDICを併発しやすい。DICが併発すると凝固因子が消費され,さらなる出血をきたして悪循環に陥るため,早めに十分な治療・管理を行うことが重要である。

2　羊水塞栓症

　羊水塞栓症とは,分娩中または分娩直後に羊水や胎児成分が母体血中に流入し,産科ショックや産科DICを引きおこす重篤な疾患である。全分娩の0.03％とまれだが,母体死亡率は40〜80％に達するとされる。

分類▶　羊水塞栓症には,①心肺虚脱型(全身型)に加えて,②DIC先行型(子宮型)

や，両者の混合型があると考えられている。

症状・所見▶　①心肺虚脱型では，突然の胸痛や呼吸困難，チアノーゼ，痙攣などが出現する。②DIC先行型では凝血を伴わない弛緩出血をみとめる。

分娩中の場合，急激な胎児機能不全をみとめることが多い。

治療・管理▶　①緊急帝王切開，②抗ショック療法，③抗DIC療法をただちに行う。しかし，急激に多臓器不全が進行し，死亡にいたることも少なくない。

3 播種性血管内凝固症候群(DIC)

なんらかの基礎疾患によって全身の血管内で血液凝固系が異常に活性化し，同時に線溶系も活性化する複雑な病態である。典型例では凝固系活性化により微小血栓が多発し，循環障害による多臓器不全をおこす一方，凝固因子消費や線溶系活性化による出血傾向を示す。産科的基礎疾患が原因で発生したDICを産科DICという。

産科DICの特徴▶　妊婦では元来，血液凝固系が活性化しているため，妊娠中は血栓症やDICを発症しやすい。産科DICの特徴として，敗血症や悪性腫瘍によるDICと比べて急激に進行しやすく，出血症状が強いことがあげられる。また，早期に治療を開始して産科的基礎疾患が除去できれば，予後は良好な場合が多い。

産科DICの基礎▶
　　　疾患
産科DICの原因となる基礎疾患として，①常位胎盤早期剝離，②羊水塞栓症，③分娩時異常出血，④急性妊娠脂肪肝，⑤HELLP症候群，⑥死胎児症候群(胎児が死亡後も子宮内に長時間存在することで，母体に血液凝固障害がおこること)などがある。③は大量出血の結果として凝固因子が消費され，遅れてDICを発症する二次性DICであるが，それ以外は出血とDICがほぼ同時におこる一次性DICである。

症状・所見▶　妊産婦で，大量の凝血を伴わない性器出血をみとめる。

診断▶　血小板の減少や，凝固機能検査の異常(PT延長，フィブリノゲン減少，Dダイマー増加，フィブリン・フィブリノゲン分解産物〔FDP〕増加)をみとめる。迅速な診断・治療開始のため，わが国では産科DICスコアを用い，8点以上ならばただちに治療を開始する(▶表7-20)。

治療・管理▶　抗DIC療法には次のようなものがある。①基礎疾患の除去(急速遂娩，緊急帝王切開など)，②抗ショック療法，③抗DIC療法(新鮮凍結血漿〔FFP〕，フィブリノゲン製剤[1]，アンチトロンビン濃縮製剤，濃厚血小板，トラネキサム酸などの投与)。産科DICでは凝固因子が消費されていることが多く，出血症状が強いため，ほかのDICの治療でしばしば用いられるヘパリンは原則として使用しない。

---

1) 2021年から，産科危機的出血に伴う後天性低フィブリノゲン血症に対するフィブリノゲン製剤の使用が保険適用となり，周産期母子医療センター・大学病院での使用が始まっている。

▶表 7-20　産科 DIC スコア

基礎疾患		点数	臨床症状		点数	検査	点数
常位胎盤早期剝離	児死亡	5	急性腎不全	無尿	4	FDP 10μg/mL 以上	1
	児生存	4		乏尿	3	血小板数 10万/μL 以下	1
羊水塞栓症	急性肺性心	4	急性呼吸不全	人工換気	4	フィブリノゲン 150 mg/dL 以下	1
	人工換気	3		酸素療法	1	プロトロンビン時間 15 秒以上	1
	補助換気	2	臓器症状	心臓	4	出血時間 5 分以上	1
	酸素療法	1		肝臓	4	その他の検査異常	1
DIC 型出血	低凝固	4		脳	4		
	出血量 2 L 以上	3		消化器	4		
	出血量 1〜2 L	1	出血傾向		4		
子癇		4	ショック	脈拍 100 回/分以上	1		
その他の基礎疾患		1		血圧 90 mmHg 以下	1		
				冷汗	1		
				蒼白	1		

8〜12 点：DIC に進展する可能性が高い，13 点以上：DIC

Ⅰ 産科処置と産科手術

① 分娩誘発

　　　　分娩誘発とは，経腟分娩が可能で陣痛がない場合に，人工的に陣痛をおこして分娩を促すことである。分娩誘発には大きく分けて 2 つの段階があり，子宮頸管熟化と子宮収縮薬投与からなる。いずれを行う場合も文書による同意が必要であり，日本産科婦人科学会のガイドラインに従うことが求められる。

適応 ▶　　分娩誘発の適応には医学的適応と社会的適応がある。

　　　　[1] 医学的適応　　妊娠の継続が母児にとってリスクとなる場合に適応となる。母体側要因として，① 妊娠高血圧症候群，② 微弱陣痛，③ 妊娠継続が問題となる母体合併症，などがある。また，胎児側要因として，① 前期破水，② 子宮内感染，③ 過期妊娠，④ 胎児発育不全(FGR)，⑤ 墜落分娩の可能性，⑥ 糖尿病合併妊娠，⑦ 巨大児が予想される場合，⑧ 子宮内胎児死亡，⑨ 児の治

療のため早期分娩が望ましいと判断された場合，などがあげられる。

[2] **社会的適応**　特定の日時での分娩が望ましい場合に適応となる。妊婦側の要因として，①分娩施設までの交通事情がわるい，②妊婦・家族の都合や希望がある。また，分娩施設側の要因としては，①児の治療や産科異常の既往などのため，特定の日時での分娩が望ましいと判断された場合，②無痛分娩などの常時提供することが困難な産科処置を行う場合，などがあげられる。

子宮頸管熟化▶　子宮頸管熟化とは，子宮収縮薬投与に先立って，子宮頸管を刺激して開大させ，収縮薬をききやすくすることである。

[1] **方法**　ラミナリア杆やメトロイリンテル(ゴム管のついたゴム球で，子宮口に挿入する)の使用，ジノプロストンの腟内使用[1]，用手的な卵膜剝離などがあげられる。

[2] **注意点**　子宮頸管熟化の実施にあたっての注意点は次のようになる。①入院中あるいは入院時に実施する，②感染徴候に注意し，前期破水例では抗菌薬投与も考慮する，③陣痛発来時はすみやかに分娩監視装置を装着する，④メトロイリンテル挿入前には臍帯下垂がないことを超音波検査で確認する，⑤子宮内用量 41 mL 以上のメトロイリンテルでは臍帯脱出などの危険性を患者に説明し，挿入時から分娩監視装置による監視を行う，⑥ラミナリアと子宮収縮薬は併用しない，⑦メトロイリンテル挿入後1時間観察し，必要なら子宮収縮薬を投与する，などの注意点がある。

子宮収縮薬投与▶　子宮収縮薬は，原則として頸管の熟化が確認されてから投与する。

[1] **方法**　分娩誘発のための子宮収縮薬として，①オキシトシン，②プロスタグランジン$F_{2\alpha}$($PGF_{2\alpha}$)，③プロスタグランジンE_2(PGE_2)が利用可能である。①②は精密持続点滴装置を用いるのに対し，③は経口投与であるため投与量の調節性が低い。なお，同じく子宮収縮薬である麦角アルカロイドは児娩出前の投与は禁忌であるため，けっして間違えてはならない。

[2] **合併症**　過強陣痛や胎児機能不全，子宮破裂，頸管裂傷，弛緩出血，ショックなどがある。

[3] **おもな禁忌**　①帝王切開既往(既往が1回であればオキシトシンのみ使用可能)，②子宮体部に切開を加えた帝王切開既往，③子宮筋全層もしくはそれに近い子宮切開の既往，④ほかの子宮収縮薬との併用，⑤メトロイリンテル挿入後1時間以内，⑥ラミナリア杆との併用，⑦前置胎盤，⑧児頭骨盤不均衡，⑨PGE_2最終投与から1時間以内のオキシトシン・$PGF_{2\alpha}$投与，⑩気管支喘息(既往含む)・緑内障への$PGF_{2\alpha}$投与，⑪骨盤位への$PGF_{2\alpha}$・PGE_2投与な

---

1) 2020年からジノプロストン(プロスタグランジンE_2)腟内留置用製剤の使用が開始された。頸管熟化促進と同時に子宮収縮が生じやすいため，抜去後1時間以上たってから子宮収縮薬を投与する，陣痛様の子宮収縮・過強陣痛・胎児機能不全・破水などをみとめたときには薬剤を抜去して再使用しないなど，日本産科婦人科学会のガイドラインに従うことが重要である。

どは禁忌である。

[4] 実施にあたっての注意点　上述の禁忌を遵守するとともに，①投与開始前から分娩監視装置を装着し，子宮収縮と胎児心拍数を連続的にモニターする，②2時間を目安として血圧と脈拍数を定期的にチェックする，③5〜15分ごとに胎児心拍数陣痛図(CTG)を評価する，④オキシトシン・PGF$_{2\alpha}$の増量は30分以上経過してから行い，最大投与量をこえない，⑤子宮収縮回数が10分間に5回以上またはレベル3以上の異常CTG波形が出現した場合や，妊婦が異常に強い痛みを訴える場合は減量や投与中止を検討する，などが重要である。

② 会陰切開

　会陰切開とは，児頭の娩出直前に，会陰・腟の裂傷を防ぐために行う処置をいう。

適応▶　会陰切開の適応となるのは，①会陰が伸展性に乏しい場合，②巨大児，胎位・胎勢の異常をみとめる場合，③低出生体重児，胎児機能不全をみとめる場合，④吸引分娩・鉗子分娩・骨盤位牽出術を行う場合などである。ルーチンに行わず，必要なときのみに，必要性を産婦に十分に説明したうえで行うことが重要である。

分類▶　会陰切開には，正中切開法，正中側切開法，側切開法の3つがある(▶図7-26)。

[1] 正中切開法　陰唇小体から会陰の正中線に切開する。縫合が容易で術後疼痛も軽度だが，創部が延長すると肛門括約筋や直腸を損傷する危険性がある。

[2] 正中側切開法　陰唇小体から斜め下方に切開する。正中切開法に比べて縫合に技術を要し術後疼痛も強いが，肛門括約筋や直腸を損傷する危険性が低い。

[3] 側切開法　創傷治癒が遅れるため，最近は行われない。

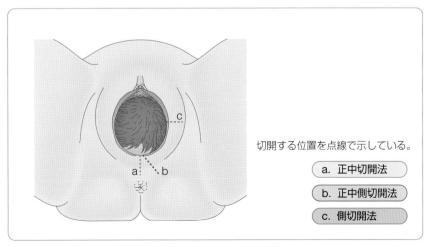

切開する位置を点線で示している。

a. 正中切開法
b. 正中側切開法
c. 側切開法

▶図7-26　会陰切開法

切開のタイミング▷　　切開が早すぎると出血が多くなり，遅すぎると会陰・腟の裂傷が多くなるため，適切なタイミングで行うことが重要である。

③ 吸引分娩・鉗子分娩

吸引分娩・鉗子分娩は，以下に示す適応がある場合に，経腟的な急速遂娩（▷428 ページ）を目的として行われる産科手術である。

吸引分娩▷　　吸引分娩（吸引娩出術）は，胎児の頭部に吸引カップを装着し，真空ポンプまたは手動で陰圧をかけて吸着させ，カップの柄を牽引して胎児を娩出させる急速遂娩術である（▷図 7-27）。吸引分娩は鉗子分娩に比較して経腟分娩成功率は低いが，母体の重篤な産道裂傷が少ないとされるため，鉗子分娩より普及している。

[1] **適応**　① 胎児機能不全，② 児頭回旋異常，軟産道強靱，続発性微弱陣痛などによる分娩第 2 期の遷延や停止，③ 心疾患などの母体合併症や母体疲労などのため分娩第 2 期短縮が必要と判断した場合があげられる。

[2] **要約**（必要条件）　① 妊娠 34 週以降，② 児頭骨盤不均衡（CPD）の臨床所見がない，③ 子宮口全開大かつ既破水，④ 児頭が骨盤内に嵌入している（ステーション 0，▷197 ページ，図 4-10）。しかしながら，ステーション＋2 より高い位置からの吸引分娩は成功率が低く，産道裂傷のリスクも高いことに留意すべきである。

[3] **20 分ルール・5 回ルール**　「産婦人科診療ガイドライン──産科編 2023」では，① 総牽引時間（吸引カップ装着時点から複数回の吸引分娩手技終了までの時間）が 20 分をこえる場合，あるいは総牽引回数（滑脱回数も含める）が 5 回をこえる場合は，鉗子分娩または帝王切開を行うことを定めている。

[4] **帽状腱膜下血腫**　出生児の頭部で帽状腱膜と骨膜が剝離し，その間隙（かんげき）に走行する導出静脈が破綻することによって生じ，骨縫合をこえて伸展する。大量

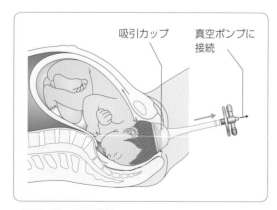

吸引カップ　　真空ポンプに接続

▶図 7-27　吸引分娩

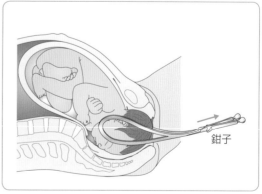

鉗子

▶図 7-28　鉗子分娩

出血によって出血性ショック，DIC をまねき，死にいたる可能性がある。そのため，米国食品医薬品局(FDA)では，吸引分娩による帽状腱膜下血腫を防ぐため，前後左右に揺り動かしたり，回転させる動きに対して警告を発している。

鉗子分娩▶　鉗子分娩(鉗子娩出術)は，鉗子のへら状の部分で胎児の頭部を把持・牽引して児頭を娩出させる急速遂娩術である(▶図7-28)。吸引分娩の普及により，近年では施行回数が減少している。

[1] **適応**　吸引分娩と同様である。

[2] **要約**(必要条件)　① 児頭骨盤不均衡(CPD)の臨床所見がない，② 子宮口全開大かつ既破水，③ 児頭が鉗子適位(ステーション+2 以上)，④ 児が生存，⑤ 母体の膀胱・直腸が空虚。ただし，「産婦人科学診療ガイドライン——産科編 2023」では，児頭の矢状縫合が縦径に近い場合(母体前後径と児頭矢状径のなす角度が 45° 未満)での施行を原則としている。

④ 骨盤位に対する産科処置

単胎骨盤位に対しては，現在ほとんどの施設で予定帝王切開が施行されている。しかしながら，日本産科婦人科学会のガイドラインでは，一定の要件を満たせば外回転術や経腟分娩・骨盤位牽出術を施行できるとしている。ただし，いずれも文書による同意が必須である。

外回転術▶　外回転術の施行には，① 経腟分娩の禁忌がない，② 緊急帝王切開が可能，③ 児が成熟(妊娠 36 週以降)であることが要件である(▶Column「外回転術」)。

骨盤位牽出術▶　**骨盤位牽引術**は，骨盤位の胎児の娩出を促進し，援助する技術である。要件として，① 膝位，足位，低出生体重児，早産，児頭骨盤不均衡のいずれもないこと，② 骨盤位娩出術の十分な技術を有する医療スタッフが常駐していることがあげられる。経腟分娩と帝王切開双方の危険と利益を妊婦に説明する。

子宮口が全開大し，胎児の殿部が発露するまで待機する。それまでに胎児機能不全を疑う場合は緊急帝王切開を施行する。殿部・下肢の娩出に続いて，体幹，上肢，後続児頭を愛護的に牽出する。

合併症として，児の鎖骨骨折や腕神経叢麻痺(エルブ麻痺)などを引きおこすことがある。

⑤ 帝王切開

帝王切開とは，開腹し，子宮壁を切開して胎児を娩出させる方法で，近年増加傾向にある。2017(平成 29)年の厚生労働省のデータによると，分娩全体に占める帝王切開の割合は約 20% である。

[1] **分類**　施行時期によって，あらかじめ日時を決めて行う**予定帝王切開**と，

急速遂娩法として行う**緊急帝王切開**とに分類される。また，術式によって以下の3つに分類される（▶図7-29）。

　①**子宮下部横切開**　通常行われる腹式深部帝王切開である。

　②**子宮体部横切開**　前置胎盤・子宮下節に筋腫がある場合などに施行される帝王切開である。

　③**子宮体部縦切開（古典的帝王切開）**　超早産児の際に，子宮体部横切開よりも児へのストレスが軽減できると判断される場合などに施行される。

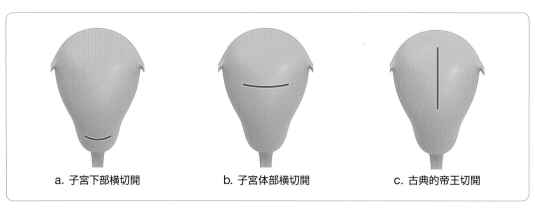

a. 子宮下部横切開　　　　b. 子宮体部横切開　　　　c. 古典的帝王切開

▶図7-29　帝王切開の術式

Column　外回転術

　外回転術の成功率は60~70%と報告されているが，出血や破水，早産誘発，常位胎盤早期剝離，胎児機能不全などを引きおこすことがあり，1~2%に緊急帝王切開が必要となる。このため，外回転術を試みる際は①前置胎盤や胎児機能不全などの経腟分娩の禁忌がない，②緊急帝王切開が可能である，③児が成熟している，という要件を確認し，十分なインフォームドコンセントを得たうえで行う。

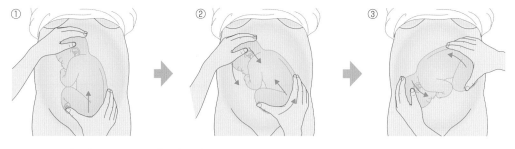

　骨盤高位（トレンデレンブルグ体位）をとる。子宮を弛緩させるために，リトドリン塩酸塩などの子宮収縮抑制薬を投与しながら行うことが多い。
①胎児の殿部を骨盤から押し上げる。
②超音波検査で胎児の腹側と背側を確認後，一手を児頭，一手を殿部にあてて胎児に屈位をとらせつつ，児頭を母体下方へ，殿部を母体上方へ押し，回転を促す。
③横位をこえたら，児頭を骨盤内に，殿部を子宮底に誘導する。

▶図　外回転術

▶表7-21　帝王切開の適応

予定帝王切開	母体適応	帝王切開既往，子宮手術既往(筋腫核出術など)，児頭骨盤不均衡(CPD)，前置胎盤，内科的合併症(心疾患など)，感染症(性器ヘルペス，HIV感染症など)など
	胎児適応	胎位異常(骨盤位，横位など)，多胎妊娠，巨大児，前置血管など
緊急帝王切開	母体適応	分娩遷延・停止，重症妊娠高血圧症候群，(切迫)子宮破裂，常位胎盤早期剝離(子宮内胎児死亡を伴う)，妊婦心肺停止(死戦期帝王切開)など
	胎児適応	胎児機能不全，臍帯下垂・脱出，妊娠37週未満の破水(プレターム PROM)，前置血管の破綻など

　[2] **必要条件・適応**　帝王切開を行うための必要条件は，① 経腟分娩のほうが母児に対する危険性が高いと考えられる，② 母体が手術に耐えうる全身状態である，の2つである。帝王切開の適応を**表7-21**に示す。

　[3] **施行手順**　帝王切開の施行は以下の手順で行われる。

(1) 術前処置

(2) 麻酔(脊椎麻酔または硬膜外麻酔が望ましい)

(3) 下腹部切開(横切開または正中切開)による開腹

(4) 膀胱子宮窩腹膜の横切開

(5) 子宮下節筋層の横切開

(6) 人工破膜

(7) 胎児娩出

(8) 臍帯切断

(9) 胎盤娩出

(10) 子宮筋層縫合

(11) 膀胱子宮窩腹膜縫合(施行しない場合もある)

(12) 閉腹

　術後出血が懸念される症例などでは，腹腔内ドレーンを留置する場合もある。

　帝王切開における各種麻酔法の長所および短所を**表7-22**に示す。

　[4] **母体におこる合併症**　母体の合併症には以下のものがある。

　①術中の合併症　麻酔に伴う全脊椎麻酔[1]と誤嚥性肺炎，仰臥位低血圧症候群，出血多量，臓器損傷，羊水塞栓症，血栓塞栓症，感染症，硬膜穿刺後頭痛などがある。

　②術後の合併症　帝王切開瘢痕部妊娠(異所性妊娠の一種)，癒着胎盤，帝王切開瘢痕症候群(帝王切開後の子宮壁の凹みに血液が貯留し，不正出血や不妊

---

1) 全脊椎麻酔：硬膜外麻酔を行う際に穿刺針が硬膜に穿孔すると，クモ膜下腔に大量の麻酔薬が流入し，脊髄神経より上位まで麻酔薬が作用する。これにより，全脊椎麻酔がおこり，血圧低下・呼吸停止・意識障害などがおこる。

▶表 7-22　帝王切開における麻酔法

	脊椎麻酔	硬膜外麻酔	全身麻酔
適応	• 緊急帝王切開，予定帝王切開 • 凝固系や心血管系，神経系に異常がない症例	• 帝王切開 • 凝固系や心血管系，神経系に異常がない症例	• 超緊急帝王切開 • 凝固系や心血管系，神経系に異常がある症例 • 時間がかかる可能性が高い手術
長所	• 意識が保たれる • 麻酔薬の胎児への移行がない • 誤嚥の危険性が低い • 十分な筋弛緩と鎮痛が得やすい	• 意識が保たれる • 麻酔薬の胎児への移行がない • 誤嚥の危険性が低い • 血圧の変動が小さい • 長時間の手術を行うことが可能である	• 麻酔の導入が迅速に行える • 麻酔の効果が確実である • 循環系が安定しやすい
短所	• 急激な血圧低下や，硬膜穿刺後頭痛の可能性がある • 長時間の手術ができない	• 効果の発現がやや遅い • 筋弛緩や鎮痛が不十分なことがある • 手技がやや困難である • 全脊椎麻酔や局所麻酔薬中毒の可能性がある	• 麻酔薬が胎児へ移行する • 麻酔薬による子宮収縮不全の可能性がある • 誤嚥性肺炎の可能性がある

▶表 7-23　分娩後の血栓塞栓症リスク分類と術後予防策

	分類の目安	術後予防策
高リスク	• 血栓塞栓症の既往がある • 妊娠中から抗凝固療法が行われている	抗凝固療法または，間欠的空気圧迫法と抗凝固療法の併用を行う
中リスク	• 抗リン脂質抗体症候群やプロテイン S 欠損症などの，血栓性素因がある • 2 つ以上のリスク因子がある[※]	抗凝固療法または間欠的空気圧迫法を行う
低リスク	• 1 つのリスク因子がある[※]	必要に応じて，抗凝固療法または間欠的空気圧迫法を行う

[※]リスク因子は，35 歳以上，3 回以上経産婦，分娩前 BMI が 25 以上 35 未満，喫煙者，分娩前安静臥床，妊娠高血圧腎症，遷延分娩，分娩時輸血など

（産婦人科診療ガイドライン──産科編 2023 より作成）

症の原因となる）などがあげられる。

　[5] **新生児におこる合併症**　新生児の合併症には，全身麻酔に伴う呼吸抑制・低血圧，術中損傷，新生児一過性多呼吸などがある。新生児一過性多呼吸は，出生後，肺の中に過剰の液体があるために一時的におこる呼吸困難である。

　[6] **帝王切開後の術後管理**　母体の脱水を避け，弾性ストッキング着用（または間欠的空気圧迫法[1]）を行い，早期離床をすすめる。それとともに，血栓塞栓症リスク分類に基づいて，血栓塞栓症予防策を講ずる（▶表 7-23）。

---

1) 間欠的空気圧迫法：下肢に巻いたカフにポンプから間欠的に空気を送りこみ，カフで下肢を圧迫することで静脈還流を促進させる方法。

J 異常のある産婦の看護

　分娩経過中には産婦・胎児の健康状態はたえず変化しており，つねに危険と隣り合わせで，正常から異常へ逸脱していく可能性がある。そのため，看護を実施する際には，正常な経過であるか，正常から逸脱する危険性はないか，異常に移行していないかを見きわめる必要がある。正常な経過を維持し，異常を早期に発見して対処することが，産婦・胎児の安全・安楽にとって重要となる。

　分娩経過中になんらかの異常を伴う場合には，正常な分娩経過にみられるニードに加えて，安全分娩へのニードが高まる。また，産婦に異常が生じた場合には，産婦自身が生命の危機に直面することになり，胎児に異常が生じた場合には，わが子の生命が危機に直面することになる。もちろん母児双方の生命がおびやかされることもある。わが子に危険が生じた場合には，親となることへのニードが直接おびやかされることにもなる。

　分娩の経過中に産婦はさまざまなことを経験し，うれしさや喜びなどの肯定的な感情をもつこともあれば，つらさや苦しさ，コントロールできないなどのような否定的な感情をもちあわせることもある。正常な分娩経過で満足できる肯定的な出産体験であったと評価しながらも，一方ではなんらかの否定的感情をもったと報告する産婦もいる。まして，分娩経過中に正常から逸脱した場合には，それは突然で予期しないことであり，その現実を受けとめきれない場合は少なくない。産婦・胎児の安全・安楽を保証しながら，産婦のこのような心理的特徴に焦点を合わせた看護も重要である。

① 破水が生じた産婦の看護

　破水には，陣痛開始前におこる前期破水と，分娩開始後で子宮口全開大前におこる早期破水がある。破水の原因はさまざまであるが，破水により臍帯・四肢の脱出，微弱陣痛，分娩遷延，上行性感染，胎児機能不全などの異常をおこしやすい。とくに，早産の時期であれば，妊娠週数や胎児の成熟状態および健康状態によって，治療方針や分娩様式が検討される。

　治療方針は，分娩への移行を抑制し，妊娠を継続させる場合から，積極的に分娩を進行させる場合までの多岐にわたる。そのため，それぞれの際の治療方針および分娩管理の方向性を十分にふまえて看護にあたらなければならない。したがって，経時的に母児の健康状態をアセスメントし，妊娠週数や分娩経過に合わせた看護を行うことが必要である。とくに，上行性感染や分娩異常などの予防や早期発見に努めることが看護の要点となる。

アセスメント▶　破水時には，正常な分娩経過の産婦と胎児の健康状態のアセスメントに加え，

以下のような情報に注目してアセスメントを行う。

(1) 破水の日時(破水からの経過時間)

(2) 羊水流出の量，色，におい，混入物の有無，混濁の有無

(3) 外陰部の清潔状態とセルフケア能力

(4) 妊娠週数と胎児の成長発達の程度(推定体重，子宮底長，産婦の体重増加など)，羊水インデックス(AFI)値

(5) 胎児先進部の確認と下降の程度

(6) 胎児心拍数，CTG 所見

(7) 産婦のバイタルサイン，CRP 値

(8) 子宮収縮の有無と程度・子宮頸管の状態

(9) 産婦の出産への態度

　破水が生じると，卵膜の破綻部からの細菌の侵入が可能となる。このため，母児の感染の危険性が高まる。破水から 24 時間をこえると，さらに感染の危険性が高くなる[1]。したがって，破水後は産婦の体温や脈拍を中心としたバイタルサインの観察や，羊水混濁の有無，悪臭の有無，胎児心拍数の変化を経時的に観察し，異常の早期発見に努める。加えて，外陰部の清潔状態や産婦のセルフケア能力もアセスメントし，清潔への看護を考える。羊水混濁や胎児心拍数の異常，産婦の発熱などの異常がみられる場合には，ただちに医師に報告する。

　破水が生じたあとは，自然に陣痛が開始することが多い。妊娠を継続する方針である場合には，子宮収縮や分娩が進行している徴候がみとめられたら，ただちに医師に報告する。破水によって羊水過少となった場合，徐脈の予防のため，人工羊水(生理食塩水)が注入されることもある。

　産婦や家族は，予期せぬ突然のできごとに動揺していることがあり，動揺の内容や程度，現状の受け入れ状態についても観察し，アセスメントする。

安全分娩への看護▶　破水時には，安全分娩への看護として感染の予防が重要である。外陰部を清潔に保ち，医師の指示による抗菌薬の定期的な与薬により感染を予防する。また，感染予防のため，入浴やシャワー浴はほとんどの場合で禁止となる。

　外陰部の清潔保持のために，清潔なナプキンを使用して，3〜4 時間ごとのナプキンの交換と，定期的および排泄後の外陰部の洗浄や清拭などを行う。産婦みずからが清潔保持行動をとれるように援助し，不可能である場合には直接的な介助として実施する。

　胎位が骨盤位である場合や，頭位であっても，子宮口が開大して児頭が下降していない産婦の場合には，臍帯脱出を生じる危険性がある。そのため，破水

1) Philipson, E. H. and Herson, V. C.：Intrapartum chemoprophylaxis for group B strep-tococcus infection to prevent neonatal desease: who should be treated?. *American Journal of Perinatology,* 13(8)：487-490, 1996.

直後には胎児心拍数の観察が重要である。また，その後も臍帯脱出の予防のために，床上安静や骨盤高位(トレンデレンブルグ体位)の保持を指示されることがある。

安楽な出産への ▶
看護

子宮収縮や臍帯脱出などの予防のため，床上安静や骨盤高位を保つ場合，産婦がその必要性を理解できるように援助し，クッションや安楽枕などによって体位を工夫して苦痛の緩和をはかる。

積極的に分娩を進行させる方針の場合には，正常な経過の看護と同様に，出産経過への理解を促すことや，出産環境の整備，産痛緩和のための身体的ケアが重要となる。

また，産婦の身体的側面への看護と同時に，心理的側面への看護も行う。事前に出産準備教室などで破水についての学習機会があった場合でも，実際に破水が生じると動揺し，状況を理解して自分のこととして受けとめるまでには時間を要することがある。破水は必ずしも異常に移行するとは限らないことや，正期産の時期であれば，感染を予防でき，自然に陣痛が開始すれば，破水が生じている以外は正常な分娩経過と同様であることなどを説明し，精神的な安定をはかることが必要となる。産婦が現状を受けとめて理解することで，自分自身の出産と向き合うことができるように支援を行う。

基本的ニードへの ▶
看護

破水後は，感染予防の観点から，とくに外陰部の清潔保持が重要である。入浴やシャワー浴は感染の機会を増大させてしまうため利用できないので，清拭や洗髪などを行い全身の清潔への援助を行う。床上安静が必要な場合は，排泄にも制限が加わることがある。治療方針に従って，床上排泄やポータブルトイレの使用を検討する。

② 分娩遷延のリスクのある産婦の看護

軟産道強靱や，回旋異常，巨大児などが考えられる場合には，陣痛が微弱になり，その結果として分娩経過が長引くことがある。胎児と産道のバランスがわるい場合だけでなく，精神的な緊張が強い場合や産婦に著しい貧血がある場合，エネルギーの摂取に対して消耗が著しい場合にも陣痛が微弱になり，分娩経過が長引くことが多い。

分娩経過が長引く場合，単に分娩に時間が長くかかるというだけでなく，母子に危険が生じている可能性がある。そして，分娩経過が長引けば，産婦や家族はあせりを感じたり，落胆することもあり，前向きな気持ちをもちつづけることが困難となる。また，緊張や不安を生じ，分娩進行をさらに遅延させる要因となることも少なくない。

アセスメント ▶

分娩遷延の際のアセスメントでは，まず，分娩が長引きそうな要因や，微弱陣痛となる原因はないかを見きわめる。正常経過の産婦と同様であるが，とくに以下の点に焦点を合わせてアセスメントする。

(1) 分娩進行を妨げるリスクの有無：① 軟産道強靱(高年初産，スポーツの経験)，② 狭骨盤(低身長，骨盤骨折などの既往歴)，③ 貧血(ヘモグロビン量，顔色)，④ 子宮筋の過度の伸展(多胎，羊水過多)，⑤ 膀胱や直腸の充満，⑥ 胎位・胎勢・回旋の異常，⑦ 巨大児の可能性，⑧ エネルギーの摂取状態(内容・量)および消耗状態(睡眠・休息)，⑨ 緊張をもたらす環境の有無(人の存在・関係性，物)，⑩ 産痛への不適切な対処行動(呼吸法・動静)

(2) 陣痛の性状：陣痛周期(陣痛発作時間，陣痛間欠時間)，強さ，変化の程度

(3) 胎児心拍数曲線

(4) 分娩経過時間

(5) 産婦や家族の出産への態度：前向きな態度，投げやりな態度，あせり

　とくに分娩進行を妨げるようなリスクがある場合には，体力の消耗を最小限にするとともに，エネルギーを補給すること，分娩進行をたすけることが必要となる。エネルギーの摂取や消耗状態，環境，産痛への対処法などのように，看護によって変化をもたらすことが十分に可能であると考えられる要因については，その有無だけでなく変化をとらえてアセスメントを行う。

　産婦の行動は，心の動きと相互に影響し合っているため，心の動きにも注目してアセスメントを行う。産婦の予想に反して分娩の進行がみられないと，産婦は不安や投げやりな感情をもつことがある。このことが緊張を生み，産痛を強く感じたり，さらに疲労が蓄積するといった分娩進行にとっての悪循環が成立してしまう場合がある。緊張して分娩開始初期から呼吸法をするなどの，いわゆる「がんばりすぎる産婦」は疲労の蓄積が著しく，途中から分娩の経過が長引くこともあるので注意する。

安全分娩への看護▶　分娩経過が長くなればなるほど，胎児への影響も大きくなるため，陣痛の性状と胎児心拍数に注目し，異常の早期発見に努める。胎児の下降が始まり，児頭や胎児の身体部分，臍帯の圧迫が頻回に，そして強くなってくると胎児心拍数に変化があらわれやすい。回旋異常がある場合は，産婦が激しく産痛を訴えることもあり，医師に報告して指示を受ける。

　陣痛が微弱である場合には状況により，子宮収縮促進薬の点滴が開始される。その際には，分娩監視装置を用いた連続胎児モニタリングを行いながら，指示された薬剤の量・滴下速度，陣痛の性状と胎児心拍数に注意して観察を続ける。過強陣痛や胎児機能不全に十分に注意した継続的な観察が，母児の安全にとって重要となる。とくに，滴下速度の変更前後には，産婦・胎児の健康状態を注意深く観察する。また，投与される薬剤によっては，産婦の血圧や脈拍の観察も定期的に行う必要がある。

安楽な出産への▶
看護　分娩遷延のリスクのある産婦では，予防的に看護を行うことが重要で，ひとたび分娩経過が長引いてきた場合には，その状況から早く抜け出せるように看護を行わなければならない。

分娩経過が長引く場合，産婦は体力の消耗を伴っていることがほとんどである。したがって，エネルギーの補給を適宜行い，体力の消耗を最小限にする。エネルギーの補給は，産婦が好んで食べやすいものでよく，とくに単糖類はすみやかにエネルギーに変換されるため，より有効に活用される。分娩が進行している場合や，疲労が著しいときは，固形物の摂取が困難なこともあるため，アイスクリームやプリン，ゼリー，ジュースなどが好まれる。産婦は汗をかきやすく，また呼吸法などでも水分が失われがちなため，水分の補給も心がける。

体力の消耗を最小限にするには，心身のリラクセーションを促したり産痛緩和法などを取り入れることも大切である。正常な経過の場合と同様に，膀胱や直腸の充満を避け，呼吸法やマッサージによる産痛緩和，音楽の利用，室温の調整，室内の人数調整などの環境調整によるリラックスへの援助を行う。陣痛の間欠時にリラックスし，休息をとれるように工夫することも重要である。

疲労が著しい場合には，積極的に分娩を進行させるよりも，休息・睡眠できる環境を整える。破水をしていなければ入浴を促したり，あるいは足浴を行って血液循環をよくして身体をあたため，リラックスした状態をつくり，また入室者を最小限にした静かな環境をつくることで，産婦は短時間であっても眠りにつくことができる。

産婦は休息がとれたことによって心身が休まり，その後に有効な陣痛が再度始まり，分娩が進行することがある。著しい疲労がなく，積極的に分娩を進行させる場合には，アクティブチェアや重力を利用して体位の工夫を行う。また，乳頭刺激によりオキシトシンの分泌を促進をすることで子宮収縮を促すことなどを行う。分娩進行に有効なツボの刺激部位もあるので，足浴などのリラクセーションとツボの刺激も併用して行うとよい。

家族の看護▶　分娩経過が長引くことで，産婦だけでなく夫またはパートナーや家族までもあせりや不安を感じることが少なくない。このとき，あせりから生じる発言や態度を産婦が目にすると，不安が助長される。そのため，看護師が家族の気持ちや考えを十分に理解して受けとめ，分娩の経過や今後の予測もふまえて，いまどうすることが望ましいのかについて理解できるように十分に説明することが必要となる。産婦と同様に家族も疲労の蓄積状態にあることも多いので，家族が休める環境を整えることも必要である。

③ 胎児機能不全を生じるリスクのある産婦の看護

胎児機能不全の原因は，貧血や糖尿病といった産婦側の要因や，子宮収縮促進薬の不適切な使用による子宮・胎盤の循環障害，胎盤機能の障害による胎盤の血行障害，臍帯の圧迫による臍帯の血行障害，児頭の圧迫によるものなど，さまざまである。

胎児機能不全が生じた原因やその程度によっては，ほんの数分で胎児の予後

に影響を及ぼすこともまれではない。したがって，産婦の既往歴や妊娠・分娩経過を把握したうえで，とくに胎児心拍数に注意して断続的あるいは連続したモニタリングを行い，胎児機能不全が生じないように看護を行うことや，異常を早期に発見して対処することが重要である。

アセスメント▶　なによりもまず，胎児が重篤な状態に陥る前に，胎児機能不全の徴候を早期に発見し，迅速に医師に報告することが重要である。とくに，以下のような情報に注目しアセスメントを行う。

(1) 入院時からの胎児心拍数モニタリング：基準心拍数，胎児心拍数基線細変動，一過性頻脈，一過性徐脈（▶106 ページ，図 3-26）
(2) 陣痛発作・間欠時間，陣痛の強さ
(3) 胎児心拍数と陣痛周期との関係
(4) 羊水量，羊水混濁の有無と程度
(5) 妊娠週数と胎児の成長・発達
(6) 分娩進行状態：児頭の下降度，進行の速度
(7) 産婦のバイタルサイン
(8) 産婦の体位：重力（圧迫）が加わる部位に注目する
(9) 産痛への対処行動：呼吸法，緊張やリラックスの状態
(10) 産婦の出産への態度

　断続的に胎児心拍数をモニタリングしている場合でも，胎児機能不全の徴候がみられたら，分娩監視装置を装着して連続モニタリングを行うことが原則である。胎児心拍数モニタリングにおいて，遅発一過性徐脈が繰り返し発現する場合や，遷延性徐脈の発現，高度変動一過性徐脈の発現，胎児心拍数基線細変動の消失など，胎児に危険が迫っている場合には，早急に対処する必要がある。胎児心拍数モニタリングの診断については**図 7-17**（▶445 ページ）を参照のこと。

　胎児心拍数と同時に，陣痛曲線についての観察も重要である。陣痛周期や強さに注目し，どのような陣痛が胎児心拍数に影響を及ぼしているのかを関連づけて解釈する。たとえば，あまり強くない短時間の陣痛発作によって胎児心拍数の低下が生じているのか，それとも過強陣痛に伴って生じているのか，胎児心拍数の変化の開始時期と陣痛の周期（発作の開始・ピーク・終了）や陣痛発作時間と発作の強さの関係はどうか，といった情報を関連づけてアセスメントする。また，産婦に頻脈や発熱がみられると胎児心拍数にも影響を及ぼすため，産婦のバイタルサインの観察も必要である。

　胎児が低酸素状態になった場合には，腸管の運動が亢進し，肛門が弛緩するために胎便が羊水中に排泄され，羊水が混濁する。胎児機能不全の徴候の 1 つとして，羊水混濁の有無を観察する。

　胎児の健康状態を判断するときには，胎児の成長・発達の状態や，分娩の進行状態をふまえなければならない。分娩がかなり進行している場合には，産婦の体位や対処行動も胎児の健康状態に影響を与える。

　たとえば，産婦の体位によっては臍帯が圧迫されることや，増大した子宮が産婦の腹大動脈や下大静脈を圧迫し，産婦の心拍出量の低下をまねき，胎児心拍数に影響を及ぼすことがある。また，産痛への適切な対処行動がとれず，呼吸をとめたり，早い段階から努責を加えたりすると，胎児に酸素を供給できなくなったり圧迫によるストレスを加えることになり，胎児の健康状態が悪化する場合がある。したがって，胎児機能不全を生じさせないためにも，産婦の体位や対処行動を把握し，状態に応じて調整をはかることが重要となる。

　胎児心拍数に徐脈などの急激な変化が生じた場合や，繰り返し変化があらわれる場合には，胎児心音の変化がモニター音として産婦や家族自身の耳にも届き，不安をもたらすこともある。不安は緊張をもたらし，分娩経過にとって望ましい対処行動をとることが困難になる場合もある。そのため，環境調整を行うとともに，産婦や家族の反応や対処行動にも注目していかなければならない。

安全分娩への看護▶　正常経過の産婦の看護が基本となるが，胎児機能不全の予防には胎児に十分な酸素が供給されることが重要となる。そのためには，産婦の緊張を最小限にし，体位の工夫を行って児頭圧迫や臍帯の圧迫を避け，産婦が息をとめることなく確実に深呼吸を行えるようにする。分娩経過中に胎児機能不全の徴候や羊水混濁がみとめられれば，ただちに医師に報告し，その指示のもとに注意深く観察する。なにが原因で徴候が生じていると考えられるのか，また，生命に及ぼす危険性はどの程度かについて理解したうえで観察を続ける必要がある。

　胎児機能不全の徴候がみられた場合，医師への報告とともに，早急な対処が必要である。とくに，徐脈を生じている場合には，胎児が低酸素状態に陥る危険性がある。現状からの回復をはかるには，まず体位変換を行う。これは，低酸素状態の原因が血流の阻害である場合には，酸素吸入よりも血流を改善させることで酸素吸入の効果が上がるためである。下大静脈の圧迫が考えられるときには左側臥位をとることが有効である。体位変換時には，胎児心拍数を確認して血流の改善を確認しながら体位を調整する。臍帯の圧迫による変動一過性徐脈の出現時には，血流の改善によって著明に効果があらわれる場合がある。

　血流の改善の次にとられる対処は，産婦への酸素の投与と呼吸状態の改善である。具体的には，産婦に酸素を投与するとともに深呼吸を誘導し，産婦の呼吸状態を整える。これによって，胎児に酸素が供給されやすくなり，胎児心拍数に改善がみとめられる。酸素吸入は医師の指示を受けて迅速に対応する。さらに，子宮収縮による胎児へのストレスを軽減させるため，子宮収縮促進薬の中止や子宮収縮抑制薬の準備を医師から指示される場合もある。

　胎児機能不全が生じた場合には，緊急に急速遂娩が決定される場合が多い。その場合は，観察を継続する一方で，分娩経過に応じて吸引分娩や鉗子分娩，帝王切開などの急速遂娩の準備を行う。また，児が仮死状態で出生することも予測されるため，その児を受け入れるための蘇生物品や保育器などを準備する。さらに新生児科医や小児科医・新生児担当の看護師に連絡を行う。

安楽な出産への▶
看護

　胎児機能不全が生じた場合，胎児は危険な状態になるが，産婦にはそれが自覚できず，苦痛を伴わない場合もある。また，処置や検査があわただしく行われると，産婦や家族はなにが生じていて，なにがなされようとしているのか理解できず，自分のことでありながら取り残された状況に陥ることさえある。そのため，産婦や家族の不安感や不信感をまねかないように，十分な説明を行うことが必要である。緊急性が高い場合であっても，不安の軽減に努め，産婦が自己の出産経過を理解し，適切な対処行動がとれるよう援助する。

　しかし，適切な説明がなされた場合でも，胎児が危険な状態であることを知ると，不安や恐怖心が増大するものである。これが緊張を生み，効果的な呼吸法などの対処行動をとることが困難になる場合もある。看護師は，できる限り産婦の疑問に答えたり現状を説明し，呼吸法を誘導し産婦や家族のそばに付き添うことで，産婦・胎児・家族がみずからの力を発揮できるような援助を行う。

K 異常分娩時の産婦の看護

　前述のように，異常分娩には，吸引分娩，鉗子分娩，骨盤位分娩，帝王切開分娩があり，すべて産科学的な医療処置が必要な分娩である。異常分娩ということで，産婦は正常な自然分娩とは異なる経過を体験することになるため，身体的侵襲に加えて，心理的侵襲も大きなことが多い。そのため，術中だけでなく，術前・術後の看護が母子にとって重要である。

① 帝王切開術を受ける産婦の看護

　帝王切開術は母体側か胎児側，あるいは母子双方に経腟分娩できない原因があるか，経腟分娩では胎児・産婦の生命があぶない場合に適応される。帝王切開術による分娩には予定帝王切開（選択的帝王切開）と緊急帝王切開とがある。ここでは選択的帝王切開を中心に術前，術中，術後の看護について述べる。

1 帝王切開術前の看護

　帝王切開術を受ける妊産婦への看護として重要なことは，手術による分娩を受け入れ，心身の準備をすることである。

　通常，術前・術後の管理やケアはクリティカルパスを用いて行い，予測した結果から考えてどのような逸脱が発生したのかについて，医師と毎日検討し，妊婦・褥婦の日々の目標の達成度を評価しながら行っている施設が多い。

● 術前オリエンテーションと心身準備

　帝王切開術による分娩適応と方針が決定した妊産婦には，医師からその旨の説明がある。予定帝王切開の場合は妊婦外来で，帝王切開についてのインフォームドコンセントが行われる。妊産婦が自分たち母子にとって経腟分娩より手術による分娩が適切であると納得ができ，帝王切開術による出産を受け入れ，安心して積極的に出産に参画できるように支援することが必要である。帝王切開への同意が確認されると，妊産婦の状況に合わせて時間のゆるす限り，帝王切開術前の処置準備，麻酔，帝王切開の流れ，術前後の過ごし方，スケジュールなどについて，資料を示しながらわかりやすく説明する（▶図7-30）。

　予定帝王切開の場合は手術に立ち会う麻酔科医師，手術室看護師，新生児科・小児科医師，新生児科・NICU看護師などが術前訪問をして，手術や麻酔のオリエンテーションや出生直後の新生児への処置やケアについての説明を行い，妊婦が安心して帝王切開術による出産にのぞめるようにする。

● 術後合併症予防の準備

　帝王切開術後の合併症は一般の開腹手術に伴う合併症とほぼ同様であり，再出血，縫合不全，創部感染，肺塞栓症，腸閉塞，肺水腫，麻酔に伴う合併症，子宮復古不全などがある。とくに，妊婦は開腹手術を受けることで血栓症のリスクが高まる。そのため，母体死亡につながる危険性がある肺塞栓症（血栓，羊水，脂肪などによる）は，最も注意すべき障害である。肺塞栓症の予防のため，術後は弾性ストッキングや下肢の加圧ポンプを用いる必要があることを説明する。

　また，帝王切開術の麻酔は，母体の気道確保困難，誤嚥性肺炎，仰臥位低血圧症候群，硬膜穿刺後頭痛などの合併症のリスクが高いので，麻酔科医が担当すべきであるとされている。麻酔法は，妊婦の解剖学的変化から挿管困難や誤嚥のリスクが高いので，可能な限り全身麻酔を避け，脊髄クモ膜下麻酔や硬膜外麻酔といった区域麻酔を選択することが推奨されている。また，区域麻酔には，産婦が覚醒状態にあり胎児への麻酔薬移行のリスクがないことや，硬膜外麻酔であれば，硬膜外腔に細いカテーテルを留置することで術後の鎮痛にも使用できるという利点もある。

　麻酔による術後の誤嚥性肺炎を予防するために，術前には絶飲食を行う。また，手術室入室30分前に，H_2ブロッカー（ファモチジン〔ガスター®〕20 mg）および制吐薬（メトクロプラミド〔プリンペラン®〕10 mg）を静注する。そのほか，低血圧予防のために，術前に1,000 mL程度の輸液負荷を行うことが一般的に推奨されている。

予定帝王切開手術をお受けになる　　　　　　　　　　　　　　様へ

| この表は外来・入院までのプランを一覧にしたもので，現時点で予想されるものです。入院時に持参して下さい。 |

	外来	手術前日	手術当日 手術前	手術当日 手術後	術後1日	術後2日	術後3日	術後4日	術後5日	術後6日	術後7日
月日	／	／	／	／	／	／	／	／	／	／	／
処置・薬		手術部位の除毛をします。	手術着に着替え，ベッドのまま手術室に移動します。	6時に浣腸をします。／酸素マスク→1時間後に外します。／点滴／心電図をつけます。／足にフットポンプ（運動の機械）をつけます。／痛み止めを持続的に入れるチューブ→日中に抜きます。／看護師が頻回に伺い，手術後の検温・観察をします。	創の処置／点滴／子宮収縮剤の飲み薬を，1日3回飲みます。／膀胱留置カテーテル→日中に抜きます。／検温（1日5回）	深部静脈血栓予防の弾性ストッキングを着用します→／検温（1日3回）	→	創の処置／→／検温（1日1回）	→		退院診察／退院です
検査	血液検査／尿検査／腹部レントゲン／心電図／肺機能検査	NST	胎児心音の確認をします。		血液検査			血液検査／尿検査			
安静度		病棟外に出るときは，看護師に確認してください。		ベッドの上で過ごします。手術後2時間はあおむけですが，その後はからだの向きを変えられます。	ベッドの上で座れます。日中に歩き始めます。はじめてのときは，看護師が付き添います。	病棟内は自由です。	病院内は自由です。			次回検診まで無理をしないように注意しましょう。	
食事		21時以降，食べたり飲んだりしないでください。手術の時間によっては，24時以降の場合もあります。	食べたり飲んだりできません。うがいはできます。	麻酔がさめたら，うがいができます。食べたり飲んだりはできません。	流動食（2回）・五分粥	五分粥・全粥（2回）	産褥食 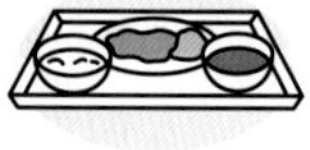				
排泄			術前にトイレを済ませ，使い捨てショーツをつけます。	膀胱留置カテーテル→日中に抜きます／歩いてトイレに行けます（初めてのときは，看護師が付き添います）。							
清潔	入浴できます。	除毛が終わってから，入浴してください。シャンプーもしておいてください。		看護師が洗面をお手伝いします。	看護師が清拭をします。	背中のチューブがぬけ，体調がよければシャワーができます。	シャワーができます				
説明	医師から，入院・手術・治療に関する説明があります。／看護師から，入院の準備等に関する説明があります。	麻酔科医が伺い，麻酔・痛み止めなどの説明をします。／担当看護師，手術室看護師が，お話を伺い，入院中のことについて説明します。／主治医から，入院・手術・治療に関する説明があります。		麻酔がさめたころにベッド上で赤ちゃんと面会。	ベッド上で面会。新生児室まで歩いてガラスごしの面会。	お母さんと赤ちゃんの状態に問題がなければ哺乳開始。／詳しくはお産のしおりをご覧ください。	沐浴指導・退院指導DVDを見てください。			6日目か7日目退院か希望をスタッフに伝えてください。／詳しくは新生児室のスタッフにおたずねください。	

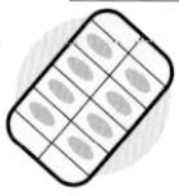

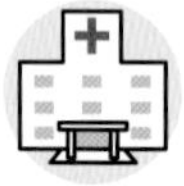

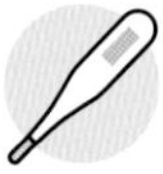

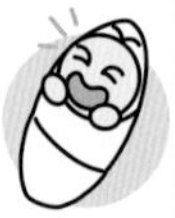

説明　　　　年　　　月　　　日

主治医　　　　　　　　　　　　担当看護師　　　　　　　　　　　　署名

NTT東日本関東病院　産婦人科

（NTT東日本関東病院より許可を得て掲載）

▶図7-30　帝王切開術のクリティカルパス

2 帝王切開術中の看護

　帝王切開術中の外まわり（間接介助）の看護は一般の手術とほぼ同様であるが，産婦・胎児という2人の命が存在することを忘れてはならない。帝王切開は手術であると同時に分娩であり，術中は，手術管理と分娩管理の双方の視点が必要となる。一般の手術と異なる点は，① 胎児の娩出時の出生児のケアと羊水量の把握，② 胎盤娩出後の出血量の観察，③ 母子面会と早期接触である。

　帝王切開の際は，妊産婦は手術室であまり顔なじみがない医療職者に囲まれることになる。手術室という殺風景な環境に加え，医療者の表情がマスクなどで見えないことから，不安を感じ緊張する妊産婦も多い。そこで，安心感を与えるため，外まわり看護師は胎児の心音をドップラー装置で聴取して児が元気であることを知らせる。また，手術台の上の母親の緊張をやわらげるために深呼吸やリラックスを促し，名前を呼んで簡単な説明をしてから医療処置やケアをする。

　手術中は全身麻酔でなければ「赤ちゃんがもうすぐ生まれますよ」というようにおだやかな言葉をかけ，手を握って励ましたりなどして産婦に安心感をもたらすように接し，児の誕生を一緒に待つ姿勢を示す。

　区域麻酔の産婦は，児の誕生は産声で聴覚的にわかるが，その無事な誕生を実感できないことが多い。看護師は出生児の性別やアプガースコアなどを確認し，お祝いやねぎらいの言葉とともに，性別や元気であることなどを知らせる。

　胎盤娩出の前後はとくに出血多量になりやすいので，注意深い観察と早期判断・対処が必要である。子宮収縮が適切におこり，母子の状態が安定していれば，出生児に異常所見がないことを確認したうえで，保温に気をつけ，母親が出生児に会い相互交流できる時間を設ける。できれば，母親にわが子とのアイコンタクトやスキンシップ，声かけを促すとよい。

3 帝王切開術後の看護

● 身体的回復への看護

　身体回復と術後合併症の予防のために，定期的な観察と早期離床・感染予防が必要である。イギリスの国立研究所によるガイドラインでは，術後2時間を経過するまでは，血圧，心拍数，呼吸数，疼痛の程度，鎮痛の程度などを30分ごとに観察し，患者の気道の安全性が確認され，循環動態が安定し，正常に意思疎通ができるようになるまでは1時間ごとに観察すべきであるとしている。

　帝王切開後の全身状態の観察と身体ケアには，バイタルサイン，創部からの出血や滲出液の有無，輸液管理と尿量測定，悪露の観察と悪露交換，創部痛と後陣痛の観察と疼痛緩和，保温，体位変換，間欠的下腿のマッサージなどがある。

早期離床▶　予定帝王切開の場合は子宮頸管が開大していないため，術後の安静が長期化すると子宮腔内に悪露が滞留して子宮復古不全となる危険性がある。また，臥床安静が長期になると，腹腔内癒着をきたし，腸閉塞や下肢静脈うっ滞・血栓症をおこすこともあるので，早期離床に努める必要がある。

　そのため原則的には，術後1日目に鎮痛状況を確認したうえで初回歩行を行う。その際，看護師が付き添い，肺塞栓徴候の早期発見のために，場合によっては心電図とパルスオキシメータを装着して経時的に観察する。また，離床は褥婦の体位をゆっくり変換するなど様子を見ながら進めていく。仰臥位から立位になるときの循環動態の変化は，帝王切開後の褥婦の転倒リスクを高めるので，看護師による付き添いと見まもり，環境の整備が必要である。

　術中の出血量が多かった場合などは，事前に血圧を測定する。離床時には，ふらつき，めまいの有無を観察しながら，循環動態が急激に変化しないように，深呼吸を促しゆっくり動くことを支援する。いずれの場合であっても，褥婦が自信をもって歩行できるまでは看護師が付き添うべきである。

排尿の確認と▶
便秘予防　歩行が可能となれば，膀胱留置カテーテルを抜去する。術後に尿意を感じない場合や，自然排尿が困難な場合もあるので，尿意や排尿の程度などの確認を確実に行い，膀胱充満により子宮収縮が妨げられないよう支援する。また，帝王切開術後は，麻酔による腸蠕動の停止と腹部の創部痛のため便秘になりやすい。便秘予防のためには，貧血の程度や疲労度をアセスメントしたうえで，無理のない程度の活動を進めていく。さらに，腸蠕動や消化器症状をよく観察し，腸閉塞を予防しつつ，消化によい食事を少しずつすすめる。

創部の管理と▶
感染予防　腹部創部の観察事項は，一般の開腹手術と同様で，創周囲の発赤や，腫脹，皮下血腫，疼痛の程度，血腫である。これに加えて，子宮収縮状態や腸蠕動の観察も行う。観察時は，痛みへの配慮が必要となる。

　外科手術創などの一時的治癒は，24時間で上皮細胞が創をおおいはじめ，約48時間で完了するため，これをこえると創部感染の危険性はなくなるとされる。そのような根拠から，シャワー浴は術後3日目以降に許可されている。

　早期離床やシャワー浴などの行動の拡大は，産後の回復が順調であるという前向きな実感を伴い，やる気や自信，自己効力感が高まる。そのほか，緊急帝王切開分娩になったことで自尊感情が低下している場合は，わが子とのスキンシップやシャワー浴が気分転換につながる。これらの行動が適度な疲れになることで，睡眠誘発にもつながると考えられる。

疼痛緩和▶　帝王切開部の疼痛は，手術侵襲とそれに伴う炎症による体性痛に，子宮収縮による内臓痛が加わったものである。その鎮痛には，脊髄クモ膜下モルヒネ，硬膜外麻酔，注射薬（フルルビプロフェンアキセチル〔ロピオン®〕50 mg），坐薬（ジクロフェナクナトリウム〔ボルタレン®〕50 mg，インドメタシン50 mg）などの複数の鎮痛法が用いられている。これらの薬剤の母乳移行による新生児への悪影響は証明されていないので，母乳を与えることを目的に術後疼痛をが

まんすべきではないとされている。経産婦の場合はとくに後陣痛が強いので，術後鎮痛に十分に配慮して早期離床や授乳を促進すべきである。

● 早期母子接触

　帝王切開術直後は，できるだけ早く，母子相互のスキンシップやアイコンタクトなどの愛着行動を推進していく。これにより，手術分娩であっても，褥婦がわが子の無事の出生を確認することができ，その誕生を実感することができる。

　帝王切開であるために「産んだ実感がない」という母親も多いが，周囲から「お母さん」，「おめでとう」と祝福されることで，無事に出産できたこと，母親になったことを少しずつ実感することにつながる。早期母子接触では，看護職者は意識してこれらの言葉をかけることが必要である。また，わが子を抱くことは術前の緊張感から解放され，無事出生したわが子の元気な泣き声やかわいいしぐさに癒されるひとときでもある。

　家族が母親よりも先に出生児に面会している場合は，家族からわが子の状態を聞いて，元気なわが子の誕生の喜びを互いに共有する機会がもてるようにすることも重要である。手術室から帰室後も，母子の健康状態に合わせてできるだけ早く母子面会を行うことが必要である。

　手術後に新生児がすぐに NICU に入院となる場合も，状況がゆるす限り手術室で母親が児と面会できるようにし，立ち会った新生児科医または小児科医から出生児の状態について簡単な説明がなされるように調整する。

● 出産体験のふり返りと統合への看護

帝王切開分娩の母の出産体験 ▶ 　帝王切開による分娩は，経腟分娩と違って陣痛がなく，自分がいきんで産んだという体験ではないことから「自分で産んだ実感がない」という母親も多い。思い描いていた出産とはかなり異なる帝王切開になってしまったことで，衝撃を感じ落胆し，「自分のせいである」と自責の念や無力感にとらわれる母親もいる。母親として，わが子の安全な誕生のために帝王切開を選択して，子どもを産んだと思えることが重要である。ただし，緊急帝王切開の場合は，出産体験がトラウマ体験となっていることもありうる。このため，2次被害とならないように慎重なかかわりが必要となる。

　帝王切開で出産するまでの経過やその体験は，個人差が非常に大きい。そのため，看護師は偏見やこだわりを捨てて，まずは褥婦の話を積極的に傾聴することが必要である。一度ですべてをふり返ろうとせず，まずは褥婦が自分の出産体験に向き合えるように話を聴くという態度でのぞむこと，またプライバシー保護などの環境を整えることも必要である。そして，褥婦がこの看護師だったら話してもだいじょうぶと思えるような信頼関係を築くことが必須である。これにより褥婦は，安心して自分の出産に向き合うことができる。

ふり返りでは，看護師は褥婦が自分の出産について想起し，その体験についてありのままに語ることを促す。否定的な感情も十分に受けとめつつ，出産体験を詳細に確認していくことによって語りをたすける。褥婦がどのように出産を体験していたかを知り，誤解はないか，自分を責めていないかを注意深くアセスメントする。

ふり返りをともに行う看護師が，褥婦の語りからできごとの事実とそのときの感情を分けて確認することで，褥婦は出産体験を客観視することができる。このことが，褥婦にとっての出産体験の意味を見いだすことにつながる。ふり返りでは，褥婦が自己の出産体験に肯定的な意味を見いだすことが最終的な目標である。赤ちゃんの誕生を祝福し，たいへんな出産であったが母親自身のがんばりで無事出産できたという事実を一緒に確認していけるとよいだろう。

出産体験の▶
ふり返りの援助　産褥1日目は帝王切開で心身ともに消耗している状況であるが，授乳などの育児行動が始まる前に，出産体験のふり返りをするほうが効果的である。理想的には分娩後72時間以内に行うことが望ましい。

振り返りは，身体の疲れをとるようなマッサージや清拭などをして，少し昼寝をしてリラックスしたあとなどに行うとよい。時間的に余裕があまりないときには，お産をしてみていどんな感じか，なにが印象的だったかなどをメモしておいてもらえば，そのメモが話のきっかけになるだろう。

出産体験のふり返りを家族としている場合もあるが，帝王切開の場合は家族では事実状況がよくわからない。家族にはわからない産婦のがんばりを看護師が認めていくことで，産婦が受け身になりがちな帝王切開分娩に対して自分なりにがんばったことを認めていくことができる。褥婦の体調や気持ちを考慮して時間をかけてふり返り，出産体験を自分のものとでき，母親役割に移行できるように援助していく。

● 母乳哺育・子育てへの看護

麻酔から覚醒後，母子ともに帝王切開後の経過が良好であれば，できる限り早い時期に母子面会を行う。手術による侵襲，母体疲労の状況をアセスメントしたうえで，直接授乳に備え，乳頭・乳輪部の観察とマッサージをしておく。

術後12時間経過後には半座位での授乳が可能であるとされるため，新生児の子宮外生活への適応状態に問題がなく，母親が授乳を希望すれば，母親のもとに新生児を移送して初回授乳の援助をする。座位での授乳は腹部の創部を保護する授乳姿勢としてフットボール抱きが推奨される（▶524ページ，図7-41）。

これらの母乳哺育への援助は，褥婦の心身の回復状況，乳房の進行性変化の状況，新生児の覚醒状態や哺乳欲求をよくアセスメントして，術後の創部痛や後陣痛に配慮して進めていく。初期は，授乳の準備，赤ちゃんの抱き方，姿勢の取り方，排気などの授乳のすべてに付き添い，褥婦が少しずつ自分でできるように，必要に応じた介助を行う。

　　帝王切開後の褥婦は，創部を保護して無理な姿勢で母乳哺育をしていることがある。また，回復過程で身体が思うように動かせないため，授乳の機会が少なく，経腟分娩の褥婦と比べると，児の世話に慣れるまで時間がかかることもある。そのため，帝王切開後の褥婦は，経腟分娩の母親に比べて母児同室の開始も母乳分泌も遅くなりがちである。

　　これは当然のことであり，入院中に追いつき子育てに慣れるものであることを説明し，あせらずに自分のペースで子育てができるように見まもりつつ支援することが必要である。

　　産後に疲労が蓄積すると，回復の遅れや母乳分泌状態に影響することが考えられる。支援にあたっては，褥婦が自分の状況を経腟分娩後の母親と比べてあせったり落ち込んだり，遅れを取り戻そうとがんばりすぎたりすることのないように注意する。

● 母子分離状態への看護

　　術後に出生児が NICU などに入院して母子分離状態になった場合は，母親が児に面会できていない場合もある。この場合，母親への児についての情報提供を促進し，できるだけ早く面会できるように支援する。具体的には，小児科医から父親への児の状態や治療についての説明や，父親の児との面会の支援，NICU の看護師による母親の訪問を調整して支援する。

　　母親の状況がゆるせば，車椅子で母子面会をできるようにする。看護師はNICU へと付き添い，その環境や児の状態について説明し，面会の準備をして，母親の反応をよく観察しながら，母親の気持ちに寄り添い，母親の自責の念が癒され，わが子の誕生や生命力を感じられるように支援する。また，母親の体調を確認して疲れすぎないように配慮し，保育器内のわが子へ話しかけ，触ったりできるように，あるいはカンガルーケアができるように支援する。

② 骨盤位分娩時の看護

　　骨盤位分娩が予定される場合は，分娩様式について医師から事前に説明され，場合によっては産科学的な医療処置や帝王切開が必要な場合があることも伝えられる。母子のリスクが大きいため，産婦の不安も大きい。産婦のそばに寄り添いリラックスを促進し，破水時の臍帯脱出を予防したり，分娩第2期に腹圧をかけることを積極的に回避したりする援助が必要である。

③ 急速遂娩を受ける産婦の看護

　　異常分娩というと，腹部切開を伴う帝王切開分娩が代表的なものであるが，吸引分娩や鉗子分娩などの急速遂娩も医療介入が必要な異常分娩であることに

かわりがない。また，ほとんどの産婦にとって，異常分娩は想定した分娩様式ではない。とくに自然分娩志向の産婦にとっては，母親として情けない，自然分娩でなかったという挫折感から，異常分娩を受け入れることがむずかしいこともある。

急速遂娩の特徴▶ なんらかの原因で産婦・胎児に危険が迫っている場合には，急速に分娩を終了させることが必要となる。たとえば，産婦の体位変換や酸素吸入，呼吸法の誘導，陣痛抑制など，胎児の低酸素状態を改善する処置を行ったにもかかわらず胎児心拍数が改善されない場合には緊急性が高く，急速遂娩が行われる。

　分娩方法は，分娩の進行状態によって選択され，子宮口が全開大で胎児先進部の下降が進んでいる場合には吸引分娩や鉗子分娩が行われる。また，子宮口が全開大前または全開大でも回旋異常や分娩の遷延・停止が疑われる場合には緊急帝王切開の適応が考えられる。看護師は，医師の方針が決定したときにただちに処置を実施することができるように準備を行っておく。

1 吸引分娩・鉗子分娩を受ける産婦の看護

準備▶ 看護師は，産婦・胎児の健康状態の観察を行いながら，吸引分娩や鉗子分娩の適応を理解したうえで必要な器材の点検や準備を行う。出生してくる新生児が仮死状態であることも十分に考えられるため，口・鼻腔および気道内吸引や，酸素吸入などの蘇生の準備とともに，保育器，オープンクベース，温かい清潔なタオルの準備も同時に行っておく。状況によっては，人員の確保も考慮しておかなければならない。

　現状や処置の必要性については，医師から産婦や家族に説明されるが，看護師は産婦や家族の反応をみながら，その理解と心の準備を促し，実施に際して協力を得ることができるように援助する。

看護▶ 吸引分娩や鉗子分娩の実施中には，医師の指示に従って呼吸法の援助や体位の調整を行う。

　吸引分娩で出生した新生児は，吸引カップの吸着部位に血腫を生じることがある。また，鉗子分娩で出生した新生児では鉗子で把持した部位に，鉗子のあとが残ることがある。産婦や家族は新生児のこのような姿を見て，驚きやとまどいをおぼえることが少なくない。また，無事にわが子が生まれてきたことに喜びを感じる一方で，「自分で産みたい」と思い準備をしてきた産婦にとっては，吸引分娩や鉗子分娩になったことが失敗体験となることがある。

　したがって，分娩中から十分な説明により現状や処置の必要性を理解できるように援助することが重要である。加えて，分娩後には，生じたできごとを整理できるように援助し，出産体験のふり返りと統合への支援を行うことが必要となる。

2 緊急帝王切開を受ける産婦の看護

緊急帝王切開では，医師による説明を行う時間さえ確保できないことも少なくない。緊急帝王切開が決定された場合には，医師の指示を受けて産婦・胎児の健康状態に最大限に配慮しつつ，外科的侵襲を受けることを前提とした処置を進める。看護の実際については外科看護に準じるが，緊急であることと児に対する看護が必要になることが特徴である。

アセスメント▶ 「胎児機能不全を生じるリスクのある産婦の看護」の項（▶469ページ）に示したアセスメント内容に加えて，手術に備えて以下の事項が必要となる。

(1) 現在までの妊娠・分娩経過，緊急帝王切開の適応，既往歴
(2) 感染症の有無，血液型，そのほかの検査データの確認
(3) 最終経口摂取時間・摂取内容
(4) 産婦および家族の緊急帝王切開への理解，受け入れ状態

妊娠・分娩経過や緊急帝王切開の適応理由によって，緊急度や予期的な準備が異なってくるため，これらの情報を収集して解釈し，ほかのスタッフにも伝える。一般の手術と同様に感染症の有無や血液型の確認，そのほかの検査値を確認し，アレルギーや喘息の有無などの既往歴をふまえて，術前の準備を進める。

ほかの手術と同様に，感染症には十分な注意が必要がある。生まれてくる新生児への感染の危険性も考慮し，感染予防・早期対処に留意する。また，麻酔方法や術後管理までを見通して，最終経口摂取時間やその内容，さらには排便状況などについて，情報を確認する。

産婦・胎児の健康状態のアセスメントにおいて，緊急帝王切開の場合には，産婦・胎児の健康状態が安定するまで，つねに経時的に情報を収集して解釈していくことが重要である。手術が決定したあともけっして安心してはならない。とくに胎児心拍数は，児が出生するまで注意して観察しなければならない。

産婦や家族は，産婦自身や胎児に危険が及ぶ不安だけでなく，手術を受けるという状況への不安や恐怖心をもつ。現状や適応について医師より説明されたあとは，産婦や家族の理解の程度や受け入れ状態について傾聴し，心理面への援助につなげる。

安全分娩への看護▶ 産婦・胎児の健康状態の観察・アセスメントを継続して行い，医師の指示のもとに，血管確保や術前与薬といった手術への準備を進める。状況によっては剃毛が指示される場合もあり，部位を確認して迅速に行う。コンタクトレンズやアクセサリーなども外しておくよう産婦へ説明する。

手術が開始されるまでに，現在までの妊娠・分娩経過や緊急帝王切開の適応，既往歴，感染症の有無，血液型，最終経口摂取時間・摂取内容などの情報を，麻酔科医や新生児科医，そのほかのスタッフに伝え，適切な対応・連携がとれるように準備・調整をはかる。手術の準備を行いながら，出生してくる新生児

を迎え入れる準備として，蘇生器具や保育器，薬剤などの準備を行う。

安楽な出産への▶
看護　緊急の帝王切開が決定されると，処置や検査が行われはじめ，現状や帝王切開の適応，処置の内容について医師より説明が行われる。このとき，産婦や家族は意思決定を求められるが，突然のできごとに動揺し，説明内容を理解することや，すぐに判断することが困難な場合もある。看護師は産婦や家族が理解して納得したうえで処置を受けられるように，産婦や家族の気持ちの表出を促し，表情や言動，行動にも注目しながら，意思決定できるよう援助する。

　意思決定をしたあとでも，産婦や家族はどのような処置が行われるかということや，胎児の健康状態について，不安な気持ちをもちつづけていることが多い。安楽な出産につなげられるよう，これらの疑問や不安に対して，そのつど情報を伝え，支援していく。

術後早期の看護▶　一般の術後看護に加え，褥婦・新生児の看護が行われる。術創からの出血だけでなく，子宮の収縮状態とともに悪露を観察し，異常が疑われたら医師に報告する（▶475 ページ，「帝王切開術後の看護」）。

　緊急帝王切開分娩の母親は，出産という課題達成や母親役割に関する喪失など，さまざまな心理的喪失を体験しているとされている[1]。また，緊急帝王切開分娩の母親は，経腟分娩や予定帝王切開分娩の母親に比べ，体験を肯定的なものとして受けとめることが少ないという研究もある[2]。経腟での正常な出産を思い描いて望んでいた褥婦にとっては，予想と現実の不一致から，分娩の失敗感や自責の念が生じたり，自力で出産できなかったために母親としての自信や自尊心の低下をまねくなど，否定的感情に陥ることがある。とくに，緊急の帝王切開分娩の場合は，予期的に気持ちの準備や整理をする時間を確保することが困難で，母子の生命に危険が及ぶことさえあり，分娩後の心理的援助が重要となってくる。

　術後早期には，母子が別々の場所で過ごすことがほとんどであるが，褥婦の身体的側面・心理的側面への看護を実施しながら，わが子の元気な誕生を実感することや母子の関係に十分に配慮することが必要である。とくに，母子が触れ合い確かめあうことは，今後の母子関係にとって非常に重要であり，できるだけ早期に母子の対面や接触をもてるようにする。母子の健康状態などから面会や接触が困難であれば，児の写真を見せたり，様子を詳しく説明するなどの配慮や工夫をするとよい。

1）堀内成子ほか：帝王切開分娩における母子相互作用に関する研究（第 2 報）——帝王切開分娩産婦の心理的喪失体験の分析．周産期医学 17(3)：429-435，1987.
2）Cranley, M. S., et al: Women's perception of vaginal and cesarean deliveries, *Nursing Research*, 32(1)：10-15, 1983.

L 分娩時異常出血のある産婦の看護

　分娩中および分娩後2時間までの出血量を分娩時出血量とよび，500 mL以上の出血を分娩時異常出血という。

　分娩によって生命をおびやかすような出血は，わが国では妊産婦の300人に約1人におこるとされ，産科出血は母体死亡のおもな原因である。産科出血のリスク因子には，多胎分娩，前置・低置胎盤，巨大子宮筋腫合併分娩，巨大児誘発分娩，既往帝王切開分娩，羊水過多などがあげられている。

　2010年に日本周産期・新生児医学会などによる「産科危機的出血への対応ガイドライン」が発表されたことで，多くの分娩施設で，分娩時異常出血に対して医療チームによる対応が行われている。具体的には，分娩時および分娩後の大量出血（経腟分娩のとき1,000 mL以上），あるいはまれな血液型，不規則抗体陽性の産婦への対応などである。このガイドラインは，2022年に改訂版が発表されている。その一部を以下に紹介するが，この対応はフローチャートになっており，各施設内でマニュアル化し，シミュレーションをしておくことが推奨されている（▶図7-31）。

　大出血が予想される場合には，高次施設での分娩や，自己血貯血を考慮し，分娩時には必ず血管確保，および出血時と分娩時にバイタルサインチェックを適宜行う。事前に，血液センターから赤血球製剤，新鮮凍結血漿（FFP），血小板濃厚液の供給と院内の輸血体制を確認しておく。

　また，常位胎盤早期剝離，妊娠高血圧症候群，子癇，羊水塞栓症，癒着胎盤などの基礎疾患に伴う産科出血では，中等度の出血でも容易にDICを併発するので，産科DICスコア（▶457ページ，表7-20）が有用とされている。

　分娩においては，外出血量が少量でも生命の危機となる腹腔内出血・後腹膜腔出血をきたす疾患（子宮破裂など）も存在する。計測した出血量のみにとらわれることなく，バイタルサインの異常（頻脈，低血圧，乏尿），とくにショックインデックスshock index（SI＝心拍数÷収縮期血圧）に留意して管理する。

　看護としては，産科出血のリスクを判別し，異常出血によって出血性ショックとなったり，DICを併発したりしないように，この対応ガイドラインや院内マニュアルの内容を熟知して日ごろから備えておくことも必要である。

　表7-24は，分娩時出血量の90パーセンタイルを胎児数，分娩様式別に示したものである。分娩第3期および分娩直後では，腟や会陰，頸管などの裂傷や子宮筋の弛緩によって出血が生じる。このうち，頸管裂傷や弛緩出血では，多量の出血となる場合が多い。多量の出血が生じた場合には，生命に危険が及

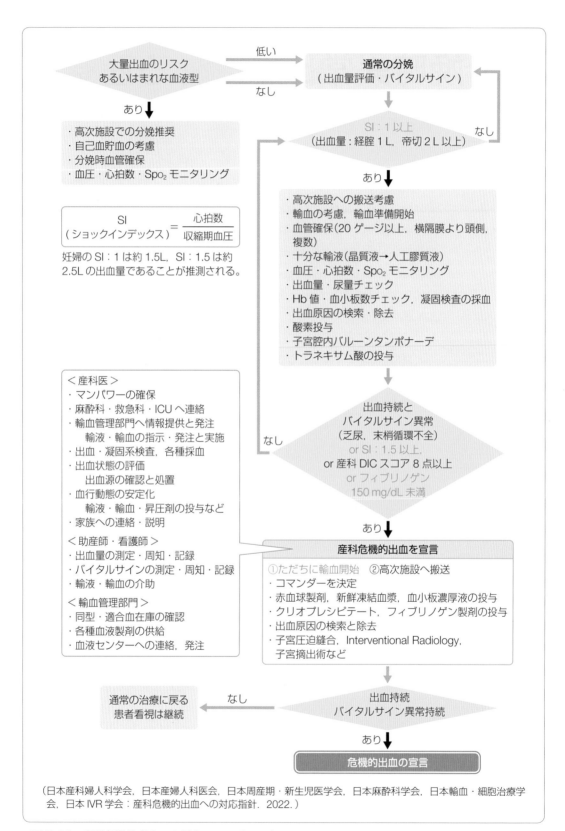

▶図 7-31　産科危機的出血への対応フローチャート

▶表7-24　分娩時出血量の90パーセンタイル

	経腟分娩	帝王切開
単胎	800 mL	1,500 mL
多胎	1,600 mL	2,300 mL

＊帝王切開時は羊水込み
　（日本産科婦人科学会周産期委員会，253,607分娩例，2008）

ぶことがあり，生命の危機を脱した場合にも，産褥期の身体の回復に影響を及ぼす。

　分娩時出血が500 mLをこえる場合や，出血量が中等量でも出血が持続して止血しそうにない場合には，医師に連絡すると同時に，全身状態の観察や血管確保などの処置の準備が必要となる。

① 弛緩出血を生じた産婦の看護

　弛緩出血は，胎盤剝離面の血管が子宮筋の収縮によって止血されないために生じる。子宮筋が収縮しないため，弛緩出血の際には，子宮はやわらかくなる。また，間欠的あるいは持続的に暗赤色の静脈性の出血をみる。原因は，分娩の遷延や急速遂娩，子宮筋の過度の伸展，子宮筋腫の合併，膀胱・直腸の充満，胎盤や卵膜の遺残など，さまざまである。

　妊娠・分娩経過を理解したうえで，出血の原因，出血状態をとらえて看護を行う。子宮の収縮状態が改善されれば状態は安定に向かうことがほとんどであるが，出血量が多いとショック状態となり，DICを発症することもある。また，出血が多くなればなるほど，その後の回復も遅れるため，早期に発見して対処しなければならない。

アセスメント▶　胎児および胎盤娩出後の子宮収縮状態の観察と出血状態の観察は，分娩終了まで必ず行う。したがって，異常が疑われていなくても，胎盤娩出直後から経時的に，出血の状態とともに子宮収縮状態を観察する必要がある。このときに，弛緩出血のリスク因子がみとめられる場合には，さらに注意深く観察する。出血量が多く子宮が柔軟であれば，弛緩出血が疑われる。

　弛緩出血が疑われたら，ただちに医師に報告し，指示のもとに処置の準備を行う。以下の事項に焦点を合わせ，子宮が弛緩状態にあることを念頭に，出血性ショックのアセスメントを行う。

（1）出血状態：出血量，流血速度，血液の色，凝血塊の有無
（2）子宮収縮状態：子宮底の高さ，かたさ
（3）バイタルサイン
（4）顔色，口唇色，意識の有無と程度，冷汗，悪寒

(5) 膀胱の充満の有無と程度，尿量

(6) 胎盤や卵膜の遺残の有無

アセスメント後，医師への報告と同時に，大量出血によるショック状態が生じる可能性を考え，頻脈や血圧の低下，呼吸の促迫に注目したバイタルサインの測定，顔色や口唇色など一般状態の観察を行う。さらに，産婦に名前などの呼びかけを行いながら，意識状態を確認・刺激し，ショック状態に陥っていないかどうかを判断する。これらに加えて，子宮収縮を阻害する膀胱の充満や，胎盤・卵膜の遺残の有無を確認する。

弛緩出血による多量の出血時には，さらなる大出血に備えて血管確保を行い，輸血の準備を行うこともある。また，子宮収縮を促すために子宮収縮促進薬を用いる場合もある。医師の指示のもとにこれらの処置の準備を行いながら，処置実施後の産婦の変化に留意する。

出血の持続に加え，医師や看護師の観察や処置が頻繁になるなかで，産婦や家族の不安感も増してくる。上記の観察や処置を行う一方で，産婦や家族の心理的状態にも注目する。

安全分娩への看護▶　弛緩出血の発症やその原因となる，胎盤や卵膜の遺残が疑われたら，医師に報告し，処置に備えた準備を行う。また，子宮収縮の阻害要因である膀胱の充満がみとめられる場合には，導尿を行う。これらの要因を除去しながら，冷罨法を行うことによって，子宮収縮を促進する。そのほか，必要に応じて医師の指示のもと，血管確保や子宮腔内へのガーゼによる強圧タンポン挿入の準備，必要な薬剤の準備を行う。

安楽な出産への▶ 看護　産婦は，医師や看護師の行動・発言に非常に敏感で，その内容によっては不安感が大きくなる。家族も同様に，状況の変化を見て不安になることがある。看護師は産婦や家族の反応なども観察し，短い言葉でもよいので状況を説明し，不安の軽減をはかることが必要となる。処置の際，そのたびごとに声をかけて行うだけでも，産婦の不安な気持ちが軽減するであろう。

基本的ニードの▶ 看護　出血の程度や処置の内容によっては，点滴によって循環血液量の確保がなされ，飲食を禁止される場合がある。また，膀胱の充満を避けるために，膀胱留置カテーテルが挿入される場合がある。このように，日常生活行動が制限される処置が行われる場合には，その必要性を十分に説明し，理解と協力を得なければならない。

大量出血後の看護▶　大量出血をおこしたあとの産婦は貧血状態となる。出血が著しかった場合には凝固機能が変化し，出血傾向に陥ることがある。貧血の程度は，妊娠中の貧血状態や，分娩時の総出血量によりさまざまであるが，貧血により疲労からの回復に遅れが生じる。また，易感染状態となることもある。そのため，大量出血後の産婦に対しては，疲労からの回復への援助および感染予防を積極的に行っていく。

② 頸管裂傷を生じた産婦の看護

頸管裂傷は，弛緩出血と同様に出血を主症状とする。両者の違いとして，弛緩出血は胎盤娩出後に暗赤色の静脈性の出血が持続するのに対し，頸管裂傷は胎児娩出直後より鮮血が持続的に流出するのが特徴である。頸管裂傷の場合は動脈性の出血が生じているため，緊急の処置が重要である。

アセスメント▶ 弛緩出血時と同様に，一般状態や出血状態の観察，ショック症状の早期発見に努める。動脈性の出血のため，短時間で多量に出血することがあり，産婦の状態は急激に変化する。裂傷が生じ，出血を発見した初期の段階では，産婦の意識もしっかりしていることがほとんどであるが，止血処置までの時間が長引けば長引くほど，産婦は出血性ショック状態に陥りやすい。医師が的確に止血できるように支援し，継続して観察する。

産婦と家族に▶
対する看護 頸管裂傷では，できる限り早く止血を行うことが重要である。治療では，裂傷部位や程度を確認し，腟内に強圧ガーゼタンポンを挿入して止血を試み，裂傷部位の縫合を行う。看護師は，一般状態やショック状態，出血状態を観察して医師に報告しながら，処置の準備や介助を迅速に行う。また，弛緩出血時の看護と同様に，産婦や家族への説明を行い，処置の際にはそのつど言葉をかけるなどの看護を行う。

③ 腟・会陰血腫を生じた産婦の看護

分娩時に骨盤内の血管が破綻して血腫が生じることがあり，その部位によって腟血腫，会陰血腫，後腹膜腔血腫とよばれる。産婦は激しい疼痛を訴える。

分娩が無事に終了して，誰もが安堵〔あんど〕の気持ちのときに，産婦が激しい疼痛を訴えることで発見されることがある。後陣痛などとは明らかに異なる疼痛を訴えるが，血腫が大きくなるまでは，視診では発見が困難である。血腫が小さく増大傾向がないものから，出血性のショックを生じるほど大きなものまで程度はさまざまであり，早期に発見して対処することが必要である。

アセスメント▶ 一般状態や出血状態の観察，ショック症状の早期発見に努める。さらに，血腫では，産婦が訴える疼痛の程度の変化や疼痛部位に注目する。会陰部の視診と触診によって，会陰血腫の有無が確認できる場合もある。腟の奥のほうや後腹膜腔に生じた血腫の診断には，内診や超音波検査が必要となり，血腫が疑われた場合には，ただちに医師に報告する。

産婦は無事にわが子を出産して安心しているところに生じた，激しく一向におさまらない疼痛にたいへんな苦痛を感じる。その一方で，なにが生じているのかと不安や恐怖をおぼえることが少なくないため，産婦の心理状況にも注目することが必要となる。

看護▶ 血腫の部位や大きさ，広がりの程度によって治療方針が決定される。血腫部

位にガーゼで圧迫を加えたり，出血量を考慮して輸液や輸血，止血薬が用いられるときもある。激しい疼痛を軽減させるために，鎮痛薬を用いて積極的に疼痛の緩和をはかることもある。これらの処置で改善が望めない場合は，血腫切開術や，開腹術が施行されることもある。

　看護師は，一般状態やショック症状の有無，出血状態を観察して医師に報告しながら，処置の準備や介助を迅速に行う。予想もしなかった激しい疼痛のために産婦は苦痛を感じ，薬剤を使用して疼痛を緩和させたあとでもつよい不安や恐怖をもっていることがある。看護師はこのような状況を理解し，血腫がなぜ生じたのか，また今後の経過予測などについて，医師の説明を補足し，産婦の理解をたすける。

　血腫の増大がおさまるまでは，膀胱留置カテーテルを挿入され，床上安静が必要となることや，感染予防のために抗菌薬の点滴がなされる場合もある。これらの処置や治療の必要性を，産婦が理解できるように援助し，苦痛を最小限にできるよう工夫する。床上安静が必要になった場合には，母子のかかわりの機会が少なくなることも考えられるため，産婦・児の健康状態に応じて，母子接触の機会を設ける。

④ 会陰裂傷を生じた産婦，会陰切開を行った産婦の看護

　会陰裂傷は頻度の高い分娩時損傷であり，腟壁裂傷を伴っている場合が多い。程度はさまざまで，裂傷が会陰の皮膚や粘膜に限局している比較的軽度な第1度会陰裂傷から，肛門粘膜や直腸粘膜にまで裂傷が達する第4度会陰裂傷まである。

　裂傷が生じるのは，会陰部に浮腫や瘢痕が存在する場合や，高年初産などで会陰の伸展が不良である場合，急激に胎児が娩出されて会陰が十分に伸展できない場合などである。そのため，会陰の伸展が不良な場合や，胎児の娩出を急ぐ必要がある場合などには，あらかじめ会陰切開を加えておく場合もある。

　会陰裂傷および，会陰切開のいずれの場合も創部からの出血をみるが，弛緩出血や頸管裂傷，腟・会陰血腫に比べれば出血量は少量である。

アセスメント▶　会陰裂傷や会陰切開は視診で容易に状態を把握することができ，出血状態も把握しやすい。観察を続けながら処置の準備と介助を行う。

　正常経過の産婦の看護と同様のアセスメントを行いながら，産褥期の看護も見すえてアセスメントする。とくに会陰裂傷の場合には，裂傷の程度がさまざまであることから，その程度を把握して今後生じうることを予測することが必要となる。肛門括約筋や腟壁中隔の断裂を伴う第3度会陰裂傷や第4度会陰裂傷の場合は，産婦の排便習慣も考慮したアセスメントを行う。また，縫合部の血腫や縫合不全の有無を観察し，早期に発見・対処する。

看護▶　会陰裂傷や会陰切開については妊娠中から，あるいは分娩中に助産師や医師より説明を受け，産婦は会陰切開を受けることについての要望，考えを確認される。産婦は事前に受けた説明などから，会陰裂傷が生じた場合にも比較的落ち着いて受けとめることが多いが，児の娩出直後に裂傷の有無やその程度に大きな関心を寄せている場合がある。裂傷の有無や程度および処置の必要性については，助産師や医師から説明されるが，産婦の理解の程度によっては，看護師からも理解を促すような援助が必要となる場合がある。

　　会陰裂傷が生じた場合や，会陰切開を行った場合には，分娩直後の処置時の準備や介助も大切であるが，それらが終了したあとの，褥婦のセルフケアへの援助がさらに重要となる。会陰部には傷があるうえに，悪露がたえず流出するため，ナプキンを外陰部にあてている状況であり，さらに体温による適度な保温状態でもあることから，感染の機会が増大する。したがって，清潔保持のために3〜4時間ごとに外陰部を清潔にすることが必要となる。このセルフケアを褥婦が実施できるように援助する。また，第3度・第4度会陰裂傷の場合には，産後の排便についてもケアが必要となる。

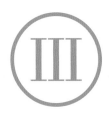

Ⅲ　新生児の異常と看護

A　新生児仮死

病態▶　**新生児仮死**とは，出生時の呼吸・循環適応が障害され，ガス交換障害による低酸素血症，高二酸化炭素血症をきたした状態をいう。さらに循環不全による組織の虚血とアシドーシスが持続し，心不全や腎障害などの全身の多臓器障害に進展する。とくに低酸素性虚血性脳症により生命予後および神経学的予後が不良となる。

原因▶　新生児仮死の原因は多岐にわたるが，多くの場合は胎児期の異常に続いておこり，胎児機能不全がみられる。胎児機能不全の原因としては，常位胎盤早期剝離や，前置胎盤からの出血，臍帯脱出，子宮破裂などが代表的で，そのほかにも母体の高血圧腎症に伴う胎盤機能不全・胎児発育不全や，遷延分娩なども原因となる。また，子宮内感染症や，胎児赤芽球症，先天異常などの胎児側因

子も原因にあげられる。

症状 ▶　　胎児は低酸素血症の状態になると，**初期無呼吸**という呼吸様運動が停止した状態になる。この状態で娩出した場合，低酸素血症によるチアノーゼの症状は強いものの，皮膚刺激によって容易に第一呼吸を誘発させられる**第一度仮死（青色仮死）**となる。

　　胎盤循環の途絶がさらに延長すると，児はあえぎ呼吸を始めて血圧も低下し，さらに持続性の徐脈となり，**終末無呼吸**とよばれる状態になる。ここで娩出した場合，**第二度仮死（白色仮死）**という状態になる。この場合，代謝性アシドーシスも進行しており，人工換気による積極的な治療が必要となる。ときには，胸骨圧迫や心臓血管作動薬なども必要となる。

　　低酸素血症が続くと，新生児遷延性肺高血圧症，心機能障害，低血糖，腎不全，高カリウム血症，低体温，ショック，播種性血管内凝固症候群（DIC）を併発する多臓器不全となる。

蘇生の準備 ▶　　分娩前の情報が重要であり，出産に立ちあう際は，新生児仮死の原因に関連する妊娠・分娩合併症と胎児機能不全の情報を産科医師から得ておく。

評価 ▶　　出生直後の新生児の状態評価には**アプガースコア**が用いられ（▶284ページ，表5-3），各項目について通常，生後1分と5分で判定する。ただし，新生児蘇生については，日本蘇生法協議会のガイドラインにそって処置を行うことになり，アプガースコアはこの新生児蘇生法とは直接の関係はない。したがって，蘇生法の実施中はスコア判定を気にする必要はないが，記録として残すことは必要である。

● 治療

蘇生と初期治療 ▶　　通常，出生時の対応は，「JRC蘇生ガイドライン」に基づいて行う（▶図7-32）。出生直後は，①早産児でないか，②弱い呼吸ではないか，③筋緊張が弱くないかの3点がチェックポイントとなる。これらが該当しなければ，保温，皮膚乾燥，気道開通に対する出生後の**ルーチンケア**を行う。ルーチンケアは，全例において確実に行う。また，母親のそばで行うことが推奨されている。

◉ ルーチンケア

[1] 保温と皮膚乾燥　新生児は体重あたりの体表面積が大きいため熱喪失が大きく，一方で熱産生が不十分である。保温のためには，児が接触するタオルはあたためておき，また周囲の壁などもあたたかくするため部屋全体をあたため，風などが吹かない環境下にしておく。できれば輻射型ラジアントウォーマーを用意する。そのうえで児が出生したら，まみれている羊水をあたたかなタオルで手早くふき取るようにする。

[2] 気道開通　気道の開通には，児の体位や頭の位置の保持が重要である。正面を向かせ，小タオルで肩枕をつくり，後頭部が大きい新生児の背部の肩のあたりに置く。その際，首の過伸展や前屈による閉塞がおきないように気をつけ

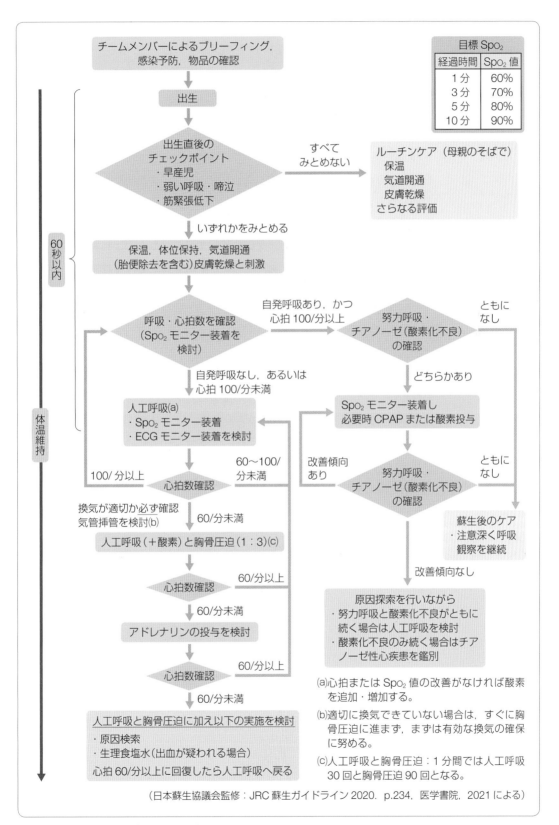

目標 SpO₂	
経過時間	SpO₂ 値
1 分	60%
3 分	70%
5 分	80%
10 分	90%

（日本蘇生協議会監修：JRC 蘇生ガイドライン 2020．p.234，医学書院，2021 による）

▶図 7-32　新生児蘇生のアルゴリズム

る。出生後の口腔・鼻腔の吸引については，ルーチンとして行う必要はなく，呼吸を妨げず迷走神経反射などを誘発しない程度にとどめる。一方，粘稠で多量の分泌物がある場合は，太いカテーテルで吸引してもよい。

◉ 新生児蘇生

[1] 初期対応　出生直後の3点のチェックポイントのどれかが該当し，呼吸が不十分な場合は，保温，気道開通，皮膚乾燥処置を行いながら，皮膚刺激を行う（▶491ページ，図7-32）。いきなり人工呼吸を行うよりは，児自身が強い啼泣を行うほうが効率よく呼吸が開始されるためである。皮膚刺激は，足底や背部を押したり，こすることで行う。刺激後30秒で，呼吸と心拍を確認する。自発呼吸があり，さらに心拍が100回/分以上あり，努力呼吸とチアノーゼの両方をみとめない場合はルーチンケアに移行できる。しかし，自発呼吸がないか心拍が100回/分未満の場合は，ガイドライン下の手順に移行する。一方，自発呼吸と心拍は問題ないが，努力呼吸またはチアノーゼがある場合は，ガイドライン右側の手順に移行する。

[2] 換気の補助　ガイドラインの下方の次の手順に移行した場合，バッグ・マスクによる人工呼吸を開始する。ここまで生後60秒以内に移行することが求められており，重症仮死児では皮膚刺激を省略することも可能である。また，気管挿管については，急いで挿管する必要はない。バッグ・マスク換気は最初は空気で開始し，皮膚色またはSpO_2の改善が乏しければ酸素を低濃度で追加する。100%酸素はむしろ有害とされ，できるだけブレンダーを用いて酸素濃度を下げ，高濃度酸素を蘇生に用いないようにする。また，皮膚色および心拍の確認は緊急時には容易でないことから，瞬時に正確に判定するためにパルスオキシメーターを用いることが推奨されている。

[3] 循環の補助　30秒間の人工呼吸を行っても，心拍数が60回/分以上に改善しないときは，胸骨圧迫を併用する。逆に心拍が100回/分以上に回復していたら，いったん人工呼吸を中止し，皮膚刺激のみの観察に戻ることもできる。胸骨圧迫を30秒併用しても心拍が60回/分以上に回復しないときは，アドレナリン（ボスミン®）の投与を検討する。

◉ 蘇生後の治療

合併症▶　中枢神経の低酸素と循環障害から低酸素性虚血性脳症を発症する。また，低酸素，代謝性アシドーシスにより遷延性肺高血圧症を発症し悪循環を形成する。出生前に低酸素症で失禁し胎便を排出し，あえぎ様の呼吸運動で，胎便がまじった羊水を胎児が肺に吸引すると**胎便吸引症候群**を発症する。また，一過性心筋虚血や，急性尿細管壊死，播種性血管内凝固症候群（DIC），低血糖症，低カルシウム血症なども発症する。

治療管理▶　できるだけ早期に新生児集中治療室（NICU）に移動し，持続的な治療に移行する。NICU移動後，保温に努め，血管を確保し，炭酸水素ナトリウムやブドウ糖液の静脈内投与により低血糖やアシドーシスの予防や矯正，さらには人工

呼吸管理などを行う。

予後▶　出生直後の適切な処置が児の予後に影響する。対応が遅れるほど予後は不良となる。胎児期の異常が重篤で長く続いた場合は，出生後の処置にかかわらず予後が不良となる。

看護▶　出生前より仮死が予想されている場合は，その準備が重要である。ラジアントウォーマーの準備と加温，タオルなどリネン類の加温に加え，蘇生用の道具としてバッグ・マスク，挿管チューブ，喉頭鏡，固定用テープ，吸引カテーテル，薬剤，手袋，モニターの準備を行う。出生後はバイタルサインの確認を行いながら，蘇生処置の介助を行い，可能になった際には忘れずに時間経過を含めた記録を行う。

B｜分娩外傷

① 頭部軟部組織の損傷

1 産瘤・頭血腫

病態▶　頭部軟部組織は，分娩に伴う外力のはたらきにより，出生直後から数日の間，さまざまな特徴的所見を呈する。

[1] **産瘤**　産瘤（さんりゅう）は，産道での圧迫により児の先進部に生じる浮腫性腫脹で，頭部に多いが骨盤位の場合は殿部に生じる。波動を触れないことで頭血腫と鑑別できる。2～3日で自然に消失し，治療を要しない。

[2] **頭血腫**　頭血腫[1]（とうけっしゅ）は児頭が産道通過時に圧迫を受けたことで頭蓋骨の骨膜下に生じた血腫で，骨縫合をこえることはない（▶図7-33-b）。生後24時間を過ぎても増大し，波動を触れる。自然消失には数か月を要する。高ビリルビン血症をきたすこともある。

看護▶　清潔に保って損傷，化膿を防ぎ，自然吸収を待つ。穿刺は行わない。

2 帽状腱膜下出血

病態▶　主として吸引分娩の際，帽状腱膜（ぼうじょうけんまく）と頭蓋骨骨膜との間の広がる出血を**帽状腱膜下出血**という（▶図7-33-c）。出血と浮腫状腫脹が頭周囲全体に広がり，生後24時間ごろに最大となる。ときに眼窩上縁や耳介後部にあたかも青紫色の帽子をかぶったようになる。出血量が多いとショックに陥る。また高ビリルビン血症の原因となる。

治療▶　ヘマトクリット値をモニターし，必要に応じて輸血を行う。

---

1) ずけっしゅとも読む

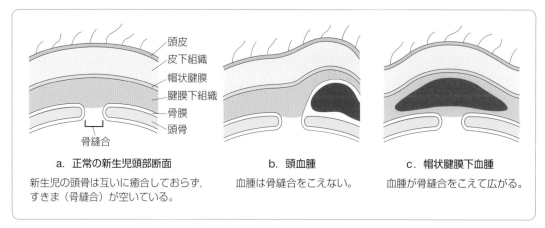

頭皮
皮下組織
帽状腱膜
腱膜下組織
骨膜
頭骨
骨縫合

a. 正常の新生児頭部断面
新生児の頭骨は互いに癒合しておらず，
すきま（骨縫合）が空いている。

b. 頭血腫
血腫は骨縫合をこえない。

c. 帽状腱膜下血腫
血腫が骨縫合をこえて広がる。

▶図7-33　頭血腫と帽状腱膜下出血

看護▶　急速にショックが進行することもあり，皮下血腫の増大傾向および全身状態をこまめに観察することが求められる。

② 胸鎖乳突筋血腫

主として骨盤位分娩の際に，頸部が片側に過剰伸展され，胸鎖乳突筋に血腫を形成し，徐々に硬化したものとされてきた。しかし最近，実際には血腫ではなく，退行性変化に陥った筋線維の間に結合組織が増殖して形成された肉芽組織であるとの説が有力となっている。

生後1週ごろから腫瘤を触れるようになり，しだいに増大し，生後1か月を過ぎると自然に縮小する。児の頸部の運動が制限され，頭部を患側に傾け，顔面は健側に向くようになる。治療はとくになく，自然治癒を待つ。多くは1年以内に自然治癒するが，治癒傾向がみられない場合は，1歳6か月前後に外科手術を行う。

看護▶　基本は局所の安静である。

③ 腕神経叢麻痺

病態▶　**腕神経叢麻痺**は，分娩麻痺のなかで最も頻度が高い。$C_5 \sim C_8$ および T_1 の頸部神経根が，娩出時の頸部側方過度伸展により損傷を受けたために生じる。上位型（**エルブ Erb 麻痺**）と下位型（**クルンプケ Klumpke 麻痺**）があり，前者の頻度が高い。いわゆる肩甲難産の例に多く，横隔膜神経麻痺を合併する例も多い。

エルブ麻痺（▶図7-34）は C_5，C_6 の損傷で，手指の運動や把握力は保たれるが，上肢を肩から上に挙上できない。モロー反射（▶280ページ）の際に患側の上肢挙上が見られない。クルンプケ麻痺は C_7，C_8，T_1 の神経損傷によるもので，手指の運動が見られない。

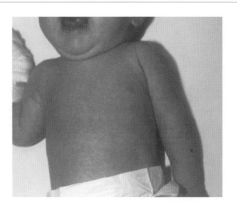

▶図 7-34　エルブ麻痺

　　　早期発見が大切である。発見したら過度伸展された側頸部を弛緩させ，安静を保たせるために患側上肢の肩関節を直角に開いた状態で軽く固定する。多くの例では 2 週間くらいで治癒するが，全治に数か月を要するものもある。

看護▶　　上体の安静を保つ必要があり，姿勢をかえる際には注意をはらう。

④ 顔面神経麻痺

病態▶　　娩出時に，末梢の顔面神経が産道に圧迫されることや，鉗子により圧迫されることにより発症する分娩麻痺で，腕神経叢麻痺についで多い。泣いたとき顔がゆがみ，患側の口角は下げることができず，また患側の眼は完全に閉じることができない。特別な治療法はないが，ほとんどの例は生後 3 か月以内に自然治癒する。ただし，口角異常については麻痺でなく口角下制筋欠損の場合もあるため，長引くようなら耳鼻科や形成外科の診療が必要である。

⑤ 鎖骨骨折

病態▶　　鎖骨骨折は，娩出時，頸部の側方過伸展のために生じる。比較的頻度が高く，全出生の 0.1〜2.0% 程度にみられる。運動障害はないが，触診で痛がる様子がある。また，触診の際に「ぎしぎし」「しゃりしゃり」といった独特の感触がある。診断は胸部 X 線写真による(▶図 7-35)。また，1 か月健診で化骨によるしこりを触れる。

治療▶　　患部の過度な運動や無理な姿勢を避けるだけで，特別な固定などは必要ない。予後は良好である。

看護▶　　上肢の安静を保つようにする。骨折部位に触れると啼泣することがあり，おそらく痛みがあるので触れないようにする。

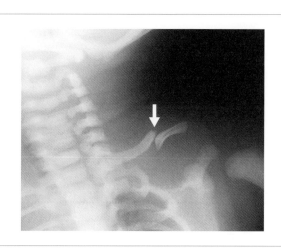

▶図 7-35　鎖骨骨折

⑥ 頭蓋内出血

病態 ▶ 　頭蓋内出血は，新生児の中枢神経系障害の原因として最たるものの 1 つで，外傷性の出血と低酸素性の出血の 2 つに分けられる。

　［1］外傷性の出血　外傷性の出血は，いわゆる難産の成熟児に多い。分娩外傷性出血がおこると，生後まもなくから昏迷，呼吸窮迫，徐脈，瞳孔左右差，大泉門膨隆，頸部硬直，後弓反張，脳性啼泣，嘔吐，全身筋緊張低下，モロー反射の欠如などをみる。クモ膜下出血では無呼吸，痙攣のみを示す例もある。

　［2］低酸素性の出血　低出生体重児では，低酸素や虚血に伴う脳室上衣下出血と，それに引きつづく脳室内出血が大半を占める。脳室上衣下出血とは，側脳室周囲に存在する上衣下胚層における静脈性の出血である。極低出生体重児では，上衣下胚層の血流が豊富であることに加え，血管自動調節能が低下しており，未熟性や動脈管開存症などによる血圧変動を受けやすいことに起因して出血が生じる。超低出生体重児では，低酸素血症に続発するものが多く，病状が急激に進むものと段階を追って悪化するものがある。症状が急激に進む場合には，突然蒼白となったあと，数分から数時間後にヘマトクリット値が低下し，大泉門膨隆と昏睡，無呼吸がみられる。

検査・診断 ▶ 　頭蓋内出血が疑われればまず超音波検査を行う。出血部位がエコー密度の高い像としてみとめられる。クモ膜下出血は超音波検査での診断が難しいため CT 検査が必要となる。診断は臨床症状と画像検査による。

治療・予後 ▶ 　合併症として出血後水頭症がある。内科的な治療法はなく，予防が重要である。進行性の場合は脳外科手術で血腫を除去する。出血後水頭症に対しては繰り返し穿刺を行って閉塞の防止と減圧をはかることもある。クモ膜下出血で痙攣発作以外の問題のない症例は比較的予後はよく，90％は正常の発達を示す。

看護 ▶ 　しばしば無呼吸発作で見つかることがある。頻度や程度が強く，刺激や用手

換気を要するような場合は，頭蓋内出血も鑑別にいれて対応する。

C 低出生体重児

① 低出生体重児の分類と特徴

概要▶　低出生体重児とは，出生体重2,500g未満の新生児と定義される。さらに，1,500g未満を極低出生体重児，1,000g未満を超低出生体重児という。わが国での発生頻度は全出生の約10%であり，年間約10万人である（▶図7-36）。

　低出生体重となるおもな原因は，① 早産と，② 胎児発育不全である。

[1] 早産　早産児では，未熟性による病態や疾患がみられる。具体的には，呼吸窮迫症候群や，動脈管開存症，脳室内出血，高ビリルビン血症，脳室周囲白質軟化症，慢性肺疾患，未熟児網膜症，壊死性腸炎などに注意が必要となる。

[2] 胎児発育不全　胎児発育不全には，① 胎盤機能不全によるものと，② 先天異常によるものがある。

　①胎盤機能不全　低血糖と多血症に注意する。低血糖のおもな症状は無呼吸や痙攣だが，明確でないことも多い。多血症は過粘度症候群ともよばれ，各臓器の末梢循環不全により，チアノーゼや心不全，痙攣などといった多彩な症状を呈する。

　②先天異常　各臓器の異常によりさまざまな症状を呈する。

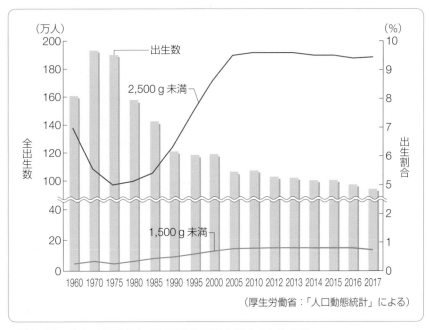

（厚生労働省：「人口動態統計」による）

▶図7-36　出生の総数および低出生体重児の割合の年次推移

生理的特徴▶　低出生体重児には，以下のような生理的特徴がある。

[1] **体温**　皮下脂肪が少なく，体重あたりの体表面積は大きくなる。また，皮膚の角化が不十分であるため，皮膚からの不感蒸泄による熱の喪失が多く，容易に低体温になる。

[2] **呼吸**　早産児では，肺サーファクタントの欠乏から，呼吸窮迫症候群を発症する。一般には在胎 34 週までは肺サーファクタントの産生は不十分とされる（▶269 ページ）。

[3] **消化**　早産児の経口哺乳が可能になるのは少なくとも修正 34 週[1]以降で，通常，経口哺乳を行うのは修正 35 週以降とされる。それまではチューブによる経管栄養が行われる。

[4] **腎機能**　正期産児であっても腎機能は低いが，早産児はさらに腎血流や糸球体濾過率が小さく，容易に腎不全状態になる。また，尿細管機能も成熟が遅れるため，長期にわたってナトリウムの喪失傾向が続く。また，消化管栄養が開始されてタンパク質負荷が強まると，代謝性アシドーシスの傾向が持続する。

[5] **免疫**　胎盤を介した母体からの IgG 抗体の移行は在胎 17 週以降から始まり，在胎 33 週で母体血の血中濃度に近づく。そのため，在胎 33 週以前に出生した児では IgG 血中濃度が低く，生後の産生も少ないため，長期にわたり低 IgG 血症が持続する。

② 特有の疾患

1 呼吸窮迫症候群

病態▶　肺胞 II 型細胞の未成熟に伴うサーファクタントの不足により発症する。感染症や新生児仮死，血性羊水吸引や，肺出血などの肺サーファクタントを不活性化する病態によっても二次的に発症する。肺胞の拡張不全から機能的残気量が減少し，低酸素血症やアシドーシスが進行する。在胎 26～28 週の児の約 50% に発症するが，在胎 30～31 週の児の発症は 20～30% 未満である。

症状▶　出生直後ないし数時間以内に，多呼吸や呻吟，陥没呼吸，チアノーゼなどを呈する。呻吟とは低音のうめき声をさし，呼息時に声帯を閉じて陽圧を保とうとする反応による。陥没呼吸は，鎖骨上窩，肋間，肋骨弓下が吸息時に陥没する様子で，肺がかたいうえに胸郭がやわらかいことであらわれる。無治療では時間とともに進行性に悪化する。

検査▶　胸部 X 線撮影で網状顆粒状陰影，気管支透亮像，すりガラス状陰影，シル

---

1) 修正週数：早産児は分娩予定日より早く出生しているため，分娩予定日（在胎 40 週 0 日）を基準にした修正週数を用いることがある。在胎 28 週で出生した児であれば，生後 6 週で修正 34 週となる。

エットサインをみとめる。これらの X 線所見により，重症度が分類される。また，胃吸引を用いたマイクロバブルテストという界面活性物質の半定量法により，肺サーファクタントの産生状況を推定する。

治療▶　肺サーファクタント補充療法や，ネーザル DPAP を用いた呼吸補助療法，人工呼吸器管理，酸素投与などにより適切な換気と酸素化を保つ。

2 新生児壊死性腸炎

病態▶　未熟な腸管に循環不全や細菌感染を伴うことにより腸管が壊死し，腸管穿孔から腹膜炎に進展する。わが国では超低出生体重児の 0.1〜0.3％に発症する。好発部位は，遠位回腸，回盲部，右半結腸である。生後 4〜6 日ごろの発症が多いが，生後 1 週間以降におこることもある。危険因子として，人工乳の使用や急速な経腸栄養の増量，インドメタシン投与，低血圧，低体温，低酸素，動脈管開存症，呼吸窮迫症候群，臍動脈カテーテル留置などがあげられる。

予防▶　予防のために，超低出生体重児では可能な限り母乳栄養を選択する。また，ビフィズス菌などの消化管によいと考えられる菌を薬剤として与える，いわゆるプロバイオティクスも，新生児壊死性腸炎の発生頻度を低下させる。

症状▶　初期には腹部膨満や胃残渣の増加，哺乳不良，無呼吸発作などで，進行すると胆汁性嘔吐，下血，腹壁発赤，腹水，活気不良などがみられる。

検査▶　腹部単純 X 線で腸管拡張，固定腸管ループ，腸管壁内気腫，門脈内ガス像，腸管外のガス(フリーエア)などがみられ，腹部超音波で腹水，門脈内ガス像などがみられる。

診断▶　臨床症状と単純レントゲン所見，採血結果などをもとに診断する。早期診断および早期治療が必要なため，疑診の段階でも治療を開始する。

治療▶　内科治療は，絶食(禁乳)，胃内減圧，抗菌薬の投与である。内科治療に反応がない場合や，消化管穿孔をおこした場合には，手術適応となる。手術では，壊死腸管の切除および人工肛門造設を行うが，児の全身状態によっては腹腔ドレナージのみを行うこともある。

3 未熟児網膜症

病態▶　早産による網膜血管の形成障害に続発する網膜虚血と異常血管増殖を本態とした疾患で，網膜剝離を発症し，失明や視力障害を生じる。網膜虚血は血管内皮細胞増殖因子 vascular endothelial growth factor(VEGF)などのサイトカインの発現を亢進させ，新生血管や増殖膜の形成，さらに網膜剝離へいたる変化を引きおこす。酸素投与による高酸素血症は，強い増悪因子である。

症状▶　失明，斜視，屈折異常などがおこる。

検査▶　眼底検査により，網膜血管や網膜自体の異常を観察する。

治療▶　レーザー光を用いた光凝固術により増殖血管を焼灼する。網膜剝離に進行した場合は，硝子体手術が行われる。2019 年に抗 VEGF 抗体の硝子体内投与

が承認され，保険適応のある通常診療となった。

③ 管理・治療

在胎 35 週未満または出生体重 2,000 g 未満の新生児は，NICU もしくは GCU に入院管理とする。低出生体重児の場合，つねになんらかの偶発症・合併症をきたしうることを考慮し，万一発生した場合には，適切に対応し，両親にもその内容を伝える。先天異常による低出生体重児では独特の病態があるため，それぞれの症例に応じて対応を検討する。

体温管理▶ 在胎 35 週未満は閉鎖式保育器を使用する。在胎 28 週未満なら，出生時にプラスチックバックやラップで保温する。

検査▶ 早産児の場合は早産でおこりうる合併症の病態をよく理解し，必要な検査を行い，適切な治療を行う。胎児発育不全の場合は，外表の先天異常の有無を確認し，染色体および遺伝子の変化による疾患を除外したあと，生後 1 時間くらいで低血糖と多血症に対し検査を行う。低出生体重児の呼吸障害には多くの原因が存在するため，胸部単純 X 線写真によりその原因を確認する。先天性心疾患・動脈管開存症の有無，心収縮能低下の有無を心臓超音波検査で確認する。脳室内出血，脳室周囲白質軟化症の有無を頭部超音波検査で確認する。

呼吸管理▶ 血液ガスが正常に維持できないときや呼吸障害が強い場合は，人工呼吸器管理を行う。肺低形成が疑われるときは，高頻度振動換気 high frequency oscillatory ventilation（HFO）を使用する。早産児では，その後の呼吸管理のうえでも，血液酸素飽和度をモニターし，酸素は制限して投与する。人工呼吸器から離脱する際に，持続陽圧呼吸療法 continuous positive airway pressure（CPAP）や高流量鼻カニュラ high flow nasal cannula（HFNC）を選択的に使用してよい。

体液管理▶ 輸液量は，出生日は体重あたり 50〜60 mL/kg/日で，連日増量する。長期の輸液管理になりそうな重症例では経皮的中心静脈カテーテルを使用する。ヘマトクリット値 65〜70％のときは，哺乳不足により脱水で多血症が増悪しないように注意する。哺乳力の低下がみられたときには小児科への入院とし，輸液を開始する。

栄養管理▶ 生後 1〜2 時間で血糖検査を行い，50 mg/dL 以下を低血糖として管理する。低血糖が改善しないようなら，血糖 30 mg/dL 未満では 1〜2 mL/kg の 10％ブドウ糖液を 1 分以上かけて静注後，10％ブドウ糖液を 60〜80 mL/kg/日（糖投与量 4〜6 mg/kg/min）で行う。その 15〜20 分後に再検し，血糖が上昇していればそのまま維持し，保たれなければ糖投与量を増量してすみやかな正常化を目ざす。

特殊な事情がない限り，入院当初は母乳栄養を行う。在胎 35 週未満は経口哺乳を行わず，チューブ栄養を行う。修正 35 週以降に経口哺乳を開始し，徐々に哺乳量を増量する。

感染対策▶　早産児は感染症が重症化しやすい。B群溶血性レンサ球菌や大腸菌などの敗血症で亡くなる例もいまだに存在する。低出生体重児は，症状が必ずしも強くなくまた非特異的である。検査所見も明確ではないことが多い。したがって感染対策として早期発見と早期治療が必要である。検査上，敗血症を確定することがむずかしい場合でも，治療を開始しながら経過観察することが求められる。

　一方，院内感染対策も重要である。院内感染としておこる重症感染症の原因菌として最も多いのは黄色ブドウ球菌である。最近は改善傾向にあるが，現在でもメチシリン耐性黄色ブドウ球菌(MRSA)は大きな問題である。院内感染は医療従事者の手指を介して広まっていることが明らかであり，その対策としてアルコールによる手指消毒を徹底する。

退院基準・対応▶　施設により決定されるべきであるが，多くの新生児施設では体重2,000〜2,300gを基準としている。体重がこの基準をこえ，哺乳・体重増加が良好で，無呼吸発作など問題となる症状がなければ退院とする。

　また早産児であれば，退院後のRSウイルス感染症重症化予防のためにパリビズマブ(シナジス®)の投与が必要になる。投与基準が厳密に決まっているので注意を要する。退院後は後障害発症の確認のために，長期的に外来受診を継続するほうがよい。出生体重が1,500g〜2,500gの場合は，生後約1年の発達の経過観察で独歩と発語を確認する。それ以下の出生体重であれば，就学前までの定期的なフォローが望ましい。

④予後

　低出生体重児の生命予後は，現在も毎年改善している。出生体重1,000g〜1,499gの極低出生体重児の新生児死亡率は，1990年に7.1％だったものが，2000年には3.5％，2010年には2.5％となっている。また，超低出生体重児については2010年のNICU入院中の死亡率は12.2％である。

　生命予後の改善に比べると神経学的予後の改善はわずかである。2003〜2007年出生の極低出生体重児の3歳時の調査では，脳性麻痺8.2％，精神発達遅滞16.0％，失明1.0％，聴覚障害0.8％となっている。また，出生体重1,000g未満の児の3歳時の学習障害や注意欠陥多動性障害，自閉症スペクトラム障害などの発達障害の頻度は13％で，出生体重1,000〜1,500gの児では10％程度となっている。これらは6歳時にもあまりかわっておらず，発症頻度が一般より高いことが判明している。

⑤ 低出生体重児の看護

　出生体重が2,500g未満の低出生体重児でも，在胎(妊娠)35〜36週の新生児や出生体重2,000g前後で生まれた児は，出生時の状態がよければ，正常新生

児と一緒にケアを受けることが多い。しかし，ハイリスク児としては軽症であっても，成熟児と比べて体温調節にエネルギーを要し，哺乳が緩慢なために体重減少も著しい場合が多く，注意深い看護を必要とする。

1 低出生体重児におこりやすい問題と看護

体重が同じでも，「早産児」と「正期産で生まれたSFD児」では新生児期におこりやすい問題が異なる。早産児はおもに未熟性の，SFD児は胎盤機能不全の影響が残っており，体重だけではなく在胎週数および成熟度をアセスメントし，それぞれに最適な環境を提供し，成長・発達を促していく必要がある（▶表7-25）。

低出生体重児の看護は，基本的には正常新生児と同じであるが，より未熟性が強いため，母体外生活に順調に適応できることを目的に支持的・予防的な看護を行う。

呼吸の安定化▶ 早産児とSFD児は，どちらも呼吸障害がみとめられるため，呼吸を安定化させることは重要であり，以下の点に注意する。

(1) 仮死が予測される場合には，出生時に蘇生できるように準備する。

(2) 必要に応じて口腔内・鼻腔分泌物を吸引する。また，安楽な呼吸のために，肩枕などを用いて体位を工夫する。

(3) チアノーゼがある場合は酸素を投与し，保育器に収容して観察する。動脈血酸素飽和度は，パルスオキシメータなどを用いて非観血的な方法で測定する。

(4) 体温と酸素消費量には密接な関係があり，体温の安定をはかることも重要である。

低体温の予防▶ 出生体重2,000gの新生児の中性温度環境は，成熟児と比べて約2℃高い。また，低出生体重児は，皮膚が薄いため不感蒸泄も大きく，熱を喪失しやすい。したがって，不感蒸泄を最小にするために，湿度50〜60%の環境に保つ。また，衣類や掛け物で体温を調節できるならば，ベビーコットで管理可能である

▶表7-25　在胎週数の異なる同一体重の低出生体重児の比較

	早産児	正期産で生まれたSFD児
在胎週数	37週未満	37週以降
先天異常の頻度	−	高い
低血糖	注意	要注意
呼吸障害	無呼吸，呼吸窮迫症候群	胎児機能不全による呼吸障害
低体温	注意	注意
体重減少	要注意	回復はよい
高ビリルビン血症	要注意	注意

▶表7-26　保育器内温度(℃)

出生体重(g)	(在胎週数)	器内温度(℃)	湿度(%)
1,000 未満	(27 未満)	35～37	90
1,000～1,500	(27～31)	35～36	70
1,500～2,500	(31～36)	34～35	60
2,500～3,500	(36～40)	32～34	60
3,500 以上	(40 以上)	31～33	50

(佐藤茂：保育器. ネオネイタルケア 18(10)：994-1000, 2005.)

▶表7-27　低血糖の症状

● 痙攣	● 泣き声の異常	● 無欲様
● 振戦	● 眼球上転	● 無呼吸, 多呼吸
● 易刺激性	● 嗜眠傾向	● チアノーゼ

(仁志田博司：新生児学入門, 第4版. p.208, 医学書院, 2004 による, 一部改変)

が, 無理ならば一時的に保育器に収容する(▶表7-26)。新生児が保育器内30.0℃以下の環境で体温を36.5～37.0℃に保てるならば, ベビーコットへの移床は可能である。ベビーコットは, 外気や空調の影響を受けない場所に設置する。

　とくに頭部は, 身体に占める面積が最も大きく, 熱が奪われやすい部位である。したがって, 帽子をかぶせるだけでも, かなり熱喪失は抑えられる。低出生体重児には, 新生児用の衣類は大きく, 袖口や襟もとが開いて体温が奪われやすいため, 布テープなどで固定するなどの工夫が必要である。

　出生直後の沐浴は, 新生児にとってストレスが大きいため, 清拭とする。その後の保清計画は, 体温・体重減少の状態などを考慮し, 新生児の負担のないように個別に立案する。

低血糖の予防▶　新生児の血糖値は, 出生後1～3時間で最低値をとる。とくにリスクの高い低出生体重児は, 出生直後より血糖値の測定が必要である。早産・低出生体重児では, 血糖値 30 mg/dL 以下を低血糖症とするが, 中程度の低血糖でも脳障害がおこりうることから, 正常新生児と同様に 40 mg/dL 以上を維持するようにする。

　低血糖症状には, 易刺激性や無呼吸, 異常な啼泣があり, 重度になると痙攣が出現する(▶表7-27)。低血糖症の場合, 呼吸状態に問題がなければ早期に授乳を開始する。新生児が経口哺乳できない場合は, 経管栄養や輸液の適応となる。

経口哺乳の▶
すすめ方　吸啜と嚥下の協調は通常 32～34 週ごろからみられるが, 吸啜・嚥下・呼吸の協調は新生児によって個人差がある。経口哺乳を開始するには, 呼吸状態に問題がないことが前提であり, 哺乳中に呼吸の調節がうまくいかないとチア

ノーゼが出現するため，観察が必要である。

　また，低出生体重児は，成熟児に比べて口が小さく，吸啜力が弱いため，母親の乳首に有効に吸着できないこともある。しかし，児の成長とともに解決するため，あせらずに続けていくように母親に伝える。哺乳びんによる授乳の場合は，形が小さく，やわらかい未熟児用の乳首や乳孔のサイズを選択する。

　空腹時に啼泣があるならば，新生児の意欲に合わせて授乳を行ってもよいが，意欲がないのに安易に自律授乳にすると哺乳量が不足するので注意する。早産児は正期産児と比較して，身体に占める水分の割合が多く，体重減少率が大きい。生理的体重減少の範囲は5～8%以内にとどめるように栄養内容を検討する。

感染予防▶　低出生体重児の感染予防対策は，新生児のケアに準じる。正常新生児においてもさまざまな感染予防対策が必要となるが，早産児では妊娠末期における母親からの抗体の移行が十分でないため，より注意深い対策が求められる。また，出生時の蘇生や採血などの処置が必要となることが多く，感染のリスクも高い。SFD児の場合，母体内での感染が発育不良の原因であることもあり，出生後の感染徴候を早期に発見することが必要である。

黄疸の早期発見▶　早産児は肝機能が未熟なため，正期産児に比べて体内でビリルビンが急速に増える。さらに早産児は，正期産児よりも血液脳関門におけるビリルビンの透過性が高く，ビリルビン値が低くても核黄疸(▶507ページ)が発生しやすいため，早期発見・治療が必要である。

　SFD児は，母体内での慢性の低酸素状態を代償するために多血であり，出生後は黄疸になりやすい。したがって，光線療法の開始基準は，正常新生児とは別に出生体重にしたがって予防的に開始する。

2　ディベロップメンタルケア(成長・発育を促す看護)

　看護職者および両親が，新生児の能力についてよく知ることは，児の発達に最も適した刺激を提供するために重要である。タッチケア(ここではやさしく触れることをさす)は正期産児の発育に重要であるが，早産児にも有効であると期待されている。早産児は視聴覚より身体感覚が優位であり，やさしくなでる触覚刺激や，抱いて歩いたり，やさしく揺することによる運動感覚刺激によって迷走神経を刺激し，それにより消化管の蠕動運動が促され，消化を促進する。

　しかし，より未熟性の強い早産児の場合は，ここちよい刺激が必要であると同時に，過剰な刺激から児をまもることも重要である。授乳前に過度に疲れさせると吸啜が弱くなり，また消化管の動きも弱くなり，嘔吐や溢乳をおこす。新生児の睡眠覚醒周期が確保できるように静けさを保ち，照度を下げることも成長の促進につながる。

3 両親へのかかわり

　低出生体重児でも，出生時の状態が良好な場合には，両親は単に小さいだけとしかとらえていないことも多い。しかし，実際に育児が始まると，哺乳力や活動性などを成熟児と比べて不安を感じるようになる。退院は体重が順調に増加し，家庭環境でも体温維持ができれば可能であるが，早産児の場合は数週早く生まれているので，適応には個人差があることを説明し，理解を促す。

● カンガルーケア

　カンガルーケア kangaroo mother care とは，全身状態の安定した早産・低出生体重児と親が直接肌と肌を触れ合わせて抱っこするケアのことである（▶図7-37）。カンガルーケアは当初，医療機器が不足していた南米コロンビアにおいて，保育器の代替手段として始められた。その後の研究により，① 母乳育児率が上昇し，母乳継続期間も長くなること，② 保育器でケアされているときよりも母親の不安感が少ない，③ 子どものためになにかできるという気持ちをもつことができるなど，母子の 絆 の形成にも効果的であることが明らかになり，先進国に広まった。カンガルーケアのおもな効果として，体温や血糖値の安定，啼泣の減少，痛みの緩和，感染予防，母子の絆の形成促進があげられる[1,2]。

　NICU などでカンガルーケアを実施する際は，児はおむつのみ，母親は前開きの衣類を着用する。母親の胸の間で，母親の胸と児の胸が直接合わさる位置で児を抱かせる。このとき，児の頭をやや上向きに伸展した位置に保ち，気道

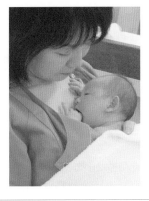

親が児と直接肌と肌を触れ合わせて
抱っこする。

▶図7-37　カンガルーケア

1) WHO 著，大矢公江ほか訳：カンガルー・マザー・ケア実践ガイド．日本ラクテーション・コンサルタント協会，2004．
2) カンガルーケア・ガイドラインワーキンググループ編：根拠と総意に基づくカンガルーケア・ガイドライン．メディカ出版，2010．

を確保し（ポジショニング），母親とのアイコンタクトを可能にする。母親が横たわった姿勢で行う際には，リクライニングチェアーの背もたれを 30 度程度挙上することで，母親もリラックスすることができる。

　実施中は児の背部が冷えないように，母親の衣類を合わせ，掛け物で調節する。頭部の体表面積の大きい児には綿ニットの帽子なども効果的である。人工呼吸器やモニターが装着されていたり，酸素投与や点滴，経管栄養を行ったりしながら実施する場合は，母親が不安にならないように事前に説明を行い，付き添うようにする。実施の時間は，15 分から数時間とさまざまであるが，児の状態に合わせて調節する。終了後は，体温を測定し，掛け物での調節や実施方法の評価を行う。

D｜高ビリルビン血症

① 病的な黄疸

1　新生児溶血性疾患

定義▶　**新生児溶血性疾患**の原因として，**母児間血液型不適合**や**遺伝性球状赤血球症**，赤血球酵素異常症，薬剤による溶血などがあげられる。このうち，母児間血液型不適合が 90％ を占め，ABO 式血液型不適合が 70％ を，Rh 式血液型不適合が 20％ を占める。血液型不適合は，胎児血が母体に流入し，母体が児の赤血球抗原に対する抗体を産生し，この抗体が胎盤から児に移行することで発症する。

症状▶　児の症状は赤血球抗原の種類・抗体量・児の脾臓などでの抗体結合赤血球の処理能に左右される。ABO 抗原は赤血球のみでなく広く体内に存在するため，ABO 式血液型不適合はあまり重症化しない。Rh 式血液型は赤血球膜抗原であるため，Rh 式血液型不適合は早期に重症化する。

　おもな症状は出生早期からの黄疸と貧血で，生後 24～48 時間以内に黄疸が視認できるようになる。重症例では胎児期に貧血が進行し，胎児赤芽球症や胎児水腫（▶283 ページ，図 5-18），子宮内死亡をきたすこともある。臍帯血でビリルビンがすでに 4～5 mg/dL 以上であることや，ヘモグロビン値が 12 g/dL 以下のこともある。出生後，ビリルビン値が 0.5 mg/dL/時以上の速度で上昇する可能性があり注意を要する。

　検査の結果，Rh 式血液型不適合では母血清の間接クームス試験や児赤血球の直接クームス試験が陽性となる。ABO 式血液型不適合では児の赤血球膜抗原量が少なく，直接クームス試験は陽性とならないことが多い。末梢血の赤芽球の増加や小球状赤血球の増加がみられる。

治療管理▶　現在は，光線療法を厳密に早期から行うことで対応されている。人免疫グロブリン投与により，脾臓などにおける赤血球処理を妨げて溶血進行を緩徐にし，交換輸血の頻度を下げることも行われる。交換輸血は不適合抗原陰性の血液を使用する必要があり，ABO 式血液型不適合では O 型血球と AB 型血漿の合成血を用いる。その後，貧血の進行があれば輸血を行う。妊娠中から母体抗体価や羊水ビリルビン様物質の上昇，胎児超音波検査による貧血を示唆する血流パターンなどの厳重な監視を行い，胎児輸血や早期娩出を行うこともある。管理がなされていないと予後不良もありうる。

予防▶　Rh 式血液型不適合について，次回の児の発症を予防するために，Rh 陰性の母体に対し，分娩直後に抗 RhD 抗体グロブリンを筋注する。

2 核黄疸

病態▶　アルブミンから離れたビリルビンは，遊離型(フリー)ビリルビンや非結合型(アンバウンド)ビリルビンとよばれる。これらは血液脳関門をこえるため，中枢神経系の細胞に沈着し，神経毒性から**ビリルビン脳症**を引きおこす。血液脳関門の破綻はさらに結合型ビリルビンの侵入も許すことになるため，血液脳関門が障害を受ける新生児仮死のような危険因子があると，ビリルビンが低値であっても発症する危険性が増す。病理的な好発部位は，大脳基底核や海馬回の灰白質，小脳歯状核である。

症状としては，早期には自発運動減少と哺乳力減退がみられ，ついで後弓反張や発熱，痙攣がみられるようになる。この時期になると，両側の眼球の下側の光彩が下眼瞼に隠れて太陽が沈んでいくようにみえる落陽現象や，**脳性啼泣**(一声泣き)とよばれるかん高い泣き声がみられることもある。4〜7 日の経過で死亡する例もあるが，一時的にほとんど無症状に見える時期を経て，1〜2か月後に錐体外路症状があらわれ，脳性麻痺となることが多い。

検査▶　聴性脳幹反応で潜時の延長がみられる。また，MRI 検査で基底核の高信号をみとめる。

診断▶　臨床所見から総合的に判断する。

合併症・予後▶　アテトーゼ型脳性麻痺，感音性難聴，黄色歯などがみられる。

治療管理・予防▶　核黄疸をきたさないように，光線療法や交換輸血で高ビリルビン血症を治療するとともに，核黄疸発症の危険因子の除去に努めることが大切である。

② 黄疸の検査

生後 1 週以内は連日，経皮的黄疸計により観察することが望ましい。経皮的黄疸計(▶287 ページ，604 ページ，▶動画 10)には発光器と受光器があり，皮下組織のビリルビン値を皮膚血流や皮膚色素の影響を受けずに測定する装置である。ビリルビンによる皮膚の黄染度から血清ビリルビン値を予測できるため，

侵襲なく測定ができる。測定結果が一定の基準をこえた場合は，採血を行い，血清総ビリルビン値を確認する。採血の基準については，とくに決められていないので，光線療法の基準を参考に各施設で検討する。

③ 黄疸の治療

光線療法ないし交換輸血が行われる。採血によって血清総ビリルビン値が光線療法の基準をこえた場合は光線療法を開始する（▶511ページ，図7-39）。

1 光線療法

治療の開始基準▶　生後24時間以内の**顕性黄疸**（総ビリルビン≧5〜7 mg/dL）や，総ビリルビン値が1日≧5 mg/dL の上昇を呈する場合，光線療法の基準（▶510ページ，図7-38）をこえる場合は，すみやかに治療を開始する。早発黄疸や高度の黄疸などの場合は原因検索を行う必要もあり，小児科への搬送を行う。

光線療法は光エネルギーがビリルビンの立体構造をかえ，脂溶性から水溶性になることを応用した治療法である。水溶性になったビリルビンは再び血液中に戻り，肝臓で代謝されるか，そのまま腎臓から排泄される。

この光異性化には可視光の青や緑の波長の光が作用するため，紫外線と赤外線を除去した蛍光灯を用いて児の全身に照射する。最近は，青または緑の波長のみを発光する LED を用いた機器も用いられる。光線療法にあたっては，保育器内で行うかコットで専用の機器を用い（▶511ページ，図7-39），保育器内で行う場合はアイマスクを用い，眼に影響がないように配慮する。

保育器内で継続して光線療法を行うことは母児分離となる。ハイリスク児でない場合は，母児分離を避けるために，コットで LED 機器を用いて行い，母児同室とする。

治療を開始したら，約12時間後に血清ビリルビン値の改善を確認する。改善しない，または増悪するようなら，高次医療機関への転院を考慮する。24時間後に，治療基準を余裕をもって下まわるようになったら治療を終了する。その翌日，リバウンド（再上昇）がないことを確認する必要がある。

一度光線療法を行うと，皮膚組織のビリルビン値が血清ビリルビン値より低下した状態になるため，経皮的黄疸計での値は信頼できなくなる。そのため，光線療法の効果および終了後のリバウンドの確認には採血を行わなければならない。

副作用として，ビリルビンの光分解産物が蓄積して皮膚・血清・尿などが緑褐色調を呈する**ブロンズベビー症候群**がある。直接ビリルビン値の上昇や閉塞性黄疸，開腹手術後，胆汁流量低下の場合などにおこりやすい。

近年，古典的な核黄疸の所見を示さない早産児のビリルビン脳症の報告が増えており，従来の光線療法の基準では十分に発症を予防できない可能性が指摘

▶表 7-28　光線療法・交換輸血の新基準（案）

在胎週数・修正週数	出生後時間ごとの総ビリルビン値の基準(mg/dL)						アンバウンドビリルビン値の基準(μg/dL)
	<24 時間	<48 時間	<72 時間	<96 時間	<120 時間	120 時間～	
22～25	5/6/8	5/8/10	5/8/12	6/9/13	7/10/13	8/10/13	0.4/0.6/0.8
26～27	5/6/8	5/9/10	6/10/12	8/11/14	9/12/15	10/12/15	0.4/0.6/0.8
28～29	6/7/9	7/10/12	8/12/14	10/13/16	11/14/18	12/14/18	0.5/0.7/0.9
30～31	7/8/10	8/12/14	10/14/16	12/15/18	13/16/20	14/16/20	0.6/0.8/1.0
32～34	8/9/10	10/14/16	12/16/18	14/18/20	15/19/22	16/19/22	0.7/0.9/1.2
35～	10/11/12	12/16/18	14/18/20	16/20/22	17/22/25	18/22/25	0.8/1.0/1.5

3つの数字はそれぞれ，low モード光線療法/high モード光線療法/交換輸血の基準値
（森岡一朗ら：早産児の黄疸管理——新しい管理方法と治療基準の考案. 日本周産期・新生児医学会雑誌 53(1)：1-9，2017 による）

されている。この場合の症状は脳性麻痺と難聴で，MRI 検査で淡蒼球に光信号がみられるという特徴がある。最近，新しい光線療法・交換輸血の基準が提案され，この基準が用いられるようになってきている（▶表 7-28）。

2　交換輸血

　　交換輸血はビリルビンの除去・抗体が結合した感作赤血球の除去・抗体の除去・貧血の補正を目的として行われる。とくに，重症黄疸ですみやかにビリルビン値を下げる必要がある場合に用いられる。ただし，交換輸血には合併症が生じる可能性があるため，交換輸血とならないように光線療法を早期に開始することが重要である。

　　臍静脈にカテーテルを挿入し 10～20 mL ずつ瀉血と輸血を繰り返す方法と，動脈と静脈の両方から同時に血液を交換する方法がある。使用する血液は，Rh 式不適合では Rh（－）血を，ABO 式不適合では O 型血球と AB 型血漿の合成血を用いる。循環血液量の 2 倍量の交換，すなわち 180～200 mL/kg（体重）の交換で，総血液量の 85% 以上の血液を交換できるとされる。

　　重篤な合併症の頻度は高くないが，軽度の合併症は数十%の頻度でみられる。実施する際には注意をはらって行う必要がある。

④ 高ビリルビン血症児の看護

　　生理的黄疸は，ほとんどの新生児にみられる現象である。しかし，早期新生児期はビリルビン代謝が未熟であることに加え，哺乳量の不足などによるビリルビンの排泄の遅れもあり，高ビリルビン血症になりやすい。

　　核黄疸（ビリルビン脳症）を予防するためには，個々の新生児がもつ黄疸のリスク（増強因子）を把握し，生理的範囲を逸脱する場合は早期に治療が開始でき

るようにすることが重要である。看護としては，黄疸の症状（黄染の部位や進行度，哺乳力・活気・筋緊張の低下や神経症状）の観察および経皮ビリルビン濃度の測定により早期発見を行うとともに，児がビリルビンを代謝する能力を最大限発揮できるように至適環境（▶304ページ）を提供する。

　予防的なケアとしては，胎便の排泄を促すことがあげられる。新生児の場合，腸肝循環（▶273ページ）が亢進しているため，便が腸管内に停滞するとビリルビンが腸管粘膜で脱抱合され再び血液中へ取り込まれ，黄疸を増強させる要因となる。現在の母乳哺育で推奨されている早期・頻回授乳は，栄養の摂取に加えて，児の胃結腸反射を促すことで胎便の排泄を促進するため，黄疸を予防するうえで効果的である。

　児が便秘傾向であるか排便が1日みられない場合は，腹部マッサージや綿棒による肛門刺激も考慮する。また，母親の母乳分泌不良や児の哺育が不良のときは，児が脱水傾向となり排泄の回数が減少するため，黄疸の程度と体重減少率と合わせて補足（授乳やミルクを追加すること）を考慮する。

● 光線療法（光療法）

　黄疸の初期治療として，通常は光線療法が行われる。現在ではさまざまな機器が開発されており，治療のしくみや副作用を理解したうえで看護をしていく必要がある。治療開始の判断は，出生体重と日齢により異なるため，光線療法開始基準などに照らし合わせて決定される（▶図7-38，および596ページ「巻末資料参考表8」）。児が治療を受けることは母親に心理的影響を与え，治療中は母子接触が制限されるため，母親に対しても配慮が必要である。

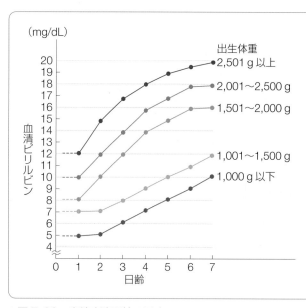

注）出生当日を日齢0とする。下記の因子のいずれかが存在するときには，1段低い基準線をこえたときに光線療法を考慮する。新生児仮死，新生児溶血性疾患，アシドーシス（pH≦7.15），呼吸窮迫，低体温（35.0℃以下），低血糖，感染症，低タンパク血症（血漿タンパク質≦4.0 g/dL）

（井村総一：新生児黄疸の治療　光線療法の適応基準と副作用の防止．日本臨床 43(8)：1741-1748, 1985.）

▶図7-38　光線療法開始の目安

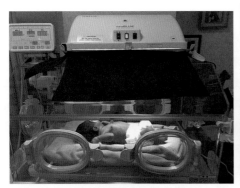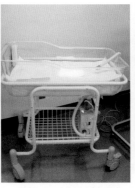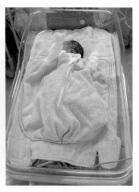

a. スタンド型光線療法ユニット
（写真a提供：東京大学病院 髙橋尚人教授）

b. ファイバーオプティック
ライト

c. ベッドと一体型の光線療
法ユニット

▶図7-39 光線療法に用いられる機器

● 光線療法ユニットの種類

スタンド型▶ 新生児をおむつのみの裸にして，アイマスクを着用させ，上から光を照射する（▶図7-39-a）。スタンド型は最も照射範囲が広いため治療効果を得やすく，おもに用いられる。使用される光線は，ブルーライトとグリーンライトの2種類があるが，ここでは使用頻度の高いブルーライトについて述べる。

ブルーライトの波長エネルギーは400～700 nmであり，480 nm付近が最大エネルギーとなっている。光源と児との距離は40～50 cmが望ましい。また，効果を保つため3,000時間を目安に蛍光管を交換する。近年では，従来の蛍光管から，より狭い波長域で強いエネルギーの光を照射できる発光ダイオード（LED）を光源とした治療器へと移行しつつある。この場合，従来の蛍光管と違い，光源と児の距離は30 cmが治療に最適とされているため距離に注意する。

ファイバーオプ▶ ブルーライトからの光を光ファイバーを通過させ，直接皮膚に密着させ照射
ティックライト する機器である（▶図7-39-b）。波長エネルギーは400～550 nmであり，光による網膜への刺激も少ないことが利点である。また，着衣のままで照射が可能であるため，新生児が裸になることによる啼泣や不感蒸泄の増加も少ない。

母親に対しても，スタンド式と比べて治療行為への不安感が少なく，さらに治療中も児を抱くことができ，母子同室も可能である。しかし，照射範囲が体幹に限られるため，重症黄疸の場合にはより高い放射照度をもつLED光源のスタンド式が選択されることが多い。また，直接皮膚に密着させるため，長時間使用すると接触部分が蒸れることもあるので注意する。

ベッドと一体型の▶ 光線ユニットが寝台部分に組み込まれている（▶図7-39-c）。背部がガーゼ製
光線療法ユニット の専用衣類を着用させ，照射パネルの上に寝かせる。着衣での照射が可能なため，保育器への収容やアイマスクの必要がなく，ファイバーオプティックライト方式と同様に，母子同室が可能である。

◉ 光線療法の副作用

　光線療法中にみられる副作用として，発熱，不感蒸泄の増加，下痢，緑色便，嗜眠（しみん），哺乳力低下，皮疹，ブロンズベビー症候群がある。従来の蛍光管治療器では，機器の発生する熱により新生児の不感蒸泄が増加したが，LED 治療器に関しては発熱しないことが特徴である。そのため，もともと脱水傾向がなければ特別に輸液や水分負担を考慮する必要はない。また，長期的には網膜の障害，概日リズムへの影響，性成熟や内分泌系への影響，潜在的細胞傷害の可能性などがあり，これらを予防する必要がある。

◉ 光線療法を受ける新生児および家族の看護

スタンド型▶
ユニット
　保育器またはベビーコットに収容し，性腺保護のためおむつのみの着用とし，裸にする。また，光から網膜を保護するためアイマスクを装着する。アイマスクがずれて光が入ったり，鼻呼吸を妨げたりしていないことを確認し，しっかりと固定する。アイマスクはテープで直接皮膚にとめるもの，後頭部で固定するバンド式などあるが，装着による周囲の皮膚損傷や眼脂の発生がおこらないよう，定期的に観察し，1 日 1 回交換する。

　効果を高めるため，光源から照射部分までの距離は 30〜40 cm になるよう高さを調節する。蛍光管治療器の場合は，輻射熱が発生するため，発熱に注意し，体温測定は時間を決めて行う。また，ベビーコットの場合，対流による体温の喪失などの際に消灯すると急に体温が低下するので注意する。

　照射は連続して行い，全身に照射するように 2〜3 時間ごとに体位変換を行う。ケア時は看護師の網膜の保護と，正確な観察のためにライトを消す。

　必要であれば 1 日あたり 20〜30 mL/kg を目安に水分摂取量を増やし，脱水を予防する。また，黄疸の症状で哺乳力が低下することもあるので注意する。光線療法により便性が変化して回数も増え，殿部発赤がおこりやすくなるため，清潔に留意する。

　治療時間は 1 クール 24 時間であり，治療を中止するとビリルビン値が再び上昇するため，翌日リバウンド（再上昇）がないことを確認する。

　母親に対して，光線療法について説明を行う。光線療法中であっても母乳を中断する必要はなく，授乳は通常どおり可能である。授乳時はアイマスクをはずして着衣させる。

　状況により母親が先に退院するケースもあり，母乳の分泌維持ができるように，搾乳の指導や面会時間の調整をする。

その他の機器▶
　性腺保護のためにおむつは着用し，保護シートで包んだ照射パネルに新生児の背中があたるように寝かせ，外側から衣類を着用させる。照射が胴体部分に限定されるため，アイマスクは基本的に必要ない。また，光ファイバーは発熱しないため，体温管理は通常どおりでよい。

　体位変換および家族に対する看護は，スタンド型ユニットの場合と同様である。

E｜新生児・乳児ビタミン K 欠乏性出血症

歴史的背景と病態▶ 乳児期のビタミン K 欠乏性出血症は 1960 年代に報告され，わが国でも 1975 年以降，広く知られるようになった。ビタミン K は，① 脂溶性ビタミンであるため胎盤通過が少ないこと，② 大腸菌による産生が新生児・乳児では少ないこと，③ 母乳中の含量に個人差が大きいことなどから欠乏しやすい。ビタミン K が欠乏すると凝固因子が機能せず，出血症をきたす。

新生児・乳児ビタミン K 欠乏性出血症には新生児型と乳児型がある。新生児型は新生児早期に消化管出血として発症し，新生児メレナとよばれる。乳児型はおもに頭蓋内出血として発症し，予防措置のない時代には 5 万出生に 10 人が発症し，死亡率は 13％以上，また，生存時も 40％以上に後遺症が残るというきわめて予後不良の疾患であった。現在では対応法が確立し，発症は 5 万出生に 1 人程度となっている。

予防▶ 正常新生児では出生当日および退院前の日齢 5 前後，1 か月健診時にビタミン K の 2 mg 内服を行う。しかし，この 3 回の内服でも不十分な場合があり，1999〜2004 年の間に，3 回投与された新生児のなかで 10 例以上の発症例があったことが判明した。これをふまえ，日本小児科学会は 2011 年に，出生後 3 回のビタミン K の予防投与に加えて，最大 3 か月まで週 1 回ビタミン K を投与する方法をガイドラインとして提唱した。その後 2019 年に，日本小児科学会や日本産婦人科学会など 16 の学会・団体から共同で「新生児と乳児のビタミン K 欠乏性出血症発症予防に関する提言」が公表された。今後はこの週 1 回投与する方法が広まると考えられる。

症状▶ 消化管出血(吐血・下血)や皮膚からの出血(出血斑や止血困難など)，頭蓋内出血，臍出血，鼻腔出血などである。消化管出血は日齢 2〜4 におきる。また，乳児型では生後 1 か月前後に突然頭蓋内出血などをきたし，現在も胆道閉鎖症などのビタミン K 欠乏が生じやすい状況で，出血症を発症する児が年間 10 例以上みられている。

検査▶ 凝固系の検査異常としてプロトロンビン時間(PT)延長，活性化部分トロンボプラスチン時間(APTT)延長，PIVKA-Ⅱ増加，トロンボテスト延長，ヘパプラスチンテスト延長，フィブリノーゲン減少，フィブリン・フィブリノゲン分解産物(FDP)増加，D ダイマー増加がみられる。

診断▶ 症状と検査所見および，ビタミン K 投与ですみやかに止血されるという治療結果により診断される。

治療▶ 凝固系の検査を提出し，結果を待たずにビタミン K 投与を行う。軽症から

中等症では，ただちにビタミン K_2 製剤を 1.0 mg ゆっくりと静注する。重症例でもただちにビタミン K_2 製剤を 1.0 mg ゆっくりと静注し，新鮮凍結血漿（FFP）10〜15 mL/kg の輸血を追加する。最重症例では第IX因子複合体濃縮製剤 50〜100 単位/kg（第IX因子量として）の併用も考慮する。また，貧血に対しては濃厚赤血球液の輸血を考慮する。

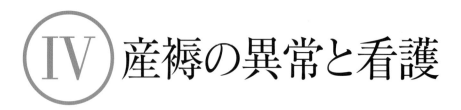

Ⅳ 産褥の異常と看護

A 子宮復古不全

子宮復古不全とは，子宮収縮不全のために産褥の子宮復古が遅れた状態をいう。復古が遅れた子宮は，正常に推移した際の産褥期の同時期の子宮に比べて大きくやわらかで，子宮口の閉鎖も遅れ，悪露の量・性状の変化も異なる。

原因▶　子宮収縮を妨げる明らかな原因をみとめる**器質性子宮復古不全**と，これらをみとめない**機能性子宮復古不全**に分類される（▶表7-29）。最も多い原因としては，胎盤片・卵膜片の子宮内残存である。

症状▶　子宮収縮不全のため，胎盤剥離部の断裂した血管の圧迫止血が不完全となり，悪露の減少が遅れ，血液成分が多くなる。悪露の流出も不十分であるため，悪露の子宮内滞留をおこしやすく，細菌に感染すると下腹部痛や発熱が出現する。

診断・治療▶　診察（外診，内診）による子宮底長の確認と，超音波断層法による子宮腔内の観察により診断は可能である。

治療としては，原因の除去が基本であり，超音波断層法で子宮腔内が拡大し，内部に卵膜や胎盤の遺残を示す高輝度エコー像や，血液の貯留を示唆する低輝

▶表7-29　子宮復古不全の原因

器質性子宮復古不全	機能性子宮復古不全
• 胎盤片・卵膜片の子宮内残存 • 過度の安静による悪露の滞留 • 子宮筋腫 • 子宮内感染 • 膀胱・直腸の充満	• 多胎妊娠 • 羊水過多 • 巨大児 • 微弱陣痛 • 授乳中止

度エコー像がみとめられれば，子宮収縮薬と抗菌薬の投与を行い，これらの薬物療法が無効な場合には，子宮内容除去術を行う。

B 産褥期の発熱

① 産褥熱

かつて産褥熱は，妊産婦死亡の最も大きな原因であった。しかし，戦後，抗菌薬が広く用いられるようになってから，患者数，症状ともに激減し，現在では産褥熱による妊産婦死亡はほとんどみられない。

定義▶ わが国では，分娩後24時間以降，産褥10日以内に2日間以上にわたり38℃以上の発熱をきたす場合と定義されている。

原因▶ 分娩時の前期破水や，頻回の内診，産科的処置，産褥期の胎盤や卵膜の残存や，悪露の滞留など，感染の原因は数多くある。産褥熱のほとんどの症例では，子宮内に感染源をみとめる。起因菌としては，ペプトコッカス属やバクテロイデス属などの嫌気性菌，溶レン菌・腸球菌・大腸菌などの好気性菌が多い。

診断と治療▶ 発熱，下腹部痛，子宮の圧痛，悪露の異常をみとめる。治療としては，子宮内容除去術と，抗菌薬・子宮収縮薬の投与を行う。

② 創部感染

創部の発赤・腫脹・圧痛や，滲出液・膿の漏出をみとめれば，診断は容易である。抗菌薬の投与を行い，無効であれば創部切開とドレナージを行う。

③ 劇症型A群溶レン菌感染症

劇症型A群溶レン菌感染症は，妊娠末期において，おもに上気道から侵入したA群溶レン菌が，血流にのって子宮筋層に感染することで発症し，陣痛を誘発するとともに，急激に敗血症性ショックが進行して，高率に胎児・母体の死亡をもたらす病態である。前駆症状として咽頭炎・発熱・腰痛・筋肉痛がみられることがあり，分娩中・分娩後に高熱・皮疹・ショック症状が出現する。治療は，抗ショック療法，抗菌薬の投与と血液浄化療法である。

④ 泌尿器感染症

尿路感染による膀胱炎や，腎盂腎炎がおこりうるが，近年は分娩後の抗菌薬の投与により発症の頻度は減少している。まれに，分娩後一時的に膀胱機能が

麻痺し，排尿困難となり，二次的に尿路感染をきたすことがある。

⑤ 乳腺炎

乳腺炎には，うっ滞性乳腺炎と急性化膿性乳腺炎がある（▶524ページ）。前者に対しては，乳房・乳頭のマッサージを行うとともに，哺乳を積極的に行わせ，授乳後も搾乳させる。後者では，授乳を中止し，抗菌薬の投与が必要となる。ときに膿瘍を形成することもあるが，この場合には切開・排膿を積極的に行う必要がある。

C 産褥血栓症

産褥1週間以内に発症することが多く，深部静脈より表在性静脈の血栓がはるかに多いことが特徴である。部位としては，下腿が約2/3を占める。

治療は，非妊婦と同様に，ヘパリンなどの抗凝固薬の投与と，外科的血栓除去術である。

D 精神障害

妊婦は，妊娠中も心理的な不安が少なからずあるが，分娩を無事に終了するという具体的な目標と，母児を保護するという周囲の受容的態度に支えられ，精神的には比較的安定した状態で過ごすことが多い。

分娩後は，妊娠中の不安や分娩時の身体的・精神的負担から解放される一方で，母親としての役割を期待され，育児という新たな負担をしいられる。このような経過のなかで，さまざまな精神神経症状が出現することがある。

● マタニティブルーズ

マタニティブルーズは，分娩直後から産後7〜10日以内にみられ，おもに産褥3〜5日を発症のピークとする一過性の情動障害である。特徴的な症状として，①涙もろさ，②不安感，③疲労感，④当惑，⑤頭痛，⑥不眠，⑦食欲不振，⑧怒りっぽさの8つがあげられる。経産婦と比較して，初産婦に多くみとめられる傾向にある。原因として，分娩を契機とした急激な内分泌環境の変化，ときには性ステロイドホルモンの急激な低下が関与すると推測されているが，定説はない。

対処▶ 　マタニティブルーズは通常，治療を行わなくても発症から数日以内にこれらの症状は完全に消失する。しかし，なかには入院治療を要するほど重症なものもあり，産後うつ病に移行する場合もあるため，注意は必要である。

　対処法としては，受容的・支持的に接するとともに，睡眠を十分にとらせ，心身の疲労負担を取り除くことが重要である。ときには抗不安薬や睡眠薬の投与が有効なことがある。

● 産後うつ病

　産褥精神病の約半数を占め，産褥1か月以内に急激に発症する。基本的には妊娠以外の時期にみられるうつ病と同じく，強い抑うつ感がある。

　産後うつ病をスクリーニングし，早期の診断につなげるために，エジンバラ産後うつ病自己評価票 Edinburgh postnatal depression scale（EPDS）が用いられる（▶表7-30）。これは，過去1週間の精神状態を10項目について採点することにより，患者の状態を評価するものである。わが国では，9点以上を産後うつ病の疑いとして取り扱うのが適切とされている。

対処▶ 　対処法としては，褥婦に対する理解と共感，さらには家族の協力が必須である。がんばれば解決できるなどと一方的に励ましたり，皆が経験することだから心配ないと突き放したりしてはならない。薬物療法としては，抗うつ薬の投与が行われる。

● その他の産褥精神病

　神経症や非定型精神病を発症することがある。とくに，精神障害の既往歴を有する場合は，たとえ妊娠中は良好な精神状態であっても，産褥期に再発する危険が高く，また妊娠・出産について周囲の無関心・無理解がある場合も発症のリスクは高い。

E｜異常のある褥婦の看護

① 感染症を有する褥婦の看護

　褥婦が感染症に罹患していたり，無症候キャリアである場合，褥婦は自分自身の健康だけでなく，児への感染や将来の健康に対する影響についての不安も生じやすくなる。妊娠を契機に感染症の罹患を知ることもあり，妊娠経過のなかでショック・否認・怒りなどの心理的な反応を示したり，他者から疎外されるのではないかという思いをもっていたりする。看護職者は，そのような褥婦に対して思いを傾聴するとともに，自分の健康状態を管理しながら育児が行えるよう，疾患や子どもへの影響，予防方法などの知識・情報を提供し，過剰な

▶表7-30　エジンバラ産後うつ病自己評価票

　ご出産おめでとうございます。ご出産からいままでの間どのようにお感じになったかをお知らせください。今日だけでなく，過去7日間にあなたが感じられたことにもっとも近い答にアンダーラインを引いてください。必ず10項目に答えてください。

例) 幸せだと感じた。　　• はい，つねにそうだった
　　　　　　　　　　　　• はい，たいていそうだった
　　　　　　　　　　　　• いいえ，あまりたびたびではなかった
　　　　　　　　　　　　• いいえ，まったくそうではなかった

「はい，たいていそうだった」と答えた場合は過去7日間のことをいいます。このような方法で質問にお答えください。

[質問]

1. 笑うことができるし，物事のおもしろい面もわかった。
   - (0) いつもと同様にできた。
   - (1) あまりできなかった。
   - (2) 明らかにできなかった。
   - (3) まったくできなかった。

2. 物事を楽しみにして待った。
   - (0) いつもと同様にできた。
   - (1) あまりできなかった。
   - (2) 明らかにできなかった。
   - (3) ほとんどできなかった。

3. 物事がうまくいかないとき，自分を不必要に責めた。
   - (3) はい，たいていそうだった。
   - (2) はい，ときどきそうだった。
   - (1) いいえ，あまりたびたびではない。
   - (0) いいえ，そうではなかった。

4. はっきりした理由もないのに不安になったり，心配した。
   - (0) いいえ，そうではなかった。
   - (1) ほとんどそうではなかった。
   - (2) はい，ときどきあった。
   - (3) はい，しょっちゅうあった。

5. はっきりした理由もないのに恐怖におそわれた。
   - (3) はい，しょっちゅうあった。
   - (2) はい，ときどきあった。
   - (1) いいえ，めったになかった。

   - (0) いいえ，まったくなかった。

6. することがたくさんあって大変だった。
   - (3) はい，たいてい対処できなかった。
   - (2) はい，いつものようにはうまく対処しなかった。
   - (1) いいえ，たいていうまく対処した。
   - (0) いいえ，ふだんどおりに対処した。

7. 不幸せなので，眠りにくかった。
   - (3) はい，ほとんどそうだった。
   - (2) はい，ときどきそうだった。
   - (1) いいえ，あまりたびたびではなかった。
   - (0) いいえ，まったくなかった。

8. 悲しくなったり，みじめになった。
   - (3) はい，たいていそうだった。
   - (2) はい，かなりしばしばそうだった。
   - (1) いいえ，あまりたびたびではなかった。
   - (0) いいえ，まったくそうではなかった。

9. 不幸せで，泣けてきた。
   - (3) はい，たいていそうだった。
   - (2) はい，かなりしばしばそうだった。
   - (1) ほんのときどきあった。
   - (0) いいえ，まったくそうではなかった。

10. 自分自身を傷つけるのではないかという考えが浮かんできた。
   - (3) はい，かなりしばしばそうだった。
   - (2) ときどきそうだった。
   - (1) めったになかった。
   - (0) まったくなかった。

(岡野禎治ほか訳：産後うつ病ガイドブック. 南山堂, 2006. Cox, J. L. et al.: Detection of postnatal depression. Development of the 10-item Edinburgh Postnatal Depression Scale. *British Journal of Psychiatry*, 150：782-786, 1987 による)

　　　不安をもたずに産褥期を送ることができるように援助する。

　　　　感染症を有する褥婦の看護においては，感染予防のための標準予防策(スタンダードプリコーション)，および感染経路に対応した予防策を実施する。褥婦には感染とその予防について十分に説明し，他者への感染予防，自己の健康管理に関する知識をもって，産褥期を送ることができるようにする。

母乳感染 ▶　　児への影響については，母乳感染が問題となる。経母乳感染のリスクが高いウイルス感染症である場合，妊娠中から授乳方法について十分な情報を提供し，どのような授乳方法を選択するかの意思決定がなされる。看護職者は，児への

感染リスクを含めた人工栄養や母乳栄養の利点や欠点などを十分に説明し，相談を受け，褥婦の決定を援助する。

そして，褥婦の決定にそって看護を行っていくが，母乳を与えないと決定した場合は，人工乳の与え方を褥婦に指導するとともに，進行性変化を抑制するための看護が必要である。進行性変化を抑制する方法としては，乳汁産生のためのホルモンの分泌，血液循環を抑制する目的で乳頭の刺激を避け，冷罨法を行う。ただし，乳房の緊満が強い場合は，軽く搾乳を行う。

乳汁産生抑制のための薬物を使用する場合，わが国ではドパミン受容体作動薬のカベルゴリン（カバサール®など）やブロモクリプチンメシル酸塩（パーロデル®など），テルグリド（テルロン®など）が処方される。ブロモクリプチンメシル酸塩は高血圧・心筋梗塞・脳血管障害・てんかん発作といった重篤な副作用が報告されていることから，使用にあたっては心血管性および神経学的合併症の症状の出現に注意が必要である。

母乳を与えないと決定した褥婦は，授乳できないことから母親としての役割を果たせないという心理的な危機に陥る可能性もある。このような状況にある褥婦の気持ちを受けとめ，児に対する育児技術の獲得を保証しながら褥婦の決定を支持する援助が必要となる。どのような哺乳方法を選択しても，児との関係性に影響はないことを伝えることが大切である。

1 B型肝炎

予防▶ B型肝炎ウイルス（HBV）キャリアは，母子感染がおもな原因であるため，1985（昭和60）年度より予防対策が実施され，1995（平成7）年度からは，HBVキャリアの女性から出生した児はすべて予防処置を行うこととなっている。また，2013年に，B型肝炎母子感染予防方法の改訂指針が出され，現在ではこの改訂指針にそった流れで予防処置を行うこととなった（▶396ページ，図7-1）。

母子感染▶ HBVは，母乳中に排出される頻度が低く，母乳栄養と人工栄養で垂直感染する率に差がないことから，母乳を介しての感染の割合は低いと考えられ，母乳栄養は禁止されない。ただし，乳頭亀裂などで出血している場合には感染のおそれがあるため，母子感染予防の措置を実施する。

HBVキャリアの女性は，分娩後にALT，ASTの上昇をおこすことが多いといわれているため，肝機能状態を自覚症状や検査結果などから把握する必要がある。褥婦に対しては，自分自身の健康管理の方法および児のキャリア化の予防方法について十分情報を提供し，褥婦が自分自身および児の健康管理に対処できるように援助する。

2 成人T細胞白血病

成人T細胞白血病 adult T cell leukemia（ATL）は，有効な治療法がない予後不良の疾患である。HTLV-1（▶397ページ）の感染は，血液・性交・母子感染によ

▶表 7-31　乳汁栄養法別の母子感染率

乳汁栄養法	検査対象(人)	陽性者数(人)	陽性率(%)	機序
母乳栄養 (生後 90 日以上)	525	93	17.7	中和抗体の減少，長期間にわたる感染細胞の曝露
完全人工栄養	1,553	51	3.3	感染細胞の曝露がない
短期母乳栄養 (生後 90 日未満)	162	3	1.9	中和抗体の存在，感染細胞の曝露が短期間
凍結母乳栄養	64	2	3.1	感染細胞の破壊・死滅

(板橋家頭夫ら：平成 28 年度 厚生労働行政推進調査事業費補助金・成育疾患克服等次世代育成基盤研究事業 HTLV-1 母子感染予防マニュアル．2016 による)

る。性交による感染は，男性から女性におこりやすく，全キャリアの約 20%を占め，大多数が母子感染である。

母子感染▶　母子感染は，母乳中に含まれる HTLV-1 ウイルス感染リンパ球が感染源であることが明らかとなっているが，経胎盤感染，産道感染の可能性もある。児の栄養法別の母子感染率をみると，HTLV-1 母子感染予防のために確立している児の栄養法は完全人工栄養のみである(▶表 7-31)。したがって，まずは完全人工栄養をすすめる。

　母乳による感染のリスクを十分に説明しても母親が母乳を与えることを強く望む場合には，①生後 90 日未満で直接母乳を中止する短期母乳栄養と，②−20℃以下の家庭用冷凍庫で 24 時間以上冷凍後，解凍して与える凍結母乳栄養が選択肢としてある(▶表 7-32)。しかし，いずれも母子感染予防効果のエビデンスが確立されていないことを十分に説明する。また，短期母乳栄養を選択しても授乳が中止できず母乳栄養期間が長期化する可能性があることをあらかじめ説明する。

看護▶　児への栄養方法の選択は分娩前に決定しておくことが望ましく，これらの方法による感染のリスクや各方法の利点・欠点と，具体的な方法の説明を十分に行う必要がある。さらに，分娩前に方法を決定しても，そののちに迷うこともあることから，分娩後に再度，児の栄養法について確認し，迷っている場合は相談にのり，決定できるように支援する。変更が生じた場合は，診療録などに理由を含めて記載し，医療者間で情報共有できるようにする。

　短期母乳栄養を選択した褥婦には，母乳をやめるための準備ができるよう生後 2 か月ごろから支援する。乳汁産生因子は，腺房に母乳が充満すると乳汁産生を抑制するはたらきがあるため，1 日の授乳回数を 2〜3 日ごとに 1 回ずつ，またはそれよりゆっくりのペースで減らし，生後 3 か月の時点で母乳の授乳をやめられるようにする。

　また，児が人工乳首を受け入れないときもある。そのようなときは無理じいせず，コップやスプーンなどの人工乳首を使用しない補足方法があることを伝える。

▶表 7-32　HTLV-1 母子感染を予防するための栄養方法

栄養方法	完全人工栄養	短期母乳栄養（生後 90 日未満）	凍結母乳栄養
HTLV-1 感染, 栄養方法など の説明時期	出産までに十分に状況を理解し，栄養方法を決定できる時期までに説明すること。できれば，妊娠 35 週ごろまでに HTLV-1 に感染していること。それぞれの栄養方法の長所・短所などを説明する。ただし，妊娠初期は妊婦の精神状態が安定していないことがあり注意が必要。		
定義	一切，母乳は与えず，人工乳のみで哺育する栄養方法。	満 3 か月（生後 90 日）をこえない期間，母乳を授乳し，その後，人工乳により哺育する栄養方法。なお，母乳が不足した場合は人工乳で補ってもかまわない。	いったん，搾乳した母乳を凍結して，その後，解凍して哺育する栄養方法。なお，母乳が不足した場合は人工乳で補っても構わない。
長所	● 感染した母乳が児の体内に入らないため，母乳を介した感染を予防するには最も確実な方法。	● 母乳栄養の利点をいかすことができる。	● 母乳栄養の利点を，おおむねいかすことができる。
短所	● 母乳栄養の利点をいかすことができない。	● 母体からの中和抗体の量や母乳中のウイルス量には個人差があり，理論的に確実な予防方法ではない。 ● 3 か月の時点で，すぐに断乳して，人工乳に切りかえることが困難な場合がある。 ● 満 3 か月までは完全人工栄養とあまりかわらないというデータは，小規模の研究に基づくものである。	● 直接授乳することができない点は完全人工栄養と同じ。 ● リンパ球が不活化されるために，リンパ球を介した受動免疫を賦与できない。 ● 搾乳，凍結，解凍の作業が必要である。 ● 理論的かつ実験的には完全人工栄養につぐ予防効果が期待されるが，大規模な研究で有効性が確認されたわけではない。
備考	● 薬物などで断乳することができる。 ● 初乳も与えてはならない。	● 母体から児に移行した中和抗体が残存すると考えられる期間だけ，母乳栄養を行い，その後，人工栄養を選択する方法。 ● より大規模な研究では，6 か月未満の母乳栄養は，6 か月以上の母乳栄養と比べて，児の感染率が統計学的に有意に低かった。	● 搾乳した母乳をいったん，冷凍（−20℃，12 時間）したあとに解凍して与える方法。家庭用の冷蔵冷凍庫のように冷凍する力が弱い冷凍庫でも実施できるが，その場合は，24 時間以上冷凍させることが望ましい。ただし，急速冷凍は避ける。 ● 感染した T 細胞が不活化されるために予防できる。 ● 初乳を与える場合は凍結させる。
	● いずれの栄養方法を選んだ場合でも，約 3％は感染する（子宮内感染，産道感染の頻度）。 ● 個別の事情に応じて，栄養方法の変更や栄養方法の手順の変更（たとえば短期母乳栄養に続いて凍結母乳栄養を行うなど）などがありうる。		

（森内浩幸：HTLV-1 母子感染予防対策 保健指導マニュアル（改訂版）　平成 22 年度厚生労働科学特別研究事業「ヒト T 細胞白血病ウイルス-1 型（HTLV-1）母子感染予防のための保健指導の標準化に関する研究」による，一部改変）

　　一般に，母乳分泌が軌道にのる生後 3 か月の時点で母乳の授乳をやめることは，けっして容易なことではない。そのため，継続的に支援する必要がある。

　　なお児の抗体検査は，母体からの移行抗体が消失し，感染によって確実に抗

体が出現する 3 歳以後に行う。

3 後天性免疫不全症候群（エイズ）

後天性免疫不全症候群[1]acquired immunodeficiency syndrome（AIDS；エイズ）の発症は，HIV 感染による CD4$^+$T 細胞減少による免疫不全状態が原因であり，血液・性交・母子感染による。母子感染により児が HIV に感染すると，10〜25％の児が生後数か月から 1 歳までにエイズを発症して 4 歳ごろまでに死亡し，75〜90％の児がそれ以降に発症するという経過をたどる[2]。HIV キャリアの母親からの母子感染率は 15〜30％とされているが，母体および新生児に対するウイルス増殖を妨げる薬剤の投与や，分娩時・出生後の感染予防対策により，母児の感染率は低下し，わが国における母子感染率は 0.6％まで抑制できている[3]。

母子感染▶ HIV の児への感染経路は，経胎盤感染，産道感染，母乳感染が考えられる。産婦の腟分泌物や頸管粘液中に存在している HIV に児が曝露されることによる産道感染を防ぐために，陣痛発来前の妊娠 37 週ごろに計画的帝王切開が行われる。また，母乳中にも HIV が存在しているため，母乳を与えることで児に感染がおよぶ危険性が高いことを説明し，止乳を行う。

看護▶ 褥婦が服用する抗ウイルス薬の種類によっては，乳汁産生抑制のための薬剤の血中濃度を上昇させる可能性があるため，使用する場合は吐きけ・嘔吐，便秘などの消化器症状や頭痛・眩暈などの精神・神経症状に注意する。薬剤の使用のほか，乳房を冷却するなど乳汁の分泌を抑える方法も活用する。また，乳汁が付着したものは血液と同じ扱いで処理する。あわせて，母乳を与えられない褥婦の思いを十分に聞く必要がある。

褥婦は，産後の生理的変化への適応や育児を行うにあたり，自分自身の HIV 治療に必要な抗 HIV 治療の継続が困難になる場合がある。そのため，褥婦の健康維持に必要な治療が継続できるように支援する必要がある。また，母子ともに免疫機能の検査などの定期的な健康診査を受けることをすすめ，免疫機能が低下することによって生じうる身体症状を説明し，そのような症状などが生じた場合はすぐに受診するようすすめる。

母子ともに薬物療法を受けている場合は，母親自身だけでなく，児の薬剤投与もあわせて，その必要性を説明し，適切に服用できるように援助する。児への与薬は正確に続けなくてはならないため，与薬の方法を母親だけでなく家族に教えるなど，夫・家族を巻き込んだ育児ができるように支援する。

1) HIV 陽性の女性に対する援助は，『系統看護学講座 専門分野Ⅱ 母性看護学概論』「第 6 章 C HIV に感染した女性に対する看護」にも記載しているので参照のこと。
2) 川上義：母体のウイルス感染と母乳．周産期医学 32(増刊)：587-590，2002．
3) HIV 感染妊娠に関する診療ガイドライン策定班：HIV 感染妊娠に関する診療ガイド，初版．2018．

② 乳房トラブル

　　乳房のトラブルには，乳腺炎を含む乳房の腫脹と，それに伴う疼痛（▶表7-33），および乳首の痛みがある。

1 乳房の腫脹と疼痛

乳房緊満 ▶ 　褥婦は，出産後，乳汁分泌の機能が開始され，乳房への血流の増加・乳腺内圧の上昇・リンパのうっ滞から生じる浮腫による**乳房緊満 engorgement** を体験する。とくに，産褥3～4日ごろから6日にかけて生じる熱感や圧痛を伴うかたく腫脹した乳房緊満への適切な対応が必要である。乳房緊満に対するケアの基本は，児の欲求に合わせた授乳を行い，授乳時間を制限しないことである。乳房の緊満が強い場合，授乳前には乳房をあたためて射乳を生じやすくするとともに，児が吸いつきやすいように乳輪部を圧して軽く母乳をしぼり，乳輪をやわらかくして授乳を行う。授乳と授乳の間には，痛みや浮腫を軽減するために冷罨法を行い，きつく締めつけるようなブラジャーを避ける。痛みが強い場合は，鎮痛薬が処方される。

乳汁のうっ滞，▶
乳管の閉塞
　乳汁のうっ滞や乳管の閉塞は，乳管の狭窄や乳栓，乳頭の水疱により乳管や乳腺房に乳汁が貯留することで生じ，局所の発赤，腫脹，硬結，圧痛を引きおこす（▶図7-40）。

　乳汁のうっ滞や乳管の閉塞が生じた場合も，乳房緊満時の看護に準じ，改善には児の吸啜を活用する。授乳開始時は児の吸啜力が強いため，うっ滞している側の乳房から授乳させる。しかし，射乳反射がおこりにくかったり，乳汁の流れがわるく児が不きげんになる場合は，うっ滞が生じていない乳房から授乳を開始する。

　授乳時の児の位置は，うっ滞のあるところに児の顎がくるようにする。最も

▶表7-33　乳房緊満・乳管閉塞・乳腺炎の乳房の腫脹と，痛みの特徴

	乳房緊満	乳管閉塞	乳腺炎
時期	産褥早期，徐々におこる	授乳後，徐々におこる	産後10日以降，突然におこる
部位	両側性	片側性	通常片側性
腫脹，熱感	全体的	限局性 熱感はわずか，もしくはない	限局性の発赤，熱感，腫脹
痛み	全体的	軽度，限局性	強度，限局性
体温	38.4℃以下	38.4℃以下	38.4℃以上
全身状態	良好	良好	感冒様症状

(Lawrence, R. A. and Lawrence, R.M.: *Breastfeeding: A Guide for the Medical Profession*, 6th ed. p.563, Elsevier, 2005 による)

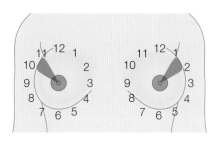

うっ滞はどの位置にもおこりうるが，外側上縁，右側では 10〜11 時，左側では 1〜2 時の位置が最も多い。乳房下方には少ない。

▶図 7-40　乳汁うっ滞の好発部位

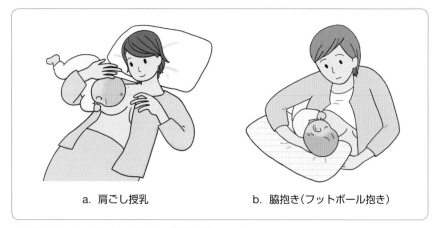

a.　肩ごし授乳　　　　　　　　b.　脇抱き（フットボール抱き）

▶図 7-41　うっ滞のある場合の授乳方法の工夫

乳汁のうっ滞がおきやすい乳房外側上縁では，肩ごしに授乳することにより改善するが，児の固定や方法など具体的に援助する必要がある（▶図7-41-a）。また，乳房外側部もうっ滞が生じやすい部位であり，フットボールをかかえるような脇抱きで授乳する（▶図7-41-b）。このようなさまざまな授乳姿勢をとる場合は，児の頭の位置や姿勢を保持できるように，枕や座ぶとんなどを活用する。

　乳房の硬結部分から排乳を促す場合は，痛みが生じないように，うっ滞部位全体をやわらかく包み込むようにして硬結部位に圧を加え，同時に乳輪直下にある乳管を圧して乳管からの乳汁排泄を促す。乳汁の排泄を促す際には，しぼりすぎるとオートクリンコントロールが行われず，乳汁産生過多となりうるため，注意が必要である（▶342ページ）。

乳腺炎▶　乳管の閉塞や乳汁のうっ滞により，片側性に局所の発赤・腫脹・硬結・熱感，全身的な発熱が生じ，うっ滞性乳腺炎，あるいは非感染性乳腺炎が生じる。感染性か非感染性かは，乳汁中の白血球数や細菌数で鑑別される。非感染性の場合の看護は，乳房緊満時に準じる。

　急性化膿性乳腺炎あるいは感染性乳腺炎は，乳汁のうっ滞などがあり乳管口

から上行性に乳管や乳腺実質に感染をおこす**実質性乳腺炎**と，乳頭亀裂などの損傷部位からリンパ行性・血行性に乳腺間質に感染して炎症が広がる**間質性乳腺炎**がある。

症状は，片側性で局所の発赤・腫脹・硬結・圧痛・熱感などの症状が強く，発熱・悪寒や身体の痛みなどの感冒様症状を伴うことも多い。起炎菌としては，メチシリン耐性黄色ブドウ球菌(MRSA)を含む黄色ブドウ球菌，表皮ブドウ球菌，レンサ球菌，腸球菌などがある。

起炎菌により，授乳可能である場合と，治療が開始されて24時間後に授乳可能な場合がある。後者の場合，授乳していない間の乳汁は，搾乳して廃棄する。治療は，抗菌薬，消炎酵素薬，解熱鎮痛薬などが処方される。急性期で症状が強い場合は，ベッド上安静とし，冷罨法で局所の熱を下げ，安静にする。

授乳に加えて，炎症をおこしている乳房に対して用手による排乳も行う。看護職者は標準予防策(スタンダードプリコーション)に準拠し，手洗いを励行する。

膿瘍を形成している場合は，外科的な処置が必要となり，穿刺による排膿あるいは切開排膿され，ドレナージが行われるため，創部のケアを行い，炎症を増悪させないように，用手による排乳や排膿を行う。授乳ができない場合は，排乳し，泌乳機能を維持する。

2 乳首のトラブル

乳首の痛みや亀裂の原因はさまざまである(▶表7-34)。しかし，抱き方と飲ませ方の改善(児を乳房に対し正しい位置に抱くこと)により解決されるものが多い(▶358ページ，表6-9)。

児が吸啜したあとに乳頭の形を観察することにより，適切に吸いつけているかを判断することが可能である。適切に乳頭・乳輪をくわえている場合は，授乳後の乳頭は開口部を中心に突出して変形はみられず，授乳前より乳首がやわらかくなる。

また，トラブルがあっても褥婦が直接授乳を拒否するほど痛みが強かったり傷がひどい場合を除き，授乳を続ける。これは，授乳を中断することにより，

▶表7-34 乳首の痛みの原因

• 舌小帯短縮	• 不適切または過度の搾乳器使用
• 膿痂疹	• ニップルシールド
• 児の吸啜障害	• 黄色ブドウ球菌感染
• 乳房緊満	• 湿った母乳パッドやブレストシールドで蒸れた場合
• 湿疹	
• 扁平乳頭，陥没乳頭	• クリーム・ローション・オイルなどに対する乳首の過敏
• 単純ヘルペス	
• 不適切な陰圧解除	• カンジダ属菌感染
• 不適切な授乳姿勢	

褥婦に乳房緊満が生じたり，人工乳首使用により児が乳頭混乱（▶362ページ）を
おこしたりするなど，新たなトラブルが生じる可能性があるためである。

　痛みを軽減する方法としては，授乳前に軽く搾乳して吸いつきやすくしたり，
トラブルのない側から授乳を開始し，射乳反射を促すなどの方法がある。

　カンジダ属菌の感染があると，刺すような痛みを訴え，乳首は赤く光ったよ
うな感じになる。乳首の治療とともに，児の口腔内の観察が必要である。

③本人あるいは児に健康上の問題がある褥婦の看護

　児の出生後，母子ともに健康であれば，早期に褥婦と新生児は出会い，その
後，新生児の欲求に合わせた授乳・育児が行われ，それぞれの関係性がつくら
れていく。しかし，褥婦が健康上の問題によりセルフケアできないときは，児
の欲求に合わせて行動することもできない。また，新生児に健康上の問題があ
る場合は，褥婦は児との関係性を築くことがむずかしく，さらに集中的な治療
が必要な場合は，児の欲求に合わせた行動もとることがむずかしくなる。

1　健康上の問題をかかえる褥婦の看護

　出産後，褥婦自身がセルフケアを十分に行うことができない状況として，帝
王切開後であったり，血圧が高く安静が必要であったり，分娩時の出血が多く
貧血症状が強い場合などがある。そのような状況のときは，本人が児に会いた
いと希望したときはいつでも会うことが可能であることを伝え，褥婦と新生児
が対面することができる機会を設ける。これにより褥婦は生まれた児を確認し，
わが子の特徴を知ることとなる。さらに，児の成長・発達や生活パターンなど
の情報を伝えることも，わが子を確認することに役だつ。

　新生児にも健康上の問題があるなどで，褥婦と対面する機会をつくることが
むずかしい場合は，写真やビデオなどを用いて視覚的な情報を伝えることもわ
が子を知ることにつながる。

　褥婦の健康状態が回復した場合，その回復の程度に合わせて徐々に育児行動
をとることができるように援助する。たとえば，児に哺乳を行うことができる
場合，母乳栄養が禁止でない限り直接授乳をすすめ，褥婦が安楽な体勢で授乳
できるように援助する。ただし，授乳は子どもの欲求に伴う行為であるため，
児が空腹であることが求められる。また，母乳栄養ができない褥婦に対しては
哺乳びんで哺乳する機会をつくり，安楽な体勢で行えるよう援助する。

　このように褥婦に健康上の問題があって育児行動をみずからとることができ
ない場合は，褥婦の健康回復に対する援助を行いながら，褥婦の回復に合わせ，
親になるための看護援助を実施する。また，褥婦は回復が遅れることにより，
育児ができないことへのいらだちやあせりといった感情や，理想としていた母
親としての役割が遂行できないことから喪失感や無力感などをいだく可能性も

ある。看護職者は，褥婦がこのような気持ちを表出できるよう支援し，褥婦が
そのような感情をもつことは普通のことでありよくある感情であることをみと
め，その気持ちにそうことが必要である。

児との接触▶　児との接触は，自分の子どもであることを確認し，子どもとの関係を確立す
ることにつながる。そのため，安静臥床時であっても褥婦の状態が安定してい
れば，積極的にその機会を設ける。さらに，母児ともに安定した状態で問題が
なければ，母子同室も可能であり，褥婦は児とゆっくり接する時間をもつこと
ができる。ただし，褥婦のセルフケアが可能になるまでの期間は，看護職者が
児の世話を行う必要がある。

授乳▶　褥婦が直接授乳を希望する場合，児の要求にあわせ褥婦のベッドに連れて行
き授乳を行う。直接授乳がむずかしい場合は搾母乳を行い，母乳分泌が促進・
維持できるように支援する。授乳に伴う疼痛などが存在する場合は，母乳の産
生を抑制し，射乳反射を阻害することがあるため，鎮痛薬を使用して，痛みの
緩和をはかりながら授乳を進める。

　また，褥婦の身体に負荷がかからないような授乳姿勢をとることの支援も必
要である。側臥位で授乳を行う場合は，背部を枕などで支えて安楽な姿勢が維
持できるようにする。児も横向きになるように寝かせ，褥婦の胸と向き合うよ
うにし，児の背部も枕などで支える。児の口と褥婦の乳頭が同じ高さになるよ
うにタオルなど用いて調整して，児が乳頭にうまく吸着できるように援助する。
ファウラー位で行う場合は，ベッドの背をファウラー位がとれるように挙上さ
せ，枕やクッションなどを用いて母児ともに安楽な姿勢がとれるように工夫す
る。

2 児に健康上の問題があるときの褥婦の看護

　児が健康に生まれてくることを母親は願っている。しかし，早産児や低出生
体重児であったり，児がなんらかの疾患や障害をかかえているなど，健康上の
問題があるとき，褥婦には看護が必要となる。

　分娩直後，児に健康上の問題があるとわかったとき，医師・助産師・看護師
は，児に必要な医療ケアを提供することに追われる。そのような状況から褥婦
は児がなんらかの問題をかかえていることを感じとる。したがって，現在の児
の状態を褥婦に伝え，なにがおこっているのかわからないことからくる不安を
取り除くことが必要である。

　また，どのような状況であろうと，児の現状を伝えながら，褥婦や夫または
パートナーに児を対面させることは，児の状態を受けとめ，児との関係をつ
くっていくうえで重要な看護である。

　児になんらかの異常・障害があることを知り，動揺しない親はいない。誕生
した子どもの異常を知ったときの両親の反応を，ドローター Drotar, D. らは，
ショック，否認，悲しみと怒りおよび不安，適応，再起の段階に分けて説明し

ている[1]。

　しかし，この経過は個々に異なることを理解し，その人なりの経過をとらえていく必要がある。ショックや悲しみなどの反応がみられないときには，その事態に対処できている場合もあれば，さらなる支援を求めているサインの場合もあり，見きわめが必要である。さらに，ショックから立ち直り前向きに生きようとする親に対して，強い母親であるとの決めつけは，その親を傷つけることにもなりかねない。

褥婦の思いと看護▶　褥婦は「満足に産んであげられなかった」という思いや，罪責感や将来の不安をいだいている。また，自分の子であるにもかかわらず，子どもに対して否定的な感情を示すことがある。

　この時点で，親としての課題について説明したり，親としてのかかわり方を指導すべきではない。褥婦が不安や否定的な感情をもつのは当然のことであると認め，受けとめる姿勢が必要である。ショック，後悔，罪責感，怒り，悲しみといった感情を抑圧したり否定したりせずにその感情を認め，表出できる時間や場を設けるケアとして必要である。

　ただし，感情を無理に言語化させるのではなく，このような感情を表出してよいのだということと，いつでも聞く態勢にあることを示し，褥婦・家族と看護職者の間に築かれる関係性を安全で信頼できるものとすることが重要である。それは，褥婦自身のつらさを共有し，ひたすら聴く姿勢(傾聴的態度)をもち，褥婦がいだいている気持ちを理解して認めることである。

　また，児の健康状態や治療経過など実際に生じていることについては正確に伝え，伝えられた内容をどのように理解し，受けとめているかを確認し，事実を十分に理解できていない場合はていねいに何度も説明する必要がある。そのため，褥婦のケアにあたる看護職者が児の状況を正確に伝えるだけの情報をもちえていない場合は，児の治療にあたっている医師や看護職者に褥婦の状況を伝え，説明を依頼するなどの調整が必要となる。

　褥婦は，自分のせいではないことが保証され，子どもが大切な存在として認められること，ふだんとかわらずに接してくれることを望んでいる。したがって，誰がわるいわけでもないことをしっかり説明するとともに，生まれた子どもに対しては，大切なかけがえのない生命の誕生を祝福するという気持ちをもってケアにあたる。けっして褥婦に対してへんに気をつかったり，はれものにさわるような接し方であってはならない。

　病気や障害がどのような意味をもつのかは，その人の価値観に左右されるものであり，多様である。したがって，ケアを提供する看護職者自身も，自分のもつ価値観に気づくことが求められる。

---

1) Drotar, D. et al.: The adaptation of parents to the birth of an Infant with a congenital malformation: a hypothetical model. *Pediatrics*, 56(5)：710-717, 1975.

　低出生体重児と親における関係性の発達モデルは，親のコメントとして整理できる（▶表7-35）。このモデルは，低出生体重児だけではなく，健康上の問題が生じた児と親の関係性の発達に適用できる。褥婦はさまざまな思いを経て，児を「生きている」「反応しうる」存在であるわが子として認知することとなる。さらに，児の反応に意味を見いだし，相互交流できる存在であることを知り，親子間の相互交流が行われ，愛着形成へとつながっていく。

　親がわが子を受け入れ，子どもとの相互交流を行うころより徐々に育児に伴う行為を進めていくことが可能となる。その際，無理に進めるのではなく，親自身がやってみようという気持ちになることが重要である。

　児が新生児集中治療室（NICU）に入院している場合，親は限られた時間での児との交流を余儀なくされるため，児の生活パターンに合わせた育児技術の獲得が困難であり，退院後の育児に大きな不安をいだく。それを解消するために，退院前に親子が生活をともにできる空間と時間の調整をはかり，親が不安なく育児を行うことができるように支援する。また，退院後のサポートや社会資源の活用などを説明するとともに，病院や保健所などの関連職種と連絡・調整をはかって，育児支援を行うことが求められる。

　児がかかえる疾患や障害は，さまざまであり，その子どもの病状や治療方針によっても親への援助は異なる。

F｜育児に困難さをかかえる母親への看護

　育児困難感は，乳幼児をもつ母親の育児不安の多くを占め，大きく2つに分けられる[1]。

　①子どもの年齢にかかわらないもの　育児への心配やとまどい，育児への自信のなさや母親としての不適格感などであり，育児困難感の中核となる。

　②子どもが1歳以降になると生じるもの　子どもに対するネガティブな感情や攻撃・衝動性からなりたち，母親の子どもへのかかわりから生じる。

育児困難感の調査▶　育児困難感の調査は育児相談の際に行われ，「子ども総研式・育児支援質問紙」が用いられる。調査は母親が育児にどの程度の困難感をいだいているかを把握するために行われ，0～11か月版の質問紙は，「育児困難感」「夫・父親・家族機能」「母親の不安・抑うつ傾向」「夫の心身不調」「Difficulty Baby（扱い

1）川井尚ら：子ども総研式・育児支援質問紙（ミレニアム版）の手引きの作成．日本子ども家庭総合研究所紀要 37：159-180，2001．

▶表7-35　低出生体重児と親における関係性の発達モデル

	STAGE 0	STAGE 1	STAGE 2	STAGE 3		STAGE 4	STAGE 5
関係性の特徴（親の児についての認知・解釈）	胎内からの連続性をもった"わが子"と認知しにくい	「生きている」存在であることに気づく	「反応しうる」存在であることに気づく	反応に意味を読みとる 肯定的—否定的		「相互交流しうる」存在であることに気づく	互恵的な相互交流の積み重ね
親のコメント	これが私の赤ちゃん？ 本当に生きられるのだろうか 見ているのがつらい, こわい はれものに触れるよう 将来どうなるのだろうか かわいいとは思えない これで人間になるのだろうか 夢であったらいいのに	生きていると思えたがんばっているんだ	○○ちゃん（そっと名を呼ぶ）目を開けて目が合う そばに立つと目を開ける（児が）じっと見ている 顔をしかめる 足をさわると動かす	肯定的：呼ぶと, こちらを見る 帰ろうとすると, 泣く 手を握り返す 否定的：触ると, いやがる 目を合わせようとすると, 視線を避ける		本当に目が合う 泣いても, 私が抱くと, 泣きやむ じょうずにおっぱいを吸ってくれた 吸ってくれるとおっぱいがはる 眠ってくれないと, 帰れない	顔を見て笑うようになった お話をするんです（クーイング）
親の行動　接触	触れることができない	促されて触れる 指先で四肢をつつく	指先で四肢をなでる	手のひらで体幹をなでる 頬, 口のまわりをつつく		手のひらで頭をぐるりとなでる 接触に抵抗がない	くすぐる 遊びの要素をもった接触
親の行動　声かけ	無言	（涙）	呼びかけ そっと静かな声	一方的な語りかけ 成人との会話の口調		対話の間をもつ語りかけ 高いピッチ	マザリーズ（母親語）
親の行動　注視	遠くから"ながめる"	しだいに顔を寄せる	児の視線をとらえようとする	児の表情を読みとろうとする		見つめ合う	あやす（と笑う）
児の状態・行動	（急性期）生命の危機 筋肉は弛緩し, 動きがほとんどない	顔をしかめる ときどき目を開ける	持続的に目を開ける 四肢を動かす 泣く	眼球運動の開始（33週）自発微笑の増加 呼びかけに四肢を動かす 声のほうへ目を向ける 差し出した指を握る 差し出した指やゴムの乳首を吸う 声をあげて泣く		18～30cmの正中線上で視線を合わせる（38週）力強くおっぱいを吸う 覚醒の時間が長くなる 語りかけに, 動きをとめて目と目を合わせる	社会的微笑の出現（人の声に対して42～45～50週まで 人の顔に対して43～46～漸増）

注）この表は10例の母子について筆者が行った臨床観察から抽出し, その後検証を加えつつ臨床に使用している「親と子の関係性の発達モデル」である。超早期の親と子の関係性の発達過程において, この過程を特徴づけるものは関係についての親の認知あるいは解釈であると, 筆者は考えている。そしてそれを端的に表現しているのは親の"コメントの変化"であろう。この表では第1軸に"コメントの変化"をとっている。コメントはベッドサイドで語られたものであり, ほとんど無言である場合が多いステージ0のみレトロスペクティブな聞きとりによるものを加えている。行動レベルでの"相互交流の変化"はまず"親の行動"として観察される。"子どもの状態・行動"に関しては成熟のプログラムに従う部分が多く, ステージの進行に大きな影響を与えつつ, しだいに両者の"相互交流"へと発展していく。

（橋本洋子：NICUとこころのケア, 第2版. メディカ出版, 2011による）

にくい児)」の5領域からなる。それぞれの得点プロフィールから母親の育児の状況が把握できる。

　調査によると，産後1か月の育児困難感は，母親の不安・抑うつ傾向と，子どもの扱いにくさが影響している。また，子どもの扱いにくさは母親の不安・抑うつ傾向に影響することが示されている[1,2]。初産婦と経産婦では，初産婦のほうが育児に対する困難感が強く，新生児の理解と対応に対する支援ニーズが高いことも示されている。さらに，初産婦の場合，外部からのサポートがなく，夫の家事や育児のかかわりが十分ではないことも育児困難感に影響する。

母親への援助▶　産後1か月は，試行錯誤しながら子どもの泣きの理由や反応を解釈し，対処する時期である。そのため，子どもの泣きに困惑し，困難感をいだいている母親に対して，児とともに過ごし，児の泣きに付き合う生活の仕方をともに考えるといった支援を行う。また，泣きに対する母親の考えを確認し，児を泣きやませようと思うことや，うまく対処できないと思うよりも，児は泣くものだと，子どもの泣きを受容できるように支援する[3,4]。

　褥婦が医療機関を退院したあとは，産後の回復過程のなかで子ども中心の生活をどのように送っているのかを具体的に把握する必要がある。また，褥婦が子どものいる生活に適応するために，どのような支援を誰から得る必要があるのかを，ともに検討することが求められる。

1 多胎児の育児における育児困難感

　育児への心配やとまどい，育児への自信のなさや母親としての不適格感といった思いをいだきやすいのが，多胎児の育児である。多胎児のなかでも，乳児をもつ母親の育児困難や育児ストレスには，さまざまなものがある(▶表7-36)。

　また，双子と単胎児の場合で母親の日常生活時間を比較した研究[5]では，双子の母親のほうが，平日と休日ともに，「おむつ替え」「授乳」などの子どもにかかわる時間や「家事」の時間が長く，「睡眠」「自由時間」は短いことが示されている。

　このことから，双子の母親は単胎児の母親に比べ休むことができず，育児に

1) 神崎光子：産後1ヵ月の母親の育児困難感とその他の育児上の問題――家族機能との因果的関連. 女性心身医学 19(2)：175-188, 2014.
2) 小林康江ほか：1ヵ月の子どもを育てる母親の育児困難感. Yamanashi Nursing Journal 5(1)：9-16, 2006.
3) 武田江里子ほか：知っておくことで育児のしやすさにつながる産後1か月児時の母親の気持ち――グループインタビューによる母親の気持ちの抽出. 日本母性看護学会誌 15(1)：18-25, 2015.
4) 木野寛子：生後1か月以内に始まった児の対応困難な泣きに対する母親の対処過程. 日本母性看護学会誌 15(1)：26-33, 2015.
5) 北岡英子・杉原一昭：双子育児の実態と育児支援に関する研究(第1報)――双子と単胎児の母親の比較を中心にして. 小児保健研究 61(5)：661-668, 2002.

▶表7-36　双子の乳児をもつ母親の育児困難や育児ストレス

- 同時授乳や，早産児あるいは低出生体重児であることなどから生じる授乳の困難さ
- 同時に泣かれたときなどの，泣きへの対処の困難さ
- 双子のリズムの違いによる，睡眠や休息の不足感
- 1人で世話をすることの身体的負担
- 双子それぞれの児や，上の子に平等に対応できない申し訳なさ
- 思うように外出できないつらさや，外出する際の負担
- ソーシャルサポートの不十分さ
- 医療職者からの，授乳や子どもの発達に対する指導へのとまどいやいらだち

追われている状況にあることが推察される。とくに，睡眠や自由時間が短い状況は母親の心身に影響するため，配慮を必要とする。

2 多胎児をもつ母親への支援

多胎妊娠の妊婦は，出産後の育児をイメージしにくく，育児に関する情報が不足している場合がある。そのため，活動がしやすい妊娠前半期に多胎児のサークルや情報サイトなどを紹介し，出産準備や育児準備のクラスの受講をすすめる。

多胎児の育児支援で大切なことは，母親が孤立しないようにすることであり，相談できる場やたすけを求められる場を提供・紹介する必要がある。多胎児を養育した経験者の集まりなどの紹介は，ピアサポートを得ることができ，育児や家事の具体的な方法を知ることにつながる。

● 多胎児をもつ母親への授乳支援

妊娠中の支援▶　妊婦によっては，多胎児を母乳だけで育てるのはむずかしいため，人工乳を使用したほうがよいと思っている場合がある。しかし，多胎児であっても必要な量の母乳は分泌されるため，はじめから人工乳を哺乳びんで与えることは，母乳育児を妨げる要因になる。そのため，多胎児であっても母乳育児が可能であることを妊娠中から伝え，授乳のイメージがつくように，具体的な情報を妊婦や夫を含めた家族に提供することが重要である。

また，多胎児を養育するには，夫またはパートナーを含めた家族の協力が不可欠である。授乳の仕方や，授乳以外に必要な育児・家事の手伝い方といった，具体的な育児の方法を妊婦と一緒にイメージできるように情報を提供する。夫を含めた家族がこれらのことを理解し，妊婦が周囲から支援が得られるようにはたらきかけることが必要である。

◉ 産後の授乳支援

産後早期から，回数や時間を制限することなく授乳することで，児に必要な母乳を与えることができる。しかし，多胎妊娠は，早産，妊娠高血圧症候群，胎児発育不全，胎児間の発育差などが生じるリスクが高く，授乳に問題が生じることが多い。また，管理や治療目的で入院する割合も単胎妊娠に比べて多く，

産後の身体的回復に通常より時間がかかる。これらのことから，回復状態に合わせた授乳支援が必要となる。

[1] 児にあわせた授乳支援　多胎妊娠の場合，帝王切開で出産することも多いため，できるだけ早期から児の要求に合わせた授乳を開始し，適切な抱き方（授乳姿勢，ポジショニング）と含ませ方（吸着，ラッチ・オン）ができるように支援する。また，早産での出生や低出生体重児の場合，児の未熟性などに合わせた支援も必要となる。このような児は，筋緊張が弱いことが多く，疲れやすいため，しっかり吸着できるように抱き方（授乳姿勢，ポジショニング）などを支援する（▶表7-37）。その際，ダンサーハンドポジションも有効である（▶図7-42）。

　また，眠りがちな児を起こす工夫として，おむつをかえる，掛け物などをとり四肢を動かしやすくする，児の四肢や背中をやさしくマッサージして話しかける，抱き起こしてみるなどがある。刺激を与えようと足の裏を強くこすり，泣かせることはストレスを与えることになるので避ける。

[2] 双子の場合の授乳支援　双子に対する直接授乳には，1人ずつ授乳する方法と2人同時に授乳する方法がある。はじめは1人ずつ授乳して，それぞれの児の個性や要求を褥婦が把握でき，また児が適切に母乳を飲むことができてい

▶表7-37　早産児・低出生体重児の授乳時の抱き方のポイント

- 児が疲れやすいため，しっかり吸着が維持できるようにする
- 児の耳の位置から後頸部にかけてしっかり保持する
- 児を乳房に密着させるように抱く
- 児の顔が乳房と同じ高さで，乳房にまっすぐ向いているようにする
- 児の頭は軽く後屈し，下顎が乳房についている
- 直前のストレスが多いと疲れてしまうため，授乳直前の採血などの処置は避ける

（水野克己編著：エビデンスにもとづく早産児母乳育児マニュアル．p.109-114，186-188，メディカ出版，2015による，一部改変）

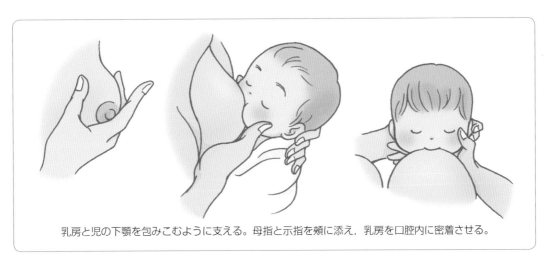

乳房と児の下顎を包みこむように支える。母指と示指を頰に添え，乳房を口腔内に密着させる。

▶図7-42　ダンサーハンドポジション

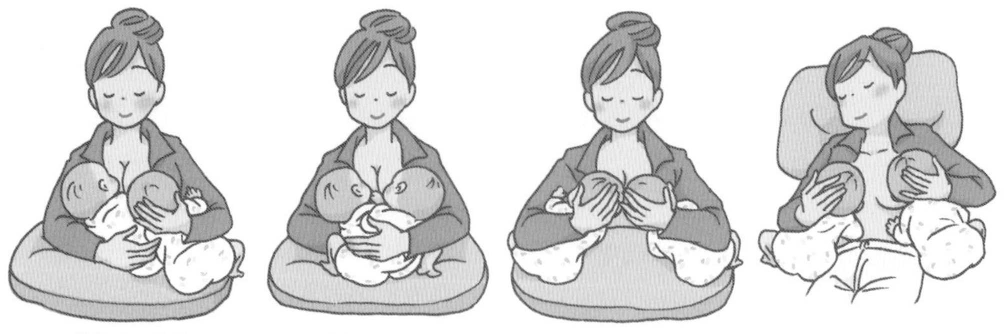

▶図7-43　同時授乳のしかた

ることを確認する。その後，褥婦が児の扱いに慣れたら，同時授乳をすすめる。同時授乳を行うと授乳時間が短縮でき，母親に時間的余裕ができるが，母親がその方法を体得するまでは支援が必要である。抱き方(授乳姿勢，ポジショニング)と含ませ方(吸着，ラッチ・オン)の基本は，単胎の児の授乳と同じであるが，2人の児を無理なく支えることができ，らくな姿勢で授乳できるようにする。

　具体的には，枕やクッションなどを使用して，安定した状態で授乳できるようにする(▶図7-43)。まずは，1人の児を吸着させ，その児が吸啜を始めたら，もう1人の児に，もう一方の乳頭と乳輪を含ませる。はじめは手伝いが必要であるが，慣れれば褥婦だけでも行うことができる。また，同時授乳ではなく，1人ずつの授乳を楽しむ母親もいるため，同時授乳と1人授乳を組み合わせて実施するなど，母児双方にとって無理なく授乳ができる方法を検討する必要がある。1人ずつの授乳でも同時授乳でも，児の空腹のサイン(▶357ページ，表6-8)に合わせた授乳を行うことが重要である。

　[3] 搾乳　多胎児の場合，早産や低出生体重児で児の入院が必要となることがある。この場合，搾乳が必要となる(▶359ページ)。

　長期にわたって児が入院する場合は，電動搾乳機を使用すると母乳の分泌の維持に役だつ。母親と一緒に過ごすことができる児がいる場合は，その児に授乳した乳房と反対側の乳房を搾乳したり，授乳後に搾乳したりすることで，乳汁の分泌量を増やすことも可能である。

　[4] 退院時の支援　入院していた児の退院が決まると，1日を通じて児の世話ができるのかと不安に思う親が多い。不安の軽減のためには，2〜3日の間，児と24時間一緒に過ごし，児の生活リズムを知る機会を設けるとよい。これにより，医療職者がいる場で，それぞれの児の授乳を含めた世話の仕方を経験することができ，家庭での育児のシミュレーションが可能となる。また，児の入眠と覚醒のタイミングや，それぞれの児の哺乳力や乳汁分泌などを考慮して，どのように授乳を行うのがよいのかを母親と一緒に検討することもできる。ま

▶表7-38　多胎児の母親へのアドバイス例

- 授乳は居ごこちのよい椅子やソファで行い，すぐに横になれるように，いつでも布団を敷いておく
- 片手でも簡単に食べられる軽食（おにぎりやサンドイッチなど），ナッツ類，カットされた野菜や果物，飲料水などを身近に常備しておく
- 動作範囲が少なくてすむように，赤ちゃんのおむつやガーゼ，着がえなども手の届く範囲に置く
- 家事は最小限にし，手伝ってくれる人を確保する
- 可能なときは，体力の温存のために添い寝しながら授乳する
- 自分自身に気を配る
- 赤ちゃんをそれぞれ知ることができるよう，赤ちゃん1人ずつと過ごす時間をもつ

（水井雅子：多胎の母乳育児支援. ペリネイタルケア 36(3)：241-245, 2017 より作表）

たこの期間に，夫などの一緒に育児を行う家族も，児と母親とともに過ごせるようにするとよい。

　多胎児の母親は慢性的な睡眠不足になりやすい。そのため，児が眠っているときは家事を行わずに一緒に横になり，こま切れの睡眠であってもとるようにすすめるなどのアドバイスをするとよい（▶表7-38）。

　母親は授乳に時間がとられるため，退院後は家事などのサポートが必要であり，家族だけで対応困難な場合は，ヘルパーなどの活用を検討する。そのために，本人の許可を得て地域の保健師につなげ，行政を通じた支援を得るようにする。また，退院後早期に支援が必要とされる場合もあるため，妊娠中から保健師につないで連携をとる。

　このような状況にある多胎児をもつ母親への支援について，「ふたご・多胎児の権利の宣言とニーズの声明」が一般社団法人日本多胎支援協会から示されている[1]。この声明では，双胎を含む多胎児の妊娠に伴う健康上のリスクや，家族への影響，多胎児の養育のあり方など，保健医療や教育を提供する際に配慮すべきことなどが示されている。

G｜児を亡くした褥婦・家族の看護

　流産，死産，新生児死などによって児を亡くした褥婦や家族は，わが子を喪失することで悲嘆を経験する。親にとって児の死は，自分自身の一部を失い，

---

1) ふたご・多胎児の権利の宣言とニーズの声明(http://jamba.or.jp/pdf/COMBO.pdf)（参照 2020-10-22）

児をまもってあげられなかったとして自己の尊厳が著しく傷つけられ，思い描いていた自分の未来をも失う，複数の喪失体験だといわれている[1]。また，自然の順序に反して児が先に亡くなったため，その死を受け入れがたく，両親は自責の念や罪悪感をいだきやすい。とくに母親は，流産や死産などにより体内で児が亡くなると，自分の行動がその死に関連したのではないかと自責の念をいだきやすい。このように，児の死を経験した両親の悲嘆は，長期化・複雑化しやすい。

2021（令和3）年5月，厚生労働省より，母子保健法第6条第1項に規定する妊産婦に，流産や死産などを経験した母親を含むこと，産婦健康診査事業や産後ケア事業，子育て支援包括センター事業などにおいて，流産・死産後一年以内の母親にもきめ細やかな支援を行うことについて，地域の母子保健主管部長に通達が出された[2]。児を亡くした母親への支援の充実が求められている。

児を亡くした▶家族への看護

ウォーデン Worden, J. W は愛する人の死に適応していく過程で，① 喪失の現実を受け入れること，② 悲嘆の悲しみを消化していくこと，③ 故人のいない世界に適応すること，④ 新たな人生を歩み始める途上において個人との永続的なつながりを見出すこと，の4つの課題に直面するとしている[3]。看護職者は，両親の思いに関心を向け，寄り添いながら，両親のペースを尊重しながら児との出会いと別れを支え，両親が悲嘆過程を順調にたどることを支援していく。

① 環境調整

流産や死産の診断時，多くの母親は驚き，感覚が麻痺し，ときにはパニックに陥ることもある。看護職者はプライバシーが確保された場所で，わかりやすい言葉を用いて，おこっている事実を母親に伝える。また夫などの家族にも同様の説明を行い，家族もおこっている事実を認識できるように調整する。

入院が必要な場合は，プライバシーが確保された個室を用意し，本人の意思を確認のうえ，家族の付き添いの調整を行う。このとき，母親が新生児や妊婦の姿を目にすることや，新生児の泣き声を聞くと，かなわなかった妊娠の継続や児の誕生を思いおこされ，気持ちが揺さぶられる。そのため，これらを避けられるよう看護職者は可能な限り調整を行い，母親が安心でき，安全をおびやかされない環境を整える。

1) バーバラ，D. R. 著，梅津祐良・梅津ジーン訳：子どもを亡くした家族への援助．メディカ出版，1996.
2) https://www.mhlw.go.jp/content/11920000/000793149.pdf（参照 2022-10-05）
3) ウォーデン，J. W. 著，山本力監訳，上地雄一郎・桑原晴子・濱崎碧訳：悲嘆カウンセリング　臨床実践ハンドブック．誠信書房，2011.

② 褥婦や家族が喪失の現実を受け入れるための支援

1 わが子と会うこと，児の母親になることへの支援

　母親が亡くなった児に会うことは，確かに児が存在したことと，その児が亡くなった事実をみずから確認し，認識を高めることにつながる。日本助産学会のガイドラインでは，面会や抱っこ，写真撮影，思い出の品づくりの1つ以上を事前に提案し，話し合うことが推奨されている[1]。児と会う時期やペースは，母親・家族の意思を尊重して行う。また，気持ちが変化することもあるため，そのつど確認したうえで支援を行う。

　[1] **出会いの支援**　胎児の姿をイメージしがたいことや，亡くなっていることから苦しそうな表情をしているのではないかと，児に会うことにとまどいや恐怖心をいだく母親や家族もいる。看護職者は，事前に母親が児と会うことをどのようにとらえているのかを確認したうえで出会いを支援する。児に付着した血液などをやさしくふき取り，児のからだに合った洋服や帽子を着せ，タオルで包むなど，身じたくを整えたうえで会うことを支援していく。

　[2] **恐怖心への対応**　胎児が疾患をもつと診断されている場合や，児が亡くなってから時間がたっている場合には，母親が医療職者から説明された言葉だけでその姿を想像してしまうことがある。このとき，会わない間に実際の姿よりもわるいほうへと増幅された「モンスターイメージ」をもつこともある。亡くなった児と会うことに恐怖心をいだく母親に対しては，「目もとがお母さんに似ていますね」「おだやかな表情をしていますよ」など，児の姿や表情をポジティブに伝えることで，恐怖心がやわらぎ，会ってみたい，会いたいという気持ちにつながることがある。

　[3] **児と過ごす時間への支援**　母親が亡くなったわが子と会うだけでなく，一緒に過ごし，命名したり，沐浴や着がえ，母乳をあげたりしてかかわることにより，児が存在したことの現実認識を高めることができる。また，それとともに，母親としてわが子の世話をすることができたという思いにつながる。この際，看護職者は亡くなった児が安らかに過ごせるように，大事に，大切にケアをする。具体的には，からだに合った肌着やおむつを着せ，おくるみで包み，ほかの児と同じように新生児用のベッドに寝かせる。肌着は既製品では大きすぎることがあるため，家族がつくったものや，病院のボランティアが用意したもの，あるいは，セルフヘルプグループが作製するものを着せることもある（▶図7-44）。

　[4] **児との思い出**　児の写真や家族の写真，手形や足形，髪の毛，臍帯などを

1）日本助産学会：エビデンスに基づく助産ガイドライン——妊娠期・分娩期・産褥期 2020．p.173-177．

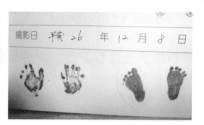

b. 手形と足形

肌着や帽子，ひつぎは大きさ別に3種類が用意されている。児のからだの大きさに合ったものを着せてお別れの準備を行う（写真a）。

手形足形は，通常，児が生まれた際にからだの大きさを残すためにとるが，児が亡くなったときもとる。児の大きさと，児が確かに存在したあかしとして残す（写真b）。

a. おくりばこ

（写真提供：a. NPO法人ここはぐ）

▶図7-44　お別れのための物品と児の思い出の品

残すことは，わが子が確かに存在したあかしとなる。写真や手形・足形などは，児が生まれてから火葬するまでの間しか残すことができない。そのため，看護職者はこれらの思い出の品をできる限り残しておき，家族が希望した際には渡すようにする。

　亡くなった児にかかわることは悲しみを伴うことであり，亡くした現実を直視することでもある。喪失した現実にたえまなく向き合うのは，太陽を凝視しつづけるようなもの[1]とされ，ときには回避することも必要である。また，亡くなった児とのかかわり方やペースは，母親や家族によって異なる。このような母親や家族の感情を理解したうえで，それぞれの希望を尊重しながら，看護職者は児とのかかわりを支援していく。

2 児との別れの支援

　妊娠12週以降の死児の出産の場合，「死児の届出に関する規定」にのっとり，児の出産後7日以内に死産の届出をする。また新生児死亡の場合，「戸籍法」にのっとり出生後14日以内に出生の届出を行い，死亡の事実を知った日から7日以内に死亡の届出をする必要がある。

　納棺や火葬にあたっては，児のひつぎや，ひつぎの中に入れる布団や洋服，おむつのほか，母親や家族がひつぎに納めたいものを準備する。具体的には，

---

1) ロバート，A. N.：大切なものを失ったあなたに　喪失をのりこえるガイド．春秋社，2006.

家族の写真や手紙, 人工乳, しぼった母乳, 花などである。これらの準備は短期間で行う必要がある。そのため, 看護職者は一連の手続きや準備するものについて, 母親や家族に具体的に伝え, 納棺や葬儀に関する考え方や希望について把握していく。

　葬儀までの準備を行い, 火葬に立ち会い, 児の姿が遺骨へとかわることを見届けることは, 強い悲しみを伴い, つらいことである。しかし, 寺﨑は, 死後に身体がかわることを確認することは, 死を受容するための重要な手段であると述べている[1]。看護職者はこれらの儀式に参加することで, 産後まもない母親の身体的・精神的な状態を把握し, 母親や家族が決めた児との別れの方法が実現できるように支援をしていく。

③ 感情表出のための支援

　看護職者は, 母親や家族が自分と向き合うための場と時間を提供する。母親が話したり感情を言語化することは, 感情を客観的に認知し, わが子を亡くした意味づけを考えるきっかけにつながる。看護職者は母親に寄り添い, その語りを, 否定せず, 励まさず, 気のきいた答えを用意せず, 白紙の状態で受容的に傾聴する。

　退院後は, 母親が自分の感情を表出する場は限られる。父親などの家族に表出することもできるが, 家族に過剰に心配をかけたくないという気持ちから感情の表出を抑えることもある。そのため看護職者は, 退院後の母親が感情を表出でき, 受容的に傾聴される場ともなる, 流産や死産, 新生児死の体験者の会などを紹介する。

　医療施設での産後2週間・1か月健診は, 流産・死産をした母親が, 経緯を知る医療者にみずからの気持ちを表出できる機会になる。そのため, 看護職者が個別に話を聞く機会を設けることが望ましい。また, 母親が望む場合, 地域母子保健を担当する保健師と連携し, 継続して支援を行うことも必要である。

④ 児を亡くした女性への身体的ケア

● 妊娠12週未満の流産時

　流産時は胎児が体外に娩出されるのを自然に待つか, 全身麻酔下での子宮内搔爬術が行われる。手術による合併症には, 子宮損傷や子宮内容物の遺残, 子宮収縮不全や子宮内感染などがある。そのため, 術後は下腹痛の増強, 大量の性器出血や持続する出血, 発熱がないかを, 注意深く観察する。

1) 寺﨑明美編：対象喪失の看護 実践の科学と心の癒し. 中央法規, 2010.

● 妊娠 12 週以降の死産時

[1] **娩出後のケア**　死産時はおもに経腟分娩にて胎児を娩出する。分娩後は子宮復古不全や子宮内感染などの合併症に注意しながら，子宮の収縮状況や，後陣痛の有無・程度，悪露の変化などから，生殖器の復古が産褥日数に応じているかを観察し，また全身の回復状態を観察していく。

　母体や胎児の状態によっては，帝王切開分娩にて娩出することもある。帝王切開分娩の場合は，手術や麻酔による影響，術後合併症の出現に注意して観察を行う。

[2] **乳房ケア**　妊娠 12 週以降の分娩の場合，胎盤娩出によりプロゲステロンとエストロゲンの血中濃度が急激に低下することにより，プロラクチンが放出され，乳汁の産生が促進され，乳房の緊満や乳汁分泌がおこる。このような乳房緊満の変化は，疼痛などの不快感を強め，また母乳を飲む児がいないにもかかわらず乳汁が分泌されることは，母親の悲しみや喪失感を一層強める。

　乳汁産生を抑制させるために，薬物療法により血中プロラクチン濃度を下げる方法がある。看護職者は乳房の緊満や熱感，疼痛，乳汁分泌の状態を観察し，乳房緊満が出現したときは，乳房への冷罨法や適度なサポートブラの着用によって，乳房に流入する血流を抑制するケアを行う。

　母親のなかには，産生された乳汁をしぼり，児の口に塗布したあとに停乳することを希望する者もいる。乳房の変化や停乳の方法，メリットとデメリットを母親に伝え，希望を尊重しながら乳房のケアを行う。

⑤ 児を亡くした女性の家族へのケア

父親への支援▶　流産，死産，新生児死の際は，児を亡くした母親を中心にケアが行われる。そのため，父親は死産届の提出や葬儀の準備などの事務的な手続きや，母親を支えることを求められる。しかし，父親もわが子を亡くした当事者の 1 人であり，悲嘆のプロセスにある。看護職者はこのことを理解したうえで支援をしていく。

　悲嘆の反応は男女で異なるとされている。女性は悲しみや罪悪感などの感情的反応が出現しやすい一方，男性は感情をあまり表出せず，飲酒量の増加，睡眠障害，活動性の低下などの生理的・身体的反応が出現しやすい。悲しみの表出方法が違うことを互いが理解し，相手を尊重しながら，ともに悲しむことができる方法を夫婦で見つけることができるように支援をする。

**きょうだいへの▶
支援**　亡くなった児のきょうだいは，発達段階によって死の認識や悲しみへの取り組み方が異なるが，ふだんと違う両親の様子を見て，なにかがおこったことを察する。看護職者は児を失った両親に，きょうだいが悲嘆プロセスをたどる必要性や，きょうだいがわかる話し方でなにがおこったのかを説明するように伝

える。また，そのときにきょうだいがどのような質問をしても，どのように感じても，否定せずに受けとめるようにアドバイスをする。

祖父母への支援▶ 　亡くなった児の祖父母は，孫を失った悲しみに加えて，わが子を亡くして悲しんでいる娘や息子を心配する。看護職者は，祖父母もまた孫を亡くした喪失当事者であるということと，娘や息子を心配する気持ちを理解したうえで，孫と出会い，家族として十分な別れができるように支援をしていく。

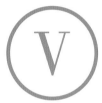

Ⅴ メンタルヘルスの問題を かかえる母親の支援

　21世紀における母子保健の取り組みとして，2014（平成26）年に策定された「健やか親子21（第2次）」の基盤課題では，切れ目のない妊産婦・乳幼児への保健対策があげられている。これに従い，現在，医療・保健・福祉の連携のもと，妊娠期からの継続した支援が行われている。とくに，メンタルヘルスの問題については，問題をかかえる母親の割合が2.9％[1]にのぼり，子供の養育においてさまざまな課題が生じるため，継続した支援が重要となる。

**精神障害の▶
増悪因子** 　周産期には性ホルモンが急激に変動し，母親は心身ともにその影響を受ける。また，周産期は子どもを産み育てるという親役割を新たに習得する時期である。そのなかで，母乳育児や子育てに関する不安や，子どもに対する責任や家族関係の調整，睡眠不足，疲労などの生活環境の変化など，心理的ストレスが増強する。これらがメンタルヘルスの増悪因子となり影響を与える。

A 妊娠・出産・育児への影響

　精神障害合併妊婦における，切迫早産・前期破水・妊娠高血圧症候群・異常分娩などの妊娠合併症の頻度は，正常妊婦と比較して差はない。しかし，精神障害によって妊娠中の生活面や育児に影響が出ることが多く，不眠や意欲低下からくる活動の低下がおこる。また，薬剤の副作用による過食や拒食などが生じ，適切な栄養摂取のためのセルフケアができないことがある。

---

① 不安症群/不安障害群（全般性不安症/全般性不安障害，パニック症/パニック障害など）

わが国における，全般性不安症/全般性不安障害[1]の生涯有病率は 2.6％，パニック症/パニック障害の障害有病率は 0.8％である。有病率には男女で差があり，どちらも 1：2 で女性の方が多い[2]。

妊娠中は症状が安定している場合が多いが，一部の母親は，産後のストレスの増加が原因となり悪化することがある。妊娠中の不安症群/不安障害群の増悪因子としては，妊娠に伴う身体の変化や，生まれる子どもへの心配，産後の子育てへの不安などがある。出産後は，家族関係の変化なども増悪因子となる。また，精神的に未熟であることや神経質であるなどの性格要因も関連している。

不安症群/不安障害群の一般的症状は，多くのできごとや活動について著しい不安や心配が 6 か月以上持続している状態で，現実に比べ悲観的に話すことが特徴である。さらに，集中困難や緊張，過敏などの神経症状や，頻脈，発汗などの自律神経過活動，疲労・倦怠感や頭痛などの身体症状もみとめる。妊娠中の子宮の増大が横隔膜を挙上させ，過呼吸を誘発することもある。

② 強迫症/強迫性障害

強迫症/強迫性障害の生涯有病率は 2％程度[3]であり，周産期に悪化することが多い。とくに産後は顕著にその症状をみとめることがあり，新生児に関連した内容が多くなる。強迫症/強迫性障害の一般的な症状として，強迫観念あるいは強迫行為のどちらかまたは両方が存在する。強迫観念は反復的で持続的な考えであり，患者は強い不安や苦痛を生じる。また，強迫行為は，強迫観念を打ち消そうとするために，過剰に反復的に行われる行為である。

周産期の強迫症/強迫性障害に特徴的な症状としては，子どもの体内に毒物が入っていくのではないかという強迫観念から，特定の人工乳を使わない，特定の洗剤を使わない，または過度に洗浄するといった強迫行為が出現するといったものがあげられる。子どもに愛情がわかない，かわいいと思えないといった離人状態があらわれることもある。

---

1) 病名の表記は DSM-5 に準じている。なお DSM-IV から DSM-5 への改訂にあたり，病名を障害から症に変更したものと，旧病名がある程度普及しているものについては，病名の横にスラッシュで併記することとなった。
2) 尾崎紀夫ほか編：標準精神医学，第 7 版．p.253-258，医学書院，2018.
3) 尾崎紀夫ほか編：標準精神医学，第 7 版．p.259，医学書院，2018.

③ 統合失調症

統合失調症は，15〜35歳ごろの青年期に大半が発病し，約120人に1人が発症する。女性よりも男性の方が有病率が高い。症状には，幻覚，妄想，自我障害，感情鈍麻，社会的引きこもりなどがある。

近年，統合失調症の治療は薬物療法による通院治療が主流となっており，これにより女性患者の結婚や妊娠の機会が増えてきた。そのため，統合失調症の既往がある女性の妊娠も増加傾向にある。しかし，統合失調症は，薬物の内服を適切に行うことで軽症な状態で経過できるため，妊娠中に症状が増悪する事例は以前よりも減っている。ただし，妊娠中に内服をやめてしまう場合や，家族からの適切な支援を得られない場合には悪化することがある。そのため，妊娠中から服薬指導や家族支援などの継続的な支援を行うことが重要となる。

統合失調症合併妊婦の場合，胎児の子宮内発育遅延や，低出生体重児など[1]のリスクが高くなる。これは，統合失調症合併妊婦の喫煙率が高いこととも関連している可能性があるため，妊娠中から禁煙指導を行う必要がある。

④ 気分障害（うつ病，双極性障害）

妊娠中のうつ病の有病率は，妊娠初期7.4%，妊娠中期12.8%，妊娠末期12.0%であり，妊婦の約1割が罹患していることが推測される[2]。うつ病は，非計画的な妊娠や，妊娠による心身の変化が受容できない場合に悪化することが多い。性格の特徴として，熱中性，きちょうめん，完璧主義で責任感が強く，他人にまかせることができないといった執着性気質がある。

症状として，不眠，無気力感，無関心などがあらわれる。妊婦健診では，体重増加不良や不眠などを訴える。また，面接の際にみずからを責め，強い劣等感，妊娠・出産・育児への自信のなさ，胎児・新生児に関する否定的な言動と不安などを表出することが多い。産後うつ病の半数が，妊娠中から症状をみとめているともいわれており，妊娠期からの予防的なかかわりが重要となる。

双極性障害は，産後の再発率が非常に高いといわれている。産後に躁状態や混合状態となることも多いため，妊娠中から産後まで継続した治療が重要である。

1) Lichtenstein. P. et. al.: Women with schizophrenia: Pregnancy outcome and infant death among their offspring. *Schizophrenia research*, 58(2-3): 221-229, 2003.
2) Bennett. H. A. et al.: Prevalence of depression during pregnancy: systematic review. *Obstetrics & Gynecology*, 103(4): 698-709, 2004.

⑤ 摂食障害

　　摂食障害は，妊娠・出産と密接な関連がある。それは，成熟拒否などの心理的問題をもっていることが多いためである。一般に，過食の症状は妊娠中に軽減するが産後に増悪することが多く，産後うつ病を併発することも多い。

　　摂食障害の母親は，妊娠中に増加する体重を一定範囲で維持しようとするため，胎児への栄養供給が減り，新生児が低出生体重児となりやすい。また，心理的問題から胎児・新生児を受容できず，新生児の養育を拒否する場合もある。

⑥ 産後うつ病（抑うつ障害〔周産期発症〕）

　　産後 2〜4 週後にみられる抑うつ症状を産後うつ病という。症状は，一般的なうつ病と同じで，抑うつ・意欲低下・興味喪失・睡眠障害などである。わが国における産後うつ病の割合は 9.0%[1] で，約 10 人に 1 人の母親が産後うつ病となる可能性があるといえる。

　　産後うつ病の危険因子は，うつ病の既往歴や，マタニティブルーズ，ソーシャルサポートの欠如，育児不安，未婚，親からの否定的な養育などがある。母親が産後うつ病であると，適切な養育ができないために子どもの成長・発達に影響することがある。

　　軽症例では，助産師による育児相談で軽快する。しかし，重症例では精神科医による精神療法，薬物療法が必要になる。

　　産後うつ病の予防には早期発見が大切である。2017（平成 29）年度より，産後うつの予防や新生児への虐待予防をはかる観点から，**産婦健康診査事業**が開始された。これは，産後 2 週，産後 1 か月などの時期の産婦に対して，身体状況・精神状況の把握，授乳などの育児支援を行うものである。この時期の精神状態を把握するスクリーニングテストとして，エジンバラ産後うつ病自己評価票（EPDS）（▶518 ページ，表 7-30）が用いられる。EPDS の点数が 9 点以上となる陽性者の割合は，初産婦の場合，産後 2 週が最も多く，その後徐々に減少することがわかっている（▶図 7-45）。

　　産後うつの対策として，母乳外来での育児支援や，地域の子育て支援事業の活用ができるように調整するなどの支援を計画する。養育支援をとくに必要とする家庭には，保健師による早期訪問を行う。また，退院後の支援者が不在の母親に対しては，産後ケア事業の活用をすすめるようにする。近年では，母親が育児の最中に休息をとれるように支援する事業も開始されている。

---

1) 山縣然太朗：厚生労働科学研究費補助金成育疾患克服等次世代育成基盤研究事業「健やか親子 21」の最終評価・課題分析及び次期国民健康運動の推進に関する研究．平成 25 年度総括・分担研究報告書．2013．

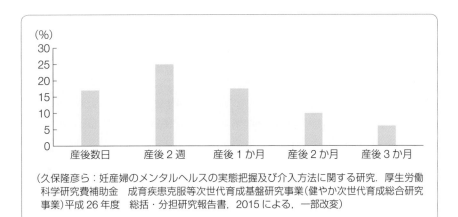

（久保隆彦ら：妊産婦のメンタルヘルスの実態把握及び介入方法に関する研究．厚生労働科学研究費補助金　成育疾患克服等次世代育成基盤研究事業（健やか次世代育成総合研究事業）平成26年度　総括・分担研究報告書，2015による，一部改変）

▶図7-45　初産婦におけるEPDS陽性者の割合

⑦ 産褥精神病

　　産褥精神病は，出産1,000件に対し1〜2例発生する重症な精神障害である[1]。産後2週までに，気分易変性や重度の焦燥感，混乱，気分障害，幻覚，不眠などの症状があらわれる。

　　産褥精神病では，自己免疫性甲状腺疾患の合併率が高く，甲状腺機能のスクリーニングが重要な検査項目である。

B 治療および看護

　　産科管理については，一般の分娩経過のケアに準じる。

　　精神科的治療は，症状に応じて精神科医による精神療法・薬物療法を行う。薬物療法では，薬剤を中断したときの再発のリスクを検討する。また，母乳哺育の希望がある場合，薬物療法を行うリスクについても説明し，インフォームドコンセントをとったうえで，本人と家族の意思を尊重して決定する。

　　一般的には，睡眠障害や食欲低下，安全がまもられないなどで日常生活に支障が生じている場合は，薬物療法が必要なことが多い。精神症状が安定したうえで育児を行えるよう，支援することが重要である。

　　精神障害を合併している妊婦および家族の援助は，看護師だけでは困難なこ

1) Okano, T. Nomura, et al.: An epidemiological and clinical investigation of postpartum psychiatric illness in Japanese mothers. *Journal of Affect Disorders*, 48(2-3): 233-240, 1998.

▶表7-39　精神障害合併妊婦に対する各職種による支援

職場	職種	妊娠期	分娩期	産褥期
産科病院・助産院	医師	妊婦健診	分娩管理	産婦健診
	助産師	保健指導 両親学級	育児指導 栄養方法の検討	育児指導 精神状態の把握
	ソーシャルワーカー	地域連携	地域連携	地域連携 社会資源の活用
精神科病院・精神科クリニック	精神科医	精神症状管理 家族教育	精神症状管理 服薬管理 授乳への影響	精神症状管理
地域保健センター	保健師	両親学級	—	新生児訪問
	助産師	家庭訪問	—	乳児全戸訪問

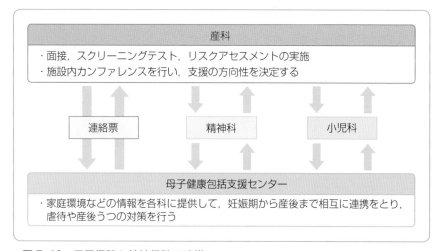

▶図7-46　母子保健と精神保健の連携

とが多く，また期間も長期にわたる。そのため，母子包括支援センターと連携をとりながら，産科医・精神科医・小児科医・助産師・保健師・ソーシャルワーカーなどとの多職種連携を行うことが重要である（▶表7-39）。また，児童相談所や要保護児童対策地域協議会などの福祉機関とも連携し，支援を行う（▶図7-46）。

① 看護

妊娠期の看護▶　看護職者は，健診を通じて妊婦と接する機会が頻回にある。そのため，健診の際に妊娠経過，精神状態，日常生活機能をアセスメントする。精神状態については症状の増悪の有無を確認し，日常生活については睡眠，食事，活動と安静の程度を確認する。

　精神状態が日常生活に影響を及ぼしているようであれば，精神科医の診察を受けるように助言し，精神科医とともに精神状態の安定をはかるように支援する。精神状態が安定している場合は，妊婦との良好な関係を築き，妊婦教育と合併症の予防を行う。また，出産に向けて妊婦の心理的準備を進めるとともに，育児準備もできるようにはたらきかけていく。他者と交流ができる精神状態であれば，両親学級などへの参加も促す。

　養育環境については妊娠中から情報収集を行い，支援者の状況や妊婦との関係，居住状況，経済状況などをアセスメントする。養育環境が適切ではない場合は，子育て世代包括支援センターと連携し，新生児が安全に成長できる環境を整える。

　両親学級では，妊婦とその家族に対して，産後うつ予防のための情報提供と，家族の協力の重要性を伝える取り組みが始まっている。妊婦が産後うつに関する正しい知識を得て，産後に不安定になったときに早期に受診行動がとれるように支援を行う。

分娩時・出生直後▶
の新生児の看護
　分娩においては，通常の産婦と同様に管理する。分娩時の看護は，ほかの産婦と同様，呼吸法・マッサージなどで産痛緩和の援助と分娩進行を促進させるケアを実施する。また，家族がそばにいることも安寧をはかるために有効である。産婦によっては，陣痛により不安が増強したり，感情のコントロールができず精神状態が不安定となったりすることで，錯乱した状態での分娩となることがある。そのため，誘発分娩や麻酔分娩などを実施する場合もある。

　出生した新生児は，母親の内服している薬剤の影響で呼吸が抑制されることがある。また，薬剤が体内から排泄するまで哺乳力が弱いこともあるため，出生後の適応状態を観察する必要がある。

産褥期の看護▶
　産褥期には，育児が可能かを判断するために，精神状態とセルフケア能力を査定する。精神状態が落ち着いており，対処能力，セルフケア能力が維持できている場合には，母親の反応をみながら指導を行う。母性の発達や母子関係を築くうえで育児参加は重要である。本人の状態に合わせて，母乳育児・沐浴などの育児手技の習得，子どもとの相互作用促進の援助を行い，母親役割獲得に向けた支援をする。ほかの褥婦に比べて育児手技の習得に時間がかかることもあるが，家族とともに見まもることが重要である。

　精神状態が不安定な場合や，子どもに危害が及ぶ状態のときは，家族が育児を行えるように指導する。このとき，家族に過度の負担がかからないように，家族の健康状態や仕事の様子を査定する。家族全員で子育てができるように調整をする。

　また，慣れない入院環境や夜間の授乳は精神状態を悪化させることがある。そのため，睡眠の状況，安静と活動のバランスの精神状態への影響を査定し，入院環境を整えるようにする。

　母乳育児は，新生児の免疫獲得，アタッチメント形成，母親の母性の発達の

うえで重要である。しかしながら，リスクと利点の両方を十分に説明し，母親の精神状態が安定しつつ育児ができる方法を，本人・家族とともに決める必要がある。やむをえず母乳育児を断念する場合には，母親の自尊心の低下，自責感情が強まらないように支援することが大切である。

退院後は，病院とは違う自宅での育児にとまどうことや，子どもの泣きに対応できないことが原因で，精神状態が不安定になることがある。とくに産後2〜4週間は精神状態が悪化することが多い。そのため，産婦健診・母乳外来などで身体的状況・育児状況を聴取するとともに，EPDS を使い精神状態を査定する。2週目の健診で育児不安が強い場合は，1か月健診まで継続して支援を行う。

その後は，地域保健センターに継続看護を依頼し，新生児訪問・乳幼児全戸訪問などの家庭訪問による支援を行う。また，産後ケア事業の活用をすすめ，子育て世代包括支援センターの支援を得ながら子育てができるようにする。

家族の協力▶　精神疾患合併妊婦は，妊娠期からの家族の協力が重要となる。そのため，妊娠期から家族と面接を実施し，妊婦の身体・精神状態，精神障害に関する家族や本人の理解の状況，家族関係を聴取する。家族によっては精神障害に関する誤った認識をもっていたり，疾患に対して無関心の場合もある。疾患に対する正しい知識がもてるよう，現状の説明，今後の見通し，薬物療法の注意点など，精神科医からのインフォームドコンセントを行う。また，継続した診療を受けることができるように家族にも協力を依頼する。

② 看護の実際

事例紹介▶　A氏，36歳，初産婦。夫と2人暮らし。既往歴はとくになし。妊娠経過も順調で，母乳栄養を希望し，妊娠中から乳房の手入れを行っていた。妊娠40週で陣痛発来し，男児3,250gを吸引分娩にて出産した。分娩時間は36時間45分であった。産後1日目から母児同室となり育児が始まった。

産後3日目，A氏が授乳をしながら泣いていたため，理由を聞くと，「夜も赤ちゃんが気になって眠れなかった。今日になったら頭痛も出てきて，赤ちゃんの世話がうまくできない。胸もはってこないし，赤ちゃんもおっぱいをくわえてくれない。育児はもっと簡単だと思っていた。育児をする自信がなくなった」と話した。乳輪部を圧迫すると，乳腺は7〜8本開口，たらたらと流れる。乳頭がやや短く，吸着が浅くなりやすい。母乳分泌量を計測したところ26gであった。

アセスメント▶　涙もろい，疲労感，睡眠不足，頭痛などの症状があり，マタニティブルーズの可能性があると判断する。高齢初産かつ遷延分娩であったことから，疲労が緩和しにくい状況であり，加えて夜間に同室していたことで，睡眠不足も重なり，疲労が蓄積している。乳房の状態は，産後3日としては問題ないが，子ど

もが乳首をじょうずにくわえられないこと，乳房のはりがないことから母乳が出ていないと感じ，妊娠中に思い描いていた育児のイメージと異なり自信を失いかけている。

　以上のことから，看護上の問題点として，睡眠不足と疲労の蓄積，母乳栄養の手技が習得できていないことがあり，これがマタニティブルーズの誘因となっている可能性があるとした。そして，精神状態が安定し，少しずつ育児に自信がもてるようになることを目標に支援を行った。

看護計画と看護の▶ 実際　産後３日の支援として，以下の看護計画を立案した。

(1) マタニティブルーズは，産後に生じる一過性のものであり，多くの褥婦におきることを伝える。

(2) A氏の希望を確認のうえ，休息を促す。

(3) 夜間の授乳は，体調に応じてできることを説明する。

(4) 産後３日の乳房所見について説明し，現在の乳房状況は順調であることを説明する。

(5) 授乳時に看護師が付き添い，吸着が有効になるように介助する。

(6) 分娩体験および育児の想起を行う。

　また，退院前の支援として，以下の看護計画を立案した。

(1) 退院後の授乳方法を確認する。

(2) 退院後の支援体制を確認する。

(3) 退院後に家族の協力が得られるように調整する。

(4) 退院後に気持ちの落ち込みが強くなるようなら，病院に連絡するように伝える。

(5) 退院後も，母乳外来などで継続的な支援が受けられることを伝える。

(6) 地域保健センターの保健師・助産師による新生児訪問・乳児訪問の活用について伝える。

(7) 地域の子育て支援事業(ファミリーサポート，子育てサロンなど)について説明する。

評価▶　看護師から少し休むことも必要と話したところ，新生児室に子どもを預けて３時間ほど睡眠をとった。その後，授乳に来室したため，有効吸着になるようにポジショニング・くわえ方などを確認しながら介助した。授乳後に，A氏は「出産後からゆっくり休めず，子どももすぐに泣いていて，どうしたらよいかわからなくなってしまっていました。少し眠れたのと，母乳が出ていることがわかったので，気持ちがらくになりました」と話した。

　退院前日には，軽度の疲労は残っていたが，母乳は充足しており，育児も少しずつできるようになってきたと笑顔で話していた。退院１週間後に母乳外来を予約し，自宅に戻ってからも育児相談を継続することにした。退院後は自宅に戻り，夫と子どもの３人で生活する予定をたてていたため，退院後は家族から援助を受け無理せずに行うことも大切であることを説明した。

退院後の経過 ▶ 　産褥 18 日，母乳外来を受診。新生児は，母乳を 10〜11 回/日飲んでおり，体重増加は 28 g/日で健康状態は良好である。育児手技は問題なく行えているが，「育児に疲れた。赤ちゃんがかわいく思えない」と話す。退院後，自宅に戻り，母親が 1 週間ほど手伝いに来てくれた。そのときはらくだったが，実母が帰ったころから夫の仕事が忙しくなり，育児と家事をほとんど 1 人で行っていた。夜間は子どもも寝てくれているので，少し眠れると話す。

　　EPDS の得点が 13 点であったため，産後うつ病の可能性があると判断した。育児を 1 人で行うことが負担になっていると考え，夫が育児休暇をとることを提案し，実母からの支援が得られるように調整を行った。また，居住している市で行われている産後ケア事業を説明したところ，利用を希望したため，子育て世代包括支援センターに養育支援連絡票を送付し，保健師からの支援が得られるようにした。

　　産褥 30 日，1 か月健診に来院。退行性変化は順調で悪露も減少している。新生児は，母乳を 9〜10 回/日飲んでおり，体重増加は 33 g/日で健康状態は良好である。「保健師に訪問してもらい，いろいろと相談した。来週から，訪問型の産後ケアを受けることになり，助産師が相談にのってくれることになったので少し安心した。」と話す。EPDS は 9 点で陽性であったが，前回よりも表情もよく，笑顔で子どもに声かけができている。この段階で医療機関での支援は終了として，今後は子育て世代包括支援センターによる支援に移行することとなった。

▦ ゼミナール
✎ 復習と課題

❶ ハイリスク妊娠の要因を，身体的な要因と，生活習慣や心理的な要因に分けてあげなさい。
❷ 妊娠期に妊婦が風疹にかかると，どのような問題がおきるか述べなさい。
❸ 妊娠高血圧症候群とはどのような病態か説明しなさい。
❹ 骨盤位とはなにか，説明しなさい。
❺ 前置胎盤と常位胎盤早期剝離との違いを述べなさい。
❻ 分娩時の出血で，異常とされるのはどのような場合か。その対応を述べなさい。
❼ 低出生体重児の出生割合が近年上昇している理由をまとめなさい。
❽ 新生児の黄疸について，生理的なものと病的な黄疸との違いについて説明しなさい。
❾ 子宮復古不全とは，どのような状態をいうか説明しなさい。

付章

事例による
看護過程の展開

　母性看護においても，ほかの看護領域と同様に，看護過程は，情報収集→アセスメント→看護診断(看護上の問題の明確化)→計画立案→実践→評価からなる。一方，母性看護における看護過程には特殊性があり，それは看護診断結果の記述である。すなわち，対象者を全体論的にとらえることが，ほかの看護領域以上に求められる。なぜなら，母性看護の対象者は健康レベルが高いことが多く，健康の保持・増進への看護が求められ，1つの健康問題を解決するという問題解決過程をあまり必要としないためである。したがって，系統的な情報収集・アセスメントをきめ細かく行い，一次アセスメント結果の再分類・関連づけをし，統合体としての対象者を全体論的に把握したうえで，看護上の問題を明確化する必要がある。

　ここでいう看護上の問題とは，狭い意味での問題や病態の悪化ではなく，看護を必要としていることから，適切な看護がないと健康状態や生活の質に悪影響が予測される現象をさす。女性・母子・家族における看護上の問題とは，女性・母子・家族がなんらかの理由により，みずからの基本的ニードを自分の能力で充足できないために援助を必要としていることや，今後も健康であるために必要と予測される援助すべきことがらである。

　したがって，母性看護における看護診断(看護上の問題の明確化)の結果は，健康状態の正常・異常，健康障害のみを示すのではなく，妊娠出産体験・健康問題などに対する対象者の反応などから明らかにした，看護として解決すべき問題や現象として表現することが重要である。

　以上をまとめると，全体論的に把握した対象者の特徴を，全体像として描いたうえで，援助すべきことがらを看護上の問題としてあらわすことが重要であるといえる。

A | 妊娠期の看護

① 妊婦についての情報

- 氏名：A さん(37 歳)
- 体格：158 cm，非妊時体重 50 kg
- 月経歴：初経 11 歳。月経周期 28〜31 日で順調，経血量中等量，月経時は軽度の下腹痛があるが，ほかに障害なし
- 産科既往歴：なし，1 妊 0 産
- 既往歴：14 歳で，虫垂炎により虫垂切除術施行
- 生活環境：35 歳で結婚。夫婦とも希望した妊娠。A さんは OA 機器メーカー

の事務職，勤続 15 年。出産前 6 週，産後 1 年の育児休暇取得予定。通勤はバス 10 分と電車 20 分（乗りかえなし）。8 時 30 分ごろ出勤，19 時ごろ帰宅。8 階建てのマンションの 4 階に夫と居住，エレベーターあり。夫は 34 歳の営業職，8 時ごろ出勤し，21 時ごろ帰宅する。土日は，夫も家事を行う。夫婦ともに喫煙習慣はなく，飲酒は毎晩缶ビール 350 mL を 1 本程度である。妊娠がわかってからは飲んでいない。同じ市内に A さんの実家がある。夫の実家は隣県にある。どちらの両親も健在である。

② 看護過程の展開

ⓐ 妊娠初期の看護

- 妊娠 11 週 4 日

経腟超音波検査にて，胎児心拍動は前回の健診時確認され，今回も確認されている。頭殿長（CRL）44 mm で，これは 11 週 3 日相当であり，予定日の修正はなし。身長 158 cm，体重 48 kg（妊娠前体重 50 kg）。尿検査所見は尿タンパク・尿糖ともに（−）であり，血圧は 110/62 mmHg。浮腫（−）。

出血・腹痛はみられていない。「高齢出産になるので心配もあるけど，赤ちゃんは欲しかったからとてもうれしい」と妊娠について話す。今後，出産で利用する施設の母親学級にできるだけ参加したいと考えている。

前回の健診後から吐きけがあり，唾液が多く出てつねにムカムカしている状態で，空腹時や夕方からつらいとのこと。2 日に 1 回ぐらいの割合で嘔吐がある。仕事はデスクワーク中心である。仕事は休んでいないが，帰宅後は吐きけや倦怠感のため，ほとんど横になっている状態。朝・昼はなんとか食事をとっているが，夜は果物や水分をとるだけのことが多く，「いつまで続くのでしょう。私が食べなくても赤ちゃんはだいじょうぶでしょうか」と質問があった。

夫は妊娠を喜んでいる。帰宅は遅いことが多い。妻が気分がわるくて家事ができなくても文句は言わないとのこと。最近の妻の様子を見ては，「赤ちゃんに栄養はいくのか。これは，ふつうのつわりなのか」と心配しているとのこと。

1 アセスメント

Aさんは，37 歳の高齢初産婦であり，またバスと電車を利用して 30 分程度の通勤時間で，デスクワーク中心の勤労妊婦であるため，切迫流・早産や妊娠高血圧症候群，その他のリスクがある。身長 158 cm，BMI 20 で，標準的な体格である。現在，血圧は正常範囲内で，尿タンパク（−），浮腫もなく，妊娠高

血圧症候群の症状はみとめられない。下腹痛や性器出血はなく，現時点では流産の徴候はみられていない。胎児は心拍動がみとめられ，頭殿長からも週数に見合った発育が確認されている。

　4週間前より出現した吐きけ・嘔吐などは，週数から考えて妊娠中のマイナートラブルの1つのつわり症状であると考える。通勤に30分程度かかるが，仕事を休むほどではない。しかし，つわり症状による苦痛の訴えが聞かれ，体重も非妊時より2kg減少した。2日に1回程度の嘔吐があるが，食事は朝・昼は摂取可能であり，少なくとも果物や水分は摂取できている。脱水症状などは観察されていない。まだ妊娠11週であり，つわり症状はまもなく消失する可能性も高いが，通勤や勤労のストレスなどから，今後悪化する可能性もある。

　結婚2年目の望んだ妊娠であり，すでに母子健康手帳をもち，母親学級に参加する意欲を示していること，胎児を心配する発言があることから，Aさんの妊娠に対する受容は良好であり，母親役割獲得過程も順調に進みはじめていると考えられる。しかし，夫婦ともつわりに対する知識は十分ではなく，それにより不安を表出している。その他の妊娠に対するセルフケア能力は現時点ではわかっていない。同じ仕事・職場で15年勤続しており，きちんと仕事をこなしてきたという自負を有していると考える。結婚生活も2年となり，自分なりの生活スタイルを確立していると考えられる。

　以上より，看護(保健相談)としては，妊娠による身体的変化や高齢出産に対する知識不足や不安もあるなかで，Aさんがつわり症状緩和のためにセルフケアできるよう，セルフケア能力を把握する必要がある。そのうえで，身体的な変化に対する知識を提供し，Aさんが納得し，仕事も続けていくなかで，より健康を保持・増進する行動がみずからできるよう目標を設定し，看護(保健相談)をする必要がある。

2 看護問題の確認

#1 つわり症状の悪化の可能性，およびつわり症状に関する知識不足からくる不安がある。

#2 夫婦で出産・育児準備について話し合って準備を進めていく必要性がある。

#3 高齢・勤労妊婦であることから，今後も順調な妊娠経過をたどれるように，セルフケア能力を高める必要性がある。

3 看護目標と看護計画

上位目標▶　目標達成時期：次回妊婦定期健康診査時(4週間後)。

　Aさんが，つわり症状などの妊娠による生理的変化や，高齢初産での注意点，勤労妊婦に対する母性保護のしくみについて知識を得て，妊娠についてのセルフケア能力を高め，夫婦で出産・子育てへの準備を始め，妊婦として順調な生活を送ることができる。

#1 つわり症状の悪化の可能性，およびつわり症状に関する知識不足からくる不安がある。

中位目標▶ つわりに関する知識を得るとともに対処方法を身につける。

下位目標▶ (1) 生理的な範囲としてのつわり症状や児への影響を理解できる。

(2) つわり症状への対処行動がとれる。

(3) 受診を要するつわり症状，病的な状態である妊娠悪阻の症状が理解できる。

看護計画▶ (1) つわりは病的なものではなく生理的な変化であること，その生理的な範囲の症状を説明する。

(2) 児はまだ胎盤を通して母親から栄養をもらう時期ではなく，児が栄養失調に陥ることはないことを話す。

(3) 食べられるものを食べられるときに摂取することを話す。

(4) 空腹は避け，飴<ruby>飴<rt>あめ</rt></ruby>や軽食を持参することを話す。

(5) 通勤状況について確認し，時差通勤などの制度を紹介する。

(6) 著しい食事摂取困難，とくに反復する嘔吐があるとき，水分も摂取できないようなときは異常(妊娠悪阻)であり，受診・相談するよう話す。

#2 順調な妊娠経過に伴い，夫婦で出産・育児準備について話し合って準備を進めていく必要性がある。

中位目標▶ 今後の出産の計画を夫婦で話し合い，準備を進めていくことができる。

下位目標▶ (1) 健診受診施設以外の出生前教育についての情報が得られる。

(2) 母親学級および両親学級への夫の参加について話し合う。

(3) 出産場所について話し合い検討する。

(4) 母子健康手帳の活用法について理解する。

(5) 勤労妊婦の保護規定について理解する。

看護計画▶ (1) 地域の出生前教育について情報収集するように話す。

(2) 母親学級に夫も参加できること，夫も対象者である両親学級について紹介する。

(3) 夫や家族と出産準備の計画を話し合うようにすすめる。

① 今後の健診・出産場所の選択について。

② 母親学級，両親学級への夫の参加について。

(4) 母子健康手帳の活用方法を紹介する。

#3 高齢・勤労妊婦であることから，今後も順調な妊娠経過をたどるために，セルフケア能力を高める必要性がある。

中位目標▶ 高齢妊婦かつ，仕事をもつ妊婦であることから，おこりやすい異常(流・早産や妊娠高血圧症候群など)の徴候と，その予防的対処ならびに異常時の対処について理解できる。

下位目標▶ (1) 流・早産について理解する。

(2) 休息の必要性を知り，適切に休息がとれるようになる。

(3) 流・早産の症状として出血・下腹痛があることを知り，その出現時には早期に受診することができる。

(4) 妊娠高血圧症候群とそれを予防する必要性について理解する。

(5) 減塩および適正な体重増加のための栄養について理解する。

(6) 急激に体重が増えたり，浮腫が強く出たり，強い頭痛があるときは早期に受診することができる。

看護計画▶ (1) 勤労妊婦は，疲労などから流・早産を生じやすいことを説明する。

(2) 流・早産の予防として休息をとることの必要性を説明し，仕事のあいまにどのような休息がとれそうかを一緒に考える。

(3) 流・早産の徴候として出血・下腹部痛があることを説明し，これらの出現時はすみやかに相談するように伝える。

(4) 妊娠高血圧症候群の症状と母児への影響を説明する。

(5) 妊娠高血圧症候群の予防のために，つわり軽減後の食事は減塩を心がけ，適正な体重増加を目ざすよう説明する。

(6) 母性健康管理指導事項連絡カードを紹介する。

4 実施と評価

#1 つわり症状の悪化の可能性，およびつわり症状に関する知識不足からくる不安がある。

実施▶　つわりに関する知識と，現在行っている対処行動を確認しながら，知識不足を補うように援助を行った。それに対し，Aさんは「もう少ししたらよくなることが多いんですね」「いまのように，果物や飲み物がとれていればいいんですね。赤ちゃんには影響がないんですね」と1つひとつ念を押すように繰り返し確認し，胎児には影響がないことを確認したときは，ほっとした表情をしていた。妊娠悪阻の症状については，「そんなにひどくなる人もいるんですか。へぇ，入院も必要なこともあるんですか。じゃあ，私，そんなにたいしたことないかも」と驚いていたが，同時に，自身の状態がまだ病的ではないことを実感している様子であった。

　休憩時間に飲み物やおやつを摂取することについては，笑って「それはだいじょうぶ，いまもできている」と話した。時差通勤などの制度については，「そんな制度があるんだ。知らなかった。でも，もう少しこのまま続けてみます」と話した。

評価▶　Aさんは，現在の状態はマイナートラブルであるつわりであり，異常ではないことと，胎児への影響はないことを確認していたことから，つわりに関する知識は得たと考えられる。対処行動は，すでに取り入れており，いままでどおりの生活で原則的に問題ないことから，現在の状況に安心したと考えられる。妊娠悪阻の症状や時差通勤などの制度について，理解はできたと考えられる。

現在，Aさんは自分にはあてはまらないと判断しているようだが，必要時には相談できると考えられる。したがって，#1に対する中位目標は，おおむね達成されたと考えられるが，次回来院時に，つわり症状の悪化の有無を確認する必要がある。

#2 順調な妊娠経過に伴い，夫婦で出産・育児準備について話し合って準備を進めていく必要性がある。

実施▶ 夫婦で話し合った結果，考慮しているという出産のための準備を確認しながら，不足している情報を提供するように援助を行った。地域の母親学級について確認すると，「〇〇保健センターでもあるのかな。母子手帳をもらったとき，一緒にいろいろもらった中に，入っていたような気がする」と話した。土曜日に両親学級を開催しているところもあるが，定員で締め切ることもあるので，仕事の状況を勘案して問い合わせるよう話すと，「主人も出られるのがあるんですね。土曜日なら2人とも休みだし，行けるかな。さっそく聞いてみます」とうれしそうに話した。

今後，健診を受ける施設について勤務先に近い病院にかえたい希望があるか，出産後の生活を考えて里帰り出産をするか，そのために転院を希望するかについて確認したところ，「いまは，このままこの病院で受けます。実家はT市なんだけど，うーん，まだ，里帰りはどうしようかなぁ。34週まで働くつもりだし。もう少ししてから，主人や母とも相談してみます」と話した。

母子健康手帳を持ってきていたので，記入状況を確認したところ，まだまったく記載していなかったので，妊婦自身が記入する欄について説明した。また，次回から妊婦定期健康診査の結果を母子健康手帳に記載するので，毎回忘れずに持ってくるように話した。妊娠中の生活や食事，勤労妊婦の保護規定について記載されているページについても，一緒に見ながら説明を加えた。「こんなことが書いてあるんですね」と，うなずいて聞いていた。

評価▶ 地域の出生前教育については，ほとんど情報をもっていない様子であった。勤労妊婦であり，あまり仕事を休まずに準備を進めたい様子でもあるので，なるべく早めに出産準備状態についての情報を収集し，計画的に無理なくできるよう，今後も援助が必要であると考える。

また，出産場所などについては，今後検討を進める状況であることを確認できた。里帰り出産は，妊娠末期に移動することの疲れや，施設を途中でかえることにより，異常がおこりやすいなど，妊婦に不利益なことが生じやすい。施設側にとっても，健診機会が少ないために対象者を把握するのが困難であり，妊婦にとっても信頼関係の形成が不足しがちで小さな不安を訴えづらい環境となる。そのため，早い時期から計画的に準備する必要があるが，Aさんはまだ具体的に考えてはいなかった。それを考えるきっかけとはなったが，Aさんは，夫や家族と相談することは「少ししてから」と猶予する意思を示していた。

母子健康手帳について，一応の確認を行った。しかし，今回は1回のみの個別保健相談の実施であり，情報提供にとどまっている。そのため#2に対する中位目標は達成されていないが，看護の方向性は妥当であると評価する。次回までにこれらの話し合いがなされ，出産準備の進行状況や母子健康手帳の記入の有無を確認することで，再度評価する。

#3　高齢・勤労妊婦であることから，今後も順調な妊娠経過をたどるために，セルフケア能力を高める必要性がある。

実施▶　妊娠高血圧症候群や流・早産に関する知識を確認しながら，不足の情報を提供する。「年だし，いろいろ気をつけないといけないなって思ってます。とくに，働いてもいるし，流産しやすいからなるべく休めるときは休むよう，主人や母から言われています」「さっきも先生から，出血したりお腹が痛くなったらすぐ来るように言われました」と述べた。実際の休息の程度を確認したところ，「仕事中はやっぱり，あまり休めないけど，お昼休みは，ちょっと，ソファで横になったりしてるし，前よりはけっこう早く帰らせてもらってます。お子さん産んだ方もけっこういるので，皆さん気をつかってくれるんです。家に帰ると，だるいのもあるから，ほとんど横になってるけど，主人はそれでいいって言ってくれて，洗濯とかしてくれたりもします」と話した。

妊娠高血圧症候群についてはまったく知識はなく，症状と母児への影響を説明すると，「はぁ，こわいんですねぇ。やっぱり，年だとかかりやすいんですか。気をつけないとね」と話した。予防として，つわりがおさまってからは，食塩摂取量を抑え，食べすぎないように気をつけることを説明すると，「いまはねぇ，あんまり食べたくないから，実感ないかなぁ。体重も減っているくらいだし」「基本的に薄味好みだと思うから，だいじょうぶかな」と述べていた。つわりの指導とあわせて，母性健康管理指導事項連絡カードを紹介した。

評価▶　流・早産のリスクはすでに知っており，休めるように周囲も配慮・協力してくれており，多少は休息がとれているようである。#3の下位目標のうち流・早産に関する(1)～(3)については，目標が達成されていると考えられる。しかし，今後，疲労が蓄積してくるような様子があれば，さらに，安静がとれるように検討する必要がある。

妊娠高血圧症候群に関する知識がほとんどないため，説明をした。しかし，予防のための食事については，現在つわりがあり，まったく実感は得られていない様子であった。次回以降，つわり症状が落ち着いてから再度，妊娠高血圧症候群予防について説明が必要であると考える。したがって，#3の下位目標のうち(4)～(6)は達成されていない。次回，再度指導・援助し，評価する。

ⓑ 妊娠中期の看護

- 妊娠 26 週 6 日
  経腹超音波検査にて児頭大横径(BPD)67 mm, 大腿骨長(FL)47 mm で, 25～26 週相当の発育。ドップラーで胎児心拍 148 bpm, 規則的に聴取。子宮底長 24.5 cm。体重は 55 kg, 前回健診(4 週間前)より 3 kg の増加。尿検査所見は尿タンパク(−)・尿糖(−)。血圧は 120/68 mmHg。浮腫は下肢(+)。
  仕事は, かわらずデスクワーク中心。とくに夕方, 脚がむくむとのこと。出血はないが, 腹部緊満感が日中たまにあり, 横になって休ませてもらうとすぐに落ち着いてくるそうである。
  「体重は気をつけているのに, どんどん増えてしまう。夕方になると脚がむくんでくるので心配」「職場の友人から妊娠高血圧症候群はこわいから, 気をつけたほうがよいと言われて, 塩分もひかえてるつもりなんです。しょうゆとか塩とか使いすぎないようにしてます。でも, 外食も多いし。お昼はほとんど, コンビニ弁当だし」と少し表情が暗い。
  夫は, 最近大きくなってきた妻の腹部を見て「聞こえてるかな」と話すことがある。出産の話になると, 「君のためにできることはしたいけど, 出産に男が入っていいものか」と悩んでいる。A さんとしてはできれば立ち会ってほしいと伝えた。次週, 夫婦そろって, 区で行われる父親学級に参加予定。「忙しいし, 週末は疲れて寝ているから, まだ赤ちゃん用品はそろえていません。家でマタニティ雑誌やカタログはよく見ています」とも話していた。「このごろ, 夜横になると, ほんとによく動くのがわかるようになりました」と笑顔で話した。

1 アセスメント

　超音波検査結果や子宮底長などが週数相当であることから, 胎児は順調に発育していると考えられる。仕事はデスクワークを中心に継続して, 夕方には浮腫が出現すると述べており, 本日の健診でも下肢の浮腫が確認されている。体重もこの 4 週間で 3 kg 増加している。浮腫はマイナートラブルであり, エストロゲンとアルドステロンによる水分貯留および, デスクワークによる循環不全や疲労から生じていると考えられる。

　現在, 血圧は正常範囲内であり, 尿タンパクも検出されていないが, 体重も増加し, 高齢妊婦であることから, 妊娠高血圧症候群に対する注意は必要である。さらに, 減塩に気をつけているというが, 外食が多く, 減塩を中心とする栄養管理が行えているかは不明である。食事内容と活動状況をあわせて詳しく情報収集し, 妊娠高血圧症候群予防に関して A さんが実行可能な方法を検討していく必要がある。

　また, 勤労中, 腹部緊満感がある。出血はなく, 休息をとることはできてい

るようで，現時点ではセルフケアできていると考えられる。しかし，切迫早産のリスクがある一方で，出産準備は進んでいるとはいえない。妊娠高血圧症候群や切迫早産へのリスクを考えると，過労は避けなければならないが，さまざまな方法を検討し，出産準備を具体的に進めていく時期である。

　立会い出産に関しては少しずつイメージ化を進めているようだが，今後も情報を提供し，夫婦の話し合いを促し，夫婦のバースプランを考えることをすすめていく必要がある。さらに，出産後の生活変化の程度や調整の必要性について情報を提供し，夫婦で話し合い，出産後における生活のイメージ化をはかる必要がある。それにより，夫の父親役割獲得を促す効果も期待される。

　また，すでに胎動を感じているが，胎動をよく感じるのは夜になってということから，昼間は仕事中で緊張していることが推察される。胎児の動きの個性をとらえることで，さらに胎児への愛着が高まり，妊婦としての生活を楽しめるようにすることは，母親役割獲得を促進させる援助となる。夫も胎児に関心を寄せていることから，夫の胎児愛着を促すために，Ａさんからはたらきかけられるように援助する必要がある。

　以上より，妊娠高血圧症候群の予防については，とくに食事摂取と活動と休息のバランスについて指導が必要であると判断する。また，親役割獲得を促し，出産準備・出産後の生活準備を具体的に進めていけるような援助も必要である。

2　看護問題の確認

#1 高齢・勤労妊婦であるため，妊娠高血圧症候群予防についてのセルフケア能力を高める必要性がある。

#2 出産準備および出産後の生活準備を夫婦で行っていくように指導する必要性がある。

3　看護目標と看護計画

上位目標▶　評価時期：8週間後。

　Ａさんが，妊娠高血圧症候群の予防をするためにセルフケアを行うことができ，夫婦で出産や子育てについて準備を進めることができる。

#1 高齢・勤労妊婦であるため，妊娠高血圧症候群予防についてのセルフケア能力を高める必要性がある。

中位目標▶　妊娠高血圧症候群予防のために，十分な休息と適切な食事摂取をすることができる。

下位目標▶　(1) 休息のとり方の改善点を具体的にあげられる。

　(2) 現在の食事における改善点を具体的にあげられる。

看護計画▶　(1) 最近2日間の具体的な食事内容を聞く。

　(2) 減塩の工夫を具体的に確認する。

(3) 外食で食べたものと，コンビニエンスストアで購入した弁当類の栄養組成を確認する。

(4) 栄養的に望ましい食事を一緒に選択する。

(5) 聞きとった2日間の食事をもとに，朝食・夕食でビタミン・ミネラル類が多くとれるように助言する。

(6) 休息時間を確認する。

(7) 勤務中，フットレストを使用することをすすめる。

#2 出産準備および出産後の生活準備を夫婦で行っていくように指導する必要性がある。

中位目標▶ 出産・育児物品の準備ができ，出産・育児への精神的準備が進む。

下位目標▶ (1) 出産・育児物品をそろえることができる。

(2) 夫婦で，出産について話し合いを続けることができる。

(3) 胎動から胎児の個性を感じとれる。

(4) 夫の胎児愛着が促されるようにAさんがはたらきかけることができる。

看護計画▶ (1) 夫と出産・育児への考え方を互いに話し合えるよう，夫立会い分娩など，分娩についての情報を提供する。

(2) 必要な物品について提示し，それらが購入できる場所・方法・時期などをいくつか紹介し，夫と話し合って具体的に準備を進めるように助言する。

(3) 胎動の感じ方を確認し，胎児についての情報を提供する。

(4) 腹壁に口をつけるようにして声をかければ胎児に聞こえていることを伝え，胎児への声かけや，胎動時に腹部を触れることを夫にすすめることもよいということを話す。都合がつけば，健診に一緒に来るように夫を誘うことをすすめる。

ⓒ 妊娠末期の看護

● 妊娠34週4日

経腹超音波検査にて，胎児推定体重（EFBW）2,000 g（33〜34週相当），胎児心拍152 bpm。子宮底長29.0 cm，体重61 kgで，前回の健診（2週間前）より3 kgの増加。尿検査所見は，尿タンパク（−）・尿糖（−）。浮腫は下肢（＋）。たまに朝方に手がむくむこともあるとのこと。血圧132/82 mmHg（前回は122/68 mmHg）。妊娠末期の腟培養検査は異常所見なし。前回血液検査ヘモグロビン（Hb）10.5 g/dLで，自覚症状はない。性器出血なし。腹部緊満感の自覚がたまにあるが，痛みは伴わない。

前週より産休に入る。育児休暇1年ののち，復職予定。「やっと産休に入ったので一日中ごろごろしていた」と話す。血圧が上昇し，体重が急激に増加してしまい，妊娠高血圧症候群に気をつけるようにと医師より再度注意を受ける。「妊

娠高血圧症候群になるとこわいんですよね。そんなに食べてないはずなのになんで太ったんでしょう」と話す。眼華閃発（がんかせんぱつ）なし。頭痛・嘔吐なし。胎動は活発。

　出産・育児準備については，「まだあまり準備できていないんです。仕事が忙しかったので」と，育児物品も入院の準備もまだ完全にはできていない。「どんなときに病院に連絡すればいいんでしたかね」と来院連絡の時期について質問あり。夫は出産に立ち会うことに決め，立会い出産経験者の友人にいろいろと話を聞いて心の準備をしている。産後1か月間は，実母が手伝いにくる予定である。

1 アセスメント

　血圧は 132/82 mmHg と正常範囲内ながら上昇している。尿タンパク（-）であるが，体重は2週間で3kg増加し，34週ですでに非妊娠期より10kg増加している。循環器系に負担がかかり，妊娠高血圧症候群発症の危険性が高まっており，今後の経過に注意が必要である。

　胎児推定体重も胎児発育曲線においては正常範囲内であるが，妊娠高血圧症候群へ移行するようであれば，胎児発育不全（FGR）の可能性が高まり，今後の発育状況に注意を要する。医師から妊娠高血圧症候群に関する勧告を受け，不安を感じてはいるようだが，活動量と食事摂取量の調整がとれていない様子である。さらに，その活動量に合わせて，「食べていないはず」と困惑している。

　また，妊娠高血圧症候群の危険性や予防の重要性については以前から説明してきているので知識はあり，セルフケアへの動機はあると思われるが，実施を困難とさせる状況があると考えられる。食生活を見直し，実施を困難にさせている状況を明らかにし，セルフケアが効果的にできるよう，自己効力感を高めながら，より適切で，実行可能な食生活を一緒に検討していく。

　血圧上昇があり休息も必要であるが，体重の増加および下肢に浮腫がみとめられることから，下肢のストレッチなどで循環を促す。また，前回の血液検査で貧血がみとめられている。Hb10.5 g/dL と，それほど低くはなく，自覚症状も伴っていない。今後，分娩と出産後に向けて身体状況を整える意味で，貧血を改善するための食事指導が必要である。産休に入り，それまでの外食などが多い生活から，自宅で毎食つくって食べるという大きな生活の変化もあり，とまどっていると考えられる。

　夫は出産に立ち会うことを決め，友人から話を聞いて心の準備をしたり，産後のサポートについても計画しており，精神的・社会的には出産準備を進めているといえる。しかし，34週になってもまだ育児物品や入院準備などが整っていない様子で，入院時期などについての知識も不確かな様子である。予定日までまだ6週間あり，十分に時間があるととらえているとも考えられる。

しかしあと半月で，正期産となる 37 週以降となる。さらに，妊娠高血圧症候群が発症する可能性があり，早めに入院することもありうる。安静に過ごすことも必要であるが，今後ますます動きにくくなることから，早めに育児物品をそろえ，すぐにでも入院できる準備を整えておく必要がある。具体的に準備状況を確認し，なるべく早く準備を整えるように促す。また，受診や入院を要する状況について，再確認していく必要がある。

このような物品などの準備状況から推測すると，出産後の生活についての家族との話し合いも具体性に欠けている可能性がある。そのため，どの程度の生活調整が必要かについて具体的に話し合われているのかを，詳しく確認していく必要がある。確認の結果，あまり具体的な話し合いがなされていなければ，もう一度情報を提供し，話し合いを促す必要がある。

2 看護問題の確認

#1 高齢妊婦であり，食事に関するセルフケアが不足していることによる妊娠高血圧症候群の危険性がある。

#2 貧血に関連する食事摂取および鉄剤内服についてのセルフケアが不足している可能性がある。

#3 出産準備・出産後の生活について具体的に夫婦で実施するための指導の必要性がある。

3 看護目標と看護計画

上位目標▶ 評価時期：2 週間後。

Aさんが，セルフケア行動を効果的に実践し，妊娠高血圧症候群を発症せず，貧血が改善され，安全な出産と出産後の生活について夫婦で具体的に準備ができる。

#1 高齢妊婦であり，食事に関するセルフケアが不足していることによる妊娠高血圧症候群の危険性がある。

中位目標▶ (1) 妊娠高血圧症候群予防のための食事に関するセルフケア能力が高まる。

下位目標▶ ① 塩分・エネルギー量を抑え，タンパク質・ビタミン・ミネラル類を十分に摂取するため，現在の食生活の改善点を発見できる。

② 発見した改善点に対する改善策を考えることができる。

中位目標▶ (2) 妊娠高血圧症候群の症状と対処法が理解できる。

下位目標▶ ① 急激な体重増加，尿量減少，尿の色の変化を観察できる。

② 強い持続的な頭痛，吐きけ，眼華閃発などが危険な徴候であることを理解できる。

③ 胎動カウントができる。

④ 徴候に気がついて，受診することができる。

⑤ 1日30分程度散歩ができ，その後，臥床して休息をとれる。

看護計画▶　中位目標(1)に対して

① 最近2日間の具体的な食事内容を聞く。

② 減塩の工夫を具体的に確認する。実行されていない工夫があれば，提示したり，実行できない理由を確認し，改善策を検討する。

③ 摂取した食事を食品構成に分類し，不足しているものと，過剰に摂取しているものを一緒に確認する。

中位目標(2)に対して

① 妊娠高血圧症候群症状悪化の自覚症状(尿量減少，濃縮尿，眼華閃発，頭痛，吐きけ，急激な体重増加)と出現時の対処法について説明する。

② 胎動カウントの方法を説明する。

#2　貧血に関連する食事摂取および鉄剤内服についてのセルフケアが不足している可能性がある。

中位目標▶　貧血を改善するための食事摂取ができる。

下位目標▶　(1) 鉄分 19.5 g/日，十分なビタミン C・タンパク質を摂取するために現在の食生活の改善点を発見できる。

(2) 発見した改善点に対する改善策を考えることができる。

看護計画▶　(1) 最近2日間の具体的な食事内容を確認する。

(2) 摂取した食事の食品構成から，鉄分の摂取量を確認する。

(3) 鉄分の多い食品を提示し，確認した2日間の食事内容を改善するとすればどのように取り入れるかを一緒に考える。

#3　出産準備・出産後の生活について具体的に夫婦で実施するための指導の必要性がある。

中位目標▶　(1) 出産のための入院準備ができ，入院時期が理解できる。

下位目標▶　① 入院用品をそろえて，1つにまとめることができる。

② 育児用品をすぐ使えるように準備できる。

③ 入院時の夫との連絡方法を確認する。

④ 出産前後の夫の休暇のとり方について夫と話し合うことができる。

⑤ 交通手段などの具体的な入院方法を計画し，夫も自分の役割を理解する。

⑥ 出血や破水，10分ごとの規則的な陣痛があったら，病院に連絡できる。

中位目標▶　(2) 出産後の生活変化を理解し，育児用品を実際にそろえるなかで，出産後の生活変化を予測し，具体的に準備することができる。

下位目標▶　① 出産後の生活の変化が予測できる。

② 出産後の，夫の家事・育児へのかかわり方と，そのための生活調整を話し合うことができる。

③ 実母に期待する援助を，実母を含めて話し合うことができる。

看護計画 ▶ 　中位目標(1)に対して

① 入院・育児用品のチェックリストを渡し，現時点でのチェックをしてもらい，不足品を一緒に確認する。

② 予定日に必ず出産するわけではなく，妊婦と胎児の健康状態によってはかなり早く入院することもあり，入院・出産・育児準備はなるべく早く整えるように説明する。

③ 出産が始まったときの夫との連絡方法と，その際の夫の休暇取得可否や，休暇期間を具体的に話し合うことをすすめる。

④ 出産時に夫にしてもらいたいことを話し合っているかを確認し，不足の場合は話し合うことをすすめる。

⑤ 破水，陣痛発来，出血，または胎動などがいつもと違うときや，そのほか気になった症状がある際は，受診や入院が必要となるので，遠慮せずに電話で相談するように説明する。

中位目標(2)に対して

① 出産後の生活をどのように予測しているのかを確認する。

② 夫や実母がどのように家事・育児を分担すると話し合っているのかを確認する。

③ 以上に関する具体策が不足している場合には，正常な経過にある褥婦が退院したのちの一般的な1日の生活例を提示し，どのような援助が必要であるのか，考えるように説明する。

4 実施と評価

#1 高齢妊婦であり，食事に関するセルフケアが不足していることによる妊娠高血圧症候群の危険性がある。

実施 ▶ 　食事内容を確認したところ，「家にいるので，基本的には，毎食自分でつくって食べています。最近，急に寒くなって，昨日の夜はおでんをつくりました。朝はチーズトーストとヨーグルトだったかな。お昼は，きつねうどんを食べました。カルシウムもとりたいし，好きなので，チーズやヨーグルトはよく食べます。それとビタミンは大切と思って，ミカンや，リンゴとかの果物を，よく食べるようにしています。塩分は，前も控えるように言われたので，減塩しょうゆをつかったり，酢の物を献立に取り入れたりして，気をつけています」とのことだった。練り物やチーズには塩分が多いことや，チーズは脂肪も多く，果物は糖分が多いことを伝えると，「やっぱり，そんなに多いんですね。気をつけていたつもりだけど。チーズとか果物，好きなんだけど，気をつけなくちゃね」と話し，「一日中ごろごろしていたし，少し動かなくちゃ。ちょっと，寒いけど，あったかくして，散歩しようかな」との反応であった。

その他，妊娠高血圧症候群の症状および胎動カウントの方法を説明した。

結果 ▶ 　2週間後，36週の健診時では，血圧130/78 mmHg，尿タンパク(−)，体重

61.5 kg（＋0.5 kg）であった。「少し，果物とチーズを控えてみました。毎日お買い物に行くとき，少し遠まわりをして，お散歩するようにしています。そんなにつらくはない。わるくなってなくてよかった」とのことであった。妊娠高血圧症候群の症状は出現していない。また，胎動カウントは，毎日楽しんでやっているとのことであった。

評価▶　血圧の値は，正常範囲内であり，尿タンパクも検出されていない。体重増加も 0.5 kg であり，食事内容を工夫し，適度な運動を取り入れていると評価できる。負担感も大きくはなく，このままセルフケア行動は継続していけると評価できる。今後もこの状態を維持できるよう，妊婦のセルフケア行動に対して肯定的評価を伝え，セルフケア行動の維持を促す看護援助を追加し，継続観察とする。

#2　貧血に関連する食事摂取および鉄剤内服についてのセルフケアが不足している可能性がある。

実施▶　鉄分を多く含む食品について確認したところ，知識は得ていた。とくに好き嫌いがあるわけではないということだが，あまり意識して摂取してはいなかったと述べた。また，ビタミンやタンパク質を一緒に摂取することについては知らなかったということであった。いくつか，献立例も紹介し，少し意識的に摂取することをすすめた。

結果▶　とくに貧血症状はみとめられていない。今回，血液検査は見送られた。食事内容を確認すると，「牡蠣（かき）や高野豆腐，小松菜，ひじきなんかを使ったものをよくつくって食べています。ゴマもよく使っています。プレーンヨーグルトにプルーンを入れたりもしています。ときどき，夫に，帰り道にある焼鳥屋さんで，レバーを買ってきてもらうんです」と述べた。

評価▶　2 週間後，36 週の健診時では，食事摂取内容から，やや植物性食品が多いが，貧血改善のための食事を摂取していると評価できる。今後も継続できるよう，現在のセルフケア行動に対して肯定的評価を伝え，セルフケア行動の維持を促す看護援助を追加し，継続観察とする。

#3　出産準備・出産後の生活について具体的に夫婦で実施するための指導の必要性がある。

実施▶　看護計画に従い，夫との話し合いの状況，出産後の生活について具体的なイメージを確認し，必要物品の確認を行った。また，入院時の注意事項などを確認した。「夫は忙しいのであまりあてにしてはいないけど，お風呂に入れるのは楽しみにしているみたい。がんばって早く帰ってくるようにするって言っています。母もはりきっているし。そういえば，ベビーバスとか，哺乳びんとかは，友達がゆずってくれるって言っていました。足りないものは，今度の日曜日に，夫と買ってきます」と述べた。また，「夜は夫がいるから，入院になっ

ても安心だけど，昼間は1人だから，ちゃんと準備しておかないとね。予定日まで1か月半もあるし，お産なんて，まだまだだと思っていたけど，もう，そんなに先じゃないんですね」などと述べた。

結果▶ 2週間後，36週の健診時に準備状況を確認したところ，準備はほとんど整えられていた。また，あらためて出産後のことをいろいろ話し合ったとのことであった。また，電話のところに，診察券の番号や予定日，タクシー会社の番号など書いたメモをはり，分娩の開始に備えているとのことであった。

評価▶ 入院準備も，出産準備も整い，家族との調整も進んでいると評価できる。出産が近づいたことを実感することにより，あらたな不安が出現する可能性があるので，出産にのぞむ思いを傾聴し，必要時に不安軽減のための援助を追加する。

B 分娩期の看護

① 産婦についての情報

1 産婦のプロフィール

- 氏名：Sさん（32歳）
- 体格：身長160 cm，非妊時体重54 kg
- 月経歴：初経12歳，月経周期は28日で，順調であった。経血量中等量，月経障害なし。
- 既往歴：とくになし
- 生活環境：30歳で結婚。デパートの店員として妊娠20週まで勤めていたが退職し，復職の予定はない。夫は35歳，公務員。14階建てマンションの4階に住み，2人暮らし。同市内に実家があり，産後4週間は実家で過ごす予定。喫煙・飲酒習慣はない。夫は，妊娠してからはなるべく早くに帰宅をするようにしており，家事を手伝っている。

2 分娩入院までの経過

今回がはじめての妊娠である。妊娠6週で妊娠の診断がなされ，夫婦とも大喜びであった。妊娠経過はとくに問題はなかった。両親学級には夫婦で参加し，Sさんは「出産時に大声で騒いだりすることのないようにしたい」，夫は「妻のためにがんばりたい」と述べ，自然分娩を希望していた。分娩予定日は7月1日。7月1日（妊娠40週0日）に妊婦健康診査を受け，腹囲93 cm，子宮底32 cm，体重63 kg，尿糖（−），尿タンパク（−），浮腫（−），血圧118/72 mmHg，胎児推定体重3,100 gであった。内診所見は子宮口閉鎖，展退0％，児頭触れず。

3 入院後の経過

- 7月4日(土)16時：10分おきの子宮収縮が始まった。
- 18時ころ：排便あり。
- 19時：破水感あり。夕食をあまり食べられないまま，病院へ行くことになる。
- 20時：夫とともに来院。診察の結果，BTB試薬が青変し，破水と診断され，入院となる。感染予防のため抗菌薬の内服が指示される。羊水は透明・無臭，子宮口1～2 cm開大，展退50%，ステーション−2，第1頭位，少量の血性分泌物あり。腹囲94 cm，子宮底長32 cm，体重63 kg，尿糖(−)，尿タンパク(−)，浮腫(−)，血圧120/78 mmHg，体温36.6℃，脈拍82回/分。子宮収縮は，間欠が7～8分，発作が20秒ほどである。分娩監視装置を装着し，胎児心拍数基線が140 bpm台で，胎児心拍数基線細変動や胎動に伴う一過性頻脈の所見から，リアシュアリングと診断された。Sさんはいろいろ質問するなど，訴えが多く，不安そうな表情をしている。付き添っている夫も，明日は日曜日なのでこのまま立ち会えるが，なにをしたらよいのかわからず，部屋を出たり入ったりしている。
- 21時30分：トイレに行くため部屋を出るが，途中で陣痛発作のため立ちどまって動けなくなってしまう。自然排尿少量あり。「歩いているときにお腹が痛くなったらたいへんだから，なるべくここにいます」と，それ以降ずっと部屋にいる。

4 現在の状態

- 7月5日(日)1時：子宮口5～6 cm開大，展退80%，ステーション−1で，回旋異常・臍帯下垂などはみとめられず，「赤ちゃんの出口も半分以上開きました。分娩経過は順調です。お産は明け方くらいでしょう」と医師より説明される。医師の分娩予測では，児娩出は4～5時間後とのことである。羊水漏出はごく少量で透明・無臭，血性分泌物はやや増加してきた。陣痛間欠3～4分，発作40～50秒程度。胎児心拍数はドップラー聴診にて140～150 bpmで，胎動あり。陣痛発作時には息をとめがちで肩に力が入り，「ひっきりなしに痛みがくる。痛くて痛くてたまらない」と不安そうに訴える。夫は無言でひたすら腰のマッサージをしており，疲労の表情がうかがえる。Sさんが持参したペットボトル(500 mL)のお茶も1/3ほどしか減っていない。体温36.9℃，血圧126/82 mmHg，脈拍88回/分。

② 看護過程の展開

上記事例についての7月5日(日)午前1時時点でのアセスメントおよび，看護目標と具体策を示す。

1 アセスメント

Sさん，32歳，1妊0産，妊娠週数40週4日，第1頭位，児の推定体重

3,100 g。産婦の体格は標準で児頭骨盤不均衡（CPD）などの疑いはなく，妊娠中の体重増加も 9 kg で異常なく経過した。月経歴は異常なし，既往歴はとくになく，妊娠・分娩リスク因子はとくになかった。

前日 16 時から陣痛開始，その 3 時間後に破水感があった。予定日を過ぎているが，入院時の胎児心拍数モニタリングの診断には異常はなく，入院時の妊娠週数，子宮底長，推定体重から考える胎児の成熟度や健康状態にはリスク因子はみとめられていない。早期破水以外に，母児ともに異常所見はなく，分娩開始と早期破水が診断されて入院となった。感染予防ための抗菌薬の内服が指示された。

現在，陣痛開始から 9 時間，破水から 6 時間が経過している。早期破水以外は正常の分娩経過で，活動期にある。母児の安全のニードは，早期破水による上行性感染のリスクがある以外は満たされている。回旋異常や臍帯脱出などの異常は指摘されず，正常な分娩経過にあり，胎児心音も異常なく，分娩時刻は 4〜5 時間後と予測されている（▶表 i）。

2 年前に結婚して妊娠 20 週でデパート店員を退職し，現在，夫と 2 人暮ら

▶表 i　分娩進行状態についての情報整理

		産婦の言動・反応	陣痛	内診所見	胎児の状態
16 時 18 時 19 時 20 時	陣痛発来 排便 破水感 入院	夕食あまり食べられず病院へ。いろいろ質問し，訴えも多い。不安そうな表情をしている。付き添っている夫も，なにをしたらよいのかわからず，部屋を出たり入ったりしている。 体温 36.6℃ 血圧 120/78 mmHg 脈拍 82 回/分	10 分おき 間欠 7〜8 分 発作 20 秒程度	BTB 青変，子宮口 1〜2 cm 展退 50% ステーション−2 血性分泌物少量	児心音 140 bpm 台 リアシュアリング 羊水透明・少量・無臭
21 時 30 分	排尿	途中で陣痛発作のため立ちどまって動けなくなってしまう。「歩いているときにお腹が痛くなったらたいへんだから，なるべくここにいます」と話す。			
1 時	現在	発作時に息をとめがち。「ひっきりなしに痛みがくる。痛くて痛くてたまらない」と話す。 夫は無言でひたすら腰のマッサージをしており，疲労の表情がうかがえる。 飲水：ペットボトル（500 mL）のお茶約 1/3 体温 36.9℃ 血圧 126/82 mmHg 脈拍 88 回/分	間欠 3〜4 分 発作 40 秒程度	子宮口 5〜6 cm 展退 80% ステーション−1 血性分泌物やや増加	胎児心拍数は 140〜150 bpm 羊水透明・ごく少量・無臭 胎動あり

しである。夫は公務員で，入院時より妻に付き添っている。夫婦ともに妊娠を喜んで受けとめ，妻は「大声で騒いだりすることのないようにしたい」と自制的な出産を望んでいた。

しかし，夫婦にとってはじめての出産であり，入院時より不安そうな表情がみられ，分娩進行に伴い痛みの訴えが強くなっている。産痛が強いために行動をみずから制限し，発作時に息をとめがちになるなど，無理をして痛みに耐えている様子，および筋緊張・不安が観察され，有効な産痛緩和法の実施が必要となっている。このように，安楽な出産へのニードが満たされておらず，呼吸もとめがちなため，胎児への酸素供給が妨げられたり，不安・疲労も蓄積されやすくなったりする危険性がある。

さらに，経過が長引き不安が強くなったりすると，疲労が蓄積する危険性もある。前日の夕食も十分に摂取できておらず，水分摂取も 170 mL 程度で，排尿も 4 時間半前が最終であったため，正常分娩に必要な栄養・水分のニード，排尿のニード，外陰部の清潔のニードの存在がみとめられる。午後 9 時半すぎから陣痛が強くなっているため，睡眠・休息のニードも満たされていない。

痛みのために行動をみずから制限しているので，ほかの基本的ニード(排泄のニード，清潔のニード)も充足されていないことが考えられる。現在，産痛のことを不安そうに訴え，安楽な分娩へのニードが高く，分娩が急速に進行していく時期であることから，今後も不安・緊張・産痛がさらに増強すると考えられる。

以上より，今後も分娩進行に伴い生じている分娩現象と，産痛に対する対処困難，産痛が増強することが予想される。さらに，これからも基本的ニードも満たされないままであると，疲労が蓄積し，円滑な分娩進行が妨げられ，分娩遷延や，胎児機能不全をおこす危険性もある。これらのアセスメント結果から，看護上の問題として，「#1 分娩が今後も円滑に進行するために援助する必要性が高い」が抽出できる。

S さんは破水から 6 時間が経過している。医師の予測では分娩時刻は 4〜5 時間後，すなわち破水後 10〜11 時間経過の分娩とされ，いまのところ感染の危険性が高まる破水後 24 時間以上経過する分娩にはならないと予測されている。しかしながら，不安・緊張・産痛が増加し，栄養・水分が摂取できていないことによる疲労がみられつつある。また，深夜に及んでいる分娩でもあることから，疲労蓄積によって分娩が遷延し，破水後から分娩までの経過時間が 24 時間をこえる可能性もある。

また，破水による羊水の流出と血性分泌物の排出があり，パッド交換によって外陰部の清潔を保つ必要がある。しかし，産婦は産痛のためにトイレに行くことを自制しており，実際に 4 時間半にわたり排尿していないので，外陰部の清潔が保たれていない可能性があり，引き続き感染予防は必要であると考えられる。いまのところバイタルサイン，羊水の色・においなどに感染徴候はみら

れないが，感染予防のための観察は継続して必要である。これらの理由から，看護上の問題として「**#2 早期破水による上行性感染の危険性がある**」が抽出される。

夫婦ともに自然分娩を希望し，Sさんは「大声で騒ぐようなことのないようにしたい」と言っていたが，Sさんは現在，痛みを強く訴え，息をとめがちで陣痛に対して対処困難な様子が観察され，安楽な分娩へのニーズが高く，より有効な産痛緩和法が必要であると判断できる。夫はなにをしたらよいのかとまどいながら，産痛緩和法である腰のマッサージを無言で行っており，疲労がうかがわれる。夫の立ち会いの様子や，産婦が「痛くてたまらない」と言っていることから，夫は自分が妻のためにあまり役だたないと思い無力感を感じている可能性もある。

Sさんは初産婦であり，これから最もつらい極期を迎える。夫は妻に協力的な意思・行動を示していたが，分娩が進行した現在，疲労の表情がある。今後は，夫婦ともに分娩期の現象，とくに産痛に対して，適切に対処することが困難になることが考えられる。それにより，ますます疲労が蓄積し，夫婦の予想以上にたいへんな出産体験になると，夫婦おのおのの出産への主体性が低下する危険性がある。この主体性の低下は，夫婦ともに望んでいる出産体験を実現することを困難にすると考えられる。これらより，看護上の問題として「**#3 夫婦の出産に対する主体性の低下により，夫婦の満足できる出産体験の実現が困難になる可能性がある**」を抽出できる。

2 看護問題の確認

以上のアセスメント結果を統合すると，Sさんの分娩は早期破水以外は正常に経過していて，4〜5時間後には母児ともに安全に分娩が終了すると予測されている。しかし，基本的ニードや安楽な分娩へのニードが高まっており，今後の分娩の進行に伴い産痛の増強が予想され，夫婦ともに分娩現象に適切に対処できない可能性が高く，母児にとって安全な分娩がおびやかされる危険性がある。このことは，夫婦の望む出産体験の実現がむずかしくなる可能性につながる。正常かつ円滑な分娩経過を看護により維持して，夫婦にとって満足な出産を目ざすために，前述の3つの看護問題を抽出した。

#1 分娩が今後も円滑に進行するために援助する必要性が高い。

根拠▶ ● 40週4日，胎児機能不全はみとめられず，早期破水以外は母児ともにリスクはなく，正常な分娩経過にあり，分娩時刻は4〜5時間後と予測されている。回旋異常・臍帯脱出などの異常はない。

● 自然分娩を望む夫婦にとってはじめての出産であり，不安な様子が初期から観察されている。

● 陣痛発作時に息をとめがちで肩に力が入り，産痛のことを不安そうに訴え，

安楽な分娩へのニードが高い。

- 活動期に入り産痛が強く，行動をみずから制限している。
- 必要な栄養・水分の摂取や，排尿行動などがみずからできておらず，基本的ニードを充足できていない。
- 以上より，今後も分娩の進行に伴い，分娩期の現象に対しての対処困難や，産痛の増強が予想され，基本的ニードも満たされないままであると疲労が蓄積し，円滑な分娩進行が妨げられ，分娩遷延や胎児機能不全の危険性もある。

#2　早期破水による上行性感染の危険性がある。

根拠▶
- 破水後 24 時間以上経過してからの分娩では，感染の危険性が高い。Ｓさんは破水から 6 時間経過，予測では分娩時刻は 4〜5 時間後とされ，破水後 24 時間以上かかるような分娩にはならない可能性は高い。しかし反対に，不安・緊張・産痛が急激に増加していて，栄養・水分の摂取不良による疲労がみられつつあり，深夜に及んだ分娩でもあることから，疲労蓄積によって分娩が遷延する危険性もあるので，引きつづき感染予防は必要である。
- トイレに行くことに消極的であり，羊水・血性分泌物により外陰部の清潔が保たれにくい状況にある。
- いまのところ感染徴候はないが，感染予防のための観察が必要である。

#3　夫婦の出産に対する主体性の低下により，夫婦の満足できる出産体験の実現が困難になる可能性がある。

根拠▶
- 基本的ニードが充足されていない。
- 自然分娩を希望している。
- 産婦は「大声で騒ぐようなことのないようにしたい」と言っていたが，息をとめがちで，陣痛に対して対処困難になっており，痛みを強く訴えている。
- 初産婦にとって一番つらい極期をこれから迎える。
- 夫は産婦に協力的な意思を示していたが，なにをしたらよいかとまどい，無言で腰のマッサージをしていて，疲労の表情がある。
- 疲労の蓄積と，予想以上にたいへんな出産体験により，出産への主体性が低下する危険性がある。

3　看護目標と看護計画

上位目標▶　分娩終了時の上位目標を「Ｓさんと児が安全に分娩を終了し，Ｓさん夫婦なりの満足感ある出産体験を実現することができる」とする。

#1　分娩が今後も円滑に進行するために援助する必要性が高い。

中位目標▶　分娩が円滑に進行し，予測時刻に分娩となる。

下位目標▶　(1) 産痛による不安・緊張が増強しない。

(2) 産婦が陣痛発作時に息をとめることなく，ゆっくりとしたリズムで呼吸できる。

(3) 産婦が分娩進行に効果があり，また安楽である体位を選択できる。

(4) 産婦にとって効果的な産痛緩和法を選択できる。

(5) 産婦の基本的ニーズが充足される。

(6) 産婦が陣痛間欠時に休息することができる。

具体策▶ (1) 産婦の痛みに関する不安や分娩に関する不安を受けとめる。

(2) 付き添っている夫の気持ちや思いの表出を促し，傾聴する。

(3) 産婦の分娩経過が順調であることを，夫婦ともに理解できるように援助する。

(4) 分娩進行状態，胎児の健康状態を定期的に，かつ，より回数を多く観察し，随時記録し，医師・助産師に報告する。

(5) 胎児の健康状態や今後の見通しが理解できるように援助する。

(6) 陣痛発作時に息をとめることの不利益と，息を吐くことの利益を話し，息をとめないように呼吸を誘導する。

(7) そばに付き添い，痛みの範囲や特徴を把握する。

(8) 産婦の産痛部位に合わせた産痛緩和法を夫婦とともに考える。

(9) 産婦が休息をとりながら，陣痛発作時に産痛緩和法を夫とともにみずから効果的にできるように援助する。

(10) 体力保持のために，陣痛間欠時に持参品のなかから食べられそうな物を食べ，水分を摂取するようにすすめる。

(11) トイレ歩行を促し，陣痛間欠時に排尿できるように援助する。

(12) 陣痛間欠時には，休息がとれる安楽な体位を工夫できるように援助する。

(13) 陣痛間欠時にもリラクセーションを促すような身体的ケアを行う。

#2 **早期破水による上行性感染の危険性がある。**

中位目標▶ 上行性感染(子宮内感染，胎児感染)がおきない。

下位目標▶ (1) 産婦に感染による発熱がみられない。

(2) 胎便吸引症候群がおきない。

(3) 新生児感染がおきない。

具体策▶ (1) 外陰部を清潔に保つことができるように産婦に説明する。

(2) 産婦ができていない清潔行動を補う(パッドの交換など)。

(3) 感染徴候の有無の観察を定期的に行う(バイタルサイン，羊水の性状，胎児心音などとともに，血液検査結果，羊水培養などの検査結果も把握する)。

(4) 感染予防のための医療介入(抗菌薬の与薬なども含む)が効果的に実施されるように医師と連携して援助を行う。

(5) 早期破水であることを医師・助産師と共有し，対応する。

(6) 内診時および分娩介助時には，無菌操作が徹底されるように間接介助を行う。

(7) 分娩野作成時などに滅菌物が汚染しないように準備する。

(8) 分娩室に入室したら，新生児用の処置や蘇生の準備を点検する。

(9) 出生後は，児の呼吸・筋緊張・皮膚色を観察しながら羊水をふきとり，保温に努める。

(10) 必要に応じて，児が羊水を誤嚥しないように，羊水吸引を行う。吸引した羊水の色・性状を観察して記録する。

#3　夫婦の出産に対する主体性の低下により，夫婦の満足できる出産体験の実現が困難になる可能性がある。

中位目標▶　夫婦が満足できる出産体験となる。

下位目標▶　(1) 夫婦の主体性が低下しない。

(2) 産婦にとって満足感のある出産体験となる。

(3) 産婦が夫の協力に感謝する。

(4) 夫にとって今回の出産体験が，産婦に協力できた，自分なりにがんばれたという成功体験となる。

(5) 出産が夫婦にとって夫婦の絆や家族の絆を感じる体験となる。

具体策▶　(1) 産婦の反応は生理的な変化であることの理解を促し，夫婦の望む出産体験と現実とのギャップを埋め，夫婦が出産について現実的な目標をもてるように支援する。

(2) 夫がうまく休息をとれる機会を設定する。

(3) 夫の気持ちを受けとめ，あせりや無力感が解消できるようにする。

(4) 夫が効果的に腰部マッサージをすることができるように援助する。

(5) 産婦のために夫が実施できるほかの役割を一緒に考える。

(6) 夫婦のがんばりや対処行動の実施を，具体的にかつ肯定的に評価する。

(7) 夫が産婦へのいたわりや励ましの声をかけられるように支援する。

(8) 産婦の夫への期待や肯定的評価が，夫に伝わるように支援する。

(9) 夫婦のがんばりを夫婦で支え合うことができるように援助する。

(10) 胎児もがんばっていることを伝える。

(11) 新生児の健康状態がよければ，家族3人で交流する機会を設定する。

4　実施と評価

　　中位目標ごとに具体策をどのように実践したか，それによる対象者の主観的・客観的反応はどのようなものであったかを観察し，その実践後に具体策による効果や適切性について評価する。さらに，下位目標がどのように達成できたかを産婦の健康状態の変化や反応などから客観的に評価し，中位目標について総合評価を行う。また，分娩終了前に，ある下位目標が達成できていないこ

とが，産婦の健康状態や反応などから明らかになった場合は，もう一度アセスメントをしなおし，看護計画を修正することが必要である。

この時期，分娩は刻々と進み変化しているので，突然，異常徴候があらわれることもある。また，分娩が予想以上に進んでしまったために，具体策をその状況に合わせてかえたり，実施できなかったりすることもあるかもしれない。そのため，中位目標ごとに評価するより前に，具体策を実施しつつそのつど具体策の適切性について評価するとともに，下位目標ごとの評価を行い，再アセスメントにつなげていく必要性がある。

C 新生児の看護

① 新生児についての情報

◼ 出生時の情報

女児，日齢3日。在胎週数39週，頭位，正常分娩。アプガースコア1分値9点(皮膚色−1)，5分値10点。羊水混濁なし，胎盤の異常所見なし。出生体重2,774 g，身長50 cm，頭囲32.8 cm，胸囲30.0 cm。頭髪3 cm，毳毛(うぶ毛)は肩甲部のみ，爪は指頭をこえ，大陰唇は小陰唇をほぼおおっている。外表奇形なし。モロー反射左右対称，吸啜反射・探索反射がみられる。右眼瞼にサーモンパッチがある。

今回の妊娠・分娩経過に異常なし。母親31歳初産婦，専業主婦。父親31歳会社員。両親ともに既往歴なし。血液型：母親O型Rh(+)，父親A型Rh(+)。

◼ 日齢3日までの情報

体重2,560 g(出生時より−7.7%)。皮膚の黄染が顔から大腿までみられる。経皮ビリルビン値13.4，血清総ビリルビン値16.8 mg/dL。児覚醒状態は沐浴や空腹時には啼泣するが，それ以外はstate 2(動睡眠)またはstate 3(まどろみ状態)である。母親が児を縦に抱くと泣きやみ，母親の顔を見つめるようなしぐさがみられる。直接授乳8回/日，哺乳力は良好。直接授乳後はミルクを飲みながら入眠する。体温36.7℃，心拍130回/分，呼吸42回/分。室温25℃，湿度55%，衣類は長着1枚，おくるみ1枚，掛け物1枚を使用している。排尿6回/日，排便2回/日(緑黄色)。産瘤は消失し，左後頭部に頭血腫が触れる。臍は乾燥しているが，まだ臍輪部分は強く付着している。四肢関節部に落屑がみられ，背部と腹部に新生児紅斑が出現している。

② 看護過程の展開

1 アセスメント

　　児は，在胎 39 週の正期産児である。出生時体格基準曲線から判断すると，出生体重(2,774 g)，身長(50 cm)および頭囲(32.8 cm)はともに 10〜90 パーセンタイル内で，在胎週数に見合った発育と評価できる。また外表上の所見からは，爪・毛髪・外性器に成熟徴候がみられる。また，神経系をみる原始反射もみとめられ，現在の時点では異常はみとめない。以上のことから，児の子宮内での発育・発達は良好であったと判断する。

アプガースコア▶　　出生時のアプガースコアは 1 分値 9 点，5 分値 10 点と正常範囲(8〜10 点)であり，その後の呼吸・循環状態も異常がないことから，分娩による過度のストレスはないと考える。また母体の既往歴と，今回の妊娠・分娩経過にも異常はみられない。

　　以上のことより，今回の妊娠・分娩経過によって新生児の母体外生活への適応を妨げるハイリスク因子はないと考える。

体重▶　　新生児には，生後 4〜5 日をピークに最高で 5〜10%の生理的体重減少がみられる。日齢 3 日現在，児の出生時からの体重減少率は 7.7%であり，体重減少は生理的範囲内である。しかし，母乳栄養が確立するには時間を要すること，また減少のピークは 4 日目以降であることから，生理的範囲を逸脱する可能性も考えられる。今後も母親の母乳分泌状況と合わせて，児の体重減少について観察していく必要がある。

黄疸▶　　日齢 3 日の経皮黄疸計の値は 13.4 と基準値内ではあるが，2 日目より値が急速に上昇しており，また肉眼的にも黄疸は大腿まで進行している。新生児はビリルビン代謝能が未熟なため，生後 3〜4 日をピークに黄疸が出現する。この事例の場合，① 頭血腫があること，② 両親の血液型の組み合わせから ABO 式血液型不適合の可能性があることから，今後は生理的範囲を逸脱する可能性もあるため，注意が必要である。

体温▶　　新生児は体温調節機能が未熟かつ，体表面積が大きく，皮下脂肪が少ないため，低体温に陥りやすい。体温の変動が大きい場合，熱産生に過剰なエネルギーを消費し，体重の増加不良につながる。児は，掛け物や衣類などで一定した環境を整えることで体温を正常範囲に維持できている。今後は退院に向けて家庭環境においても児の体温が適切に保てるかについて判断し，はじめて育児をする母親へも体温管理ができるようにはたらきかけていく必要がある。

皮膚・臍帯▶　　児の四肢にみられる落屑や，腹部から背部にかけての新生児紅斑は正常新生児によくみられる現象であり，1 週間ほどで消失する。しかし，母親が心配するため説明が必要である。臍帯は乾燥しているが，まだ脱落していない。新生児は感染に対する抵抗力が弱く，口腔，皮膚や臍帯などが侵入経路となるため

今後も臍帯の清潔保持，感染予防が必要である。

児とのかかわり方▶ また，新生児は養育者を含めた外界の環境に対して受身的であると考えられがちであるが，泣き声や非言語的コミュニケーションによって環境と相互作用する能力をもっている。また，なでる，抱くといった社会的かかわりが身体的・情緒的な発達を促進するため，新生児期から1人の人間として接し，児の成長・発達を促すかかわりが必要である。

以上のことより，現在，児は母体外生活に順調に適応できているが，今後は退院に向けてさらに適応が進むように援助する必要があると考えられる。なお，新生児期における母子関係の促進は重要な看護問題であるが，褥婦との共同の問題であるため，本事例の看護過程では展開していない。

2 看護問題の確認

上記のアセスメントの結果から，次のような看護上の問題を抽出した。

#1 ビリルビン代謝能の未熟性に加え，黄疸の増強因子もみとめられるため，生理的黄疸の範囲を逸脱する可能性がある。

#2 哺乳量と排泄量のアンバランスにより，生理的体重減少の範囲を逸脱する可能性がある。

#3 体温調節機能が未熟なため，環境調整が必要である。

3 看護目標と看護計画

#1 ビリルビン代謝能の未熟性に加え，黄疸の増強因子もみとめられるため，生理的黄疸の範囲を逸脱する可能性がある。

看護目標▶ 黄疸が生理的範囲内で経過する。生理的範囲を逸脱した場合は，光線療法を行う。期日：退院まで。

看護計画▶ (1) 観察
　① 肉眼的黄染の進行度
　② 経皮ビリルビン濃度の測定(各病院のスクリーニング基準にそって医師に報告し，検査する)
　③ 哺乳力低下，活気・筋緊張の低下，嗜眠傾向，モロー反射の減弱
　④ 排便の回数，量，性状
(2) 看護援助
　① ビリルビンの排泄を促進する。
　　● 早期に頻回授乳を開始する。
　　● 消化のよい母乳を積極的にすすめる。
　　● 排便が1日みられないときは腹部マッサージや肛門刺激を行う。
　　● 母乳を積極的にすすめても哺乳量が不足する場合は，ミルクを補充する。
　② 沐浴などのケアは児を疲労させないように短時間で行う。
(3) 指導・教育

　　　　　　① 母親が必要以上に心配しないように生理的黄疸の知識を提供する。

　　　　　　② 黄疸は早期に発見し，治療が行われれば経過が良好であることを説明する。

#2 哺乳量と排泄量のアンバランスにより，生理的体重減少の範囲を逸脱する可能性がある。

看護目標▶ 体重減少が生理的範囲内(10％以内)で経過する。期日：退院まで。

看護計画▶ 母子同室において以下を行う。

(1) 観察

　　① 体重および体重減少率

　　② 授乳の回数，間隔，哺乳力，母乳分泌状況(必要時哺乳量の測定)

　　③ 排尿，排便の回数

　　④ 脱水症状(大泉門の陥没)，皮膚・口腔粘膜の乾燥

(2) 看護援助

　　① 新生児に活気があれば，意欲に合わせて頻回に直接授乳を行う。

　　② 児が傾眠がちで授乳回数が少ない場合は，おむつ交換や抱き上げるなどをして児を覚醒に誘導する。

　　③ 児の体重減少が10％をこえ，排泄回数が少なく，母乳の分泌が少ないときは，人工乳の併用を考慮する。

(3) 指導・教育

　　① 体重が減少していることに対して母親が過度に心配しないように，生理的体重減少の知識を提供する。

　　② 母親の栄養方法の意向や乳房所見，疲労状況を確認しながら，授乳回数の増加や，搾乳や糖水，人工乳の併用などを，母親と相談して行う。

#3 体温調節機能が未熟なため，環境調整が必要である。

看護目標▶ 掛け物1枚で体温を36.5〜37.0℃に保つことができる。母親が体温調節の必要性を理解し，配慮することができる。期日：退院まで。

看護計画▶ (1) 観察

　　① 環境の把握(室温・湿度，衣類・掛け物の状態)

　　② 低体温の症状(バイタルサイン，末梢の冷感，チアノーゼの有無，活気の低下)

(2) 看護援助

　　① 室温を24〜26℃，湿度50〜60％に保つ。

　　② バイタルサインの測定を行う。体温が36.5℃未満の場合は深部体温を確認する。

　　③ 体温は衣類・掛け物で調整する。

　　④ 授乳・沐浴時は保温に注意する。具体的には，必要以上に肌を露出しな

い，冷たい面に直接寝かせない，髪の毛をはじめぬれた部分は手ばやくふきとる，通路側にコットを置かないなど，に注意する。

　⑤ 体温が36.4℃以下の場合は，帽子やおくるみで児をしっかりくるみ，保温台などで保温する。

(3) 指導・教育

　① 母親に体温調節の必要性について説明する。機種によってはかり方が異なり，また誤差もあるため，自宅で使用する体温計を持参してもらい，児の平熱を把握してもらう。児が過ごす部屋の環境も考慮し，衣類や寝具の選択方法や加湿の必要性，暖房器具の情報を提供する。

　② 衣類を着がえさせる場合は，手ばやく行えるように，必要なものは手もとにそろえてから行うように伝える。

4　実施と評価

#1　ビリルビン代謝能の未熟性に加え，黄疸の増強因子もみとめられるため，生理的黄疸の範囲を逸脱する可能性がある。

実施(日齢 4)▶　(1) 観察

　児は眼球結膜まで黄染がみられ，経皮ビリルビン値16.7，総ビリルビン値17.1 mg/dLである。

　哺乳力は良好で，嘔吐はみられない。授乳前に啼泣はみられるが，それ以外は傾眠傾向で，モロー反射は左右対称である。

　本日の排便は 4 回で，緑黄色軟便であった。

(2) 看護援助

　児の啼泣に合わせて 9 回/日の直接授乳が行われた。また排便が自然に 4 回みられたため，肛門刺激は行わなかった。

　母親が沐浴を昼に実施して15分で終了するも，午後の授乳は入眠がちであった。

(3) 指導・教育

　沐浴時に母親と一緒に児の全身を観察し，黄疸が出現していることを説明した。母親はほかの児と比較して「本当に黄色い」と驚いており，はじめて気づいた様子であった。

評価▶　黄染は進行しているが，総ビリルビン値は生理的範囲内である。3 日目と比較して経皮ビリルビン値の上昇もゆるやかになっているため，継続観察でよいと評価した。児は沐浴で疲労したためか，その後は入眠がちであった。翌日は，処置と授乳が重ならないように調整していく必要がある。母親に黄疸について説明したところ，黄疸の知識はあるが自分の児に黄疸が出現していることは気づいていなかった。今後も児の状態について母親と一緒に観察をし，説明していく。経過を観察するために，指導・教育計画に，③ 母親と沐浴時に児の全身状態を観察するを追加する。

#2　哺乳量と排泄量のアンバランスにより，生理的体重減少の範囲を逸脱する可能性がある。

実施（日齢 4 ）▶　(1) 観察

体重 2,546 g（−8.2%）。直接授乳 9 回/日，哺乳力は良好である。10 時の直接授乳量は 32 g で，母親の乳房に緊満が出現している。排泄状況は尿 5 回/日，便 4 回/日である。

(2) 看護援助

直接授乳は児の覚醒・啼泣状態に合わせて 2～3 時間おきに実施していた。児がぐずって泣き出すと，母親は直接授乳を開始していた。授乳終了後は児が入眠してしまうため，人工乳は与えていない。

(3) 指導・教育

直接授乳量を測定したのち，母親は「児の体重が減っているようだがだいじょうぶか」と質問してきた。担当看護師が「体重減少はあるが，母乳が出てきており今後は回復していくので心配はない」と説明すると，母親は納得した様子であった。

評価▶　体重は引きつづき減少がみられているが，減少率は前日より横ばいになっており，母親の母乳分泌も増えていることから，今後は回復していくことが期待できる。

授乳方法は，母親の乳房所見からも母乳の分泌が期待できるため，児の欲求に合わせて直接授乳中心で行った。哺乳量を測定したところ約 10 分で 32 g であり，8 回乳として計算すると 92 mL/日/kg（256〔1 日の摂取量〕÷2.77〔出生体重〕≒92）の水分量が摂取できている。今後さらに哺乳量が増すことが期待できるため，翌日の体重を評価して問題なければ，このまま母乳中心で進めていく。

児の体重減少に対する母親の受けとめは，気にはしているが，母乳の分泌も増加しており，説明で納得したようである。

#3　体温調節機能が未熟なため，環境調整が必要である。

実施（日齢 4 ）▶　(1) 観察

褥室の気温は 24.5℃，湿度 50% であった。

児の体温は長着 1 枚，掛け物 1 枚で調整されている。

沐浴前の体温は 36.8℃，沐浴 1 時間後の体温は 36.7℃ であった。授乳後は掛け物を外していたため，下肢がやや冷たくなっていた。

(2) 看護援助

母親と一緒に沐浴指導を実施した。

沐浴後の体温は 36.8℃ であり，沐浴中の保温状況は良好であった。

(3) 指導・教育

退院後は病院と同じ電子体温計を使用する予定である。沐浴前に母親に児の

腋窩で測定してもらう。「きちんと押さえないと，はかれないのですね。動くのがわかったので練習してよかった」とのこと。また，退院後については「昼間は日あたりのよい居間で過ごしますが，夜の授乳は寝室でしようと思っていました。寒いかもしれない。考えてみます」と退院後の生活について考えられていた。

評価▶ 　児の体温調整は，昨日までおくるみを使用していたが，本日は掛け物1枚で体温36.8℃と正常範囲を保てており，環境に順調に適応している。母親への沐浴指導の機会に，体温調節の必要性について説明した。実際に測定することにより，測定のポイントが理解できたと考える。また，これを機会に，自宅の育児環境について具体的に考えられており，効果的であったと考える。退院までに育児環境について母親の考えを聞いたうえで，退院指導を行っていく。

D｜褥婦への看護

ここでは産褥3日目の褥婦の事例に基づいて，看護過程を展開する。

① 褥婦についての情報

■1 褥婦のプロフィール

- 氏名：Mさん（32歳）
- 体格：身長162 cm，非妊時体重53 kg
- 既往歴：なし，初産婦
- 生活背景：専業主婦，会社員の夫（34歳）と2人暮らし

■2 妊娠経過

　40週2日の健診時，子宮底長32 cm，腹囲96 cm，体重61.5 kg，血圧124/68 mmHg，尿タンパク（−），尿糖（−）であった。妊娠中の血液検査では，異常値は示さず，妊娠経過は，順調であった。また，病院で行われている母親学級にはすべて参加していた。

■3 分娩経過

　40週4日の午前2時に陣痛が発来し，9時に病院に入院した。午後2時33分に経腟にて女児を出産し，分娩所要時間は12時間45分であった。分娩時の出血量は340 mLであり，分娩後2時間の出血量は40 gであった。分娩直後の子宮底はかたく，臍下2横指であり，分娩後2時間の子宮底もかわらなかった。ま

た，会陰切開を受け，縫合されている。出生した児は，体重 3,218 g，身長 50 cm，アプガースコア 1 分値 9 点，5 分値 10 点であり，外表上および神経系の異常もみられず，子宮内の発育・発達は良好であった。

4 産褥 3 日までの情報

- 産褥 0 日：児出産時，まわりにいる医療職者の「おめでとうございます」の言葉に対して「ありがとうございます」と涙を流しながら答えた。しばらくして，児に会い，「よくがんばったね。やっと会えたね」「みんなにたすけてもらったのよ」「おなかの中はどんな感じだった」などと声をかけていた。児は話しかけている M さんを見ていた。さらに，児の口に乳首を近づけると，じょうずに吸啜した。また，看護師が夫に電話連絡をし，M さん自身も電話で「いま生まれたよ。元気な女の子」と話した。その日の夕方，夫は母児と面会し，児を抱きながら，会社の帰りに毎日面会に来ると話していた。

  分娩後 2 時間の体温 37.3℃，脈拍 74 回，血圧 120/70 mmHg であった。その後も異常はなく，6 時間後には歩行を開始し，排尿も見られたが，尿意は感じないと話した。また，縫合部の痛みが強かったため，鎮痛薬を内服した。縫合部を観察したが，異常は見られなかった。

- 産褥 1 日：体温 36.5℃，脈拍 70 回，血圧 116/72 mmHg であった。夜間は，縫合部の痛みもなく，熟睡できていた。子宮底はかたく，臍下 2 横指であり，悪露は赤色で，凝血は見られなかった。後陣痛が授乳時にみられたが，がまんできたため鎮痛薬の処方を希望しなかった。

  排尿については，6 回/日であるが，尿意をあまり感じないため，時間を決めてしているとのことであった。排便はみられないが，腸の蠕動音は聴取でき，食欲もあり食事は全量摂取していた。また，妊娠中は 3 日に 1 回の排便習慣であったこともあり，看護師から水分を十分にとることを促され，腹部のマッサージの方法を教えられた。

  授乳は児の欲求に合わせて行っており，1 日 10 回行っていた。乳汁の分泌は，左右ともに 2～3 個の乳口からにじむ程度みられている。児を抱くことや，おむつ交換などについて，「赤ちゃんを抱くのははじめてなので，むずかしいですね」と話しながら，ゆっくりと確実に行っていた。

- 産褥 2 日：体温 36.3℃，脈拍 74 回，血圧 122/68 mmHg であった。夜間も児に授乳しており，睡眠不足を訴えた。夜間の授乳について，「眠いけど，お乳を吸わせないと泣くし，私も苦痛ではないです」と笑って話していたが，力のない笑顔で，やや疲れている様子が見られた。子宮底はかたく，臍下 3 横指であり，悪露は赤色で，凝血は見られなかった。後陣痛はほとんどみられなくなった。

  排尿は，7 回/日であり，尿意も感じられると話していた。排便はないが不快感はなく，腸の蠕動音は聴取でき，食欲もあり食事は全量摂取していた。また，「排便したい感じもあるけど，会陰切開のところが動くと痛く，傷が開くのがこわくて，便が出せない」と話した。

  児への授乳は，夜間は 1 時間ごとであったが，昼間はほぼ 2～3 時間ごとに行われていた。乳汁の分泌は，左右ともに 4～5 個の乳口から流れる程度にみ

られ，乳房に少し熱感があり，ややかたくはっていた。児を抱くこと，おむつ交換などに少し慣れてきていた様子である。また，児の沐浴について，母親学級で人形を用いて練習はしたが，家でできるかどうか不安であるとの訴えがあった。そのため翌日に，看護師より沐浴の仕方の説明を受け，児の沐浴を実際にみることとなった。

- 産褥3日：午前1時の授乳後，寝かそうとすると泣くため，椅子に座って抱っこしていた。午前3時ごろ，看護師がその状況を知り，再度授乳を実施したのち，看護師が次の授乳時間まで預かった。午前7時ごろ，児が啼泣したので，看護師が訪室すると「少しぐっすり眠ることができました。赤ちゃんは泣きましたか」といって，児を新生児室まで迎えに行った。

② 看護過程の展開

1 アセスメント

　Mさんは32歳の初産婦であり，妊娠経過・分娩経過に異常はなく，産褥期の身体の回復に影響を及ぼす要因はないと考えられる。また，出生した新生児も，母体外生活への適応を妨げる因子はないと考えられる。産後のMさんの言動より，児に対する愛着や，育児に対する関心も示している。夫も母児に毎日会いたいという思いをもっている。

　産褥2日目の子宮復古は，子宮底高および子宮の収縮状態，悪露の状態から，異常なく順調に経過しているといえる。ただし，便秘が継続しており，排便がない場合は子宮復古の妨げとなるため，子宮復古の観察と排便の有無を確認し，排便を促す対処が必要である。そのほかのバイタルサインも安定しており，身体の回復は順調に進んでいると思われるが，睡眠不足が産褥2日に生じているため，疲労を蓄積しないように休息の援助が必要である。

　乳房の状態は，産褥2日より乳房緊満が生じ，乳汁分泌も前日よりは増え，産褥の経過として異常なく経過しており，このまま分泌が増していくと考えられる。しかし，夜間の児に対する授乳がうまく行えておらず，睡眠不足の状態を生じさせていることから，乳房の状態と児の授乳状況を観察し，援助が必要である。

　Mさんは児のケアに慣れてきており，沐浴の仕方についても質問していたことから，育児に意欲的であり，家庭での児のケアに関する情報を提供していく時期にあると考えられる。

2 看護問題の確認

#1 睡眠不足を生じており，疲労が蓄積される可能性があり，さらに便秘も継続し，身体の回復が遅れる可能性がある。

#2　頻回授乳となり，休息がとれない可能性がある。

また，看護問題ではないが，以下についても支援の必要がある。

#3　児のケア方法について知りたいというニーズが高まっている。

3　看護目標と看護計画

#1　睡眠不足を生じており，疲労が蓄積される可能性があり，さらに便秘も継続し，身体の回復が遅れる可能性がある。

看護目標▶　便秘と疲労の蓄積を回避し，身体の回復を促す。

看護計画▶　(1) バイタルサイン，子宮復古の状態(子宮底高，悪露，後陣痛の有無)，会陰縫合部の状態を観察し，排便の有無を確認して，腸蠕動音を聴取する。

(2) 食欲，食事の摂取状況，水分摂取の仕方を把握する。

(3) 排便についての褥婦の知識を確認し，必要な知識を補強する：産褥1日目に看護師から伝えられたことについての実施状況を把握し，褥婦が知らない知識を伝えながら，実行可能な対処方法を検討する。

(4) 排便がない場合は，下剤の処方を考慮する。

(5) 睡眠・休息のとり方や，顔色・活気などから疲労感が増していないかを把握する。

(6) 授乳の状況を確認し，休息のとり方を褥婦とともに考える。

(7) その他，休息を妨げるような不快症状がないかを確認し，あればその不快症状を緩和するための方法を検討する。

#2　頻回授乳となり，休息がとれない可能性がある。

看護目標▶　授乳方法を確立する。

看護計画▶　(1) 乳房の緊満および乳汁の分泌状態を確認する。

(2) 授乳の状況と，児にどれくらい哺乳できているかを確認する：授乳間隔，回数，授乳時間，児の哺乳力，必要であれば哺乳量の測定，児の抱き方や固定の仕方についても確認する。

(3) 授乳方法で改善したほうがよい点を根拠とともに褥婦に伝え，褥婦とともに方法を検討する。

(4) 必要であれば，乳汁分泌を促進する方法を褥婦に伝える。

#3　児のケア方法について知りたいというニーズが高まっている。

看護目標▶　育児方法を知り，安心して実施できる。

看護計画▶　(1) 本人の知識を確認しながら，沐浴の実施方法・留意事項について伝える。

(2) 家庭での沐浴の物品や場所などを検討する。

(3) 実際に，褥婦に児の沐浴をしてもらう。自信がない場合は，児の沐浴を見学してもらい，翌日実際に沐浴を実施する。

(4) 沐浴後に，新生児の身体の特徴や，新生児の健康面で気をつけることなど

を伝える。

(5) 児に関して気になることや，対応の仕方がわからないことなどを質問するように伝える。

(6) 育児面でできているところを保証する。

(7) 家庭で育児を行ううえで，心配な点などを確認するとともに，育児に関してどのようなサポートを得ることができるのかを把握し，必要な情報を提供する。

4 実施と評価

実施▶ 体温 36.7℃，脈拍 72 回，血圧 120/64 mmHg であり，子宮底はかたく，臍恥中央であり，悪露は褐色少量であった。後陣痛はないと話している。会陰の縫合部も発赤・腫脹なく，癒合していた。

排尿については，7 回/日であり，尿意も感じられると話していた。また，硬便〜軟便の排便があり，傷の痛みもなかったと話していた。食欲もあり，食事は全量摂取し，のどが渇くため，500 mL のペットボトルのお茶を 1 本ほどふだんよりも多く飲んでいるとのことだった。腸蠕動を確認しながら，腹部のマッサージの実施状況などを確認した。妊娠前は，1 日 1 回の排便であり，2 日間便が出ないと気になり，昨日は腹部のマッサージは何回か行っていたと話していた。ふだんの排便は習慣づけられていたのかなどを聞くとともに，便秘になりやすい状況などを話した。

昨夜のできごとを聞いたところ，3 時間ではあるが，児を預かってもらったことで安心してぐっすり眠れたとの言葉が聞かれた。乳房の緊満は軽度あり，左右ともに 10 個の乳口から乳汁分泌がみられ，4〜5 個の乳口から射乳もみられた。児への授乳状況を確認すると，3〜4 時間間隔での授乳となり，児の哺乳状況は良好であった。授乳準備開始から授乳終了までの時間は 40 分ほどで，おむつ交換・授乳・排気などはスムーズに行われていたため，いまの方法でよいことを伝えた。午前 3 時の授乳状況を確認すると，10 分ほど両乳房を吸わせて児を預かってもらったと話している。預かったあとは，児もぐっすり寝ていたことを伝えた。困ったことや心配なことがある場合は，看護師に相談するように伝えた。

Ｍさんの体調もよく，児の健康状態も良好であるため，Ｍさんに沐浴を実施するかをたずね，沐浴の仕方を人形を使って説明し，Ｍさんによる沐浴を実施した。児を裸にした際には，児の皮膚の色の特徴，臍の状態などを説明した。児の体重を測定すると 3,120 g であり，昨日までは体重減少がみられたが，今日は 20 g 増加していた。沐浴後，Ｍさんの疲れを確認しながら，児の身体の特徴や，新生児の健康面で気をつけることなどを伝え，退院したあとの生活や，サポートをしてくれる人についての情報を得た。

評価▶ Ｍさんの身体回復は順調であり，不快症状もいまの段階では生じていない。

　排便についても，乳汁の分泌により水分補給がいつも以上に必要であることや，便意をがまんしない工夫などについて M さんと話し，身体の状態とあわせて十分に理解していると思われた。現在，問題はないが，退院に向けて今後も身体面・精神面の観察を行っていくこととする。

　さらに M さんは，短時間でもぐっすり眠ることができ，授乳間隔も 3〜4 時間あり，その間に休息もとることができ，疲れていないと話している。乳房の状態もよく，児への哺乳もうまく行えており，授乳間隔と児の体重増加から，授乳状況は問題ないと考えられた。

　M さんは児の身体の特徴などにとても興味をもち，退院後の児の健康面での注意事項も，このような場合はどうすればよいのかなどの質問をしながら，確認しており，十分に理解できたと思われる。沐浴については，沐浴の際の児の支え方がうまくできないと話しており，明日も沐浴したいとの希望があったため，M さんに沐浴してもらう予定をたてた。

　退院後は実家で過ごし，1 か月健診後に自宅に戻る予定であり，夫も実家から会社に通うとのことであった。実家は両親のみで，両親ともに昼間は働きに出ているが，実家に連れて帰ることを楽しみにしているとのことであった。1 か月までのサポートは確認できたが，その後の支援や自宅の環境などの情報も退院までに得ていくこととした。

参考文献

第1章

1) ルービン, R. 著, 新道幸恵・後藤桂子訳：ルヴァ・ルービン母性論——母性の主観的体験. 医学書院, 1997.

第2章

1) 青野敏博ほか：日本産科婦人科学会の見解. 臨床婦人科産科 53(8)：1016-1019, 1999.
2) 荒木重雄・浜崎京子編著：不妊治療ガイダンス, 第3版. 医学書院, 2003.
3) 齊藤英和：移植胚数制限勧告と双胎の動態. 日本産科婦人科学会雑誌 52(9), 2009.
4) 齊藤英和：平成25年度倫理委員会登録・調査小委員会報告(2012年分の体外受精・胚移植等の臨床実施成績および2014年7月における登録施設名). 日本産科婦人科学会雑誌 66(9)：2445-2480, 2014.
5) 坂上明子ほか：初産婦における産後入院中及び産後1か月の母乳育児確立状況——不妊治療の有無による相違. 日本生殖看護学会誌 11(1)：13-20, 2014.
6) 佐藤孝道：出生前診断——いのちの品質管理への警鐘. 有斐閣, 1999.
7) 新川詔夫監修, 福嶋義光編：遺伝カウンセリングマニュアル, 改訂第2版. 南江堂, 2003.
8) 夏目岳典ほか：出生前診断——出生前遺伝学的検査NIPTをわれわれはどう考えるか. 日本未熟児新生児学会雑誌 27(1)：134-138, 2015.
9) 日本医学会：医療における遺伝学的検査・診断におけるガイドライン. 2011.
10) 日本産科婦人科学会：母体血を用いた新しい出生前遺伝学的検査に関する指針. (http://www.jsog.or.jp/news/pdf/NIPT_shishin.pdf)(参照 2020-11-12).
11) 日本産科婦人科学会・日本産婦人科医会：産婦人科診療ガイドライン——産科編2023. 日本産科婦人科学会, 2023.
12) 唄孝一・石川稔編著：家族と医療——その法学的考察. 弘文堂, 1995.
13) 森恵美ほか：体外受精・胚移植法による治療患者の心身医学的研究(第1報)——不妊治療女性の心理状態について. 母性衛生 35：332-340, 1994.
14) 森恵美ほか：体外受精・胚移植法による治療患者の心身医学的研究(第2報)——不安とその関連要因との検討. 母性衛生 35：341-349, 1994.
15) 森恵美：体外受精を受けるクライエントの心理. 看護研究 28(1)：25-33, 1995.
16) 森恵美ほか：高度生殖医療後の妊婦の母親役割獲得過程を促す看護介入プログラムの開発. 日本母性看護学会誌 11(1)：19-26, 2011.
17) 吉沢豊予子・鈴木幸子編著：女性の看護学——母性の健康から女性の健康へ. メヂカルフレンド社, 2000.
18) Bernstein, J., et al.: Effect of previous infertility on maternal-fetal attachment, coping styles, and self-concept during pregnancy. *Journal of Women's Health*, 3(2)：125-133, 1994.
19) Olshansky, E. F.: Identity of self as infertile: an example of theory-generating research. *Advances in Nursing Science*, 9(2)：54-63, 1987.
20) Olshansky, E. F.: Responses to high technology infertility treatment, IMAGE. *Journal of Nursing Scholarship*, 20(3)：128-131, 1988.
21) World Health Organization原著, 松田一郎監, 福嶋義光編, 松田一郎・友枝かえで訳：遺伝医学と遺伝サービスにおける倫理的諸問題に関して提案された国際的ガイドライン. 遺伝医学セミナー実行委員会, 1998.

第3章

1) 市川潤：妊産婦のこころの動きその理解と看護. 医学書院, 1990.
2) 大日向雅美：母親の研究：その形成と変容の過程伝統的母性観への反証. 川島書店, 1988.
3) 大平光子ほか：妊娠期の母親役割獲得過程を促進する看護の検討(第1報)——"模倣"および"ロールプレイ"に対する看護介入. 母性衛生 40(1)：152-159, 1999.
4) 真田幸一：バース・プランとインフォームド・コンセント. 周産期医学 21(10)：1432-1435, 1991.
5) 新道幸恵・和田サヨ子：母性の心理社会的側面と看護ケア. 医学書院, 1990.
6) 竹田省：妊婦の栄養・食事指導の実際——肥満妊婦の問題点と管理法. 周産期医学 31(2)：217-221, 2001.

7)友田豊ほか編：新産科学．南山堂，1999．

8)中西睦子監修，堀内成子編著：母性看護学(TACSシリーズ)．建帛社，2002．

9)中林正雄ほか：体重増加と妊娠中毒症．周産期医学 20(3)：335-337，1990．

10)中林正雄：妊娠中毒症の栄養管理と指導．周産期医学 30(11)：1475-1477，2000．

11)夏山英一監修：母親学級・両親学級指導マニュアル．ペリネイタルケア 1996夏季増刊，1996．

12)日本産科婦人科学会・日本産婦人科医会：産科婦人科診療ガイドライン——産科編 2023．日本産科婦人科学会，2023．

13)根津八紘：乳房管理学．諏訪メディカルサービス，1997．

14)平山宗宏監修：母子健康・栄養ハンドブック．医歯薬出版，2000．

15)ベルスキー，J.，ケリー，J. 著，安次嶺佳子訳：子供をもつと夫婦に何が起こるか．草思社，1995．

16)松本清一編：新時代の母子保健指導と妊産婦の健康教育．ライフサイエンスセンター，1986．

17)メディカ出版編集部編：これからのラマーズ法．メディカ出版，1986．

18)森川肇ほか：妊婦の体重増加と栄養．周産期医学 31(2)：193-199，2001．

19)森田亜希子ほか：親となる男性が産後の父親役割行動を考える契機となった妻の妊娠期における体験．母性衛生 51(2)：425-432，2010．

20)吉本寛司・古村節男：嗜好品と周産期——女性の飲酒習慣と胎児性アルコール症候群．周産期医学 29(4)：475-479，1999．

21)Mercer, R.: *First-time motherhood: Experiences from teens to forties*. Springer, 1986.

22)Rubin, R.: *Maternal Identity and Maternal Experience*. Springer, 1984.

第4章

1)荒川唱子・小板橋喜久代編：看護にいかすリラクセーション技法——ホリスティックアプローチ．医学書院，2001．

2)荒木勤：最新産科学——正常編，改訂第22版．文光堂，2008．

3)荒木勤：最新産科学——異常編，改訂第22版．文光堂，2012．

4)岡井崇・綾部琢哉編：標準産科婦人科学，第4版．医学書院，2011．

5)岡崎美智子監修，内山和美・小野正子編著：臨床看護技術(母性・小児編)——その手順と根拠．メヂカルフレンド社，1996．

6)荻田珠江・石井邦子・森恵美：病院・診療所における産婦の主体的な出産への取り組みを引き出す看護．日本母性看護学会誌 9(1)：19-26，2009．

7)尾島信夫：新ラマーズ法図説 精神予防性無痛分娩，増補版．鳳鳴堂書店，2004．

8)我部山キヨ子・武谷雄二編：助産診断・技術学II(助産学講座7)，第5版．医学書院，2013．

9)藏本直子：母親の出産に参加した子どもの体験とその意味．日本助産学会誌 22(2)：124-135，2008．

10)鮫島浩二ほか：リーブ法の利点と問題点，その対策．周産期医学 23(7)：1005-1011，1993．

11)島田信宏編：周産期医療に必要な緊急処置とケアポイント．ペリネイタルケア 1991夏季増刊，1991．

12)ジョーンズ，C. 著，清水ルイーズ監訳，河合蘭訳：お産のイメジェリー——心の出産準備，改版．メディカ出版，1997．

13)新道幸恵・和田サヨ子：母性の心理社会的側面と看護ケア．医学書院，1990．

14)杉野法広：正常経腟分娩の管理．日本産科婦人科学会雑誌 60(10)：451-457，2008．

15)竹村喬企画：実践ラマーズ教室．ペリネイタルケア 1992新春増刊，1992．

16)中野美佳ほか：出産体験の満足に関連する要因について．母性衛生 44(2)：307-314，2003．

17)中野美佳・森恵美：褥婦自らが出産体験を統合することを促す看護．日本母性看護学会誌 5(1)：23-30，2005．

18)中村幸夫編：周産期医療と出血——母体編．ペリネイタルケア 1995夏季増刊，1995．

19)夏山英一監修：母親学級・両親学級指導マニュアル．ペリネイタルケア 1996夏季増刊，1996．

20) 日本産科婦人科学会・日本産婦人科医会：産科婦人科診療ガイドライン――産科編 2023. 日本産科婦人科学会，2023.

21) 日本周産期・新生児医学会ほか：早期母子接触実施の留意点．2012.

22) 南野知惠子：アクティブバースの考え方と展開(周産期の看護 7). メディカ出版，1992.

23) バラスカス，J. 著，佐藤由美子・きくちさかえ訳：ニュー・アクティブ・バース．現代書館，1993.

24) 前原澄子編：母性 I (新看護観察のキーポイントシリーズ). 中央法規出版，2011.

25) 前原澄子・野口美和子監修：母子・小児の健康と看護(1)――健康な次代の育成のために(図説新臨床看護学全書 1). 同朋舎，1996.

26) 松岡隆ほか：異常分娩における帝王切開――胎児機能不全．周産期医学 40(10)：1465-1468，2010.

27) 森恵美・前原澄子：産婦の不安を軽減するための看護の方法に関する研究――自律訓練法による Relaxation 効果からみて．日本看護科学学会誌 11(1)：22-32，1991.

28) 森田俊一ほか編著：目で見るアクティブバース――マタニティヨーガで自然出産．メディカ出版，2000.

29) ルービン，R. 著，新道幸恵・後藤桂子訳：ルヴァ・ルービン母性論――母性の主観的体験．医学書院，1997.

30) McCaffery, M. and Beebe, A. 著，季羽倭文子監訳：痛みの看護マニュアル．メヂカルフレンド社，1995.

31) Read, G. D.: Observations on a series of labors; with special reference to physiological delivery. *The Lancet*, 253：721-726, 1949.

32) Simkin, P.: Reducing Pain and Enhacing Progress in Labor : A Guide to Nonpharmacologic Methods for Maternity Caregivers. *Birth*, 22(3)：161-171, 1995.

33) Snyder, M. and Lindquist, R. 著，野島良子・冨川孝子監訳：心とからだの調和を生むケア．へるす出版，1999.

34) WHO 編，戸田律子訳：WHO の 59 カ条お産のケア実践ガイド．農文協，1997.

35) 特集/産痛の解明とケア．助産婦雑誌 51(9)：723-780，1997.

第 5 章

1) 大藪泰：新生児心理学．川島出版，1992.

2) 日本産科婦人科学会・日本産婦人科医会：産科婦人科診療ガイドライン――産科編 2023. 日本産科婦人科学会，2023.

3) 日本未熟児新生児学会：正期産新生児の望ましい診療・ケア．日本未熟児新生児学会雑誌 24(3)：419〜441，2012.

4) 周産期医学編集委員会：周産期医学必修知識，第 8 版．周産期医学 46(増刊号)，東京医学社，2016.

第 6 章

1) 浦光博：支えあう人と人――ソーシャル・サポートの社会心理学(セレクション社会心理学 8). サイエンス社，1992.

2) エンキン，M. ほか著，北井啓勝監訳：妊娠・出産ケアガイド――安全で有効な産科管理．医学書院，1999.

3) 櫛引美代子：カラー写真でみる妊産褥婦のケア，第 2 版．医歯薬出版，2014.

4) 丸光惠ほか：乳幼児期の子どもを持つ母親へのソーシャルサポートの特徴．小児保健研究 60(6)：787-794，2001.

5) 三橋邦江ほか：働く母親の適応に関連する要因の分析．日本看護科学学会誌 19(3)：1-10，1999.

6) ルービン，R. 著，新道幸恵・後藤桂子訳：ルヴァ・ルービン母性論――母性の主観的体験．医学書院，1997.

7) Doenges, M. E., Moorhouse, M. F. 著，柴山森二郎監訳：看護診断にもとづく母性・新生児看護ケアプラン．医学書院，1998.

8) Gottlieb, L. N. and Mendelson, M. J.: Mother's moods and social support when a second child is born. *Maternal-Child Nursing Journal*, 23(1)：3-14, 1995.

9) Goulet, C., et al.: A concept analysis of parent-infant attachment. *Journal of Advanced*

Nursing, 28(5)： 1071-1081, 1998.

10)Jordan, P. L.: Laboring for Relevance-Expectant and New Fatherhood. *Nursing Research*, 39 (1)： 11-16, 1990.

11)McVeigh, C. A.: Investigating the relationship between satisfaction with social support and functional status after childbirth. *MCN,The American Journal of Maternal/Child Nursing*, 25 (1)： 25-30, 2000.

12)Mercer, R. T.: *Parents at risk*. Springer, 1990.

13)Mercer, R. T.: Predictors of parental attachment during early parenthood. *Journal of Advanced Nursing*, 15：268-280, 1990.

14)Reeder, S. J., et al.: *Maternity Nursing: Family, newborn, and women's health care*, 18th ed. Lippincott, 1997.

15)Riordan, J. 著，竹内徹・横尾京子訳：母乳哺育の実際．医学書院，1988.

16)Rubin, R.: Basic Maternal Behavior. *Nursing Outlook*, 9(11)： 683-686, 1961.

17)Rubin, R.: Puerperal Change. *Nursing Outlook*, 9(12)：753-755, 1961.

18)Speroff, L. and Darney, P. D. 著，我妻堯監訳：避妊ガイドブック──避妊の医療と相談援助・性教育のために．文光堂，1999.

第7章

1)赤羽洋子ほか：胎児異常を診断された妊婦をケアする看護者が援助を通して大切にしていること．長野県立看護大学紀要 8：21-28，2006.

2)阿部展子ほか：産科手術 125 帝王切開時の麻酔．周産期医学 40(増刊)：444-447，2011.

3)荒木勤：最新産科学──正常編，改訂第22版．文光堂，2008.

4)荒木勤：最新産科学──異常編，改訂第22版．文光堂，2012.

5)飯田芳枝ほか：石川県における未熟児総合ケア推進事業．小児科診療 62(2)：195-201，1999.

6)石川源：産後の痛みのケア．ペリネイタルケア 29(6)：576-580，2010.

7)稲森絵美子：重症赤ちゃんと家族の道程に同行して．臨床心理学 6(6)：745-749，2006.

8)エンキン，M. ほか編著，北井啓勝監訳：妊娠・出産ケアガイド──安全で有効な産科管理．医学書院，1999.

9)遠藤俊子編：ハイリスク妊産褥婦・新生児へのケア(助産師基礎教育テキスト7)，2015年版．日本看護協会出版会，2015.

10)大井けい子：胎児または早期新生児と死別した母親の悲哀過程──死別に関する母親の行動．母性衛生 42(2)：303-315，2001.

11)大川朱美ほか：帝王切開分娩時の産褥期ケア．周産期医学 40(10)：1508-1512，2010.

12)大日向雅美・佐藤達哉編：子育て不安・子育て支援(現代のエスプリ342)．至文堂，1996.

13)岡井崇・綾部琢哉編：標準産科婦人科学，第4版．医学書院，2011.

14)岡崎祐士・本多裕：精神障害の既往のある妊産婦の産褥期における再発予防プログラム．助産婦雑誌 39：776-778，1985.

15)雄西智恵美・秋元典子編：周手術期看護論，第3版．ヌーヴェルヒロカワ，2014.

16)カンガルーケア・ガイドラインワーキンググループ編：根拠と総意に基づくカンガルーケア・ガイドライン．メディカ出版，2010.

17)木下勝之・竹田省編：産科周術期管理のすべて．メジカルビュー社，2005.

18)小林隆夫：肺血栓塞栓症．ペリネイタルケア2011年新春増刊：158-165，2011.

19)斎藤克ほか：精神疾患例の周産期予後．日本産科婦人科学会雑誌 53(2)：539，2001.

20)齊藤英和：平成25年度倫理委員会 登録・調査小委員会報告(2012年分の体外受精・胚移植等の臨床実施成績および2014年7月における登録施設名)．日本産科婦人科学会雑誌 66(9)：2445-2481，2014.

21)佐原玉恵ほか：糖代謝異常妊婦の治療に伴う身体，心理，社会的体験と治療に関する実態調査──糖代謝異常妊婦への聞き取り調査から．母性衛生 52(1)：78-90，2011.

22)篠原ひとみほか：口唇裂および口唇口蓋裂児をもつ母親の分娩直後の対面に関する検討．川崎医療福祉学会誌 13(1)：15-24，2003.

23)島田信宏編：周産期医療に必要な緊急処置とケアポイント．ペリネイタルケア1991夏季増刊，1991.

24)島田三恵子ほか：育児不安の事例から見た産後の母親援助．母性衛生 38(4)：343-349，1997．

25)新道幸恵・和田サヨ子：母性の心理社会的側面と看護ケア．医学書院，1990．

26)杉山千佳編：21世紀の子育てのあり方(現代のエスプリ408)．至文堂，2001．

27)砂川公美子・田中満由美：10代で妊娠した女性が自身の妊娠に適応していくプロセス．母性衛生 53(2)：250-258，2012．

28)武谷雄二編：EBMを考えた産婦人科ガイドライン Update，第2版．メジカルビュー社，2006．

29)武谷雄二ほか監修：プリンシプル産科婦人科学2，第3版．メジカルビュー社，2014．

30)都筑千景・金川克子：産後1ヶ月前後の母親に対する看護職による家庭訪問の効果──母親の不安と育児に対するとらえ方に焦点を当てて．日本公衆衛生雑誌 49(11)：1142-1151，2002．

31)中井美由紀：母子感染のリスクが高い母子への保健指導．ペリネイタルケア1998新春増刊：163-171，1998．

32)永田雅子：妊娠中からの心理的サポート．臨床心理学 6(6)：739-744，2006．

33)中新美保子ほか：口唇裂，口蓋裂児を出産した母親への産後1週間の看護ケアに関する研究．川崎医療福祉学会誌 11(2)：287-296，2001．

34)中新美保子ほか：口唇口蓋裂児をもつ母親の受容過程に及ぼす影響．川崎医療福祉学会誌 13(2)：295-305，2003．

35)中村幸夫編：周産期医療と出血──母体編．ペリネイタルケア1995夏季増刊，1995．

36)難波光義・杉山隆編著：「妊娠と糖尿病」母児管理のエッセンス．金芳堂，2013．

37)日本産科婦人科学会・日本産婦人科医会：産科婦人科診療ガイドライン──産科編2023．日本産科婦人科学会，2023．

38)日本産科婦人科学会ほか：産科危機的出血への対応ガイドライン．2017．

39)野辺明子ほか編：障害をもつ子を産むということ──19人の体験．中央法規出版，1999．

40)橋本洋子：親子(母子)関係の確立．小児看護 20(9)：1270-1276，1997．

41)橋本洋子：NICU入院中の支援──親と子への支援．小児科診療 62(2)：186-189，1999．

42)橋本洋子：周産期の心理臨床．臨床心理学 6(6)：732-738，2006．

43)原田憲一編：身体疾患と精神障害(精神科MOOK 11)．金原出版，1985．

44)福田雅文：ふたたび！ 母乳育児とATL ── ATL陽性の告知について．ネオネイタルケア2000秋季増刊：1136-1144，2000．

45)ブロッキントン，I. F. 著，岡野禎治監訳：母性とメンタルヘルス．日本評論社，1999．

46)ヘンドリック，V. B. 著，島悟・長谷川恵美子訳：女性のためのメンタルヘルス──コンサイスガイド．日本評論社，1999．

47)前原澄子編：母性Ⅰ(新看護観察のキーポイントシリーズ)．中央法規出版，2011．

48)前原澄子・野口美和子監修：母子・小児の健康と看護(1)──健康な次代の育成のために(図説新臨床看護学全書1)．同朋舎，1996．

49)松原まなみ：それでもトラブルが起こってしまったら──トラブルがあっても母乳育児が継続できるためのケア．ペリネイタルケア 21(5)：400-407，2002．

50)水井雅子：起こりやすい乳房トラブルとその対処法．助産婦雑誌 56(7)：533-539，2002．

51)宮崎史子：障害児を抱える母親の養育体験に関する研究．小児保健研究 61(3)：421-427，2002．

52)宮田広善：子育てを支える療育．ぶどう社，2001．

53)森恵美ほか：高度生殖医療後の妊婦の母親役割獲得過程を促す看護介入プログラムの開発．日本母性看護学会誌 11(1)：19-26，2011．

54)森山美知子編：ファミリーナーシングプラクティス──家族看護の理論と実践．医学書院，2001．

55)矢嶋留衣ほか：帝王切開後管理．周産期医学 40(増刊)：448-451，2011．

56)山中美智子編著：赤ちゃんに先天異常が見つかった女性への看護．メディカ出版，2010．

57)吉田敬子：母子と家族への援助──妊娠と出産の精神医学．金剛出版，2000．

58)吉田光典ほか：精神分裂病の妊娠出産の管理．助産婦雑誌 42：234-240，1988．

59)ルービン，R. 著，新道幸恵・後藤桂子訳：ルヴァ・ルービン母性論──母性の主観的体験．医学書院，1997．

60)Cox, J. and Holden, J. 著，岡野禎治・宗田聡訳：産後うつ病ガイドブック── EPDSを

活用するために．南山堂，2006．

61）Garner, J. S. 著，小林寛伊監訳：病院における隔離予防策のための CDC 最新ガイドライン．インフェクションコントロール 1996 年別冊，1996．

62）Lawrence, J. and Shinskie, D.: *Counseling the nursing mother——a lactation consultant's guide*. Jones and Bartlett, 2000.

63）Lawrence, R. A. and Lawrence, R. M.: *Breastfeeding: a guide for the medical profession*, 6th ed.. Elsevier, 2005.

64）NPO 法人日本ラクテーション・コンサルタント協会編：母乳育児支援スタンダード，第2版．医学書院，2015．

65）特集／周産期のウイルス感染．周産期医学 27（3），1997．

66）特集／女性 HIV 感染者を援助する．助産婦雑誌 53（7），1999．

67）特集／国際認定ラクテーション・コンサルタント（IBCLC）による母乳支援．助産婦雑誌 54（6），2000．

68）特集／エビデンスに基づいた育児．小児内科 33（10），2001．

69）特集／楽しくお産楽しく子育て——周産期医学から出産・育児を考える．周産期医学 32（増刊），2002．

70）特集／母乳育児のススメ Q & A．ペリネイタルケア 21（11），2002．

● 参考表 1　妊婦の血液検査　基準値一覧

<table>
<tr><th colspan="2">検査項目</th><th>基準値
（妊娠末期）</th><th>非妊時
女性</th><th>備考</th></tr>
<tr><td rowspan="6">血液形態学的検査</td><td>赤血球数（RBC）（×10⁴/μL）</td><td>平均 380</td><td>376～500</td><td>非妊時より 19 週までに徐々に低下。</td></tr>
<tr><td>白血球数（WBC）（/μL）</td><td>5,000～
15,000</td><td>4,000～
8,000</td><td>～19 週：7,950±1,700/μL</td></tr>
<tr><td>血小板数（×10⁴/μL）</td><td>13～35</td><td>15～35</td><td>あまり変化せず。</td></tr>
<tr><td>ヘマトクリット（Ht）（%）</td><td>33～38</td><td>33.4～44.9</td><td rowspan="2">妊娠性貧血の診断基準は，Hb 11 g/dL 未満，および/または Ht 33%未満。</td></tr>
<tr><td>血色素量（ヘモグロビン Hb）
（g/dL）</td><td>10.5～13</td><td>11.3～15.2</td></tr>
<tr><td>平均赤血球指数
　平均赤血球血色素量（MCH）（pg）
　平均赤血球容積（MCV）（fL）
　平均赤血球血色素濃度（MCHC）（%）</td><td>－
－
－</td><td>26.3～34.3
79～100
30.7～36.6</td><td>貧血であり，MCV，MCHC がともに低値を示す場合，鉄欠乏性貧血が推定される。</td></tr>
<tr><td rowspan="10">感染症血清学的検査</td><td>梅毒（STS 法〔RPR カードテスト，凝集法〕，Treponema pallidum を抗原とする特異的検査〔TPHA 法，FTA-ABS 法〕）</td><td>陽性は感染を示す。</td><td></td><td>血清反応は感染後 4 週間以上しないと陽性にならない。通常，STS 法と T. pallidum を抗原とする特異的検査を組み合わせてスクリーニングを行う。</td></tr>
<tr><td>B 型肝炎ウイルス：
　HBs 抗原（RPHA，RIA）
　HBs 抗体
　HBe 抗原（RPHA，RIA）
　HBe 抗体</td><td>抗原陽性はウイルスの存在を示し，感染を示すが，抗体陽性の場合は他者への感染性を否定する。</td><td></td><td>B 型肝炎母子感染対策にそって対処する。HBs 抗原陽性の母親から生まれた児に対し，出生 12 時間以内に HBIG 筋注と HB ワクチンの皮下注射を行う。</td></tr>
<tr><td>C 型肝炎ウイルス：
　抗体（PHA，EIA）</td><td>陽性は感染を示す。</td><td></td><td></td></tr>
<tr><td>風疹ウイルス：抗体（HI）</td><td>8 倍以下は陰性。
HI 抗体価陽性で，IgM 抗体陽性であれば感染急性期。IgM 抗体陰性であれば，免疫あり。</td><td></td><td>感染後 2～3 週間の潜伏期ののち 256～2,048 倍の高抗体価を示し，1 年後には 32～128 倍となる。</td></tr>
<tr><td>ヒト免疫不全ウイルス（HIV）：
　抗体（ELISA，PA）</td><td>陽性は感染を示す。</td><td></td><td>抗体陽性の場合は抗体の確認（WB 法）や抗原検査（RNA-PCR 法）が行われる。感染から抗体陽転までに 4～8 週間かかる。</td></tr>
<tr><td>成人 T 細胞白血病ウイルス：
　抗体（ELISA，PA）</td><td>陽性は感染を示す。</td><td></td><td>抗体陽性の場合は抗体の確認（WB 法）や抗原検査（RNA-PCR 法）が行われる。</td></tr>
<tr><td>単純ヘルペスウイルス：
　IgG 抗体，IgM 抗体</td><td>陽性は感染を示す。</td><td></td><td>再活性化され，病変を形成することがある。</td></tr>
<tr><td>水痘-帯状疱疹ウイルス：
　IgG 抗体，IgM 抗体</td><td>陽性は感染を示す。
妊娠初期では，通常は免疫ありと判定。</td><td></td><td>妊娠中の再活性化による帯状疱疹は，胎児にはほとんど影響ない。</td></tr>
<tr><td>サイトメガロウイルス：
　抗体（CF 法）</td><td>陽性は感染を示す。
妊娠初期では，通常は免疫ありと判定。</td><td></td><td>途中陽転した場合などは，羊水を用いたウイルス培養や，PCR 法で検査する。</td></tr>
</table>

●参考表 1 （続き）

検査項目		基準値 （妊娠末期）	非妊時 女性	備考
感染症血清学的検査	トキソプラズマ： 　IgG 抗体，IgM 抗体	陽性は感染を示す。		抗体価陽性の場合，IgM 抗体，IgG 抗体を測定する。IgG 陽性で，IgM 陰性であれば，過去の感染を示す。ただし，2〜4 週間後に再検査し，IgG が増加していれば，急性感染も否定できない。
	クラミジア-トラコマチス： 　EIA 法，核酸検出法	陽性は感染を示す。		
止血凝固検査	凝固活性因子　　XII（%）	151±40	60〜140	
	IX（%）	180±41	70〜130	
	VIII（%）	181±60	60〜130	
	VII（%）	158±42	65〜135	
	X（%）	139±33	70〜130	
	V（%）	105±30	75〜120	
	II（%）	144±35	60〜130	
	XIII（%）	70±13	70〜140	
	フィブリノゲン（mg/dL）	440±80	200〜400	
	赤沈（mm/1 時間値）	50	3〜15	
	ヘパプラスチンテスト（HPT）（%）	166±28	70〜130	
	AT III（活性）（%）	102±12	80〜130	
	TAT（ng/mL）	10.3±4.7	3.75 以下	
	D ダイマー（μg/mL）	2.9±2.5	0.5 以下	
	t-PA（ng/mL）	8.3±2.8	2〜8	
	活性型 PAI-1（ng/mL）	52.0±12.8	50 以下	
	プロテイン S（PS）（%）	36.3±9.8	70〜160	
肝機能検査	AST（GOT）（IU/L）	11〜27	11〜33	
	ALT（GPT）（IU/L）	1〜25	6〜43	
	LDH（IU/L）	200〜400	120〜245	
	総タンパク質（TP）（g/dL）	5.5〜7.0	6.5〜8.0	
	アルブミン（g/dL）	3.0〜4.0	3.8〜5.2	
	A/G 比	1.0〜1.4	1.2〜2	
	プロトロンビン時間（PT）（秒）	10.0〜12.0	11〜13	
	コリンエステラーゼ（ChE）（IU/L）	250〜500	350〜750	
	γ-GTP（IU/L）	2〜14	9〜32	

●参考表1 （続き）

	検査項目	基準値 （妊娠末期）	非妊時 女性	備考
肝機能検査	チモール混濁試験（TTT）（U）	0.0〜3.0	0.0〜4.0	
	硫酸亜鉛混濁試験（ZTT）（U）	2.0〜7.0	2.0〜12.0	
	総ビリルビン（mg/dL）	0.1〜0.9	0.2〜1.0	
	アルカリホスファターゼ（ALP）（IU/L）	70〜240	80〜260	
腎機能検査	糸球体濾過量（GFR）： クレアチニンクリアランステ スト（Ccr）（mL/分）	非妊時より 40〜50% 増加	91〜130	腎炎の妊娠許容範囲は70 mL/分以 上
	血中尿素窒素（BUN）（mg/dL）	15以下	9〜21	
	血中クレアチニン（mg/dL）	0.9以下	0.46〜0.82	
	血清尿酸（mg/dL）	4.5以下	2〜7	
耐糖能検査	空腹時血漿血糖値（mg/dL）	60〜95	70〜110	100〜109 mg/dL：正常高値 110〜126 mg/dL：境界域 126 mg/dL以上：糖尿病型
	HbA1c（NGSP値）（%）	—	4.6〜6.2	6.5%以上を糖尿病型とする。
	75 g経口糖負荷試験 （75 gOGTT）（mg/dL）：空腹時， 1時間値，2時間値	—	空腹時： 110未満 2時間値： 140未満	以下のうち，1つ以上を満たすもの を妊娠糖尿病とする。 空腹時：92 mg/dL以上 1時間値：180 mg/dL以上 2時間値：153 mg/dL以上

参考文献：
1) 雨宮章・大塚博光：血液凝固系検査の必要性. 周産期医学 24：1145-1148, 1994.
2) 川名尚・村田照夫：妊娠と単純ヘルペスウイルスと水痘帯状疱疹ウイルス感染. 周産期医学 31（増刊）：99-101, 2001.
3) 久保隆彦：妊婦の正常値. 周産期医学 31（増刊）：835-842, 2001.
4) 小酒井望ほか編：ハンディ臨床検査法. 宇宙堂八木書店, 1982.
5) 鮫島浩：妊娠とトキソプラズマ. 周産期医学 29（増刊）：44-48, 1999.
6) 産婦人科・新生児血液研究会編：周産期血液ハンドブック. pp.18-29, 医学図書出版, 1991.
7) 高久史麿監修：臨床検査データブック 2019-2020. 医学書院, 2019.
8) 日本産科婦人科学会編：産科婦人科用語集・用語解説集, 改訂第3版. 2013.
9) 日本産科婦人科学会・日本産婦人科医会：産婦人科診療ガイドライン——産科編2023. 日本産科婦人科学会, 2023.
10) 日本糖尿病学会：糖尿病の分類と診断に関する委員会報告（国際標準化対応版）. 糖尿病 55(7)：485-504, 2012.
11) 日本糖尿病・妊娠学会ホームページ（http://dm-net.co.jp/jsdp/）（参照 2020-11-12）
12) 干場勉：風疹ウイルス. 周産期医学 31（増刊）：93-95, 2001.
13) 山枡誠一ほか：妊娠時の肝機能. 周産期医学 30（増刊）：46-50, 2000.
14) Hernandez, G. P. et al.: Hemoglobinaglicosilada (HbA₁) en el embarazo. *Ginecologia y Obstetricia de Mexico* 68：420-424, 2000.

●参考表2　新生児の臨床検査値：赤血球

	日齢1日	日齢2日	日齢3日	日齢4日	日齢5日	日齢6日	日齢7日
Hb（g/dL）	19.0±2.2	19.9±1.9	18.7±3.4	18.6±2.1	17.6±1.1	17.4±2.2	17.9±2.5
赤血球数（10^6/mm³）	5.14±0.7	5.15±0.8	5.11±0.7	5.00±0.6	4.97±0.4	5.00±0.7	4.86±0.6
Ht（%）	61±7.4	60±6.4	62±9.3	57±8.1	57±7.3	54±7.2	56±9.4
MCV（fL）	119±9.4	115±7.0	116±5.3	114±7.5	114±8.9	113±10.0	118±11.2
MCHC（%）	31.6±1.9	31.6±1.4	31.1±2.8	32.6±1.5	30.9±2.2	32.2±1.6	32.0±1.6

（Matoh, Y., et al.: *Acta Paediatrica Scandinavica*, 60：317-323, 1971.）

● 参考表 3　新生児の臨床検査値：白血球数と分画の基準値

	出生時	12 時間	日齢 1	週齢 1
白血球（×10³/mm³）	18.1（9.0-30.0）	22.8（13.0-38.0）	18.9（9.4-34.0）	12.2（5.0-21.0）
好中球（×10³/mm³）	11.0（6.0-26.0）	15.5（6.0-28.0）	11.5（5.0-21.0）	5.5（1.5-10.0）
リンパ球（%）	31	24	31	41
単球（%）	6	5	6	9
好酸球（%）	2	2	2	4

(Rudolph, A. M.: *Pediatrics*, 18th ed. Prentice Hall, 1987.)

● 参考表 4　新生児の臨床検査値：血小板数

	臍帯血	日齢 1	日齢 3	日齢 7
平均（/mm³）	200,000	192,000	213,000	248,000
範囲（×10⁴/mm³）	10-28	10-26	8-32	10.0-30.0

(Behrman, R.: *Neonatology; Diseases of the Fetus and Infant*. Mosby, 1973.)

● 参考表 5　新生児の臨床検査値：血液生化学検査値

	臍帯血	1-12 時間	12-24 時間	24-48 時間	48-72 時間
Na（mEq/L）	147（126-166）	143　（124-156）	145（132-159）	148（134-160）	149（136-162）
K（mEq/L）	7.8（5.6-12）	6.4（5.3-7.3）	6.3（5.3-8.9）	6　（5.2-7.3）	5.9（5.0-7.7）
Cl（mEq/L）	103（98-110）	100.7（90-111）	103（87-114）	102（92-114）	103（93-112）
Ca（mg/dL）	9.3（8.2-11.1）	8.4　（7.3-9.2）	7.8（6.9-9.4）	8　（6.1-9.9）	7.9（5.9-9.7）
BUN（mg/dL）	29　（21-40）	27　（8-34）	33　（9-63）	32　（13-77）	31　（13-68）
TP（g/dL）	6.1（4.8-7.3）	6.6　（5.6-8.5）	6.6（5.8-8.2）	6.9（5.9-8.2）	7.2（6.0-8.5）

(Acharya, P. et al.: Blood chemistry of normal full-term infants in the first 48 hours of life. *Archives of Disease in Childhood,* 40 : 430, 1965.)

● 参考表 6　新生児の臨床検査値：血糖値（mg/dL）

	0-2 時間	2-4 時間	4-6 時間	6-12 時間	12-24 時間	日齢 1	日齢 2	日齢 3	日齢 4	日齢 5
血糖値	55±10.5	51±8.4	60±16.6	54±5.4	55±13.0	57±10.4	70±11.4	69±7.2	69±7.2	68±14.8

(Cornblath, M. et al.: Hypoglycemia in the newborn. *Pediatric Clinics of North America,* 13 : 905-920, 1966.)

● 参考表 7　新生児の臨床検査値：血清ビリルビン値（TB）（mg/dL）

	0-12 時間	12-24 時間	日齢 1	日齢 2	日齢 3
血清ビリルビン値	2.9±1.1	3.7±1.6	4.5±2.1	4.9±2.4	5.1±2.5

(Smith, C. A. et al.: *The physiology of the newborn infant*. 4th ed. Thomas, 1976.)

● 参考表 8　新生児の臨床検査値：アンバウンドビリルビン値（μg/dL）

	日齢 0	日齢 1	日齢 2	日齢 3	日齢 4	日齢 5	日齢 6	日齢 7
2,500 g 以上	0.05	0.29±0.38	0.21±0.19	0.38±0.22	0.36±0.23	0.23±0.15	0.45±0.33	0.27±0.23

（名越廉・大野勉：Unbound Bilirubin による新生児黄疸に関する臨床的検討．日本新生児会誌 22：930, 1986.）

● 参考表 9　新生児の臨床検査値：血ガス

	臍帯動脈（UA）[1]	臍帯静脈（UV）[1]	動脈血（1～3 日）[2]
pH	7.28±0.05	7.35±0.05	7.3-7.4
P_{CO_2}（mmHg）	49.2±8.4	38.2±5.6	33-36
P_{O_2}（mmHg）	18±6.2	29.2±5.9	63-87
HCO_3^-（mmol/L）	22.3±2.5	20.4±4.1	20-22
base excess（mEq/L）	―	―	−8～−2

1) Yeomans, E. R, et al. Umbilical cord pH, P_{CO_2}, and bicarbonate following uncomplicated term vaginal deliveries. *American Journal of Obstetrics & Gynecology*. 151（6）：798-800, 1985.

2) 三科潤．Intensive Care に必要なモニター 血液ガス．小児内科 18（臨時増刊号）：479-481, 1986.

● 参考表 10　妊娠経過と保健指導・生活相談

	妊娠初期	
妊娠週数（妊娠月数）	妊娠 0〜3 週 6 日（第 1 月）	妊娠 4 週 0 日〜7 週 6 日（第 2 月）
母体矢状断面図		
胎芽・胎児の変化	・3 週末で身長約 0.4 cm。 ・受精卵が子宮内膜に着床。胎芽とよばれる時期。 ・タツノオトシゴ形。鰓や尾がある。 ・明らかな臍帯はまだ生じない。 ・3 週ころより消化器や循環器などの分化が開始する。	・7 週末で身長約 3 cm。 ・基底脱落膜内に絨毛が増殖し，臍帯組織が発達する。 ・眼・耳・口が発生。頭と胴の区別が明瞭になってくる。 ・2 頭身。尾・鰓は消失し，ヒトらしい形になる。
妊娠の身体的変化	・子宮は鶏卵大。 ・最終月経から次の予定月経までの時期であり，妊娠には無自覚であることが多い。 ・倦怠感，熱感，寒けなど感冒様症状をあらわすこともある。 ・基礎体温は 20 日以上の高温相が続く。	・子宮は鵞卵大。 ・乳房緊満感が出現。乳頭や乳輪が着色。 ・月経の遅れから妊娠の可能性に気づき，市販の尿検査薬で陽性がみとめられ，妊娠が発覚する時期。 ・超音波検査で胎嚢（6 週までに），心拍動（7 週までに）が確認される。 ・倦怠感，眠け，頻尿，帯下増加，乳頭・乳輪の着色，乳房緊満感など妊娠の徴候が出現することがある。 ・嗜好の変化，吐きけ（とくに空腹時），いらいらするなどのつわり症状が出現する人もいる。 ・体重・外形の変化はまだみられない。
妊婦の心理・社会的変化	・妊娠には気づいていない。	・妊娠に対する喜びや期待などの肯定的感情と，不安などの否定的感情が混在する，両価的な感情をいだく時期。一般的に，妊娠したという実感は弱く，否定的な感情のほうが強いことも多い。
保健指導・生活相談	・妊娠の可能性がある場合，服薬には留意。 ・同様に X 線撮影検査も留意。	・妊娠の受容，継続希望の確認。 ・禁煙，節酒指導。 ・服薬，X 線撮影検査に留意。 ・継続して内服している薬については主治医と産科医へ要相談。 ・流産の予防。 ・日常生活はふだんどおりでよい。激しい運動は控える。 ・妊娠確定後，今後の受診の時期や方法の紹介。 ・つわり症状出現状況の把握と，摂取しやすい食事の指導。

●参考表 10 （続き）

	妊娠初期	妊娠中期（14 週 0 日〜）
妊娠週数（妊娠月数）	妊娠 8 週 0 日〜11 週 6 日（第 3 月）	妊娠 12 週 0 日〜15 週 6 日（第 4 月）
母体矢状断面図		
胎児の変化	• 11 週末で身長約 9 cm，体重約 20 g。 • 内性器の分泌機能が進み，外陰部で両性の区別が可能。 • 顔や内臓器官が発達し，ヒトらしくなる。 • 皮膚は硝子様透明。皮下血管および内臓が透けてみえる。 • 胎児とよばれはじめる時期（妊娠 10 週以降）。 • 胎盤は未完成。	• 15 週末で身長約 16 cm，体重約 100 g。 • 皮膚に産毛を生じる。皮膚は赤色を増し，しだいに不透明になるが，なお皮下の血管を透視できる。 • 皮下脂肪がつき，ふっくらしてくる。 • 心拍動活発となる。 • 外陰部で両性の区別が明瞭になる。 • 筋肉活動が始まる。 • 児頭，ピンポン玉大。 • 胎盤完成。
妊婦の身体的変化	• 子宮は手拳大。腹部はまだ目だたない。 • 頻尿。 • 便秘がちになる。 • 嗜好の変化，吐けき（とくに空腹時），いらいらするなどのつわり症状が出現する人が多い。 • 乳房増大，頻尿，乳頭・乳輪の着色などが生じる。 • 妊娠によるホルモンの変化から便秘を生じやすい。 • つわり症状の程度により，体重は減少することが多い。 • 外見の変化はまだ生じない。	• 子宮は新生児頭大。15 週末で子宮底長 12 cm。 • 下腹部がふくらみを帯び，外見の変化が始まる時期。 • 基礎体温は低温相に入る（出産まで）。 • 乳房や下半身に皮下脂肪がついてくる。 • つわり症状がおさまり，気分がよくなってくる人が多い。 • このころより，体重の増加が始まる人が多い。筋骨格系に影響を及ぼし，腰痛が出現することもある。 • 胎動を感じることはほとんどない。
妊婦の心理・社会的変化	• つわりなどのマイナートラブルから否定的感情が強くなることもある。 • 超音波画像で胎児の姿を確認することにより，胎児への関心が高まってくる。妊娠している実感を少しずついだきはじめる。	• 超音波画像で胎児の動きを確認することにより，胎児への関心が高まってくる。妊娠に伴う感情は，両価的であるが，徐々に否定的感情が軽減してくることが多い。
保健指導・生活相談	• 流産予防。 • 日常生活はふだんどおりでよい。激しい運動は避ける。 • つわり症状出現状況の把握と摂取しやすい食事の指導。 • 便秘・頻尿・眠けなどのマイナートラブル出現状況の把握。 • 母子健康手帳交付の受け方。	• 食事指導。 • 流産予防。 • 出生前教育の紹介。 • 出産病院について，家族の状況，出産への希望をふまえ検討を推奨。 • マイナートラブル出現程度とその対処法。 • 母子健康手帳の記録と活用方法。 • 勤労妊婦に対する母性保護について。

●参考表 10 （続き）

	妊娠中期	
妊娠週数 （妊娠月数）	妊娠 16 週 0 日～19 週 6 日（第 5 月）	妊娠 20 週 0 日～23 週 6 日（第 6 月）
母体矢状断面図		
胎児の変化	• 19 週末で身長約 25 cm，体重約 250 g。 • 頭部は鶏卵大。からだ全体の 1/3 を占める。 • 皮膚は赤色であるが，脂肪沈着しはじめ，不透明になる。 • 産毛が全身に密生する。頭髪・爪が発生しはじめる。 • 筋肉活動高まり，母体は胎動を感じる。	• 23 週末で身長約 30 cm，体重約 600 g。 • 身体の均整がとれてくる。皮下脂肪は少なくやせている。 • 胎脂が生じる。 • 頭髪がみとめられ，眉毛・まつ毛を生じる。 • 眼瞼が分離。 • 約半数は骨盤位。
妊婦の身体的変化	• 19 週末で子宮底長 15 cm。 • 下腹部増大が目だち，体重も増加する。 • 乳腺が発達し，乳房の増大を自覚できる。 • 腹部増大に伴い重心が変化。腰痛，鼠径部・下腹部脇の引きつれ感が生じることあり。 • 胎動を感じはじめる。経産婦のほうが 2 週くらい早く感じることが多い。 • 児心音は，超音波，ドップラー法または聴診器で聴取可能。 • 安定期とよばれる時期に入る。	• 23 週末で子宮底長 18～21 cm。高さは臍高。 • 胎動を活発に感じる。 • 食欲が増す。 • 乳頭，乳輪のモントゴメリー腺が目だってくる。 • 乳首が敏感になってくる。 • 腹部増大に伴い重心が変化。
妊婦の心理・社会的変化	• 胎動を感じることにより，胎児の存在を実感でき，胎児への関心が高まる。 • 腹部の増大とマタニティウエアなどの着用から，周囲からも妊婦としてみとめられることが多くなり，妊娠していることの実感が高まる。 • 妊娠に対して両価的感情は引きつづき存在するが，肯定的感情が高まることが多い。	• 出生前教室や出産育児の準備が開始される時期。 • 胎動がはっきりと感じられるようになり，胎児の存在を確信でき，胎児への関心が高まる。 • 胎児への声かけなどのはたらきかけを始める妊婦もいる。 • 出産への準備を進めるなかで，母親としての自己像を少しずつ空想しはじめる。
保健指導・生活相談	• 上の子どもとのかかわり方。 • 歯科検診のすすめ。 • 着帯と衣服について。 • 胎動初覚の時期とその意義。 • 体重チェック，食事指導（体重コントロール，貧血予防など），生活指導。 • 流産予防。	• 出産，育児の準備。 • 母乳栄養の奨励。経産婦は，前回の授乳状況確認。乳房・乳頭ケア。 • 妊娠高血圧症候群の予防，減塩指導。 • 早産予防。 • 腰痛，静脈瘤，便秘，こむらがえり，皮膚瘙痒感，浮腫などマイナートラブルと予防について。

●参考表 10 （続き）

	妊娠中期	妊娠末期
妊娠週数 （妊娠月数）	妊娠 24 週 0 日〜27 週 6 日（第 7 月）	妊娠 28 週 0 日〜31 週 6 日（第 8 月）
母体矢状断面図		
胎児の変化	• 27 週末で身長約 35 cm，体重約 1,000 g。 • 皮膚は紅色を呈し，しわがあり老人様の外貌。 • 頭髪約 0.5 cm。産毛は全身に達する。 • 男児の精巣はまだ下降しない。女児は陰核・小陰唇が強く突出する。	• 31 週末で身長約 40 cm，体重約 1,500 g。 • 皮膚は紅色。老人様外観を残す。産毛は全身に存する。 • この時期に娩出されると泣き声を発する。 • 聴覚の完成。胎外からの強い音に反応する。 • 筋肉とそれを支配する神経が発達し，胎動が活発。
妊婦の身体的変化	• 27 週末で子宮底長 21〜24 cm。高さは臍上 3 横指。 • 羊水の増加で腹部の増大が著しい。 • 下腹部・乳房に赤紫色の妊娠線が出る人もいる。 • 痔や，膝窩・大腿・外陰部に静脈瘤が出現する人もいる。 • 乳腺の発達により，腋窩などに副乳が出る人もいる。	• 31 週末で子宮底長 24〜28 cm。 • 子宮底が臍と剣状突起下の中間まで上がり，胃や肺が押し上げられ，呼吸苦や食欲不振という症状が出現する。 • 前駆陣痛による腹部緊満をときおり感じはじめる。 • 腹部増大に伴い，腰痛出現や寝返りが困難になるなどで，睡眠障害を生じやすい。 • 胎動活発になり，腹部が変形するほど動くこともある。
妊婦の心理・社会的変化	• 胎児の個性をみとめたり，胎児へのはたらきかけも多くなるなど，胎児への関心も高まる。 • 出産準備を通し，自分自身や胎児に対する空想をふくらませていく。 • 夫や上の子どもも胎児への関心が高まることが多い。	• 胎児の個性をみとめ，胎児との相互作用を楽しむようになる。 • 出産準備を通し，さらに自分自身や胎児に対する空想を具体化していく。
保健指導・生活相談	• マイナートラブルの程度の把握と対処方法。 • 早産予防。 • 妊娠高血圧症候群の予防。 • 出産場所の最終決定と出産準備状況の確認。 • バースプラン作成，夫立ち会い分娩，入院中の家族の動向，産後の夫の役割，入院の費用，入院時の移動手段，退院後の生活などについて，家庭での話し合いの推奨。 • 定期健康診査について（2 週間に 1 回へ）。	• マイナートラブルの程度の把握と対処方法。 • 妊娠高血圧症候群の予防。 • 早産予防。 • 入院，育児物品準備状況の確認。 • 里帰り分娩の注意。 • 出産への準備状況の確認（分娩経過の理解，呼吸法，補助動作など）。 • 有職者は職場に休暇届の提出。

● 参考表 10 （続き）

妊娠週数 （妊娠月数）	妊娠末期		
	妊娠 32 週 0 日～35 週 6 日 （第 9 月）	妊娠 36 週 0 日～39 週 6 日 （第 10 月）	妊娠 40 週 0 日～ （第 11 月）
母体矢状断面図			
胎児の変化	• 35 週末で身長約 45 cm, 体重約 2,500 g。 • 胎児は 4 頭身。 • 皮膚の紅色は薄らぐ。皮下脂肪増加により老人様外観なくなる。顔, 腹部の産毛の消失。 • 性器の完成。 • 毛髪がのびる。爪はよく発育するが, 指端はこえない。	• 39 週末身長約 50 cm, 体重約 3,000 g。成熟児となる。 • 爪が指端をこえる。 • 胎盤を通して感染に対する免疫が移行する。 • 児頭が骨盤内へ下降する。	• 成熟児 • 羊水量が徐々に減っていく。 • 胎盤機能が低下していくこともある。 • 児頭の化骨形成が進み, 分娩時に応形機能がはたらきにくくなる。
妊婦の身体的変化	• 35 週末で子宮底長 27～31 cm。 • 子宮底は剣状突起下まで上がり, 胃・肺・心臓を圧迫。肩呼吸や動悸が出現する。 • 増大した子宮により膀胱も圧迫され, 頻尿, 残尿感が出現する。 • 全体的に動作が鈍くなりやすい。 • 帯下が増え, 出産に備えて外陰部や腟が軟化する。 • こむらがえりが生じる者もいる。 • 腹部緊満自覚が頻回になる。増強する場合は要注意。	• 39 週末で子宮底長 32～35 cm。 • 児頭の下降に伴い子宮底が下がり, 胃・肺・心臓への圧迫が軽減し, 食欲が増す。 • 児頭の下降に伴い, 膀胱など下部臓器や骨盤への圧迫は強くなり, 便秘, 頻尿, 鼠径部がつる, 腰痛, 恥骨部痛などの症状が出現する。 • 骨盤連結部(恥骨結合, 仙腸関節)がホルモンの作用で広がる。	
妊婦の心理・社会的変化	• マイナートラブルが強く生じることが多くなり, 再び, 否定的感情が強くなってくることもある。 • 出生後の児との生活を具体的に想像したりする。 • 里帰り出産者はこの時期までに移動することが多い。	• 出産に向けて期待と不安が混在する。早く児に会いたいと思う一方, 出産が近づくにしたがい, 不安などの否定的感情が強くなることが多い。 • 出産に向けての不安は, 出産がいつ始まるかなど具体的な不安もあるが, 漠然としたものも多い。	• 出産が始まらないことへの不安や早く出産したいといういらだちを感じることが多い。 • 家族の期待・不安・焦燥感も高まる。
保健指導・生活相談	• 入院・出産・育児への準備状況の再確認。 • 入院方法の確認(時期, 来院方法, 家族の動向)。 • バースプラン確認。 • マイナートラブルの程度の把握と対処方法。 • 妊娠高血圧症候群の予防。 • 早産予防。	• 入院・出産・育児への準備状況の再確認。 • 乳房の手入れの再確認。 • マイナートラブルの程度把握と対処方法の紹介。 • 妊娠高血圧症候群の予防と早期発見。 • 胎動カウントの説明。 • 胎動カウントの実施の確認。 • ノンストレステストの意義について。 • バースプランの再確認。 • 定期健康診査について(1 週間に 1 回へ)。	• 予定日以降の外来受診方法。 • 胎動カウント。 • 入院方法の再確認。 • 41～42 週以降の出産計画について, 家族・医師と話し合う。

動画一覧

QRコードから動画サイトのリンクを読み込むことができます。

1 超音波ドップラー法 【p.94】

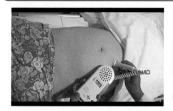

(16秒)

🔊音声

早ければ妊娠9週から胎児心音が聴取でき，妊娠12週ではほぼ全例で聴取できる。

2 超音波断層法 【p.100】

①超音波断層法

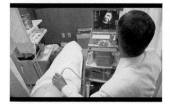

(30秒)

BPDなどを計測し，胎児の発育をみる。

②胎児の超音波画像

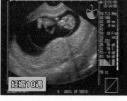

妊娠10週

(30秒)

妊娠10週の胎児の超音波画像である。

3 母体計測 【p.103】

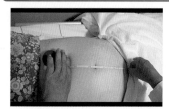

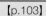

(15秒)

子宮底長，腹囲を計測する。

4 レオポルド触診法 【p.104】

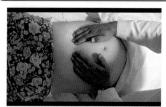

(25秒)

胎児の位置や大きさをみることを目的とした方法である。

5 ノンストレステスト 【p.107】

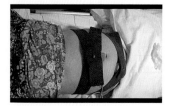

(1分)

🔊音声

20分間に2回以上，15 bpm以上15秒以上の一過性頻脈がみとめられれば，reactive pattern と判定する。

6 圧迫法（ツボ療法） 【p.233】

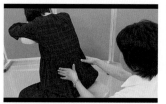

(30秒)

腎兪の圧迫。第2・3腰椎棘突起の間から外側に指2本のところを圧迫する。第4腰椎棘突起をさがし，そこから上にあがるとよい。

7　分娩時のマッサージ法　　　　　　　　　　　　　　　　　　　　【p.234】

①腹部のマッサージ法

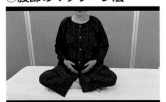
（1分）

ゆっくりと息を吸って，吐きながら，マッサージを行う。

②腹部以外のマッサージ法

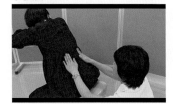
（1分）

陣痛発作終了後に，産婦の好む発作中の力の入れぐあいを確認して，ゆっくりとマッサージを行う。

8　分娩時の安楽な体位　　　　　　　　　　　　　　　　　　　　　【p.234】

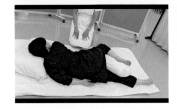
（30秒）

側臥位からシムス位への体位変換。右側を下にするときは，右手をからだのうしろ側に自然にのばし，左手は顔のそばに近づける。右膝は軽く曲げ，左膝を大きく曲げる。

9　新生児の原始反射　　　　　　　　　　　　　　　　　　　　　　【p.280】

①探索反射

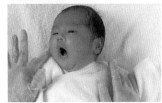
（10秒）

②捕捉反射と吸啜反射

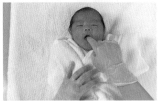
（15秒）

③モロー反射

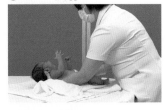
（15秒）

④把握反射

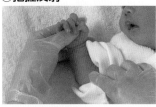
（20秒）

⑤緊張性頸反射

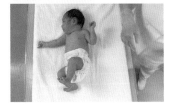
（10秒）

⑥引き起こし反射

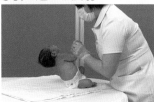
（10秒）

⑦歩行反射

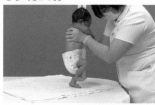

(20秒)

10 新生児黄疸の経皮的ビリルビン測定法 【p.287】

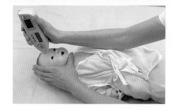

(15秒)

新生児の皮膚(額と胸部)に測定部を押しつける。

11 バイタルサインの測定技術(人形) 【p.294】

①呼吸数

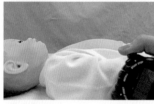

(30秒)

胸部と腹部が同調する動きを1分間カウントする。

②心拍数，心音

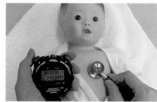

(35秒)

🔊音声

心音を1分間カウントしたのち，ステートの位置を
ずらして心雑音がないか聴取する。

③体温

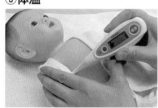

(30秒)

出生直後は直腸温を測定する。日常は皮膚温を測
定する。

12 バイタルサインの測定技術 【p.294】

①呼吸数

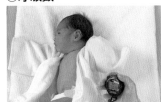

（40秒）

②呼吸音，心拍数，心音

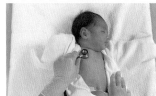

（1分10秒）

③体温

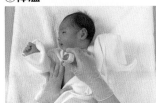

（35秒）

13 身体計測技術（人形） 【p.296】

①体重

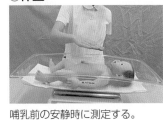

（40秒）

哺乳前の安静時に測定する。

②胸囲，頭囲

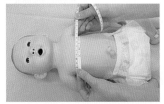

（30秒）

胸囲は泣いているときを避けて測定する。

14 身体計測技術 【p.296】

①体重

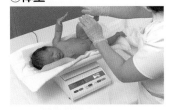

（45秒）

②身長

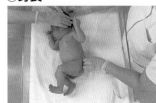

（25秒）

③頭囲，胸囲

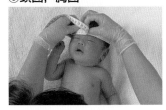

（55秒）

15 新生児の全身観察（人形） 【p.298】

①頭部，耳

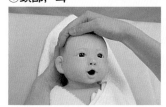

(25秒)

②胸部，腹部，上肢

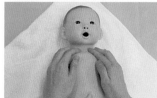

(40秒)

③腸音

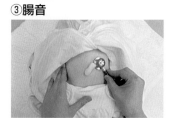

(20秒)

④背部，下肢

(40秒)

⑤外性器，肛門

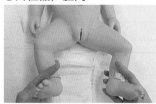

(20秒)

全身の視診を行いながら聴診や触診を行う。

16 新生児の全身観察 【p.298】

①頭部，耳，頸部

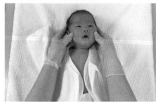

(1分)

②胸部，腹部

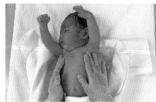

(40秒)

③背部，下肢，外性器

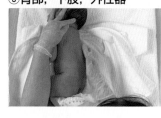

(1分10秒)

17 オルトラーニ法による股関節の診断 【p.301】

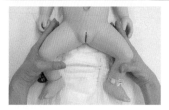

(30秒)

股関節および膝関節をそれぞれ90度屈曲させ，大腿骨頭に向かって圧迫する。

18 おむつ交換（人形） 【p.363】

①紙おむつ

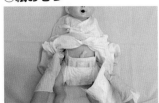

（1分）

②布おむつ

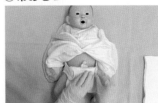

（1分）

おむつかぶれをおこさないように，おむつ交換は早めに行う。

19 おむつ交換（布おむつ） 【p.363】

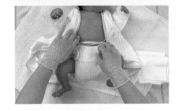

（50秒）

20 沐浴の手順（人形） 【p.311〜314】

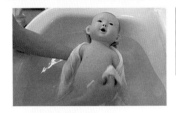

（約12分）

シーンセレクト

①顔，耳をふく

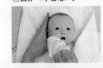

（1分10秒）

②脱衣させ，浴槽に入れる

（2分）

③頭を洗う

（1分）

④頸部，胸部，腹部を洗う

（1分）

⑤上肢を洗う

（50秒）

⑥下肢を洗う

（30秒）

⑦腹ばいにし，背中を洗う

（1分30秒）

⑧股間を洗う

（40秒）

⑨バスタオルで押さえてふく

（1分）

⑩おむつをあて衣類を着せる

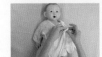

（1分15秒）

⑪臍処置を行う

（20秒）

⑫耳，鼻を綿棒でふき，頭髪を整える

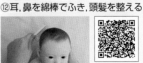

（40秒）

21 沐浴の手順 【p.311〜314】

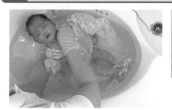
（約11分）

シーンセレクト

①顔，耳をふく

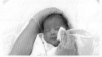
（1分）

②脱衣

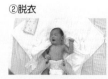
（50秒）

③洗い方

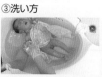
（5分20秒）

④着衣，臍処置

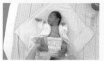
（2分50秒）

⑤耳，鼻の掃除

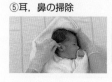
（1分30秒）

22 新生児の抱き方（人形）

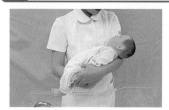
（30秒）

頸部を支え，殿部の下に手を入れて全体を支える。

23 新生児の抱き方

①横抱き

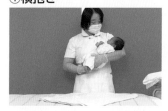
（25秒）

②縦抱き

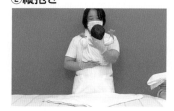
（25秒）

③移動

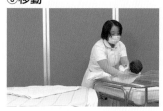
（25秒）

24 乳頭・乳輪マッサージ 【p.359】

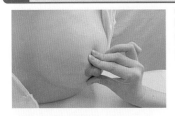

（30秒）

授乳開始前に乳頭・乳輪のマッサージを行いやわらかくして，児が吸いつきやすいようにする。

25 児の排気法（人形） 【p.362】

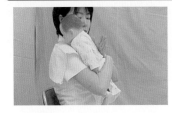

（25秒）

児の胃の部分がまっすぐになるように児を支え，空気が排出できるようにする。

26 児の排気法 【p.362】

①排気法（縦抱き）

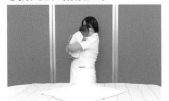

（40秒）

②排気法（ひざ上）

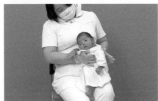

（10秒）

撮　影
　1〜5：山王病院
　6〜9，12，14，16，19，21，23，26：千葉大学
　10，11，13，15，17，18，20，22，24，25：北里大学
撮影協力
　及川美穂（北里大学非常勤講師）

索引